ARBEITEN

AUS DEM

KAISERLICHEN GESUNDHEITSAMTE.

(Beihefte zu den Veröffentlichungen des Kaiserlichen Gesundheitsamts.)

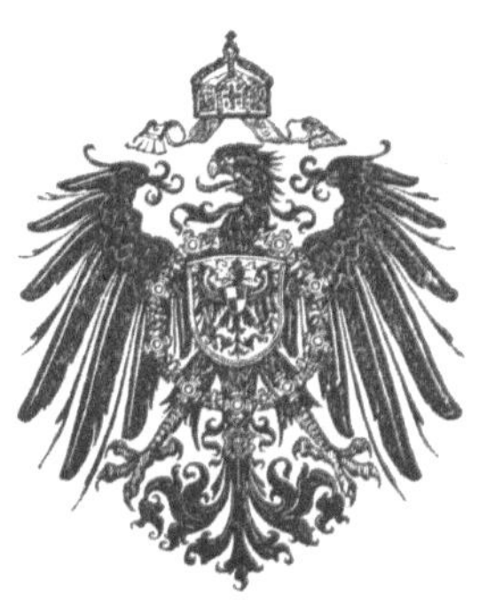

EINUNDVIERZIGSTER BAND.

SPRINGER-VERLAG BERLIN HEIDELBERG GMBH 1912

DENKSCHRIFT

ÜBER DIE SEIT DEM JAHRE 1903 UNTER MITWIRKUNG DES REICHS ERFOLGTE SYSTEMATISCHE

TYPHUSBEKÄMPFUNG IM SÜDWESTEN DEUTSCHLANDS.

MIT 3 TAFELN UND 23 IN DEN TEXT GEDRUCKTEN ABBILDUNGEN.

SPRINGER-VERLAG BERLIN HEIDELBERG GMBH 1912

ISBN 978-3-642-90147-8 ISBN 978-3-642-92004-2 (eBook)
DOI 10.1007/978-3-642-92004-2
Softcover reprint of the hardcover 1st edition 1912

Additional material to this book can be downloaded from http://extras.springer.com

Inhaltsverzeichnis.

Verzeichnis der Anlagen.

Einleitung.

In dem Reichshaushalts-Etat für das Jahr 1903 erschien zum erstenmale eine Forderung in der Höhe von 150000 M zur Förderung der Bekämpfung des Typhus. Für die folgenden Jahre wurde regelmäßig eine weitere Summe zu dem gleichen Zwecke bewilligt; im Rechnungsjahre 1912 hat die hiernach gewährte Reichsbeihilfe den Betrag von insgesamt 1775000 M erreicht. Zur Begründung der erstmaligen Bewilligung dieser Mittel war dem Etat für das Reichsamt des Innern auf das Jahr 1903 eine Denkschrift[1]) beigefügt, die im wesentlichen die nachstehenden Darlegungen enthielt.

Anfang der 1890er Jahre, als die Cholera in das Deutsche Reich eingedrungen war, zeigte es sich, daß es zur Abwehr und Unterdrückung der Seuche nicht genügt, für einwandfreie Verhältnisse in bezug auf Wasserversorgung und Beseitigung der Abfallstoffe zu sorgen. Vielmehr wurde die Notwendigkeit erkannt, jedem einzelnen Krankheitsfalle nachzugehen, den jeweiligen Seuchenherd aufzudecken und dort derartige Maßnahmen zu treffen, daß von dem betreffenden Orte aus ein weiterer Schaden nicht mehr angerichtet werden kann. Diese Erfahrung auf die Bekämpfung des Typhus zu übertragen, lag um so näher, als beide Krankheiten in bezug auf ihre Verbreitungsweise viel Gemeinsames darbieten. So hat Robert Koch zuerst darauf hingewiesen, daß die einzige Quelle und der gefährlichste Verbreiter des Typhusbazillus der infizierte Mensch sei und daß es vor allem darauf ankomme, sowohl die Typhuskranken als auch die gesunden Keimträger durch die bakteriologische Untersuchung zu ermitteln und ihnen gegenüber die erforderlichen Vorsichtsmaßregeln zur Anwendung zu bringen.

Nach diesen Leitsätzen wurde zunächst in dem preußischen Regierungsbezirke Trier, wo der Typhus zurzeit eine bedenkliche Verbreitung erlangt hatte, die Bekämpfung dieser Krankheit in die Wege geleitet. Nachdem dieses versuchsweise Vorgehen sich bewährt hatte, wurde in der erwähnten Denkschrift es als empfehlenswert bezeichnet, die Typhusbekämpfung nach dem Kochschen Verfahren auf einer breiteren Grundlage durchzuführen. Es hatte sich nämlich herausgestellt, daß außer in dem vorgenannten preußischen Gebietsteil auch in der benachbarten bayerischen Pfalz, in den reichsländischen Bezirken Unterelsaß und Lothringen sowie in dem oldenburgischen Fürstentume Birkenfeld der Typhus im Laufe der Zeiten eine bedrohliche Ausdehnung gefunden und sich sehr fest eingenistet hatte. Hier wurde im Jahre 1903 nun unter Zuhilfenahme des bewilligten Reichszuschusses und unter Heranziehung von Landesmitteln der unmittelbar beteiligten Bundesstaaten eine verstärkte systematische Typhusbekämpfung nach Robert Kochs Vorschlägen durch

[1]) Reichshaushalts-Etat für das Rechnungsjahr 1903, Anlagen: I. Bd. Anlagen IV, Etat für das Reichsamt des Innern S. 54 oder „Veröff. d. Kaiserl. Gesundheitsamts" 1903 S. 326.

gemeinsames Zusammenwirken der Reichsverwaltung, der Regierungen von Preußen, Bayern und Oldenburg sowie der Landesverwaltung von Elsaß-Lothringen eingerichtet[1]). Die Zahl der schon vorher in Trier und Saarbrücken errichteten bakteriologischen Untersuchungsanstalten, denen im Vereine mit den zuständigen Medizinal- und Verwaltungsbehörden die Typhusbekämpfung als Sonderaufgabe oblag, wurde durch 9 weitere derartige Stationen in den wichtigsten Plätzen des Bekämpfungsgebiets vermehrt. Zur Sicherung eines einheitlichen Vorgehens und gleichmäßigen Zusammenwirkens dieser Stellen wurde im November 1904 im Einvernehmen mit den beteiligten Landeszentralbehörden ein „Reichskommissar für die Typhusbekämpfung im Südwesten des Reichs" bestellt und ihm Saarbrücken als Dienstsitz angewiesen.

Diese organisierte Typhusbekämpfung hat eine Fülle wertvoller wissenschaftlicher Beobachtungen und Entdeckungen geliefert. Es seien an dieser Stelle nur erwähnt die Vervollkommnung der bakteriologischen Typhusdiagnose, die große Bedeutung der leichten, oft unerkannt bleibenden Krankheitsfälle, der Bazillenträger und der Dauerausscheider für die Weiterverbreitung der Krankheit, der Nachweis der sogenannten Frühkontakte und die Erkennung der Galle als gefährlichen Beherberger der Typhuskeime. Nachdem inzwischen die Anschauungen auch über die praktischen Erfolge des gemeinsamen Vorgehens sich geklärt haben, erschien es zweckmäßig, die wissenschaftlichen und praktischen Ergebnisse der bisher betriebenen systematischen Typhusbekämpfung in einer zusammenfassenden Darstellung zur allgemeinen Kenntnis zu bringen. Diesem Zwecke dient die nachstehende Denkschrift. An ihrem Umriß, ihren Grundzügen hat Robert Koch noch selbst mitgearbeitet. Leider war es ihm nicht mehr vergönnt, den einleitenden Abschnitt „Wissenschaftliche Grundlagen für den Versuch einer Typhusbekämpfung", dessen Bearbeitung er sich vorbehalten hatte, fertigzustellen. Der unerbittliche Tod, der am 27. Mai 1910 seinem arbeits- und segensreichen Leben ein jähes Ende bereitete, hat ihn auch an der Vollendung dieser Arbeit verhindert. An seiner Stelle hat Ministerialdirektor Professor Dr. M. Kirchner in dankenswerter Weise die Bearbeitung dieses Abschnitts übernommen. Außerdem hat eine große Zahl von denjenigen Herren, die an der Erforschung und Bekämpfung des Typhus im vorliegenden Falle persönlich mitgewirkt haben, sich an der Ausarbeitung der Denkschrift beteiligt. Die Herren Mitarbeiter sind sowohl in der Inhaltsübersicht als auch in der Überschrift jedes Abschnitts namhaft gemacht.

Bei der Schwierigkeit, die einzelnen Abschnitte der Denkschrift im voraus scharf zu umgrenzen, war es nicht zu vermeiden, daß in manchen Berichten Wiederholungen vorkommen. Es wurde davon abgesehen, deswegen Streichungen vorzunehmen, weil sonst die Selbständigkeit der Einzelabhandlungen beeinträchtigt worden wäre. Aus demselben Grunde wurden auch da, wo über die eine oder andere Frage die Ansichten der Verfasser der einzelnen Abschnitte nicht völlig übereinstimmen, die Darlegungen der betreffenden Autoren in der eingesandten Fassung ohne jede Änderung zum Abdruck gebracht.

---

[1]) Das Gebiet, auf das sich diese Bekämpfung erstreckt, ist aus der dem Werke beigegebenen Übersichtskarte (Anlage I) ersichtlich.

I. Teil.

1. Die wissenschaftlichen Grundlagen für den Versuch einer Typhusbekämpfung nach Analogie der Cholerabekämpfung.

Von

Professor **Dr. Martin Kirchner,**
Wirklichem Geheimen Obermedizinalrat, Berlin.

Der Darmtyphus (Unterleibstyphus) hatte früher in Deutschland eine außerordentlich große Verbreitung und spielte namentlich zu Kriegszeiten eine erhebliche Rolle. Er erfuhr aber seit der Hebung der öffentlichen Gesundheitspflege, die namentlich unter dem Einflusse von Max von Pettenkofer in den letzten Jahrzehnten des vorigen Jahrhunderts einsetzte, in allen größeren und zahlreichen kleineren Städten einen merklichen Rückgang. Überall, wo man dazu überging, für eine zweckmäßige Wasserversorgung und eine einwandfreie Beseitigung der Abfallstoffe zu sorgen, gelang es, selbst Orte, die vorher wahre Typhusherde gewesen waren, nahezu typhusfrei zu machen. Es braucht nur an Städte wie Berlin, Danzig, Halle und München erinnert zu werden, die früher jahraus jahrein zahlreiche Typhustodesfälle aufwiesen, nach Durchführung jener großen gesundheitlichen Anlagen aber einen Rückgang nicht nur der Typhussterblichkeit, sondern auch der Gesamtsterblichkeit zeigten.

Trotz dieser erfreulichen Abnahme der Zahl der Todesfälle an Unterleibstyphus in den größeren Städten war die Durchschnittssterblichkeit des ganzen Landes bis in die neueste Zeit hinein verhältnismäßig hoch, und wenn sie auch von Jahr zu Jahr sank, so betrug sie doch noch im Jahre 1900 in Preußen 1,38 auf je 10000 Lebende und erreichte in mehreren Regierungsbezirken erheblich höhere Zahlen, z. B. im Regierungsbezirke Trier 2,76. Auch kam es wieder und wieder in den verschiedensten Gegenden Deutschlands zu größeren Typhusepidemien, die, wie diejenigen im oberschlesischen Industriebezirk (1900), im rheinisch-westfälischen Kohlenrevier (1901), explosionsartig auftraten und zahlreiche Opfer an Menschenleben forderten. Viel bedenklicher aber, als diese Aufsehen erregenden Ereignisse, waren die zahlreichen kleinen Epidemien und vereinzelten Fälle von Typhus, die an gewissen Orten und in bestimmten Häusern immer wieder vorkamen und allen gegen sie unternommenen Schutzmaßregeln trotzten. Sie waren es augenscheinlich, welche die im Verborgenen ihr Wesen treibende Typhuskrankheit am Leben erhielten, und sie gaben die Veranlassung dazu, daß sich unter gewissen ungünstigen Verhältnissen, seien es Verunreinigungen von Wasserwerken, seien es Anhäufungen größerer Menschenmassen, die Einzelfälle zu größeren Epidemien steigerten.

Die Anschauungen über die Entstehung und Verbreitung des Typhus haben im Laufe des vorigen Jahrhunderts erheblich gewechselt. Bekanntlich wurden noch bis in die Mitte des vorigen Jahrhunderts Typhus, Fleckfieber und Rückfallfieber nicht voneinander unterschieden und auch keineswegs von allen Forschern als übertragbare Krankheiten anerkannt. Wenn dies auch in dem preußischen Regulativ vom 8. August 1835 geschah, auf dem bis zum Erlasse des preußischen Seuchengesetzes vom 28. August 1905 [1]) die Typhusbekämpfung in Preußen beruhte, so hielten doch die führenden Kliniker Deutschlands den Typhus so wenig für ansteckend, daß sie nicht dazu zu bewegen waren, Typhuskranke von anderen Kranken abzusondern. Einen Wechsel hierin brachte auch der Einfluß eines Henle nicht hervor, der in den vierziger Jahren des vorigen Jahrhunderts die Lehre von den belebten Krankheitserregern verkündete, und vollends verwirrt wurden die Anschauungen der Ärzte durch die bekannte Theorie von v. Pettenkofer und Buhl, wonach die auch von ihnen angenommenen Krankheitserreger nicht von Person zu Person übertragen werden, sondern erst eine Reifung im Boden durchmachen sollten, um ansteckend wirken zu können.

Eine Klärung dieser Verhältnisse verdanken wir der bakteriologischen Forschung. Erst die Entdeckung des Typhusbazillus durch Koch, Gaffky und Eberth ermöglichte eine Prüfung der Frage, ob und wo die Krankheitskeime außerhalb des menschlichen Körpers vorkommen können, und wie sie in den Menschen eindringen. Die Erkenntnis, daß es sich dabei um wohlcharakterisierte, ganz spezifische Bakterien handelt, mußte die Anschauung, sie könnten sozusagen von selbst entstehen und eine Folge von Schmutz, Not und Armut sein, als unhaltbar nachweisen. Wie Harvey schon im 17. Jahrhundert gezeigt hatte, daß jedes größere Lebewesen nur aus einem Ei seiner eigenen Art entstehen kann, wie Virchow Mitte des vorigen Jahrhunderts nachgewiesen hatte, daß jede Zelle nur einer gleichartigen Zelle ihre Entstehung verdankt, so konnte nun nicht mehr daran gezweifelt werden, daß die Erreger einer bestimmten Krankheit als spezifische Lebewesen nur da vorkommen können, wo Individuen ihrer Art bereits vorhanden gewesen sind. Es folgte weiter daraus, daß man eine Typhusgegend nicht durch Hebung der allgemeinen Gesundheitspflege, sondern durch Vernichtung der vorhandenen Typhusbakterien von Typhus völlig befreien kann.

Es dauerte jedoch noch geraume Zeit, ehe die Anschauungen der Bakteriologen in das Bewußtsein der Ärztewelt eindrangen. Bei einer ganzen Reihe von Typhusepidemien konnte man sich nämlich der Erkenntnis nicht verschließen, daß sie augenscheinlich durch Infektion einer Wasserquelle, sei es eines Brunnens oder einer zentralen Wasserleitung, entstanden sein mußten. Epidemien, die das Versorgungsgebiet einer bestimmten Wasserquelle betrafen, plötzlich ausgebrochen waren und fast ebenso plötzlich wieder verschwanden, wenn diese Wasserquelle ausgeschaltet wurde, konnten nur durch den Genuß des verseuchten Wassers dieser Quelle entstanden sein.

---

[1]) Veröff. d. Kaiserl. Gesundheitsamts 1905 S. 1169.

Der bakteriologische Nachweis dieser Tatsache gelang freilich aus begreiflichen Gründen nur selten. Diese Lücke jedoch veranlaßte v. Pettenkofer, die Trinkwassertheorie Kochs und seiner Schüler anzuzweifeln.

Immer erneute ähnliche Beobachtungen ließen jedoch an der Bedeutung des Wassers in der Entstehungsgeschichte des Typhus keinen Zweifel mehr zu, und so kam es im letzten Jahrzehnte des vorigen Jahrhunderts dahin, daß die beamteten Ärzte bei jeder Typhusepidemie, ja bei vereinzelten Typhusfällen, zu deren Aufklärung sie entsandt wurden, sofort irgend eine Wasseranlage als Krankheitsursache verdächtigten, ohne erst sorgfältig zu prüfen, ob diese Annahme auch berechtigt wäre. Dem gegenüber sahen sich die Bakteriologen, deren Hinweis auf das Wasser anfänglich zurückgewiesen worden war, genötigt, sich nunmehr gegen die Überschätzung des Wassers als Typhusursache zu wenden.

Es zeigte sich nämlich, daß in einer Reihe gleichfalls explosionsartig ausbrechender Typhusepidemien zwar auch eine gemeinsame Krankheitsursache, aber nicht das Wasser, sondern die Milch beschuldigt werden mußte, eine Beobachtung, die zuerst Ende der achtziger Jahre von Almquist in Schweden gemacht und später an verschiedenen Orten Deutschlands wiederholt worden war. Die in immer größerer Anzahl entstehenden Sammelmolkereien, die fast die gesamte in größeren Bezirken erzeugte Milch aufkaufen und nach Verarbeitung des Rahmes zu Butter und Käse in Gestalt von Magermilch und Buttermilch an ihre Lieferanten zurückgeben, begannen nun für ihr Versorgungsgebiet genau dieselbe Rolle zu spielen wie zentrale Wasserleitungen. Befand sich unter den Milchlieferanten einer Sammelmolkerei ein Gehöft, auf dem ein Typhuskranker lag, und kamen von diesem aus Typhusbakterien in die zur Molkerei gelieferte Milch, so mußten diese bei der Verarbeitung der Milch die gesamte Milchmenge infizieren und mit der Magermilch und der Buttermilch in das ganze Versorgungsgebiet der Sammelmolkerei verschleppt werden. Ein solcher Vorgang ist leicht verständlich, wenn man sich daran erinnert, daß die Landleute vor dem Melken der Kühe keineswegs die erforderliche Sorgfalt auf die Reinigung ihrer Hände und der Melkgefäße verwenden und sich häufig unmittelbar vom Bett des Typhuskranken zum Melkgeschäfte begeben, ohne sich vorher zu waschen, auch wohl die Milch im Krankenzimmer stehen lassen oder in Eimern auffangen, die nicht sorgfältig genug gereinigt waren.

Außer dem Wasser und der Milch, die für die explosionsartig auftretenden größeren Epidemien verantwortlich zu machen sind, mußte es noch andere Typhusursachen geben, die besonders bei den vereinzelt auftretenden Fällen in Wirksamkeit treten mußten.

Daß Personen, welche die Wäsche von Typhuskranken reinigen, besonders gefährdet sind, war eine frühzeitig gemachte und sich immer wiederholende Beobachtung. Bei jeder Typhusepidemie konnte man Wäscherinnen, die Wäsche von Typhuskranken gewaschen hatten, gleichfalls an Typhus erkranken sehen.

Als nicht minder gefährdet erwies sich das Krankenpflegepersonal. War doch die Zahl der Erkrankungen und Todesfälle an Typhus, welche Krankenschwestern, Diakonissen, Krankenwärter, Sanitätssoldaten und dergleichen betrafen, bei jeder Typhusepidemie auffällig groß.

Für den Bakteriologen war dies leicht verständlich, seitdem nachgewiesen war, daß die Kranken im Stuhlgang und im Harn Milliarden von Typhusbakterien an die Außenwelt entleeren, die nicht nur in die Nachtgeschirre, sondern auch in die Leib- und Bettwäsche, in das Badewasser und an die Gebrauchsgegenstände der Kranken gelangen. Mehr und mehr brach sich die Ansicht Bahn, daß nicht der Boden und auch nicht in erster Linie das Wasser, sondern hauptsächlich der typhuskranke Mensch die Quelle der Ansteckung für seine Umgebung ist.

So kehrten Koch und seine Schüler zu den Anschauungen des alten preußischen Regulativs vom 8. August 1835 zurück und legten je länger desto mehr den Schwerpunkt der Typhusätiologie auf die Übertragung der Krankheit von Person zu Person. Hierin wurden sie wesentlich bestärkt durch Beobachtungen, die bei der Choleraepidemie in Deutschland von 1892—94 gemacht worden waren und, wie sich später zeigte, auf den Typhus übertragen werden mußten.

Es war schon lange bekannt, daß es beim Typhus wie bei der Cholera neben den ausgesprochenen und schweren Fällen leichtere und ganz leichte gibt, bei denen die Kranken nur kurze Zeit bettlägerig sind oder sich überhaupt kaum krank fühlen. Es kommt vor, daß derartige Typhuskranke ruhig ihren Geschäften nachgehen können, bis sie plötzlich von einer schweren und vielleicht tödlichen Darmblutung überrascht werden. Daß auch diese Kranken für ihre Umgebung gefährlich sind und auf sie den Typhus übertragen können, darauf wurde man erst im Anfang dieses Jahrhunderts aufmerksam, während dies bei der Cholera, wie gesagt, bereits 1892—94 geschah.

Es ist namentlich Dunbars Verdienst, bei der Hamburger Epidemie von 1892—93 durch Untersuchung aller Mitglieder von Familien, in denen Cholerafälle vorgekommen waren, gezeigt zu haben, daß auch Personen mit ganz leichten Durchfällen, ja anscheinend völlig gesunde Personen aus der Umgebung von Cholerakranken vollvirulente Cholerabakterien ausscheiden und daher die Weiterverbreitung der Krankheit ebenso gut oder sogar noch stärker bewirken können, wie die Cholerakranken selbst. Schwer an Cholera erkrankte Personen werden ja schnell bettlägerig und gehen der Mehrzahl nach bald zugrunde, gefährden daher nur ihre allernächste Umgebung und ihr Warte- und Pflegepersonal. Kranke mit leichter Cholerine dagegen und solche Personen, die gar keine Krankheitserscheinungen darbieten, obwohl sie Cholerabakterien ausscheiden, sind äußerst gefährlich, weil sie sich in der Gesellschaft frei bewegen und sogar von Ort zu Ort reisen können. Die schon bei der ersten Choleraepidemie von 1829—31 und später wiederholt gemachte Beobachtung, daß die Cholera an zahlreichen Orten durch Schiffer und Flößer und durch zureisende Personen, besonders durch Landstreicher eingeschleppt wurde, fand nun ihre Erklärung. Es waren sogenannte Bazillenträger, das heißt Personen gewesen, die die Krankheitskeime in sich aufgenommen und in deren Körper diese sich vermehrt hatten, ohne sie krank zu machen, weil sie gegen die Cholera immun gewesen waren.

Ein genaues Studium der Choleraepidemien zeigte aber weiter, daß es unter den Bazillenträgern nicht nur solche Personen gibt, die gar nicht erkranken, obwohl sie die Krankheitskeime aufgenommen haben und ausscheiden, sondern auch solche, die bereits Cholerabakterien in ihrem Kote abgeben, ehe sie klinische Krankheitszeichen erkennen lassen, und endlich solche, die nach einer Choleraerkrankung noch eine Zeit lang Cholerabakterien entleeren, nachdem bereits ihre klinische Genesung erfolgt ist, sogenannte Dauerausscheider. Es ergab sich also, daß die Bakterienausscheidung sich keineswegs mit der Dauer der klinischen Krankheit deckt. Wie wenig dies der Fall ist, zeigte eine Beobachtung aus dem Jahre 1910, wo in Freiburg a. E. (Reg.-Bez. Stade) ein Cholerakranker noch länger als neun Monate nach seiner klinischen Genesung vollvirulente Cholerabakterien ausschied.

Die Cholera, früher eine so gefürchtete Geißel, welche Furcht und Schrecken verbreitete, sobald sie erschien, hatte mit dem Augenblick ihre Schrecken verloren, als durch Koch und seine Schüler der Nachweis geführt worden war, daß die Cholerabakterien sich außerhalb des menschlichen Körpers nur überaus kurze Zeit halten, und daß ihre Bekämpfung im wesentlichen darin zu bestehen hat, die Cholerakranken sicher abzusondern und ihre Ausleerungen wirksam zu desinfizieren. Diese Bekämpfung hatte völlige Sicherheit gewonnen, seit man dazu übergegangen war, alle Personen in der Umgebung von Cholerakranken als ansteckungsverdächtig bakteriologisch auf Cholerabakterien zu untersuchen und diejenigen von ihnen, die sich als Bazillenträger erwiesen, ebenso zu behandeln, wie die Cholerakranken selbst.

Die Typhusätiologie hatte auch nach Aufdeckung der Rolle, welche das Wasser, die Milch, die Wäsche von Typhuskranken und die Berührung mit Typhuskranken spielten, noch vieles Dunkle gehabt. Woher kam es, daß an einem Orte, wo jahrelang kein Fall von Typhus vorgekommen war, sich plötzlich einer oder mehrere Fälle ereigneten? Worauf beruhte es, daß in manchen Orten, ja in manchen Häusern sich die Krankheit förmlich einnistete und Jahre, ja Jahrzehnte hindurch von Zeit zu Zeit vereinzelte Fälle verursachte? Beruhte dies darauf, daß die Typhusbakterien sich etwa, wie Milzbrandsporen, längere Zeit hindurch außerhalb des menschlichen Körpers zu halten vermögen? Oder lag es vielleicht daran, daß es auch beim Typhus, wie bei der Cholera, Bazillenträger gab?

In den neunziger Jahren machte ich eine Beobachtung, die ich mir nicht erklären konnte, weil man damals den Begriff der Bazillenträger noch nicht kannte. Auf einem Gute in der Provinz Hannover wurde Anfang der achtziger Jahre durch einen aus der Gymnasialstadt heimkehrenden Sohn des Gutsbesitzers Typhus eingeschleppt, der auf die Mutter des Knaben übertragen wurde. Seitdem kamen auf diesem Gute in jedem Jahre ein, zwei oder mehr Typhusfälle vor, ohne daß die vielfachen gesundheitlichen Maßregeln, die mit anerkennenswerter Sorgfalt durchgeführt wurden, etwas daran zu ändern vermocht hätten. Als ich hinzugezogen wurde, untersuchte ich das ganze Gehöft auf Typhuskeime, ließ einen verdächtigen Brunnen schließen, den Boden in der Umgebung des Wohnhauses erneuern, die Aborte und die Jauchegruben umbauen, aber alles ohne Erfolg. Nach einigen Jahren zog die Familie von dem unglücklichen Gute fort, und da erlosch der Typhus von selbst. Damals konnte ich mir das nicht erklären, heute zweifle ich nicht daran, daß sich unter den Mitgliedern der Familie des Gutsbesitzers ein Bazillenträger, wahrscheinlich dessen Mutter, befunden hat, der diese Typhusendemie verschuldete.

Die Erforschung der Typhusätiologie wurde dadurch wesentlich erschwert, daß der Typhusbazillus von anderen Bakterien schwerer zu unterscheiden war, als der Erreger der Cholera. Der Choleravibrio weicht in seiner Gestalt und in seinen Wachstumsverhältnissen so wesentlich von den übrigen normalen Darmbakterien ab, daß es bekanntlich nicht selten gelingt, in frischen Cholerafällen lediglich durch die mikroskopische Untersuchung einer Schleimflocke aus dem Cholerastuhle den Choleraverdacht mit fast völliger Sicherheit zu erhärten und ihn durch die Züchtung der Bakterien, die Agglutination und den Tierversuch völlig sicher zu stellen. Es gelang mit der Zeit, durch Verfeinerung der bakteriologischen Untersuchungsmethoden und durch Einführung des Anreicherungsverfahrens die Züchtung des Choleravibrio so zu erleichtern, daß die Stellung der bakteriologischen Diagnose nicht nur an Sicherheit, sondern auch an Schnelligkeit in ungeahnter Weise gewann, trotzdem es, wie sich im Laufe der Zeit herausstellte, eine nicht unerhebliche Zahl von Bakterien gibt, die mit dem Choleravibrio eine mehr oder weniger große Ähnlichkeit haben.

Mit dem Typhusbazillus war es anders bestellt. Zwar hatte auch er charakteristische Merkmale: seine Gestalt, die Bildung von Geißeln, seine Beweglichkeit, die Art seines Wachstums auf Gelatine, Kartoffeln, Milch usw.; trotzdem gelang es selbst erfahrenen Bakteriologen keineswegs immer, die Typhusbazillen in den Ausleerungen von Typhuskranken frühzeitig zu entdecken. Denn die Agglutinationsprobe trat nicht so früh und so regelmäßig ein, wie beim Choleravibrio; der Tierversuch war beim Typhus nicht so zu verwerten, wie bei der Cholera, und es gab für die Typhusbakterien kein Anreicherungsverfahren. Die Folge davon war, daß die Verwertung der bakteriologischen Untersuchungsmethoden für die Erkennung und Bekämpfung des Typhus lange Zeit hindurch keine zuverlässige und Erfolg versprechende war.

Als daher Koch auf den Gedanken kam, die bei der Bekämpfung der Cholera gemachten Erfahrungen auf die Bekämpfung des Typhus anzuwenden, erkannte er als die wichtigste Aufgabe, zunächst womöglich die bakteriologische Typhusdiagnostik zu verbessern. Zu diesem Zwecke ließ er eine Zeit lang sämtliche Arbeiten im Kgl. Institute für Infektionskrankheiten zu Berlin einstellen und veranlaßte alle seine Mitarbeiter, sich ausschließlich mit der Vervollkommnung der Typhusdiagnose zu beschäftigen. Die mit großem Eifer ausgeführten Arbeiten hatten den gewünschten Erfolg und führten zur Entdeckung einer Reihe von Nährböden, auf denen die Typhusbakterien in Form so charakteristischer Kolonien wachsen, daß es verhältnismäßig leicht gelingt, sie von denjenigen anderer Darmbakterien zu unterscheiden und mit Hilfe der Agglutination mit Sicherheit als Typhuskolonien nachzuweisen. Diese von v. Drigalski und Conradi ersonnenen Nährböden haben sich bei der Durchführung der Kochschen Untersuchungen trefflich bewährt und als ganz besonders brauchbar erwiesen, nachdem sie in der Folgezeit von Endo, Ficker, Lentz, Löffler u. a. weiter verbessert worden waren.

Nachdem es so gelungen war, die Typhusdiagnose bis zu einer gewissen Vollendung auszubauen, erschien es Koch erforderlich, in jedem typhusverdächtigen Krankheitsfalle so früh als möglich die bakteriologische Untersuchung von Stuhlgang, Harn und Blut zu veranlassen und bei positivem Befund unverzüglich die sichere Absonderung der Kranken herbeizuführen, ihre Absonderung aber nicht eher wieder aufzuheben, als bis die Kranken nicht nur klinisch, sondern auch bakteriologisch genesen waren, d. h. bis eine mehrmalige in bestimmten Zwischenräumen wiederholte bakteriologische Untersuchung ihrer Ausleerungen ein negatives Ergebnis gehabt hatte. Weiter hielt Koch es für unerläßlich, diese Untersuchungen auf alle Personen auszudehnen, die mit den Kranken oder Krankheitsverdächtigen in eine so nahe Berührung gekommen waren, daß angenommen werden mußte, daß sie die Typhusbakterien in sich aufgenommen hatten. Diese sogenannten Umgebungsuntersuchungen haben sich in der Folgezeit bekanntlich außerordentlich bewährt und zu der Erkenntnis geführt, daß die Verbreitung des Typhus von Person zu Person durch Kontakt viel häufiger ist, als man vormals angenommen hatte, und daß alle diejenigen Typhusepidemien, welche nicht, wie die Wasser- und die Milchepidemien explosionsartig entstehen und verlaufen, sondern sich mehr in vereinzelten Fällen über einen längeren Zeitraum hinziehen, als Kontaktepidemien aufzufassen sind.

Außerordentlich fruchtbar war ferner die gleichfalls auf Kochs Rat vorgenommene bakteriologische Untersuchung solcher Erkrankungen, die an Typhusorten und zu Typhuszeiten ganz leicht verlaufen, ohne den charakteristischen Verlauf des Typhus zu zeigen. Es ergab sich dabei, daß bei jeder Typhusepidemie außerordentlich viel mehr Menschen Typhusbakterien in sich aufnehmen und in ihren Ausleerungen ausscheiden, als man geahnt hatte, eine Bestätigung der Anschauung erfahrener Ärzte, daß bei einer Typhusepidemie eine ganze Bevölkerung durchseucht und gegen eine abermalige Erkrankung an Typhus immun werden kann, auch wenn nicht die ganze oder auch nur ein erheblicher Teil der Bevölkerung an ausgesprochenem Typhus erkrankt.

Läßt man sich zu Zeiten einer Typhusepidemie in den Schulen die Listen derjenigen Kinder vorlegen, die wegen irgend eines Unwohlseins auch nur kürzere Zeit hindurch den Unterricht versäumt haben, und unterwirft man sie einer eingehenden Untersuchung, womöglich unter Hinzunahme der bakteriologischen Prüfung, so findet man, daß dieses oder jenes unter ihnen einen leichten Typhus durchgemacht hat, der, wie sich weiter herausstellt, die Ansteckung von einem Typhuskranken zu einem anderen vermittelt und so das Bindeglied in einer sonst vielleicht unaufgeklärten Kette von Typhuserkrankungen gebildet hat. Zu demselben Ergebnis führte die Einsichtnahme in die Krankenlisten von Truppenteilen, Krankenkassen, Gefängnissen usw., was namentlich Frosch durch sorgfältig durchgeführte Einzelbeobachtungen gezeigt hat.

Die Aufgabe der Typhusbekämpfung mußte noch aus einem anderen Grunde viel schwerer erscheinen, als die Bekämpfung der Cholera, weil die letztere Krankheit nach Deutschland immer nur von außen eingeschleppt wird und daher in der Art ihrer Verbreitung verhältnismäßig leicht zu verfolgen ist, während der Typhus in weiten Gebieten des Deutschen Reichs sich seit Jahrhunderten eingenistet hat und zu einer endemischen Krankheit geworden ist. Eine solche Krankheit ausrotten zu wollen, mußte den nicht in bakteriologischen Anschauungen aufgewachsenen Ärzten als völlig unmöglich, ja als ein märchenhafter Traum erscheinen, und so ist in der Tat der Kochsche Versuch der Typhusbekämpfung selbst von erfahrenen Männern der Wissenschaft und der Praxis beurteilt worden. Allein bevor er diese Aufgabe ins Auge faßte, hatte Koch ihre Durchführbarkeit bereits an einer anderen Krankheit erprobt, die gleichfalls zu den endemischen gehört, nämlich an der Malaria.

Früher hielt man bekanntlich die Malaria wegen ihres regelmäßigen Vorkommens in gewissen feuchten und sumpfigen Gegenden für eine Bodenkrankheit, die den aus dem Boden emporsteigenden Miasmen ihre Entstehung verdankte. Fast alle Bewohner jener Gegenden und fast alle Personen, die von auswärts dorthin zureisten, mußten die Krankheit durchmachen. Ihre Entstehung war in Dunkel gehüllt, und ihre Bekämpfung mußte als aussichtslos erscheinen. Auch als Laveran, Celli, Guarnieri u. a. ihre Erreger in Gestalt wohlcharakterisierter Blutparasiten nachgewiesen hatten, ergab sich noch keine wirksame Handhabe. Als aber Ross, Koch und ihre Mitarbeiter zeigten, daß die Malariaparasiten des Menschen in gewissen blutsaugenden Insekten einen Teil ihrer Entwickelung durchmachen und ausschließlich durch den Stich dieses Insekts, der Anopheles makulipennis, von dem Kranken auf den Gesunden übertragen werden, fanden sich Angriffspunkte für eine wirksame Bekämpfung. Man konnte nun die Kranken heraussuchen und heilen, um den Mücken die Möglichkeit der Krankheitsübertragung zu entziehen. Wegen der Seltenheit der Malaria in unseren Gegenden führte Koch diesen Versuch auf einer Insel im Adriatischen Meere und in einem deutschen Schutzgebiet in der Südsee aus. Obwohl er hierbei fand, daß in Malariagegenden fast die gesamte Bevölkerung durchseucht ist, gelang es ihm doch, sie durch eine systematische Chininbehandlung der Kranken malariafrei zu machen. Er fand, daß in einer Malariagegend der Mensch schon von Kindheit auf der Malariainfektion ausgesetzt, daß die Malaria dort geradezu eine Kinderkrankheit ist, wie bei uns Keuchhusten, Masern und Scharlach, und daß man daher bei den Kindern anfangen muß, wenn man den Kampf gegen die Malaria erfolgreich führen will.

Auf diesen Erfahrungen fußend, ging er an die Typhusbekämpfung heran und fand sie unerwarteterweise auch bei dieser Krankheit bestätigt. Hatte noch Virchow, auf Grund seiner pathologisch-anatomischen Beobachtungen, gelehrt, daß der Typhus bei Kindern so gut wie niemals vorkommt, so wurde bei der Typhusbekämpfung der Nachweis geführt, daß bei jeder größeren Typhusepidemie und überall, wo der Typhus endemisch ist, gerade die jüngeren Kinder zuerst und am häufigsten erkranken. Besonders bei Wasser- und Milchepidemien kann man dies beobachten, weil die Kinder diese Nahrungsmittel reichlich zu genießen pflegen und gegen die Ansteckung am wenigsten widerstandsfähig sind. Virchows Auffassung, daß sie nicht an Typhus erkranken können, beruht auf der richtigen Beobachtung, daß die für Typhus charakteristischen Veränderungen der Darmdrüsen bei Kindern zu fehlen pflegen. Daß sie aber wirklich an Typhus erkranken, beweist nicht nur der klinische Verlauf, sondern der regelmäßig gelingende Nachweis von Typhusbakterien in den Ausleerungen der unter typhusverdächtigen Erscheinungen erkrankten Kinder. Diese Hinlenkung der Aufmerksamkeit auf die Beteiligung der Kinder an der Typhusmorbidität ist ein wichtiges Glied in dem Kochschen Versuch einer organisierten Typhusbekämpfung.

Faßt man die wissenschaftlichen Grundlagen der Kochschen Typhusbekämpfung kurz zusammen, so erweisen sie sich als die Anwendung unserer Kenntnisse von dem Leben und der Verbreitung des Typhusbazillus auf die Ätiologie und Bekämpfung des Typhus. Nur durch die Aufnahme des Typhusbazillus entsteht die Krankheit, und solange bleibt der Typhuskranke für seine Umgebung gefährlich, als er virulente Bakterien mit seinen Ausleerungen ausscheidet. Dies gilt nicht nur von den Typhuskranken im klinischen Sinne, sondern auch von denjenigen Personen, welche Typhusbakterien ausscheiden, ohne zu erkranken. Die großen Typhusepidemien, welche durch Wasser- oder Milchinfektion entstehen, und die man früher als die hauptsächlichen Kundgebungen der Seuche betrachtete, stellen nur Zwischenakte in der Geschichte des Typhus dar, die keineswegs die Aufmerksamkeit verdienen, die man ihnen zu schenken pflegte. Viel wichtiger als sie sind die an Zahl viel bedeutenderen Einzelübertragungen der Krankheit von Mensch zu Mensch, die durch persönlichen Kontakt zustande kommen. Will man den Typhus mit dauerndem Erfolge bekämpfen, so muß man die einzelnen Typhuskranken aufsuchen und solange absondern, bis sie keine Typhusbakterien mehr ausscheiden. Gegenüber den Bazillenträgern ist ein gleiches Vorgehen leider außerordentlich schwer, ja fast undurchführbar. Von den Typhuskranken werden zwar kaum 5 von 100 zu Dauerausscheidern, von diesen aber scheiden nicht wenige, namentlich Frauen, noch Monate, ja Jahre nach ihrer klinischen Genesung virulente Typhusbakterien aus. Wollte man diese Personen mit Erfolg daran verhindern, Typhusbazillen zu verstreuen, so wäre dies in vielen Fällen gleichbedeutend mit der Vernichtung ihrer wirtschaftlichen Existenz. Dadurch, daß man die Bazillenträger ermittelt und anhält, gewisse Vorsichtsmaßregeln zu beachten (vgl. III. Teil Nr. 8), erreicht man, wie man sich nicht verhehlen darf, doch nur wenig. Erst wenn es gelingen wird, ein Verfahren zu finden, das die Bazillenträger unschädlich macht, ohne sie in ihrer freien Bewegung allzusehr zu beeinträchtigen, wird die Typhusbekämpfung eine vollkommene werden. Immerhin hat die von Robert Koch inaugurierte Typhusbekämpfung schon jetzt Beachtenswertes geleistet. Ihre Erfolge ermutigen zu dem Fortschreiten auf dem von Koch gezeigten Wege auch gegenüber anderen übertragbaren Krankheiten.

---

2. Errichtung der ersten Typhusstation in Trier und Vorversuch in den Hochwalddörfern des Kreises Trier. Errichtung einer zweiten Typhusstation in Saarbrücken.

Von

Professor **Dr. P. Frosch,**

Geheimem Medizinalrat, Berlin.

Der organisierten Bekämpfung des Typhus im Südwesten des Reichs ging ein Versuch der Kgl. Preuß. Regierung im Jahre 1902 voraus, der sich zunächst auf den Regierungsbezirk Trier erstreckte. Er begann mit der Entsendung einer Kommission nach Trier, die aus dem Professor Dr. P. Frosch als Leiter, ferner den Stabsärzten Dr. v. Drigalski und Jürgens sowie dem Hilfsarbeiter am Kgl. Preußischen Institute für Infektionskrankheiten zu Berlin, Dr. Conradi, als Mitgliedern bestand. Der Leiter der Kommission erhielt von Robert Koch den Auftrag, in Trier ein Laboratorium für die mikroskopisch-bakteriologischen Untersuchungen einzurichten, um zunächst die Art der Typhusverbreitung im Regierungsbezirke Trier epidemiologisch zu untersuchen und ihre Ursachen aufzuklären. Sodann sollte an geeignetem Platze, zunächst in kleinem Maßstabe, der Versuch gemacht werden, den Typhus nach den im vorhergehenden Abschnitt geschilderten Grundsätzen zu bekämpfen. Die Kommission traf am 16. Februar 1902 in Trier ein, setzte sich auftragsgemäß mit dem Kgl. Regierungspräsidenten in Verbindung und sicherte sich dessen Unterstützung und Mitwirkung. Die Räumlichkeiten für das Laboratorium waren bald gefunden. Von der Militärverwaltung wurde der Kommission in dem Garnisonlazarett ein größerer Raum überlassen, der zwar gleichzeitig auch für die Röntgenaufnahmen der chirurgischen Abteilung dieses Lazaretts benutzt wurde, immerhin aber Platz genug bot für die Aufstellung der mitgenommenen Ausrüstung, für Desinfektionsgefäße und für die Einrichtung von vier Arbeitsplätzen. Mikroskope führte die Kommission mit sich, ebenso in mehreren eigenen, für Typhusuntersuchungen von der Firma F. & M. Lautenschläger, Berlin, hergerichteten Blechkoffern das gesamte Instrumentarium eines bakteriologisch-mikroskopischen Laboratoriums. Mit der wachsenden Zahl der Untersuchungen erwies sich jedoch diese anfängliche Unterkunft als unzureichend. Etwa nach Jahresfrist siedelte die Kommission in ein neuerbautes kleines Haus über, das für diesen Zweck gemietet worden war und in der Folge die spätere Bakteriologische Untersuchungsanstalt Trier wurde.

Die der Kommission als selbständige Aufgabe übertragene Aufklärung der Typhusverbreitung im Regierungsbezirke Trier hatte von vornherein mit gewissen, nicht unbedenklichen Schwierigkeiten zu rechnen. Da im Gegensatze zu allen früheren Bestrebungen lediglich allgemein hygienischer Natur der Schwerpunkt der Aufgabe darin lag, nach dem Vorbild der Cholerabekämpfung durch eine umfassende bakteriologische Untersuchung möglichst schnell und vollständig alle Wege kennen zu lernen, die für die Typhusverbreitung hauptsächlich oder gelegentlich in Frage kamen, so mußte für diesen besonderen Zweck ein Verfahren des bakteriologischen Nachweises zur Verfügung stehen, das zuverlässig und schnell arbeitete. Wenn nun auch schon vor Beginn dieses Trierer Versuchs in dem Institute für Infektionskrankheiten „Robert Koch" zu Berlin die bis dahin gebräuchlichen, wenig geeigneten Arten des kulturellen Typhusnachweises erheblich verbessert worden waren und das von den Herren von Drigalski und Conradi ausgearbeitete kulturelle Verfahren in Verbindung mit der Serodiagnostik einen wesentlichen Fortschritt darstellte, so konnte sich doch dieses neue Verfahren an Empfindlichkeit und Schnelligkeit nicht entfernt mit der Methode des bakteriologischen Choleranachweises messen. Es war daher notwendig, noch durch die Praxis die Brauchbarkeit dieser Methode zu prüfen und festzustellen, inwieweit ihre Mängel das Unternehmen zu beeinflussen vermochten. Noch nach anderer Richtung bestand ein fast grundsätzlicher Unterschied. Bei der Bekämpfung der Cholera handelt es sich in Deutschland wesentlich um einen Kampf gegen eine sich erst entwickelnde, von jenseits der Grenze einbrechende und im Inland zunächst lokalisierbare Seuche, dementsprechend um mehr oder weniger vereinzelte Fälle, die sich auf ein beschränktes Gebiet verteilen. Es kommt also immer nur eine verhältnismäßig kleine Personenzahl für die bakteriologische Untersuchung in Frage. Die beabsichtigten Typhusuntersuchungen dagegen umfaßten das große Gebiet eines Regierungsbezirkes, das, wie die Typhusstatistik leicht erkennen ließ, ziemlich gleichmäßig und seit geraumer Zeit von der Seuche durchsetzt war. Dieser Umstand mußte die bei der bakteriologischen Ermittelung vorhandenen Schwierigkeiten entsprechend vermehren, gleichviel, welcher Art die Ursachen der erheblichen Typhusverbreitung waren.

Bei dem Bestreben, über diese Ursachen Aufklärung zu gewinnen, kam dem Leiter der Kommission zu statten, daß er noch vor Beginn des Versuchs aus den Berichten über das Gesundheitswesen des preußischen Staates sowie aus Einzelberichten, die dem Ministerium der p. p. Medizinalangelegenheiten erstattet waren, ein ungefähres Bild von der Typhusverbreitung im Regierungsbezirke Trier sich hatte machen können. Die Eintragung der einzelnen im Laufe des Jahres 1901 aus den verschiedenen Ortschaften gemeldeten Typhuserkrankungen in eine Übersicht, wie sie die Anlage am Schlusse dieser Abhandlung (S. 26) enthält, ergibt folgendes Bild: In den befallenen Ortschaften ereignen sich, über das ganze Jahr verteilt, vereinzelte oder zu kleinen Gruppen vereinigte Fälle mit längeren oder kürzeren, unregelmäßigen, anscheinend typhusfreien Pausen. Gelegentlich, oft im Sommer, findet sich auch eine stärkere Anhäufung der Meldungen, die das plötzliche Auftreten einer Epidemie in den betreffenden Ortschaften wiederzuspiegeln scheinen. Allerdings war bei allen eingelaufenen Typhusmeldungen zu berücksichtigen, daß sie sich meist nur auf schwerere

Fälle, jedenfalls nur solche, die klinisch ganz sicher festgestellt waren, bezogen, und daß sie die schon damals bekannten, leichteren oder ambulanten Erkrankungen wahrscheinlich nicht mit umfaßten. Da nun sämtliche Kreise des Regierungsbezirkes Ortschaften aufwiesen, die in dieser charakteristischen Weise vom Typhus befallen waren, so zeigt die erwähnte Zusammenstellung einerseits, daß der ganze Regierungsbezirk gleichmäßig mit Typhus verseucht war, andererseits weist sie aber auch darauf hin, daß die Mehrzahl aller Typhuserkrankungen wohl kaum auf Brunnen- oder sonstige Wasserinfektionen zurückzuführen waren, ausgenommen vielleicht die erwähnten, meist im Sommer beobachteten Krankheitshäufungen. Es lag nahe, die vielen vereinzelten Typhusfälle auf Einschleppung oder Verschleppung des Typhuskeims zurückzuführen, und da die Typhusverseuchung auch der dem Regierungsbezirke Trier benachbarten deutschen und ausländischen Gebiete bekannt war, so mußte diese Deutung vorerst noch bestehen bleiben neben einer andern, die gleichfalls in Betracht kam. Es war nicht ausgeschlossen, daß alle innerhalb Jahresfrist an einem Orte gemeldeten Fälle unter sich in einem ursächlichen Zusammenhange standen, wobei Erkrankungsfälle leichterer Art, die wegen der Geringfügigkeit ihrer Erscheinungen oder aus anderen Gründen nicht gemeldet worden waren und deshalb in der Liste fehlten, die Übertragung vermittelt haben konnten. Unter dieser Voraussetzung würden also die gemeldeten Fälle als die sichtbaren Glieder einer hauptsächlich im Verborgenen sich hinziehenden Kette von Typhusfällen anzusehen sein.

Die Entscheidung, welche Bedeutung jeder von diesen beiden Möglichkeiten zukam, suchte die Kommission durch bakteriologische Untersuchungen in einer Reihe von Ortschaften herbeizuführen. Die Arbeiten der Kommission erfuhren eine wesentliche Unterstützung und Förderung durch zwei Verfügungen des Regierungspräsidenten zu Trier, die den Ortspolizeibehörden auferlegten, jede bei ihnen einlaufende Typhusmeldung sofort auch der Kommission nach Trier zu übermitteln, und außerdem die Kreisärzte und Ortspolizeibehörden aufforderten, an den Untersuchungen und Ermittelungen sowie an der Entnahme und dem Versande von Untersuchungsmaterial in den von der Kommission besuchten Ortschaften persönlich sich zu beteiligen. Die Kommission ihrerseits stellte durch ein Rundschreiben den beamteten und den praktischen Ärzten die unentgeltliche Untersuchung des von typhusverdächtigen Kranken stammenden Materials jeder Art mit der Maßgabe in Aussicht, daß der Befund nur dem Einsender bekannt gegeben werden und die Meldung des bestätigten Typhusverdachts auf dem vorgeschriebenen Wege ihm überlassen bleiben würde.

Die in verschiedenen Ortschaften des Regierungsbezirkes Trier im ersten Vierteljahr 1902 angestellten Untersuchungen brachten sehr bald Aufklärung darüber, wie das eigenartige in der Übersicht sich kennzeichnende Verhalten des Typhus zu erklären sei. Indem die Kommission es sich zur Regel machte, nicht nur Kranke und Krankheitsverdächtige, sondern neben ihnen auch die ganze Familie, Verwandtschaft, Haus- und Wohnungsgenossen, gleichviel, ob die betreffenden Personen gesund erschienen oder nicht, zu untersuchen, konnte sie sehr bald feststellen, daß in der Umgebung eines jeden gemeldeten Falles regelmäßig eine gewisse Anzahl von Personen vorhanden war, die Typhus schon gehabt oder noch mit Typhusbazillen infiziert waren. Ganz besonders gehörten Kinder zu denjenigen, welche, ohne eigentliche Krankheitserscheinungen darzubieten, Typhusbazillen, mitunter in großer Menge, in ihren Entleerungen ausschieden. Diese Beobachtung führte sehr bald dazu, jedesmal bei den örtlichen Untersuchungen die Schulen der Ortschaft aufzusuchen und durch Einsichtnahme in die Schulversäumnislisten alle diejenigen Kinder festzustellen, welche zurzeit krank zu Bett lagen, oder in den voraufgegangenen Wochen oder Monaten krank gewesen waren [1]).

Die Untersuchung der verdächtigen Schulkinder, die so umfassend wie möglich vorgenommen wurde, bot gleichzeitig eine wertvolle Handhabe, um in der Häuslichkeit der Eltern, der Verwandten und des Bekanntschaftskreises der Familie entsprechende Ermittelungen anzustellen. Wenn schon auf diesem Wege eine ziemlich umfangreiche Feststellung des Gesundheitsstandes der Ortschaft möglich war, so boten bei der weiteren Durchführung dieses Ermittelungsverfahrens die Listen der Ortskrankenkassen, die Sterbelisten der Standesämter und dergl. noch weitere Möglichkeiten der ärztlichen Kontrolle gegenüber erwachsenen Personen. Sehr oft bekam die Kommission bei dieser Art von Ermittelung die wertvollsten Aufschlüsse. So wurden häufig die sogenannten Typhushäuser des Ortes von den Vorständen der Ortskrankenkasse genau angegeben. Die Einsichtnahme der standesamtlichen Sterbelisten hatte sich empfohlen, weil die in allen amtlichen Statistiken erwähnte auffällig geringe Mortalität des Typhus den Verdacht erwecken mußte, daß eine Anzahl von Typhustodesfällen nicht als solche zur Kenntnis der Behörden gebracht worden war. Dieser Verdacht war umso begründeter, als die standesamtliche Bezeichnung der Todesursache vielfach nicht auf ärztlicher Diagnose beruhte, sondern auf der Angabe eines Familienmitglieds, des Hauswirts oder einer anderen, dem Verstorbenen nahestehenden Persönlichkeit. Die Ermittelungen der letzten Art hatten selbstverständlich nur den Wert, daß sie gestatteten, innerhalb der Verkehrsbeziehungen des verdächtigen Todesfalles nach unbekannt gebliebenen Typhuserkrankungen oder -infektionen zu forschen. Je nach den besonderen Verhältnissen des Ortes wurden auch noch andere Hilfsmittel der Nachforschung, z. B. die Lohnbücher in Fabriken und industriellen Betrieben, benutzt. Die grundsätzliche Absicht war, an der Hand zuverlässigen statistischen Materials, möglichst schnell und vollständig sämtliche Erkrankungen in der zu untersuchenden Ortschaft festzustellen, um dann nach Maßgabe der gesamten Ermittelungen eine Art bakteriologischen Belagerungszustandes über den betreffenden Ort zu verhängen. Alle derartigen Hilfsmittel haben sich bei diesen ersten Arbeiten der Kommission für die Erforschung der Typhusverbreitung so bewährt, daß sie in die später von der Reichsverwaltung veranstaltete Typhusermittelung und -bekämpfung übergegangen sind. Als den wertvollsten Wegweiser, namentlich in ländlichen Bezirken, möchte Verfasser jedoch die Schulkontrolle erklären. Oft genug hat sie allein über den wahren

[1]) Professor Dr. Frosch hat diesen Weg bereits im Jahre 1894 bei der Bekämpfung der Cholera in Nakel mit Erfolg beschritten. Auch damals war es gelungen, durch die Schulkontrolle und die, man könnte sagen, rücksichtslose Ausdehnung der bakteriologischen Untersuchung auf alle nur irgendwie verdächtigen Kinder die Cholera zum Erlöschen zu bringen, nachdem die Seuche über ein Vierteljahr im Orte sich fortgeschleppt hatte. Vgl. Arb. a. d. Kaiserl. Gesundheitsamte Bd. 12 S. 205.

Typhusstand eines Dorfes Auskunft gegeben, wenn alle übrigen Verfahren aus diesem oder jenem Grunde versagten. Es erübrigt zu betonen, daß regelmäßig bei positivem Ergebnis der bakteriologischen Untersuchung eines verdächtigen Falles sofort der ganze Kreis der zu dem Kranken in Beziehung stehenden Personen, wie Angehörige, Schlafgenossen, Wohnungsgenossen, Arbeitgeber, Wirtsleute und dergl. tunlichst vollzählig in gleicher Weise untersucht wurden. Unter Benutzung aller dieser Hilfsmittel und indem sich die Kommission immer auch die Mitwirkung der im Orte praktizierenden Ärzte, der Geistlichen, der Lehrer, des Ortsvorstehers, kurz aller derjenigen Personen sicherte, welche durch Stellung oder Beruf mit der Bevölkerung dauernd in Berührung standen, gelang es verhältnismäßig schnell, in einer größeren Anzahl von Orten nachzuweisen, daß die Zahl der wirklich vorhandenen Typhuserkrankungen die der gemeldeten regelmäßig, oft sogar beträchtlich, überstieg. In dieser Beziehung konnte Professor Frosch bereits in seinem zweiten Berichte vom 16. Mai 1902 an Robert Koch folgendes melden:

„Die in meinem Berichte vom 21. Februar d. J. ausgesprochene Vermutung, daß die über den ganzen Regierungsbezirk Trier ausgestreuten scheinbar vereinzelten Fälle von Typhus nur die sichtbaren Glieder einer wesentlich im Verborgenen sich hinziehenden Kette von mehr oder wenig ausgesprochenen Kontaktinfektionen sein könnten, hat durch die weitere Untersuchung der Kommission (es folgen hier die Namen von 13 Ortschaften, die durch einzelne Typhusmeldungen der Kommission bekannt geworden waren) eine ganz wesentliche Bestätigung erfahren. Daß hygienischen Mißständen in der Wasserversorgung, die zweifellos in den ländlichen Ortschaften vorhanden sind, die Schuld an dieser Art der Typhusausbreitung nicht zukommt, dafür spricht neben anderen Gründen vor allem die Tatsache, daß in Orten wie (es folgen zwei Namen) mit einer schon seit mehreren Jahren bestehenden, ganz einwandfreien Wasserleitung, der Typhus trotzdem immer noch beobachtet wird, und zwar unter örtlichen wie zeitlichen Verhältnissen, die eine Verbreitung durch Wasserversorgung durchweg ausschließen, vielmehr auf Kontaktinfektionen hinweisen. Das gleiche gilt von der Verbreitung des Typhus durch Molkereien. Es sind ja zweifellos gerade in diesem Bezirke Molkereiepidemien von Typhus beobachtet worden und bei dem Mangel an wirksamen und gleichzeitig praktisch anwendbaren Pasteurisier-Apparaten ist die Möglichkeit dieser Verbreitungsweise nicht außer acht zu lassen. Doch sprechen die tatsächlichen Verhältnisse nicht für ein häufiges Vorkommen. Durch eine kartographische Darstellung der Orte mit Molkereibetrieben und der vom Typhus im vergangenen Jahre (also 1901) heimgesuchten Ortschaften im Regierungsbezirke läßt sich leicht zeigen, daß zwischen beiden Dingen kein Zusammenhang besteht. Die Verteilung und die Häufung der Typhusfälle ist ganz unabhängig von derjenigen der Molkereien und dies ist umso beachtenswerter, als in einzelnen dieser Molkereiortschaften Typhus vorgekommen ist, ohne daß eine Epidemie gefolgt wäre. Dagegen scheint mir der Handverkauf und der Kleinhandel mit der Milch bei weitem gefährlicher als der Molkereibetrieb, unter Berücksichtigung der in meinem ersten Berichte bereits angedeuteten Beobachtungen (beispielsweise begab sich eine Magd, die soeben erst Typhus überstanden hatte und, wie die bakteriologische Untersuchung zeigte, noch zahlreiche Typhusbazillen ausschied, vor unseren Augen, vom Abort unmittelbar in den Stall, um dort die Kühe zu melken).

Unter der Voraussetzung, daß es sich tatsächlich nur um vereinzelte Fälle von Typhus in den betreffenden Ortschaften handelte, mußte noch an die Einschleppung von außen gedacht werden. Ich habe auch dieser Frage meine Aufmerksamkeit zugewandt und möchte, soweit es das bisherige Beobachtungsmaterial erlaubt, nach gewisser Richtung hin diese Möglichkeit gelten lassen. Einmal kommt eine Einschleppung aus den benachbarten ausländischen Gebieten, die gleichfalls typhusverseucht sind, sicher vor. Innerhalb des Regierungsbezirkes kommt die Wanderung der Bevölkerung von Ort zu Ort in Betracht. Namentlich für den Industriebezirk scheint diese Quelle der Seuchenverbreitung eine Bedeutung zu besitzen. Viele von den im Industriebezirke beschäftigten Arbeitern der Fabriken, Bergwerke und Hütten begeben sich über Sonntag zu ihren in benachbarten Orten, zum Teil in anderen Kreisen befindlichen Wohnungen und können eine während der Wochentage erworbene Erkrankung dorthin verpflanzen. Als dritte Quelle der Einschleppung endlich kämen die bei Eisenbahnen und ähnlichen Bauten zeitweise beschäftigten meist ausländischen Arbeiter (Italiener, Slaven, Rumänen) in Frage. Fälle, in denen solche Leute den Typhus eingeschleppt haben, sind tatsächlich beobachtet. Es kann aber sehr leicht gezeigt werden, daß alle diese von auswärts gebrachten Fälle es nicht sind, die das Bild der allgemeinen und gleichmäßigen Typhusverseuchung des Bezirkes verschulden. Durch Verfügung des Regierungspräsidenten wurde angeordnet, daß alle polizeilichen Typhusmeldungen des ganzen Regierungsbezirkes der Kommission zugehen. Diese formularmäßigen Anzeigen mit den Personal- und Wohnungsangaben des Erkrankten, gestatten sofort die Entscheidung, ob dieser ortsansässig oder zugezogen ist, d. h. ob ein einheimischer oder eingeschleppter Fall vorliegt. Aus den bis jetzt vorliegenden Meldungen läßt sich nun sehen, daß die ganz überwiegende Mehrzahl aller Erkrankten weit über die Inkubationszeit hinaus an dem Orte ihrer Erkrankung gewohnt hat. Wenn noch nach dieser Richtung ein Zweifel über die Art der Typhusverbreitung bestehen könnte, so wird er beseitigt durch die Ergebnisse der von der Kommission vorgenommenen bakteriologischen Untersuchungen. Sie ist dabei auf Tatsachen gestoßen, die eine zu deutliche Sprache reden, als daß man ihnen gegenüber noch ernstlich andere Möglichkeiten zu erörtern brauchte. Es hat sich mit aller Sicherheit gezeigt, daß es sich nicht um vereinzelte Fälle von Typhus handelt, wie es nach den Meldungen scheinen mußte, sondern daß die Meldungen nichts anderes sind als Signale oder, um ein militärisches Bild zu gebrauchen, Markierungen des Feindes. Zu jedem gemeldeten Falle gehören andere ungemeldete, die gleichzeitig bestehen oder zeitlich voraufgegangen sind, und die in einigen dieser Orte bis zum Herbste des Vorjahrs zurückzuverfolgen waren.

Diese Fälle werden aus verschiedenen, zum Teil leicht verständlichen Gründen den Behörden nicht angezeigt. Einer davon liegt in der zur Genüge bekannten Tatsache des Vorkommens leichter oder ambulanter Typhusfälle mit kurzer, auf wenige Tage beschränkter Fieberdauer oder mit einem Fieber nur mäßigen Grades, das zwar länger anhält, aber eine ärztliche Behandlung ebenfalls nicht nötig macht. Alle derartigen Fälle kommen überhaupt nicht zur Kenntnis des Arztes und deshalb auch nicht zur Meldung an die Behörde. Aber auch die klinisch deutlichen oder ernst verlaufenden Fälle bleiben in den ländlichen Ortschaften oft ohne jede ärztliche Behandlung, einmal, weil die Krankheit der Bevölkerung bekannt ist und dann, weil der ärztliche Besuch wegen der stundenweiten Entfernungen den nicht versicherten Kranken viel zu teuer ist (10 bis 15 M für den Besuch). Nur wenn der Arzt gelegentlich (z. B. bei der Behandlung von Kassenmitgliedern, Vornahme von Operationen) im Dorfe weilt, bekommt er die auf der Höhe der Krankheit befindlichen Patienten wohl auch zu sehen. Ob nun der Arzt bei nur einmaliger Besichtigung des Falles jedesmal in der Lage ist, die Typhusdiagnose mit Sicherheit zu stellen, bleibt zweifelhaft; jedenfalls schränkt sich die Zahl der Fälle, in denen er sich zur Meldung verpflichtet halten muß, sehr ein. Ein vierter Grund endlich wurde durch die Untersuchung der Kommission aufgedeckt und liegt darin, daß für das Zustandekommen der Kontaktinfektionen in erster Linie die Kinder eines Hauses, einer Straße, ja selbst ganzer Ortschaften sorgen. Gerade bei ihnen sind leichte und kurz dauernde Typhen recht häufig. Es wird jedoch ihrem Krankheitszustand auf dem Lande allgemein wenig Beachtung geschenkt. Aber auch für ihre schweren Erkrankungen gilt hinsichtlich des Mangels einer ärztlichen Behandlung das oben Gesagte. Ich habe wiederholt recht schwerkranke Kinder gesehen, darunter tödlich verlaufende Fälle, die von Beginn bis zum Ende der Krankheit ohne jedwede ärztliche Behandlung geblieben sind.

Es ist nach alledem ohne weiteres klar, daß die Verbreitung des Typhus hauptsächlich durch Kontaktinfektionen erfolgt und daß eine Typhusbekämpfung, die sich nur an die gemeldeten Fälle hält und nicht auch den übrigen vorhandenen Erkrankungen Rechnung trägt, keine Aussicht auf Erfolg hat. Aber eben deswegen scheinen mir die hier im Bezirke vorliegenden Typhusverhältnisse durchaus geeignet zu einem Versuche der Typhusbekämpfung nach den Grundsätzen Eurer Hochwohlgeboren. Die Gelegenheit zu einem Versuch im größeren Maßstab bietet sich jetzt, nachdem die Kommission bei ihren fortgesetzten Ermittelungen ein im Hochwald gelegenes zum Landkreis Trier gehöriges Typhusgebiet gefunden hat, in dem anscheinend viel Typhus latent vorhanden ist und das sich gleichzeitig zum eingehenden Studium der epidemiologischen Verhältnisse wie zur Durchführung des von Eurer Hochwohlgeboren beabsichtigten Versuchs der

Bekämpfung eignet. Das in Rede stehende Gebiet umfaßt die Bürgermeistereien K. und H. Die bisher eingegangenen Typhusmeldungen sind folgende: Ort W. sechs Fälle in der Zeit vom Januar bis April. Ort M. ein Fall im März. Ort H. ein Fall im Februar. Die größere Einwohnerzahl des Ortes W. mit fünf scheinbar vereinzelten und über mehrere Monate sich hinschleppenden Fällen bestimmten mich, hier die Untersuchungen anzustellen, deren Ergebnis beweiskräftig für den gemutmaßten Ursprung der vereinzelten Fälle geworden ist.

W. liegt 340 m hoch im Hochwald, einem Teile des Hundsrücks, und ist von Trier in $1^1/_2$ Stunden mit der Bahn erreichbar. Mit den in der Nähe gelegenen Dörfern Sch., H. und M. bildet es eine Molkereigenossenschaft, deren Betriebsgebäude unweit der gemeinschaftlichen Bahnhaltestelle Sch. liegt. Die Einwohnerzahl des Dorfes beläuft sich auf 420 Köpfe und besteht aus 94 Familien, die hauptsächlich von Ackerbau leben, daneben kommen noch für die ärmere Bevölkerung Holzarbeit und Besenbinderei in den Nachbardörfern in Betracht. Die Einwohnerzahl ist ziemlich gleichbleibend, da ein Zu- und Abgang selten stattfindet. Das Dorf macht in seinem Äußeren keinen unsaubereren Eindruck als viele andere Dörfer des Bezirkes. Verhältnisse, die das Auftreten des Typhus hier mehr begünstigen können als in den anderen Dörfern, sind nicht aufgefallen. Wie überall liegen auch hier die Dünger- und Jauchegruben vor den Häusern nach der Straße. Das Fehlen von Aborten, offene Rinnsteine, Ziehbrunnen, Tröge vor dem Dorfbrunnen stellen die Ortschaft hygienisch auf die gleiche Stufe mit allen anderen Dörfern, die ich bisher hier gesehen habe. Nur der westliche Teil des Dorfes, in dem die allerärmste Bevölkerung haust, ist mit seinen elenden Baracken, in denen die durchweg kinderreichen Familien in engen und kaum mannshohen Räumen zusammengepfercht leben, eine Stätte bedenklichster Unsauberkeit und gröblich hygienischer Mißstände. Für das Reinigen der Wäsche kommt ein Bach in Betracht, der sich in nördlicher Richtung zwischen einem Bergwerk und dem Dorfe hinzieht. Der erste gemeldete Typhusfall ereignete sich in W. im Januar 1902, noch vor dem Eintreffen der Kommission in Trier. In früheren Jahren soll das Dorf immer typhusfrei geblieben sein. Im Februar erfolgte eine zweite Meldung, an die sich im Laufe des März mit zwei wöchentlichen Zwischenräumen drei weitere Erkrankungen anschlossen. Das war, als die Kommission ihre Tätigkeit in W. begann, das gesamte bekannte Typhusmaterial im Orte. Trägt man diese gemeldeten Fälle in ein Wochenschema ein, so entsteht für W. das für alle vom Typhus befallenen Orte des Regierungsbezirkes typische Bild der sich über Monate hinwegschleppenden vereinzelten Fälle. Durch Ermittelungen unter Benutzung der eingangs geschilderten Wege im Zusammenhange mit den bakteriologischen Untersuchungen ist es nun gelungen, nicht nur eine ganz erhebliche Zahl von früheren und noch vorhandenen frischen Fällen zu ermitteln, sondern auch den Verlauf der Seuchen bis zum November vergangenen Jahres mit Sicherheit zurückzuverfolgen. Die Gesamtheit dieser Fälle bildet eine ununterbrochene Kette von Kontaktinfektionen, die zum überwiegenden Teile unbekannt geblieben sind. Da, wie erwähnt, in W. hygienisch Ausnahmeverhältnisse nicht vorliegen, so halte ich dieses Bild für typisch und glaube, daß die amtlichen Typhusmeldungen für den ganzen Regierungsbezirk in derselben Weise als unvollständig anzusehen sind. Daß es sich um Kontaktinfektionen handelt, geht aus dem zeitlichen Verlaufe, dann aber auch aus der örtlichen Verteilung sicher hervor. Die Gelegenheit zu Kontaktinfektionen ist in den Wohnungsverhältnissen und namentlich bei der Gewohnheit, daß in kinderreichen Familien mehrere Personen in demselben Bette schlafen, reichlich gegeben. Wiederholt konnten wir feststellen, daß Erkrankte mit Gesunden längere Zeit zu drei auch vier Personen dasselbe Bett benutzt hatten. Es sind deshalb auch mehrfache Erkrankungen in derselben Familie nicht selten.

Gleichzeitig mit W. hat die Kommission ihre Ermittelungen auch auf die benachbarten Orte ausgedehnt und dort weit mehr Typhuserkrankungen gefunden als angezeigt waren. So ist z. B. aus Sch. bis heute überhaupt noch kein Fall von Typhus gemeldet, während durch die Untersuchung der Kommission bewiesen ist, daß auch dort spätestens seit Anfang Februar 1902 der Typhus in einer Reihe von Kontaktfällen herrscht, deren letzte Glieder noch vor wenigen Tagen im Zustand frischer Erkrankung von uns aufgefunden worden sind."

Die im vorstehenden Berichte Froschs niedergelegten Ergebnisse einer ausgedehnten Ermittelung wurden der Anlaß zu einem ersten Versuche der Typhusbekämpfung in den erwähnten Ortschaften des Hochwaldes. Der Versuch dauerte etwa 3 Monate. Die Zahl der amtlich gemeldeten Kranken betrug 7. Außer diesen wurden aber durch die bakteriologische Untersuchung noch 66 Kranke, darunter 70% Kinder, gefunden. Alle diese Kranken bis auf vereinzelte Ausnahmen, deren Widerstand gegen die Überführung in ein Krankenhaus nicht zu überwinden war, wurden in einer etwa in der Mitte des Geländes der 4 Nachbardörfer gelegenen Baracke untergebracht und verblieben darin bis zum Verschwinden der Typhusbazillen aus ihren Entleerungen.

Wochenübersicht der Typhuserkrankungen des Hochwalddorfs W.

Die eingeklammerten Zahlen bedeuten Todesfälle außer den Erkrankungsfällen.

Woche	1.	2.	3.	4.	5.	6.	7.	8.	9.	10.	11.	12.	13.	14.	15.	16.	17.	18.	19.	20.	21.	22.
Gemeldet	—	—	—	1	—	—	1	—	—	1	—	(2)	—	—	—	(1)	—	—	—	—	—	—
Bakteriologisch oder klinisch festgestellt . . .	(1)	(1)	1	1	—	—	3	1	3	—	1	2	3	3	3	3	1	—	—	—	—	—
Sehr verdächtig, aber nicht sicher mehr festzustellen	(1)	—	—	—	—	2	—	—	—	(1)	1	2	—	—	—	—	—	—	—	—	—	—
Zusammen	(2)	(1)	1	2	—	2	4	1	3	1(1)	2	4(2)	3	3	3	3(1)	1	—	—	—	—	—

Die vorstehende Übersicht, die nur die Erkrankung des Ortes W. wiedergibt, enthält in der oberen Reihe die der Behörde gemeldeten Fälle nach ihrer zeitlichen Reihenfolge, in den unteren Reihen dagegen die nicht gemeldeten, aber bakteriologisch oder anamnestisch nachgewiesenen Fälle. Der Vergleich mit der Anlage am Schlusse der Abhandlung (S. 26) überzeugt leicht, daß die obere Reihe ganz dem Bilde entspricht, das jene Wochenübersicht für den Regierungsbezirk Trier zeigt. Die unteren Reihen dagegen zeigen ganz überraschend, wie lückenhaft die Zahl der nur auf Grund der Anzeigepflicht bekannt gewordenen Fälle ist. Ähnlich sind auch in den 3 andern Ortschaften zu den gemeldeten noch 35 nicht gemeldete Fälle aufgefunden worden. Diese Zahlen beweisen, was in dem oben mitgeteilten Berichte zum Ausdruck gekommen ist, daß es sich in jedem dieser 4 Dörfer um eine zusammenhängende Kette von Kontaktinfektionen handelte, die zeitlich fast ohne Unterbrechung sich ausdehnte. Diese ausgiebigen Ermittelungen wurden in den 4 Dörfern dadurch bewirkt, daß für die ganze Zeit des Versuchs an Ort und Stelle ein ständiger Beobachtungsdienst eingerichtet war. Zu diesem Zwecke war abwechselnd immer ein Mitglied der Kommission im Orte dauernd anwesend, das gleichzeitig auch den ärztlichen Dienst in der Baracke versah. Als Richtschnur für die Entlassung aus der Baracke galt das Freibleiben des Harnes und Stuhlganges von Typhusbazillen bei einer dreimalig, in Abständen von je 8 Tagen wiederholten bakteriologischen Untersuchung. Der Versuch gelang vollständig. Die 4 Ortschaften wurden typhusfrei und damit war zunächst für ein räumlich beschränktes Gebiet der Beweis geliefert, daß ohne irgend welche außergewöhnlichen hygienischen Maßnahmen, wie z. B. Verbesserung der Wasserversorgung, Beseitigung der Abfallstoffe, ohne eine Änderung der Verhältnisse des Erdbodens oder des Klimas, lediglich durch eine sorgfältige bakteriologische Ermittelung aller Angesteckten, verbunden mit Absonderung der Erkrankten und Infizierten und fortdauernder bakteriologischer Kontrolle, eine Ausrottung des Typhus möglich ist.

Die 4 Dörfer sind in der Folge bis auf vereinzelte Fälle dauernd typhusfrei geblieben. Es hätte aber die Bedeutung des wohlgelungenen Versuchs nicht beeinträchtigen können, wenn zu irgend einer Zeit nach Beendigung des Versuchs der Typhus in diesen Ortschaften wiederum durch Einschleppung aufgetreten wäre. Denn es kam bei diesem ersten Versuche nicht darauf an und konnte nicht erwartet werden, was ausdrücklich betont werden muß, diese 4 Dörfer dauernd typhusfrei zu machen. Das war mit den damals zu Gebote stehenden Mitteln und sanitären Einrichtungen sowie dem verfügbaren Personale nicht möglich, solange diese Ortschaften inmitten einer verseuchten Gegend gelegen und beständig der Einschleppung von Typhusfällen ausgesetzt waren. Die Bedeutung des Versuchs lag vielmehr darin, daß ein gangbarer Weg gezeigt und gewissermaßen ein Muster aufgestellt wurde, wie der Typhus unter den im Regierungsbezirke vorliegenden Verhältnissen in den einzelnen Ortschaften zu bekämpfen war. Darüber hinaus aber wurde eine Reihe sehr wertvoller Beobachtungen gemacht, die für die spätere auf breiterer Grundlage sich aufbauende Typhusbekämpfung des Reichs außerordentlich nützlich wurde, vor allem aber kam die bis dahin nicht genügend berücksichtigte Bedeutung der Kontaktinfektion für die Typhusverbreitung wieder zu der richtigen Geltung.

Nach Beendigung des Versuchs in den Hochwalddörfern, der etwa 3 Monate in Anspruch nahm und rund 5000 M Kosten verursachte, hat die Kommission im Regierungsbezirke Trier in einer größeren Zahl von Ortschaften im Anschluß an gemeldete oder als verdächtig ihr bekannt gewordene Typhusfälle in gleicher Weise den Nachweis führen können, daß überall die nämlichen Verhältnisse herrschten. Fast regelmäßig ist es gelungen, eine nicht unbeträchtliche Zahl von bisher unbekannt gebliebenen Typhuserkrankungen oder -infektionen bakteriologisch nachzuweisen und damit an vielen und beliebigen Orten den Beweis zu führen, daß die allgemeine und vorherrschende Art der Typhusverseuchung in dem Regierungsbezirke Trier diejenige der Kontaktinfektion war. Wenn auch gelegentlich zweifellose Wasserepidemien aufgedeckt werden konnten und überhaupt die Frage der Verbreitung des Typhus durch Wasser keineswegs außer acht gelassen wurde, wie u. a. die Veröffentlichungen von Linck, Lentz und v. Drigalski[1]) zeigen, so trat diese Verbreitungsweise doch vollkommen zurück gegenüber der Verseuchung durch Kontaktinfektionen. Frosch hat über diesen Punkt bereits an anderer Stelle folgendermaßen berichtet: „Unzweifelhaft ist in den letzten Jahrzehnten der Typhusforschung die Kontaktinfektion über der Wassertheorie vernachlässigt, vielleicht auch verkannt worden, obwohl beide Arten der Typhusentstehung durch ihr zahlenmäßiges und zeitliches Verhalten deutlich unterscheidbar sind, so daß eine Verwechselung nur unter besonderen Umständen möglich erscheint[2]). Wohl kann bei ausgedehnten Kontaktepidemien in einem kleinen Orte, oder wenn mehrere Kontaktketten in einem größeren Orte innerhalb desselben Stadtteils bestehen und durcheinander laufen, die Zahl der gleichzeitig auftretenden Erkrankungen unter Umständen so groß sein, daß der Verdacht auf eine Wasser-

---

[1]) Klin. Jahrb. Bd. 12 S. 459; Bd. 14 S. 467.

[2]) Vgl. dazu die Veröffentlichung von Linck über den Typhus in Malborn. Klin. Jahrb. Bd. 12 S. 459.

epidemie beschränkter Ausdehnung, z. B. auf eine Brunnenepidemie nahe liegt. Auch der umgekehrte Fall kann eintreten und eine echte Brunnenepidemie in einer beispielsweise ärztlich nicht genügend überwachten Ortschaft eine Kontaktepidemie vortäuschen. Durch genauere Nachforschung wird aber stets der wahre Tatbestand sich aufklären lassen. Namentlich werden die Eintragung der Erkrankungsfälle und der verdächtigen Wasserentnahmestelle in den Ortsplan, ferner die Berücksichtigung der zeitlichen Verhältnisse die wahre Natur der Epidemie erkennbar machen. Bei den Erhebungen über die Verbreitungsweise des Unterleibstyphus stand bisher die Wasserinfektion fast regelmäßig im Vordergrunde. Es darf nicht übersehen werden, daß das Berichtsmaterial sich vielfach auf Mitteilungen stützt, die unter dem Einfluß der Wassertheorie nicht unbefangen erstattet sind. Nicht selten wurde eine ausgesprochene und unverkennbare Familien- oder Haus-Kontaktepidemie lediglich und nur deshalb als Brunnenepidemie angesehen, weil sich ein hygienisch nicht einwandfreier Brunnen im Orte oder in der Nähe des Hauses vorfand, ein Zustand, der auf dem Lande bekanntlich nicht ungewöhnlich ist. Es ist aber nicht zulässig, einen Brunnen schon deshalb allein als verseucht zu erklären, weil er es seiner Beschaffenheit nach sein könnte, sobald alle übrigen in Betracht kommenden Verhältnisse nicht damit übereinstimmen. Immer wird der Nachweis verlangt werden müssen, daß der betreffende Brunnen wirklich infiziert worden ist oder wenigstens, daß nach dem Charakter der ausgebrochenen Epidemie eine Wasserepidemie angenommen werden muß und daß sie nur von diesem Brunnen ausgegangen sein kann[1]).“

Zu den wichtigen vorher erwähnten Beobachtungen der Kommission gehörte auch das Verhalten der Typhusbazillen in den Ausscheidungen infizierter oder kranker Personen während der verschiedenen Stadien der Krankheit und während der Genesung. Da über diesen Punkt in dieser Denkschrift von anderer Seite berichtet werden wird, so mag nur darauf hingewiesen werden, daß schon die Beobachtungen in den Hochwalddörfern bei Frosch den Verdacht erweckten, daß auch beim Typhus Bazillenträger und Dauerausscheider von gewisser Bedeutung sind. Es wurde daher in diesem Sinne sowohl an R. Koch im Sommer 1902 berichtet als auch diese Spur zu verfolgen gesucht.

Unter den klinischen Beobachtungen steht die Tatsache voran, daß die ambulanten und die latenten Typhusfälle erheblich viel häufiger sind, als nach der klinischen Erfahrung bis dahin angenommen worden war. Der Einwand, daß in dem Regierungsbezirke Trier im Laufe der Jahre eine auf Durchseuchung der Bevölkerung beruhende Immunität dafür ursächlich in Betracht kommen könne, ist vom Verfasser bei anderer Gelegenheit als unwahrscheinlich nachgewiesen[2]). Auch die Tatsache, daß Frauen und namentlich Kinder sehr stark an der allgemeinen Erkrankungsziffer wie auch im besonderen an der Zahl dieser latenten Formen beteiligt waren, ist schon damals von der Kommission festgestellt worden. Bezüglich der Tatsache, daß Paratyphus auch epidemisch auftreten kann, sei auf die entsprechende Mitteilung von v. Drigalski, Jürgens und Conradi, 1902, verwiesen.

---

[1]) Es ist nicht überflüssig, auf die entsprechenden Verhältnisse bei Milch- und Molkereityphusepidemien hinzuweisen.

[2]) Festschrift zum 60. Geburtstage von Robert Koch. S. 691.

Unter den epidemiologischen Ergebnissen war in erster Linie die Bedeutung der Kontaktinfektion für das Zustandekommen von Epidemien zu würdigen. Es gelang, eine ganze Anzahl derjenigen Ursachen nachzuweisen, welche hauptsächlich für das Zustandekommen der Kontaktinfektion verantwortlich sind und ihre Bedeutung verständlich machen. Dahin gehörte, daß beim Typhus namentlich die Kinder viel häufiger an den leichten und abortiven Formen erkranken, als bis dahin bekannt oder beobachtet war, ferner daß Kinder überhaupt häufig an Typhus erkranken. Man sieht leicht ein, daß in ländlichen Gegenden, in denen die Kinder (d. h. die Altersklasse bis zum 15. Lebensjahr) einen erheblichen Teil (bis zu 50%) der Gesamtbevölkerung ausmachen, dieser Umstand für die Verbreitung des Typhus von großer Bedeutung sein muß, da sowohl die erkrankten als auch die genesenden Kinder Typhusbazillen ausscheiden und eine Ansteckung veranlassen können. Während nun aber ein an Typhus schwer Erkrankter infolge seiner Bettlägerigkeit verhältnismäßig ungefährlich ist, bedeuten die Kinder durch ihre große Zahl, ihre Beweglichkeit, ihre Spiele und ihr meist wenig entwickeltes Reinlichkeitsgefühl eine außerordentliche Gefahr. Es genügt, spielende Kinder im Freien oder in der Häuslichkeit von dem Gesichtspunkt der Vermittlerrolle bei ansteckenden Krankheiten nur kurze Zeit aufmerksam zu beobachten, um sich ihrer Bedeutung in dieser Hinsicht bewußt zu werden. Dazu kommt, daß auf dem Lande auch während einer Erkrankung die Kinder in einem Bette mit Erwachsenen schlafen, daß ferner die Wartung und Pflege namentlich kleinerer Kinder oftmals Erwachsene mit ihnen in nahe Berührung bringen.

Ein weiterer Umstand für das Zustandekommen der Kontaktinfektionen war die vielfach unhygienische Beschaffenheit der Wohnungen, ihre Überfüllung und in Verbindung damit die schon erwähnte weit verbreitete Unsitte, daß mehrere Personen in einem Bette schlafen. Es läßt sich für viele ländliche Gebiete Deutschlands und für einen erheblichen Teil der kleineren und größeren Städte die Behauptung aufstellen, daß die Zahl der Wohnräume ebensowenig wie die Zahl der vorhandenen Betten dem Bedürfnis der Wohnungsinsassen entspricht. Mehrfach sind von Mitgliedern der Kommission in kleineren Ortschaften mit durchschnittlich 400 Einwohnern Listen aufgestellt über die Zahl der Zimmer, der Betten und der Wohnungsinsassen. Hierbei ergab sich, daß die Zahl der Betten im günstigsten Falle der Zahl der Erwachsenen entsprach. War eine größere oder kleinere Kinderschar vorhanden, so teilte diese mit den Erwachsenen ihr Nachtlager. Daß in einer Wohnung von zwei noch dazu kleinen und niedrigen Zimmern 9, selbst 11 Personen hausten, die zusammen nur 2 Betten zur Verfügung hatten, kam keineswegs vereinzelt vor. Es ist sehr wichtig und darf nicht übersehen werden, daß die Frage der Typhusverbreitung deshalb nicht nach den Verhältnissen in großen Städten und bei der wohlhabenden Bevölkerung beurteilt werden darf, weil — wenigstens war das in dem Tätigkeitsgebiete der Kommission der Fall — die überwiegende Masse der Typhusfälle von der ländlichen Bevölkerung geliefert wird. Die Kommission konnte zeigen, daß die Jahreskurve der gesamten Morbidität in dem Regierungsbezirke kaum geändert wurde, wenn die aus den größeren Städten stammenden Typhuserkrankungen fortgelassen wurden. Es sind deshalb die ländlichen und die kleinbürgerlichen Verhältnisse für die Verbreitungsweise des Typhus und demgemäß auch für die Bekämpfung dieser Krankheit ausschlaggebend. Die Schwierigkeit der Bekämpfung unter ländlichen Verhältnissen wird aber, abgesehen von den oben angeführten Gründen, noch dadurch gesteigert, daß auf dem Lande ärztliche Hilfe selten in Anspruch genommen wird und deshalb eine gewisse Zahl sogar schwerer Typhusfälle nicht zur ärztlichen oder behördlichen Kenntnis kommt. Professor Frosch hat an anderer Stelle an zwei Beispielen eigener Beobachtung gezeigt, zu welchen Folgen dieses Verhalten der ländlichen Bevölkerung führt[1]).

Die unmittelbare Schlußfolgerung aus solchen Beobachtungen lag nun in der sanitätspolizeilich wichtigen Erkenntnis, daß die Zahl der amtlichen Meldungen sich nicht decken konnte mit der Zahl der vorhandenen Erkrankungen. Eine Typhusanzeige durfte deswegen nur als eine Aufforderung betrachtet werden, die ganze Umgebung des gemeldeten Falles nach den erörterten Grundsätzen gründlich abzusuchen. Die Kommission konnte sich ungezählte Male davon überzeugen, daß Bezeichnungen wie Influenza, chronischer oder akuter Magendarmkatarrh, Darmblutung, fieberhafte Neurasthenie, selbst Migräne und bei Kindern oft „Würmer" Umschreibungen für ganz echte und zweifellose Typhuserkrankungen waren. Unter den Todesursachen verdeckten Herzschwäche, Blutung, Kopfkrampf, bei Kindern, selbst älteren, „Krämpfe" schwere Typhusfälle. Nur der Vollständigkeit wegen sei bemerkt, daß gelegentlich auch Diagnosen wie Gelenkrheumatismus, „innere Drüsen", Hämorrhoiden — für Typhuserkrankungen ausgesprochen wurden. Alles in allem machen diese Wahrnehmungen es verständlich, daß durch die Arbeiten der Kommission die Kontaktinfektion als die vorherrschende, alltägliche und gefährlichste Ursache der Typhusverbreitung festgestellt wurde. Erkrankungen beinahe aller Mitglieder einer Familie nacheinander bis zu 9, selbst 12 Angehörigen, das Weitergreifen der Krankheit von einer Wohnung in die benachbarte, von dem zuerst befallenen Hause auf das nächste, selbst die Wanderung des Typhus entlang einer Straße von Haus zu Haus wurden beobachtet. Daß mit dieser Verbreitungsweise des Typhus auch seine mittelbaren Verschleppungen durch Verseuchung der Brunnen, ausgehend von Düngerhaufen, Aborten oder Straßenrinnen, ferner durch Infektion von Nahrungs- und Genußmitteln, wie Milch, Obst, Wasser, Gemüse usw., Hand in Hand gehen mußten, ist klar.

Es erübrigt noch, die Beobachtungen zu schildern, die von der Kommission über die Häufigkeit von Einschleppungen gemacht worden sind. Auf Grund der in den Meldekarten enthaltenen Angaben ließ sich feststellen, daß durchschnittlich 15% der Erkrankungen Personen betrafen, die sich an anderen Orten angesteckt hatten oder als Genesene in ihre Heimat zurückgekehrt waren. In der Folgezeit hat sich mit der Ausdehnung des unter Beobachtung genommenen Gebiets dieser Prozentsatz wohl geändert und sich für gewisse Gegenden vielleicht auch noch größer herausgestellt. Die Bedingungen für das Zustandekommen der Einschleppung waren mehrfache: Der Regierungsbezirk Trier wird durch die Mosel in einen nördlichen und in einen südlichen Teil getrennt; während der nördliche Teil mit rauhem, gebirgigem Klima verhältnismäßig verkehrsarm und nur dünn bevölkert ist und eine vorwiegend seßhafte, ackerbautreibende Bevölkerung ernährt, trägt der südliche, stark bevölkerte Teil aus-

[1]) Klin. Jahrb. Bd. 17 S. 129.

gesprochen industriellen Charakter. Fabrik- und Hüttenbetrieb sind hier stark entwickelt, und dementsprechend lebt hier eine zahlreiche fluktuierende Arbeiterschaft. Dichte Bevölkerung, vielfach in Arbeiterkolonien untergebracht, reges Leben, zahlreiche Eisenbahn- und Postverbindungen, kurz eine bedeutende Ausgestaltung aller Verkehrsverhältnisse geben diesem Teile ein besonderes Gepräge. Von der arbeitenden Bevölkerung kehren viele über Sonn- und Feiertag von dem Orte der Beschäftigung zu der Familie in die Heimatsorte zurück, die über den ganzen Bezirk, selbst bis in die nördlichsten Kreise, verstreut sind. Andere Arbeiter ziehen für längere Zeit, für 3 bis 6 Monate, in das Industriegebiet zu: es sind dies namentlich die Holzarbeiter, Holzfäller, Korbflechter, Besenbinder, die ihren Wohnsitz in den waldreichen Gegenden des Regierungsbezirkes haben. Wieder eine andere Art bilden die Wanderarbeiter, die bei den öffentlichen und privaten Bauten als Eisenbahn-, Weg-, Hafenarbeiter beschäftigt sind und die je nach dem Fortschreiten oder der Beendigung der jeweiligen Unternehmungen den Ort der Unterkunft und der Verpflegung in unregelmäßigen Zeitabständen wechseln. Mehrfach sind durch solche Wanderarbeiter Verschleppungen des Typhus in typhusfreie Gegenden erfolgt. Auch der Umstand, daß Viehhändler, herumziehende Musikanten, Hausierer oder ihre Familienangehörigen von der nachweislich ersten Erkrankung in einer Ortschaft betroffen wurden, war auf Rechnung der Verschleppung zu setzen. Zieht man noch in Betracht, daß der Regierungsbezirk Trier an deutsche und ausländische Gebiete grenzt, die stark typhusverseucht waren, und daß nach allen Seiten hin ein reger Verkehr stattfindet, so ist leicht einzusehen, daß auch diesem Umstand volle Aufmerksamkeit zugewendet werden mußte. Einen Maßstab für die Bedeutung der Einschleppung und ihr Vorkommen im Tätigkeitsgebiete fand Frosch in nachstehender Zusammenstellung, die das Verhältnis der jährlich neu infizierten Ortschaften zu der Gesamtzahl der vom Typhus überhaupt befallenen Orte veranschaulicht.

Regierungsbezirk Trier.
Übersicht der neuinfizierten Ortschaften im Vergleiche zur Gesamtzahl der von Typhus befallenen Orte.

Kreise des Regierungsbezirkes Trier	Zahl der ergriffenen Ortschaften			Davon neu infiziert		Alle 3 Jahre befallen
	1901	1902	1903	1902	1903	
Trier Land	28	21	26	14	13	2
Daun	7	—	3	—	3	—
Bitburg	28	15	25	9	17	4
Wittlich	7	7	12	5	7	1
Prüm	18	8	16	5	10	2
Bernkastel	23	29	25	15	10	5
Saarlouis	23	19	21	7	8	5
Saarburg	12	7	5	4	3	2
Merzig	16	13	18	8	8	4
Saarbrücken	27	26	29	12	6	14
Ottweiler	21	20	23	5	10	6
St. Wendel	20	17	23	8	9	4
Zusammen	230	182	226	92	104	49

Es geht aus dieser Übersicht hervor, daß nahezu die Hälfte aller im Jahre von Typhus heimgesuchten Ortschaften neu infiziert war.

Sehr bald, nachdem der Versuch in den Hochwalddörfern gelungen war, wurde an zuständiger Stelle beschlossen, diese Art der Bekämpfung auf den gesamten Regierungsbezirk Trier auszudehnen. Die von der Kommission gewonnenen Erfahrungen boten dazu die Grundlage und zeigten den Weg zu diesem Ziele. Neben einer besonderen Organisation des Ermittelungswesens kam in Frage die Ausgestaltung des Desinfektionswesens, die Verbesserung des Krankenhauswesens und der allgemeinen hygienischen Verhältnisse. Hinsichtlich der Aufdeckung der Krankheitsfälle war es unmöglich, daß die nur aus 4 Mitgliedern bestehende Kommission selbst bei angestrengtester Arbeit alle Erhebungen und Untersuchungen bewältigen konnte, die sich aus den geschilderten Typhusverhältnissen des Bezirkes bei einer Bevölkerung von etwa 1 Million ergeben mußten. Es wurde deshalb über Winter für den südlichen Teil des Regierungsbezirkes in der ebenfalls von Typhus heimgesuchten Stadt Saarbrücken eine zweite Untersuchungsstation im Mittelpunkte des Industriebezirkes unter der Leitung des Stabsarztes Professors Dr. v. Drigalski eingerichtet und mit dem nötigen Personal und Material ausgerüstet. Die ursprüngliche Station in Trier blieb für den nördlichen Teil des Bezirkes weiter bestehen. Für beide Anstalten wurde eine Dienstanweisung ausgearbeitet, die für den Gang der Ermittelung und die bakteriologische Verarbeitung des Materials bestimmte Vorschriften enthielt. Ferner schien es notwendig, um bei dem nunmehr so wesentlich erweiterten Tätigkeitsgebiete den Verlauf und das Ergebnis der Ermittelungen besser übersehen und verwerten zu können, eine Einrichtung zu treffen, die gestattete, die Besonderheiten des einzelnen Falles festzuhalten, den Verlauf der Krankheit besser zu überwachen und namentlich die bakteriologische Genesung sicher festzustellen. Zu diesem Zwecke wurden die bisher von den Kreisärzten nur in besonderen Fällen erstatteten Krankheitsberichte allgemein eingeführt und für sie eine einheitliche Form vorgeschrieben. Von Professor Frosch in Gemeinschaft mit dem Regierungs- und Geheimen Medizinalrat Dr. Schlecht und dem Regierungsrate Russel bei der Regierung zu Trier war dazu ein besonderer Fragebogen entworfen worden.

Der sehr wichtigen Forderung einer geordneten Desinfektion wurde in mustergültiger Weise durch die Schaffung von Desinfektorenschulen seitens der Regierung zu Trier und durch die Anstellung geprüfter Desinfektoren Rechnung getragen. Gleichzeitig nahm die Regierung in Trier auch Veranlassung, für die hygienischen Verhältnisse des Bezirkes durch Ausbau zentraler Wasserversorgungen, durch Verbesserung oder Beseitigung ländlicher Düngergruben, durch Verstärkung des Krankenpflege- und Wartepersonals zu sorgen, worüber an anderer Stelle dieser Schrift berichtet wird. Hierdurch wurden die Grundlagen geschaffen, auf denen sich die jetzt bestehende Bekämpfung des Typhus im Südwesten des Reichs stützt.

Wochenübersicht der im Jahre 1901 im Regierungsbezirke Trier

Die Ziffern bedeuten Erkrankungsfälle, Ziffern in

Kreis Prüm

Gemeinde	Einw.-Zahl	Jahreswoche 1	2	3	4	5	6	7	8	9	10	11	12	13	14	15	16	17	18	19	20	21	22
Df. Pronsfeld	549	.	.	3	.	.	1	.	.	.	.	.	.	1	.	1	1	.	.	.	.	.	.
Df. Niederprünn	331	.	.	.	.	.	.	.	.	.	.	.	.	.	.	.	.	.	.	.	.	.	.
Weinsfeld	173	.	.	.	.	.	.	.	.	.	.	.	.	.	.	.	.	.	.	.	.	.	.
Df. Kopp	189	.	.	.	.	.	.	1	.	.	.	.	.	.	.	.	.	.	.	.	.	.	.
Niederhersdorf	227	.	.	.	.	.	.	.	.	.	.	.	.	.	.	.	.	.	.	.	.	.	.
Df. Großlangenfeld	189	.	.	.	.	.	.	.	.	.	.	.	.	.	.	.	.	.	.	.	.	.	.
Df. Giesdorf	88	.	.	.	.	.	.	.	.	.	.	.	.	.	.	.	.	.	.	.	.	.	.
Eschfeld	205	.	.	2	.	.	.	.	.	.	.	.	.	.	.	.	.	.	.	.	.	.	.
Df. Schöneken	1029	.	.	.	.	.	.	.	2	1	.	1	1	.	.	.	.	.	.	.	.	.	.
Df. Burbach	436	.	.	.	.	.	.	.	.	.	.	.	.	.	.	.	.	.	.	.	.	.	.
Df. Bleialf	691	.	.	.	.	.	.	.	.	.	.	.	.	1	.	.	.	.	.	.	.	.	.
Df. Winterpelt	590	.	.	.	.	.	.	.	.	.	.	.	.	.	.	.	.	.	.	.	.	.	.
Df. Euscheid	94	.	.	.	.	.	.	.	.	.	.	.	.	.	.	.	.	.	.	.	.	.	.
Olmscheid	242	.	.	.	.	.	.	.	.	.	.	.	.	.	.	.	.	.	.	.	.	.	.
Dahnen	595	.	.	.	.	.	.	.	.	.	.	.	.	.	.	.	.	.	.	.	.	.	.
Df. Stupbach	71	.	.	.	.	.	.	.	.	.	.	.	.	.	.	.	.	.	.	.	.	.	.
Df. Heckhalenfeld	99	.	.	.	.	.	.	.	.	.	.	.	.	.	.	.	.	.	.	.	.	.	.
Stuprich	*)	.	.	.	.	.	.	.	.	.	.	.	.	.	.	.	.	.	.	.	.	.	.
18 Orte																							

Kreis Daun

Gemeinde	Einw.-Zahl	1	2	3	4	5	6	7	8	9	10	11	12	13	14	15	16	17	18	19	20	21	22
Leudersdorf	447	1	.	.	.	.	.	.	.	.	.	.	.	.	.	.	.	.	.	.	.	.	.
Df. Üxheim	317	1	.	.	.	.	.	.	.	.	.	.	.	.	.	.	.	.	.	.	.	.	.
Df. Strohn	551	.	.	.	.	.	.	.	.	.	.	.	.	.	.	.	.	1	.	(1)	.	.	.
Frantzberg		.	.	.	.	.	.	.	.	.	.	.	.	.	.	.	.	.	.	.	.	1	.
Df. Udler	211	.	.	.	.	.	.	.	.	.	.	.	.	.	.	.	.	.	.	.	.	.	.
Df. Boxberg	154	.	.	.	.	.	.	.	.	.	.	.	.	.	.	.	.	.	.	.	.	1	.
Df. Daun	944	.	.	.	.	.	.	.	.	.	.	.	.	.	.	.	.	.	.	.	.	.	.
7 Orte																							

Kreis Bitburg

Gemeinde	Einw.-Zahl	1	2	3	4	5	6	7	8	9	10	11	12	13	14	15	16	17	18	19	20	21	22
Df. Ferschweiler	742	1	.	.	.	.	.	.	.	.	.	.	.	.	.	.	.	.	.	.	.	.	.
Df. Echternacherbrück	70	.	.	.	.	.	.	.	.	.	.	.	.	.	.	.	.	.	.	.	.	.	.
Df. Erdorf	363	1	.	3	.	1	.	.	.	2	.	.	.	.	.	.	.	.	.	.	.	.	.
Df. Badem	566	.	.	2	1	.	.	.	.	1	.	.	.	.	.	.	.	.	.	.	.	.	.
Df. Dudeldorf	791	.	.	.	.	.	.	.	.	.	.	.	.	.	.	.	.	.	.	.	.	.	.
Df. Gindorf	396	.	.	.	.	.	.	.	.	.	.	.	.	.	.	.	.	.	.	.	.	.	.
Stadt Bitburg	2759	1	.	.	.	.	.	.	.	.	.	.	1	.	.	1	.	.	.	.	.	.	.
Df. Kyllburg	1051	.	.	.	.	2	.	.	.	.	.	.	.	.	.	.	.	.	.	.	.	.	.
Df. St. Thomas	292	.	.	.	.	.	.	.	.	.	.	.	.	.	.	.	.	.	.	.	.	.	.
Df. Mettendorf	986	.	.	.	.	.	1	.	.	.	.	.	.	.	.	.	1	.	.	.	.	.	.
Df. Obersgegen	267	.	.	.	.	.	.	.	1	.	.	.	.	.	1	.	.	.	.	.	.	.	.
Df. Niedersgegen	195	.	.	.	.	.	.	.	.	.	.	.	.	.	.	.	.	.	.	.	.	.	.
Df. Hüttingen	348	.	.	.	.	.	.	.	.	.	.	.	.	.	.	.	.	.	.	.	.	.	.
Df. Idenheim	390	.	.	.	.	.	.	1	1	.	.	.	.	.	.	.	.	.	.	.	.	.	1
Df. Röhl	478	.	.	.	.	.	.	.	1	.	.	.	.	.	.	.	.	.	.	.	.	.	.
Df. Rittersdorf	816	.	.	.	.	.	.	.	.	.	2	.	.	.	.	.	.	.	.	.	.	.	.
Df. Fließem	452	.	.	.	.	.	.	.	.	.	.	.	.	.	.	.	.	.	.	.	.	.	.
Df. Nattenheim	350	.	.	.	.	.	.	.	.	.	1	.	.	.	.	.	.	.	.	.	.	.	.
Leffern	340	.	.	.	.	.	.	.	.	,	.	.	.	.	.	.	.	.	.	.	.	.	.
Df. Neuerburg	1333	.	.	.	.	.	.	.	.	.	.	.	1	.	.	.	.	.	.	.	.	.	.
Df. Geichlingen	375	.	.	.	.	.	.	.	.	.	.	.	.	.	.	.	.	.	.	.	.	.	.
Daudistel	40	.	.	.	.	.	.	.	.	.	.	.	.	.	.	.	.	.	.	.	.	.	.
Df. Mettendorf	986	.	.	.	.	.	.	.	.	.	.	.	.	.	.	.	.	.	.	.	.	.	.
Df. Gemünd	138	.	.	.	.	.	.	.	.	.	.	.	.	.	.	.	.	.	.	.	.	.	.
Df. Berscheid	132	.	.	.	.	.	.	.	.	.	.	.	.	.	.	.	.	.	.	.	.	.	.
Holsthum	471	.	.	.	.	.	.	.	.	.	.	.	.	1	.	.	.	.	.	.	.	.	.
Df. Bettingen	813	.	.	.	.	.	.	.	.	.	.	.	.	.	.	.	.	.	.	.	.	.	.
Niederraden	71	.	.	.	.	.	.	.	.	.	.	.	.	.	.	.	.	.	.	.	.	.	.
28 Orte																							

*) Alle Orte in den nachfolgenden Tabellen ohne Zahlenangabe haben höchstens

vorgekommenen Erkrankungs- und Todesfälle an Typhus.

Klammern Todesfälle außer den Erkrankungsfällen.

(33 557 Gesamteinwohnerzahl).

Jahreswoche																														
23	24	25	26	27	28	29	30	31	32	33	34	35	36	37	38	39	40	41	42	43	44	45	46	47	48	49	50	51	52	Sa.
.	.	.	.	.	.	.	.	.	.	.	.	.	.	.	.	.	.	.	.	.	.	.	.	.	.	.	.	.	.	7 —
.	.	.	.	4	.	.	.	.	.	.	.	.	.	.	.	.	.	.	.	.	.	.	.	.	.	.	.	.	.	4 —
.	.	.	.	.	.	.	.	.	.	.	.	.	.	.	.	.	.	.	1	.	.	.	.	.	.	.	.	.	.	1 —
.	.	.	.	.	.	.	.	.	.	.	.	.	.	.	.	.	.	.	.	.	.	.	.	.	.	.	.	.	.	1 —
.	.	.	1	.	.	.	.	.	1	2(1)	.	.	.	.	1	.	.	.	.	.	.	.	.	.	.	.	.	.	.	5 (1)
.	.	.	.	.	.	.	1	.	.	.	.	.	.	.	.	.	.	.	.	.	.	.	.	.	.	.	.	.	.	1 —
.	.	.	.	.	.	.	.	.	.	.	.	.	.	.	.	.	.	.	.	.	.	.	.	.	.	.	.	1	.	1 —
.	.	.	.	.	.	.	.	.	.	.	.	.	.	.	.	.	.	.	.	.	.	.	.	.	.	.	.	.	.	2 —
.	.	.	.	.	.	.	.	.	.	.	.	.	.	.	.	.	.	.	.	.	.	.	.	.	.	.	.	.	.	5 —
.	.	.	.	.	.	.	.	.	.	.	.	.	.	.	.	.	.	.	.	.	2	4	.	.	.	.	.	1	.	7 —
.	.	.	.	.	.	.	.	.	.	.	.	.	.	.	.	.	.	1	.	.	.	.	.	.	.	.	.	.	.	2 —
.	.	.	.	.	.	.	.	.	.	.	.	.	.	.	.	.	.	1	.	.	.	.	.	.	.	.	.	.	.	1 —
.	.	.	.	.	.	.	.	.	1	.	.	.	.	.	.	.	.	.	.	.	.	.	.	.	.	.	.	.	.	1 —
.	.	.	.	.	.	.	.	.	1	.	.	.	.	.	.	.	.	.	.	.	.	.	.	.	.	.	.	.	.	1 —
.	.	.	.	.	.	.	.	.	.	.	.	.	1	.	.	.	.	.	.	.	.	.	.	.	.	.	.	.	.	1 —
.	.	.	.	.	.	.	.	.	.	.	.	.	.	.	.	.	.	.	.	.	.	.	.	.	.	.	1	.	.	1 —
.	.	.	.	.	.	.	.	.	.	.	.	.	.	.	.	.	.	.	.	.	.	.	3	.	1	.	1	(1)	.	5 (1)
.	.	.	.	.	.	.	.	.	.	.	.	.	.	.	.	.	.	.	.	.	.	.	2	.	.	.	.	.	.	2 —
																														48 (2)
(28 499 Gesamteinwohnerzahl).																														
.	.	.	.	.	.	.	.	.	.	1	.	.	.	.	.	.	.	.	.	.	.	.	.	.	.	.	.	.	.	2 —
.	.	.	.	.	.	.	.	.	.	.	.	.	.	.	.	.	.	.	.	.	.	.	.	.	.	.	.	.	.	1 —
.	.	.	.	.	.	.	.	.	.	.	.	.	.	.	.	.	.	.	.	.	.	.	.	.	.	.	.	.	.	1 (1)
.	.	.	.	.	.	.	.	.	.	.	.	.	.	.	.	.	.	.	.	.	.	.	.	.	.	.	.	.	.	1 —
.	.	.	.	.	.	.	.	.	.	.	.	.	.	.	1	.	.	.	.	.	.	.	.	.	.	.	.	.	.	1 —
.	.	.	.	.	.	.	.	.	.	.	.	.	.	.	.	.	.	.	.	.	.	.	.	.	.	.	.	.	.	1 —
.	.	.	.	.	.	.	.	.	.	1	.	1	.	.	.	.	.	.	.	.	.	.	.	.	.	.	.	.	.	2 —
																														9 (1)
(43 477 Gesamteinwohnerzahl).																														
.	.	.	.	.	.	.	.	.	.	.	.	.	.	.	.	.	.	.	.	.	1	.	.	.	.	.	.	.	.	2 —
.	.	.	.	.	.	.	.	.	.	.	.	.	.	.	.	.	.	.	.	.	.	.	.	.	.	.	.	.	1	1 —
.	.	.	.	.	.	.	.	.	2(2)	.	1	.	.	.	.	.	.	.	.	.	.	.	.	.	.	.	.	.	.	10 (2)
.	.	.	.	1	.	.	.	.	.	.	.	.	.	.	.	.	.	.	.	.	.	.	.	.	.	.	.	.	.	5 —
.	.	.	1	.	.	.	.	1	.	.	.	.	.	.	.	.	.	.	.	.	.	.	.	.	.	.	.	.	.	2 —
.	.	.	.	.	.	.	.	.	.	.	.	.	.	.	.	.	.	.	1	.	.	.	.	.	.	.	.	.	.	1 —
.	1	.	.	.	.	.	.	.	.	.	.	.	.	.	.	(1)	.	.	.	.	.	.	.	.	.	.	.	.	.	4 (1)
.	.	.	.	.	.	.	.	.	.	.	.	.	.	.	.	1	.	1	.	.	.	.	.	.	.	.	1	.	.	5 —
.	.	.	.	.	.	.	.	.	.	.	.	.	.	.	.	.	.	.	.	1	.	.	1	.	.	.	.	.	.	2 —
.	1	.	.	.	.	.	.	.	.	.	.	.	.	.	.	.	.	.	.	.	.	.	2	.	.	.	.	.	.	5 —
.	.	.	.	.	.	.	.	.	.	.	.	.	.	.	.	.	.	.	.	.	.	.	.	.	.	.	.	.	.	2 —
.	.	.	.	.	1	.	.	.	.	.	.	.	.	.	.	.	.	.	.	.	.	.	.	.	.	.	.	.	.	1 —
.	.	.	.	.	.	.	.	.	.	.	.	.	.	.	.	.	.	.	.	.	.	.	1	.	.	.	.	.	.	1 —
.	.	.	.	.	.	.	.	.	.	.	.	.	.	.	.	.	.	.	.	.	.	.	.	.	.	.	.	.	.	3 —
.	.	.	.	.	.	.	.	.	.	.	.	.	.	.	.	.	.	.	.	.	.	.	.	.	.	.	.	.	.	1 —
.	.	.	.	.	.	.	.	.	.	.	.	.	.	.	.	.	.	.	.	.	.	.	.	.	.	.	.	.	.	2 —
.	.	.	.	.	.	.	.	.	.	.	.	.	.	.	.	1	.	.	.	.	.	.	.	.	.	.	.	.	.	1 —
.	.	.	.	.	.	.	.	.	.	.	.	.	.	.	.	.	.	.	.	.	.	.	.	.	.	.	.	.	.	1 —
.	.	.	.	.	.	.	.	.	.	.	.	.	.	.	.	.	.	.	.	.	.	.	.	.	1	.	.	.	.	1 —
.	.	.	1	.	.	.	.	.	.	.	.	.	.	.	1	.	.	.	.	1	.	.	1	.	(2)	.	.	.	.	5 (2)
.	.	.	.	.	.	.	.	.	.	.	.	.	.	.	.	.	.	1	.	.	.	.	.	.	.	.	.	.	.	1 —
.	.	.	.	.	.	.	.	.	.	.	.	.	.	.	.	.	.	(1)	.	.	.	.	.	.	.	.	.	.	.	(1)
.	.	.	.	.	.	.	.	.	.	.	.	.	.	.	.	.	.	(1)	.	.	.	.	.	.	.	.	.	.	.	(1)
.	.	.	.	.	.	.	.	.	.	.	.	.	.	.	.	.	.	.	.	.	.	1	.	.	.	.	.	.	.	1 —
.	.	.	.	.	.	.	.	.	.	.	.	.	.	.	.	.	.	.	.	.	.	3	.	.	.	.	.	.	.	3 —
.	.	.	.	.	.	.	.	.	.	.	.	.	.	.	.	.	.	.	.	.	.	.	.	.	.	.	.	.	.	1 —
.	.	.	.	.	.	.	.	.	.	.	.	.	.	.	.	.	.	.	.	.	.	.	.	1	.	2	.	.	.	3 —
.	.	.	.	.	.	.	.	.	.	.	.	.	.	.	.	.	.	.	1	.	.	.	.	.	.	.	.	.	.	1 —
																														65 (7)

150 Einwohner.

Kreis Wittlich

Gemeinde	Einw.-Zahl	1	2	3	4	5	6	7	8	9	10	11	12	13	14	15	16	17	18	19	20	21	22
Hontheim	40	.	.	.	.	.	.	.	.	.	.	.	.	.	.	.	.	.	.	.	.	.	.
Df. Cröv	1807	.	.	.	.	.	.	.	.	.	.	.	.	.	.	.	.	.	.	.	.	.	.
Df. Hetzerath	706	.	.	.	.	.	.	.	.	.	1	.	.	.	.	.	.	.	.	.	.	.	.
Df. Bruch	363	.	.	.	.	.	.	.	.	.	.	.	.	.	.	.	.	.	.	.	.	.	.
Df. Platten	514	1	1	.	.	.	.	.	.	.	.	.	.	.	.	.	.	.	.	.	1	.	.
Stadt Wittlich	3646	1	.	.	.	.	.	.	.	1	2	.	.	.	.	.	.	.	.	.	.	.	.
Df. Salmrohr	660	.	.	.	.	.	.	.	.	.	.	.	.	.	.	.	.	.	.	.	.	.	.
7 Orte																							

Kreis Trier Land

Gemeinde	Einw.-Zahl	1	2	3	4	5	6	7	8	9	10	11	12	13	14	15	16	17	18	19	20	21	22
Df. Aach	432	1	.	.	.	.	.	.	.	.	.	.	.	.	.	.	.	.	.	.	.	.	.
Df. Crettnach	456	2	2	.	.	3	.	.	.	.	.	.	.	.	.	.	.	.	.	.	.	.	.
Reinig		.	1	1	.	.	.	.	.	.	.	.	.	.	.	.	.	.	.	.	.	.	.
Df. Conz	2466	.	1	2	.	1	.	2	.	1	5	.	.	.	.	.	.	.	.	.	.	.	.
Df. Merzlich-Karthaus	983	.	.	.	.	.	.	2	.	.	.	1	.	2	2	.	.	.	.	.	.	.	.
Df. Trittenheim	989	.	.	.	.	.	.	.	.	.	.	.	.	.	.	.	.	.	.	.	.	.	.
Df. Longuich	881	.	.	1	.	.	.	.	.	.	.	.	.	.	.	.	.	.	.	.	.	.	.
Df. Kell	970	.	.	.	.	.	.	.	.	.	.	.	.	.	.	.	.	.	.	.	.	.	.
Df. Rascheid	399	.	.	.	1	.	.	.	.	.	.	.	.	.	.	.	.	.	.	.	.	.	.
Df. Reinsfeld	750	.	.	.	.	1	.	.	.	.	1	.	.	.	.	.	.	.	.	.	.	.	.
Df. Hermeskeil	1911	.	.	.	.	.	.	.	.	.	.	.	.	.	.	.	.	.	.	1	.	.	.
Df. Damflos	408	.	.	.	.	.	.	.	.	.	.	.	.	.	.	.	.	.	.	.	.	.	.
Df. Pölert	147	.	.	.	.	.	.	.	.	.	.	.	.	.	.	.	.	.	.	.	.	.	.
Df. Mettnich	838	.	.	.	1	.	.	.	.	.	.	.	.	.	.	.	.	.	.	.	.	.	.
Df. Schweich	2994	.	.	.	.	.	.	.	.	.	.	.	.	.	.	.	.	.	.	.	.	.	.
Df. Föhren	1204	.	.	.	.	1	.	.	.	.	.	.	.	1	.	.	.	.	.	.	.	.	.
Df. Zeven	1196	.	.	.	.	.	.	.	.	1	.	.	.	.	.	.	.	.	.	.	.	.	.
Feyen		.	.	.	.	.	.	.	.	.	.	.	.	.	.	.	.	.	.	.	.	.	.
Df. Osburg	1118	.	.	.	.	.	.	.	.	.	.	.	.	.	.	.	.	.	1(1)	.	.	.	.
Df. Ruver	363	.	.	.	.	.	.	.	.	.	.	.	.	.	.	.	.	.	.	.	.	.	.
Df. Wintersdorf	314	.	.	1	.	.	.	.	.	.	5	.	.	.	.	.	.	.	.	.	.	.	.
Df. Ittel-Kill	312	.	.	.	.	.	.	.	.	.	.	.	.	.	.	.	.	.	.	.	.	.	.
Paschel	204	.	.	.	.	.	.	.	.	.	.	.	.	2	.	.	.	.	.	.	.	.	.
Wiltzenburg	40	.	.	.	.	.	.	.	.	.	.	.	.	.	.	.	.	.	.	.	.	.	.
Df. Godendorf	264	.	.	.	.	.	.	.	.	.	.	.	.	.	.	.	.	.	.	.	.	.	.
Df. Biewer	40	.	.	.	.	.	.	.	.	.	.	.	.	.	.	.	.	.	.	.	.	.	.
Df. Mehring	1424	.	.	.	.	.	.	.	.	.	.	.	.	.	.	.	.	.	.	.	.	.	.
27 Orte																							

Kreis Bernkastel

Gemeinde	Einw.-Zahl	1	2	3	4	5	6	7	8	9	10	11	12	13	14	15	16	17	18	19	20	21	22
Df. Oberkirn	331	.	.	.	.	.	.	.	.	.	.	.	.	.	.	.	.	.	.	.	.	.	.
Df. Rhaunen	1006	.	.	4	.	.	.	.	.	.	.	.	.	.	.	.	.	.	.	.	.	.	.
Df. Hottenbach	690	.	.	.	2	.	.	.	.	.	.	.	.	.	.	1	.	.	.	.	.	.	.
Df. Bollenbach	404	.	.	.	.	.	.	.	.	.	.	.	.	.	.	.	.	.	.	.	.	.	.
Df. Stripshausen	700	.	.	.	.	.	.	.	.	.	.	.	.	.	.	.	.	.	.	.	.	.	.
Df. Zeltingen	2574	.	.	.	.	.	.	.	.	.	.	.	.	.	.	.	.	.	.	.	1	.	.
Rachtig		.	.	.	.	.	.	.	.	.	.	.	.	.	.	.	.	.	.	.	.	.	.
Bernkastel	2396	.	.	.	.	.	.	.	.	.	.	.	.	.	.	.	.	.	.	.	.	.	.
Df. Bruchweiler	357	.	.	.	.	.	.	.	.	.	.	.	.	.	.	.	.	.	.	.	.	.	.
Df. Wirchweiler	599	.	.	.	.	.	.	.	.	.	.	.	.	.	.	.	.	.	.	.	.	.	.
Df. Gonzerath	745	.	.	.	.	.	.	.	.	.	.	.	.	.	.	.	.	.	.	.	.	.	.
Df. Longcamp	728	.	.	.	.	.	.	.	.	.	.	.	.	.	.	.	.	.	.	.	.	.	.
Kautenbach		.	.	.	.	.	.	.	.	.	.	.	.	.	.	.	.	.	.	.	.	.	.
Df. Graach	1239	.	.	.	.	.	.	.	.	.	.	.	.	.	.	.	.	.	.	.	.	.	.
Lieser-Mülheim	723	.	.	.	.	.	.	.	.	.	.	.	.	.	.	.	.	.	.	.	.	.	.
Noviand		.	.	.	.	.	.	.	.	.	.	.	.	.	.	.	.	.	.	.	.	.	.
Df. Niederemmel	1174	.	.	.	.	.	.	.	.	.	.	.	.	.	.	.	.	.	.	.	.	.	.
Reinspart		.	.	.	.	.	.	.	.	.	.	.	.	.	.	.	.	.	.	.	.	.	.
Df. Schönberg	250	.	.	.	.	.	.	.	.	.	.	.	.	.	.	.	.	.	.	.	.	.	.
Df. Merscheid	514	.	.	.	.	1	.	.	.	.	.	.	.	.	.	.	.	.	.	.	.	.	.
Df. Marbach	925	.	.	.	.	.	.	.	.	.	.	.	.	.	.	.	.	.	.	.	.	.	.
Rapperath	317	.	.	.	.	.	.	.	.	.	.	.	.	.	.	.	.	.	.	.	.	.	.
Df. Gornhausen	360	.	.	.	.	.	.	.	.	.	.	.	.	.	.	.	.	.	.	.	.	.	.
23 Orte																							

(39 007 Gesamteinwohnerzahl).

Jahreswoche																														
23	24	25	26	27	28	29	30	31	32	33	34	35	36	37	38	39	40	41	42	43	44	45	46	47	48	49	50	51	52	Sa.
.	.	1	.	.	.	.	.	.	.	.	.	.	.	.	.	.	.	.	.	.	.	.	.	.	.	.	.	.	.	1 —
.	.	.	.	2	.	.	.	.	.	.	.	.	.	.	.	.	.	.	.	.	.	.	.	.	.	.	.	.	.	2 —
.	.	.	.	.	.	.	.	.	.	.	.	.	.	.	.	1	.	.	.	.	.	.	.	.	.	.	.	.	.	2 —
.	.	.	.	.	.	.	.	.	.	.	.	.	1	1	.	.	.	.	.	.	.	.	.	.	.	.	.	.	.	2 —
.	.	.	.	.	.	.	.	.	.	.	.	.	.	.	.	.	.	.	.	.	.	.	.	.	.	.	.	.	.	3 —
.	.	.	.	.	.	.	.	.	.	1	.	.	1	1	.	1	(1)	.	.	.	1	1	.	.	.	.	.	.	.	10 (1)
.	.	.	.	.	.	.	.	.	.	.	.	.	.	.	.	.	.	.	.	.	.	.	1	.	.	.	.	.	.	1 —
																														21 (1)

(83 617 Gesamteinwohnerzahl).

23	24	25	26	27	28	29	30	31	32	33	34	35	36	37	38	39	40	41	42	43	44	45	46	47	48	49	50	51	52	Sa.
.	.	.	.	.	.	.	.	.	.	.	.	.	.	.	.	.	.	.	.	.	.	.	.	.	.	.	.	.	.	1 —
.	.	.	.	.	.	.	.	.	.	.	.	.	.	.	.	.	.	.	.	.	.	.	.	.	.	.	.	.	.	7 —
.	.	.	.	.	.	.	.	.	.	.	.	.	.	.	.	.	.	.	.	.	.	.	.	.	.	.	.	.	.	2 —
.	1	1	4	.	1	.	.	.	.	.	.	2	2	.	.	.	.	1	1	.	.	.	.	.	.	.	.	.	.	25 —
.	.	.	.	.	.	.	.	.	.	.	.	.	.	.	.	.	.	.	.	.	.	.	.	.	.	3	.	.	.	10 —
.	.	.	.	.	.	.	.	.	.	.	.	.	.	2	5	.	.	.	.	.	.	.	.	.	.	.	.	.	.	7 —
.	.	.	.	.	.	.	.	.	.	.	.	.	.	.	.	.	.	.	.	.	.	.	.	.	.	.	.	.	.	1 —
.	.	.	.	.	.	.	.	.	.	.	.	1	.	.	.	.	.	.	.	.	.	.	.	.	.	.	.	.	.	1 —
.	.	.	.	.	.	.	.	.	.	.	.	.	.	.	.	.	.	.	.	.	.	.	.	.	.	.	.	.	.	1 —
.	.	.	.	.	.	.	.	.	.	.	.	.	.	.	.	.	.	.	.	.	1	3	.	.	.	.	.	.	.	6 —
.	.	.	.	.	.	.	.	.	.	.	.	.	.	.	.	.	.	.	.	.	.	.	2	.	.	.	.	.	.	3 —
.	.	.	.	.	.	.	.	1(1)	.	.	.	.	.	.	.	.	.	.	.	.	.	.	.	.	.	.	.	.	.	1 (1)
.	.	.	.	.	.	.	.	.	.	.	.	.	.	.	4(1)	.	.	1	.	.	.	1	.	.	.	.	.	.	.	6 (1)
.	.	.	.	.	.	.	.	.	.	.	.	.	.	.	.	.	.	.	.	.	.	.	.	.	.	.	.	.	.	1 —
.	.	.	.	.	.	.	.	.	.	.	.	.	3	.	.	3	.	.	.	.	.	.	.	.	1	.	.	.	.	7 —
.	.	.	.	.	.	.	.	.	.	.	.	.	.	.	.	.	.	.	.	.	.	.	.	.	.	.	.	.	.	2 —
.	.	.	.	.	.	.	.	.	.	.	.	.	.	.	.	.	.	.	.	.	.	.	.	.	.	.	.	.	.	1 —
.	.	.	.	.	.	.	.	.	.	.	.	.	.	.	.	.	.	.	.	.	.	.	.	.	1	.	.	.	.	1 —
.	.	.	.	.	.	.	.	.	.	.	.	.	.	.	.	.	.	.	.	.	.	.	.	.	.	.	.	.	.	1 (1)
.	.	.	1	.	.	.	.	.	.	.	.	.	.	.	.	.	.	.	.	.	.	.	.	.	.	.	.	.	.	1 —
.	.	.	.	.	.	.	.	.	.	.	.	.	.	.	.	.	.	.	.	.	.	.	.	.	.	.	.	.	.	6 —
.	.	.	.	.	.	.	.	.	.	.	.	.	.	.	.	.	.	.	.	1	.	.	.	.	.	.	.	.	.	1 —
.	.	.	.	.	.	.	.	.	.	.	.	.	.	.	.	.	.	.	.	.	.	.	.	.	.	.	.	.	.	2 —
.	.	.	.	.	.	.	.	.	.	.	.	.	.	.	.	.	.	.	.	.	.	.	.	1	.	.	.	.	.	1 —
.	.	.	.	.	.	.	.	.	.	.	.	.	.	.	.	.	.	5(1)	.	.	.	.	2	.	.	.	.	.	.	7 (1)
.	.	.	.	.	.	.	.	.	.	.	.	.	.	.	.	.	.	.	.	.	.	1	.	.	.	.	.	.	.	1 —
.	.	.	.	.	.	.	.	.	.	.	.	.	.	.	.	.	.	.	.	.	.	.	3	.	.	1	.	.	.	4 —
																														107 (4)

(46 289 Gesamteinwohnerzahl).

23	24	25	26	27	28	29	30	31	32	33	34	35	36	37	38	39	40	41	42	43	44	45	46	47	48	49	50	51	52	Sa.
.	.	.	.	.	.	.	.	1	.	.	.	.	.	.	.	.	.	.	.	.	.	.	.	.	.	.	.	.	.	1 —
.	.	.	.	.	1	.	.	.	.	.	.	.	.	.	.	.	.	.	.	.	.	.	.	.	.	.	.	.	.	5 —
.	.	.	.	.	.	.	.	.	.	.	.	.	.	.	.	.	.	1	.	.	.	.	.	.	.	.	.	.	.	4 —
.	.	.	.	.	.	.	.	.	.	.	.	.	.	.	.	.	.	.	.	.	.	.	.	.	.	.	1	.	.	1 —
.	.	.	.	.	.	.	.	.	.	.	.	.	.	.	.	.	.	.	.	.	.	.	.	.	.	.	.	.	1	1 —
.	.	.	.	.	.	.	.	.	.	.	.	.	.	.	.	.	.	.	.	.	.	.	.	.	.	.	.	.	.	1 —
.	.	.	.	.	.	.	.	.	.	.	.	.	.	.	.	.	.	.	.	.	.	.	.	.	.	.	.	.	1	1 —
.	.	.	.	1	.	.	.	.	.	.	1	.	.	.	.	.	.	.	.	.	.	.	.	.	.	.	.	.	.	2 —
.	.	.	.	2	.	.	.	.	.	.	.	.	.	.	.	.	.	.	.	.	.	.	.	.	.	.	.	.	.	2 —
.	.	.	.	.	.	.	.	.	.	.	.	.	.	.	.	.	.	.	.	.	.	.	.	1	.	.	.	.	.	1 —
.	.	.	.	.	1	.	.	.	.	.	.	.	.	.	.	.	.	.	.	.	.	.	.	.	.	.	.	.	.	1 —
.	.	.	.	.	.	.	1	.	.	.	.	.	.	.	.	.	.	.	.	.	.	.	.	.	.	.	.	.	.	1 —
.	.	.	.	.	.	.	.	.	.	.	.	.	.	.	2	3	1	2	.	.	.	.	.	.	.	.	.	1	.	9 —
.	.	.	.	.	.	.	.	.	.	.	.	.	.	.	.	.	.	.	.	.	.	.	.	.	.	.	1	.	.	1 —
.	.	.	.	.	.	.	1	.	.	.	.	.	.	.	.	.	.	.	.	.	.	.	.	.	.	1	.	.	.	2 —
.	.	.	.	.	.	.	.	.	.	.	.	.	.	.	.	.	.	.	.	.	.	.	.	1	.	1	.	1	.	3 —
.	.	.	.	.	.	.	.	2	.	.	.	1	.	.	.	.	.	.	.	.	.	.	.	.	.	.	.	.	.	3 —
.	.	.	.	.	.	.	.	.	.	.	.	.	.	.	.	.	.	.	.	1	.	.	.	.	.	.	.	.	.	1 —
.	.	.	.	.	.	.	.	1	.	.	.	.	.	.	.	.	.	.	.	.	.	.	.	.	.	.	.	.	.	1 —
.	.	.	.	.	.	.	.	.	.	.	.	.	.	.	.	.	.	.	.	.	.	.	.	.	.	.	.	.	.	1 —
.	.	.	.	.	.	.	.	.	.	.	.	.	1	.	.	.	.	.	1	.	.	.	.	.	.	.	.	.	.	2 —
.	.	.	.	.	.	.	.	.	.	.	.	.	.	.	.	.	.	1	.	.	.	.	.	.	.	.	.	.	.	1 —
.	.	.	.	.	.	.	.	.	.	.	.	.	.	.	.	.	.	.	.	.	.	.	1	.	.	.	.	.	.	1 —
																														46 —

Kreis Saarburg

Gemeinde	Einw.-Zahl	1	2	3	4	5	6	7	8	9	10	11	12	13	14	15	16	17	18	19	20	21	22	23
Df. Tünsdorf	667	3	.	.	.	.	.	.	.	.	.	.	.	.	.	.	.	.	.	.	.	.	.	.
Büschdorf	276	.	.	.	.	.	.	.	.	.	.	.	.	.	.	.	.	.	.	.	.	.	.	.
Df. Wellen	333	.	.	.	.	.	.	1	.	.	.	.	.	.	.	.	.	.	.	.	.	.	.	.
Df. Köllig	124	.	.	.	.	.	.	.	.	.	.	.	.	.	.	.	.	.	.	.	.	.	.	.
Steinbruchweier		.	.	.	.	.	.	2	.	.	.	.	.	.	.	.	.	.	.	.	.	.	.	.
Sinz	363	.	.	.	.	.	.	.	.	.	.	.	.	.	.	.	.	.	.	.	.	.	.	.
Df. Wimheringen	1017	1	.	.	1	.	.	.	.	.	.	.	.	.	.	.	.	.	.	.	2	.	.	.
Df. Helfant	341	.	.	.	1	.	.	.	.	.	.	.	.	.	.	.	.	.	.	.	.	.	.	.
Df. Serrig	854	.	.	.	.	.	.	.	.	2	(1)	.	.	.	.	.	.	.	.	.	1	.	.	.
Stadt Saarburg	2072	.	.	.	.	.	.	.	.	.	.	.	.	.	.	.	.	.	.	.	.	.	.	.
Df. Land-Ayl	586	.	.	.	.	.	.	.	.	.	.	.	.	.	.	.	.	.	.	.	.	.	.	.
Krutweiler	176	.	.	.	.	.	.	.	.	.	.	.	.	.	.	.	.	.	.	.	.	.	.	.
12 Orte																								

Kreis Saarbrücken

Gemeinde	Einw.-Zahl	1	2	3	4	5	6	7	8	9	10	11	12	13	14	15	16	17	18	19	20	21	22	23
Altenkessel		1	.	.	.	.	.	.	.	.	.	.	.	.	.	.	.	.	.	.	.	.	.	.
Df. Püttlingen	11289	.	.	.	.	1(1)	.	.	.	.	.	1	.	.	.	.	.	.	2	.	1	.	.	.
Altenwald		1	.	3	.	.	.	.	.	.	4	.	.	.	.	.	.	.	.	.	.	.	.	.
Df. Sulzbach	13274	.	1	.	.	.	.	.	.	.	.	.	.	.	.	.	.	.	.	3	.	.	.	.
Hühnerfeld		.	.	.	.	.	1	.	.	.	.	.	.	.	.	.	.	.	.	.	.	.	.	.
Df. Völklingen	10473	.	1	1	1	.	.	.	.	.	.	1	.	.	.	.	.	.	.	.	.	1	.	1
Df. Geislautern	1500	.	.	.	.	.	.	.	1	.	.	.	.	.	.	.	.	.	.	.	.	.	.	.
Df. Fürstenhausen	2010	.	.	.	.	.	.	.	.	1	.	.	.	.	.	.	.	.	.	.	.	.	.	.
Df. Wehrden	2711	.	.	.	.	.	.	.	.	.	.	.	.	.	.	.	.	.	.	.	.	.	.	.
Fenne		.	.	.	.	.	.	.	.	.	.	.	.	.	.	.	.	.	.	.	.	.	.	.
Saarbrücken	19670	.	.	1	.	.	.	.	.	.	1	1	.	.	2	.	.	.	.	.	1	1	1	2
St. Johann	16778	.	.	1	.	.	1	.	.	.	.	1	.	.	.	.	.	.	.	.	.	.	.	.
Dudweiler	13469	.	.	.	.	.	1	.	.	.	.	.	.	.	.	.	.	.	.	.	.	1	.	1
Df. Friedrichsthal	6964	.	.	.	.	.	.	.	.	5(1)	.	1	.	.	.	.	.	.	.	.	.	.	.	.
Df. Wahlschied	696	.	.	.	.	.	.	.	.	1	.	.	.	.	.	.	.	.	.	.	.	.	.	.
Df. Querschied	4153	.	.	.	.	.	.	.	.	.	.	.	.	.	.	.	.	.	.	.	1	.	.	.
Berchweiler	219	.	.	.	.	.	.	.	.	.	.	.	.	.	.	.	.	.	.	.	.	.	.	.
Df. Hensweiler	1287	.	.	.	.	.	.	.	.	.	.	.	.	.	.	.	.	.	.	.	.	.	.	.
Df. Dresburg	490	.	.	.	.	.	.	.	.	.	.	.	.	.	.	.	.	.	.	.	.	.	.	.
Df. Emmersweiler	535	1	.	.	.	.	.	.	.	.	.	.	.	.	.	.	.	.	.	.	.	.	.	.
Df. Ludweiler	1675	.	.	.	.	.	.	.	.	.	.	.	.	.	.	.	.	1	.	.	.	.	.	.
Df. Lauterbach	1214	.	.	.	.	.	.	.	.	.	.	.	.	.	.	.	.	.	.	.	1(1)	1	.	.
Df. Überhofen	313	.	.	.	.	.	.	.	.	.	.	.	.	.	.	.	.	.	.	.	1	.	.	.
Df. Güdingen	1360	.	.	.	.	.	.	.	.	.	.	.	.	.	.	.	.	.	.	.	.	1	.	.
Df. Brebach	2038	.	.	.	.	.	.	.	.	.	.	.	.	.	.	.	.	.	.	.	.	.	.	.
Burbach	23677	.	.	.	.	.	.	.	.	.	.	.	.	.	.	.	.	.	.	.	.	.	.	.
Df. Gersweiler	2618	.	.	.	.	.	.	.	.	.	.	.	.	.	.	.	.	.	.	.	.	.	.	.
27 Orte																								

Kreis St. Wendel

Gemeinde	Einw.-Zahl	1	2	3	4	5	6	7	8	9	10	11	12	13	14	15	16	17	18	19	20	21	22	23
Df. Erzweiler	575	1	.	.	.	.	.	.	.	.	.	.	.	.	.	.	.	.	.	.	.	.	.	.
Stadt Baumholder	1708	.	.	.	.	.	.	.	.	.	.	.	1	.	.	.	.	.	.	.	.	.	.	.
Df. Reichenbach	614	.	.	.	.	.	.	.	.	.	.	.	.	.	.	.	.	.	.	.	.	.	.	.
Df. Answeiler	297	.	.	.	.	.	.	.	.	.	.	.	.	.	.	.	.	.	.	.	.	.	.	.
Df. Guidesweiler	541	.	2	.	.	.	.	1(1)	1	.	.	.	.	.	.	.	.	.	.	.	.	.	.	.
Df. Urexweiler	1504	.	.	.	1	.	.	.	.	.	.	1	.	.	.	.	.	.	.	.	.	.	.	.
Df. Freisen	1239	.	.	.	.	.	.	1	.	.	.	.	1	.	.	.	.	.	.	.	.	.	.	.
Df. Heimbach	767	.	.	.	.	.	.	.	.	.	.	.	.	.	.	.	.	.	.	1	.	.	.	.
Df. Fohren-Linden	339	.	.	.	.	.	.	.	.	.	.	.	.	.	.	.	.	.	.	.	.	.	.	.
Df. Schwarzerde	189	.	.	.	.	.	.	.	.	.	.	.	.	.	.	.	.	.	.	.	.	.	.	.
Df. Ruthweiler	415	.	.	.	.	.	.	.	.	.	.	.	.	.	.	.	.	.	.	.	.	.	.	.
Df. Namborn	628	.	1	.	.	.	.	.	.	.	.	.	.	.	.	.	.	.	.	.	.	.	.	.
Df. Leitersweiler	371	.	.	.	1	.	.	.	.	.	.	.	.	.	.	.	.	.	.	.	.	.	.	.
Df. Urweiler	835	.	.	.	.	.	.	.	.	2	.	1	.	.	.	.	.	.	.	.	1	.	.	.
Df. Baltersweiler	380	.	.	.	.	.	.	.	.	.	.	.	.	.	.	.	.	.	.	.	.	.	.	.
Df. Oberkirchen	1027	.	.	.	.	.	.	.	.	.	.	.	.	.	.	.	.	.	.	.	.	.	.	.
Df. Oberlinxweiler	807	.	.	.	.	.	.	.	.	3(1)	.	.	4	2	1	.	.	.	.	.	.	.	.	.
Niederlinxweiler	1078	.	.	.	.	.	.	.	.	.	.	.	.	.	.	.	.	.	.	.	.	.	.	.
Stadt St. Wendel	5239	.	.	.	.	.	.	1	.	(1)	.	.	.	.	.	.	.	.	.	.	.	.	.	.
Ortsteil Breiten	(5239)	.	.	.	.	.	.	.	.	.	.	.	.	.	.	.	.	.	.	.	.	.	.	.
Df. Wieselbach	242	.	.	.	.	.	.	.	.	.	.	.	.	.	.	.	.	.	.	.	.	.	.	.
20 Orte																								

Column header: Jahreswoche (weeks 1–23).

(32 403 Gesamteinwohnerzahl).

Jahreswoche																													
24	25	26	27	28	29	30	31	32	33	34	35	36	37	38	39	40	41	42	43	44	45	46	47	48	49	50	51	52	Sa.
																													3 —
			1																										1 —
											2																		3 —
					1																								1 —
																													2 —
																			1		2								3 —
										1																			5 —
																													1 —
1							2(1)	1				1				3	4												15 (2)
										1(1)																			1 (1)
												1																	1 —
																								1					1 —
																													37 (3)

(203 929 Gesamteinwohnerzahl).

24	25	26	27	28	29	30	31	32	33	34	35	36	37	38	39	40	41	42	43	44	45	46	47	48	49	50	51	52	Sa.
																													1 —
											1								1				1		1				9 (1)
																													8 —
																			4	1	1								10 —
																													1 —
		1	1				1	1		2		3				1			1		1				(1)	1		(1)	19 (2)
					3											1													5 —
					1																			1					3 —
					1			1																		1			3 —
																			1			2	1	1					5 —
1		1			4(1)	5(1)	2	7	7	1	5	9	1	4	5	2	3		1		2	5	3(1)	2	2	1			83 (3)
	1						1							1	4	1							1						12 —
						1	2																	1					7 —
																													6 (1)
																													1 —
													1																2 —
																	1												1 —
																			1										1 —
																						1							1 —
																													1 —
													1						1										3 —
																													2 (1)
																													1 —
																				1									2 —
										(1)																			(1)
														1			1		1	1	2				1				7 —
																					1								1 —
																													195 (9)

(49 220 Gesamteinwohnerzahl).

24	25	26	27	28	29	30	31	32	33	34	35	36	37	38	39	40	41	42	43	44	45	46	47	48	49	50	51	52	Sa.
																													1 —
									1												2								4 —
		1																											1 —
																								1					1 —
																													4 (1)
																	2		1										5 —
																													2 —
																													1 —
													2(2)			1							1						4 (2)
																1													1 —
																	1												1 —
																	1												2 —
																													1 —
								1								1				1	1								8 —
															1		15		2	2	2	1	1		1				25 —
																										1			1 —
						2							1	1		1							1			1			17 (1)
														1	3	3		1			1								9 —
1										1		1	1					1		1			1	1		1(1)	1(1)		11 (3)
																		3		2	(1)	1(1)							6 (2)
																								1		(1)			1 (1)
																													106 (10)

Kreis Merzig

Gemeinde	Einw.-Zahl	1	2	3	4	5	6	7	8	9	10	11	12	13	14	15	16	17	18	19	20	21	22	23
		Jahreswoche																						
St. Merzig	5778	1	.	.	.	.	.	.	.	.	.	.	.	.	.	.	1	.	.	.	.	.	.	3
Df. Bietzen	484	.	.	.	.	.	.	.	.	.	.	.	.	.	.	.	.	.	.	.	.	.	.	.
Df. Haustadt	701	.	2	.	.	.	.	.	.	.	.	.	.	.	.	.	.	.	.	.	.	.	.	.
Df. Reimsbach	604	.	.	1	.	.	.	.	.	4	2	.	.	.	.	.	.	1(1)	.	.	2	.	.	.
Df. Düppenweiler	1207	.	.	1	.	.	.	.	.	.	.	.	.	.	.	.	.	.	.	.	.	.	.	.
Df. Beckingen	1467	.	.	.	.	.	.	.	1	.	.	.	.	.	.	1	1	.	.	.	.	.	.	.
Df. Merchingen	671	.	.	.	.	.	.	.	.	.	.	.	.	.	.	.	.	.	.	.	.	.	.	.
Df. Nunkirchen	1144	.	1	.	.	.	.	.	.	.	1	.	.	.	.	.	.	.	.	.	.	.	.	.
Df. Confeld	401	.	.	1	.	.	.	.	.	.	.	.	.	.	.	.	.	.	.	.	.	.	.	.
Df. Weiskirchen	1049	.	.	.	1	.	1	.	.	.	.	.	.	.	.	.	.	.	.	.	.	.	.	.
Df. Hilbringen	745	.	4	.	.	.	.	.	.	.	.	.	.	.	.	.	.	.	.	.	.	.	.	.
Df. Mechern	376	.	.	.	.	.	.	.	.	.	.	.	.	.	.	.	.	.	.	.	.	.	.	.
Df. Wadrill	842	.	.	5	.	.	.	.	.	.	.	.	.	.	.	.	.	.	.	.	.	.	.	.
Oppen	496	.	.	1	.	.	.	.	1	1	.	.	.	.	.	.	.	.	.	.	.	.	.	.
Df. Losheim	1825	.	.	.	.	.	.	.	.	.	.	.	.	.	.	.	.	.	.	.	.	.	.	.
Df. Beneringen	1582	.	.	.	1	.	.	.	.	.	.	.	.	.	.	.	.	.	.	1	.	.	.	.
16 Orte																								
Kreis Saarlouis																								
Df. Griesborn	997	1	.	1	.	.	.	.	.	2	.	.	.	.	.	.	.	.	.	.	.	.	.	.
Df. Bous	2010	.	.	.	.	.	.	.	.	.	.	.	.	.	.	.	.	.	1	.	.	.	.	.
Df. Düren	224	.	2	.	.	.	.	.	.	.	.	.	.	.	.	.	.	.	.	.	.	.	.	.
Df. Roden	4671	.	1	.	.	.	.	2	2	.	.	.	.	.	.	1	.	3	3	.	1	.	.	1
Df. Fraulautern	4744	.	.	.	.	.	.	.	.	.	.	.	.	.	.	.	.	.	.	.	.	.	.	.
Df. Dillingen	4175	.	.	1(1)	5	.	.	1	8	1	.	3	.	.	.	.	4	1	.	1	.	.	.	.
Lebach	1460	.	.	1	.	.	.	.	.	1	.	.	.	.	.	.	.	.	.	.	.	.	.	.
Df. Außen	1460	.	.	.	1	.	.	.	.	.	.	.	.	.	.	.	.	.	.	.	.	.	.	.
Df. Bettingen	1138	.	1	.	.	.	.	.	.	1	.	.	.	.	.	.	.	.	.	.	.	.	.	.
Df. Hüttersdorf	1971	.	.	.	.	.	.	.	.	.	.	.	.	.	.	.	.	.	.	.	.	.	.	.
Stadt Saarlouis	7368	.	.	1	.	.	.	.	.	.	.	.	.	.	.	.	.	.	.	.	.	.	.	.
Df. Labach	859	.	.	.	1	.	.	.	.	.	.	.	.	.	.	.	.	.	.	.	.	.	.	.
Df. Rehlingen	139	.	.	.	.	.	1	.	.	.	1	.	.	.	.	.	.	.	.	.	.	.	.	.
Df. Hostenbach	1563	.	.	.	.	.	.	.	1	1	.	.	.	.	.	.	.	.	.	.	.	.	.	.
Df. Diefflen	1697	.	.	.	.	.	.	.	.	.	.	.	.	.	.	.	.	.	.	.	.	.	.	.
Df. Niedoltdorf	514	.	.	.	.	.	.	.	1	2	1	.	.	.	.	.	.	.	.	.	.	.	.	1
Df. Großhemmersdorf	430	.	.	.	.	.	.	.	.	.	.	.	.	.	.	.	.	.	.	.	.	.	.	.
Df. Biringen	260	.	.	.	.	.	.	.	.	.	.	.	.	.	.	.	.	.	.	.	.	.	.	.
Pikard	391	.	.	.	.	.	.	.	.	.	.	.	.	.	.	.	.	.	.	.	.	.	.	1
Df. Lisdorf	2461	.	.	.	.	.	.	.	.	.	.	.	.	.	.	.	.	.	.	.	.	.	.	.
Df. Hülzweiler	1835	.	.	.	.	.	.	.	.	.	.	.	.	.	.	.	.	.	.	.	.	.	.	.
Df. Pachten	1500	.	.	.	.	.	.	.	.	.	.	.	.	.	.	.	.	.	.	.	.	.	.	.
Buprich		.	.	.	.	.	.	.	.	.	.	.	.	.	.	.	.	.	.	.	.	.	.	.
23 Orte																								
Kreis Ottweiler																								
Df. Elversberg	4247	1	.	.	.	.	.	.	.	.	.	.	.	.	.	.	.	.	.	1(1)	.	.	.	.
Df. Neunkirchen	22674	.	.	.	.	1(1)	.	1	1(1)	.	.	.	.	.	.	.	.	.	.	.	.	.	.	.
Df. Wiebelskirchen	5718	.	.	1	.	.	.	.	.	.	.	.	.	.	.	.	.	.	.	.	.	.	.	.
Df. Hangard	1064	.	.	.	.	.	.	.	.	.	.	.	.	.	.	.	.	.	.	.	.	.	1	1
Df. Merchweiler	3632	4	.	3	.	.	.	.	.	.	.	.	1	.	1	.	.	.	.	.	.	.	.	.
Df. Hirzweiler	509	.	.	.	.	.	.	.	1	.	1	.	.	.	.	.	1	.	.	.	.	.	.	.
Df. Wemmelsweiler	2500	.	.	.	.	.	.	.	.	.	1	.	.	.	.	.	.	.	.	.	.	.	.	.
Df. Gennweiler	2912	.	.	.	.	.	.	.	.	.	.	.	.	.	.	.	.	.	.	.	1	.	.	.
Df. Illingen		.	.	.	.	.	.	.	.	.	.	.	.	.	.	.	.	.	.	.	.	.	.	.
Df. Uchtelfangen	2037	.	.	.	.	.	.	.	.	.	.	.	.	.	.	.	.	1	.	.	.	.	.	.
Wachtweilerhof		.	.	.	.	.	.	.	.	.	.	.	.	.	.	.	.	.	.	.	.	.	.	.
Df. Eppelborn	1911	.	.	.	.	.	.	.	.	.	.	.	.	.	.	.	.	.	.	.	.	.	.	.
Df. Dirmingen	1235	.	.	1	.	.	.	.	.	.	.	.	.	.	.	.	.	.	.	.	.	.	.	1
Df. Humes	860	.	.	.	.	.	.	.	.	.	.	.	.	.	.	.	.	.	.	.	.	.	.	.
Df. Bubach	885	.	.	.	.	.	.	.	.	.	.	.	.	.	.	.	.	.	.	.	.	.	.	.
Df. Berschweiler	624	.	.	.	.	.	.	.	.	.	.	.	.	.	.	.	.	.	.	.	.	.	.	.
Stadt Ottweiler	5559	.	.	1	.	.	.	1	.	.	.	.	.	.	.	.	.	.	.	.	1	.	.	.
Reden		.	.	.	.	.	.	.	.	.	.	.	1	.	.	.	.	.	.	.	.	.	.	.
Df. Theley	1383	.	.	.	.	.	.	.	.	.	.	.	1	1	.	.	.	.	.	1	.	.	1	.
Df. Tholey	1173	.	.	.	.	.	.	.	.	.	.	.	.	.	.	.	.	.	.	.	.	.	.	.
Df. Landsweiler	3320	.	.	.	.	.	.	.	.	.	.	.	.	.	.	.	.	.	.	.	.	.	.	.
Df. Schiffweiler	6255	.	.	.	.	.	.	.	.	.	.	.	.	.	.	.	.	.	.	.	.	.	.	.
21 Orte																								

(44 803 Gesamteinwohnerzahl).

Jahreswoche																													
24	25	26	27	28	29	30	31	32	33	34	35	36	37	38	39	40	41	42	43	44	45	46	47	48	49	50	51	52	Sa.
.	.	.	1	.	1	(1)	.	.	.	1	.	.	.	.	.	.	1	.	.	.	2	.	1	1	.	.	.	.	13 (1)
.	.	.	.	.	.	.	.	.	.	.	.	.	.	.	.	.	.	.	.	.	.	.	1	.	.	.	.	.	1 —
.	.	.	.	.	.	.	.	.	.	.	.	.	.	.	.	.	.	.	.	.	.	.	.	.	.	.	.	.	2 —
.	.	.	.	.	.	.	.	.	.	.	.	.	.	.	.	.	.	1	.	.	2	1	.	.	.	.	.	.	14 (1)
.	.	.	.	.	.	.	.	.	.	.	.	.	.	.	.	.	.	.	.	.	.	.	.	.	.	.	.	.	1 —
.	.	.	.	.	.	.	.	.	.	.	.	.	.	.	.	.	.	.	.	.	.	.	.	.	.	.	.	.	3 —
.	.	.	.	.	.	.	.	.	.	.	.	1	.	.	.	1	.	.	.	.	.	.	.	.	.	.	.	.	2 —
.	.	.	.	.	.	.	.	.	.	.	.	.	.	.	.	.	.	.	.	.	.	.	.	1	.	.	.	.	3 —
.	.	.	.	.	.	.	.	.	.	.	.	.	.	.	.	.	.	.	.	.	.	.	.	.	.	.	.	.	1 —
.	.	.	.	.	.	.	.	.	.	.	.	.	.	.	.	.	.	.	.	.	.	.	.	.	.	.	.	.	2 —
.	.	.	.	.	.	.	.	.	.	.	.	.	.	.	.	.	.	.	.	.	.	.	.	.	.	.	.	.	4 —
.	.	.	.	.	.	1	.	.	.	.	.	1	.	.	.	.	.	.	.	.	.	1	.	.	.	.	1	.	4 —
.	.	.	.	.	.	.	.	.	.	.	.	.	.	.	.	.	.	.	.	.	.	.	.	.	.	.	.	.	5 —
.	.	.	.	.	.	.	.	.	.	.	.	.	.	.	.	.	.	.	.	.	.	.	.	.	.	.	.	.	3 —
.	.	.	.	.	.	.	.	.	.	.	.	.	1	(1)	.	.	.	1	2(1)	.	.	.	.	.	.	.	.	.	4 (2)
.	.	.	1	.	.	.	.	.	.	.	.	.	.	.	.	.	.	.	.	.	.	.	.	1	.	.	.	.	3 —
																													65 (4)

(89 555 Gesamteinwohnerzahl).

24	25	26	27	28	29	30	31	32	33	34	35	36	37	38	39	40	41	42	43	44	45	46	47	48	49	50	51	52	Sa.
.	.	.	.	.	.	.	.	.	.	.	.	.	.	.	.	.	.	.	.	.	.	.	.	.	.	.	.	.	4 —
.	.	.	.	.	.	.	.	.	.	.	.	.	.	.	.	.	.	.	.	.	.	.	.	.	.	.	.	.	1 —
.	.	.	.	.	.	.	.	.	.	.	.	.	.	.	.	.	.	.	.	1	.	.	.	.	.	.	.	.	3 —
1	.	1	.	.	.	.	.	1	.	.	.	2	2	.	.	.	.	.	.	.	.	1	.	.	.	.	.	.	22 —
.	.	.	.	.	.	.	.	.	.	.	.	1	1	.	.	.	.	.	1	.	.	.	.	.	.	.	.	.	3 —
.	.	.	.	.	.	.	.	.	1	.	1	.	.	.	.	.	.	.	.	1	.	.	1	.	.	.	.	.	29 (1)
.	.	.	.	.	.	.	.	.	.	.	.	.	.	.	.	.	.	.	.	.	.	.	.	.	.	.	.	.	2 —
.	.	.	.	1	.	.	.	.	.	.	1	.	.	1	1	.	.	.	.	.	.	.	.	.	.	.	.	.	5 —
.	.	.	.	.	.	.	.	.	.	.	.	.	.	.	.	.	.	.	.	.	.	.	.	.	.	.	.	.	2 —
.	.	.	.	.	.	.	.	.	1	.	.	.	.	.	.	.	.	.	.	1	.	.	.	.	.	.	.	.	2 —
.	.	.	.	.	.	.	.	.	.	.	.	.	.	.	.	.	.	.	.	.	.	.	.	.	.	.	.	.	1 —
.	.	.	.	.	.	.	.	.	.	.	.	.	.	.	.	.	.	.	.	.	.	.	.	.	.	.	.	.	1 —
.	.	.	.	.	.	.	.	.	1	.	.	.	.	.	.	.	.	.	.	.	.	.	1	.	1	.	.	.	5 —
.	.	.	.	.	.	.	.	.	.	.	.	.	.	.	.	.	.	.	.	.	.	.	.	1	.	.	.	.	3 —
.	.	.	1	.	.	.	.	.	.	.	.	.	.	.	.	.	.	1	.	.	.	.	.	.	.	.	.	.	2 —
.	.	.	.	5	2	6	3	.	1	1	2	.	.	.	.	.	1	.	.	.	.	.	.	.	.	.	.	.	26 —
.	.	.	.	.	.	.	1	.	.	.	.	.	.	.	.	.	.	.	.	.	.	.	.	.	.	.	.	.	1 —
.	.	.	.	.	.	.	.	.	.	.	1(1)	.	.	.	.	.	.	.	.	.	.	.	.	.	.	.	.	.	1 (1)
1	.	.	1(1)	.	.	.	.	.	.	.	.	2	2	1	.	.	.	.	.	.	.	.	.	.	1	.	.	.	9 (1)
.	.	.	.	.	.	.	.	.	.	.	1	.	.	.	.	.	.	.	.	.	.	.	.	.	.	.	.	.	1 —
.	.	.	.	.	.	.	.	.	.	.	.	.	1	.	1	.	.	.	.	.	.	.	1	.	.	.	.	.	3 —
.	.	.	.	.	.	.	.	.	.	.	.	.	.	.	.	.	.	.	.	.	.	.	.	.	.	2	.	.	2 —
.	.	.	.	.	.	.	.	.	.	.	.	.	.	3	.	.	.	.	.	.	.	.	.	.	.	.	.	.	3 —
																													131 (3)

(102 744 Gesamteinwohnerzahl).

24	25	26	27	28	29	30	31	32	33	34	35	36	37	38	39	40	41	42	43	44	45	46	47	48	49	50	51	52	Sa.
.	.	.	.	.	.	.	.	.	.	.	.	.	.	.	.	.	.	.	.	.	.	.	.	.	.	.	.	.	2 (1)
.	.	.	2	.	1	.	.	.	1	.	1	.	.	1	.	.	1	.	.	1	1	.	.	.	.	.	1	.	13 (2)
.	.	.	.	.	.	.	.	.	.	.	.	.	.	.	1	.	.	1	.	.	.	.	.	.	.	.	.	.	3 —
.	.	.	.	.	.	.	.	.	.	.	.	1	1	.	.	.	.	.	.	.	.	.	.	.	.	.	.	.	4 —
.	.	.	.	.	.	.	.	.	.	.	.	.	.	.	1	.	.	.	.	.	.	1	.	.	.	.	.	.	11 —
.	.	.	.	.	.	.	.	.	.	.	.	.	.	.	(1)	.	.	.	.	.	.	.	.	.	.	.	.	.	3 (1)
.	.	.	.	.	.	.	.	.	.	.	.	.	.	.	.	.	.	.	.	2	.	.	.	.	.	.	.	.	3 —
.	.	.	.	.	.	.	.	.	.	.	.	.	.	.	.	.	.	.	.	.	.	.	.	.	.	.	.	.	{1 —
1	.	.	1	.	.	1	.	1	.	.	.	.	.	.	.	.	2	7	4	9	6	1	.	.	.	.	.	.	33 —}
.	.	.	.	.	.	.	.	.	.	.	.	.	.	.	.	.	.	.	.	.	.	.	.	.	.	.	.	.	1 —
.	.	.	.	.	.	.	.	.	.	.	.	.	.	.	.	.	.	.	1	.	.	.	.	.	.	.	.	.	1 —
.	.	.	.	.	.	1	2	1	4	2	2	4	4	1	1	3	.	1	1	1	.	.	.	.	1	.	.	.	29 —
.	.	.	.	.	.	.	.	.	.	.	.	.	.	.	.	.	.	.	.	.	.	.	.	.	.	.	.	.	2 —
.	.	.	.	1	.	.	.	.	.	.	.	.	.	.	.	.	.	.	.	1	.	.	.	.	.	.	.	.	2 —
.	.	.	.	.	.	.	.	.	.	.	.	.	.	.	.	.	.	.	.	1	.	.	.	.	.	.	.	.	1 —
.	.	.	.	.	.	.	.	.	.	.	.	.	.	.	.	.	.	.	.	.	.	.	.	1	.	.	.	.	1 —
.	.	.	.	.	.	.	.	.	.	.	.	.	.	.	.	.	.	.	.	.	4	.	1	.	.	.	.	.	8 —
.	.	.	.	.	.	.	.	.	.	.	.	.	.	.	.	.	.	.	.	.	.	.	.	.	.	.	.	.	1 —
.	.	.	.	.	.	.	.	.	.	.	.	.	.	.	.	1	.	.	.	.	.	.	.	.	1	.	.	.	6 —
.	.	.	.	.	.	.	.	.	.	.	.	.	.	.	.	.	.	.	.	.	.	.	1	.	.	.	.	.	1 —
.	.	1	.	.	.	.	.	.	.	.	.	.	.	.	.	.	.	.	.	.	.	1	.	1	.	.	.	.	3 —
.	.	.	.	.	.	.	.	.	.	.	.	.	.	.	.	.	.	.	.	.	.	.	.	.	.	1	.	1	2 —
																													131 (4)

II. Teil.

Die Typhusbekämpfung als Verwaltungsmaßnahme.

Von

Oberregierungsrat **Dr. Schreiber** in Saarbrücken,

Reichskommissar für die Typhusbekämpfung im Südwesten des Reichs.

(Für die Darstellung der Typhusbekämpfung in der bayerischen Pfalz unter Mitwirkung von Regierungsrat Luxenburger in Speyer, Königlich Bayerischem Landeskommissar für die Typhusbekämpfung in der Pfalz.)

I. Das örtliche Gebiet der Typhusbekämpfung.

Das Gebiet der unter Mitwirkung des Reichs erfolgenden systematischen Typhusbekämpfung im Südwesten des Reichs umfaßt die Kreise Kreuznach und Meisenheim des preußischen Regierungsbezirkes Coblenz, den preußischen Regierungsbezirk Trier, die bayerische Pfalz, das oldenburgische Fürstentum Birkenfeld und die reichsländischen Bezirke Unterelsaß und Lothringen sowie den Kreis Colmar im Bezirk Oberelsaß. Die Fläche und Bevölkerung — nach dem Volkszählungsergebnisse vom 1. Dezember 1910 — betrugen:

a) für den preußischen Gebietsanteil	7918	qkm	mit	1104176	Seelen
b) „ „ bayerischen „	5928	„	„	937085	„
c) „ „ oldenburgischen „	503	„	„	50496	„
d) „ „ reichsländischen „	11672	„	„	1453885	„
insgesamt:	26021	qkm	mit	3545642	Seelen.

Die hieraus sich ergebende durchschnittliche Bevölkerungsdichtigkeit von 136,3 Einwohnern auf das Quadratkilometer ist in den einzelnen Teilen des Gesamtgebiets sehr verschieden; sie bewegt sich, von den Stadtkreisen abgesehen, zwischen 36,4 Einwohnern auf das Quadratkilometer im Kreise Prüm und 454,6 Einwohnern auf das Quadratkilometer im Landkreis Saarbrücken. Das Bekämpfungsgebiet zählt 3410 Gemeinden, darunter 6 große Städte, nämlich Straßburg mit 178891, Saarbrücken mit 105097, Ludwigshafen mit 83297, Metz mit 68598, Kaiserslautern mit 53803 und Trier mit 48975 Einwohnern. An weiteren Verwaltungsbezirken (Stadt- und Landkreisen, Bezirksämtern) weisen auf der preußische Gebietsanteil 16 Kreise, der bayerische Gebietsanteil 16 Bezirksämter und 1 unmittelbare Stadt, der elsaßlothringische Gebietsanteil 18 Kreise. Von höheren Verwaltungs- und Zentralbehörden haben im Bekämpfungsgebiet ihren Sitz: in Preußen die Königliche Regierung zu

Trier, in der bayerischen Pfalz die Königliche Regierung der Pfalz zu Speyer, im Fürstentume Birkenfeld die Großherzogliche Regierung zu Birkenfeld, in Elsaß-Lothringen das Kaiserliche Ministerium für Elsaß-Lothringen zu Straßburg und die Kaiserlichen Bezirkspräsidien für Unterelsaß zu Straßburg, für Oberelsaß zu Colmar und für Lothringen zu Metz.

Das Gesamtgebiet wird nach Osten hin durch den Rhein begrenzt. Die Rheinebene, die sich links des Rheines in teils größerer, teils geringerer Breite hinzieht und die östlichen Teile der Pfalz und des Bezirkes Unterelsaß einnimmt, findet nach Westen hin in den Mittel- und Nordvogesen, sowie in den Bergen der bayerischen Pfalz (Hardtgebirge) ihren Abschluß. Die westlichen Abflachungen der Vogesen gehen in das elsaß-lothringische Hügelland über, das den übrigen Teil des reichsländischen Bekämpfungsgebiets ausfüllt und an seinen Rändern, namentlich an der preußischen Grenze in den Kreisen Forbach und Bolchen einerseits und an der französisch-luxemburgischen Grenze in den Kreisen Metz und Diedenhofen West andererseits wieder stärkere Erhebungen aufweist. Die westlichen Teile der bayerischen Pfalz sowie die preußischen und oldenburgischen Gebietsanteile sind fast durchweg bergig. Im nördlichen Teile des Regierungsbezirkes Trier liegen die Eifel und das Moselgebirge, im südlichen die Saarberge und nördlich daran anschließend der Hochwald, der bis in das Fürstentum Birkenfeld sich hinzieht und in den Bergen zu beiden Seiten der Nahe seine Fortsetzung findet.

Vom Stande der wirtschaftlichen Betätigung der Bevölkerung betrachtet, ist das Gebiet ein überwiegend industrielles. Nach der Berufszählung vom 12. Juni 1907 waren von der Gesamtbevölkerung — Erwerbstätige und Hausangehörige zusammengerechnet —

	in Landwirtschaft einschl. Gärtnerei, Viehzucht, Forstwirtschaft und Fischerei tätig %	in Industrie, Handel und Gewerbe tätig %	in Militär-, Staats- und Kommunaldiensten, in freien Berufen tätig sowie Berufslose %
im preuß. Gebietsanteile . . .	30,5	56,7	12,8
in der bayerischen Pfalz . .	30,4	58,5	11,1
im Fürstentume Birkenfeld . .	30,7	61,3	8,0
im Bezirk Unterelsaß . . .	35,4	47,7	16,9
im Bezirke Lothringen . . .	29,3	53,0	17,7
im Gesamtgebiete	31,3	54,6	14,1

Zwei durch die Natur gegebene Umstände, das Kohlenvorkommen an der Saar und die Erzlager in Westlothringen sind es, die zwei große, örtlich voneinander getrennte, ausgeprägte Industriereviere geschaffen haben. Das Saarindustrierevier umfaßt die preußischen Kreise Saarbrücken Stadt und Land, Ottweiler und einen erheblichen Teil des Kreises Saarlouis, erstreckt sich weiter aber nach Osten in die bayerische Pfalz (St. Ingbert) und nach Westen in die lothringischen Kreise Forbach und Bolchen. Den stärksten wirtschaftlichen Faktor im Saarindustriereviere bildet der

Saarkohlenbergbau mit einer Gesamtförderung von rund 14 Millionen Tonnen Steinkohlen und einer Gesamtbelegschaft von rund 66000 Bergleuten. Er befindet sich im preußischen und bayerischen Reviere mit Ausnahme zweier privater Gewerkschaften ausschließlich in staatlicher Hand, während er im lothringischen Teile des Reviers von Privaten betrieben wird. Es entfallen in runden Ziffern:

	an Förderung:	an Belegschaft:
auf den preußischen Bergfiskus	11 Millionen T.	52000 Bergleute
auf den bayerischen Bergfiskus	$^3/_4$ „ T.	4000 „
auf Private	$2^1/_4$ „ T.	10000 „

Hierzu treten 6 große Eisenhütten mit zusammen 27000 Arbeitern. Teils zur Weiterverarbeitung der Hüttenerzeugnisse, teils zur Herstellung der im Bergbau und Hüttenbetriebe benötigten maschinellen Einrichtungen, teils zur Befriedigung des in dem regen Bau- und Verkehrsgewerbe erwachsenden Bedarfs an industriellen Erzeugnissen aller Art ist im Saarrevier eine sehr große Anzahl anderer, meist auch sehr bedeutender industrieller Anlagen entstanden. Daneben besteht hier von alters her eine weitverzweigte Glashüttenindustrie. Die Grundlage des lothringischen Industriereviers, das, in engster wirtschaftlicher Verbindung mit dem benachbarten luxemburgischen Industriereviere stehend, sich über den Kreis Diedenhofen West und über Teile der Kreise Diedenhofen Ost und Metz Land ausdehnt, bilden die reichen lothringischen Erzlager. Sie werden in zahlreichen Erzbergwerken erschlossen und über den Erzlagern ist auf verhältnismäßig engem Raume und in schneller Entwickelung eine blühende Hochofen- und Hüttenindustrie in einer großen Reihe von Werken entstanden, die sich in stetiger Erweiterung befinden. Die Zahl der Angestellten und Arbeiter in den lothringischen Erzbergwerken und Eisenhütten beträgt rund 32000. Außerhalb dieser in sich geschlossenen Industriereviere findet eine bemerkenswerte industrielle Betätigung der Bevölkerung noch in den großen und in einer Anzahl kleinerer Städte sowie an den verschiedensten Stellen des platten Landes statt. Erwähnt seien die bedeutende Eisen- und Stahlindustrie zu Frankenthal und Kaiserslautern in der Pfalz, ein umfangreiches Werk zur Herstellung von Eisenbahnwagen in Reichshofen (Kreis Hagenau), die großen keramischen Werke in den Kreisen Merzig und Saargemünd, die Glasschleifereien in ebendenselben Kreisen sowie in den Kreisen Saarlouis und Lothringisch-Saarburg, die Schuhwarenindustrie in Pirmasens, die Textilindustrie in den zum Bezirk Unterelsaß gehörigen Teilen der Mittelvogesen, eine große Pappwarenfabrik zu Forbach, die sehr bedeutenden Anlagen der chemischen Industrie in Ludwigshafen, mehrere Salinen und Sodafabriken in Lothringen, die Uhrketten- und Bijouterie-Industrie zu Oberstein, die berühmten Edelsteinschleifereien in Idar, zahlreiche Ziegeleien, Kalk-, Zement- und Tonwerke, die sich auf die verschiedensten Gegenden verteilen, Hartstein-, Feldspat- und Schieferbrüche in allen Gebirgen des Bekämpfungsgebiets.

Eine wesentliche Bedeutung für die Typhusbekämpfung beansprucht die Tatsache, inwieweit die industrielle Arbeiterschaft eine seßhafte einheimische oder eine mehr oder minder stark fluktuierende ausländische ist. Während in der preußischen und bayerischen Industrie im wesentlichen nur die Tiefbaubetriebe und einzelne

Hütten des Saarreviers ausländische, namentlich italienische Arbeiter in immerhin bemerkenswertem Umfang beschäftigen, spielt das ausländische Element in der reichsländischen Industrie, zumal in der lothringischen Eisenindustrie, eine außerordentlich große Rolle; stammen doch nach den letzten statistischen Aufnahmen von den insgesamt 28846 Arbeitern in den lothringischen Erzbergwerken und Eisenhütten mehr als die Hälfte, nämlich 14548, aus dem Auslande.

Die Land- und Forstwirtschaft, die im übrigen den Hauptnahrungszweig der Bevölkerung des Bekämpfungsgebiets bildet, steht in der fruchtbaren, durch Boden- und klimatische Verhältnisse begünstigten Rheinebene der Pfalz und des Unterelsaß in hoher Blüte; sie wird nicht minder intensiv auf den schweren und ertragreichen Böden Lothringens sowie in den wiesenreichen Tälern des preußischen und oldenburgischen Gebietsanteils betrieben. Sie befindet sich aber auch in den von der Natur kärglicher bedachten Gegenden, in der preußischen Eifel und im Gebiete des Hochwaldes und seiner Ausläufer, in einem stetigen Aufstieg dank einer planmäßigen und tatkräftigen staatlichen Fürsorge, die neben der Belehrung der Bevölkerung über eine rationelle, der Bodenbeschaffenheit angepaßte Betriebsweise in Ackerbau und Viehzucht sich im besonderen eine wirtschaftliche Zusammenlegung der stark zerstückelten Grundstücke und eine Verkehrserschließung dieser Gegenden durch Schienenwege zum Ziele gesetzt hat. Eine je größere Rolle für die Typhushäufigkeit der allgemeine Kultur- und Ernährungszustand der Bevölkerung spielt, um so bedeutungsvoller auch für die Typhusbekämpfung wird die auf die kulturelle und wirtschaftliche Hebung jener Landstriche gerichtete staatliche Fürsorgetätigkeit.

Einen sehr wichtigen Faktor in der Volkswirtschaft des Bekämpfungsgebiets stellt ferner der Weinbau dar, der einerseits an den östlichen und südlichen Bergabhängen der bayerischen Pfalz bis hinein in die Rheinebene, andererseits an der Mosel und ihren Nebenflüssen, namentlich der Saar und Ruwer, und endlich im südwestlichen Lothringen und im Süden des Unterelsaß in großem Umfang betrieben wird.

Entsprechend der hohen Entwickelungsstufe, auf welcher der weitaus größte Teil des Bekämpfungsgebiets steht, ist der Verkehr ein äußerst reger. Die Wasserstraße des Rheines begrenzt das Gebiet im Osten. In den Rhein unterhalb Straßburg mündet der Rhein-Marnekanal und von ihm zweigt sich wiederum bei Condrexange (Kreis Saarburg) der Saar-Kohlenkanal ab, der bei Saargemünd in die Saar einmündet, in der bis Louisenthal westlich von Saarbrücken kanalisierten Saar sich fortsetzt und die Verbindung des Saarindustriereviers mit Straßburg und dem Rheine einerseits, dem französischen Erz- und Industrierevier um Nancy andererseits herstellt. Da im übrigen aber die Saar und die Mosel für die Massenbeförderung von Gütern nicht ausgebaut sind, so stehen die Wasserstraßen in ihrer Verkehrsbedeutung weit zurück hinter den Eisenbahnen. Die großen Linien von Frankfurt und Mainz nach Straßburg und weiter nach Basel durchziehen den Osten des Bekämpfungsgebiets; an sie schließen sich nach dem Saarrevier hin die Linien Ludwigshafen—Neustadt a./H.—Saarbrücken und Germersheim—Landau—Saarbrücken; die weiteren großen Verkehrsadern sind die Linien Frankfurt—Saarbrücken—Metz—Pagny, Straßburg—Saarbrücken—Trier—Cöln, Coblenz—Trier—Diedenhofen—Metz, Metz—Straßburg und die direkt vom Saarrevier in das Diedenhofener Revier führende Linie Saarbrücken—Völklingen—Diedenhofen. Den Zwischenraum zwischen diesen Hauptlinien füllt ein engmaschiges, in steter Vervollkommnung begriffenes Netz von Verbindungs- und Lokalbahnen. Den Bedürfnissen des Landstraßenverkehrs dient ein von alters her ausgebildetes und planmäßig von Jahr zu Jahr fortentwickeltes System von Kunststraßen.

2. Die gesetzlichen Grundlagen der Typhusbekämpfung.

Die Typhusbekämpfung ist teils eine direkte, teils eine indirekte. Die erstere will den Infektionsstoff abfangen und unschädlich machen und bedingt zur Erreichung ihres Zieles eine Reihe von unmittelbaren Eingriffen in die persönliche Freiheit und die private Rechtssphäre des Menschen. Die indirekte Typhusbekämpfung erstrebt die Beseitigung allgemeiner gesundheitlicher Mißstände, die der Übertragung und Weiterverbreitung der Krankheit günstig sind. Die behördliche Tätigkeit der letzteren Art dient, weil sie gegen allgemeine sanitäre Übelstände gerichtet ist, nicht ausschließlich der Bekämpfung des Typhus; sie ist einerseits ein Zweig der allgemeinen Gesundheits- sowie der Wasser-, Straßen- und Ordnungspolizei, andererseits ein Zweig der Fürsorgetätigkeit des Staates und der Kommunalverbände, die mit finanziellen, technischen und belehrenden Maßnahmen der allgemeinen gesundheitlichen Verbesserung der menschlichen Wohnplätze und Arbeitsstätten sich widmet. Die rechtlichen Grundlagen dieser behördlichen Tätigkeit sind nichts der Typhusbekämpfung Eigentümliches, sondern gehören allgemeineren Rechtsgebieten an. Eine Darstellung der der systematischen Typhusbekämpfung im Südwesten des Reichs eigentümlichen gesetzlichen Grundlagen wird sich deshalb nur mit den Rechtsnormen zu befassen haben, in denen die durch die direkte Typhusbekämpfung bedingten Eingriffe in die Freiheit der Person, des Privateigentums und der gewerblichen und beruflichen Betätigung ihre rechtliche Stütze finden.

Nach Artikel 4 Ziffer 15 der Verfassung des Deutschen Reichs gehören zwar die Maßregeln der Medizinalpolizei zu den der Gesetzgebung des Reichs unterliegenden Angelegenheiten. Das Reichsgesetz, betreffend die Bekämpfung gemeingefährlicher Krankheiten, vom 30. Juni 1900 (Reichsgesetzblatt S. 306) hat aber in die „gemeingefährlichen" Krankheiten, die es im § 1 aufzählt und für deren Bekämpfung es in seinem weiteren Inhalt eine Reihe unmittelbar verbindlicher Einzelvorschriften gibt, den Unterleibstyphus nicht einbezogen, vielmehr durch die Vorschrift im § 48 die Maßnahmen zur Bekämpfung des Typhus der landesrechtlichen Regelung vorbehalten. Nur in seinen „Allgemeinen Vorschriften" (§§ 35 ff.) hat das Reichsgesetz zwei Bestimmungen getroffen, die sich auf alle „übertragbaren" Krankheiten beziehen und demgemäß auch die Bekämpfung des Unterleibstyphus berühren. Einmal schreibt der § 35 a. a. O. die fortlaufende staatliche Überwachung der dem allgemeinen Gebrauche dienenden Einrichtungen für Versorgung mit Trink- oder Wirtschaftswasser sowie die Fortschaffung der Abfallstoffe vor und verpflichtet die Gemeinden, für die Beseitigung der vorgefundenen gesundheitsgefährlichen Mißstände Sorge zu tragen; auch gibt das Gesetz die Ermächtigung, die Gemeinden nach Maßgabe ihrer Leistungsfähigkeit zur Herstellung von Einrichtungen der bezeichneten Art, sofern sie zum

Schutze gegen übertragbare Krankheiten erforderlich sind, anzuhalten. Weiter begründet der § 38 a. a. O. die Verpflichtung der Bundesstaaten, sich bei der Bekämpfung übertragbarer Krankheiten gegenseitig zu unterstützen. So bedeutsam die erstere Vorschrift für die indirekte Typhusbekämpfung ist, um der Typhusverbreitung in wirksamer Weise vorzubeugen, und eine so wertvolle Handhabe die zweite Vorschrift für den Aufbau einer für mehrere Bundesstaaten gemeinschaftlichen und gleichartigen Typhusbekämpfung bietet, so gewähren beide Vorschriften doch nicht die gesetzliche Grundlage für alle diejenigen Maßnahmen, welche das Wesen und den Inhalt der direkten Typhusbekämpfung ausmachen. Trotz dieses Mangels einer umfassenden reichsgesetzlichen Grundlage hat aber das Reich, als es sich im Südwesten Deutschlands um die Einrichtung einer über mehrere Bundesstaaten sich erstreckenden verschärften Typhusbekämpfung handelte, seine Mitwirkung dafür eintreten lassen, daß nicht nur der formellen Bekämpfungsorganisation eine einheitliche Gestaltung, sondern auch den materiellen, die Bevölkerung unmittelbar berührenden Bekämpfungsmaßnahmen ein möglichst einheitlicher Inhalt gegeben wurde. Zu diesem Zwecke hat die Reichsverwaltung im Jahre 1903 einen „Entwurf von Allgemeinen Leitsätzen für die Verwaltungsbehörden bei der Bekämpfung des Typhus (Unterleibstyphus)“ im Kaiserlichen Gesundheitsamt ausarbeiten und im Reichs-Gesundheitsrate durchberaten lassen. Die Leitsätze, denen

1. Ratschläge für Ärzte bei Typhus und Ruhr,
2. ein Typhus-Merkblatt,
3. eine Zählkarte für einen Typhus- (oder typhusverdächtigen) Fall,
4. ein Muster für die Liste der angemeldeten Typhusfälle,
5. eine Desinfektionsanweisung bei Typhus

beigegeben sind, gelangen in Anlage II zum Abdrucke. Sie behandeln im ersten Abschnitt die allgemeinen Vorbeugungsmaßregeln gegenüber dem Typhus, im zweiten Abschnitt die Meldepflicht für Typhus und Typhusverdacht, im dritten Abschnitt die Ermittelung der Krankheit, im vierten Abschnitt die Maßregeln gegen die Weiterverbreitung der Krankheit und geben im fünften Abschnitt allgemeine Vorschriften, die vornehmlich die wechselseitige Benachrichtigung der Militär- und Zivilbehörden sowie der Verwaltungsbehörden benachbarter Bezirke betreffen. Da die Leitsätze der reichsgesetzlichen Unterlage entbehrten, besaßen sie weder für die Behörden noch für die Allgemeinheit eine ohne weiteres verbindliche Kraft; sie wurden den beteiligten Bundesregierungen durch den Reichskanzler übermittelt, um in geeigneter Weise bei Erlaß der einzelstaatlichen Vorschriften verwertet zu werden.

Dies konnte entweder in der Weise geschehen, daß die für die Landesgesetzgebung maßgebenden Stellen ein Gesetz mit genauen, den Leitsätzen angepaßten Vorschriften über die Typhusbekämpfung erließen. Dann zog das Gesetz dem behördlichen Vorgehen zwar die Grenze, schuf ihm aber auch eine Stütze insofern, als die Rechtmäßigkeit der im Einzelfalle gebotenen Maßnahme nur davon abhing, ob sie im Spezialgesetze vorgesehen, nicht aber davon, ob sie mit den allgemeinen Grundsätzen über den Umfang polizeilicher Befugnisse vereinbar war. Oder es konnten — unter Verzicht auf eine sondergesetzliche Regelung — durch Anordnung der Landeszentralstelle die „Leitsätze" zur allgemeinen Grundlage für das behördliche Vorgehen gegen den Typhus gemacht werden. In diesem Falle wurden die Leitsätze zwar zu einer maßgebenden Richtschnur für die Behörden, sie erlangten aber nicht die Bedeutung einer verbindlichen Vorschrift gegenüber der Bevölkerung, und die Rechtmäßigkeit des behördlichen Vorgehens im Einzelfalle war dadurch bedingt, daß es nicht mit den allgemeinen, in dem betreffenden Einzelstaate geltenden Rechtssätzen über die Grenzen des Eingriffs in den persönlichen und privaten Rechtsbereich des Einzelnen in Widerstreit geriet.

Den Weg der gesetzlichen Regelung hat nur Preußen beschritten. Hier galt bei Einrichtung der verschärften Typhusbekämpfung immer noch das mit Gesetzeskraft ausgestattete Regulativ, betreffend die sanitätspolizeilichen Vorschriften bei ansteckenden Krankheiten, vom 8. August 1835 (Gesetzsammlung Seite 240). Es bezog sich auch auf den Typhus, den es der Anzeigepflicht unterstellte und für dessen Verhütung und Bekämpfung es eine Reihe von Anordnungen traf, unterschied aber nicht zwischen Unterleibstyphus, Flecktyphus und Rückfallfieber. Da der Inhalt des Regulativs gegenüber den neuzeitlichen Anschauungen über Seuchenbekämpfung als veraltet angesehen werden mußte, trat Preußen im Jahre 1905 an eine neue gesetzliche Ordnung der Seuchenbekämpfung heran und erließ für den ganzen Umfang der Monarchie das am 20. Oktober 1905 in Kraft getretene Gesetz, betreffend die Bekämpfung übertragbarer Krankheiten, vom 28. August 1905 (Gesetzsammlung Seite 373). Dieses Gesetz bildet für die Bekämpfung einer Reihe übertragbarer Krankheiten, die es in seinem § 1 aufzählt, unter ihnen auch des Unterleibstyphus, die einheitliche und umfassende gesetzliche Grundlage. Es schließt sich in seinen Einzelvorschriften an die Bestimmungen, die das Reichsgesetz für eine Reihe „gemeingefährlicher" Krankheiten getroffen hat, eng an und behandelt im ersten Abschnitt die Anzeigepflicht, im zweiten Abschnitt die Ermittelung der Krankheit, im dritten Abschnitt die Schutzmaßregeln, im vierten Abschnitt das Verfahren und die Behörden, im fünften und sechsten Abschnitt die Entschädigungs- und Kostenfrage und gibt im siebenten und achten Abschnitt Straf- und Schlußbestimmungen. Zur Ausführung des Gesetzes hat der Herr Minister der geistlichen, Unterrichts- und Medizinalangelegenheiten unter dem 15. September 1906 allgemeine Ausführungsbestimmungen[1]) und Sonderanweisungen für die Bekämpfung der einzelnen übertragbaren Krankheiten erlassen, von denen hier die Sonderanweisung für die Bekämpfung des Typhus (Unterleibstyphus) vom 10. August 1906[2]) in Betracht kommt. Neben diesem, die ganze Monarchie umfassenden Gesetze war für gesetzliche Sondervorschriften mit ausschließlicher Geltung in den zur verschärften Typhusbekämpfung gehörenden preußischen Gebietsteilen weder ein Bedürfnis, noch ein Raum vorhanden; auch die verschärfte Typhusbekämpfung im preußischen Anteil findet in dem Gesetze vom 28. August 1905 ihre alleinige und umfassende Grundlage. Zwischen diesem Gesetz und dem Inhalt der mehrerwähnten „Leitsätze" (Anlage II) besteht ein Unterschied insofern, als das Gesetz nur jede Erkrankung und jeden Todesfall an Typhus der

[1]) Besondere Beilage zu den Veröff. d. Kaiserl. Gesundheitsamts 1906 Nr. 51 S. 83*).

[2]) Desgl. S. 54*).

Anzeigepflicht unterwirft, während die Leitsätze auch jede Erkrankung und jeden Todesfall an einer typhusverdächtigen Krankheit anzeigepflichtig machen wollten. Im übrigen sind alle wesentlichen Punkte der Leitsätze durch Aufnahme in das Gesetz zur gesetzlichen Geltung erhoben worden.

In den drei anderen beteiligten Staaten — Bayern, Oldenburg und Elsaß-Lothringen — gibt es keine Sondergesetze über die Bekämpfung übertragbarer Krankheiten. Ein Punkt, der die Grundlage der Typhusbekämpfung wie überhaupt jeder behördlichen Seuchenbekämpfung bildet und seiner Natur nach eine ein- für allemal gültige, durch Strafandrohung geschützte Festlegung erheischt, nämlich die Meldepflicht, ist in jedem dieser drei Staaten durch allgemeine Verordnung geregelt. Die Anzeigepflicht für jede Erkrankung und jeden Todesfall an Typhus bestand schon vor Einführung der gemeinsamen Typhusbekämpfung, und zwar in Bayern zufolge der Kgl. Allerhöchsten Verordnung vom 22. Juli 1891 (Gesetz- und Verordnungsblatt S. 229)[1]), im Fürstentume Birkenfeld zufolge Regierungsverordnung vom 8. Januar 1898 (Gesetzblatt für Birkenfeld S. 109)[2]) und in Elsaß-Lothringen zufolge Bezirks-Polizeiverordnungen vom Jahre 1895[3]). Sie wurde auf jede Erkrankung und jeden Todesfall an einer typhusverdächtigen Krankheit ausgedehnt durch oberpolizeiliche Vorschrift der Kgl. Bayerischen Regierung der Pfalz vom 12. Dezember 1903 (Kreis-Amtsblatt der Pfalz S. 143)[4]), durch die Verordnung der Großherzoglichen Regierung zu Birkenfeld vom 12. Dezember 1904 (Gesetzblatt für Birkenfeld S. 363)[5]) und durch die Bezirks-Polizeiverordnungen für Unterelsaß vom 28. Oktober 1902[6]) und für Lothringen vom 25. Oktober 1902 (Zentral- und Bezirks-Amtsblatt S. 270/272)[6]). Im Fürstentume Birkenfeld ist außerdem noch die gleichfalls dem Gebiete der unmittelbaren Typhusbekämpfung angehörende Desinfektionsfrage durch die Verordnung der Großherzoglichen Regierung vom 20. Dezember 1905 (Gesetzblatt für Birkenfeld S. 481) einheitlich geregelt worden.

Im übrigen finden in den genannten drei außerpreußischen Staaten die behördlichen Anordnungen und Eingriffe, welche die Lösung der Aufgaben der direkten Typhusbekämpfung erfordert, ihre gesetzliche Grundlage und ihren strafrechtlichen Schutz in den allgemeinen Gesetzen über den Inhalt und die Grenzen der polizeilichen Zwangsbefugnisse. Diese gesetzliche Grundlage gewähren im bayerischen Gebietsanteile der Artikel 67 Abs. II des Polizeistrafgesetzbuchs vom 26. Dezember 1871,

---

[1]) Veröff. d. Kaiserl. Gesundheitsamts 1891 S. 584.

[2]) Desgl. 1899 S. 1148.

[3]) Desgl. 1896 S. 163.

[4]) Durch Bekanntmachung der Kgl. Bayerischen Staatsministerien des Innern beider Abteilungen und des Staatsministeriums für Verkehrsangelegenheiten über die Bekämpfung übertragbarer Krankheiten vom 9. Mai 1911 ist in ganz Bayern eine Anzeigepflicht bei Typhus und Typhusverdacht vorgeschrieben (Ges.- und Verordn.-Bl. S. 426 und Veröff. d. Kaiserl. Gesundheitsamts 1911 S. 616).

[5]) Veröff. d. Kaiserl. Gesundheitsamts 1905 S. 52.

[6]) Desgl. 1903 S. 55. In Elsaß-Lothringen ist eine Anzeigepflicht für Typhus und Typhusverdacht durch die Kaiserliche Verordnung, betr. die Verpflichtung der Ärzte zur Anmeldung von übertragbaren Krankheiten, vom 29. Oktober 1910 erneut vorgeschrieben worden. (Ges.-Bl. S. 134 und Veröff. d. Kaiserl. Gesundheitsamts 1911 S. 61).

der alle von der zuständigen Behörde zum Schutze gegen den Eintritt oder die Verbreitung einer ansteckenden oder epidemisch auftretenden Krankheit angeordneten Sicherheitsmaßregeln unter strafrechtlichen Schutz stellt, — im Fürstentume Birkenfeld das Gesetz vom 1. Juni 1864 (Gesetzblatt für Birkenfeld S. 375) und im Reichsland das Gesetz vom 16. August 1790 in Verbindung mit Artikel 471 Ziffer 15 des französischen Strafgesetzbuchs. Die erwähnten Gesetze ziehen durchweg den polizeilichen Befugnissen in Seuchenangelegenheiten so weite Grenzen, daß die Möglichkeit zur Erfüllung aller wesentlichen Anforderungen der „Leitsätze" gegeben war. Diese Möglichkeit wurde dadurch verwirklicht, daß in den drei genannten Staaten der Inhalt der „Leitsätze" durch Anordnung der obersten Landesbehörden zur maßgeblichen Grundlage für das behördliche Vorgehen gegen den Typhus gemacht wurde.

Was insbesondere die Entwickelung in Elsaß-Lothringen anlangt, so waren schon durch den Ministerialerlaß vom 3. August 1895 den nachgeordneten Behörden Verhaltungsmaßregeln für die Bekämpfung einiger übertragbarer Krankheiten, nämlich von Typhus, Ruhr, Scharlach und Diphtherie gegeben. Diese Verhaltungsmaßregeln stellten an die Bekämpfung des Typhus wesentlich geringere Anforderungen, als es die später vereinbarten „Leitsätze" taten. Bei Einrichtung der gemeinsamen Typhusbekämpfung gab das Kaiserliche Ministerium durch Erlaß vom 31. Juli 1903[1]) den zuständigen Behörden die „Leitsätze" als Anhalt für ihr Vorgehen gegen den Typhus an die Hand und bestimmte zunächst durch zwei weitere, näher erläuternde Erlasse vom 18. September 1903 und 27. März 1904[2]), daß für das Einschreiten gegen die ersten, vereinzelten Fälle die Vorschrift von 1895, bei vermehrtem Auftreten aber die „verstärkte Typhusbekämpfung" nach Maßgabe des die „Leitsätze" mitteilenden Erlasses vom 31. Juli 1903 Platz zu greifen hätten und daß für einen Kreis, den Industriekreis Diedenhofen West, auch schon bei den ersten Fällen die „verstärkte Typhusbekämpfung" einzutreten habe. Nach und nach aber wurde zufolge Anordnung des Kaiserlichen Ministeriums diese anfänglich nur für den Kreis Diedenhofen West getroffene Vorschrift auf alle Kreise des Unterelsaß und Lothringens und vom 1. April 1910 ab auch auf den Kreis Colmar im Oberelsaß ausgedehnt, so daß unter Fortfall des Unterschieds zwischen „ersten vereinzelten Fällen" und „vermehrtem Auftreten" die verstärkte Typhusbekämpfung an der Hand der Leitsätze gegenüber allen Typhusfällen in den Bezirken Unterelsaß und Lothringen sowie im oberelsässischen Kreise Colmar eintrat.

War hiernach zwar die formale Rechtsgrundlage der unmittelbaren Typhusbekämpfung innerhalb des Gesamtgebiets eine verschiedene — in Preußen das Spezialgesetz, in den anderen Staaten die allgemeinen Gesetze über die Grenzen der polizeilichen Befugnisse —, so vollzog sich doch sachlich die Typhusbekämpfung im Gesamtgebiet in allen maßgebenden Punkten nach den gleichen, durch die Leitsätze festgelegten Grundsätzen, und zwar in Preußen vermöge der Übereinstimmung des Sondergesetzes mit dem wesentlichen Inhalt der Leitsätze, in den anderen Staaten um deswillen, weil

---

[1]) Veröff. d. Kaiserl. Gesundheitsamts 1904 S. 17.

[2]) Desgl. S. 625.

die allgemein-gesetzlich gezogenen Grenzen der polizeilichen Befugnisse die Befolgung der Leitsätze zuließen und die obersten Landesbehörden diese Befolgung vorschrieben.

3. Die Organisation der Typhusbekämpfung.

Wie sich aus dem Vorstehenden ergibt, gehörte schon vor Einrichtung der systematischen Typhusbekämpfung im Südwesten des Reichs der Typhus in den beteiligten Ländern zu denjenigen übertragbaren Krankheiten, deren Bekämpfung eine den Verwaltungsbehörden obliegende Aufgabe war. Für die Organisierung der verschärften Bekämpfung, die der Ansteckungsquelle in jedem Falle bis ins einzelne nachgehen, den Ansteckungsstoff rechtzeitig abfangen und unschädlich machen, die der Typhusverbreitung günstigen gesundheitlichen Mißstände aus dem Wege räumen sollte, eröffneten sich drei Möglichkeiten. Man konnte entweder:

1. die verschärfte Typhusbekämpfung lediglich den ordentlichen Verwaltungsbehörden übertragen, oder
2. unter Ausschaltung der ordentlichen Verwaltungsbehörden besondere Behörden mit der verschärften Typhusbekämpfung betrauen, oder endlich
3. den ordentlichen Verwaltungsbehörden besondere behördliche Stellen angliedern, die — den höheren Landes-Verwaltungsbehörden unterstellt — die örtlichen Behörden bei der Typhusbekämpfung zu unterstützen hatten.

Bei der Wahl zwischen diesen drei Wegen konnte es von vornherein nicht unzweifelhaft sein, daß für die mit der unmittelbaren Anordnungsgewalt gegenüber dem Publikum betrauten Behörden, d. h. für die Polizeibehörden und die ihnen vorgesetzten Aufsichtsbehörden, weder eine Ausschaltung noch auch nur die Übertragung eines Teiles ihrer Aufgaben an besondere Behörden in Frage kam. Ganz abgesehen davon, daß es eines Gesetzes bedurft hätte, um die den ordentlichen Polizeibehörden zustehenden Befugnisse auf andere, besondere Behörden zu übertragen, verbot sich eine solche Maßnahme ohne weiteres aus sachlichen Gründen. Denn auch die zur Durchführung der verschärften Typhusbekämpfung erforderlichen polizeilichen Maßnahmen sind ihrem Wesen und Inhalt nach ein Zweig der der Obhut der ordentlichen Polizeibehörden anvertrauten Gesundheitspolizei und stehen mit den anderen Zweigen der Gesundheitspolizei und — wie die gesamte Gesundheitspolizei selbst — mit weiteren Gebieten der Polizei in engem und unlöslichem Zusammenhange. Man denke nur an die vielen Berührungspunkte zwischen Gesundheitspolizei und Wohnungs- und Baupolizei, an die nahen Beziehungen, die zwischen der für die Typhusbekämpfung besonders wichtigen Reinhaltung der Wasserläufe, Sicherung der Brunnen, bedenkenfreien Beseitigung der Abfallstoffe und der allgemeinen Ordnungs- und Straßenpolizei bestehen, man erwäge, wie sehr die durch die Typhusbekämpfung bedingten Beschränkungen gewerblicher Betätigung auf das Gebiet der Gewerbe- und Nahrungsmittelpolizei übergreifen, und man wird verstehen, daß ein unhaltbarer Zustand geschaffen worden wäre, hätte man in der Typhusbekämpfung die Aufgaben der ordentlichen Polizeibehörden ganz oder zum Teil auf besondere Behörden übertragen. Es kam noch ein anderer Gesichtspunkt hinzu, der dies von vornherein ausschloß. Je stärkere Eingriffe in die Freiheit der Person und des Privateigentums eine tatkräftige Typhusbekämpfung erfordert, desto mehr wird ihr Erfolg davon ahhängen, daß die einschneidenden Maßnahmen im großen und ganzen dem wohlmeinenden Verständnis auf seiten der Bevölkerung begegnen und die Anwendung von Zwang nur in Ausnahmefällen notwendig wird. Hieraus ergab sich die Notwendigkeit, die Befugnis zur entscheidenden Anordnung in die Hand von Behörden zu legen, die mit den örtlichen und persönlichen Verhältnissen genau bekannt sind und sich des allgemeinen Vertrauens erfreuen. Die vielgestaltete Tätigkeit des neuzeitlichen Staates, der nicht nur gebietet und verbietet, sondern seine schützende Hand allen Zweigen des Erwerbslebens leiht, bringt es mit sich, daß die ordentlichen Behörden der allgemeinen Verwaltung vermöge ihres umfassenden Tätigkeitsbereichs mit allen Schichten der Bevölkerung in enger Fühlung stehen, mit ihrer Eigenart vertraut und zu einer Einflußnahme am ehesten befähigt sind. Nur bei ihnen und nicht bei besonderen Behörden, denen jede nähere, nur durch eine Kette der mannigfachsten dauernden Beziehungen zu gewinnende Fühlung mit den breiten Schichten des Publikums abgeht, konnte die Anordnungsgewalt auf einem Gebiete beruhen, das, wie die Typhusbekämpfung, die private und persönliche Rechtssphäre so nahe berührt.

Auch auf der ärztlich-sachverständigen Seite der Typhusbekämpfung, der die Feststellung und Aufklärung der Erkrankungsfälle, die Erforschung der Ansteckungsquelle, der Vorschlag aller Bekämpfungsmaßnahmen und eine umfassende gutachtliche Tätigkeit zufällt, konnte von einer Ausschaltung der hierzu berufenen ordentlichen Behörden, d. h. der beamteten Ärzte, nicht die Rede sein. Einmal schon deshalb nicht, weil die Typhusbekämpfung auf die allgemeinen gesundheitlichen Verhältnisse ihr scharfes Augenmerk richten muß und gerade in der Beobachtung der allgemeinen hygienischen Verhältnisse und dem Hinwirken auf die Beseitigung von Mißständen die wesentlichste allgemeine Aufgabe der beamteten Ärzte liegt; sodann aber aus dem Grunde nicht, weil auch nach der medizinisch-technischen Seite hin der Erfolg der unmittelbaren Typhusbekämpfung bedingt ist durch die maßgebliche Mitwirkung von Persönlichkeiten, die neben der ärztlichen Sachkunde eine durch einen großen amtlichen Wirkungskreis erworbene Kenntnis von Land und Leuten, die Vertrautheit mit der Lebenshaltung, den Lebensgewohnheiten und den Erwerbsverhältnissen der Bevölkerung besitzen.

Konnten hiernach die beamteten Ärzte bei der verschärften Typhusbekämpfung weder ausgeschaltet noch in ihrem Pflichtenkreise beschränkt werden, so bot doch die eingehende Erforschung der Ansteckungsquelle, die Aufdeckung etwaiger, dem gemeldeten Falle vorangegangenen Erkrankungen, das Auffinden von Kontakten, die vor der Absonderung des gemeldeten Kranken zustande gekommen waren, und die Überwachung der Wirkung der Bekämpfungsmaßnahmen eine solche Fülle von Arbeit und namentlich ein so großes Maß örtlicher Ermittelungen, daß diese Last den beamteten Ärzten allein nicht aufgebürdet werden konnte. Dies um so weniger, als die beamteten Ärzte überall einen recht umfangreichen Amtsbezirk haben und zum weitaus größten Teil im Bekämpfungsgebiete nicht voll besoldete Beamte sind, sondern sich neben ihrer Amtsausübung auf die Übernahme von Privatpraxis oder sonstige ärztliche

Betätigung (Kassen-, Krankenhaus-, bahnärztliche, impfärztliche Praxis usw.) angewiesen sehen. Man mußte daher bei der Organisation der medizinisch-technischen Seite der Typhusbekämpfung von den oben angegebenen drei Wegen den letzten wählen und neben die Amtsärzte eine Anzahl besonderer Ärzte stellen, die in ständiger Fühlung mit den ersteren sich der amtlichen Typhusbekämpfung zu widmen hatten. Weder die Rechte noch die Pflichten der Amtsärzte erfuhren hierdurch eine Einschränkung; der Zweck und die Absicht dieser Organisation war vielmehr die Unterstützung der Amtsärzte und ein enges Zusammenwirken zwischen ihnen und den besonders angenommenen Ärzten behufs schnellerer Erledigung und wirksamerer Erfüllung der durch die verschärfte Typhusbekämpfung gestellten medizinisch-amtlichen Aufgaben. Noch in einer anderen Richtung ergab sich die Notwendigkeit zu einer Ergänzung der vorhandenen amtlichen Einrichtungen. Soweit es im Bekämpfungsgebiet Untersuchungsstellen zur bakteriologischen Feststellung des Typhus und zur Vornahme anderer hiermit zusammenhängender Untersuchungen (Wasser, Milch, Abortgrubeninhalt usw.) überhaupt gab, reichten sie doch für die Zwecke der verschärften Typhusbekämpfung nicht aus; es mußte zudem Vorsorge getroffen werden, daß die Untersuchungsanstalten in bequem erreichbarer Nähe für die behandelnden Ärzte, die Amtsärzte, die örtlichen Verwaltungsbehörden und die Bevölkerung lagen.

Beide Aufgaben, die Heranziehung einer Anzahl von Ärzten zur Mitwirkung bei der behördlichen Typhusbekämpfung und die Errichtung einer Reihe von Untersuchungsstellen, fanden ihre einheitliche Lösung dadurch, daß man im Bekämpfungsgebiet ein Netz von bakteriologischen Untersuchungsanstalten schuf und die bakteriologisch geschulten Ärzte dieser Anstalten nicht nur zur Laboratoriumsarbeit, sondern auch zum Außendienst in der Typhusbekämpfung verpflichtete. Als erste wurde eine Untersuchungsanstalt in Trier errichtet. Zu ihr trat im Jahre 1902 auf den Vorschlag von Professor Dr. Robert Koch, der auf die starke Verbreitung des Typhus im Saarkohlenreviere hinwies, die Untersuchungsanstalt in Saarbrücken. Am Ende des Jahres 1902 wurde beschlossen, eine Anstalt für das Eifelgebiet, ferner eine solche in Idar für das Fürstentum Birkenfeld und in Metz für Elsaß-Lothringen zu errichten. Einen weiteren Ausbau erfuhr die Organisation in den Jahren 1903 und 1904. Die Kgl. Bayerische Regierung schloß sich für das Gebiet der bayerischen Pfalz dem gemeinsamen Vorgehen gegen den Typhus an und errichtete in Landau eine Hauptstation, in Kaiserslautern eine Nebenstation. Im Bezirk Unterelsaß wurden die Untersuchungsanstalten Straßburg und Hagenau begründet. Die immer schärfer hervortretende Erkenntnis, daß die beiden großen Industriereviere an der Saar und im Nordwesten Lothringens die stärksten Typhusherde waren, führte schließlich dahin, daß man in Lothringen neben der Metzer Anstalt noch eine solche in Diedenhofen, und in Preußen neben Saarbrücken je eine Anstalt in Neunkirchen und Saarlouis einrichtete, die besonders für das Eifelgebiet bestimmte Anstalt aber fallen ließ. Diese, Ende des Jahres 1904 zum Abschluß gebrachte Organisation umfaßte bis zum 1. April 1910 im ganzen Bekämpfungsgebiete folgende Anstalten:

	Sitz der Anstalt	Bezirk der Anstalt	Besetzung der Anstalt
A. Preußische Anstalten	1. Trier	Stadt- und Landkreis Trier, Kreise Bitburg, Daun, Prüm, Saarburg i. Pr., Wittlich, Bernkastel mit Ausschluß der Landbürgermeistereien Rhaunen und Kempfeld (vergl. A, 5).	1 Leiter, 3 Assistenten
	2. Saarbrücken	Stadt- und Landkreis Saarbrücken, der lothringische Kreis Saargemünd und vom lothringischen Kreise Forbach der Kanton Forbach.	1 Leiter, 3 Assistenten
	3. Neunkirchen	Kreis Ottweiler und südlicher Teil des Kreises St. Wendel (vergl. A, 5).	1 Leiter, 1 Assistent
	4. Saarlouis	Kreise Saarlouis und Merzig.	1 Leiter, 1 Assistent
	5. Idar	Fürstentum Birkenfeld, nördlicher Teil des Kreises St. Wendel und vom Kreise Bernkastel die Landbürgermeistereien Rhaunen und Kempfeld.	1 Leiter, 1 Assistent
B. Bayerische Anstalten	1. Landau	Bezirksämter Bergzabern, Dürkheim, Frankenthal, Germersheim, Landau, Ludwigshafen a. Rh., Neustadt a. H., Speyer, von Pirmasens der Distrikt Dahn und die unmittelbare Stadt Landau.	1 Leiter, 3 Assistenten
	2. Kaiserslautern	Bezirksämter Homburg, St. Ingbert, Kaiserslautern, Kirchheimbolanden, Kusel, Rockenhausen, Zweibrücken ohne den Distrikt Dahn.	1 Leiter, 2 Assistenten
C. Elsaß-Lothringische Anstalten	1. Straßburg (angeschlossen an das hygienisch-bakteriologische Universitäts-Institut)	Stadt- und Landkreis Straßburg, Kreise Erstein, Molsheim, Schlettstadt.	1 Leiter, 3 Assistenten
	2. Hagenau	Kreise Hagenau, Weißenburg, Zabern.	1 Leiter, 1 Assistent
	3. Metz	Stadt- und Landkreis Metz, Kreise Château-Salins, Saarburg i. Lothr. und Kreis Forbach mit Ausschluß des Kantons Forbach (vergl. A, 2).	1 Leiter, 3 Assistenten
	4. Diedenhofen	Kreise Diedenhofen Ost, Diedenhofen West und Bolchen.	1 Leiter, 1 Assistent

Am 1. April 1910 wurden die bakteriologischen Anstalten Neunkirchen, Saarlouis, Kaiserslautern, Hagenau und Diedenhofen aufgehoben. Seitdem ist die Einteilung der Anstalten die nebenstehende (s. d. Tabelle auf S. 47).

Dank dem Entgegenkommen des Kgl. Preußischen und des Kgl. Bayerischen Herrn Kriegsministers ist es stets möglich gewesen, eine große Anzahl bakteriologisch geschulter Sanitätsoffiziere in der Typhusbekämpfung zu beschäftigen, so daß das ärztliche Personal der Anstalten ungefähr gleichmäßig aus Zivil- und Militärärzten zusammengesetzt war. Außerdem verfügen die Anstalten über die erforderlichen Schreibkräfte und Laboratoriumsdiener.

Gleichzeitig mit den mehrerwähnten „Leitsätzen für die Verwaltungsbehörden" wurde der in Anlage III abgedruckte, im Kaiserlichen Gesundheitsamt ausgearbeitete „Entwurf einer Dienstanweisung für die zur Typhusbekämpfung eingerichteten Untersuchungsämter" nebst einer „Anleitung für die bakterio-

	Sitz der Anstalt	Bezirk der Anstalt	Besetzung der Anstalt
A. Preußische Anstalten	1. Trier	Stadt- und Landkreis Trier, Kreise Bitburg, Daun, Merzig, Prüm, Saarburg i. Pr., Wittlich, Bernkastel mit Ausschluß d. Landbürgermeistereien Rhaunen und Kempfeld (vergl. A, 3).	1 Leiter, 2 Assistenten
	2. Saarbrücken	Stadt- und Landkreis Saarbrücken, Kreise Ottweiler und Saarlouis.	1 Leiter, 3 Assistenten
	3. Idar	Fürstentum Birkenfeld, Kreis St. Wendel, Landbürgermeistereien Rhaunen und Kempfeld vom Kreise Bernkastel.	1 Leiter
B. Bayerische Anstalt	Landau	Die bayerische Pfalz (Kreis Pfalz).	1 Leiter, 3 Assistenten
C. Elsaß-Lothringische Anstalten	1. Straßburg (angeschlossen an das hygienisch-bakteriologische Universitäts-Institut)	Bezirk Unterelsaß und Kreis Colmar des Bezirkes Oberelsaß.	1 Oberleiter, 1 Leiter, 4 Assistenten
	2. Metz	Bezirk Lothringen.	1 Leiter, 2 Assistenten

logische Feststellung des Typhus“ und einem „Verzeichnis der im Untersuchungsamte zu führenden Listen und Bücher“ vereinbart. Dieser Entwurf ist von allen an der systematischen Typhusbekämpfung beteiligten Staaten zur maßgebenden Dienstanweisung für die bakteriologischen Untersuchungsanstalten erhoben worden. Die Dienstanweisung unterstellt die Untersuchungsämter den höheren Landesverwaltungsbehörden und legt ihnen — entsprechend dem oben dargelegten Bedürfnis, aus dem sie erwachsen sind — die doppelte Pflicht:

a. der bakteriologischen Untersuchung des ihnen zugehenden Materials,

b. der Teilnahme an den örtlichen Bekämpfungsmaßnahmen

auf. In erster Hinsicht haben sie das ihnen von Behörden oder Ärzten ihres Bezirkes eingesandte typhusverdächtige Untersuchungsmaterial unverzüglich zu untersuchen und das Ergebnis dem Einsender mitzuteilen, bei positivem Ausfall auch die zuständige Polizeibehörde und den beamteten Arzt zu benachrichtigen. In der zweiten Beziehung haben sie die Aufgabe weitgehender örtlicher Ermittelungen, um einerseits die Entstehungsursache und den Umfang der Seuche zweifelsfrei festzustellen, andererseits die gebotenen Bekämpfungsmaßnahmen vorzuschlagen. Während die bakteriologische Untersuchungstätigkeit der Anstalten naturgemäß eine selbständige ist, sind sie bei den örtlichen Ermittelungen an ein enges Zusammenwirken mit dem beamteten Arzte gebunden; die gemeinschaftliche Vornahme der örtlichen Ermittelungen durch Amtsarzt und Stationsarzt soll die Regel bilden und bildet sie auch in den weitaus meisten Fällen. Bei dringender Behinderung des Amtsarztes und bei Unaufschiebbarkeit der örtlichen Feststellung ist deren Ergebnis dem Amtsarzt von der Untersuchungsanstalt ungesäumt mitzuteilen. Es ist ferner Bestimmung getroffen, daß die Leiter der Anstalten untereinander in Fühlung bleiben und Nachrichten über wichtige Vorkommnisse austauschen, namentlich über die Einschleppung von Typhusfällen aus einem Anstaltsbezirk in einen anderen. Die Anstalten stellen wöchentlich nach dem in Anlage IV abgedruckten Muster eine namentlich geführte Übersicht der Typhusfälle auf und halten durch Übersendung dieser Übersicht die ihnen vorgesetzten Stellen auf dem laufenden; ein vierteljährlicher Bericht nach den in der Anlage V aufgestellten Gesichtspunkten gibt fortlaufend Rechenschaft über die gesamte Tätigkeit der Anstalt. Das Bedürfnis führte dazu, daß man die Untersuchungsanstalten auch weiteren Zwecken dienstbar machte, indem man sie ermächtigte und verpflichtete, auf Ersuchen von Behörden, beamteten und behandelnden Ärzten andere, mit der Typhusbekämpfung in keinem Zusammenhange stehende Untersuchungen auszuführen, soweit die Ausstattung ihrer Laboratorien das ermöglichte. Von dieser Einrichtung ist namentlich seitens der behandelnden Ärzte in immer stärkerem Maße Gebrauch gemacht worden. Auch wurden die bakteriologisch geschulten Anstaltsärzte zur Verfügung gestellt, wenn eine Häufung von Erkrankungsfällen unter der Zivil- oder Militärbevölkerung eine Vermehrung des vorhandenen Ärztepersonals erheischte; wiederholt ist das beim Ausbruch schwerer Ruhr-, Fleischvergiftungs- und Pocken-Epidemien geschehen.

Neben der Erfüllung dieser unmittelbar praktischen Aufgaben waren die Untersuchungsanstalten berufen, sich der wissenschaftlichen Erforschung des Typhus eingehend zu widmen. Aus den Anstalten ist eine stattliche Reihe wissenschaftlicher Arbeiten hervorgegangen, die in wesentlichem Maße dazu beigetragen haben dürften, die epidemiologische Erkenntnis dieser Seuche zu erweitern und zu vertiefen. Welche Arbeiten es im einzelnen waren und welche wissenschaftlichen Ergebnisse sie zeitigten, wird im medizinisch-wissenschaftlichen Teile dieser Denkschrift zur Darstellung gelangen (vergl. auch Anlage VI).

Die Wirksamkeit einer über ein größeres Gebiet sich erstreckenden Seuchenbekämpfung wird in hohem Maße bedingt durch die Einheitlichkeit in der Anordnung und Durchführung der Bekämpfungsmaßnahmen. Dies gilt gleicherweise für die Bekämpfung übertragbarer Krankheiten, wie für die Eindämmung von Viehseuchen, bis zu einem gewissen Grade auch für die Befehdung pflanzlicher Schädlinge, die für einen wichtigen Zweig der Volkswirtschaft verheerend werden können. Die Reichsgesetzgebung, die sich mit diesen Aufgaben befaßt, hat deshalb mehrfach die Bestellung eines Reichskommissars vorgesehen, dem die Wahrung jener Einheitlichkeit dann obliegt, wenn von den zu ergreifenden Maßnahmen die Gebiete mehrerer Bundesstaaten betroffen werden. Für die Bekämpfung gemeingefährlicher Krankheiten findet sich die gesetzliche Ermächtigung zur Bestellung eines Reichskommissars im § 41 des Reichsgesetzes vom 30. Juni 1900 (Reichsgesetzblatt S. 306)[1]), für die Bekämpfung der Viehseuchen im § 4 des Viehseuchengesetzes vom 26. Juni 1909 (Reichsgesetzblatt S. 519)[2]) und für die Bekämpfung eines verheerenden Pflanzenschädlinges im § 15 des Reblausgesetzes vom 6. Juli 1904 (Reichsgesetzblatt S. 261). Als sich für die gemeinschaftliche, die Gebiete mehrerer Bundesstaaten umfassende Typhusbekämpfung im Südwesten des Reichs die Bestellung eines Reichskommissars als erwünscht erwies, bot der Artikel 4 Ziff. 15 der Reichsverfassung, der die Medizinalpolizei der „Beaufsichtigung

[1]) Veröff. d. Kaiserl. Gesundheitsamts 1900 S. 673.

[2]) Desgl. 1909 S. 880.

seitens des Reichs“ unterwirft, zwar die allgemeine Handhabe, gewährte aber keine besondere gesetzliche Grundlage, die dem Reichskommissare bestimmte Befugnisse unmittelbar verliehen hätte. Ebensowenig tat dies der § 41 des Reichsgesetzes vom 30. Juni 1900, weil diese reichsgesetzliche Vorschrift sich nur auf „gemeingefährliche“ Krankheiten bezieht, der Unterleibstyphus aber hierunter nicht einbegriffen ist. Um die Stelle eines Reichskommissars für die Typhusbekämpfung zu schaffen und mit einem bestimmten Inhalt auszustatten, blieb nur der Weg der freiwilligen Vereinbarung übrig, und eine solche kam zwischen der Reichsregierung einerseits, der Königlich Preußischen, der Großherzoglich Oldenburgischen Regierung und der Landesverwaltung in Elsaß-Lothringen andererseits dahin zustande, daß im Jahre 1904 ein Reichskommissar für die Typhusbekämpfung im Südwesten des Reichs mit dem Amtssitz in Saarbrücken und mit einem den Regierungsbezirk Trier, das Fürstentum Birkenfeld und die Bezirke Unterelsaß und Lothringen umfassenden Amtsbereiche bestellt und sein Geschäftskreis in einer Dienstanweisung festgelegt wurde. Gleichzeitig bestellte die Kgl. Bayerische Staatsregierung durch Entschließung des Kgl. Staatsministers des Innern vom 24. November 1904 einen Landeskommissar für die Typhusbekämpfung im Gebiete der bayerischen Pfalz.

Der Reichskommissar für die Typhusbekämpfung im Südwesten des Reichs ist dem Reichskanzler (Reichsamt des Innern) unterstellt. Er hat einen ärztlichen Sachverständigen als Beirat zur Seite und kann über die untersuchende, ermittelnde und begutachtende Tätigkeit der in seinem Bezirke bestehenden bakteriologischen Stationen verfügen. Nach seiner Dienstanweisung ist seine Aufgabe eine dreifache. Er soll:

1. auf Einheitlichkeit in der Anordnung und Durchführung der landesbehördlichen Maßnahmen innerhalb seines Dienstbereichs hinwirken und sich zu diesem Zwecke über die örtliche Bekämpfung der Krankheit in ihren Einzelheiten vergewissern.

2. Er hat dafür Sorge zu tragen, daß das gemeinsame Vorgehen gegen den Typhus innerhalb seines Dienstbereichs stets im Einklang mit den vereinbarten Grundsätzen über die Bekämpfung dieser Krankheit erfolgt, daß insbesondere nach Maßgabe dieser Grundsätze das Geeignete für sachgemäße Unterbringung der Kranken, für Unschädlichmachung der Seuchenfälle und für Verhütung einer Weiterverbreitung des Krankheitsstoffs geschieht.

3. Er soll endlich auf die allgemeinen gesundheitlichen Verhältnisse und Einrichtungen innerhalb seines Dienstbezirkes, die für die Abwehr der Typhusgefahr besonders in Betracht kommen, namentlich auf die Trinkwasserversorgung, die Beseitigung der Abfallstoffe und die Wohnungsverhältnisse fortdauernd sein Augenmerk richten und die Beseitigung etwaiger Mißstände auf diesem Gebiet anstreben.

Die gleichen Aufgaben sind dem bayerischen Landeskommissare für seinen Dienstbereich gestellt; dem Reichskommissar und dem bayerischen Landeskommissar ist eine fortlaufende gegenseitige Fühlungnahme zur Pflicht gemacht, damit die Einheitlichkeit der Bekämpfung im Gesamtgebiete gewahrt werde.

Was die rechtliche Stellung des Reichskommissars und die ihm zur Erfüllung seiner Aufgaben an die Hand gegebenen Mittel anbelangt, so ist es nicht nur die abweichende formelle Grundlage — die Vereinbarung zwischen dem Reiche und den beteiligten Staaten an Stelle der reichsgesetzlichen Sondervorschrift —, die den Reichskommissar für die Typhusbekämpfung von den anderen, nach den erwähnten reichsgesetzlichen Spezialvorschriften bestellten Reichskommissaren unterscheidet. Auch nach der materiellen Seite hin besteht in dem Umfang der Befugnisse eine wesentliche Verschiedenheit. Die gedachten Reichsgesetze statten den von ihnen vorgesehenen Reichskommissar mit dem Rechte aus, das zur Erfüllung seiner Aufgaben Erforderliche anzuordnen und nötigenfalls die Behörden der beteiligten Bundesstaaten unmittelbar mit Weisungen zu versehen. Dem auf dieser reichsgesetzlichen Grundlage bestellten Reichskommissar ist somit die Anordnungsgewalt gegeben und die Befugnis verliehen, seinen Anordnungen durch unmittelbar den landesbehördlichen Organen erteilte, für sie bindende Anweisungen Geltung zu verschaffen; insoweit der Reichskommissar von seiner Anordnungsgewalt Gebrauch macht, schaltet er die sonst zum Erlasse der Anordnung berufenen Landesbehörden aus. Im Gegensatze hierzu entbehrt der Reichskommissar für die Typhusbekämpfung der Anordnungsgewalt, und zwar der unmittelbaren Anordnungsgewalt gegenüber der Bevölkerung schon um deswillen, weil es zu ihrer Übertragung einer Gesetzesvorschrift bedurft hätte, der Befugnis, den Landesbehörden für die von ihnen zu erlassenden Anordnungen eine bindende Anweisung zu geben, aber aus dem Grunde, weil die grundlegenden Vereinbarungen die Einräumung dieser Befugnis an den Reichskommissar nicht zum Inhalt haben. Nur die Einwirkung auf die staatlichen und kommunalen Behörden im Wege der unmittelbaren Verhandlung mit ihnen steht dem Reichskommissar als Mittel zur Erfüllung seiner Aufgabe zu Gebote. Sein Aufgabenkreis war nach Umfang und Bedeutung ein weitreichender, zumal in der ersten Zeit nach Einrichtung der gemeinsamen Typhusbekämpfung, als es galt, eine umfassende organisatorische Tätigkeit zu entfalten, um die neuen, der Bevölkerung, den behandelnden Ärzten und den örtlichen Verwaltungsstellen noch ungewohnten verschärften Bekämpfungsmaßnahmen in die Praxis zu übersetzen, den weit von einander abweichenden wirtschaftlichen und sozialen Lebensverhältnissen in den einzelnen Teilen des großen örtlichen Bereichs gebührend Rechnung zu tragen, mit den gegebenen nicht minder verschiedenartigen und nur allmählich zu vervollkommnenden Einrichtungen auf dem Gebiete des Krankenhaus- und Desinfektionswesens wie der allgemeinen Hygiene sich abzufinden und doch der Typhusbekämpfung in allen maßgebenden Richtlinien die zielbewußte, den praktischen Erfolg sichernde Einheitlichkeit zu wahren. Wenn, wie die Erfahrung und die erzielten Ergebnisse gelehrt haben, der dem Reichskommissar ausschließlich gewiesene Weg der Verhandlung mit den Landesbehörden aller Art zur Erfüllung der ihm gestellten Aufgabe in den wesentlichen Punkten geführt hat, so möge an dieser Stelle mit lebhaftem Danke festgestellt werden, daß dieser Erfolg in allererster Reihe zurückzuführen ist auf das ebenso bereitwillige wie fördernde Entgegenkommen, dem die Anregungen und Wünsche des Reichskommissars bei allen beteiligten Landesverwaltungsbehörden begegnet sind. Die Stellung des bayerischen Landeskommissars gegenüber den ordentlichen Verwaltungsbehörden der Pfalz ist die gleiche; auch er entbehrt der Anordnungsgewalt und ist auf den Weg der Verhandlung mit den zuständigen Behörden angewiesen. Der Umstand, daß seine Anregungen bei diesen Behörden stets eine dankenswerte Berücksichtigung fanden, und die stetige enge Fühlung, die der bayerische Landeskommissar und der Reichskommissar untereinander hielten, ermöglichten und festigten von Jahr zu Jahr mehr im Gesamtgebiete die Einheitlichkeit in der Anordnung und Durchführung der Bekämpfungsmaßnahmen.

Der Reichskommissar hat nach der Vorschrift seiner Dienstanweisung sich in fortlaufender Verbindung mit dem Kaiserlichen Gesundheitsamte zu halten. Durch diese Bestimmung war dafür gesorgt, daß die gemeinsame Typhusbekämpfung mit einer ständigen, über erfahrene Sachverständige verfügenden Reichsbehörde in dauernder Fühlung blieb. In Wirklichkeit vollzog sich dieses Zusammenarbeiten in der Weise, daß sämtliche Tätigkeitsberichte der bakteriologischen Untersuchungsanstalten, sowohl die Wochenübersichten wie die Vierteljahrsberichte, durch Vermittelung des Reichskommissars und mit seinen etwaigen Bemerkungen versehen an das Kaiserliche Gesundheitsamt gelangten, um dort vervielfältigt und allen an der Bekämpfung interessierten Reichs- und Landesstellen zugängig gemacht zu werden. Durch diese fortlaufenden Mitteilungen und durch Sonderberichte des Reichskommissars blieb das Gesundheitsamt in ständiger Kenntnis von dem Gange der Typhusfrequenz, von den in der Bekämpfung gemachten Beobachtungen und Erfahrungen und von den hervortretenden Zweifeln und Schwierigkeiten. Es konnte helfend und fördernd eingreifen und namentlich vermöge des umfassenden Überblicks über den Stand der gesamten Seuchenbekämpfung im Deutschen Reiche, der ihm zu Gebote stand, durch besonders bemerkenswerte Anregungen und Wünsche den Stand der Typhusbekämpfung nach der praktischen und wissenschaftlichen Seite hin stetig heben. Namentlich verdankt gerade den Anregungen des Kaiserlichen Gesundheitsamts eine recht bedeutende Anzahl der aus der Typhusbekämpfung hervorgegangenen wissenschaftlichen Arbeiten ihre Entstehung.

Die Gemeinsamkeit des Interesses, das an einer wirksamen Typhusbekämpfung in gleicher Weise bei der Heeres-Sanitätsverwaltung wie bei der zivilen Sanitätsverwaltung obwaltet, schuf enge Beziehungen zwischen beiden Verwaltungen. Kam dies schon durch eine annähernd gleichmäßige Besetzung der bakteriologischen Untersuchungsanstalten mit Militär- und Zivilärzten zum Ausdruck, so bildete auch bei den sachlichen Bekämpfungsmaßnahmen die wechselseitige Berücksichtigung der militärischen und Zivil-Interessen den leitenden Gesichtspunkt. Die militärischen Sanitätsbehörden wurden nicht nur über den allgemeinen Gang der Typhusfrequenz im Bekämpfungsgebiete fortlaufend unterrichtet, sondern es führte auch jeder Typhusfall, der, sei es nach seiner mutmaßlichen Ansteckungsquelle, sei es nach der Art seiner möglichen Weiterverbreitung, die Militärbevölkerung zu berühren schien, zu besonderem Benehmen zwischen den Typhusbekämpfungsorganen und den Militärbehörden. Andererseits erhoben die militärischen Sanitätsbehörden über die in ihrem Dienstbereiche vorkommenden Typhusfälle nach eben denselben Grundsätzen wie die zivile Typhusbekämpfung Ermittelungen und teilten deren Ergebnis den Typhusbekämpfungsorganen, insbesondere auch dem Reichskommissare mit. Es verstand sich von selbst, daß die Beratungen über die allgemeine gesundheitliche Hebung von Typhusortschaften, die gleichzeitig Garnisonorte waren, in engster Fühlung mit den Militär-Sanitätsbehörden gepflogen wurden; die militärischerseits gemachten Erfahrungen waren nicht selten ausschlaggebend für die Richtung, in der sich die Sanierung solcher Ortschaften vollzog. Das Handinhandarbeiten mit der Heeres-Sanitätsverwaltung wurde jedesmal ein besonders reges, wenn größere Herbstübungen im Bekämpfungsgebiete stattfanden. Den militärischen Stellen wurden regelmäßig vor dem Beginne der Übungen die seit Anfang des betreffenden Jahres vom Typhus befallenen Häuser genau bezeichnet, um sie von einer Belegung mit Truppen auszuschließen und die letzteren vor einer Ansteckung nach Möglichkeit zu bewahren; daneben wurden in den ausgesprochenen Typhusortschaften kurz vor dem Manöverbeginne diejenigen Brunnen, Wasserläufe und sonstige Wasserentnahmestellen kenntlich gemacht, deren Verseuchung nach ihrer Beschaffenheit und Lage sowie nach der Art der Typhusverbreitung im Orte vielleicht zu besorgen war. Inwieweit ein derartiges Zusammenarbeiten von Erfolg gekrönt war, möge die Tatsache dartun, daß, wie der Inspekteur der IV. Sanitäts-Inspektion im Jahre 1909 auf der Konferenz der Leiter der Typhusuntersuchungsanstalten betonte, während der vor Seiner Majestät dem Kaiser und König abgehaltenen großen Herbstübungen des Jahres 1908, in denen fast 80000 Mann auf einem Raume von nur 4000 qkm sich innerhalb des Bekämpfungsgebiets bewegten, an Typhus nur drei Mann sich infizierten.

Der im vorstehenden dargestellten amtlichen Organisation der gemeinsamen Typhusbekämpfung wären durchschlagende Erfolge versagt geblieben, hätte sie nicht ihre unerläßliche Ergänzung von einer Seite gefunden, die zwar kein *formelles* Glied in der *behördlichen* Organisation, *sachlich* aber einen um so unentbehrlicheren Bestandteil in der *Gesamtorganisation* darstellt. Dies sind die *behandelnden Ärzte*. Die Grundlage der Typhusbekämpfung bildet die Erfüllung der Meldepflicht; sie ruht praktisch so gut wie ausschließlich in der Hand der behandelnden Ärzte. Die verständnisvolle Mitwirkung des behandelnden Arztes ist regelmäßig von entscheidender Bedeutung für die einwandfreie Feststellung der Ursache und des Umfanges der Ansteckung, für die Durchführbarkeit der Absonderung des Kranken, für die Wirksamkeit der laufenden Desinfektion, für die Erfüllung der einfachsten hygienischen Gebote, die einer Weiterverbreitung der Krankheit vorbeugen sollen. Von der bereitwilligen Hilfe der Ärzteschaft in ihrer Gesamtheit wird es in erster Linie abhängen, ob das Verständnis für den Nutzen einer durchgreifenden Typhusbekämpfung sich auch in den breitesten Schichten der Bevölkerung Bahn bricht. Es lag in der Natur der Sache, daß die verschärften Maßnahmen der gemeinsamen Typhusbekämpfung mancherlei Reibungsflächen schufen, von denen die behandelnden Ärzte nicht unberührt bleiben konnten. In der ersten Zeit erschienen der Bevölkerung vielfach die verschärften Maßnahmen als unberechtigte Eingriffe in die Freiheit der Person und des Eigentums, als unzulässige Einmischungen in das häusliche Leben und in die gewerbliche und berufliche Beschäftigung; auf der anderen Seite erblickte die Bevölkerung in dem behandelnden Arzte ihren Vertrauensmann und glaubte von ihm verlangen zu dürfen, daß er derartige unberechtigt scheinende Eingriffe von ihr fernhalte. Hierzu kam, daß in der ersten Zeit wohl auch von den Bekämpfungsorganen hier und da zu weitgehende Anforderungen gestellt wurden, die sachlich berechtigt sein mochten, immerhin aber die unerläßliche Rücksicht auf die Besonderheit eines Übergangsstadiums vermissen ließen. So konnte es nicht ausbleiben, daß während der ersten Jahre in dem Verhältnis zu den behandelnden Ärzten Schwierigkeiten in vereinzelten Fällen sich geltend machten. Sie sind ohne große Mühe überwunden worden und haben einem erfreulichen Vertrauensverhältnisse zwischen den behandelnden Ärzten und den Bekämpfungsorganen Platz gemacht. Wie es eine Pflicht der beamteten Ärzte ist, in stetiger lebendiger Fühlung mit der praktischen Ärzteschaft zu bleiben, so suchten auch die für die Typhusbekämpfung besonders bestellten ärztlichen Organe, die Ärzte der bakteriologischen Untersuchungsanstalten, die gleiche Fühlung zu gewinnen. Neben der Anknüpfung persönlicher Beziehungen waren es die Ärztevereine, die den ärztlichen Bekämpfungsorganen Gelegenheit gaben, durch den Beitritt zum Vereine, durch Beteiligung an den Beratungen und Halten von Vorträgen in enge und vertrauensvolle Fühlung mit ihren Kollegen von der Praxis zu treten. In der gleichen Richtung wirkte der Umstand, daß die bakteriologischen Stationen den praktischen Ärzten zur Vornahme anderer, nicht auf Typhus bezüglichen bakteriologischen Untersuchungen zur Verfügung gestellt wurden. Wie schon an anderer Stelle bemerkt, machten die behandelnden Ärzte hiervon in immer steigendem Maße Gebrauch. Bildeten die vorerwähnten vereinzelten Schwierigkeiten, wenn man sie vergleicht mit der überaus großen Anzahl von praktischen Ärzten, die in einem Gebiete von mehr als drei Millionen Einwohnern wirken und bei der beträchtlichen Typhushäufigkeit der ersten Jahre ausnahmslos mit der Typhusbekämpfung in Berührung kamen, von vornherein Ausnahmefälle, so sind sie in der letzten Zeit gänzlich geschwunden; die Typhusbekämpfung fand — das darf hier festgestellt werden — ihre stärkste Stütze an der selbstlosen und zielbewußten Mitarbeit der praktischen Ärzteschaft und ihr gebührt, wenn die Typhusbekämpfung Erfolge erzielt hat, ein hervorragender Anteil hieran.

Die große Anzahl der an der Typhusbekämpfung beteiligten Verwaltungsstellen und der weite Umfang des Bekämpfungsgebiets zeitigten bald das Bedürfnis nach gemeinschaftlicher Aussprache über wichtige, praktische und wissenschaftliche, bei der Bekämpfung zu lösende Aufgaben. Neben wiederholten, namentlich in der ersten Zeit häufigeren Zusammenkünften der Mitglieder der Untersuchungsanstalten, in denen vornehmlich Fragen des inneren und äußeren Stationsbetriebs zur Erörterung kamen, fand alljährlich eine größere Konferenz statt. Sie vereinigte unter dem Vorsitz des Reichskommissars und unter Teilnahme des bayerischen Landeskommissars die Kommissare der Reichs- und Landeszentralbehörden, des Kaiserlichen Gesundheitsamts, der höheren und örtlichen Verwaltungsbehörden des Bekämpfungsgebiets, Vertreter der medizinischen Fakultät der Universität Straßburg, die beamteten Ärzte, die Leiter der Untersuchungsanstalten und Vertreter der in Ärztevereinen organisierten praktischen Ärzte. Die Konferenz erfreute sich regelmäßig der Anwesenheit der maßgebenden Vertreter des Heeres-Sanitätswesens aus dem Bekämpfungsgebiet und bisweilen auch aus den militärischen Zentralinstanzen. Der Austausch von Beobachtungen und Forschungsergebnissen zwischen den Organen der Typhusbekämpfung und den berufenen Vertretern der medizinischen Wissenschaft und Praxis vermochte die Bedeutung der Konferenzen in außerordentlichem Maße zu heben. Die Niederschriften über die Verhandlungen der Konferenzen enthalten ein wertvolles Material für die Klärung mannigfacher Fragen auf dem praktischen und wissenschaftlichen Gebiete der Typhusbekämpfung.

4. Die Finanzierung der Typhusbekämpfung.

Das Interesse des Reichs an der verschärften Typhusbekämpfung äußerte sich nicht nur in der vermittelnden Tätigkeit zur Wahrung der Einheitlichkeit in der Organisation und der Gleichmäßigkeit in der Durchführung, sondern auch in seiner Teilnahme an der Kostendeckung. Auf Grund einer in den Veröffentlichungen des Kaiserlichen Gesundheitsamts 1903 Seite 326 abgedruckten Denkschrift wurde zum ersten Male im Reichshaushaltsetat für 1903 die Summe von 150000 M für die Förderung der Bekämpfung des Typhus bereitgestellt. Die gleiche Summe wurde für das Jahr 1904 bewilligt und vom Jahre 1905 ab auf 200000 M erhöht*). Aus diesem Betrage wurden neben der Deckung der Kosten des Reichskommissariats und etwaiger anderer, das Reich unmittelbar treffender Aufwendungen feste Zuschüsse an Preußen, Bayern und die Reichslande gewährt. Außerdem stellten die drei genannten Staaten in ihrem Jahreshaushalt eigene Geldmittel für den gleichen Zweck bereit. Die Summe der vom Reiche und den beteiligten Einzelstaaten in den Jahren 1903 bis 1911 zur Verfügung gestellten Geldmittel beträgt rund 2500000 M. Naturgemäß konnten aus diesen Mitteln nicht alle staatlichen Aufwendungen für die unmittelbare und mittelbare Typhusbekämpfung bestritten werden. In der unmittelbaren Typhusbekämpfung ruht die Anordnung und Durchführung der Maßnahmen völlig bei den ordentlichen Verwaltungsbehörden, die medizinisch-sachverständige Ermittelung, Feststellung und Begutachtung zum erheblichen Teil bei den beamteten Ärzten; daß die persönlichen und sachlichen Kosten, die die Tätigkeit der ordentlichen Verwaltungsbehörden und der beamteten Ärzte in der Typhusbekämpfung erforderte, nicht jenen Sonderbeträgen, sondern allgemeinen Staatsmitteln entnommen wurden, bedarf kaum der Erwähnung. Ebensowenig dienten die Sonderbeträge zur Bestreitung der namhaften Beihilfen, die auf dem Gebiete der mittelbaren Typhusbekämpfung zur Besserung der allgemeinen gesundheitlichen Verhältnisse, namentlich der Trinkwasserversorgung und der Beseitigung der Abfallstoffe, staatlicherseits den Gemeinden gewährt werden. Vielmehr fanden aus jenen vom Reiche und den Einzelstaaten hergegebenen Geldmitteln in erster Reihe die Kosten der besonderen Einrichtungen für die verschärfte Typhusbekämpfung, namentlich der zunächst 11, seit dem 1. April 1910 6 bakteriologischen Untersuchungsanstalten ihre Deckung; daneben entnahm man ihnen kleinere Beihilfen für Zwecke der unmittelbaren Typhusbekämpfung, wie beispielsweise Beihilfen zu den Krankenhauskosten für mittellose Typhuskranke in leistungsschwachen Gemeinden, Beihilfen für die Ausbildung und Ausrüstung von Desinfektoren, für Beschaffung von Desinfektionsapparaten und ähnliches.

*) Für das Jahr 1910 ist der Reichszuschuß auf 175 000 M, für 1911 auf 150 000 M herabgesetzt worden.

5. Der Gegenstand der Verwaltungsmaßnahmen in der Typhusbekämpfung.

a) Die unmittelbare Typhusbekämpfung.

Die Grundlage für ein Eingreifen der Typhusbekämpfung bildet das Auffinden des Ansteckungsstoffs. Während man bei den unter der Leitung von Robert Koch in einzelnen Ortschaften des preußischen Hochwaldgebiets unternommenen Vorversuchen mittels einer Durchuntersuchung ganzer Ortschaften die Seuchenherde aufdeckte, konnte man an diesem Verfahren nicht festhalten, nachdem die gemeinsame Typhusbekämpfung auf ein Gebiet von 26021 qkm mit 3410 Gemeinden ausgedehnt war. Die Bekämpfung mußte vielmehr fortan für die Feststellung der Verbreitung der Ansteckung ihren Ausgangspunkt von dem einzelnen Erkrankungsfalle nehmen und war auf die Meldung jedes Falles angewiesen. Auf die Meldung findet eine Ermittelung durch den beamteten Arzt statt; die in den „Leitsätzen" vorgesehene Teilnahme der Untersuchungsanstalt an den örtlichen Ermittelungen ist in der Praxis zur fast ausnahmslosen Regel geworden. Die örtlichen Ermittelungen sollen die Ursachen und den Umfang der Ansteckung aufklären; die ermittelnden amtlichen Stellen haben deshalb ihr Augenmerk sowohl auf das Vorhandensein von Kranken oder Krankheitsverdächtigen in der näheren und weiteren Umgebung des gemeldeten Falles (Einsichtnahme in die Schulversäumnislisten, Krankenkassenlisten, standesamtlichen Todesmeldungen), wie auf die für eine Seuchenverbreitung geeigneten Gegenstände der Außenwelt (Trinkwasser, Milch, Nahrungsmittel) zu richten. Die bei der ersten Ermittelung gewonnenen Anhaltspunkte führen sehr häufig zu weiteren Untersuchungen in benachbarten oder entfernteren Ortschaften oder in Bezirken anderer Untersuchungsanstalten.

Die Ergebnisse der Ermittelungen werden im Bezirke des Reichskommissars in Fragebogen niedergelegt. Die vorgedruckten, alle irgendwie in Betracht kommenden Verhältnisse berücksichtigenden Fragen sichern sowohl die Vollständigkeit der Ermittelungen wie die Einheitlichkeit des Vorgehens im ganzen Gebiete. Der erste Teil behandelt die allgemeinen Verhältnisse im Typhusorte, der zweite die besonderen Verhältnisse des Krankheitsfalls und der weiter etwa aufgedeckten Fälle, der dritte den Ausgang der Erkrankung und die Beseitigung der vorgefundenen Mißstände. Der Umlauf des Fragebogens bei allen behördlichen Stellen ermöglicht diesen ohne viel Schreibarbeit die Äußerung ihrer Wünsche oder das Treffen ihrer Anordnungen. Der im preußischen Gebietsteil übliche Fragebogen ist in Anlage VII abgedruckt; die Fragebogen für das Fürstentum Birkenfeld und das Reichsland unterscheiden sich sachlich von den preußischen nicht und tragen nur in dem vorgesehenen Umlauf der abweichenden Gestaltung der Behörden Rechnung. Im bayerischen Teile des Bekämpfungsgebiets wird das Ergebnis der Ermittelungen in ähnlich gegliederten Berichten niedergelegt.

Die Maßregeln gegen die Weiterverbreitung der Krankheit bestehen vornehmlich in der Absonderung und in der Desinfektion. Die Frage, ob eine Absonderung des Kranken beim Verbleiben in seiner Wohnung durchführbar ist, kann nur nach den Verhältnissen des Einzelfalls von ärztlich-sachverständiger Seite beantwortet werden. Im ganzen Bekämpfungsgebiet ist aber die Erfahrung gemacht worden, daß die Absonderung des Typhuskranken in seiner Wohnung, auch wenn diese aus mehreren Räumen besteht, sich wirksam nur verhältnismäßig selten durchführen läßt. Daraus erwuchs den Verwaltungsbehörden die Aufgabe, die rechtzeitige Überführung von Typhuskranken in Krankenhäuser in weitestem Umfang zu fördern und die entgegenstehenden Hindernisse zu beseitigen. Diese Hindernisse liegen nicht auf rechtlichem Gebiete. Denn die im preußischen Gesetze vom 28. August 1905 § 8 Ziffer 10 in Verbindung mit § 14 Abs. 2 des Reichsgesetzes vom 30. Juni 1900 getroffene Bestimmung, nach der ein Typhuskranker zwangsweise in ein Krankenhaus übergeführt werden kann, wenn die Überführung vom beamteten Arzte für unerläßlich und vom behandelnden Arzte ohne Schädigung des Kranken für zulässig erklärt wird, gilt auch in den anderen beteiligten Staaten nach dem Umfang der polizeilichen Befugnisse in Seuchenangelegenheiten als zu Recht bestehend. Übrigens bildete die Anwendung von Zwang nur eine recht seltene Ausnahme; gütliches Zureden von seiten der behandelnden Ärzte oder der Bekämpfungsorgane führte fast immer zum Ziele, wenn die Krankenhaus-Verbringung an und für sich leicht ausführbar war. Die Schwierigkeiten lagen vielmehr meistens in äußeren Verhältnissen, einmal in der Kostendeckungsfrage, sodann in dem Mangel geeigneter und bequem erreichbarer Krankenhäuser. In erster Hinsicht verlangen die Krankenhäuser vor der Aufnahme eine rechtsverbindliche Übernahme der Kosten; machte bei mittellosen Kranken die Erledigung dieses Punktes nicht selten Verhandlungen mit den Gemeinden nötig, und bestritten diese entweder die Mittellosigkeit des Kranken oder leugneten sie aus anderen Gründen ihre Kostenübernahmepflicht, so verging regelmäßig soviel Zeit, daß die Krankenhausverbringung unausführbar oder überflüssig wurde. In der zweiten Hinsicht wird die Krankenhausüberführung um so schwieriger, je weniger Krankenhäuser mit geeigneten Einrichtungen für die Aufnahme Typhuskranker vorhanden, je weiter die Wege zu ihnen, je spärlicher die Krankenbeförderungsmittel sind. In beiden Beziehungen bestand ein ausgeprägter Unterschied zwischen den größeren Städten und den dicht bevölkerten Industriekreisen einerseits und den rein ländlichen Kreisen mit geringerer Bevölkerungsdichtigkeit andererseits. In den Gebieten mit gewerblicher Tätigkeit ist die Krankenpflege der Arbeiterschaft fast lückenlos in Kranken- und Knappschaftskassen organisiert; diese Organisationen sind zur Übernahme der Krankenhauskosten für die Versicherten und vielfach auch für deren Angehörige nach ihren Satzungen verpflichtet und verlangen im wohlverstandenen eigenen Interesse die rechtzeitige Krankenhausüberführung; sie haben zudem teils aus eigenen Kräften, teils mit Hilfe der großindustriellen Unternehmer, teils in Gemeinschaft mit den leistungsfähigen Gemeinden der Industriegebiete für eine ausreichende Zahl von Krankenhäusern mit Isolierabteilungen gesorgt. In den rein ländlichen Teilen des Bekämpfungsgebiets dagegen umfaßt die Krankenversicherung einen weit geringeren Teil der Bevölkerung, und die Leistungsfähigkeit der Gemeinden ist eine ungleich geringere; hier bereitete nicht nur die Kostenfrage, sondern auch die spärliche Anzahl und die weite Entfernung der Krankenhäuser sowie das Fehlen von Absonderungsräumen in ihnen Schwierigkeiten. Um einen Ausgleich zu schaffen, wirkte die Typhusbekämpfung einerseits auf die Gewährung von Beihilfen zu den Kosten der Krankenhauspflege und fand hierbei eine wesentliche Unterstützung bei den weiteren, den Gemeinden übergeordneten und doch den örtlichen Verhältnissen nahestehenden Kommunalverbänden, wie den preußischen Kreisen und den bayerischen Distriktsgemeinden. Einzelne preußische Kreise gingen in dankenswerter Weise so weit, die Krankenhauskosten für nicht versicherte Typhuskranke grundsätzlich auf Kreisfonds zu übernehmen. Ferner wurden aus dem staatlichen Typhusbekämpfungsfonds Beihilfen flüssig gemacht; namentlich konnten in Elsaß-Lothringen, wo die Kreise Träger von Vermögenswerten nicht sind, die Kreisdirektoren mit einem vom Kaiserlichen Ministerium ihnen regelmäßig überwiesenen Betrage helfend eingreifen und die Krankenhausverbringung in zahlreichen Fällen ermöglichen, in denen sie an der Kostenfrage zu scheitern drohte. Andererseits widmeten die Verwaltungsbehörden der Ausgestaltung des Krankenhauswesens ihre besondere Fürsorge. In welchem Umfang die hierauf gerichteten Bemühungen von Erfolg gekrönt waren, möge die Tatsache beweisen, daß im Verlaufe der Typhusbekämpfung **39** Krankenhäuser im Gesamtgebiete neu errichtet und **34** Krankenhäuser durch Um- und Erweiterungsbauten, durch Einrichtung besonderer Isolierabteilungen sowie durch sonstige Vervollkommnungen wesentlich verbessert worden sind.

Trotz aller Fortschritte auf dem Gebiete des Krankenhauswesens und trotz der Gewährung von Beihilfen zu den Krankenhauskosten erwies sich bei größeren, explosionsartig auftretenden Seuchenausbrüchen die Krankenhausverbringung aller oder auch nur der Mehrzahl der Typhuskranken als unmöglich. Hier und da griff man in solchen Fällen mit Erfolg zur Aufstellung von Baracken; immerhin geschah das nicht allzu häufig, da, selbst wenn Baracken verfügbar waren, ihre schnelle Besetzung mit dem erforderlichen Krankenpflegepersonal auf große, oft unüberwindliche Schwierigkeiten stieß. Ein anderes Mittel aber hat sich beim Ausbruch größerer Wasser-, Milch- oder Nahrungsmittelepidemien stets gut bewährt: die Entsendung eines der Stationsärzte an Ort und Stelle mit der Aufgabe, dem Publikum und den Ortsbehörden bei der Absonderung der Kranken in ihren Wohnungen und bei der Durchführung aller Bekämpfungsmaßnahmen helfend zur Seite zu stehen. Die Gleichgültigkeit des Publikums gegenüber vereinzelten Typhusfällen pflegt beim explosionsartigen Ausbruch einer Epidemie sehr bald einer allgemeinen Besorgnis Platz zu machen und das Interesse an einer schnellen und durchgreifenden Bekämpfung in allen Bevölkerungskreisen wachzurufen; die Ratschläge des in solchen Fällen an Ort und Stelle entsandten Stationsarztes fanden in der Bevölkerung williges Gehör, die von ihm empfohlenen polizeilichen Maßnahmen eine glatte Durchführung, und es gelang regelmäßig, die Epidemie in kurzer Frist zum Stillstand zu bringen.

Bei Epidemien und bei vereinzelten Typhusfällen, deren Krankenhausverbringung nicht möglich war, erfuhr die Arbeit der Typhusbekämpfungsorgane eine wesentliche Erleichterung, wenn am Orte die Gemeindekrankenpflege in der Hand von Gemeindeschwestern eingerichtet war. Die vermehrte Heranziehung von Gemeindeschwestern haben die Verwaltungsbehörden deshalb an vielen Orten des Bekämpfungsgebiets mit Erfolg betrieben und hierbei eine willkommene Unterstützung namentlich auf seiten der Vaterländischen Frauenvereine gefunden. Auf einer hohen Stufe der Entwickelung steht die Einrichtung der Krankenpflege besonders im Fürstentume Birkenfeld, wo in geschlossenen Anstalten und in der Gemeindekrankenpflege zusammen 47 Krankenschwestern tätig sind und somit auf je 1000 Einwohner schon 1 Krankenschwester entfällt.

Um die zweite Maßnahme gegen die Weiterverbreitung der Krankheit, die Desinfektion, wirksam durchführen zu können, mußte man in erster Reihe für eine ausreichende Zahl geschulter, öffentlicher Desinfektoren sorgen. Während es zu Beginn der verschärften Typhusbekämpfung fast überall an Desinfektoren mangelte, kann diese Aufgabe jetzt im allgemeinen als gelöst betrachtet werden. Die Ausbildung der Desinfektoren und der erfolgreiche Besuch von Wiederholungskursen erfolgte im preußischen Gebietsteil in der der Medizinal-Untersuchungsstelle bei der Kgl. Regierung in Trier angeschlossenen Desinfektorenschule, die auch die Ausbildung der Desinfektoren für das Fürstentum Birkenfeld übernahm; für den Bezirk Unterelsaß in dem hygienisch-bakteriologischen Universitäts-Institut zu Straßburg, in den übrigen Gebieten teils durch die beamteten Ärzte, teils durch die bakteriologischen Untersuchungsanstalten. Im Interesse einer wirksamen laufenden Desinfektion am Krankenbette gelang es mehrfach, an ebendenselben Stellen die in geschlossenen Anstalten oder in der Gemeindekrankenpflege tätigen Gemeindeschwestern in Kursen zur Ausbildung in der Desinfektion zu vereinigen. Die beträchtlichen Mittel, welche die Ausbildung und die Besoldung der Desinfektoren, die Beschaffung und Erneuerung ihrer Ausrüstung erforderte, konnten von den Gemeinden allein nicht aufgebracht werden. Neben Zuschüssen aus dem staatlichen Typhusbekämpfungsfonds griffen auch hier die preußischen Kreise und die pfälzischen Distriktsgemeinden sowie die pfälzische Kreisgemeinde in großem Umfang helfend ein; in einzelnen preußischen Kreisen übertrug man mit gutem Erfolge die Leitung und Beaufsichtigung der Desinfektoren einem Kreisdesinfektor. In 10 elsaß-lothringischen Kreisen gelang es den dankenswerten Bemühungen der Kreisdirektoren, die Schwierigkeiten, welche die mangelnde Rechtsfähigkeit der reichsländischen Kreise bot, dadurch zu überwinden, daß sie alle oder doch fast alle Gemeinden des Kreises in einer Desinfektionsgemeinschaft vereinigten. Diese Zweckverbände beruhen auf einer freiwilligen Vereinigung der Gemeinden und finden ihre organisatorische Grundlage in Satzungen; sie übernehmen die persönlichen und sachlichen Kosten der Desinfektion und zwar nicht nur für Typhus, sondern für alle eine Desinfektion erfordernden ansteckenden Krankheiten auf gemeinsame Schultern und dehnen ihre Tätigkeit vielfach auch auf die Beschaffung und Unterhaltung fahrbarer Desinfektionsapparate aus. Ihre Aufwendungen decken sie durch Umlagen auf die Gemeinden nach Maßgabe ihrer Steuerkraft. Die Satzung der Desinfektionsgemeinschaft des Kreises Diedenhofen Ost ist als Beispiel für die Organisation eines solchen Verbandes in Anlage VIII wiedergegeben. Aus den Bedürfnissen der Typhusbekämpfung hervorgegangen, haben die Desinfektionsgemeinschaften sich ebenso in hygienischer wie in wirtschaftlicher Hinsicht als eine für die Seuchenbekämpfung sehr zweckmäßige Einrichtung bewährt, die voraussichtlich noch in weiteren reichsländischen Kreisen Eingang finden dürfte.

Da die maßgebende Desinfektionsanweisung (Unteranlage 5 zu Anlage II) für Federbetten, Matratzen, nicht waschbare Kleidungsstücke, Teppiche usw. eine Desinfektion im Dampfapparate vorschreibt, so mußten die Verwaltungsbehörden ihr besonderes Augenmerk der Beschaffung von Dampfdesinfektions-Apparaten zuwenden. Die feststehenden Dampfapparate verdienen zwar den Vorzug vor den fahrbaren, einmal schon wegen ihrer größeren technischen Vollkommenheit, sodann weil die letzteren unter unvermeidlichen Beschädigungen bei der Fortschaffung stark zu leiden pflegen; immerhin war eine gewisse Anzahl fahrbarer, an geeigneten Orten untergebrachter Apparate in dünner bevölkerten Gegenden unentbehrlich, da die Beförderung von Betten, Kleidungsstücken u. dergl. zu dem nächsten, häufig meilenweit entfernten feststehenden Dampfdesinfektions-Apparate tatsächlich unausführbar war. Die Ausstattung des gesamten Gebiets mit Dampfdesinfektions-Apparaten hat im Verlaufe der Bekämpfung sehr wesentliche Fortschritte gemacht; es waren im Jahre 1911 insgesamt 132 Dampfdesinfektions-Apparate vorhanden und zwar 107 feststehende und 25 fahrbare. Mit lebhaftem Interesse und vielem Erfolge hat der Kaiserliche Regierungs- und Medizinalrat beim Bezirkspräsidium zu Straßburg Dr. Hecker sich der Frage angenommen, welche Systeme von Dampfdesinfektions-Apparaten für größere und kleinere Anlagen zu wählen, wie die Gebäude zur Aufnahme der feststehenden Dampfdesinfektions-Apparate zweckmäßig anzuordnen und wie die Wagen für die Hin- und Rückbeförderung der zu desinfizierenden Sachen zweckmäßig zu gestalten sind. Der Heckersche Aufsatz: „Über Dampfdesinfektions-Apparate" (Zeitschrift für Medizinalbeamte 1909 S. 873) darf einen besonderen Wert auch für die Zwecke der Typhusbekämpfung beanspruchen.

b) Die mittelbare Typhusbekämpfung.

Das Ziel der mittelbaren Typhusbekämpfung ist die Beseitigung derjenigen allgemeinen gesundheitlichen Mißstände, welche die Übertragung des Typhus begünstigen und deshalb der Verbreitung der Krankheit Vorschub leisten. Nach der Eigenart der Übertragungswege der Typhuskrankheit bot sich der Bekämpfung vornehmlich auf den Gebieten des Wohnungswesens, der Abfallstoff-Beseitigung und der Trink- und Gebrauchswasserversorgung Anlaß zur Betätigung.

Der überwiegend gewerbliche Charakter des Bekämpfungsgebiets und die Erfahrung, daß die großen Industriebezirke die eigentlichen Typhusherde sind, brachten es mit sich, daß die Wohnungsverhältnisse der gewerblichen Arbeiterschaft für die Typhusbekämpfung im Vordergrunde des Interesses standen. Man erkannte sehr bald, daß die Massenherbergen der gewerblichen Arbeiter, die sogenannten Arbeiterkasernen, wie sie in einzelnen Teilen des Bekämpfungsgebiets, namentlich im lothringischen Industriebezirke vorkommen, und die Behausungen der Kost- und Schlafgänger eine seuchenhafte Verbreitung des Typhus zu begünstigen vermögen. Zwar sind die in gesundheitlicher Beziehung zu stellenden Mindestanforderungen teils in den allgemeinen bau- und wohnungspolizeilichen Vorschriften, teils für die Kostgängerquartiere in besonderen bezirks- und ortspolizeilichen Verordnungen festgelegt. In den Arbeiterkasernen aber vermag bei dem engen Aneinanderwohnen einer sehr großen Anzahl von Familien und Einzelpersonen, die auf die gemeinschaftliche Benützung von Treppen, Fluren und sonstigen Einrichtungen angewiesen sind, auch eine sachgemäße Aufsicht Ordnung und Sauberkeit auf die Dauer nicht zu gewährleisten, um so weniger, als das Interesse der Insassen für Ordnung und Reinlichkeit stark darunter leidet, daß sie in ihrer Wohnung keine eigene, bleibende Heimstätte erblicken. Im Kost- und Schlafgängerwesen leben die Vermieter selbst meistens in so dürftigen Verhältnissen, daß sie auf weitgehendste Ausnützung der Räume bei möglichst geringen Aufwendungen für ihre Instandhaltung und Reinigung ängstlich Bedacht nehmen. Bei der wohnlichen Unterbringung der häufig wechselnden Arbeiterelemente, die teils als Einzelpersonen, teils mit Familie aus dem Ausland oder entfernteren Gegenden des Inlandes in die Industrieorte kommen, um hier längere oder kürzere Zeit, jedenfalls aber nicht dauernd zu verbleiben, mußte man sich freilich mit den gegebenen Verhältnissen abfinden und konnte nur darauf dringen, daß die polizeilichen Mindestanforderungen an die Wohnungen und an die Kostgängerquartiere durchgeführt wurden; örtliche Ermittelungen aus Anlaß von Typhusfällen in Arbeiterkasernen oder Kostgängerquartieren hatten regelmäßig ein polizeiliches Einschreiten gegen die aufgedeckten Mißstände zur Folge. Um so mehr aber durfte die Typhusbekämpfung an ihrem Teile dahin mitwirken, daß das Wohnbedürfnis der ständigen Arbeiterschaft mehr und mehr im Kleinwohnungsbaue seine Befriedigung fand und daß diejenigen Arbeiter, welche wegen der weiteren Entfernung ihres Wohnsitzes von der Arbeitsstätte nur am Sonntag ihre Wohnung aufsuchen konnten, während der Woche nicht auf Kostgängerquartiere angewiesen waren, sondern in gesunden, der Werkverwaltung gehörenden Schlafhäusern mit Speiseeinrichtungen untergebracht wurden. In beiden Beziehungen konnte die Typhusbekämpfung bei ihren Anregungen mit Erfolg auf das Beispiel hinweisen, das der größte Arbeitgeber im Bekämpfungsgebiete, die preußische Bergverwaltung, gab. Der preußische Bergfiskus im Saargebiete fördert schon seit Jahrzehnten mit finanzieller Unterstützung und bautechnischer Hilfe die Ansässigmachung seiner Bergleute im Wege des Kleinwohnungsbaues und hat es erreicht, daß über 18000 Bergleute oder 39% der Gesamtbelegschaft mit Hausbesitz angesessen sind. Bezieht man die Zahl der Hausbesitzer nur auf die Zahl der verheirateten Bergleute, so ergibt das 66% Hausbesitzer. Die Einrichtung von Schlafhäusern ist überall durchgeführt; Ende des Jahres 1911 gab es deren 33 mit rund 5000 Betten. Das Bedürfnis ist ein so umfangreiches, weil die Belegschaft der staatlichen Gruben sich auf nicht weniger als 645 Ortschaften verteilt, die sich über das Grubenrevier hinaus bis weit in die anderen Kreise des Regierungsbezirkes Trier, in das Fürstentum Birkenfeld, nach Lothringen und in die Pfalz erstrecken. Die private Großindustrie ist die gleichen Wege gegangen und hat auch ihrerseits zur Befriedigung des Wohnbedürfnisses ihrer ständigen Arbeiterschaft den Kleinwohnungsbau in großzügiger Weise teils durch den Bau von Häusern lediglich auf Kosten des Arbeitgebers, teils durch Begründung und Finanzierung von Baugenossenschaften, teils durch Gewährung von Darlehen und Bauprämien gefördert. In den letzten Jahren sind diese Bestrebungen von der Großindustrie mit besonderer Tatkraft verfolgt worden und haben an den verschiedensten Orten des Bekämpfungsgebiets umfangreiche und vorbildliche Gruppen von Arbeiter-Kleinwohnhäusern entstehen lassen. Unter ihnen seien hier erwähnt die beiden großen Arbeiterkolonien der badischen Anilin- und Sodafabrik in Ludwigshafen a. Rh., die Arbeiterkolonien der Völklinger Hüttenwerke (Gebr. Röchling) auf dem Roten Berge bei Völklingen und im Tale der Rossel zu Wehrden, der Burbacher Hütte im Stadtkreis Saarbrücken, der Halberger Hütte (Rud. Böcking & Co.) in Güdingen im Landkreis Saarbrücken, der Firma de Wendel und der Saar- und Mosel-Bergwerksgesellschaft im Kreise Forbach, der Rombacher Hüttenwerke im Kreise Metz. Außerdem sind fast überall bei den großindustriellen Werken Schlafhäuser mit Speiseeinrichtungen, Milchversorgungsanstalten, Badeeinrichtungen u. dgl. in einer allen gesundheitlichen Anforderungen entsprechenden Ausstattung errichtet worden; besonders hervorgehoben seien die trefflichen Einrichtungen dieser Art bei den Dillinger Hüttenwerken im Kreise Saarlouis, bei der Völklinger Hütte (Gebr. Röchling) im Kreise Saarbrücken und bei den Beckinger Kleineisenwerken (Fritz Karcher & Co.) im Kreise Merzig. Es soll keineswegs behauptet werden, daß diese sehr wesentlichen Fortschritte auf dem Gebiete des Arbeiterwohnungswesens speziellen Anregungen der an der Typhusbekämpfung beteiligten Behörden und Organe zu verdanken sind; man würde mit einer solchen Behauptung dem Unternehmungssinne der Großindustrie nicht gerecht werden und verkennen, daß die Industrie im Südwesten des Reichs schon lange vor Einrichtung der verschärften Typhusbekämpfung auch die Sorge für das Arbeiterwohnungswesen in den Kreis ihrer Wohlfahrtseinrichtungen einbezogen hat. Man wird aber annehmen dürfen, daß die rege Tätigkeit, welche Reich und Einzelstaaten im Südwesten zur Bekämpfung des Typhus einleiteten, den führenden, ihrer Verantwortung sich bewußten Persönlichkeiten und namentlich den größten Arbeitgebern die verheerenden Wirkungen der Typhusseuche besonders eindringlich vor Augen führte, den Blick für die noch vorhandenen, die Seuchenverbreitung fördernden Schäden schärfte und das Interesse für schnelles und durchgreifendes Vorwärtsschreiten belebte. Auch haben im Verlaufe der Typhusbekämpfung verschiedene preußische Kreise die Wohnungsfürsorge und zwar nicht nur für die industrielle Arbeiterschaft, sondern für die minderbemittelten Bevölkerungskreise überhaupt als Aufgabe sich auferlegt. So fördern die Kreise Bernkastel, Saarbrücken, Merzig, Saarburg und Wittlich den Kleinwohnungsbau durch Hergabe von Darlehen, während andere Kreise die in ihrem Bezirke bestehenden gemeinnützigen Baugenossenschaften durch Übernahme von Geschäftsanteilen unterstützen. Die Industriegemeinde Bous hat 300000 M aus Mitteln der Landesversicherungsanstalt angeliehen und auf Gemeindeland eine große Anzahl von ansprechenden Kleinwohnhäusern errichtet. Wie weit das Interesse am Kleinwohnungsbaue gewachsen ist, mag die Tatsache dartun, daß sich im November 1909 unter dem Vorsitz des Landrats des Landkreises Saarbrücken der Saar-Moselverein zur Förderung des Kleinwohnungswesens für den südlichen Teil der Rheinprovinz, das Fürstentum Birkenfeld und den Bezirk Lothringen als ein Zweigverein des Rheinischen Vereins für das Kleinwohnungswesen gebildet hat. Dieser Verein will das Interesse für das Kleinwohnungswesen, dem er in wirtschaftlicher und künstlerischer Hinsicht die gebotenen Wege zu weisen sucht, in den weitesten Kreisen wachrufen und auf breiter Grundlage den Kleinwohnungsbau fördern; er verspricht mit der Verfolgung dieser Ziele eine treibende Kraft auch auf dem Gebiete der allgemeinen Hygiene zu werden und darf als willkommener Bundesgenosse im Kampfe gegen den Typhus begrüßt werden.

In dem Hinwirken auf eine hygienisch einwandfreie Beseitigung der menschlichen und tierischen Abfallstoffe gebot sich für die Typhusbekämpfung eine Unterscheidung zwischen den Ortschaften, die nach ihrer Größe, ihrer Bauart und der gewerblichen Betätigung ihrer Bevölkerung städtischen Charakter tragen, und den rein ländlichen Ortschaften. In der ersten Gruppe war die Einrichtung einer Kanalisation mit gut wirkenden Kläranlagen das Ziel; in den ländlichen Ortschaften mußte das Bestreben auf eine Herstellung undurchlässiger Dungstätten, Abort- und Jauchegruben gerichtet sein, um die Verunreinigung von Brunnen, Wasserläufen und öffentlichen Straßen zu verhindern. Soweit in den großen Städten Kanalisationen schon bestanden, sind sie im Verlaufe der gemeinsamen Typhusbekämpfung vervollkommnet und erheblich erweitert worden; während der in Betracht gezogenen Zeit verwendete Straßburg für solche Zwecke über $3^1/_2$ Millionen, Trier rund $2^1/_2$ Millionen, Metz über $1^1/_2$ Millionen und Pirmasens in der Pfalz rund 1 Million Mark. Mittlere und kleinere Städte sowie manche Industrieorte sind diesem Beispiel gefolgt und haben in den letzten Jahren unter höchster Anspannung ihrer wirtschaftlichen Leistungsfähigkeit Vollkanalisationen eingerichtet, beispielsweise Bernkastel-Cues, Wittlich, Dillingen, Olzheim im Regierungsbezirke Trier, Germersheim, Oppau in der bayerischen Pfalz, Algringen, Diedenhofen, Hayingen, Bolchen, Rombach in den Reichslanden. Sehr zahlreich sind die während der Dauer der verschärften Typhusbekämpfung und größtenteils auf ihre Anregung ausgeführten Teilkanalisationen zur Assanierung von Ortsteilen, die nach ihrer Lage, engen Bebauung und nach der Eigenart gewerblicher Anlagen besonders bedenkliche Zustände aufwiesen; bis Ende des Jahres 1911 gelangten im preußischen Gebietsteil 105, im bayerischen 27, im reichsländischen 73 Anlagen dieser Art zur Ausführung. Etwa ebenso groß ist die Anzahl der Gemeinden, in denen die Anregungen zum Baue von Voll- oder Teilkanalisationen bisher zur Aufstellung von Projekten geführt haben und die Ausführung in der nächsten Zeit zu erwarten steht; der bedeutsamste dieser Pläne, eine umfassende, allen neuzeitlichen Anforderungen entsprechende Kanalisation der aus der Vereinigung der drei Saarstädte Saarbrücken, St. Johann und Malstatt-Burbach kürzlich entstandenen Großstadt Saarbrücken herzustellen, sieht dank den Bemühungen der beteiligten Behörden seiner baldigen Verwirklichung entgegen.

Um die Wasserläufe, Brunnen und öffentlichen Straßen vor gefahrbringenden verunreinigenden Zuflüssen zu sichern, sind in allen Teilen des Bekämpfungsgebiets Polizeiverordnungen erlassen, welche die Lagerung von Fäkalien, Dung, Jauche und Abfällen außerhalb der Dungstätten, Abort- und Jauchegruben untersagen und für diese letzteren Anlagen bestimmte Vorschriften treffen. Die maßgebenden Bestimmungen finden sich für den preußischen Gebietsteil teils in den allgemeinen Baupolizeiverordnungen, teils in der Polizeiverordnung des Regierungspräsidenten zu Trier vom 1. Juli 1907, betreffend die öffentliche Reinlichkeit (Amtsblatt S. 211), für die bayerische Pfalz in einer ganzen Reihe von orts- und distriktspolizeilichen Vorschriften, für Birkenfeld in der polizeilichen Vorschrift der Großherzoglichen Regierung vom $\frac{\text{18. Juli 1905}}{\text{28. November 1908}}$ (Gesetzblatt für das Fürstentum Birkenfeld $\frac{\text{1905 S. 407}}{\text{1908 S. 658}}$), für Lothringen in der Bezirkspolizeiverordnung vom 15. Juli 1885 (Zentral- und Bezirksamtsblatt Nr. 31) und für Unterelsaß in Ortspolizeiverordnungen, die gemäß der allgemeinen Verfügung des Bezirkspräsidenten vom 3. März 1890[1]) erlassen sind. Alle diese Verordnungen enthalten mehr oder minder bis ins einzelne gehende Bestimmungen über die bauliche Beschaffenheit der Anlagen, über die undurchlässige Herstellung der Sohle und der Umfassungen der Dung-, Abort- und Jauchegruben, über ihre regelmäßige Entleerung und über die Mindestentfernung von Brunnen. Sie fordern die Anpassung der bestehenden Anlagen an die gegebenen Vorschriften binnen einer bestimmten Frist oder ermächtigen die Polizeibehörden, die Abänderung bestehender Anlagen anzuordnen, sobald das öffentliche gesundheitliche Interesse es erheischt. Auf der Grundlage dieser Bestimmungen erwuchs den Organen der Typhusbekämpfung die Pflicht, bei allen örtlichen Ermittelungen die Beschaffenheit der Fäkalien- und Abfallstoff-Lagerung nicht nur auf dem Typhusgehöfte, sondern auch in dessen weiterer Umgebung, womöglich in der ganzen Ortschaft zu prüfen und die Abstellung der gefundenen Mißstände zu veranlassen. Eine besondere Statistik darüber, in welchem Umfang und mit welchem Erfolge das geschah, ist im preußischen Regierungsbezirke Trier geführt worden. Sie ergibt, daß hier während der Dauer der gemeinsamen Typhusbekämpfung über 65000 Dungstätten und über 71000 Aborte neu hergestellt oder durch Umbau mit den bestehenden Vorschriften in Einklang gebracht worden sind. Diese Ziffern lassen einen Schluß zu auf den Umfang solcher Verbesserungen im Gesamtgebiete der Typhusbekämpfung, wo wesentlich nach den gleichen Grundsätzen wie im Regierungsbezirke Trier vorgegangen worden ist.

Die finanziellen Aufwendungen für die Herstellung von Kanalisationen, von Aborten und von Dungstätten beliefen sich im preußischen Gebietsteil auf über 17 Millionen M. In der bayerischen Pfalz, im Fürstentume Birkenfeld und in den Reichslanden ließen sich nur die Aufwendungen für Kanalisationen feststellen; sie betrugen in der bayerischen Pfalz, wo schon zu Beginn der gemeinsamen Typhusbekämpfung ungleich günstigere Verhältnisse herrschten als in den übrigen Gebieten, rund 4 Millionen M, im Fürstentume Birkenfeld rund 500000 M und in den Reichslanden über 11 Millionen M. Rechnet man schätzungsweise die Aufwendungen für die Herstellung von Aborten und Dungstätten in der Pfalz, im Fürstentume Birkenfeld und im Reichsland hinzu, so wird man in der Annahme nicht fehlgehen, daß im Verlaufe der gemeinsamen Typhusbekämpfung bisher etwa 40 Millionen M für Anlagen zur hygienisch einwandfreien Beseitigung von Fäkalien, Abwässern und Abfallstoffen aufgewendet worden sind.

Die Typhusbekämpfung mußte sich von vornherein darüber klar sein, daß der außerordentlichen Gefahr, welche in einer Verseuchung des Trink- oder Gebrauchswassers mit Typhusbazillen liegt, durch die Fürsorge für eine richtige Beseitigung der

[1]) Veröff. d. Kaiserl. Gesundheitsamts 1892 S. 198.

Fäkalien, Abwässer und Abfallstoffe allein nicht vorgebeugt werden kann. Eine Gefahr der Brunneninfektion besteht schon dann, wenn überhaupt Oberflächenwasser in den Brunnen eindringen kann; sie besteht nicht minder, wenn sich Brunnen in einem gedüngten Garten oder auf einem solchen Acker oder in unmittelbarer Nähe davon befinden und durch die durchlässige Beschaffenheit des Untergrundes, wie solche namentlich in den stark kalk- und schieferhaltigen Teilen des Bekämpfungsgebiets besteht, ein unterirdisches Einsickern von Dungstoffen in den Brunnenschacht ermöglicht wird. Es kommt hinzu, daß der landwirtschaftliche Betrieb eine fortlaufende Entleerung der Dungstätten nicht gestattet; zum mindesten wird darin während der Zeit nach der Frühjahrsbestellung bis nach dem Abernten der ersten Felder eine Pause gemacht. Infolgedessen läßt es sich praktisch kaum verhindern, daß mit der Zeit Jauche aus den überfüllten Dungstätten teils über die Umfassungswände hinweg, teils durch die von ihr angeätzten Grundmauern ausfließt. Daraus erwächst eine um so größere Ansteckungsgefahr, je näher infolge einer zu engen Bebauung des Ortes die Brunnen und sonstigen Wasserentnahmestellen solchen Dungstätten und Jauchegruben liegen. Charakteristisch ist in dieser Hinsicht die ländliche Bebauungsart in Lothringen. Die lothringischen Dörfer, von den ausgeprägten Industrieorten abgesehen, bestehen aus zwei Häuserreihen in eng geschlossener Bebauung zu beiden Seiten der Straße. Die einzelnen Grundstücke vereinigen häufig Wohnräume, Stall und Scheune unter einem Dache; sie sind äußerst schmal, vom Nachbargrundstück nur durch eine Brandmauer getrennt und entbehren einer Hofanlage. Der Hofraum wird ersetzt durch das sogenannte „usoir“, einen mehr oder minder breiten, zwischen der Häuserfront und der Dorf-Fahrstraße gelegenen Streifen, auf dem Wagen, Ackergeräte, kleine landwirtschaftliche Maschinen stehen und regelmäßig auch die Dungstätte und Jauchegrube sich befindet. Da nun für öffentliche und private Brunnen in Ermangelung von Plätzen und Hofanlagen auch nur die Dorfstraße oder das „usoir“ Raum bietet, so besteht eine bedenkliche Nähe zwischen den Brunnen und den Dungstätten. Ähnliche Zustände, wenngleich nicht so scharf ausgeprägt, bestehen auch in vielen anderen Teilen des Bekämpfungsgebiets und sind dort bedingt durch gebirgiges Gelände, durch enge Flußtäler und die von alters her überkommene Gewohnheit der Bevölkerung, die ländlichen Ortschaften eng anzulegen. Unter diesen Umständen mußte die indirekte Typhusbekämpfung eine ihrer vornehmsten Aufgaben in dem unmittelbaren Schutze der Anlagen für die Versorgung mit Trink- und Gebrauchswasser gegen die Möglichkeit einer Verseuchung erblicken; sie richtete ihr Hauptbestreben auf die Anlage zentraler Wasserleitungen mit öffentlichen Zapfstellen und mit Hausanschlüssen und betrieb, wo eine solche Anlage aus wirtschaftlichen oder sonstigen Gründen nicht angängig war, die Herstellung von zweckmäßig angelegten, durch ihre Bauart gegen ober- und unterirdische Zuflüsse gesicherten Brunnen.

Im ganzen Bekämpfungsgebiete besteht die Einrichtung, daß Brunnen und zentrale Wasserversorgungsanlagen zu ihrer Herstellung der polizeilichen Genehmigung bedürfen und daß bereits bestehende Anlagen der behördlichen Überwachung und dem polizeilichen Eingreifen insoweit unterliegen, als das öffentliche gesundheitliche

Interesse es gebietet. Für die polizeilichen Anforderungen sind meistens Bestimmungen maßgebend, die teils durch orts- oder distriktspolizeiliche Vorschriften, teils durch Verordnungen der höheren Verwaltungsbehörden gegeben sind. Der Regierungspräsident in Trier hatte schon unter dem 18. Januar 1904 allgemeine Vorschriften über den Bau, den Betrieb und die Unterhaltung der dem öffentlichen Gebrauche dienenden Wasserversorgungsanstalten im Regierungsbezirke Trier[1]) erlassen. In Bayern bestehen schon seit längerer Zeit einheitliche Vorschriften über die Wasserversorgung der Gemeinden und zwar gemäß der Verordnung vom 11. Mai 1900 und der Ministerial-Bekanntmachung vom 16. Mai 1900, die beide nunmehr durch die Verordnung vom 21. Dezember 1908[2]) und die Ministerial-Bekanntmachung vom 13. Februar 1909[2]) ersetzt sind. Hiernach besteht mit dem Sitze in München als eine dem Staatsministerium des Innern untergeordnete Zentralstelle das Kgl. Wasserversorgungsbureau, das die Aufgabe hat, 1) Gemeinden bei der Verbesserung ihrer Wasserversorgungsverhältnisse, 2) bei der Bildung von öffentlichen Wasserversorgungsgenossenschaften Beihilfe — und zwar in der Regel kostenlose — durch Aufstellung von Entwürfen und durch Leitung der Bauausführung sowie durch Begutachtung der von anderen Technikern aufgestellten Entwürfe zu leisten. Für das Fürstentum Birkenfeld ist eine Verordnung der Großherzoglichen Regierung zu Birkenfeld vom 17. Juli 1905, betreffend die dem öffentlichen Gebrauche dienenden Wasserleitungen und Brunnen (Gesetzblatt für das Fürstentum Birkenfeld S. 395), ergangen. Es sind ferner zu nennen die Brunnenordnungen des Bezirkspräsidenten des Unterelsaß vom 12. Mai 1905 und des Bezirkspräsidenten von Lothringen vom 10. Februar 1906[3]) (Zentral- und Bezirksamtsblatt 1905 S. 230 und 1906 S. 27) und schließlich ist zu erwähnen, daß das Kaiserliche Ministerium für Elsaß-Lothringen unterm 12. Juli 1909 zu der „Anleitung des Bundesrats für die Errichtung, den Betrieb und die Überwachung öffentlicher Wasserversorgungsanlagen, welche nicht ausschließlich technischen Zwecken dienen“ vom 16. Juni 1906[4]) Erläuterungen hinausgegeben hat, die den besonderen Verhältnissen des Reichslandes angepaßt sind[5]). Die ergangenen Vorschriften beschränken sich meistens nicht auf bloße Gebote oder Verbote, sondern erteilen daneben — zum Teil unter Beifügung von Zeichnungen mit Erklärungen — eine Anleitung für die zweckmäßige Anlegung von Brunnen und sonstigen Wasserversorgungen.

Um auf Grund dieser Bestimmungen zu einer durchgreifenden Verbesserung der Wasserversorgung im ganzen Bekämpfungsgebiete zu gelangen, hatten die Bekämpfungsorgane nicht nur bei örtlichen Ermittelungen aus Anlaß von Typhusfällen dieser Frage ihre besondere Aufmerksamkeit zuzuwenden; dem gleichen Zwecke dienten die regelmäßigen Ortsbesichtigungen der beamteten Ärzte und vielfach besondere Dienstreisen von Kommissaren der höheren Verwaltungsbehörden. Im Hinblick auf die schon erwähnten schwierigen Verhältnisse in den Reichslanden traf das Kaiserliche

---

[1]) Veröff. d. Kaiserl. Gesundheitsamts 1904 S. 587.

[2]) Desgl. 1909 S. 217 und 395.

[3]) Desgl. 1906 S. 899.

[4]) Desgl. 1906 S. 777.

[5]) Desgl. 1909 S. 1074.

Ministerium bereits im Jahre 1905 die sehr dankenswerte Anordnung, daß nach und nach für jede Ortschaft vom beamteten Arzte ein besonderer Wasserfragebogen aufzustellen sei, der eine erschöpfende Schilderung der vorhandenen Wasserversorgung, die aufgefundenen Mängel und eingehende Vorschläge zu ihrer Abstellung zu enthalten hat. Diese Wasserfragebogen, deren Formular in Anlage IX abgedruckt ist, haben sich als Grundlage für das behördliche Eingreifen außerordentlich bewährt.

Zur Erzielung praktischer Erfolge mußte aber den Anregungen und Anordnungen der Behörden eine umfassende Hilfstätigkeit zugunsten der Gemeinden sich hinzugesellen. Sie erfolgte nach der technischen Seite hin, indem man den Gemeinden für die Vorarbeiten, die Aufstellung ausführlicher Pläne und die Leitung der Ausführung teils besondere staatliche Behörden (für die Pfalz das schon erwähnte, dem Staatsministerium des Innern unterstellte Königlich Bayerische Wasserversorgungsbureau zu München), teils die technischen Beamten der Bau- oder Meliorationsbauverwaltung des Staates und der weiteren Kommunalverbände (Provinzen, Kreise, reichsländischen Bezirke) in weit entgegenkommendem Maße zur Verfügung stellte. Diese technische Hilfe neben kleineren, in Einzelfällen gewährten Zuschüssen pflegte indes nur dann auszureichen, wenn es sich um einen Neubau oder die Instandsetzung von Brunnen, die Fassung von Quellen, die Herstellung von öffentlichen Waschhäusern oder ähnliche kleinere Anlagen handelte. Dagegen war, wenn die Anlegung einer zentralen Wasserleitung in Betracht kam, die Bauausführung regelmäßig von der Bewilligung auch einer umfangreichen finanziellen Unterstützung abhängig. Die hierfür erforderlichen bedeutenden Mittel wurden teils aus staatlichen Fonds, teils aus Beständen der weiteren Kommunalverbände gewährt. Im preußischen Gebietsteil waren es in den ersten Jahren besondere Gelder der Provinzialverwaltung, seit dem Jahre 1907 in erster Reihe der aus Staats- und Provinzialmitteln gebildete Westfonds, die in großem Maßstab helfend eingriffen; in der Pfalz wurden namhafte Beihilfen aus staatlichen Zentralfonds bereitgestellt, in Elsaß-Lothringen gewährten das Land aus dem Gemeindefonds und den Kassen der Meliorationsbauverwaltung, die Bezirke aus besonderen, in ihren Haushalt eingestellten Fonds die Zuschüsse, und im Fürstentume Birkenfeld wurden die Überschüsse der Großherzoglichen Ersparungskasse in fruchtbringender Weise diesen Zwecken dienstbar gemacht. Eine sehr beachtenswerte Förderung erfährt das Wasserleitungswesen im preußischen Landkreis Trier dadurch, daß auch der Kreis einen Betrag von 100000 M zur Unterstützung bedürftiger Gemeinden als Zuschuß zu den Westfondsbeihilfen zur Verfügung gestellt hat. Mehrfach ist das Bedürfnis hervorgetreten, eine größere Anzahl von Gemeinden zu Gruppenwasserleitungen zusammenzufassen. In den Reichslanden schuf das Gesetz, betreffend die gemeinschaftliche Ausführung von Wasserleitungen, Entwässerungen und Bewässerungen durch mehrere Gemeinden, vom 1. Juni 1902 (Gesetzblatt S. 55) die rechtliche Grundlage hierfür, indem es derartigen Zweckverbänden die juristische Persönlichkeit verlieh und ihre Verfassung regelte. Neben einer ganzen Reihe von Gruppenwasserleitungen in verschiedenen Teilen des Landes, die je eine kleinere Anzahl von Gemeinden vereinigen, wurde vor einigen Jahren in der Umgebung von Lörchingen (Kreis Saarburg i. Lothr.) eine Gruppenwasserleitung für 11 Gemeinden mit rund 5600 Einwohnern vollendet.

Zu dieser tritt jetzt eine, 22 Gemeinden mit 9735 Einwohnern umfassende, in der Ausführung begriffene Gruppenwasserleitung in den Kreisen Saarburg i. Lothr. und Zabern hinzu. Als Staatszuschuß zu den auf 886000 M veranschlagten Gesamtkosten ist ein Betrag von 380000 M durch den Landeshaushaltsetat bereitgestellt. Die bayerische Pfalz weist eine den vorangeführten Gruppenwasserleitungen nach Umfang und Kosten ähnliche Anlage in der vor einigen Jahren entstandenen genossenschaftlichen Wasserleitung der Feldalbgruppe im Bezirksamt Pirmasens auf. In Preußen sind in letzter Zeit beim Obwalten ähnlicher Verhältnisse einzelne Kreise dazu übergegangen, große Gruppenwasserleitungen als Kreiseinrichtungen ins Leben zu rufen; am bemerkenswertesten sind die Beschlüsse der Kreise Saarburg i. Pr. und Wittlich, die je ein Kreiswasserwerk, im ersten Falle für 43 Gemeinden mit einem Kostenaufwande von 1,5 Millionen M, im zweiten Falle für 36 Gemeinden mit einem Kostenaufwande von 1,25 Millionen M herzustellen beschlossen haben. Mit dem Baue beider Kreiswasserwerke ist im Jahre 1911 begonnen worden.

Das Zusammenwirken aller an der Typhusbekämpfung beteiligten Kräfte und die nachdrückliche Förderung von seiten der Landeszentralbehörden und der weiteren Kommunalverbände haben in den Gemeinden des Bekämpfungsgebiets das Verständnis für den Wert einer guten Wasserversorgung und namentlich der zentralen Wasserleitungen außerordentlich gehoben und zu großen praktischen Erfolgen geführt. Im Bezirke des Reichskommissars sind nach einer fortlaufenden Statistik in 1210 Gemeinden mehr oder minder umfangreiche Umgestaltungen und Verbesserungen in der Brunnenwasserversorgung ausgeführt worden. Zentrale Wasserleitungen wurden im Verlaufe der gemeinsamen Typhusbekämpfung hergestellt (die beschlossenen und finanziell gesicherten, aber noch nicht bis zur Benutzung fertiggestellten Pläne bleiben hierbei unberücksichtigt)

im Regierungsbezirke Trier in	332	Gemeinden
in der bayerischen Pfalz in	176	„
im Fürstentume Birkenfeld in	42	„
in den Bezirken Unterelsaß und Lothringen in .	210	„
im Gesamtgebiete somit in	760	Gemeinden.

Bei einer Aufstellung der Aufwendungen für die Trink- und Gebrauchswasserversorgung konnten die Kosten für Neuherstellung und Instandsetzung von Brunnen nur zum allergeringsten Teile berücksichtigt werden; sie entzogen sich der Ermittelung in fast allen denjenigen Fällen, in welchen die Eigentümer, mochten dies Private oder Gemeinden sein, ihre Brunnen ohne Inanspruchnahme technischer oder finanzieller Beihilfe herstellten. Die nachstehenden Ziffern beziehen sich deshalb fast ausschließlich auf die Aufwendungen für zentrale Wasserleitungen. Bei ihrem Vergleich ist zu beachten, daß in der bayerischen Pfalz auch auf dem Gebiete der Wasserversorgung die Verhältnisse schon bei Beginn der gemeinsamen Typhusbekämpfung weiter fortgeschritten waren als in den anderen Gebietsteilen.

Es betrugen die Aufwendungen:

im Regierungsbezirke Trier . . .	12 818 000 M
in der bayerischen Pfalz	7 069 300 „
im Fürstentume Birkenfeld . . .	1 570 800 „
in den Reichslanden	10 563 400 „
im Gesamtgebiete	32 021 500 M.

Geben diese Ziffern ein Bild von dem bisher Erreichten, so läßt sich das große Interesse und Verständnis, das allenthalben im Bekämpfungsgebiete dem weiteren Ausbau zentraler Wasserversorgungen entgegengebracht wird, aus der Tatsache ermessen, daß die Anschlagssumme der zurzeit schwebenden, großenteils schon fest beschlossenen und in den nächsten Jahren ihrer Ausführung harrenden Projekte den Betrag von 25 Millionen M erreicht.

Es möchte fast überflüssig erscheinen, darauf hinzuweisen, daß die großzügigen Verbesserungen, die im Verlaufe der gemeinsamen Typhusbekämpfung im Wohnungswesen, in der Abfallstoffbeseitigung und in der Wasserversorgung durchgeführt wurden, bleibende Werte von größter Bedeutung nicht nur für die gesundheitlichen, sondern auch für die wirtschaftlichen und sozialen Zustände des Gesamtgebiets geschaffen haben.

Unbeschadet ihrer hohen wissenschaftlichen Bedeutung ist das Ziel der gemeinsamen Typhusbekämpfung im Südwesten des Reichs in allererster Reihe ein praktisches: die Herabminderung der Typhushäufigkeit auf ein möglichst geringes Maß. Werden zwar die statistischen Ergebnisse der Typhusbekämpfung an anderer Stelle dieser Denkschrift eingehend dargestellt und gewürdigt (vgl. III. Teil Nr. 17 und VI. Teil), so darf doch vorweg schon hier bei der die Typhusbekämpfung als Verwaltungsmaßnahme behandelnden Darstellung kurz der praktischen Ergebnisse gedacht werden, welche die Maßnahme erzielt hat. Es betrug die Anzahl der Typhusfälle:

	im Jahre 1904	im Jahre 1910	mithin Rückgang von 1904 auf 1910 um
im Anteil des Regierungsbezirkes Coblenz	51	40	21 %
im Regierungsbezirke Trier	1116	476	57 „
in der bayerischen Pfalz	924	168	81 „
im Fürstentume Birkenfeld	44	24	45 „
im Bezirk Unterelsaß	580	395	32 „
im Bezirke Lothringen	827	356	57 „
im Gesamtgebiete der gemeinsamen Typhusbekämpfung	3542	1459	59 %

Auf je 10 000 Einwohner berechnet, betrug die Typhushäufigkeit:

	1904	1910
im Anteil des Regierungsbezirkes Coblenz	5,4	4,2
im Regierungsbezirke Trier	12,0	4,7
in der bayerischen Pfalz	10,4	1,7
im Fürstentume Birkenfeld	9,0	4,7
im Bezirk Unterelsaß	8,4	5,6
im Bezirke Lothringen	13,04	5,4
im Gesamtgebiete der gemeinsamen Typhusbekämpfung	10,8	4,2

Ein Rückgang der absoluten Jahresziffer von 3542 auf 1459 Fälle, der auf je 10000 Einwohner bezogenen Jahresziffer von 10,8 auf 4,2 Fälle ist im Gesamtgebiete das bisherige Endergebnis der gemeinsamen Typhusbekämpfung. Möge es dartun, daß in den der menschlichen Erkenntnis und dem menschlichen Vollbringen gezogenen Grenzen der Kampf kein vergeblicher gewesen ist, den Reich und Einzelstaaten in dem an weltgeschichtlichen Erinnerungen reichen, mit Naturschönheiten und Naturschätzen gleich gesegneten, durch menschlichen Gewerbfleiß auf eine hohe Stufe der Entwickelung emporgehobenen Südwesten des Deutschen Reichs gegen einen verheerenden Feind der Volksgesundheit und des Volkswohlstandes aufgenommen haben.

III. Teil.

Die eigentliche Typhusbekämpfung.

(Schilderung der von den Stationen gemachten Beobachtungen und gewonnenen Erfahrungen.)

I. Ermittelung der Typhusfälle (Materialgewinnung, -verpackung und -versand).

Von

Dr. Prigge,

Kreisarzt des Kreises Wiesbaden Land,
früherem Leiter der Bakteriologischen Untersuchungsanstalt Saarbrücken.

Die Feststellung eines Typhusfalls kann mitunter schon allein auf Grund der klinischen Beobachtungen erfolgen. Die Anzeige der Erkrankung an die Ortspolizeibehörde erstattet alsdann der behandelnde Arzt, ohne zuvor die Hilfe einer bakteriologischen Untersuchungsanstalt in Anspruch genommen zu haben. Ist die Stellung der Diagnose jedoch schwierig, weil die klinischen Erscheinungen noch Zweifel über die Art der Erkrankung zulassen, so sendet der Arzt Material an die Untersuchungsanstalt, und die Ermittelung des Falles geschieht durch die klinische Beobachtung und die bakteriologische Untersuchung.

Wenn auch die sofortige Meldung von Krankheitsfällen den Zielen einer praktischen Seuchenbekämpfung mehr entspricht, weil bis zur Sicherung der Diagnose durch die bakteriologische Untersuchung immerhin eine gewisse Zeit verstreicht, die eine Verzögerung der Bekämpfungsmaßnahmen bedingt, so ist doch andrerseits bei den überaus mannigfaltigen klinischen Erscheinungen, die gerade dem Typhus abdominalis eigen sind, der Ausfall der bakteriologischen Untersuchung in vielen Fällen für den Arzt ausschlaggebend. Viele leichte und atypische Krankheitsfälle würden ohne Unterstützung des praktischen Arztes durch den Bakteriologen nicht erkannt werden und so auch der Kenntnis der Behörden entgehen, zumal in denjenigen Bundesstaaten, in welchen „Typhusverdacht" nicht meldepflichtig ist. Daß in der Tat die Anzahl derjenigen Typhusfälle, welche nicht ein klassisches Krankheitsbild darbieten, eine verhältnismäßig große ist, geht aus folgenden Zahlen hervor. Von 8547 Fällen der Jahre 1905 bis 1909 wurden nur 3280 auf Grund der klinischen Erscheinungen allein angezeigt. Bei 5267 (61,6 %) wurde vor der Meldung die Hilfe der bakteriologischen Anstalten in Anspruch genommen. Aus diesen Zahlen ist zu erkennen, daß eine zweckmäßige und durchgreifende Typhusbekämpfung nur dann möglich ist, wenn die Ärzte Gelegenheit haben, schon bei dem leisesten Verdachte die Diagnose durch bakteriologische Untersuchung sicher stellen zu lassen. Daß sie von dieser Möglichkeit im Gebiete der gemeinsamen Bekämpfung ausgiebigen Gebrauch machten, ist in erster Linie darauf zurückzuführen, daß die Untersuchungen kostenlos vorgenommen werden, daß die umständliche Beschaffung von Gefäßen zur Versendung des Untersuchungsmaterials den Ärzten erleichtert wurde und daß die Ärzte des Bekämpfungsgebiets im Laufe der Zeit mit den Zielen der Bekämpfung durch Vorträge und Besprechungen vertrauter gemacht und mit dem Werte der Bekämpfung durch die Erfolge bekannter wurden.

Das Tätigkeitsgebiet der Anstalten beschränkte sich jedoch nicht nur auf das Laboratorium allein. Es ist eine Erfahrungstatsache, daß besonders in solchen Ortschaften, in denen der Typhus endemisch herrscht, die Bevölkerung eine gewisse Übung in der Erkennung der Krankheitserscheinungen erlangt, und daß der Arzt häufig nicht in Anspruch genommen wird, weil die Krankheitsanzeige wegen der mit ihr verknüpften unbequemen Folgen, insbesondere wegen der Überführung des Kranken in ein Krankenhaus und wegen der Desinfektion gescheut wird. Daher bilden die planmäßigen Durchuntersuchungen von Ortschaften nach verborgenen Fällen eine weitere wichtige Aufgabe der Untersuchungsstationen. Das Vorgehen bei diesen Ermittelungen war den örtlichen Bedingungen angepaßt. In rein ländlichen Gegenden gründeten sich die Nachforschungen in erster Linie auf die Durchsicht der Schulversäumnislisten, auf Nachfragen in einzelnen Häusern, bei Geistlichen, Schullehrern und Desinfektoren; in Industriegebieten gaben außerdem die Krankenkassenlisten nicht selten wertvolle Aufschlüsse. Als typhusverdächtig wurden auch Fälle angesehen, bei denen als Krankheitserscheinungen Kopf-, Leib- oder Halsschmerzen, Seitenstechen, Lungenentzündung, Husten, Bleichsucht oder dergleichen angegeben waren, weil die Erfahrung gelehrt hat, daß sich darunter nicht selten Typhusfälle verbergen können. Die Verdächtigen wurden aufgesucht, Blutproben wurden entnommen, auch wurde die Einsendung von Stuhl und Harn veranlaßt.

Durch dieses Vorgehen konnten außer den oben erwähnten 8547 Fällen in der Zeit vom 1. April 1905 bis 1. Oktober 1909 weitere 1602 Fälle durch die Anstalten und die beamteten Ärzte aufgefunden werden (15,8 % der Gesamtzahl). Als Grundlage dienten bei der Ermittelung:

1.	die Schulkontrolle	in 177	Fällen
2.	die Krankenkassenlisten	„ 26	„
3.	die Schicht- und Lohnlisten	„ 8	„
4.	die Angaben von Desinfektoren	„ 115	„
5.	die Angaben des Krankenpflegepersonals	„ 79	„
6.	die Nachfragen nach einem Besuche von Verwandten und dergl.	„ 869	„

Diese örtlichen Ermittelungen waren besonders in den ersten Jahren der Typhusbekämpfung erfolgreich, weil gerade damals die Abneigung der Bevölkerung gegen gesundheitspolizeiliche Maßnahmen aus Mangel an Verständnis recht ausgesprochen war und infolgedessen viele Fälle verheimlicht wurden. Im Laufe der Jahre ist hierin eine unverkennbare Besserung eingetreten, da die Erkenntnis allmählich durchgedrungen war, daß die Anordnungen der Behörden zum Besten der Bevölkerung dienten und daß auch verheimlichte Fälle durch die Nachforschungen der beamteten Ärzte aufgedeckt zu werden pflegen. Ist es neuerdings doch mehrfach vorgekommen, daß die Anstalten zur bakteriologischen Durchuntersuchung von Familien ersucht wurden, ohne daß eine amtliche Aufforderung dazu Veranlassung gegeben hatte.

Als Untersuchungsgegenstände kamen für die bakteriologische Feststellung hauptsächlich Blut-, Stuhl- und Harnproben in Betracht. Die Untersuchung von Speichel, Auswurf, Eiter, Exsudaten, Leichenteilen und Nahrungsmitteln auf Typhusbazillen kam demgegenüber nur wenig in Betracht; da die Art der Entnahme solchen Materials sich zudem von selbst ergibt, kann hier von deren besonderen Besprechung abgesehen werden.

Die Blutproben zur Ansetzung der Gruber-Widalschen Reaktion wurden meist von den Ärzten selbst, selten von Stationsmitgliedern auf Ersuchen entnommen. Zur Entnahme wurde fast ausnahmslos das Ohrläppchen, sonst eine Fingerkuppe gewählt, weil ersteres sich bequem säubern läßt und durch Reiben vor der Entnahme leicht eine Hyperämie erzielt werden kann, so daß bei einiger Übung stets eine genügende Menge Blut zu erhalten ist. Der Einstich ist außerdem fast schmerzlos; auch ist der Umstand, daß der Kranke das Ausfließen des Blutes nicht zu sehen vermag, besonders bei empfindlichen Personen nicht zu unterschätzen. Um die zur Entnahme notwendige kleine Wunde beizubringen, kann man sich eines „Blutschnäppers" nach Frank oder Laker[1]), bei dem ein kleines Messer durch eine Feder vorgeschnellt wird, bedienen oder eines Skalpells, im Notfall auch einer ausgeglühten Nadel oder einer halbseitig abgebrochenen Stahlfeder. Das Blut läßt man in ein Haarröhrchen eintreten, das nach der Füllung an beiden Enden mit Siegellack verschlossen wird. Das Zuschmelzen des Röhrchens über einer Flamme ist unzweckmäßig, weil durch die Erhitzung die Agglutinationskraft des Serums beeinträchtigt wird.

Wesentlich einfacher kann man Blut nach dem von Dr. W. Meyer[2]) (Saarbrücken) angegebenen Verfahren entnehmen. Besondere Instrumente zur Erzeugung einer Wunde sind dabei überflüssig; die aus Hartglas hergestellten, von der Firma Kaiser (Saarbrücken) vertriebenen Haarröhrchen sind an den Enden schräg geschnitten, sie werden mit kräftigem Drucke in das Ohrläppchen eingestoßen und lassen sich nach dem Herausziehen mit Leichtigkeit füllen. Seit der Einführung dieses Verfahrens im Gebiete der Saarbrücker Anstalt sind die Einsendungen von Blutproben erheblich häufiger geworden. Jedes Haarröhrchen ist mit einem Papierstreifen umhüllt und in dieser Verpackung keimfrei gemacht worden. Die anfängliche Befürchtung, daß das Ende des Röhrchens zerbrechen und Glassplitter in der Wunde stecken bleiben könnten, hat sich nicht bestätigt; denn bei fast ausschließlicher Anwendung des Verfahrens im Gebiete der Saarbrücker Anstalt während eines Jahres ist eine derartige

[1]) Zu beziehen durch die Firma F. u. M. Lautenschläger in Berlin.

[2]) Deutsche med. Wochenschr. 1910 S. 78.

Beobachtung nicht gemacht worden. Auch von anderen Anstalten wurde das Verfahren bevorzugt. Die Haarröhrchen dürfen nicht zu eng sein, damit sie eine ausreichende Blutmenge aufnehmen können. Es hat sich eine lichte Weite von 3 mm bei einer Länge von 10 bis 11 cm als genügend erwiesen. Dagegen haben sich Röhrchen mit einer kugelförmigen Ausbauchung in der Mitte nicht bewährt, weil beim Füllen das Blut fast stets an der Innenwand der Kugel entlang fließt und das andere Ende des Röhrchens verschließt, bevor die Luft aus dem mittleren Teile ausgetreten ist; zudem ist die Herausnahme des Blutfadens schwierig. Außer Haarröhrchen waren zylindrische Gläschen von etwa 4 cm Länge und 6 mm Weite in Gebrauch; sie wurden durch Korke verschlossen. Nicht ratsam ist es, die Blutproben mit Schwämmen oder Filtrierpapier aufzusaugen, weil die Serummenge sich alsdann nicht genau feststellen läßt und damit eine sichere Beurteilung der Blutprobe nicht möglich ist. Dieses Verfahren hat sich jedoch bei der Typhusbekämpfung nicht eingebürgert.

Sollen Blutkulturen nach Conradi und Kayser (Übertragung von mehreren Kubikzentimetern Blut unmittelbar in Galle zur Anreicherung im Brutschrank) angelegt werden, so empfiehlt sich am meisten die Punktion der Vena mediana. Auch mit Hilfe eines Schröpfkopfs läßt sich eine genügende Menge Blut gewinnen.

Zur Feststellung der Krankheit bedienten sich die Ärzte des Bekämpfungsgebiets fast ausschließlich der Einsendung von Blutproben. Die Übersendung von Stuhlgang und Harn allein trat demgegenüber umsomehr in den Hintergrund, als die Ärzte sich teils selbständig, teils bei ihrem Zusammentreffen mit den in der Entnahme von Blutproben erfahrenen Stationsmitgliedern am Krankenbett im Laufe der Zeit eine gewisse Übung in der Entnahme der Proben angeeignet haben. Stuhl- und Harnproben von Kranken wurden im allgemeinen nur eingesandt oder eingefordert, wenn die Art der Krankheit durch den klinischen Befund und durch die Blutuntersuchung nicht festgestellt war, oder wenn nach der klinischen Genesung des Kranken geprüft werden sollte, ob er zum Dauerausscheider geworden war. Weitaus die größte Zahl der Stuhl- und Harnuntersuchungen entfiel auf die Umgebung der Erkrankten. Von 12612 auf Typhus untersuchten Proben der Anstalt Saarbrücken betrafen 9790 (77,6 %) Untersuchungsmaterial von gesunden Personen aus der Umgebung von Kranken. Die Entnahme am Krankenbette bietet selten Schwierigkeiten, da Stuhlgang auch bei bewußtlosen Kranken, die unter sich gehen lassen, stets zu erhalten ist. Auf die Untersuchung des Harns muß allerdings unter Umständen bei besinnungslosen Kranken oder kleinen Kindern verzichtet werden. Schwieriger gestaltet sich die Probeentnahme bei nicht bettlägerigen Kranken und Bazillenträgern, wenn gleichzeitig Personen derselben Familie untersucht werden sollen, da durch Benutzung des gleichen Auffanggefäßes (Eimers) bei der Entleerung von Stuhlgang oder Harn leicht irreführende Ergebnisse erzielt werden können. Conradi hat, um diesem Übelstande zu begegnen, billige Pappteller eingeführt, die mit einer Pergamentschicht überzogen sind. Jede Person erhält einen besonderen Teller, der nach Benutzung und nach Füllung der Versandgefäße in den Abort geworfen wird. Diese Einrichtung ist jedoch in einer Beziehung nicht ganz ungefährlich: scheidet nämlich die zu untersuchende Person

Typhusbazillen mit dem Harne aus, so ist die Möglichkeit vorhanden, daß der Fußboden verseucht wird, weil der Papptellor den Harn nicht mitauffängt. Die gleichzeitige Benutzung eines Gefäßes für den Harn würde andererseits das Verfahren zu umständlich machen und zu der bereits erwähnten Materialvermischung (Harn) Veranlassung geben können. In der Untersuchungsanstalt Saarbrücken wurde infolge dieses Übelstandes das Verfahren nicht dauernd eingeführt.

Die im Gebiete der Bekämpfung angestellten Desinfektoren waren angewiesen, bei der Materialeinforderung eine Aufklärung darüber zu geben, daß eine gemeinsame Benutzung von Gefäßen durch mehrere Personen, ohne daß die Gefäße jedesmal gründlich gereinigt werden, zu falschen Untersuchungsergebnissen führen kann. Trotzdem ließ sich eine Vermengung von Material nicht immer vermeiden. Jedoch kann man stets durch häufigere und getrennte Untersuchungen der einzelnen Personen leicht feststellen, ob und wie viele Bazillenträger sich unter den Untersuchten befinden. Auch die Untersuchung von Blutproben kann zum Ziele führen. So wurden bei Umgebungsuntersuchungen anläßlich eines Typhusfalls scheinbar sowohl bei der Mutter wie bei der Schwester des Erkrankten Typhusbazillen gefunden. Die daraufhin entnommenen Blutproben gaben für die Mutter eine positive, für die Schwester eine negative Reaktion. Weitere Untersuchungen bestätigten dann die Annahme, daß nur die Mutter chronische Bazillenträgerin sei. In einem anderen Falle wurden, ebenfalls gelegentlich von Umgebungsuntersuchungen, bei fünf Mitgliedern einer Familie Typhusbazillen in den Abgängen nachgewiesen. Da bei den sehr ärmlichen Verhältnissen nur ein Eimer zur Verfügung stand, wurde hier jedes einzelne Familienmitglied alle drei Tage untersucht und der Eimer in der Zwischenzeit von dem Desinfektor gereinigt. Auch hier stellte sich heraus, daß nur die Mutter der Familie Bazillenträgerin war.

Im allgemeinen stößt man bei der Entnahme des Materials, auch der Blutproben, nur selten auf Widerstand. Häufiger mag es vorkommen, daß besonders von Bazillenträgern, die sich der lästigen Überwachung entziehen wollen, falsches Material eingesandt wird, oder daß der Einfachheit halber sämtliche, für mehrere Personen bestimmten Gefäße mit den Abgängen eines Menschen gefüllt werden. Ob letzteres sich bei der Untersuchung der Platten aus der Gleichheit der Bakterienflora erkennen läßt, erscheint mehr als fraglich, weil die Bakterienflora des Darmes von der Nahrung abhängig ist, Mitglieder derselben Familie aber naturgemäß das gleiche genießen. In einzelnen Fällen wurde von Personen, die über die Bekämpfungsmaßnahmen erbittert waren, Kuh-, Schaf- oder Hundekot eingesandt. Liegt der Verdacht vor, daß absichtlich falsches Material eingesandt wird, so führt die Untersuchung des Abortgrubeninhalts nach Mosebach[1]) öfters zum Ziele.

Die Entnahme einer Blutprobe stellt einen operativen Eingriff dar und bedarf daher der Zustimmung der zu untersuchenden Person, während die Hergabe von Stuhlgang und Harn mit Hilfe gewisser Bestimmungen erzwungen werden kann. Für Preußen sind diese in § 18 letzter Absatz der ministeriellen Anweisung zur Bekämpfung des Typhus vom 10. August 1906 enthalten; sie kommen jedoch nur bei typhus-

[1]) Zentralbl. f. Bakt. Orig. Bd. 52 S. 170.

kranken und gemäß § 19 Abs. 2 bei krankheitsverdächtigen Personen, falls diese einer Absonderung unterworfen worden sind (§ 19 Abs. 1), in Betracht und lauten: „Geht die Krankheit in Genesung über, so ist die Absonderung nicht eher aufzuheben, als bis sich die Ausleerungen des Kranken bei zwei, durch den Zeitraum einer Woche von einander getrennten bakteriologischen Untersuchungen als frei von Typhusbakterien erwiesen haben". Gesunde Personen aus der Umgebung von Typhuskranken (§ 23) können dagegen nicht gezwungen werden, Stuhlgang und Harn zum Zwecke der bakteriologischen Untersuchung herzugeben. Dagegen ist es auf gütlichem Wege fast stets gelungen, zum Ziele zu kommen. Bei hartnäckiger Weigerung helfen nicht selten Vorstellungen von seiten des Arbeitgebers.

Für Elsaß-Lothringen ist maßgebend der Ministerialerlaß vom 7. März 1905. Bei Verweigerung von Stuhl- und Harnproben sind Kranke und Krankheitsverdächtige in Spitalpflege abzusondern, vorausgesetzt, daß die Gefahr der Weiterverbreitung eine unmittelbar drohende und die Überführung des Kranken an sich unbedenklich ist. Die Anordnung der Überführung liegt in den Händen der Ortspolizeibehörde, die auf Grund der Bestimmungen des Dekrets vom 22. Dezember 1789 und des Gesetzes vom 16. August 1790 ermächtigt ist, zum Schutze der öffentlichen Gesundheit Sonderverfügungen (arrêtés individuels) zu erlassen. Gegenüber Personen aus der Umgebung Typhuskranker oder Typhusverdächtiger fehlen auch hier bei Materialverweigerung gesetzliche Zwangsmittel.

Im Königreiche Bayern ist die bakteriologische Untersuchung von Typhuskranken und Krankheitsverdächtigen in § 5 Abs. I und § 10 Abs. VII der Bekanntmachung der Staatsministerien des Innern beider Abteilungen und des Staatsministeriums für Verkehrsangelegenheiten über die Bekämpfung übertragbarer Krankheiten vom 9. Mai 1911 in gewissen Fällen vorgeschrieben[1]); auch bei ansteckungsverdächtigen Personen können nach § 8 Abs. II bakteriologische Untersuchungen herbeigeführt werden. Ferner kann in Bayern gegen gesunde Personen bei Verweigerung von Untersuchungsmaterial auf Grund von Artikel 67 des Polizeistrafgesetzbuchs vorgegangen werden, worin derjenige mit Geldstrafe bis zu 90 M oder mit Haft bis zu vier Wochen bedroht wird, welcher „den von der zuständigen Behörde zum Schutze gegen den Eintritt oder die Verbreitung einer ansteckenden oder epidemisch auftretenden Krankheit oder Viehseuche angeordneten Sicherheitsmaßregeln zuwiderhandelt".

Die Verpackung des Untersuchungsmaterials geschah in der Weise, daß die mit Blutproben beschickten Röhrchen in Watte eingehüllt und nach Unterbringung in Pappschachteln mit festen Wandungen in die Versandbeutel eingeschoben wurden. Die Schachteln durften nicht zu klein gewählt werden und sollten etwa 12 : 5 : 1,5 cm groß sein, weil sie sonst leicht aus der Umhüllung fallen oder übersehen werden. Das Verpacken in einer festen Hülle (auch Holzröhrchen und Holzkästchen sind in Gebrauch) ist notwendig, weil sonst die Haarröhrchen bei dem Abstempeln der Briefbeutel der Gefahr des Zerbrechens ausgesetzt sind. Die Papierbeutel, in denen die Proben versandt wurden, waren 28,5 cm lang und 10 cm breit, die Vorder- und

---

[1]) Ges.- u. Verordn.-Bl. S. 426 und Veröff. d. Kaiserl. Gesundheitsamts S. 616.

Rückfläche war an drei Seiten durch ein zusammenfaltbares Zwischenstück von 4 cm Breite verbunden, weil die Beutel auch zum Versande der größeren Stuhl- und Uringefäße dienten. Die vierte Seite war offen. Als Material war Papier mit einem Stoffbezug gewählt, um den Beutel möglichst widerstandsfähig zu machen. Der Verschluß wurde, ähnlich wie bei Warenproben, durch eine kleine Metallklammer am offenen Ende der einen Schmalseite bewerkstelligt. Auf der Adressenseite fand sich oben der gedruckte Vermerk: „Vorsicht, infektiöses Material!“, darunter: „An die bakt. Anstalt in . . . . .“, links unten trug die Adressenseite den Stempel für Portofreiheit, rechts oben den Dienststempel der Anstalt.

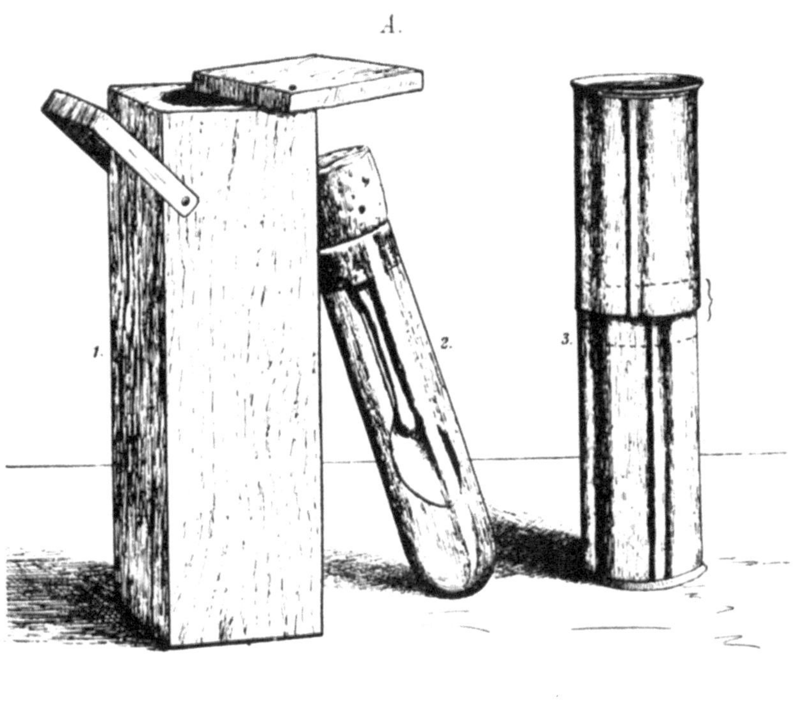

Erklärung der Abbildungen.

A. Modell 1905.

1. Holzklotz mit Metallbügel.
2. Glasgefäß mit rundem Boden. Kork mit Blechlöffel.
3. Blechhülse zur Aufnahme des Glasgefäßes.

Für die Aufnahme von Stuhlgang waren ursprünglich Glasgefäße mit geradem Boden, die durch einen Kork mit Blechlöffel zu verschließen waren, in Anwendung. Das mit 20 bis 40 ccm gefüllte Glasgefäß wurde in einen ausgebohrten Holzklotz eingeschoben, der durch einen Holzdeckel verschlossen wurde. Diese Holzhülse wurde in Pergamentpapier eingeschlagen. War der Inhalt der Gefäße dünnflüssig, so konnte, falls der Glasbehälter zerbrach, der Inhalt unter dem Deckel der Holzhülse und zwischen den Falten des Pergamentpapiers nach außen gelangen. Ähnlich lagen die

Verhältnisse bei der Verpackung der Harngefäße. Der Harn wurde in große Pulvergläser gefüllt, die mit Korken verschlossen und mit einer Gummikappe überzogen wurden. Die Gefäße wurden dann in ein Holzkästchen gestellt und die Zwischenräume mit aufsaugenden Stoffen (Holzwolle oder entfetteter Baumwolle) ausgefüllt. War nun das Glas auch nur bis zur Hälfte gefüllt, so genügte die Umhüllung nicht, den Inhalt aufzusaugen, falls die Gläser zerbrachen. Um diesem Mißstand aus dem Wege zu gehen, wurde von den bayerischen Stationen ein Metallmodell eingeführt. In einem kräftigen, viereckigen, 7,5 cm hohen, 3 cm im Durchmesser haltenden Außengefäße mit abschraubbarem Deckel aus Gußeisen befindet sich das eigentliche Auffanggefäß aus Aluminium, verschließbar durch einen Kork, der für Stuhl-

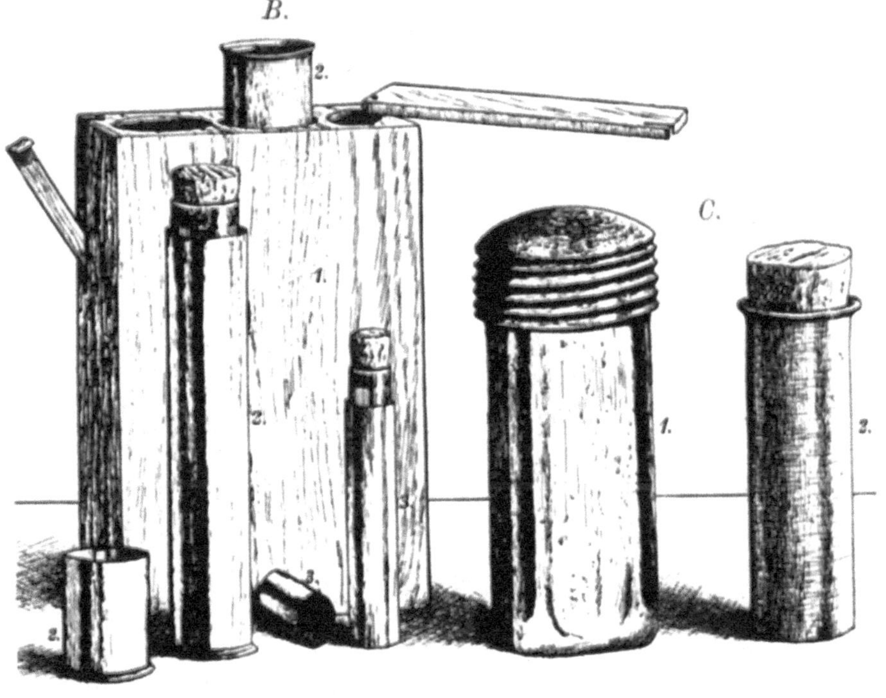

B. Modell 1908.
1. Holzklotz mit dreifacher Ausbohrung und Metallriegelverschluß.
2. Stuhl- und Harnversandgefäße (in letzterem fehlt der Blechlöffel).
3. Blutversandgefäß.

C. Bayerisches Modell.
1. Außenbehälter aus Gußeisen; geschlossen.
2. Aluminiuminnengefäß. Der Kork ist für den Stuhlversand mit einem Aluminiumlöffel versehen.

gefäße mit einem Aluminiumlöffel versehen ist (Abb. C 1 und 2). Durch Aufschrauben des äußeren Deckels auf das Außengefäß wird der Kork fest in das Innengefäß hineingepreßt, wodurch ein Ausfließen des Inhalts verhindert wird. (Die Gefäße werden hergestellt in der Württembergischen Metallwarenfabrik Geislingen-Steige.) Versuche, die mit diesem Modell in der Saarbrücker Anstalt angestellt wurden, ergaben jedoch, daß, wenn der Kork undicht ist, Harn selbst durch das Gewinde der Verschraubung hindurchzudringen vermag, sodaß ein sicherer Schutz vor Verunreinigung mit infektiösem Materiale nicht gegeben ist. Immerhin sind solche Vorkommnisse bei sorgfältiger Auswahl der Korke nur selten, sodaß diese Gefäße bei den Stationen der bayerischen Pfalz dauernd in Gebrauch geblieben sind.

Die in Preußen und Elsaß-Lothringen im Jahre 1905 eingeführten Gefäßmuster sind bis jetzt in Benutzung geblieben und haben sich vorzüglich bewährt.

Das Modell 1905 (Abb. A 1 bis 3 S. 76) setzt sich zusammen aus einem Glasgefäße mit Korkverschluß, einer Blechhülse zum Schutze des Glases und einem ausgebohrten Holzklotze. Die Glasgefäße gewähren schon durch die Dicke ihrer Wandung (1 mm) eine gewisse Sicherheit gegen das Zerbrechen. Sie sind unten abgerundet, um die Person, welche sie füllt, zu veranlassen, die Verpackung sofort danach vorzunehmen. Der Verschluß findet durch gute Korke, insbesondere solche ohne seitliche Risse, statt; am Korke ist ein Blechlöffel zur Entnahme des Materials befestigt, bei Versandgefäßen für Harn fehlt der Löffel. Die Glasgefäße werden nach dem Verkorken mit einem ihrer Länge entsprechenden Blatte Fließpapier umhüllt (zum Aufsaugen des Materials beim Zerbrechen des Glasgefäßes) und in den Blechbehälter geschoben, der am Boden sowohl wie am Deckel eine Filzscheibe von 4 mm Dicke besitzt, damit Stöße auf dem Transport aufgefangen werden. An der Nahtstelle sollen die Blechteile gefalzt, nicht gelötet sein, weil die Lötmasse bei höheren Temperaturen (beim Sterilisieren) schmilzt. An der Stelle, wo die beiden Hälften der Blechhülse übereinander greifen, wird ein 2 cm breiter Heftpflasterstreifen um die Hülse geklebt. Da die Blechhülse Wasser nicht durchläßt, ist nach dem Verschlusse durch das Heftpflaster ein Herausfließen von Flüssigkeit selbst bei Zertrümmerung des Glasgefäßes ausgeschlossen. Die Form des Holzklotzes ist aus der Abbildung ersichtlich. Der Verschluß des drehbaren Holzdeckels geschieht entweder durch einen Blechbügel oder — wie in der Abbildung B — durch einen rechtwinklig umgebogenen Metallriegel.

Das Modell 1908 (Abb. B 1 bis 3 S. 77) besteht im wesentlichen aus den gleichen Bestandteilen wie das Modell 1905; nur sind hier die einzelnen Teile wesentlich kleiner, auch sind die Versandgefäße für Stuhl, Harn und Blut in einer Holzhülse vereinigt. Der Behälter für die Blutprobe besteht aus einem Glasgefäße zum Auffangen des Blutes mit einer Schutzhülse von Blech.

Im Bekämpfungsgebiete wurde das Modell 1905 bevorzugt, weil selbst bei der erstmaligen Einsendung von Material neuer Typhusfälle fast nie gleichzeitig Blut, Stuhl und Harn eingesandt wird. Der Arzt schickt vielmehr fast regelmäßig die Blutproben sofort nach der Entnahme allein ab, erst später folgen Stuhl und Harn. Für die große Zahl von Umgebungs- und Schlußuntersuchungen, bei denen Blutproben fortfallen, sind ebenfalls Einzelgefäße geeigneter. Von einer Station wurde übrigens als Nachteil des Modells 1908 hervorgehoben, daß infolge des geringen Durchmessers der Glasgefäße häufiger eine Verschmutzung des Gefäßrandes mit Kot beim Einfüllen beobachtet worden sei.

Die Holzhülsen waren außen mit einem roten Zettel beklebt, der in großer Druckschrift den Vermerk trug: „Vorsicht, infektiöses Material!“, darunter: „An die Königl. bakteriologische Untersuchungsanstalt in . . . . . .“

Jeder Materialsendung von Kranken oder Krankheitsverdächtigen (Blut, Stuhl, Harn) war ein Schein beizufügen, auf dem zu verzeichnen waren:

1. Vor- und Zuname des Erkrankten, 2. Geschlecht: männlich, weiblich (zutreffendes zu unterstreichen), 3. Alter, 4. Wohnort (Wohnung, Straße, Hausnummer, Stockwerk), 5. mutmaßliche Krankheit, 6. Tag der Erkrankung, 7. Tag des Todes, 8. Tag und Stunde der Entnahme des Materials, 9. Angabe, wohin das Ergebnis der Untersuchung mitzuteilen ist, und schließlich des einsendenden Arztes Wohnort und Name.

Bei Materialeinsendungen aus der Umgebung Typhuskranker und bei den Untersuchungen bereits bekannter Fälle genügten die Namenangabe, die Bezeichnung des Alters, Wohnorts mit Straße und Hausnummer sowie die Unterschrift des Einsenders.

In den preußischen Gebietsteilen erhielten die praktischen Ärzte gleichzeitig mit den Gefäßen die nachstehende

Anweisung zur Entnahme und Versendung typhusverdächtiger Untersuchungsobjekte.

Anlage 3 von Heft 7 der Anweisung des Ministers der geistlichen, Unterrichts- und Medizinalangelegenheiten zur Ausführung des Gesetzes, betreffend die Bekämpfung übertragbarer Krankheiten, vom 28. August 1905 (G.-S. S. 373). (Amtliche Ausgabe.)

A. Entnahme und Versendung des Materials.

a) Vom Lebenden.

Die Typhusbakterien finden sich in den Stuhlentleerungen und dem Harn sowie in dem Blut von Typhuskranken. Gelegentlich kommen sie auch im Auswurf vor. Durch das Blutserum von Typhuskranken werden Reinkulturen der Typhusbakterien zur Agglutination gebracht. Es empfiehlt sich daher, in jedem Falle womöglich Proben von dem Stuhl, dem Harn und dem Blut sowie geeignetenfalls auch vom Auswurf zu entnehmen und einzusenden.

Zur Versendung der Proben sind nur gut verschließbare, nicht zu dünnwandige Gefäße zu benutzen. Derartige Gefäße, mit gutschließendem Korken versehen und in einer Blechhülse sowie in einer Holzhülse eingeschlossen, können zugleich mit den zur Versendung durch die Post geeigneten Briefumschlägen von den von dem Regierungspräsidenten bezeichneten Stellen unentgeltlich bezogen werden.

Jeder Sendung ist ein Schein beizugeben, auf dem verzeichnet ist:

1. Name
2. Geschlecht
3. Alter
4. Wohnort

} des Erkrankten,

5. die mutmaßliche Krankheit,
6. Tag der Erkrankung,
7. Tag des Todes,
8. Tag und Stunde der Entnahme des Materials,
9. Name und Wohnort des Arztes, der die Entnahme bewirkt hat, nebst genauer Angabe, wohin das Ergebnis der Untersuchung mitzuteilen ist.

Sowohl bei der Entnahme als auch bei der Verpackung und Versendung der Materialien ist jeder Zeitverlust zu vermeiden, da sonst das Ergebnis der Untersuchung in Frage gestellt wird.

Die Sendungen müssen fest verschlossen und mit deutlicher Adresse sowie mit dem Vermerke „Vorsicht“ versehen werden.

1. Stuhlentleerungen.

Zur Untersuchung erforderlich sind 10 bis 20 ccm. Es ist darauf zu achten, daß keine desinfizierenden Stoffe hineinkommen.

2. Harn.

Die erforderliche Menge, welche am besten des Morgens entnommen wird, beträgt 10 bis 20 ccm. Auch hier ist die Berührung mit desinfizierenden Stoffen zu vermeiden.

3. Blut.

Die Entnahme des Blutes erfolgt am besten durch Einstich in das vorher gereinigte und vermittelst Alkohols abgeriebene Ohrläppchen. Die hierzu zu verwendende Lanzette ist vorher zu desinfizieren.

Das tropfenweise herausgedrückte Blut wird in engen Reagenzgläschen oder in Kapillaren von 6—8 cm Länge und etwa 2 mm lichter Weite, deren spitze, abgeschmolzene Enden vorher abgebrochen sind, aufgefangen.

In die schräg nach unten gehaltene Kapillare muß das Blut schnell eintreten. Geschieht das nicht, so ist bereits Gerinnung erfolgt; man hat dann sogleich ein frisches Röhrchen zu nehmen.

Die Kapillare muß mindestens bis zur Hälfte gefüllt werden.

Mit Blut gefüllte Kapillaren dürfen nur mit Siegellack oder Wachs verschlossen, nicht über der Flamme zugeschmolzen werden.

4. Auswurf.

Von dem möglichst frischen Auswurf werden 10 bis 20 ccm in einem dickwandigen Reagenzglase eingesandt. Die Berührung mit desinfizierenden Stoffen ist auch hier zu vermeiden.

b) Von der Leiche.

Die etwaige Öffnung der Leiche ist sobald als möglich nach dem Tode, spätestens 24 Stunden nach demselben, auszuführen.

Die polizeiliche Anordnung der Leichenöffnung zum Zweck der Feststellung der Krankheit darf bei Typhusverdacht nur dann stattfinden, wenn die bakteriologische Untersuchung der Absonderungen und des Blutes (Agglutination) zur Feststellung nicht ausreicht oder nach Lage des Falles nicht durchführbar ist.

Zu entnehmen und einzusenden sind womöglich ein Stück der Milz, einige Dünndarmschlingen oder Darminhalt, namentlich vom Zwölffingerdarm, Gekrösdrüsen, Galle, Inhalt von Eiterherden, Lunge, Inhalt der Luftröhrenäste.

Zur Versendung des Materials am geeignetsten sind starkwandige Pulvergläser mit eingegeschliffenem Glasstöpsel, in Ermangelung solcher, Gläser mit glattem, zylindrischem Halse, welche mit gutschließenden, frisch ausgekochten Korken zu verschließen sind.

Die Gläser müssen vor dem Gebrauch frisch ausgekocht, dürfen aber nicht mit einer Desinfektionsflüssigkeit ausgespült werden.

Nach der Aufnahme des Materials sind die Gläser sicher zu verschließen, der Stöpsel ist mit Pergamentpapier zu überbinden, auch ist an jedem Glase ein Zettel fest aufzukleben oder sicher anzubinden, der genaue Angaben über den Inhalt unter Bezeichnung der Person, von welcher er stammt, und über die Zeit der Entnahme (Tag und Stunde) enthält.

Zum Verpacken dürfen nur feste Kisten — keine Zigarrenkisten, Pappschachteln und dergl. — benutzt werden.

c) Kulturen.

Die Versendung von lebenden Kulturen der Typhusbakterien erfolgt in wasserdicht verschlossenen Glasröhren, die, umgeben von einer weichen Hülle (Filtrierpapier und Watte oder Holzwolle), in einem durch übergreifenden Deckel gut verschlossenen Blechgefäße stehen. Letzteres ist in einer Holzhülse zu versenden oder in einer Kiste mit Holzwolle, Heu, Stroh oder Watte zu verpacken. Es empfiehlt sich, nur frisch angelegte Kulturen auf Agar zu versenden.

Der Empfänger hat dem Absender den Empfang der Sendung sofort anzuzeigen.

Die in der oben beschriebenen Weise vorschriftsmäßig verpackten Gefäße wurden auf der Post am Schalter abgegeben und wie Briefe befördert. Das Modell 1908 kann infolge seines kleinen Umfanges unmittelbar in die Briefkästen geworfen werden.

Das Füllen und die Beförderung zur Post besorgten meist die Desinfektoren, häufig auch Krankenpfleger oder Familienangehörige. Am Sitze der Anstalten wurde das Versandmaterial in der Regel durch die gleichen Personen ohne Inanspruchnahme der Post an die Station abgeliefert.

Da eine schnelle Verarbeitung möglichst frischen Materials die günstigsten Untersuchungsergebnisse hat, durfte die Einsendung nicht verzögert werden. Insbesondere durfte bei Untersuchungen ganzer Familien oder der Bewohner von ganzen Häusern nicht gewartet werden, bis von allen Personen das Material gesammelt war. Die eingegangenen Postsachen wurden von den Anstaltsdienern vor- und nachmittags vom Postamt abgeholt und gelangten sofort zur Verarbeitung.

Nach der Benutzung wurden die Versandgefäße teils im Dampftopf (Blechhülsen, Holzklötze) und im Heißluftsterilisator (Pappschachteln), teils durch Auskochen (Glasgefäße, Korke, Blechlöffel) sterilisiert, die Gläser sodann in Seifenwasser gespült und nochmals im Dampftopf erhitzt. Die Korke wurden stets erneuert, die übrigen Bestandteile nach gründlicher Reinigung zusammengesetzt und in versandfähigen Zustand gebracht. Beschädigte Deckel der Holzhülsen (sie spalten leicht) wurden durch die Diener erneuert. Die Anstalt Saarbrücken ließ neuerdings Ersatzdeckel in größeren Mengen herstellen aus dauerhaftem Holze (Eiche), da dies billiger kommt als die früher übliche Herstellung dünner Brettchen, die mit der Laubsäge geschnitten wurden; auch wird eine erhebliche Arbeitsersparnis bei einem Durchgang von etwa 12000 Gefäßen im Jahre bei der Anstalt dadurch erreicht.

Die Hauptniederlagen für fertige Versandgefäße bildeten die bakteriologischen Anstalten. Außerdem befanden sich kleinere Niederlagen bei den Desinfektoren, Bürgermeisterämtern und Krankenanstalten. Auch in den Apotheken wurden Gefäße bereitgehalten, doch bezogen die Ärzte ihren Bedarf fast nur von der Anstalt oder den Desinfektoren. Da, wie oben erwähnt, bei der Typhusbekämpfung weitaus der größte Teil der Untersuchungen auf die Umgebung von Kranken entfiel, mit der Einziehung dieses Materials aber die Desinfektoren beauftragt waren, ergab sich die Zweckmäßigkeit der Errichtung von kleinen Niederlagen bei den Desinfektoren von selbst.

---

2. Die bakteriologische Typhusdiagnose.

A. Der Nachweis der Typhusbazillen mit Ausnahme der Blutuntersuchung.

Von

Professor **Dr. Otto Lentz,**

Vorsteher der Seuchenabteilung beim Königlichen Institute für Infektionskrankheiten Robert Koch in Berlin.

Zu Beginn der Typhusbekämpfung standen der bakteriologischen Typhusdiagnostik im wesentlichen zwei Wege offen, das Vorliegen einer Typhuserkrankung in einfacher und doch genügend sicherer Weise zu erkennen. Dies war der direkte Nachweis der Typhusbazillen in dem Stuhlgang und dem Harne der Kranken bezw. Leichen und der indirekte Beweis für das Bestehen der Krankheit durch die Agglutinationsreaktion mit dem Blutserum der Kranken und Genesenen, die sogenannte Gruber-Widalsche Reaktion. Die Verfahren für den Nachweis der Typhusbazillen aus den Roseolen und dem Blute der Kranken waren noch derart umständlich, daß sie zur allgemeinen Anwendung bei der Typhusbekämpfung, bei der ja ein großes Untersuchungsmaterial mit möglichster Beschleunigung verarbeitet werden mußte, nicht geeignet waren. In dem allgemeinen Streben nach möglichster Verbesserung der diagnostischen Methoden sind aber auch die Verfahren des Nachweises der Typhusbazillen im kreisenden Blute derartig vervollkommnet und vereinfacht worden, daß auch dieser Nachweis heute für die Typhusdiagnostik allgemein nutzbar gemacht wird. Über diesen Nachweis im Vereine mit der indirekten Typhusdiagnose mittels der Gruber-Widalschen Reaktion hat Professor Conradi berichtet (vgl. den nächsten Abschnitt S. 88). Hier sollen die Verfahren besprochen werden, die für den Nachweis der Typhusbazillen aus dem Stuhlgang und dem Harne der Kranken und den Organen von Leichen zur Anwendung gekommen sind. Erwähnung sollen dabei auch die Versuche finden, den Typhusbazillus in infiziertem Wasser nachzuweisen.

Das Verfahren des einfachen und schnellen Nachweises von Typhusbazillen, das die Durchführung der systematischen Typhusbekämpfung erst ermöglichte, gründet sich auf den Lackmus-Milchzuckeragar von v. Drigalski und Conradi[1]). Auf diesem Agar erscheinen die Typhuskolonien nach 20 stündiger Bebrütung der Kulturplatten als 1 bis 2 mm im Durchmesser haltende, blaue, durchsichtige und eigentümlich glänzende Kolonien und lassen sich leicht von den Kolonien der Begleitbakterien,

[1]) Zeitschr. f. Hyg. u. Inf. Bd. 39 S. 283.

besonders der Bakterium coli-Arten, unterscheiden, die gewöhnlich größer, dicker und weniger durchsichtig sind als die Typhuskolonien und meistens den Nährboden in ihrer Umgebung kräftig röten. Da aber, besonders im Darminhalt, auch andere Bakterien vorkommen, welche ebenfalls in blauen und bisweilen den Typhuskolonien sehr ähnlichen Kolonien wachsen, so muß die Typhusdiagnose noch durch eine genauere Prüfung der verdächtigen Kolonien vervollständigt werden. Hierzu wird ein Teil der verdächtigen Kolonie in einem Tropfen eines etwa auf das Hundertfache verdünnten künstlichen, spezifischen Typhusserums verrieben, der orientierenden Agglutination unterworfen; tritt hierbei alsbald kräftige Agglutination ein, so wird mit dem Reste der Kolonie je eine Kultur in Traubenzucker-Neutralrotagar, Petruschkyscher Lackmusmolke und auf Schrägagar angelegt. Erst wenn nach 24 stündiger Bebrütung der Traubenzucker-Neutralrotagar unverändert geblieben, die Lackmusmolke nur leicht gerötet und klar geblieben ist und die auf dem Schrägagarröhrchen erhaltene Reinkultur durch das spezifische Typhusserum bis annähernd zu der — in der Regel bei der Verdünnung 1 : 5000 bis 1 : 20000 liegenden — Titergrenze agglutiniert wird, darf der Nachweis der Typhusbazillen als erbracht angesehen werden. Dieses Verfahren der Identifizierung verdächtiger Kolonien wird noch heute streng eingehalten und ist bisher durch keines der noch zu erwähnenden neueren Verfahren zur Reinzüchtung der Typhusbazillen abgeändert worden.

Der Lackmus-Milchzuckeragar hat sich bei der Typhusbekämpfung aufs beste bewährt und ist noch heute in fast allen Untersuchungsanstalten, in der Regel neben anderen Verfahren oder mit solchen kombiniert im Gebrauch; eine Veränderung hat er insofern erfahren, als vielfach die von v. Drigalski und Conradi empfohlene Nutrose jetzt fortgelassen wird, da sich herausgestellt hat, daß dies ohne Schaden geschehen kann. Wenn ihm von einigen Seiten als Nachteil angerechnet wird, daß seine Zusammensetzung sehr kompliziert ist, so kann dieser Nachteil durch jeden einigermaßen intelligenten Laboratoriumsdiener ausgeglichen werden. Ein tatsächlicher Nachteil des Nährbodens ist es aber, daß die Farbenunterschiede in den Kulturplatten nur bei Tageslicht deutlich sind, die Platten daher nicht bei künstlicher Beleuchtung untersucht werden können.

Dieser Nachteil fällt bei dem Milchzucker-Fuchsin-Agar von Endo[1]) fort. Auf diesem wächst der Typhusbazillus in farblosen, das Bakterium coli und die meisten anderen Begleitbakterien in dunkelroten Kolonien. Dieser Gegensatz in den Farben ist auch bei künstlicher Beleuchtung ohne weiteres deutlich. Aus diesem Grunde bevorzugen manche Untersucher (Simon[2])) den Endo-Agar, so daß in einigen Untersuchungsanstalten dieser an die Stelle des Lackmus-Milchzuckeragars getreten ist. Im übrigen leisten aber beide Agararten für den Typhusnachweis ungefähr dasselbe.

Auf beiden Agararten gedeiht neben dem Typhusbazillus vor allem sein ständiger Begleiter und gefährlichster Konkurrent, das Bakterium coli, so daß aus Stühlen, die nur wenige Typhusbazillen enthalten, der Nachweis der letzteren mißlingen kann,

[1]) Zentralbl. f Bakt. Orig. Bd. 35 S. 109.

[2]) Klin. Jahrb. Bd. 17 S. 229.

weil sie durch die stets massenhaft vorhandenen Colibakterien überwuchert werden. Deshalb war es von jeher das Bestreben der Bakteriologen, Mittel zu finden, welche die Colibakterien im Wachstum zurückhalten, ohne gleichzeitig das Wachstum des Typhusbazillus wesentlich zu beeinträchtigen. Ungefähr gleichzeitig fanden Löffler[1]) im Malachitgrün und Roth[2]) im Koffein solche Mittel. Löffler sah, daß auf Agar, dem er Malachitgrün (er verwandte das viel Dextrin enthaltende Malachitgrün Nr. 120) in bestimmtem Verhältnis zugefügt hatte, die meisten Coli-Arten zurückgehalten wurden, während der Typhusbazillus in eigenartig gerippten Kolonien wuchs. Es stellte sich aber bei einer praktischen Verwendung dieses Nährbodens zur Reinzüchtung der Typhusbazillen aus Stühlen heraus, daß außer den Typhusbazillen auch noch die sogenannten Alkalibildner (auf Lackmus-Milchzuckeragar alkalibildende, daher blauwachsende Bakterienarten) gedeihen und in Kolonien wachsen, die denen des Typhusbazillus außerordentlich ähnlich sehen. Dadurch wird natürlich das Auffinden der Typhuskolonien auf der grünen Platte sehr erschwert. Dazu kommt, daß die auf der grünen Platte gewachsenen Typhusbazillen schwer agglutinieren, so daß auch die Probeagglutination keine einwandfreien Ergebnisse liefert.

Um diese Schwierigkeiten zu umgehen, gleichzeitig sich aber die colihemmende Wirkung des Malachitgrüns zunutze zu machen, haben dann Lentz und Tietz[3]) die Löfflersche Platte nur als Vorkultur benutzt, die auf ihr nach 24 Stunden gewachsenen Bakterienrasen mit Bouillon oder Kochsalzlösung abgeschwemmt und von der Abschwemmung eine oder mehrere Ösen auf 2 v. Drigalski-Conradi-Platten ausgestrichen. Mit Hilfe dieses kombinierten Anreicherungsverfahrens erzielten sie noch in einer ganzen Reihe von Fällen, etwa 25 %, ein positives Ergebnis, in denen die einfache Lackmus-Milchzuckeragarplatte versagt hatte. Um ohne Zeitverlust die Diagnose stellen zu können, empfahlen Lentz und Tietz, jeden Stuhl gleichzeitig in einer Plattenserie auf 2 Malachitgrün- und 2 Lackmus-Milchzuckeragarplatten auszustreichen; finden sich dann schon auf den blauen Platten Typhuskolonien, so ist damit eine Untersuchung der grünen Platten überflüssig, ergeben die blauen Platten jedoch kein positives Resultat, so werden die grünen abgeschwemmt und so oft noch nach weiteren 24 Stunden ein positives Resultat erzielt, das sonst erst aus einer neuen Stuhlprobe erhalten werden könnte. Mit Hilfe dieses Verfahrens konnten Lentz und Tietz die Typhusbazillen bei 90,6 % der von ihnen untersuchten Typhuskranken nachweisen, während ihnen der Nachweis mit der v. Drigalski-Conradi-Platte nur bei 62,5 % der Kranken gelang. Das Anreicherungsverfahren fand schnell Aufnahme in fast allen Untersuchungsanstalten, und überall wurden mit ihm ähnlich günstige Resultate wie von Lentz und Tietz in der Idarer Anstalt erzielt.

Ficker und Hoffmann[4]) arbeiteten auf Grund der von Roth gefundenen colihemmenden Wirkung des Koffeins ein Anreicherungsverfahren für Typhusbazillen in Stühlen aus, das ihnen bei ihren Laboratoriumsversuchen gute Erfolge gab. Auch

---

[1]) Deutsche Med. Wochenschr. 1903 Vereinsbeil. S. 286.
[2]) Hyg. Rundschau 1903 S. 489.
[3]) Münch. Med. Wochenschr. 1903 S. 2139 u. Klin. Jahrb. Bd. 14 S. 495.
[4]) Arch. f. Hyg. Bd. 49 S. 229.

dieses Verfahren wurde in den Untersuchungsanstalten einer Nachprüfung unterzogen. Es erwies sich aber als so umständlich, daß seine Verwendung für die Praxis der Typhusbekämpfung unmöglich war.

Gaehtgens[1]) fügte das Koffein dem v. Drigalski-Conradi-Agar sowie dem Endo-Agar zu und erzielte so durch Hemmung des Bakteriums coli recht gute Resultate. Das Verfahren hat sich indessen in den Untersuchungsanstalten nicht einbürgern können. Das gleiche Schicksal hatten die Löfflersche Malachitgrüngelatine[2]) und der Kindborgsche Fuchsinagar[3]), weil sie nicht mehr leisteten als die bereits bekannten Verfahren.

Im Jahre 1908 empfahl dann Conradi[4]) seinen Brillantgrün-Pikrinsäure-Agar, auf dem fast nur Typhusbazillen wachsen, alle anderen Darmbakterien dagegen zurückgehalten werden sollten. Die Berichte der Stationen über diesen Nährboden lauten im allgemeinen recht günstig; allerdings heben einige auch hervor, daß außer dem Typhusbazillus auch eine ganze Anzahl anderer Darmbakterien wachsen und dann das Auffinden der Typhusbazillen sehr erschweren können, da ein Farbenunterschied auf diesem Nährboden nicht zustande kommt. Auch wird von verschiedenen Seiten hervorgehoben, daß die auf dem Brillantgrünagar gewachsenen Typhusbazillen schwer agglutinabel sind. Einige Untersucher haben erst dann mit diesem Agar gute Erfolge erzielt, wenn sie ihn nach Art der Methode von Lentz und Tietz als Vorkultur benutzten, abschwemmten und von der Abschwemmung auf Lackmus-Milchzuckeragar oder Endo-Agar weiterimpften.

Recht günstig bezüglich der erhaltenen positiven Ergebnisse lauten auch die Urteile über den Löfflerschen Saffranin-Reinblau-Malachitgrün-Agar[5]), da auf ihm die Typhuskolonien leicht zu erkennen sind und Bakterium coli zurückgehalten wird, doch wird es allgemein als Nachteil dieses Nährbodens empfunden, daß auf ihm die Typhusbazillen so außerordentlich langsam wachsen, daß die Platten frühestens erst nach 48 Stunden untersucht werden können, und daß seine Herstellung so schwierig ist, daß sie nicht dem Diener allein überlassen werden kann.

Neuerdings hat dann noch Padlewsky[6]) eine Abänderung des Endo-Agars angegeben, dem er statt des Fuchsins Malachitgrün und außerdem zur Beförderung des Wachstums der Typhusbazillen Rindergalle hinzusetzt. Der Typhusbazillus wächst auf diesem Nährboden in farblosen, das Bakterium coli in tiefgrünen Kolonien, die aber infolge der Malachitgrünwirkung sehr klein bleiben. Auch dieser Agar ist in mehreren Anstalten nachgeprüft worden und hat so gute Ergebnisse gebracht, daß er teils neben, teils an Stelle des v. Drigalski-Conradi-Agars in ständigen Gebrauch genommen ist.

Bei der großen Zahl brauchbarer Kulturverfahren, die, zum größten Teil aus der Typhusbekämpfung selbst entstanden, für die Zwecke der Typhusbekämpfung empfohlen wurden, war es nur natürlich, daß in verschiedenen Anstalten an der Hand des

---

[1]) Zentralbl. f. Bakt. Orig. Bd. 39 S. 634.
[2]) Deutsche Med. Wochenschr. 1906 S. 289.
[3]) Zentralbl. f. Bakt. Orig. Bd. 46 S. 554.
[4]) Münch. Med. Wochenschr. 1908 S. 1523.
[5]) Deutsche Med. Wochenschr. 1909 S. 1297.
[6]) Zentralbl. f. Bakt. Orig. Bd. 47 S. 540.

täglich in reicher Menge eingehenden Untersuchungsmaterials vergleichende Untersuchungen über den Wert dieser Verfahren angestellt wurden.

So hat Klinger[1]) in Straßburg nebeneinander den v. Drigalski-Conradi-Agar, den Endo-Agar, das Ficker-Hoffmannsche Koffeinverfahren und die Lentz-Tietzsche Anreicherungsmethode an 43 Stühlen geprüft. Es ergaben positive Befunde

der v. Drigalski-Conradi-Agar . . 13 mal
„ Endo-Agar . . . . 16 „
das Ficker-Hoffmannsche Verfahren 20 „ und
„ Lentz-Tietzsche Verfahren . . 26 „

9 mal gelang der Nachweis der Typhusbazillen lediglich mit dem letztgenannten, 4 mal ausschließlich mit dem Ficker-Hoffmannschen Verfahren.

Megele[2]) in Landau untersuchte 400 Stuhl- und Urinproben nebeneinander mit dem v. Drigalski-Conradi-Agar, Conradis Brillantgrünagar, Löfflers Malachitgrünagar (ohne Abschwemmung) und dem Padlewsky-Agar. In 39 Fällen konnte er Typhus- bezw. Paratyphusbazillen nachweisen. Von diesen positiven Befunden kamen

auf v. Drigalski-Conradi-Agar 70,0%
„ Conradis Brillantgrünagar . 66,6%
„ Löfflers Malachitgrünagar . 33,3%
„ Padlewsky-Agar . . . . 79,0%.

Schumacher[3]) in Trier strich 500 Untersuchungsproben auf Endo-Agar, Malachitgrünagar und Brillantgrünagar aus; die Abschwemmung von den Malachitgrünplatten übertrug er auf Endo-Platten. Er erzielte so 61 = 12,2% positive Befunde und zwar

mit der Endo-Platte . . . 45 = 9,0%
„ „ Malachitanreicherung 50 = 10,0%
„ „ Brillantgrünplatte . . 54 = 10,8%.

Da sowohl die Malachitabschwemmung wie auch der Brillantgrünager einigemal versagte, wenn durch die anderen Verfahren ein positives Ergebnis erzielt wurde, empfiehlt Schumacher für jede Untersuchung eine aus allen 3 Agarsorten kombinierte Plattenserie in der Weise zu verwenden, daß zunächst eine Malachitgrünagarplatte, dann eine Brillantgrünagarplatte und zum Schluß eine Endoplatte beschickt wird. Die meisten positiven Befunde würden dann sofort auf dem Brillantgrünagar und Endo-Agar festgestellt werden können, während durch Abschwemmung von Malachitgrünagar noch einige weitere Fälle ermittelt würden. Diese Kombination der 3 Nährböden wird in der Untersuchungsanstalt in Trier mit gutem Erfolge jetzt regelmäßig angewandt.

Grimm[4]), der seine Untersuchungen im Berliner Hygienischen Institute begann und in der Diedenhofener Untersuchungsanstalt beendete, erzielte bei der Untersuchung von 25 Stühlen von Kranken, deren Blutserum eine positive Reaktion gab, bei gleich-

[1]) Inaug.-Dissert. Straßburg 1904.
[2]) Zentralbl. f. Bakt. Orig. Bd. 52 S. 616.
[3]) Klin. Jahrb. Bd. 21 S. 209.
[4]) Hyg. Rundschau 1909 S. 813.

zeitiger Verwendung der unten angegebenen Verfahren 16 positive Resultate, und zwar gaben

der Kindborg-Agar	6 = 24,0 %	positive Resultate	
„ v. Drigalski-Conradi-Agar	9 = 36,0 %	„	„
„ Löffler-Agar + Galle[1]) .	9 = 36,0 %	„	„
„ Padlewsky-Agar	12 = 48,0 %	„	„
„ Brillantgrünagar	14 = 56,0 %	„	„
das Lentz-Tietzsche Verfahren	15 = 60,0 %	„	„

In letzter Zeit hat dann noch Gaehtgens[2]) nebeneinander mit einer größeren Anzahl von Verfahren, die in untenstehender Tabelle zusammengestellt sind, 100 Stühle, die von 22 Typhusbazillenträgern, 72 Typhus- und 6 Paratyphuskranken stammten, untersucht und bei 70 von ihnen Typhus- bezw. Paratyphusbazillen nachweisen können. Die Verfahren leisteten im einzelnen folgendes:

Verfahren	Von 100 Stühlen gaben ein positives Resultat	Bei insgesamt 70 positiven Resultaten versagte
Padlewsky-Agar	48	22 mal
Endo-Agar	50	20 „
Werbitzkis Chinagrünagar[3])	53	17 „
Koffein-Fuchsin-Agar von Gaehtgens .	58	12 „
Conradis Brillantgrünagar[4])	59	11 „
Lentz-Tietzsches Verfahren	66	4 „

Im allgemeinen sind also die Malachitgrün- (Brillant- und Chinagrün-) Nährböden den anderen überlegen, besonders wenn sie mit dem Abschwemmungsverfahren kombiniert werden. In letzterem Sinne sprechen sich auch die meisten Stationsberichte aus.

Alle oben beschriebenen und für die Züchtung des Typhusbazillus geeigneten Nährböden können mit gleichem Erfolg auch zum Nachweis von Paratyphus- und Enteritisbazillen benutzt werden. Diese wachsen stets in der gleichen Weise auf den Nährböden, besonders kräftig auf den mit Malachitgrün versetzten. Da sie gegen diesen Farbstoff noch weniger empfindlich sind als der Typhusbazillus, so können zu ihrem Nachweis auch Nährböden mit einem doppelten, ja dreifachen Gehalt an Malachitgrün, wie er für den Typhusnachweis sich eignet, gewählt werden. Solche Nährböden lassen kaum noch andere Bakterien außer diesen aufkommen und sind daher geradezu ideale Elektivnährböden für Paratyphus- und Enteritisbazillen.

Der Nachweis der Typhus-, Paratyphus- und Enteritisbazillen aus Leichenorganen wird in der Weise geführt, daß Abstriche von den frischen Organen oder auch erst,

[1]) Deutsche Med. Wochenschr. 1907 S. 1581.

[2]) Zentralbl. f. Bakt. Orig. Bd. 53 S. 573.

[3]) Arch. f. Hyg. Bd. 69 S. 191. — Bei diesem Verfahren wird die Chinagrünplatte abgeschwemmt und die Abschwemmung auf Endo-Agar übertragen.

[4]) Ein Teil dieser Resultate wurde erst mittels der Abschwemmung erzielt.

nachdem die Organe etwa 20 Stunden im Brütofen gehalten sind behufs Vermehrung der in ihnen enthaltenen Bakterien, auf einen der oben beschriebenen Nährböden ausgestrichen werden. Die Identifizierung verdächtiger Kolonien geschieht in derselben Weise, wie dies oben für die Stuhl- und Urinuntersuchung beschrieben wurde.

Versuche, Typhusbazillen im Wasser nachzuweisen, sind von den Anstalten mehrfach gemacht worden, gewöhnlich ohne Erfolg. Es ist das nicht weiter auffallend, da ja die Infektion beim Typhus um etwa 14 Tage der Erkrankung voraufgeht und mindestens 3 Wochen verflossen zu sein pflegen, ehe der Verdacht auf einen infizierten Brunnen fällt; dann aber sind die in den Brunnen hineingeratenen Typhusbazillen entweder nicht mehr im Wasser vorhanden oder zu Boden gesunken, z. T. auch schon abgestorben. In Anwendung kam zu den Untersuchungen das Niederschlagsverfahren von Schüder[1]), das Fickersche Eisenchloridverfahren[2]), das Ficker-Hoffmannsche Koffeinverfahren[3]) und das v. Drigalskische Peptonverfahren[4]), bei welch letztem das zu untersuchende Wasser durch Peptonzusatz in eine 1%ige Peptonlösung verwandelt und der Bebrütung ausgesetzt wird; nach 20 Stunden wird dann, ohne das das Wasser enthaltende Gefäß zu erschüttern, vorsichtig mit einer Kapillare von der Oberfläche der Flüssigkeit Material entnommen und auf einer Lackmus-Milchzucker-Agarplatte ausgesät. Nur mit diesem letzteren Verfahren ist es v. Drigalski in einem Falle gelungen, aus dem Wasser eines Brunnens Typhusbazillen nachzuweisen, von dem aber noch keine Infektionen ausgegangen waren.

B. Methodik der Blutuntersuchung bei Typhus.

Von

Professor **Dr. H. Conradi** in Halle a. S.

früherem Leiter der Bakteriologischen Untersuchungsanstalt Neunkirchen.

Die Untersuchung des Blutes ist das zuverlässigste Mittel der Typhusdiagnostik. Im Blute nämlich sind nicht nur die spezifischen Erreger des Typhus enthalten, sondern auch jene spezifischen Antistoffe, die der Organismus zur Assimilation der körperfremden Typhusbazillenleiber produziert. So wird es möglich, durch das Verfahren der Blutkultur den Typhuskeim aus dem Blute zu züchten und ferner die im Kreislauf sich anhäufenden Gegenstoffe, die Typhus-Agglutinine, im Reagenzglas nachzuweisen. Zu Beginn der Typhusbekämpfung gab es für die tägliche Praxis der Blutuntersuchung nur die durch Gruber entdeckte, von Widal eingeführte Agglutinationsprüfung des Blutserums. Die Kultur des Blutes aber lag noch im argen, und es ist ein besonderes Verdienst der systematischen Typhusbekämpfung im Südwesten des Reichs, dieses brauchbare Werkzeug allgemeiner Anwendung zugänglich gemacht zu haben.

---

[1]) Zeitschr. f. Hyg. u. Inf. Bd. 42 S. 317.

[2]) Hyg. Rundschau 1904 S. 7.

[3]) Arch. f. Hyg. Bd. 49 S. 229.

[4]) Arb. a. d. Kaiserl. Gesundheitsamte Bd. 24 S. 68.

a) Die Gruber-Widalsche Reaktion.

Nicht selten schon in der ersten, namentlich aber während der zweiten Krankheitswoche, gewinnt das Blut des Typhuskranken die Fähigkeit, bewegliche Typhusbazillen zu lähmen, auszuflocken, zu agglutinieren. Dieses Agglutinationsphänomen ist die Gruber-Widalsche Reaktion (Gr.-W. R.). Agglutiniert ein menschliches Blutserum, 1 : 100 mit physiologischer Kochsalzlösung verdünnt, Typhusbazillen, so ist Typhusverdacht begründet. In solcher Stärke reagiert bereits der vor ein bis zwei Wochen an Typhus Erkrankte. Im weiteren Verlaufe der Typhuserkrankung verfeinert sich noch das Agglutinationsphänomen, Verdünnungen des Blutserums von 1 : 1000 werden gegenüber Typhusbazillen wirksam. Solche hohe Werte finden sich nur bei Typhuskranken. Bei geringer Agglutination indes muß im Zweifelsfalle wiederholt untersucht werden. Hier beweist dann die Zunahme der Agglutinationsfähigkeit das Vorliegen von Typhus. Der Anstieg der Agglutinationskurve des Blutes ist ein Symptom des Typhus.

Der in der ersten Zeit der Typhusbekämpfung befolgte Grundsatz, Personen mit positiver Gr.-W. R. für infektiös anzusehen, mußte bald verlassen werden. Im Blute des ehemals Typhuskranken nämlich speichern sich die Typhusagglutinine monate-, jahrelang auf, die Gr.-W. R. überdauert Infektion und Krankheit. Daher bringt eine einmalige Feststellung der Gr.-W. R. keine Gewißheit, ob jemand durch Typhusbazillen krank ist oder krank war. Auch kann die Gr.-W. R. lange vorhalten, wenn einer Typhuskeime aufnimmt und gesund bleibt. Der Gr.-W. R. ist ihr retrospektiver Charakter eigentümlich, und dieser mindert ihre aktuelle, symptomatische Bedeutung. Die Gruber-Widalsche Reaktion verrät eine bestehende oder abgelaufene Typhusinfektion, markiert aber nicht die Infektiosität.

In der Praxis der Typhusbekämpfung hat die Gr.-W. R. trotz der berührten Mängel ganz Außerordentliches für die Klarstellung der Diagnose sowie die Abgrenzung der Seuchenherde geleistet. In der doch recht beträchtlichen Zahl von Fällen, die verspätet zur ärztlichen Behandlung und bakteriologischen Untersuchung kamen, gewährte allein die Gr.-W. R. ätiologischen Aufschluß. Nicht minder kam die Reaktion zu statten, wenn es galt, die von Typhuskranken oder Typhusträgern gesetzten Infektionen im Umkreis aufzudecken. Häufig bot sie das einzige Mittel dar, larvierte oder latente oder chronische Typhusinfektionen zu ermitteln, Zusammenhänge zwischen anscheinend sporadischen Krankheitsfällen herzustellen und verzettelte Einzelerkrankungen genetisch aneinanderzureihen. Die Epidemiologie des Typhus besitzt kein wertvolleres Hilfsmittel als die Gruber-Widalsche Reaktion.

b) Die Blutkultur.

Im Blute des Typhuskranken zirkulieren die Typhusbazillen. Konstant ist hier ihr Vorkommen innerhalb der ersten Krankheitswoche. Reichert man die im Blute sich vorfindenden Typhuskeime an, indem man nach dem Vorgang von Conradi da Blut mit Rindergalle mischt, so gelingt es innerhalb der ersten Krankheitswoche fast regelmäßig, die Typhusdiagnose zu erbringen. In den späteren Krankheitsstadien wird der Nachweis unsicherer. So darf man während der zweiten Krankheitswoche in zirka 60%, in der dritten Krankheitswoche nur in ungefähr 40% der Fälle ein positives Resultat erwarten. Die Blutkultur, die Anreicherung der Typhuskeime in Galle, leistet für die Frühdiagnose des Typhus die wesentlichsten Dienste. Während die Gruber-Widalsche Reaktion, wie erörtert, oft erst in der zweiten Krankheitswoche auftritt, sind die im Blute kreisenden Typhusbazillen die Vorläufer und Begleiter der ersten Krankheitserscheinungen. Im Typhusbeginne führt die Blutkultur meist zum Ziele, sofern die zur Verfügung stehende Blutmenge mindestens 1 ccm beträgt. Aber auch weit geringere Blutquantitäten reichen häufig aus. Selbst die Übertragung des geronnenen Blutes in Galle, die zuerst Fornet vornahm, liefert brauchbare Resultate. Die Züchtung der Typhuskeime aus dem Blute ist ein fast nie versagendes Mittel, frische Typhuserkrankungen zu diagnostizieren.

c) Andere Verfahren.

Die Züchtung der Typhusbazillen aus Roseola-Flecken, die von Neufeld besonders empfohlen wurde, hat nur ausnahmsweise während der Typhusbekämpfung Anwendung gefunden. Sie wurde durch die Blutkultur verdrängt.

Der Nachweis der spezifisch-bakteriziden Stoffe, der in eleganter Weise, aber umständlich durch den Pfeifferschen Versuch oder das Plattenverfahren geführt werden kann, kam gleichfalls der den Typhusstationen gestellten Aufgabe nicht zu statten. Auch der bei Typhuskranken und Typhusträgern mögliche Nachweis von Typhus-Ambozeptoren, den die Komplementablenkung anzeigt, blieb ohne praktische Bedeutung, ebenso die Bestimmung des opsonischen Index sowie das Verfahren der Präzipitation. Die Fadenreaktion, die neuerdings empfohlen wurde, bringt keinerlei Vorteil; die Agglutination ist zuverlässiger.

3. Statistik der bei der bakteriologischen Untersuchung gemachten Befunde unter besonderer Berücksichtigung des Zeitpunkts der bakteriologischen Krankheitsfeststellung.

Bearbeitet von

Regierungsrat Professor **Dr. Haendel,**

Mitglied des Kaiserlichen Gesundheitsamts, Berlin.

Die Organisation der verschärften Typhusbekämpfung im Südwesten des Reichs war Ende des Jahres 1904 vollendet. Sie umfaßte in der Form, wie sie bis Anfang des Jahres 1910 unverändert bestehen blieb, insgesamt 11 bakteriologische Untersuchungsanstalten, von denen 5 (die Stationen Idar, Neunkirchen, Saarbrücken, Saarlouis und Trier) von der Königlich Preußischen Regierung und 2 (die Stationen Landau und Kaiserslautern) von der Königlich Bayerischen Regierung begründet waren. Dazu kamen noch 4 reichsländische Anstalten, davon im Elsaß die Stationen Straßburg und Hagenau und in Lothringen die Stationen Diedenhofen und Metz.

Wegen des näheren über die Verteilung, die Besetzung und den Wirkungskreis der einzelnen Anstalten s. S. 46.

Über ihre Tätigkeit wurde von den einzelnen Anstalten vierteljährlich berichtet. Die Berichte wurden seit dem 2. Vierteljahr 1905 von allen Stationen gleichmäßig nach einem einheitlichen, als Anlage V beigefügten Muster aufgestellt. Den folgenden Ausführungen sind diese Stationsberichte vom 2. Vierteljahr 1905 bis 4. Vierteljahr 1909 zugrunde gelegt.

I.

Nach den Angaben der Berichte sind in dem betreffenden Berichtszeitraume vom 2. Vierteljahr 1905 bis 4. Vierteljahr 1909 (einschließlich) insgesamt 11261 typhus- und paratyphusverdächtige Erkrankungsfälle zur amtlichen Meldung gekommen bezw. bei örtlichen Feststellungen ermittelt worden.

Bei 9309 (82,7 % der gemeldeten Fälle) wurde von den Untersuchungsstationen die Diagnose durch das Ergebnis der bakteriologischen bezw. serologischen Untersuchung bestätigt, und zwar wurden 8341 (89,6 % oder, auf die Gesamtzahl aller gemeldeten und ermittelten Fälle berechnet, 74,1 %) der Erkrankungen als Typhus und 968 (10,4 % bezw. 8,6 %) als Paratyphus nachgewiesen.

Die Verteilung der während der gesamten Berichtszeit gemeldeten bezw. ermittelten und durch die bakteriologischen Untersuchungsmethoden festgestellten Fälle auf die einzelnen Stationen ist aus Anlage 1 ersichtlich (S. 113).

Die größte Zahl der gemeldeten bezw. ermittelten verdächtigen Krankheitsfälle entfiel demnach mit 1947 auf die Untersuchungsstation Saarbrücken; es folgen dann Straßburg mit 1247, Metz mit 1183, Trier mit 1165, Hagenau mit 1118, Kaiserslautern mit 1075, Diedenhofen mit 1027, Neunkirchen mit 826, Landau mit 615, Saarlouis mit 589 und schließlich Idar mit 469 Meldungen.

Die größte Zahl der durch die bakteriologische Diagnose bestätigten Erkrankungen weist ebenfalls die Anstalt Saarbrücken mit 1860 auf. An zweiter Stelle steht hier Trier mit 1104, dann schließen sich an Straßburg mit 979, Hagenau mit 869, Metz mit 796, Neunkirchen mit 793, Diedenhofen mit 758, Kaiserslautern mit 607, Saarlouis mit 565, Landau mit 539 und Idar mit 439 Fällen. Anders stellt sich die Reihenfolge der Stationen bei Prozentberechnung der durch die bakteriologische Diagnose bestätigten Erkrankungen im Verhältnis zur Anzahl der gemeldeten Fälle. Die höchste Prozentzahl erreichte die Station Neunkirchen, bei welcher von den ermittelten Fällen 96,0 % durch die bakteriologische Untersuchung sichergestellt wurden. Es folgen nach dem Prozentsatz Saarlouis mit 95,9 %, Saarbrücken mit 95,5 %, Trier mit 94,8 %, Idar mit 93,6 %, Landau mit 87,6 %, Straßburg mit 78,5 %, Hagenau mit 77,7 %, Diedenhofen mit 73,8 %, Metz mit 67,3 % und Kaiserslautern mit 56,5 %.

Die beträchtlichen Differenzen, welche sich bei diesen Prozentzahlen geltend machen, werden nicht in der Weise gedeutet werden dürfen, daß die Stationen mit hohen Prozentziffern etwa bessere Untersuchungsergebnisse aufzuweisen hatten als die mit niedrigen; die geringeren Prozentzahlen bei einigen Stationen sind vielmehr wohl darin begründet, daß in diesen Fällen eine größere Zahl von Erkrankungen zunächst als verdächtig betrachtet und gemeldet wurde, während sich später dieser Verdacht als unbegründet erwies.

Was die absoluten Zahlen der von den einzelnen Stationen festgestellten Typhusfälle anlangt, so steht hier wieder Saarbrücken mit 1716 an der Spitze, in weitem Abstand folgt Trier mit 958 und anschließend mit allmählich fallenden Ziffern Straßburg mit 920, Hagenau mit 749, Metz mit 746, Diedenhofen mit 697, Neunkirchen mit 681, Landau mit 525, Kaiserslautern mit 478, Saarlouis mit 476 und endlich Idar mit 395 Typhuserkrankungen.

Die größte Anzahl von Paratyphuserkrankungen weisen die Stationen Trier mit 146 und Saarbrücken mit 144, die geringste mit 14 die Anstalt Landau auf. Dazwischen stehen die Stationen Kaiserslautern mit 129, Hagenau mit 120, Neunkirchen mit 112, Saarlouis mit 89, Diedenhofen mit 61, Straßburg mit 59, Metz mit 50 und Idar mit 44 Paratyphusfällen.

Bezüglich des prozentualen Anteils der Paratyphuserkrankungen an der Gesamtzahl der von den einzelnen Stationen durch die bakteriologische Diagnose bestätigten (der gemeldeten) Erkrankungsfälle ordnen sich die Stationen in nachstehender Folge:

Kaiserslautern 21,3 % (12,0 %), Saarlouis 15,8 % (15,1 %), Neunkirchen 14,1 % (13,6 %), Hagenau 13,8 % (10,7 %), Trier 13,2 % (12,5 %), Idar 10,0 % (9,4 %),

Diedenhofen 8,0 % (5,9 %), Saarbrücken 7,7 % (7,4 %), Metz 6,3 % (4,2 %), Straßburg 6,0 % (4,7 %) und Landau 2,6 % (2,3 %).

Die Verteilung der gemeldeten und der bakteriologisch bestätigten Fälle in den einzelnen Jahren auf die verschiedenen Stationen ist in den Tabellen der Anlage 2 zusammengestellt (S. 113).

Aus diesen Tabellen ist bereits ersichtlich, daß die Zahl der gemeldeten verdächtigen Fälle wie auch die Zahl der bakteriologisch festgestellten Typhuserkrankungen von 1905 bis 1909 erheblich zurückgegangen ist. Die Zusammenstellung der Gesamtjahresziffern der in den einzelnen Jahren gemeldeten und ermittelten Fälle nach Stationen in Anlage 3 (S. 115) läßt diesen Rückgang noch deutlicher erkennen. Der Gesamtzahl von 3018 im Jahre 1905 gemeldeten Fällen steht im Jahre 1909 nur eine Gesamtziffer von 1395 gegenüber, wobei noch zu berücksichtigen ist, daß in der Zahl der im Jahre 1905 gemeldeten Fälle nur die Meldungen von 3 Vierteljahren enthalten sind. Der Rückgang beträgt sonach bei den als verdächtig gemeldeten Erkrankungsfällen von 1905 bis 1909 nach Prozent berechnet 53,8 %. Entsprechend ist auch nach der Zusammenstellung der Typhustabelle in Anlage 4 (S. 116) die Jahresziffer der bakteriologisch festgestellten Typhusfälle von 1905 bis 1909 von 1807 auf 1118 oder um 38,1 % gesunken.

Wenn hier die den prozentualen Rückgang der bakteriologisch festgestellten Typhusfälle angebende Ziffer mit 38,1 % nicht mit der entsprechenden, für die Abnahme der als verdächtig gemeldeten Fälle berechneten Prozentzahl von 53,8 % übereinstimmt, sondern hinter dieser zurückbleibt, so spricht die Differenz doch nur scheinbar für eine wesentlich geringere Abnahme der bakteriologisch sicheren Typhusfälle im Vergleiche zu dem Rückgang der gemeldeten Erkrankungen. Es ist vielmehr dabei zu berücksichtigen, daß, wie aus der Tabelle in Anlage 5 (S. 116) ersichtlich, einmal von den 1905 als verdächtig gemeldeten Fällen nur 65,9 % überhaupt und nur 59,9 % als Typhus bakteriologisch festgestellt wurden, von den 1909 gemeldeten Fällen dagegen 95,1 % überhaupt und 80,1 % als Typhus durch die bakteriologische Diagnose ihre Bestätigung fanden, und daß andrerseits der prozentuale Anteil der bakteriologisch sicheren Typhuserkrankungen an der Gesamtsumme der bakteriologisch nachgewiesenen Krankheitsfälle 1905 90,9 % betrug, 1909 aber auf nur 84,3 % gefallen war. Übereinstimmend damit ist auch in der Tabelle der Anlage 6 (S. 116) die prozentuale Abnahme aller durch die Untersuchungen bestätigten Fälle mit 33,2 % geringer als der Rückgang der bakteriologisch festgestellten Typhuserkrankungen mit 38,1 % (Anlage 4).

Es läßt sich somit hinsichtlich des Typhus aus den Angaben der Vierteljahrsberichte der Stationen übereinstimmend, sowohl durch den Rückgang der Meldungen verdächtiger Krankheitsfälle wie aus der Abnahme der durch die bakteriologische Untersuchung bestätigten Typhuserkrankungen, ein erfreulicher Erfolg der organisierten Typhusbekämpfung während der Berichtszeit ziffernmäßig feststellen.

Etwas anders liegen in dieser Hinsicht die Verhältnisse betreffs des Paratyphus.

Schon die Durchsicht der Tabellen in Anlage 2 läßt erkennen, daß die Zahl der Paratyphusfälle bei den verschiedenen Stationen in den einzelnen Jahren zwar beträchtliche Schwankungen zeigt, daß jedenfalls aber ein Rückgang der Paratyphuserkrankungen während der Berichtszeit ähnlich wie bei dem Typhus nicht nachzuweisen ist. Im Gegenteil geht aus der Zusammenstellung der Gesamtjahresziffern der einzelnen Stationen in Anlage 7 (S. 117) hervor, daß die Gesamtzahl der Paratyphuserkrankungen von 181 im Jahre 1905 auf 209 im Jahre 1909 gestiegen ist und somit gegenüber dem ersten Jahre um 15,5 % zugenommen hat. In Übereinstimmung damit weist endlich auch der prozentuale Anteil der bakteriologisch festgestellten Paratyphusfälle, sowohl an der Gesamtzahl der gemeldeten verdächtigen Erkrankungen wie an der Gesamtziffer der bakteriologisch nachgewiesenen Erkrankungen, eine im allgemeinen während der Berichtszeit von 1905 bis 1909 von Jahr zu Jahr fortlaufende Steigerung auf, und zwar im ersten Falle von 6,0 % auf 15,0 % und im zweiten von 9,1 % auf 15,7 % (Anl. 5).

Die Tatsache, daß die organisierte Typhusbekämpfung dem Paratyphus gegenüber nicht zu entsprechenden Erfolgen geführt hat wie bei der Bekämpfung des Typhus, ist in den besonderen epidemiologischen Verhältnissen des Paratyphus begründet und nicht weiter auffallend, wenn man berücksichtigt, daß der Paratyphus, dessen Epidemiologie erst in den letzten Jahren unter hervorragender Mithilfe der organisierten Typhusbekämpfung genügend geklärt werden konnte, sich in epidemiologischer Hinsicht ganz anders verhält als der Typhus, und daß sich Paratyphusbazillen nicht nur beim Menschen, sondern auch bei Tieren und sonst in der Außenwelt finden sowie unter ganz anderen Bedingungen weiterverbreitet werden können als die Erreger des Typhus, als deren Vegetationsort nur der Mensch in Betracht kommt.

Die Verschiedenheit in dem epidemiologischen Verhalten der beiden Krankheiten tritt in gewisser Beziehung auch bei Betrachtung der Angaben der Berichte über die Feststellung der Art der Krankheitsübertragung bei den zur Meldung gekommenen Erkrankungen in Erscheinung.

Von den in dem Berichtszeitraume zur Meldung gekommenen bezw. ermittelten 11 261 Erkrankungen fanden bezüglich der mutmaßlichen Art der erfolgten Krankheitsübertragung nach Ziffer VIII der Berichte 6165 = 54,7 % ihre Aufklärung, während 5096 = 45,3 % unaufgeklärt blieben. Weitaus die meisten der aufgeklärten Fälle wurden als Kontaktübertragungen festgestellt. In den Berichten werden allein 4367 Fälle — 70,8 % der zur Aufklärung gekommenen und 38,8 % aller überhaupt gemeldeten und ermittelten Erkrankungen — unter der Bezeichnung „aufgeklärt als Kontakt“ angeführt. Ferner handelt es sich bei weitaus den meisten der 643 in den Berichten als „aufgeklärt durch Einschleppung“ bezeichneten Fälle ebenfalls um Kontaktübertragungen. Endlich kommen dazu noch Kontaktübertragungen besonderer Art, wie z. B. durch Bazillenträger, bei der Krankenpflege und beim Waschen infizierter Wäsche, die zwar bei den Berichten der Stationen im allgemeinen bereits in der Gesamtziffer der als „aufgeklärt durch Kontakt“ bezeichneten Fälle enthalten sind, von einzelnen Stationen aber in diese Zahl nicht eingerechnet, sondern noch besonders für sich aufgeführt werden.

So werden in dem in Betracht kommenden Zeitraum in den Berichten allein 115 Erkrankungen auf Ansteckung bei der Krankenpflege und 39 auf Infektion beim

Waschen infizierter Wäsche zurückgeführt, und von einzelnen Stationen 214 Fälle noch besonders als Kontaktübertragungen durch Bazillenträger angegeben.

Den Kontaktübertragungen gegenüber treten die Infektionen durch Wasser, Milch und Nahrungsmittel beim Typhus erheblich zurück.

Insgesamt werden von den aufgeklärten 6165 Fällen 874 Erkrankungen = 14,2 % auf derartige Infektionen zurückgeführt und zwar 320 = 5,2 % auf Infektion durch Milch, 414 = 6,7 % auf Infektion durch Wasser und 140 = 2,3 % auf Infektion durch andere Nahrungsmittel.

Die betreffenden Angaben der einzelnen Stationen sind in der als Anlage 8 (S. 117) beigefügten Tabelle zusammengestellt.

Wie viele dieser Infektionen dabei den Typhus- oder den Paratyphuserkrankungen zuzurechnen sind, ist nach den in Ziffer VIII der Berichte enthaltenen Angaben nicht ohne weiteres festzustellen, da bei diesen Zusammenstellungen im allgemeinen Typhus- und Paratyphusfälle gemeinsam behandelt werden, so daß eine getrennte Betrachtung der beiden Krankheiten sich nicht durchführen läßt. Wohl aber geht die Tatsache, daß sich auch nach dieser Richtung in epidemiologischer Hinsicht, wie bereits erwähnt, Typhus und Paratyphus verschieden verhalten, aus den jeweils unter Nr. XII der Berichte gemachten Ausführungen über die „örtliche Gruppierung" der Paratyphusfälle hervor.

Es fällt hier in erster Linie auf, daß bei dem Paratyphus viele und zwar meist vereinzelte Fälle beobachtet wurden, die mit anderen Paratyphuserkrankungen oder Paratyphusträgern nicht in Zusammenhang gebracht werden konnten und bezüglich ihrer Entstehung nicht aufzuklären waren. Nicht selten lassen sich allerdings auch bei dieser Krankheit Erkrankungsfälle auf Kontaktübertragungen zurückführen, und von einzelnen Stationen wird auch über größere Kontaktketten von Paratyphusfällen berichtet. Im allgemeinen treten aber die Kontaktfälle doch nicht in der Weise in den Vordergrund wie beim Typhus, während dagegen, namentlich beim Auftreten mehrerer Krankheitsfälle an einem Orte, verhältnismäßig häufig Nahrungsmittelinfektionen in Betracht kommen.

Ein weiterer Unterschied in dem Verhalten des Typhus und Paratyphus, der ebenfalls für die weite Verbreitung der Paratyphusbazillen in der Außenwelt spricht und zugleich darin seine Begründung findet, sei hier ebenfalls noch kurz erwähnt.

Führte zunächst die bakteriologische Untersuchung der Paratyphuskranken und ihrer Umgebung sowie die bakteriologische Kontrolle der Paratyphusrekonvaleszenten zu der Erkenntnis, daß, wie bei dem Typhus, sich auch bei dem Paratyphus an das Überstehen der Krankheit eine längere, selbst dauernde Ausscheidung von Paratyphusbazillen anschließen kann, und daß ferner unter der Umgebung der Kranken gesunde Personen gefunden werden, welche, ohne selbst klinische Erkrankungserscheinungen zu zeigen, doch mit ihren Entleerungen die Krankheitserreger ausscheiden, so läßt sich hier außerdem noch eine besondere Art der Bazillenausscheidung feststellen, wie sie bezüglich des Typhus nicht in dieser Weise beobachtet werden konnte. Übereinstimmend enthalten die Berichte der Stationen Angaben über das häufigere Vorkommen von meist rasch vorübergehender Ausscheidung von Paratyphusbazillen durch

Gesunde, welche mit Paratyphuskranken in keinerlei Beziehung standen. Auch diese Erscheinung hat durch die Tätigkeit der Untersuchungsstationen ihre Aufklärung gefunden. Auf Grund der hierüber von Conradi, Rimpau, Prigge, Gaehtgens u. a. ausgeführten Untersuchungen kann es als feststehend angesehen werden, daß es sich hier um eine vorübergehende Ausscheidung von mit der Nahrung aufgenommenen Paratyphusbazillen durch die betreffenden Personen handelt, welche von Conradi als „alimentäre Bazillenausscheidung“ bezeichnet wurde. Der Nachweis, daß sich an das Überstehen einer Typhus- und Paratyphuserkrankung eine längere, selbst dauernde Bazillenausscheidung anschließen kann, sowie die weitere Aufklärung der Bazillenträgerfrage überhaupt ist mit eines der wichtigsten und wertvollsten Ergebnisse der organisierten Typhusbekämpfung.

Da jedoch die Bedeutung der Bazillenträger und Dauerausscheider an einer anderen Stelle eingehend behandelt werden wird, so soll hier auf die diese Frage betreffenden statistischen Angaben der Berichte nur kurz eingegangen werden.

Die Tabelle in Anlage 9 (S. 118) enthält eine übersichtliche Zusammenstellung aller in den in Betracht kommenden Berichten der Stationen angeführten Bazillenträger, einschließlich der klinisch nicht nachweislich erkrankt gewesenen Personen. Danach konnten während des Berichtszeitraums insgesamt 1172 Typhus- und Paratyphusträger nachgewiesen werden. Von diesen Bazillenträgern waren 745 (63,6 %) weibliche und 427 (36,4 %) männliche Personen; 909 (77,6 %) Bazillenträger waren Erwachsene, 263 (22,4 %) Kinder unter 15 Jahren. Noch stärker treten die Unterschiede bezüglich des Alters und des Geschlechts bei den Bazillenträgern hervor, wenn man die gesunden Bazillenwirte außer Betracht läßt und nur die chronischen Ausscheider berücksichtigt, welche während ihrer Erkrankung unter der Beobachtung einer Station gestanden und im Anschluß an die Erkrankung mehr als 10 Wochen lang Bazillen ausgeschieden haben. Aus den in der Anlage 9 in Klammern angeführten Zahlen ist ersichtlich, daß in der Berichtszeit insgesamt 407 derartige Typhus- oder Paratyphusausscheider festgestellt wurden. Von diesen gehörten nur 119 (29,2 %) dem männlichen, 288 (70,8 %) dagegen dem weiblichen Geschlecht an. Um Kinder handelte es sich nur in 73 (17,9 %) Fällen, während 334 (82,1 %) Erwachsene waren.

Vergleicht man die Gesamtzahl (1172) der aufgefundenen Typhus- und Paratyphusträger mit den Gesamtziffern der gemeldeten sowie der bestätigten Erkrankungen, so entfielen auf die 11261 gemeldeten 10,4 % und auf die 9309 bestätigten Erkrankungen 12,6 % Bazillenträger. Da jedoch in dieser Gesamtzahl von 1172 Bazillenausscheidern, wie erwähnt, auch die festgestellten gesunden Bazillenwirte enthalten sind, so ergibt diese Berechnung keinen eigentlichen Anhalt dafür, in welchem Prozentverhältnis sich Typhus- und Paratyphuskranke nach dem Überstehen der Krankheit zu chronischen Ausscheidern entwickeln. Ein Überblick darüber läßt sich eher gewinnen, wenn man die Zahl der während der Beobachtung der Stationen zu chronischen Ausscheidern gewordenen Personen mit der Summe der in der Berichtszeit bakteriologisch bestätigten Erkrankungsfälle vergleicht. Es stehen hier den 9309 durch die bakteriologische Diagnose gesicherten Erkrankungen 407 (4,4 %) chronische Ausscheider gegenüber.

Eine getrennte Besprechung der Typhus- und Paratyphusträger ist nicht ohne weiteres durchzuführen, da auch unter Ziffer X der Berichte im allgemeinen Typhus und Paratyphus gemeinsam behandelt sind. Immerhin konnte jedoch nach den Angaben unter Ziffer XI der Berichte über die Behandlung der Bazillenträger eine Zusammenstellung einer genügend großen Zahl von Paratyphusträgern gewonnen werden, welche eine statistische Betrachtung gestattet. Die mit Kursivziffern in die Tabelle der Anlage 9 (S. 119) eingetragene Zusammenstellung umfaßt einschließlich der klinisch nicht nachweislich erkrankt gewesenen Personen 251 Paratyphusträger, von denen 123 (49,0 %) dem männlichen und 128 (51,0 %) dem weiblichen Geschlecht angehörten; 75 (29,9 %) davon waren Kinder unter 15 Jahren und 176 (70,1 %) erwachsene Personen. Die Zahl der Paratyphusträger setzt sich sonach, abweichend von der auch die Typhusträger enthaltenden Summe aller Bazillenausscheider, ziemlich gleichmäßig aus männlichen und weiblichen Personen zusammen. Die Zahl der erwachsenen Personen überwog zwar auch bei den Paratyphusträgern die der Kinder beträchtlich, der Unterschied war aber erheblich geringer.

Bemerkenswert ist, daß sich unter den 251 Paratyphusträgern nur 31 (12,4 %) chronische Ausscheider befanden, welche während der Erkrankung unter Beobachtung standen und über 10 Wochen hinaus Bazillen ausgeschieden haben, während dies von allen festgestellten Bazillenträgern einschließlich der Typhusausscheider bei 407 (34,7 %) der Fall war. Bei diesen 31 chronischen Paratyphusausscheidern ergaben sich hinsichtlich des Anteils der Geschlechter, der Erwachsenen und der Kinder annähernd dieselben Prozentziffern, wie sie für die Gesamtzahl der chronischen Ausscheider einschließlich der Typhusträger berechnet wurden. Von den 31 mit eingeklammerten Ziffern in Kursivschrift in Anlage 9 angegebenen Paratyphusausscheidern gehörten nämlich nur 10 (32,3 %) dem männlichen, dagegen 21 (67,7 %) dem weiblichen Geschlecht an, 26 (83,9 %) davon waren Erwachsene und nur bei 5 (16,1 %) handelte es sich um Kinder unter 15 Jahren.

II.

Bei Feststellung der vorstehend besprochenen Befunde wurde von den Untersuchungsanstalten eine außerordentlich umfangreiche Untersuchungsarbeit geleistet, die sich nicht bloß auf die bakteriologische Sicherung der Diagnose bei den gemeldeten und ermittelten verdächtigen Krankheitsfällen beschränkte, sondern auch, entsprechend der Aufgabe der Stationen, das Ziel verfolgte, in der Umgebung der Kranken etwa vorhandene Krankheitserreger aufzuspüren, um auch diese ausschalten und unschädlich machen zu können. Das zur Untersuchung gekommene Material stammte daher nicht ausschließlich von erkrankten Menschen, sondern zum großen Teil von klinisch gesunden Personen. Insgesamt kamen bei den Untersuchungsstationen während der Berichtszeit 262991 Materialproben zur Untersuchung auf Typhus oder Paratyphus.

Die Tabelle 1 der Anlage 10 (S. 124) enthält eine Zusammenstellung der von allen Stationen während des Berichtszeitraums auf Typhus und Paratyphus ausgeführten Untersuchungen. Danach handelt es sich bei 114282 (43,5 % der Materialsendungen) um Stuhlproben, bei 96421 (36,7 %) um Urin- und bei 52288 (19,9 %) um Blutproben. Zu positiven Ergebnissen führte die Untersuchung bei 28628 (10,9 %) Materialproben.

Wie die Zusammenstellung in Tabelle 2 der Anlage 10 (S. 124) zeigt, entfielen von diesen 28628 positiven Befunden 12366 (4,7 % aller eingesandten Materialproben) auf Stuhlproben, 3527 (1,3 %) auf Urinproben und 12735 (4,8 %) auf Blutproben. An den 28628 positiven Befunden waren sonach die positiven Blutproben mit 44,5 %, die Stuhlproben mit 43,2 % und die Urinproben mit 12,3 % beteiligt, während, auf die eingesandten Blut-, Stuhl- und Urinproben berechnet, unter den untersuchten 52288 Blutproben 24,4 %, unter den 96421 Urinproben 3,7 % und unter den 114282 Stuhlproben 10,8 % positive Befunde sich ergaben.

Die Blutproben lieferten somit, obwohl sie nur etwa den 5. Teil des eingesandten und untersuchten Materials ausmachten, doch sowohl relativ wie auch absolut die meisten positiven Untersuchungsergebnisse.

Auf jeden einzelnen der 11261 gemeldeten und ermittelten Krankheitsfälle entfielen im Durchschnitt 23,4, auf jeden der 9309 durch die bakteriologische Prüfung festgestellten Fälle 28,3 Untersuchungen.

Die Tabellen 1 bis 5 der Anlage 11 (S. 125 bis 132) und die Übersicht der Anlage 12 (S. 132), welche die Zusammenstellungen der von den einzelnen Stationen in den einzelnen Jahren ausgeführten Untersuchungen enthalten, lassen ferner erkennen, daß die Zahl der untersuchten Proben vom Jahre 1905 bis zum Jahre 1909 eine nicht unbeträchtliche Steigerung und zwar von 36228 auf 64147 Untersuchungen erfahren hat. Die Untersuchungen der eingesandten Proben fielen andrerseits in den einzelnen Jahren immer etwa in demselben Prozentverhältnis positiv aus. Nur die beiden letzten Jahre blieben unter dem Durchschnitt zurück. Ebenso setzte sich in jedem Jahre die Gesamtzahl der eingesandten Proben in ziemlich gleichbleibendem Prozentverhältnis aus Stuhl-, Urin- und Blutproben zusammen, und auch der jeweilige prozentuale Anteil der positiven Stuhl-, Urin- und Blutbefunde an der Gesamtanzahl der untersuchten Materialproben, an den Zahlen der eingesandten Stuhl-, Urin- und Blutproben, wie an der Anzahl der in jedem Jahre gewonnenen positiven Ergebnisse zeigte in den einzelnen Jahren im allgemeinen nur geringe Schwankungen.

Die betreffenden Zahlen der einzelnen Jahre betrugen nach der Tabelle der Anlage 12 (S. 132):

	Gesamtsumme der Proben	Positiv	%	Stuhlproben	Positiv	In % auf die Summe aller Proben	In % auf die Summe der positiven Befunde	In % auf die Summe der Stuhlproben	Urinproben
1905	36 228	4 552	12,6	17 172	1 890	5,2	41,5	11,0	12 673
1906	54 910	5 987	10,9	24 058	2 417	4,4	40,4	10,0	20 527
1907	52 641	6 092	11,6	22 550	2 860	5,4	46,9	12,7	18 556
1908	55 065	5 718	10,4	23 477	2 633	4,8	46,0	11,2	20 774
1909	64 147	6 279	9,8	27 025	2 566	4,0	40,9	9,5	23 891
	262 991	28 628	10,9	114 282	12 366	4,7	43,2	10,8	96 421

Eine größere Abweichung machte sich danach nur bezüglich der Untersuchungsergebnisse der Blutproben in den Jahren 1905 und 1906 insofern bemerkbar, als die Zahl der in diesen Jahren bei Untersuchung der Blutproben erhaltenen positiven Ergebnisse den durchschnittlichen und den in den späteren Jahren erreichten Prozentsatz positiver Blutbefunde nicht unbeträchtlich überstiegen hat.

Diese Abweichung dürfte darin ihre Erklärung finden, daß im Jahre 1905 die den Stationen zugegangenen Blutproben wohl fast ausschließlich und 1906 noch in der überwiegenden Mehrzahl nur serologisch bezüglich ihres Verhaltens bei der Gruber-Widalschen Reaktion untersucht wurden, während in den folgenden Jahren bei einem großen Teile des eingesandten Blutmaterials außerdem noch die Prüfung mittels des Blutkulturverfahrens erfolgte und hierbei nur in einem geringeren Prozentsatz der Fälle als bei der Gruber-Widalschen Reaktion positive Ergebnisse erzielt wurden, wodurch in den späteren Jahren der Prozentsatz der positiven Blutbefunde bis um 11,4 % sank.

Im allgemeinen läßt sich eine getrennte Berechnung, wie viele positive Blutbefunde durch die Gruber-Widalsche Reaktion oder mittels der Blutkultur erhalten wurden, nicht durchführen, weil ein großer Teil der Berichte keine besonderen Bemerkungen darüber enthält. Soweit getrennte Angaben hierüber von den einzelnen Stationen vorliegen, sind sie in der Tabelle der Anlage 13 (S. 133) zusammengestellt. Es ergibt sich daraus, daß die von den Stationen bei der Blutuntersuchung gewonnenen positiven Befunde hauptsächlich mittels der Gruber-Widalschen Reaktion erhalten wurden, während die Blutkultur nur bei einem verhältnismäßig recht geringen Teile der untersuchten Blutproben zu positiven Ergebnissen führte. Bei dem in Anlage 13 zusammengestellten, 16244 Blutproben umfassenden Materiale konnte von 9751 mittels der Gruber-Widalschen Reaktion untersuchten Proben bei 2596 (26,6 %) ein positiver Ausfall der Reaktion festgestellt werden; von den zur Blutkultur verwandten 6493 Proben lieferten dagegen nur 332 (5,1 %) ein positives Ergebnis. Die Tatsache, daß bei den Untersuchungen der Stationen die Blutkultur nur so selten zu positiven Befunden führte, erscheint zunächst auffallend und scheint in Widerspruch zu stehen mit den sonst bezüglich der Leistungen dieses Verfahrens gemachten günstigen Erfahrungen. Berücksichtigt man aber, daß die Stationen auch beim Blutkulturverfahren in der Regel nur auf die Benutzung meist kleiner Blutmengen angewiesen

Positiv	In % auf die Summe			Blutproben	Positiv	In % auf die Summe		
	aller Proben	der positiven Befunde	der Urinproben			aller Proben	der positiven Befunde	der Blutproben
576	1,6	12,7	4,5	6 383	2 086	5,8	45,8	32,7
623	1,1	10,4	3,0	10 325	2 947	5,4	49,2	28,5
684	1,3	11,2	3,7	11 535	2 548	4,8	41,8	22,1
746	1,4	13,0	3,6	10 814	2 339	4,2	40,9	21,6
898	1,4	14,3	3,8	13 231	2 815	4,4	44,8	21,3
3 527	1,3	12,3	3,7	52 288	12 735	4,8	44,5	24,4

waren und nur selten reichlichere, aus einer Vene entnommene Proben verwenden konnten, so erklärt sich schon daraus, daß von den Untersuchungsanstalten nicht so günstige Ergebnisse mit der Blutkultur erzielt werden konnten, wie solche sonst, hauptsächlich in Krankenhäusern, erreicht worden waren. Dazu kommt ferner, daß ein großer Teil der zur Untersuchung eingesandten Blutproben bereits aus einer späteren Krankheitsperiode stammte, während erfahrungsgemäß die günstigsten Erfolge mit der Blutkultur hauptsächlich in der ersten Zeit der Erkrankung erzielt werden.

Trotzdem empfiehlt sich aber auch für die Untersuchungsanstalten eine möglichst ausgedehnte Anwendung des Blutkulturverfahrens, weil damit, worauf später noch zurückzukommen sein wird, nach den Angaben mehrerer Stationen der Bazillennachweis und die Sicherung der Diagnose in verschiedenen Fällen noch gelang, in denen alle anderen Methoden, auch die Gruber-Widalsche Reaktion, versagt hatten.

Wie bereits erwähnt, hatte die Zahl der in den einzelnen Jahren von den Untersuchungsanstalten ausgeführten Untersuchungen im allgemeinen von Jahr zu Jahr zugenommen und war von 36228 im Jahre 1905 auf 64147 im Jahre 1909 gestiegen, obwohl die Zahlen der gemeldeten und der bestätigten Erkrankungsfälle von Jahr zu Jahr nicht unbeträchtlich zurückgegangen waren. Dementsprechend kamen im Jahre 1905 auf je einen gemeldeten Krankheitsfall 12,0, auf je eine bestätigte Erkrankung 18,2 Untersuchungen, während im Jahre 1909 auf jeden gemeldeten Fall 46,0 und auf jede bestätigte Erkrankung 48,3 Untersuchungen entfielen. Es darf angenommen werden, daß diese Steigerung der Untersuchungen darauf beruht, daß von den Stationen mit den Jahren in immer zunehmendem Umfang bei den einzelnen Erkrankungsfällen Untersuchungen in der Umgebung der erkrankten Personen vorgenommen wurden. Dadurch erklärt sich wohl auch, daß, worauf bereits hingewiesen ist, das Prozentverhältnis der jeweils von der Gesamtsumme der untersuchten Proben in den einzelnen Jahren erhobenen positiven Befunde gerade in den letzten Jahren einen Rückgang unter den durchschnittlichen Prozentsatz aufweist, da eben in diesen Jahren in gesteigertem Maße Proben zu den Untersuchungen herangezogen wurden, welche von gesunden Personen aus der weiteren Umgebung Erkrankter herrührten.

Während sich bei einem Vergleiche der von allen Stationen zusammen in den einzelnen Jahren vorgenommenen Untersuchungen im allgemeinen, abgesehen von der Zunahme der Untersuchungen, nur unwesentliche Abweichungen und nur verhältnismäßig geringe Schwankungen für die verschiedenen Jahre feststellen ließen, ergaben sich bei gesonderter Betrachtung der von jeder einzelnen Station während der ganzen Berichtszeit geleisteten Untersuchungsarbeit weniger regelmäßige und gleichmäßige Verhältnisse.

Die Tabellen der Anlage 14 (S. 134—142) und die Tabelle der Anlage 15 (S. 142/3) enthalten übersichtliche Zusammenstellungen der von jeder Station während des in Betracht gezogenen Berichtszeitraums geleisteten Untersuchungsarbeit. An erster Stelle steht mit 44842 Untersuchungen wieder die Untersuchungsanstalt Saarbrücken, auf welche auch, wie erwähnt, die größte Zahl der gemeldeten und bestätigten Erkrankungsfälle entfallen war. Es folgt dann nach der Zahl der untersuchten Materialproben Landau mit 31598, Neunkirchen mit 31020, Trier mit 29987, Straßburg mit 28199, Saarlouis mit 22033, Metz mit 18233, Kaiserslautern mit 17172, Hagenau mit 16534, Diedenhofen mit 13009 und Idar mit 10364 Untersuchungen. Die Reihenfolge der Stationen nach der Zahl der ausgeführten Untersuchungen entspricht dabei nicht derjenigen, in welcher die Untersuchungsanstalten nach der Zahl der gemeldeten bezw. bestätigten Erkrankungsfälle stehen. Dementsprechend war auch bei den Stationen die Zahl der Untersuchungen, welche auf eine einzelne gemeldete bezw. bestätigte Erkrankung entfielen, recht verschieden. Namentlich bei den Stationen Landau, Neunkirchen und Saarlouis war die Zahl der ausgeführten Untersuchungen im Vergleiche zu der Summe der gemeldeten und bestätigten Fälle besonders hoch. Während bei den Untersuchungsanstalten Kaiserslautern, Straßburg, Saarbrücken, Trier und Idar die Zahlen der auf je einen gemeldeten bezw. bestätigten Krankheitsfall entfallenden Untersuchungen den oben angegebenen allgemeinen Durchschnittsziffern von 23,4 bezw. 28,3 etwa annähernd entsprechen oder von ihnen nur wenig abweichen, kamen bei den Anstalten Saarlouis und Neunkirchen auf jede gemeldete Erkrankung 37,4 und 37,6, auf jeden bestätigten Fall 39,0 und 39,1 und bei der Station Landau sogar 51,4 und 58,6 Untersuchungen. Auch hinsichtlich des Prozentverhältnisses, in welchem jeweils die Materialuntersuchungen positiv ausgefallen sind, bestanden bei den einzelnen Stationen größere Unterschiede. Bei der Untersuchungsanstalt Straßburg hatten von 28199 Untersuchungen 3992 oder 14,2% ein positives Ergebnis. Ebenso übertrafen die Stationen Idar, Hagenau, Diedenhofen, Metz und Landau hinsichtlich der Häufigkeit positiver Befunde den hierfür festgestellten allgemeinen Durchschnitt von 10,9%, wenn auch in geringerem Grade als die Untersuchungsstation Straßburg. Die Anstalten Saarbrücken, Neunkirchen, Kaiserslautern, Saarlouis blieben dagegen mit 9,9, 9,8, 9,6 und 9,6%, die Station Trier sogar mit nur 8,7% hinter diesem Durchschnitt zurück.

Bezüglich der Zusammensetzung des eingesandten Untersuchungsmaterials aus Stuhl-, Urin- und Blutproben bestanden ebenfalls bei den einzelnen Stationen beträchtliche Abweichungen. Während z. B. die Stuhlproben bei der Untersuchungsanstalt Kaiserslautern 57,6% des zur Untersuchung eingegangenen Materials ausmachten, entsprachen sie bei der Station Metz nur 37,1%. Noch größere Unterschiede waren hinsichtlich der Blutproben vorhanden, die z. B. an dem Untersuchungsmateriale der Station Landau mit 31,2%, an demjenigen der Station Trier dagegen nur mit 9,8% beteiligt waren. Bei den Urinproben waren die Schwankungen etwas geringer, immerhin betrug ihr prozentualer Anteil z. B. bei der Station Trier 42,3%, bei der Untersuchungsstation Kaiserslautern dagegen nur 27,8%.

Außerordentlich verschieden war bei den Stationen auch der prozentuale Anteil der positiven Stuhl-, Urin- und Blutbefunde an der Summe der von den einzelnen Untersuchungsanstalten erhaltenen positiven Untersuchungsergebnisse. In den 4 Untersuchungsanstalten Idar, Trier, Kaiserslautern und Landau entfielen über 50% aller positiven Untersuchungsergebnisse auf positive Stuhlbefunde, bei den 3 Anstalten Saarlouis, Straßburg und Saarbrücken auf positive Blutbefunde. Mit mehr als 40% waren an der Gesamtsumme der positiven Untersuchungsergebnisse die positiven Stuhlbefunde bei den 3 Stationen Neunkirchen, Metz und Straßburg, die positiven Blutbefunde bei den 5 Anstalten Diedenhofen, Hagenau, Metz, Landau und Kaiserslautern beteiligt. Bei den Untersuchungsanstalten Diedenhofen und Saarlouis betrug der prozentuale Anteil der positiven Stuhlbefunde an der Summe der positiven Ergebnisse dagegen nur 39,3 bezw. 39,2 %, bei Hagenau und Saarbrücken nur 37,5 bezw. 32,9 % und bei den Stationen Trier, Neunkirchen und Idar entfielen nur 37,2 bezw. 32,7 und 32,3 % der positiven Untersuchungen auf die positiven Blutbefunde. In weit geringerem Prozentsatz waren an der Gesamtsumme der positiven Untersuchungsergebnisse bei allen Stationen die positiven Urinbefunde beteiligt. Nur bei der Anstalt Neunkirchen kamen von den positiven Befunden 23,0 % auf Urinuntersuchungen. Bei allen anderen Untersuchungsanstalten hielt sich der prozentuale Anteil der positiven Urinbefunde unter 20 %; er betrug bei der Station Idar 16,3 %, bei Saarbrücken 15,6 %, bei Metz 15,0 %, bei Hagenau 14,6 %, bei Diedenhofen 12,1 %, bei Trier 11,9 %, bei Kaiserslautern 9,0 %, bei Landau 7,4 %, bei Saarlouis 7,4 % und bei Straßburg 5,1 %.

Der Größe des prozentualen Anteils der positiven Blut-, Stuhl- und Urinuntersuchungen an der Gesamtsumme der positiven Ergebnisse entsprach bei den einzelnen Stationen nun keineswegs die Häufigkeit der positiven Befunde bei den einzelnen Untersuchungsmaterialien. So stand, um nur ein Beispiel aus der Tabelle der Anlage 15 (S. 142/3) herauszugreifen, die Untersuchungsanstalt Trier bezüglich des Prozentverhältnisses, in welchem unter den eingesandten Stuhlproben positive Befunde vorkamen, mit 9,3 % an drittletzter Stelle und blieb in dieser Hinsicht hinter dem allgemeinen Durchschnitt von 10,8 % zurück; trotzdem waren bei dieser Station die positiven Stuhlbefunde an der Gesamtsumme der von ihr erzielten positiven Ergebnisse mit 50,9 % beteiligt.

Im einzelnen bestanden hinsichtlich der Häufigkeit der positiven Befunde bei den untersuchten Stuhl-, Urin- und Blutproben für die einzelnen Stationen zum Teil große Unterschiede. Während unter den untersuchten Stuhlproben in der Anstalt Saarbrücken 7,4 % einen positiven Befund ergaben, betrug diese Ziffer bei der Untersuchungsanstalt Idar 15,2 %. Was die übrigen Anstalten anbetrifft, so führten bei der Station Landau 15,0 %, Metz 14,1 %, Straßburg 13,0 %, Diedenhofen 12,4 %, Hagenau 11,9 %, Neunkirchen 10,1 %, Saarlouis 9,8 %, Trier 9,3 % und Kaiserslautern 8,4 % der Stuhluntersuchungen zu positiven Ergebnissen.

Größere Unterschiede machten sich auch bezüglich der Häufigkeit geltend, in welcher von den Stationen bei den untersuchten Blut- und Urinproben positive Befunde erzielt wurden. Im Durchschnitt fielen 3,7 % der Urinuntersuchungen positiv aus; über diesem Durchschnitt standen die Stationen Neunkirchen mit 5,7 %, Metz mit 5,3 %, Idar mit 5,2 %, Hagenau mit 4,9 %, Diedenhofen mit 4,6 % und Saarbrücken mit 3,7 %, unter ihm die Stationen Kaiserslautern mit 3,1 %, Landau mit 2,6 %, Trier mit 2,5 %, Straßburg mit 2,1 % und Saarlouis mit nur 2,0 %. Bei den Blutuntersuchungen endlich schwankten die positiven Ergebnisse (gegenüber dem allgemeinen Durchschnitt von 24,4 %) zwischen 37,8 % bei der Station Straßburg und 14,8 % bei der Station Landau. Von den anderen Untersuchungsanstalten erzielten Saarbrücken 35,2 %, Idar 33,7 %, Trier 33,3 %, Hagenau 30,2 %, Diedenhofen 19,7 %, Saarlouis 19,4 %, Neunkirchen 18,5 %, Metz 17,4 %.

Die während des Berichtszeitraums von den Untersuchungsanstalten ausgeführten 262991 Untersuchungen erstreckten sich, wie die Zusammenstellungen der Tabellen der Anlagen 16 und 17 (S. 143/4) angeben, auf insgesamt 80356 Personen, so daß durchschnittlich auf je 1 Person 3,3 Untersuchungen, auf jeden gemeldeten Krankheitsfall 7,1 und auf jede bestätigte Erkrankung 8,6 untersuchte Personen kamen. Bei 15132 oder 18,8 % der untersuchten Personen führte die Untersuchung zu einem positiven Ergebnisse. Auf jede mit positivem Erfolg untersuchte Person entfielen im Durchschnitt 17,4 Untersuchungen. Fast bei der Hälfte, nämlich bei 7525 oder 49,7 % der erfolgreich untersuchten Personen, war das positive Ergebnis nur durch die Untersuchung des Blutes, bei etwa einem Viertel, nämlich bei 3828 oder 25,3 % der untersuchten Personen, durch die Untersuchung von Stuhl und Urin und bei 3779 oder 25,0 % durch die Untersuchung von Blut, Stuhl und Urin erzielt worden. Unter den 7525 Personen, bei welchen die Blutuntersuchung den positiven Befund geliefert hatte, war bei 6863 oder 91,2 % das positive Untersuchungsergebnis allein durch die Gruber-Widalsche Reaktion, bei 486 oder 6,5 % durch die Gruber-Widalsche Reaktion und durch das Blutkulturverfahren und endlich bei 176 oder 2,3 % lediglich durch das letzterwähnte Verfahren gewonnen worden. Unter den 15132 mit positivem Erfolg untersuchten Personen war somit in 45,4 % das Ergebnis allein durch die Gruber-Widalsche Reaktion, in 3,2 % durch die Gruber-Widalsche Reaktion und durch das Blutkulturverfahren und in 1,2 % nur durch das Blutkulturverfahren erzielt. Die letztere Zahl, so klein sie auch ist, zeigt, wie wertvoll auch für die Typhusstationen die Anwendung des Blutkulturverfahrens bei der bakteriologischen Typhusfeststellung war, da damit die bakteriologische Diagnose noch in solchen Fällen gestellt werden konnte, bei denen die anderen Verfahren versagt hatten. Die Erfahrung, daß auch bei negativem Ausfall der Gruber-Widalschen Reaktion mit Hilfe des Blutkulturverfahrens die Diagnose gesichert werden konnte, wurde von allen Stationen mehrfach gemacht.

Aus den Tabellen der Anlagen 17 (S. 143) und 18 (S. 145—152), in welchen die von den Stationen in den einzelnen Jahren erzielten Untersuchungsergebnisse zusammengestellt sind, geht weiter hervor, daß die Zahl der untersuchten Personen von 11739 in der Berichtszeit des Jahres 1905 auf 19213 im Jahre 1909 gestiegen ist, während sie in den Jahren 1906, 1907 und 1908 jeweils 16715, 16058 und 16631 betrug. Dagegen ist die Prozentzahl der in den einzelnen Jahren mit positivem Ergebnis untersuchten Personen erheblich gesunken, nämlich von 21,3 % im Jahre 1905 auf 15,6 % im Jahre 1909. Dieser Rückgang erklärt sich dadurch, daß, worauf oben schon hingewiesen wurde, von den Stationen in den späteren Jahren zahlreichere Untersuchungen in der Umgebung der Kranken ausgeführt wurden, wodurch naturgemäß die Zahl der negativ ausgefallenen Untersuchungen sich erhöhte. Damit übereinstimmend sind auch die Zahlen, welche angeben, wie viele untersuchte Personen in den einzelnen Jahren auf jede gemeldete und auf jede bestätigte Erkrankung kamen, von Jahr zu Jahr und zwar von 3,9 bezw. 5,9 im Jahre 1905 auf 13,8 und 14,5 im Jahre 1909 gestiegen. Die Zahl der auf jede untersuchte Person entfallenen Untersuchungen zeigte dagegen in den einzelnen Jahren keine nennenswerte Veränderung; sie schwankte zwischen 3,1 im Jahre 1905 und 3,3 in den anderen Jahren. Nur die Zahl der auf jede mit positivem

Ergebnis untersuchte Person entfallenen Untersuchungen weist wieder eine Steigung von 14,5 im Jahre 1905 auf 21,5 im Jahre 1909 auf. Auch in den einzelnen Jahren war im allgemeinen bei etwa der Hälfte der erfolgreich untersuchten Personen das positive Ergebnis allein durch die Untersuchung des Blutes, bei je etwa einem Viertel durch die Untersuchung von Stuhl und Urin oder durch die Untersuchung von Blut, Stuhl und Urin erzielt worden. Ebenso wurden bei denjenigen Personen, bei welchen das positive Untersuchungsergebnis durch die Blutuntersuchung gewonnen war, in den einzelnen Jahren mit der Gruber-Widalschen Reaktion, mit dem Kulturverfahren und der Gruber-Widalschen Reaktion sowie mit dem Kulturverfahren allein die positiven Befunde etwa in derselben Häufigkeit wie im Durchschnitt der ganzen Berichtszeit erreicht.

Zufolge den Tabellen der Anlagen 19 und 20 (S. 152—162) war bei den einzelnen Anstalten die Anzahl der während der Berichtszeit untersuchten Personen recht verschieden groß. Die meisten Personen, nämlich 14 024, waren von der Station Saarbrücken untersucht worden; es folgen dann Landau mit 11 970, Straßburg mit 10 311, Trier mit 8312, Neunkirchen mit 7093, Kaiserslautern mit 5951, Saarlouis mit 5927, Metz mit 5786, Hagenau mit 4264, Diedenhofen mit 3653 und schließlich Idar mit 3065. Ebenso bestehen bezüglich der Zahl der untersuchten Personen, welche bei den einzelnen Anstalten auf jede gemeldete und auf jede bestätigte Erkrankung kamen, recht erhebliche Unterschiede. So wurden z. B. von der Untersuchungsanstalt Landau auf jede gemeldete Erkrankung 19,5, auf jeden bestätigten Erkrankungsfall 22,2 Personen, von der Station Diedenhofen dagegen nur 3,6 und 4,8 Personen untersucht. Diesen beträchtlichen Unterschieden gegenüber zeigt die Zahl der bei den einzelnen Stationen auf je 1 Person entfallenen Untersuchungen nur geringe Abweichungen von der allgemeinen Durchschnittszahl 3,3. Die Höchstzahl erreichte hier Neunkirchen mit 4,4, die niedrigste Landau mit 2,6. Größere Abweichungen waren dagegen bezüglich der Zahl der Untersuchungen vorhanden, die auf je 1 mit positivem Ergebnis untersuchte Person entfallen sind. Während die bezügliche allgemeine Durchschnittszahl 17,4 betrug, belief sich die Zahl bei der Station Neunkirchen auf 28,9, bei der Station Diedenhofen nur auf 12,2. Dazwischen standen die Stationen Saarlouis mit 20,0, Landau mit 19,4, Trier mit 19,3, Saarbrücken mit 17,5, Idar mit 16,4, Kaiserslautern mit 16,4, Straßburg mit 14,3, Hagenau und Metz mit 14,1 bezw. 13,9.

Bezüglich der Häufigkeit, in welcher bei den untersuchten Personen sich positive Befunde ergaben, bestanden ebenfalls nicht unbeträchtliche Unterschiede bei den Stationen. Während die Stationen Straßburg, Trier, Saarlouis, Saarbrücken und Kaiserslautern mit 19,2, 18,7, 18,6, 18,3 und 17,6 % etwa dem allgemeinen Durchschnitt von 18,8 % entsprachen, wurde dieser von den Stationen Diedenhofen, Hagenau, Metz und Idar mit 29,2, 27,6, 22,6 und 20,6 % zum Teil nicht unerheblich übertroffen, von Neunkirchen und Landau dagegen mit 15,1 bezw. 13,6 % nicht erreicht. Bei allen Stationen mit Ausnahme von Idar wurden die positiven Befunde mit Hilfe der Blutuntersuchung allein weit häufiger gewonnen als durch die Untersuchung von Stuhl und Urin oder durch die Untersuchung von Blut, Stuhl und Urin. Bei den Anstalten Saarlouis, Saarbrücken, Straßburg, Trier, Diedenhofen und Hagenau war dies bei mehr als der Hälfte der einen positiven Befund aufweisenden Personen der Fall, nämlich bei 57,2, 56,6, 55,6, 54,1, 52,0 und 50,5 %, während bei diesen Stationen die entsprechenden Ziffern für die Untersuchung von Stuhl und Urin nur 15,2, 25,5, 25,3, 25,7, 13,3 und 24,0 % und für die Untersuchung von Blut, Stuhl und Urin 27,6, 18,0, 19,1, 20,2, 34,7 und 25,4 % betrugen. Für die übrigen Stationen Metz, Kaiserslautern, Landau, Neunkirchen und Idar stellten sich die Ziffern bezüglich der Blutuntersuchung auf 45,6, 43,9, 42,2, 38,3 und 31,4 %, bezüglich der Untersuchung von Stuhl und Urin auf 19,6, 41,9, 25,0, 31,7 und 38,2 % und bezüglich der Untersuchung von Blut, Stuhl und Urin auf 34,8, 14,2, 32,8, 30,1 und 30,4 %. Nur bei der Station Idar waren sonach die durch die Untersuchung von Stuhl und Urin gewonnenen positiven Befunde (38,2 %) häufiger als die mit Hilfe der Blutuntersuchung erzielten (31,4 %).

Bei einem Vergleiche der vorstehenden Ziffern ist bemerkenswert, daß die Prozentzahlen für die von den einzelnen Stationen durch die Untersuchung von Stuhl und Urin und durch die Untersuchung von Blut, Stuhl und Urin erhaltenen positiven Ergebnisse erheblich mehr untereinander abweichen als dies bezüglich der Zahlen für die Blutuntersuchung der Fall ist. Während z. B. von der Untersuchungsanstalt Kaiserslautern bei 41,9 % der mit positivem Erfolg untersuchten Personen das positive Ergebnis durch die Untersuchung von Stuhl und Urin gewonnen wurde, wurde von der Station Diedenhofen bei diesen Untersuchungen nur eine Prozentziffer von 13,3 % erreicht. Hinsichtlich der Untersuchung von Blut, Stuhl und Urin bewegten sich die Ziffern zwischen 34,8 % in Metz und 14,2 % in Kaiserslautern. Die Ziffern für die Blutuntersuchung zeigten dagegen bei den einzelnen Stationen vergleichsweise nur geringe Abweichungen. So betrugen sie bei den 6 Stationen Saarlouis, Saarbrücken, Straßburg, Trier, Diedenhofen und Hagenau mehr als 50 %, bei den 3 Stationen Metz, Kaiserslautern und Landau mehr als 40 %, und nur die Stationen Neunkirchen und Idar standen hier mit 38,3 und 31,4 % zurück.

Bei allen Stationen sind die positiven Blutbefunde hauptsächlich mit Hilfe der Gruber-Widalschen Reaktion gewonnen worden. Bei den Stationen Landau, Saarlouis, Kaiserslautern, Metz, Saarbrücken, Diedenhofen und Trier wurden 98,0, 97,8, 97,2, 96,1, 93,8, 93,7 und 92,0 %, bei den Stationen Hagenau, Idar und Straßburg 89,1, 85,4 und 83,1 % der positiven Blutbefunde lediglich durch die Gruber-Widalsche Reaktion erzielt. Bei der Station Neunkirchen entfielen auf diese Reaktion nur 69,3 % der positiven Blutuntersuchungsbefunde. Dieser geringe Anteil der Gruber-Widalschen Reaktion an der Gesamtsumme der positiven Blutbefunde in Neunkirchen dürfte wohl darauf zurückzuführen sein, daß dort das Blutkulturverfahren besonders häufig angewendet wurde. Dementsprechend wurden bei dieser Station von den positiven Blutbefunden 13,9 % durch das Blutkulturverfahren und 16,8 % durch das Blutkulturverfahren und die Gruber-Widalsche Reaktion gewonnen, während sonst bei keiner Station mehr als 4 %, im Durchschnitt sogar nur 2,3 % der positiven Blutbefunde auf das Blutkulturverfahren und 6,5 % auf das Blutkulturverfahren und die Gruber-Widalsche Reaktion entfielen.

Was schließlich die Häufigkeit der allein mit Hilfe der Gruber-Widalschen Reaktion erzielten positiven Befunde anbetrifft, so kamen auf diese von den mit solchem Befunde untersuchten Personen bei den Untersuchungsanstalten Saarlouis und Saarbrücken 55,9 und 53,1 %, bei den Anstalten Trier, Diedenhofen, Straßburg, Hagenau, Metz, Kaiserslautern und Landau 49,8, 48,7, 46,2, 45,1, 43,9, 42,6 und 41,4 %, ferner bei den Anstalten Idar und Neunkirchen 26,8 und 26,5 %. In 7 Stationen waren sonach bei mehr als 40 %, in 2 Stationen bei mehr als der Hälfte der mit positivem Erfolg untersuchten Personen die positiven Befunde allein auf die Gruber-Widalsche Reaktion zurückzuführen.

III.

Zur Beantwortung der Frage, zu welchem Zeitpunkt bei den bakteriologisch bestätigten Erkrankungen die bakteriologische Krankheitsfeststellung erfolgte, liefern die den vorstehenden Ausführungen zugrunde gelegten Vierteljahrsberichte der Untersuchungsstationen im allgemeinen keine verwertbaren Angaben. Indes liegen von einigen Stationen Zusammenstellungen hierüber vor, und zwar von den Untersuchungsanstalten Diedenhofen, Kaiserslautern, Landau, Metz und Saarbrücken, welche sich auf 669 bezw. 134, 100, 538 und 1654 sichere Typhusfälle beziehen. Dieses Material, welches also 3095 bakteriologisch bestätigte Typhuserkrankungen mit genau bekanntem Krankheitsbeginn umfaßt, ist für die Tabelle 1 der Anlage 21 (S. 164/5) verwertet worden. Demzufolge wurden von den 3095 Krankheitsfällen 789 (25,5 %) in der ersten, 1147 (37,1 %) in der zweiten, 621 (20,1 %) in der dritten, 267 (8,6 %) in der vierten, 128 (4,1 %) in der fünften und 133 (4,3 %) in der 6. bis 14. Krankheitswoche bakteriologisch als Typhus festgestellt. In 10 Fällen (0,3 %) erfolgte die bakteriologische Feststellung bereits vor der klinischen Erkrankung. In 82,6 % oder mehr als $^4/_5$ der Fälle war sonach die Erkrankung in den ersten 3 Krankheitswochen bakteriologisch als Typhus erkannt worden. Eine für Tabelle 2 der Anlage 21 (S. 163) benutzte und 387 Erkrankungen umfassende Übersicht der Station Idar liefert ganz ähnliche Zahlen. Auch hiernach waren 85,0 % oder mehr als $^4/_5$ der Typhuserkrankungen in den ersten drei Wochen nach dem Krankheitsbeginne bakteriologisch festgestellt worden, 2 Erkrankungen schon vor dem eigentlichen Krankheitsbeginne. Beide Tabellen stimmen ferner darin überein, daß in der zweiten Krankheitswoche die bakteriologische Feststellung erheblich häufiger erfolgte als in der ersten oder dritten Krankheitswoche. Sie unterscheiden sich dagegen insofern, als von den in der 1. Tabelle der Anlage 21 zusammengestellten Fällen 25,5 % oder über ein Viertel bereits in der ersten und nur 20,1 % in der dritten Krankheitswoche durch die bakteriologische Untersuchung bestätigt wurden, während unter den Erkrankungen der Station Idar in der ersten Woche nur 19,4 %, in der dritten aber 22,0 % bakteriologisch geklärt wurden.

Auch bei gesonderter Betrachtung der einzelnen in der 1. Tabelle der Anlage 21 aufgeführten Stationen ergeben sich im allgemeinen ähnliche Verhältnisse. Übereinstimmend war bei allen Stationen innerhalb der ersten drei Krankheitswochen die bakteriologische Diagnose bei mehr als 80 % der berücksichtigten Erkrankungen sichergestellt: in 33,6 bis 40,1 % der Fälle erfolgte sie in der zweiten, in 20,5 bis

25,6 % in der ersten und in 20,0 bis 22,1 % in der dritten Krankheitswoche. Nur hinsichtlich der Stationen Kaiserslautern und Landau machen sich insofern Abweichungen bemerkbar, als in Kaiserslautern 33,6 % und in Landau 65,0 % der in Betracht gezogenen Fälle bereits in der ersten Woche und nur 14,2 % bzw. 7,0 % in der 3. Woche nach der Erkrankung bakteriologisch festgestellt waren. Im allgemeinen wird man aber, zumal da das für diese Zusammenstellung verwertete Material der beiden letztgenannten Stationen nur klein ist, doch den Schluß ziehen dürfen, daß die bakteriologische Typhusdiagnose in mehr als 80 % der Fälle innerhalb der ersten 3 Wochen nach Beginn der Erkrankung gestellt wurde und zwar in etwa $^1/_3$ bis $^2/_5$ der Fälle in der zweiten Woche nach der Erkrankung und in je $^1/_5$ bis $^1/_4$ in der ersten oder dritten Krankheitswoche.

Bemerkenswert ist aus der Zusammenstellung ferner, daß manchmal die bakteriologische Feststellung erst spät erfolgte, vereinzelt sogar erst in der 10., 12. oder 14. Woche nach dem Beginne der Krankheit, andrerseits mehrfach schon vor dem Auftreten der klinischen Erscheinungen.

Von Wichtigkeit ist ferner die Frage, mit welchen der gebräuchlichen bakteriologischen Untersuchungsverfahren hauptsächlich die ersten positiven Befunde erzielt wurden, und ob vielleicht das eine oder andere Untersuchungsverfahren in gewissen Abschnitten der Erkrankung den Vorzug verdient. Die Beantwortung dieser Frage gibt nicht nur Auskunft darüber, welche Ergebnisse die einzelnen Untersuchungsverfahren gehabt haben, sondern zugleich auch Aufschluß, zu welcher Zeit der Erkrankung die Untersuchung des Blutes oder des Urins oder des Stuhles am aussichtsreichsten ist. Auch zur Klärung dieser Punkte können Zusammenstellungen der Stationen Metz und Saarbrücken über 538 und 1654, insgesamt also 2192 Typhuserkrankungen verwendet werden.

In Anlage 22 (S. 166 ff.) ist eine Übersicht dieser Typhusfälle enthalten unter Berücksichtigung des Zeitpunkts ihrer bakteriologischen Feststellung und unter gleichzeitiger Bezeichnung desjenigen Untersuchungsverfahrens, mit welchem die ersten positiven Nachweise gelangen. Aus dieser Tabelle ist, wenn man den Zeitpunkt der Krankheitsfeststellung zunächst unberücksichtigt läßt, bemerkenswert, daß unter den 2192 Erkrankungen 1708 oder 77,9 % lediglich durch die Gruber-Widalsche Reaktion festgestellt wurden, während dies durch die Untersuchung von Stuhl und Urin allein bei nur 242 Fällen oder 11,1 % und ausschließlich durch das Blutkulturverfahren bei nur 34 Fällen oder 1,6 % der Fall war.

In 113 Fällen (5,2 %) glückte die Diagnose gleichzeitig mit Hilfe der Gruber-Widalschen Reaktion und des Blutkulturverfahrens und in 85 Fällen (3,9 %) mit Hilfe der Gruber-Widalschen Reaktion und der Stuhl- und Urinuntersuchung. In 5 Typhusfällen hatten das Blutkulturverfahren und die Stuhl- oder Urinuntersuchung zu einem positiven Ergebnis geführt, ebenso in 5 Fällen das Blutkulturverfahren, die Gruber-Widalsche Reaktion und die Stuhl- und Urinprüfung. Insgesamt hatte danach die Gruber-Widalsche Reaktion — die Fälle eingerechnet, bei welchen auch die Untersuchung mit anderen Verfahren positiv ausgefallen war — bei 1911 Erkrankungen (87,2 %) gleich bei der ersten Untersuchung einen positiven Ausschlag gegeben. Dagegen war die Stuhl- und Urinuntersuchung bezw. das Blutkulturverfahren auch bei Zurechnung aller Fälle, in denen die Diagnose gleichzeitig durch andere Verfahren bestätigt wurde, nur bei 337 (15,4 %) bezw. nur bei 157 (7,2 %) Erkrankten bei der ersten Untersuchung erfolgreich. Unter den 9 in der Tabelle aufgeführten Fällen, in denen bereits vor der klinischen Erkrankung die bakteriologische Diagnose gestellt worden war, handelte es sich bei 6 um positive Untersuchungsergebnisse mit Hilfe der Gruber-Widalschen Reaktion und bei 3 um solche bei der Untersuchung des Stuhles. Bei annähernd 90 % der in Betracht gezogenen Erkrankungen der beiden Stationen lieferte sonach bei der ersten bakteriologischen Untersuchung die Gruber-Widalsche Reaktion, und bei 94,3 % die Blutuntersuchung überhaupt, ein positives Resultat. Das starke Überwiegen der Gruber-Widalschen Reaktion bei der ersten Feststellung der Krankheit könnte darauf beruhen, daß in der Mehrzahl der Fälle Blutproben als erstes Material zur Untersuchung gelangten. Dies war zufolge einer 571 Fälle umfassenden Zusammenstellung der Station Metz allerdings in einem gewissen Grade der Fall; denn es wurden danach der Station Metz als erstes Material:

Blut . . . . 339 mal,
Stuhl und Urin . . . . . 98 mal,
Blut, Stuhl und Urin . . . 134 mal,

also insgesamt 473 Blut- und je 232 Stuhl- und Urinproben zur ersten Untersuchung eingesandt. Blutproben wurden also häufiger als die anderen Proben als erstes Material eingesandt, aber doch nicht so häufig, daß man damit allein die große Zahl der durch die Gruber-Widalsche Reaktion bei der ersten Untersuchung festgestellten positiven Befunde gegenüber den mit den anderen Verfahren gewonnenen Ergebnissen erklären dürfte. Das Überwiegen der durch die Gruber-Widalsche Reaktion erzielten Resultate macht sich aber auch geltend, wenn nicht nur die bei der ersten Untersuchung gewonnenen Ergebnisse, sondern alle während des ganzen Krankheitsverlaufs festgestellten positiven Befunde berücksichtigt werden. Allerdings ist alsdann auch eine Zunahme der positiven Stuhl- und Urinbefunde zu bemerken. Die Tabelle der Anlage 23 (S. 163) enthält eine von diesem Gesichtspunkt nach Angaben der Stationen Idar, Diedenhofen und Trier zusammengestellte Übersicht, welche 529, 1153 und 1050, also insgesamt 2732 Typhusfälle umfaßt. Danach lieferte die Gruber-Widalsche Reaktion bei diesen 2732 Krankheitsfällen 2254 (oder auf die Zahl der Kranken berechnet, 82,5 % — auf die Gesamtzahl der Untersuchungen berechnet, 64,8 % — positive Befunde, denen nur 1096 (oder 40,1 % bezw. 31,5 %) durch die Stuhl- und Urinuntersuchung erzielte Ergebnisse gegenüberstehen. Die durch das Blutkulturverfahren erhaltenen Resultate stehen mit 127 (oder 4,6 % bezw. 3,7 %) auch hier wieder zurück. Bei gesonderter Betrachtung der in der Tabelle aufgeführten einzelnen Stationen tritt bei der Untersuchungsanstalt Trier das Überwiegen der durch die Gruber-Widalsche Reaktion erhaltenen positiven Befunde noch mehr, bei der Station Idar dagegen etwas weniger hervor.

Was nun die Frage anlangt, zu welchem Zeitpunkt und mit welchem Untersuchungsverfahren jeweils die erste bakteriologische Krankheitsfeststellung erfolgte, so ist in dieser Hinsicht aus der in der Tabelle der Anlage 22 (S. 166 ff.) enthaltenen Zusammenstellung von 2192 Erkrankungen zunächst hervorzuheben, daß eine verhältnismäßig recht hohe Zahl der positiv ausgefallenen Gruber-Widalschen Reaktionen bereits auf die erste Krankheitswoche kam, und daß selbst in den ersten Tagen der Krankheit diese Reaktion schon in vielen Fällen positive Ergebnisse geliefert hat. So entfielen von den 1708 Fällen, bei welchen die erste Diagnosestellung durch die Gruber-Widalsche Reaktion erfolgt war, 408 oder 23,9 % auf die erste Krankheitswoche. Bei der Station Metz war die Ziffer geringer, bei der Anstalt Saarbrücken dagegen etwas höher, indem von den 394 Fällen in Metz 83 oder 21,1 %, von den 1314 in Saarbrücken 325 oder 24,7 % der ersten Woche angehörten. Die Tatsache, daß über $^1/_5$ bis etwa $^1/_4$ aller Fälle, welche nur durch den positiven Ausfall der Gruber-Widalschen Reaktion zuerst festgestellt wurden, bereits auf die erste Krankheitswoche kamen, ist von besonderer Wichtigkeit. Wenn es sich auch bei einem Teile dieser Fälle, wie die Station Saarbrücken bemerkt, um Rückfälle oder um eine Wiederholung einer bereits früher überstandenen Erkrankung handeln mag, welche ohne nachweisbare Erscheinungen verlaufen war, und wenn auch der Beginn der klinischen Erkrankung nicht immer genau festgesetzt werden kann, so wird man sich andrerseits doch der auch von der Station Saarbrücken geäußerten Auffassung ebenfalls nur anschließen können, daß solche Einschränkungen zur Erklärung der hohen Zahl der positiven Gruber-Widalschen Reaktionen in den ersten Krankheitstagen und der ersten Krankheitswoche allein nicht ausreichen. Man muß vielmehr nach den vorliegenden Ergebnissen der Statistik damit rechnen, daß bei vielen Typhuskranken schon bei dem ersten Auftreten der klinischen Krankheitserscheinungen die agglutinierenden Antikörper in einem Grade ausgebildet sind, welcher zur Erzielung eines positiven Ausschlags der Gruber-Widalschen Reaktion ausreicht. Nach den Angaben der Station Saarbrücken „bestätigen zuverlässige Einzelbeobachtungen (Erkrankung von Anstaltspersonal und von Angehörigen von Ärzten des Bekämpfungsbezirkes), bei denen der Tag der Erkrankung genauestens festgelegt und die Blutprobe sehr früh entnommen war, diese Annahme und geben ihr die Zuverlässigkeit einer Tatsache“.

In praktischer Hinsicht ergibt sich jedenfalls aus der Statistik, daß schon beim ersten Verdachte des Vorliegens einer Typhuserkrankung auch die Gruber-Widalsche Reaktion vorzunehmen ist, und daß sich nach der Erfahrung der Typhusstationen diese Reaktion schon in den ersten Tagen der Krankheit als ausgezeichnetes Hilfsmittel für die bakteriologische Frühdiagnose bewährt hat.

Dementsprechend sind von den in der Tabelle der Anlage 22 berücksichtigten, in der ersten Krankheitswoche durch die bakteriologische Untersuchung bestätigten 542 Typhuserkrankungen 408 oder 75,3 % allein durch den positiven Ausfall der Gruber-Widalschen Reaktion geklärt worden. Die allein durch das Blutkulturverfahren oder lediglich durch die Stuhl- und Urinuntersuchung in der ersten Krankheitswoche erzielten Ergebnisse traten dagegen mit nur 11 (2,0 %) bezw. mit 62 Fällen (11,5 %) beträchtlich zurück. Bei 37 (6,8 %) und bei 19 (3,6 %) Erkrankungen war die bakteriologische Diagnose in der ersten Woche durch den gleichzeitigen positiven Ausfall der Gruber-Widalschen Reaktion und des Blutkulturverfahrens bezw. der Gruber-Widalschen Reaktion und der Stuhl- und Urinuntersuchung gestellt worden, und bei 3 und 2 Kranken endlich hatte das Blutkulturverfahren und die Stuhl- und

Urinuntersuchung, andrerseits die Gruber-Widalsche Reaktion, das Blutkulturverfahren und die Stuhl- und Urinuntersuchung bereits in der ersten Woche zu positiven Ergebnissen geführt. Unter Einrechnung der Fälle, bei welchen gleichzeitig mehrere Untersuchungsmethoden positive Befunde geliefert hatten, war somit von den in der 1. Woche bakteriologisch geklärten 542 Erkrankungen die Gruber-Widalsche Reaktion bei 466 oder 86,0 %, das Blutkulturverfahren bei 53 oder 9,8 % und die Stuhl- und Urinuntersuchung bei 86 oder 15,9 % positiv ausgefallen. Werden die positiven Ergebnisse der Gruber-Widalschen Reaktion und des Blutkulturverfahrens zusammengefaßt, so sind von den in der ersten Woche bakteriologisch festgestellten Fällen 519 (95,8 %) durch die Blutuntersuchung diagnostiziert worden. Noch stärker als in der ersten Woche überwogen die mittels der Gruber-Widalschen Reaktion erzielten positiven Ergebnisse in der 2., 3. und 4. Krankheitswoche. In diesen Wochen wurden jeweils 638, 374 und 156 Krankheitsfälle allein durch die Gruber-Widalsche Reaktion festgestellt. Von sämtlichen lediglich durch diese Reaktion nachgewiesenen 1708 Fällen kamen somit 37,4 % auf die 2., 21,9 % auf die 3. und 9,1 % auf die 4. Woche. Es wurden also nur in der 2. Woche mehr positive Gruber-Widalsche Reaktionen beobachtet als in der 1. Krankheitswoche. In der 3. Woche machte sich gegenüber der 1. Woche bereits ein geringer Rückgang und in der 4. Woche dann ein ganz erheblicher Rückgang bemerkbar. Trotzdem waren die Gruber-Widalbefunde nicht nur in der 2., sondern auch in der 3. und 4. Woche in einem noch höheren Prozentsatz als in der 1. Woche an den Gesamtsummen der jeweils in diesen Wochen festgestellten Erkrankungen beteiligt. Denn in der 2., 3. und 4. Woche waren durch die Blutkultur oder durch die Stuhl- und Urinuntersuchungen allein nur 14, 2 und 5 bezw. 82, 33 und 22 Erkrankungen festgestellt worden. Die Blutkultur und die Gruber-Widalsche Reaktion hatten bei 46, 17 und 6, das letztere Verfahren und die Stuhl- und Urinuntersuchung bei 32, 22 und 5 Fällen zu positiven Ergebnissen geführt. Endlich waren alle vier Verfahren gleichzeitig in der 2. Woche bei 3 Kranken, die Kulturmethode und die Stuhl- und Urinuntersuchung in der 3. Woche bei 1 Kranken positiv ausgefallen. Es sind sonach von den 815, 449 und 194 in der 2., 3. und 4. Woche bakteriologisch aufgeklärten Fällen 78,3, 83,3 und 80,4 % lediglich durch die Gruber-Widalsche Reaktion, 1,7, 0,4 und 2,6 % sowie 10,1, 7,3 und 11,3 % allein durch den positiven Ausfall des Kulturverfahrens bezw. der Stuhl- und Urinuntersuchung nachgewiesen worden, während außerdem noch in 5,6, 3,8 und 3,1 % der Fälle die Gruber-Widalsche Reaktion und die Blutkultur, in 3,9, 4,9 und 2,6 % die Gruber-Widalsche Reaktion und die Stuhl- und Urinuntersuchung und endlich noch in der 2. Woche in 0,4 % alle vier Verfahren und in der 3. Woche in 0,2 % die Kulturmethode und die Stuhl- und Urinuntersuchung gleichzeitig positive Ergebnisse geliefert hatten.

Zusammenfassend ergibt sich aus der Zusammenstellung der Anlage 22:

1. Bezüglich der Gruber-Widalschen Reaktion.

Von den in den einzelnen Krankheitswochen bakteriologisch bestätigten Erkrankungen wurde in der 1. Woche die Diagnose bereits bei 75,3 % oder bei mehr als $^3/_4$ der Fälle, in der 2. Woche bei 78,3 % oder bei annähernd $^4/_5$, in der 3. und in der 4. Woche bei 83,3 und 80,4 % oder bei mehr als 4/5 lediglich durch den Ausfall der Gruber-Widalschen Reaktion gesichert. Von den in der 5. und 6. Woche noch bakteriologisch diagnostizierten Krankheitsfällen wurden 69,7 und 72,7 % oder über 2/3 und nach der 6. Woche 72,7 % oder fast 3/4 allein durch die Gruber-Widalsche Reaktion festgestellt.

Positive Gruber-Widalsche Reaktion gaben bei Hinzurechnung der auch durch andere Verfahren bestätigten Fälle von den in den ersten 6 Wochen festgestellten Erkrankungen 86,0, 88,2, 92,0, 86,1, 80,9 und 79,5 % und von den nach der 6. Woche noch festgestellten Typhusfällen 66,0 %.

Am häufigsten waren die allein durch den positiven Ausfall der Gruber-Widalschen Reaktion diagnostizierten oder überhaupt eine solche Reaktion darbietenden Fälle in der 3. Woche, ihre Ziffer betrug 83,3 % bezw. 92,0 %.

2. Bezüglich des Blutkulturverfahrens.

Durch das Blutkulturverfahren allein wurden von den in den ersten 5 Krankheitswochen durch die bakteriologische Untersuchung diagnostizierten Fällen nur 2,0, 1,7, 0,4, 2,6 und 1,1 % festgestellt. In der 6. Woche wurde überhaupt keine Erkrankung allein durch das Blutkulturverfahren bestätigt und von den nach der 6. Woche noch geklärten Fällen ist nur einer lediglich durch das Blutkulturverfahren erkannt worden.

Unter Einrechnung der Typhusfälle, bei welchen auch andere Untersuchungsverfahren erfolgreich angewandt waren, gelang sonach in den ersten 6 Krankheitswochen die Züchtung der Typhusbazillen aus dem Blute Typhuskranker in 9,8, 7,7, 4,5, 5,7, 6,7 und 4,5 % und von den nach der 6. Woche bestätigten Erkrankungen in 4,0 % der Fälle.

Der größte Anteil, in welchem von der Gesamtsumme der in einer Woche bakteriologisch gesicherten Erkrankungen aus dem Blute der Kranken Bazillen gezüchtet werden konnten, entfiel danach mit 9,8 % oder fast mit einem Zehntel der Fälle auf die 1. Krankheitswoche. Besonders hervorzuheben ist, daß auch während des späteren Krankheitsverlaufs, sogar noch nach der 6. Woche, eine Erkrankung lediglich durch Züchtung der Typhusbazillen aus dem Blute festgestellt wurde.

3. Bezüglich der Stuhl- und Urinuntersuchung.

Allein durch den Ausfall der Stuhl- oder Urinuntersuchung wurden in den ersten 6 Krankheitswochen und nach der 6. Woche die Diagnose bei 11,5, 10,1, 7,3, 11,3, 16,9, 20,5 und 32,0 % der in den einzelnen Wochen und nach der 6. Woche bestätigten Erkrankungen gesichert.

Insgesamt lieferte die Stuhl- oder Urinuntersuchung mit Berücksichtigung der Fälle, bei welchen auch durch andere Verfahren die Diagnose bestätigt werden konnte, unter den in den ersten 6 Krankheitswochen und nach der 6. Woche festgestellten Erkrankungen überhaupt bei 15,9, 14,4, 12,5, 13,9, 24,7, 22,7 und 32,0 % positive Ergebnisse.

Der prozentuale Anteil der lediglich durch den Ausfall der Stuhl- und Urinuntersuchung erkannten, wie der überhaupt mit diesem Verfahren erfolgreich untersuchten Fälle an der Gesamtsumme der jeweils in den einzelnen Krankheitswochen festgestellten Erkrankungen sank somit von 11,5 bezw. 15,9 % in der ersten Woche bis auf 7,3 und 12,5 % in der 3. Krankheitswoche; er stieg dann wieder von Woche zu Woche, so daß von den in der 6. und nach der 6. Woche bestätigten Erkrankungen bei 20,5 % oder bei mehr als 1/5 bezw. bei 32,0 % oder bei annähernd 1/3 dieser Fälle die Diagnose nur durch die Stuhl- oder Urinuntersuchung gestellt wurde. Wie viele von den durch die Stuhl- und Urinuntersuchung erzielten positiven Befunden bei den in Anlage 22 berücksichtigten Fällen jeweils durch die Untersuchung des Stuhles oder durch die Untersuchung des Urins gewonnen wurden, ist auf Grund der von den Stationen gegebenen, für diese Tabelle verwerteten Unterlagen nicht festzustellen. Da aber andere Angaben der Untersuchungsanstalten Landau und Saarbrücken, welche sich auf 410 bezw. 193 positive Stuhl-Urinuntersuchungen beziehen, auch nach dieser Richtung Aufschluß geben, sind schließlich in Anlage 24 (S. 178) noch 2 Zusammenstellungen beigefügt, aus denen hervorgeht, wie viele der in den einzelnen Krankheitswochen durch die Stuhl- und Urinuntersuchung erzielten positiven Ergebnisse auf die Untersuchung des Stuhles und auf die Untersuchung des Urins entfallen sind. In der ersten Tabelle der Anlage 24 ist eine Übersicht über 410 positive Stuhl- und Urinuntersuchungen enthalten, welche von der Anstalt Landau als erstmalige Untersuchungen vorgenommen waren. Unter diesen 410 positiven Untersuchungen handelte es sich bei 328 oder 80 % um Stuhl- und bei 82 oder 20 % um Urinuntersuchungen. Nach Krankheitswochen geordnet, kamen von den 147 in der 1. Woche positiv ausgefallenen Stuhl- und Urinuntersuchungen 127 oder 86,4 % auf Stuhl- und 20 oder 13,6 % auf Urinuntersuchungen; in der 2. und 3. Krankheitswoche beliefen sich die positiven Urinbefunde auf 1/4 bezw. auf annähernd 1/4 der durch die Stuhl- und Urinuntersuchung erhobenen Befunde, nach der 3. Woche auf etwas mehr als 1/5 der durch die Stuhl- und Urinuntersuchung alsdann gewonnenen erstmaligen positiven Ergebnisse.

Aus der Tabelle 2 der Anlage 24 schließlich geht hervor, daß der Anteil der positiven Urinbefunde an der Summe der durch die Stuhl- und Urinuntersuchung erhaltenen positiven Ergebnisse sich erhöht, wenn nicht nur die erstmaligen, sondern überhaupt alle positiv ausgefallenen Urin- und Stuhluntersuchungen in Betracht gezogen werden. Unter den nach diesem Gesichtspunkt in der Tabelle 2 zusammengestellten 193 durch die Stuhl- und Urinuntersuchung erhaltenen positiven Befunden der Station Saarbrücken handelt es sich bei 77 (39,9 %) um Urinbefunde und bei 116 (60,1 %) um Stuhlbefunde. Bemerkenswert ist es, daß in diesem Falle, also bei Berücksichtigung aller positiven Stuhl- und Urinuntersuchungen, in der ersten Krankheitswoche die positiven Urinbefunde bereits in demselben Verhältnis an der Gesamtsumme aller in der ersten Woche durch die Stuhl- und Urinuntersuchung erhobenen Befunde beteiligt waren. In der 2. und 3. Woche sank der Anteil der Urinbefunde auf etwas mehr als 1/3 der Fälle, stieg aber dann wieder an, so daß in den späteren Krankheitswochen die Urinbefunde im allgemeinen etwa 40 bis 50 % aller durch die Stuhl- und Urinuntersuchung erhaltenen positiven Ergebnisse ausmachten.

Anlage 1.

Übersicht über die Verteilung der gemeldeten oder ermittelten sowie der durch die bakteriologische Untersuchung bestätigten Erkrankungsfälle auf die einzelnen Stationen während der Berichtszeit.

Untersuchungsstationen	Gemeldete Erkrankungsfälle	Durch die Untersuchungen der Station bestätigte Fälle	In % berechnet	Durch die Untersuchungen der Station als Typhus festgestellte Erkrankungen	In % auf die Zahl der gemeldeten Fälle berechnet	In % auf die Zahl der bestätigten Fälle berechnet	Durch die Untersuchungen der Station als Paratyphus festgestellte Erkrankungen	In % auf die Zahl der gemeldeten Fälle berechnet	In % auf die Zahl der bestätigten Fälle berechnet
Idar	469	439	93,6	395	84,2	90,0	44	9,4	10,0
Trier	1165	1104	94,8	958	82,2	86,8	146	12,5	13,2
Saarlouis	589	565	95,9	476	80,8	84,2	89	15,1	15,8
Neunkirchen	826	793	96,0	681	82,4	85,9	112	13,6	14,1
Saarbrücken	1 947	1860	95,5	1 716	88,1	92,3	144	7,4	7,7
Diedenhofen	1 027	758	73,8	697	67,9	92,0	61	5,9	8,0
Metz	1 183	796	67,3	746	63,1	93,7	50	4,2	6,3
Straßburg	1 247	979	78,5	920	73,8	94,0	59	4,7	6,0
Hagenau	1 118	869	77,7	749	67,0	86,2	120	10,7	13,8
Kaiserslautern	1 075	607	56,5	478	44,5	78,7	129	12,0	21,3
Landau	615	539	87,6	525	85,4	97,4	14	2,3	2,6
Summe	11 261	9309	82,7	8 341	74,1	89,6	968	8,6	10,4

Anlage 2.

Übersicht über die Verteilung der gemeldeten und der bakteriologisch bestätigten Fälle in den einzelnen Jahren auf die verschiedenen Stationen.

Jahr	Gemeldete Erkrankungsfälle	Durch die Untersuchung bestätigte Fälle	In % berechnet	Durch die Untersuchung als Typhus festgestellte Erkrankungen	In % auf die Zahl der gemeldeten Fälle berechnet	In % auf die Zahl der bestätigten Fälle berechnet	Durch die Untersuchung als Paratyphus festgestellte Erkrankungen	In % auf die Zahl der gemeldeten Fälle berechnet	In % auf die Zahl der bestätigten Fälle berechnet
				1. Idar.					
1905	61	61	100,0	52	85,2	85,2	9	14,8	14,8
1906	82	78	95,1	64	78,0	82,1	14	17,1	17,9
1907	131	120	91,6	115	87,8	95,8	5	3,8	4,2
1908	89	83	93,3	75	84,3	90,4	8	9,0	9,6
1909	106	97	91,5	89	84,0	81,8	8	7,5	8,2
Summe	469	439	93,6	395	84,2	90,0	44	9,4	10,0
				2. Trier.					
1905	289	233	80,6	207	71,6	88,8	26	9,0	11,2
1906	249	245	98,4	212	85,1	86,5	33	13,3	13,5
1907	311	311	100,0	255	82,0	82,0	56	18,0	18,0
1908	171	170	99,4	155	90,6	91,2	15	8,8	8,8
1909	145	145	100,0	129	89,0	89,0	16	11,0	11,0
Summe	1165	1104	94,8	958	82,2	86,8	146	12,5	13,2

Jahr	Gemeldete Erkrankungsfälle	Durch die Untersuchung bestätigte Fälle	In % berechnet	Durch die Untersuchung als Typhus festgestellte Erkrankungen	In % auf die Zahl der gemeldeten Fälle berechnet	In % auf die Zahl der bestätigten Fälle berechnet	Durch die Untersuchung als Paratyphus festgestellte Erkrankungen	In % auf die Zahl der gemeldeten Fälle berechnet	In % auf die Zahl der bestätigten Fälle berechnet
				3. Saarlouis.					
1905	111	106	95,5	105	94,6	99,1	1	0,9	0,9
1906	133	129	97,0	121	91,0	93,8	8	6,0	6,2
1907	140	131	93,6	124	88,6	94,7	7	5,0	5,3
1908	61	58	95,1	54	88,5	93,1	4	6,6	6,9
1909	144	141	97,9	72	50,0	51,1	69	47,9	48,9
Summe	589	565	95,9	476	80,8	84,2	89	15,1	15,8
				4. Neunkirchen.					
1905	160	146	91,3	134	83,8	91,8	12	7,5	8,2
1906	200	195	97,5	170	85,0	87,2	25	12,5	12,8
1907	233	220	94,4	196	84,1	89,1	24	10,3	10,9
1908	141	140	99,3	118	83,7	84,3	22	15,6	15,7
1909	92	92	100,0	63	68,5	68,5	29	31,5	31,5
Summe	826	793	96,0	681	82,4	85,9	112	13,6	14,1
				5. Saarbrücken.					
1905	413	357	86,4	340	82,3	95,2	17	4,1	4,8
1906	585	564	96,4	532	90,9	94,3	32	5,5	5,7
1907	342	338	98,8	322	94,2	95,3	16	4,7	4,7
1908	359	353	98,3	319	88,9	90,4	34	9,5	9,6
1909	248	248	100,0	203	81,9	81,9	45	18,1	18,1
Summe	1947	1860	95,5	1716	88,1	92,3	144	7,4	7,7
				6. Diedenhofen.					
1905	243	128	52,7	118	48,5	92,2	10	4,1	7,8
1906	314	165	52,5	146	46,5	88,5	19	6,1	11,5
1907	215	210	97,7	198	92,1	94,3	12	5,6	5,7
1908	156	156	100,0	145	92,9	92,9	11	7,1	7,1
1909	99	99	100,0	90	90,9	90,9	9	9,1	9,1
Summe	1027	758	73,8	697	67,9	92,0	61	5,9	8,0
				7. Metz.					
1905	354	177	50,0	170	48,0	96,0	7	2,0	4,0
1906	358	195	54,5	194	54,2	99,5	1	0,3	0,5
1907	199	174	87,4	168	84,4	96,6	6	3,0	3,4
1908	177	170	96,0	137	77,4	80,6	33	18,6	19,4
1909	95	80	84,2	77	81,1	96,3	3	3,2	3,8
Summe	1183	796	67,3	746	63,1	93,7	50	4,2	6,3
				8. Straßburg.					
1905	294	212	72,1	186	63,3	87,7	26	8,8	12,3
1906	385	262	68,1	250	64,9	95,4	12	3,1	4,6
1907	216	180	83,3	174	80,6	96,7	6	2,8	3,3
1908	179	158	88,3	153	85,5	96,8	5	2,8	3,2
1909	173	167	96,5	157	90,8	94,0	10	5,8	6,0
Summe	1247	979	78,5	920	73,8	94,0	59	4,7	6,0

Jahr	Gemeldete Erkrankungsfälle	Durch die Untersuchung bestätigte Fälle	In % berechnet	Durch die Untersuchung als Typhus festgestellte Erkrankungen	In % auf die Zahl der gemeldeten Fälle berechnet	In % auf die Zahl der bestätigten Fälle berechnet	Durch die Untersuchung als Paratyphus festgestellte Erkrankungen	In % auf die Zahl der gemeldeten Fälle berechnet	In % auf die Zahl der bestätigten Fälle berechnet
				9. Hagenau.					
1905	372	241	64,8	225	60,5	93,4	16	4,3	6,6
1906	344	249	72,4	235	68,3	94,4	14	4,1	5,6
1907	138	132	95,7	97	70,3	73,5	35	25,4	26,5
1908	147	140	95,2	99	67,3	70,7	41	27,9	29,3
1909	117	107	91,5	93	79,5	86,9	14	12,0	13,1
Summe	1118	869	77,7	749	67,0	86,2	120	10,7	13,8
				10. Kaiserslautern.					
1905	595	217	36,5	164	27,6	75,6	53	8,9	24,4
1906	190	164	86,3	132	69,5	80,5	32	16,8	19,5
1907	151	102	67,5	66	43,7	64,7	36	23,8	35,3
1908	73	65	89,0	60	82,2	92,3	5	6,8	7,7
1909	66	59	89,4	56	84,8	94,9	3	4,5	5,1
Summe	1075	607	56,5	478	44,5	78,7	129	12,0	21,3
				11. Landau.					
1905	126	110	87,3	106	84,1	96,4	4	3,2	3,6
1906	160	146	91,3	141	88,1	96,6	5	3,1	3,4
1907	82	78	95,1	76	92,7	97,4	2	2,4	2,6
1908	137	113	82,5	113	82,5	100,0	—	—	—
1909	110	92	83,6	89	80,9	96,7	3	2,7	3,3
Summe	615	539	87,6	525	85,4	97,4	14	2,3	2,6

Anlage 3.

Zusammenstellung der Anzahl der in den einzelnen Jahren gemeldeten oder ermittelten Fälle.

Jahr	Idar	Trier	Saarlouis	Neunkirchen	Saarbrücken	Diedenhofen	Metz	Straßburg	Hagenau	Kaiserslautern	Landau	Summe	Abnahme in %
1905	61	289	111	160	413	243	354	294	372	595	126	3018	
1906	82	249	133	200	585	314	358	385	344	190	160	3000	
1907	131	311	140	233	342	215	199	216	138	151	82	2158	53,8
1908	89	171	61	141	359	156	177	179	147	73	137	1690	
1909	106	145	144	92	248	99	95	173	117	66	110	1395	
Summe	469	1165	589	826	1947	1027	1183	1247	1118	1075	615	11261	

Anlage 4.

Zusammenstellung der Anzahl der in den einzelnen Jahren bestätigten Typhusfälle.

Jahr	Idar	Trier	Saarlouis	Neunkirchen	Saarbrücken	Diedenhofen	Metz	Straßburg	Hagenau	Kaisers-lautern	Landau	Summe	Abnahme in %
1905	52	207	105	134	340	118	170	186	225	164	106	1807	
1906	64	212	121	170	532	146	194	250	235	132	141	2197	
1907	115	255	124	196	322	198	168	174	97	66	76	1791	38,1
1908	75	155	54	118	319	145	137	153	99	60	113	1428	
1909	89	129	72	63	203	90	77	157	93	56	89	1118	
Summe	395	958	476	681	1716	697	746	920	749	478	525	8341	

Anlage 5.

Zusammenstellung der Anzahl der in den einzelnen Jahren gemeldeten und der durch die bakteriologische Untersuchung als Typhus oder Paratyphus bestätigten Fälle.

Jahr	Gemeldete Erkrankungsfälle	Durch die Untersuchung bestätigte Fälle	In % berechnet	Durch die Untersuchung als Typhus festgestellte Erkrankungen	In % auf die Zahl der gemeldeten Fälle berechnet	In % auf die Zahl der bestätigten Fälle berechnet	Durch die Untersuchung als Paratyphus festgestellte Erkrankungen	In % auf die Zahl der gemeldeten Fälle berechnet	In % auf die Zahl der bestätigten Fälle berechnet
1905	3018	1988	65,9	1807	59,9	90,9	181	6,0	9,1
1906	3000	2392	79,7	2197	73,2	91,8	195	6,5	8,2
1907	2158	1996	92,5	1791	83,0	89,7	205	9,5	10,3
1908	1690	1606	95,0	1428	84,5	88,9	178	10,5	11,1
1909	1395	1327	95,1	1118	80,1	84,3	209	15,0	15,7
Summe	11261	9309	82,7	8341	74,1	89,6	968	8,6	10,4

Anlage 6.

Zusammenstellung der Anzahl der in den einzelnen Jahren bestätigten Typhus- und Paratyphusfälle.

Jahr	Idar	Trier	Saarlouis	Neunkirchen	Saarbrücken	Diedenhofen	Metz	Straßburg	Hagenau	Kaisers-lautern	Landau	Summe	Abnahme in %
1905	61	233	106	146	357	128	177	212	241	217	110	1988	
1906	78	245	129	195	564	165	195	262	249	164	146	2392	
1907	120	311	131	220	338	210	174	180	132	102	78	1996	33,2
1908	83	170	58	140	353	156	170	158	140	65	113	1606	
1909	97	145	141	92	248	99	80	167	107	59	92	1327	
Summe	439	1104	565	793	1860	758	796	979	869	607	539	9309	

Anlage 7.

Zusammenstellung der Anzahl der in den einzelnen Jahren bestätigten Paratyphusfälle.

Jahr	Idar	Trier	Saarlouis	Neunkirchen	Saarbrücken	Diedenhofen	Metz	Straßburg	Hagenau	Kaisers-lautern	Landau	Summe	Zunahme in % berechnet
1905	9	26	1	12	17	10	7	26	16	53	4	181	
1906	14	33	8	25	32	19	1	12	14	32	5	195	
1907	5	56	7	24	16	12	6	6	35	36	2	205	15,5
1908	8	15	4	22	34	11	33	5	41	5	—	178	
1909	8	16	69	29	45	9	3	10	14	3	3	209	
Summe	44	146	89	112	144	61	50	59	120	129	14	968	

Anlage 8.

Art der Krankheitsübertragung bei den zur Meldung gekommenen Erkrankungen.

Stationen	Gemeldete Fälle	Davon wurden aufgeklärt	In %	Nicht aufgeklärt	In %	Aufgeklärt als Kontakt	% der gemeldeten Fälle	% der aufgeklärten Fälle	Einschleppung	% der aufgeklärten Fälle	Infektion: bei Pflege von Kranken	Infektion: beim Waschen der Wäsche	Infektion: durch Bazillenträger	% der aufgeklärten Fälle	Infektion: durch Milch	Infektion: durch Wasser	Infektion: durch andere Nahrungsmittel	% der aufgeklärten Fälle
Idar . . .	469	282	60,1	187	39,9	164	35,0	58,2	25	8,9	—	—	—	—	51	13	—	—
Trier . . .	1165	707	60,7	458	39,3	471	40,4	66,6	73	10,3	8	4	41	—	5	138	12	—
Saarlouis .	589	365	62,0	224	38,0	278	47,2	76,2	37	10,1	2	2	—	—	12	25	15	—
Neunkirchen	826	406	49,2	420	50,8	361	43,7	88,9	24	5,9	5	3	—	—	2	—	5	—
Saarbrücken	1947	1166	59,9	781	40,1	978	50,2	83,9	107	9,2	15	5	—	—	27	3	67	—
Diedenhofen	1027	357	34,8	670	65,2	316	30,8	88,5	41	11,5	14	3	—	—	1	6	—	—
Metz . . .	1183	558	47,2	625	52,8	489	41,3	87,6	93	16,7	17	1	—	—	8	9	—	—
Straßburg .	1247	896	71,9	351	28,1	268	21,5	29,9	81	9,0	21	10	138	—	200	169	24	—
Hagenau .	1118	543	48,6	575	51,4	377	33,7	69,4	77	14,2	17	1	—	—	5	18	—	—
Kaisers-lautern . .	1075	564	52,5	511	47,5	388	36,1	68,8	64	11,3	8	9	24	—	9	29	17	—
Landau . .	615	321	52,2	294	47,8	277	45,0	86,3	21	6,5	8	1	11	—	—	4	—	—
Summe	11261	6165	54,7	5096	45,3	4367	38,8	70,8	643	10,4	115	39	214		320 = 5,2 %	414 = 6,7 %	140 = 2,3 %	
											368			6,0	874			14,2

Anlage 9. Zusammenstellung der von den

	1905														
	II					III					IV				
	Bazillenträger überhaupt	männlich		weiblich		Bazillenträger überhaupt	männl.		weibl.		Bazillenträger überhaupt	männl.		weibl.	
		Erwachsene	Kinder	Erwachsene	Kinder		Erwachsene	Kinder	Erwachsene	Kinder		Erwachsene	Kinder	Erwachsene	Kinder
Idar	1 —	— —	— —	1 —	— —	1 —	— —	— —	1 —	— —	3 (2) —	— —	— —	2 (1) —	1 (1) —
Jahressumme	5 (2) —	— —	— —	4 (1) —	1 (1) —										
Trier	3 (2) —	— —	— —	3 (2) —	— —	4 (1) *1*	— —	1 —	3 (1) —	— —	11 (7) —	3 (1) —	1 —	6 (5) —	1 (1) —
Jahressumme	18 (10) *1*	3 (1) —	2 —	12 (8) *1*	1 (1) —										
Saarlouis	3 (2) —	1 (1) —	— —	2 (1) —	— —	— —	— —	— —	— —	— —	3 *1*	— —	— —	2 —	1 *1*
Jahressumme	6 (2) *1*	1 (1) —	— —	4 (1) —	1 *1*										
Neunkirchen	12 (2) —	1 (1) —	3 —	1 (1) —	7 —	6 —	2 —	1 —	2 —	1 —	23 (11) —	9 (3) —	1 —	9 (5) —	4 (3) —
Jahressumme	41 (13) —	12 (4) —	5 —	12 (6) —	12 (3) —										
Saarbrücken	3 (1) —	— —	— —	2 (1) —	1 —	5 (1) —	— —	1 —	4 (1) —	— —	11 (6) —	3 (1) —	1 —	7 (5) —	— —
Jahressumme	19 (8) —	3 (1) —	2 —	13 (7) —	1 —										
Diedenhofen	1	—	—	1	—	2 (1)	—	—	1 (1)	1	4 (3)	1	—	3 (3)	—
Jahressumme	7 (4)	1	—	5 (4)	1										
Metz	3 (3)	—	—	3 (3)	—	3 (1)	1	1	1 (1)	—	9 (6)	2 (2)	2 (1)	5 (3)	—
Jahressumme	15 (10)	3 (2)	3 (1)	9 (7)	—										
Straßburg	4 —	1 —	1 —	2 —	— —	9 (2) *1*	1 (1) —	— —	7 (1) —	1 *1*	13 (5) —	3 (1) —	— —	10 (4) —	— —
Jahressumme	26 (7) *1*	5 (2) —	1 —	19 (5) —	1 *1*										
Hagenau	3 (1) —	1 —	— —	2 (1) —	— —	— —	— —	— —	— —	— —	3 (3) —	1 (1) —	— —	2 (2) —	— —
Jahressumme	6 (4) —	2 (1) —	— —	4 (3) —	— —										
Kaiserslautern	6 (4) *1 (1)*	1 —	— —	5 (4) *1 (1)*	— —	24 (13) *9 (1)*	9 (6) *5*	4 (1) *1*	7 (3) *2 (1)*	4 (3) *1*	65 (37) —	22 (12) —	9 (5) —	24 (14) —	10 (6) —
Jahressumme	95 (54) *10 (2)*	32 (18) *5*	13 (6) *1*	36 (21) *3 (2)*	14 (9) *1*										
Landau	9 (3) —	3 (1) —	— —	6 (2) —	— —	— —	— —	— —	— —	— —	4 (2) —	1 —	— —	3 (2) —	— —
Jahressumme	13 (5) —	4 (1) —	— —	9 (4) —	— —										

Typhus- und Paratyphus-Ausscheider: 251 (119); davon 66 (31) Erw., 26 (7) Kinder — männlich: 92 (38); 127 (67) Erw., 32 (14) Kinder — weiblich: 159 (81)

Erwachsene: 193 (98), Kinder: 58 (21)

Paratyphus-Ausscheider: 13 (2); davon 5 Erw., 1 Kind — männlich: 6; 4 (2) Erw., 3 Kinder — weiblich: 7 (2)

Erwachsene: 9 (2), Kinder: 4

Stationen nachgewiesenen Bazillenträgern.

1906																			
I					II					III					IV				
Bazillenträger überhaupt	männl.		weibl.		Bazillenträger überhaupt	männl.		weibl.		Bazillenträger überhaupt	männl.		weibl.		Bazillentr. überh.	männl.		weibl.	
	Erwachsene	Kinder	Erwachsene	Kinder		Erwachsene	Kinder	Erwachsene	Kinder		Erwachsene	Kinder	Erwachsene	Kinder		Erwachsene	Kinder	Erwachsene	Kinder
5 (4)	1 (1)	—	3 (2)	1 (1)	—	—	—	—	—	4 (2)	—	1	3 (2)	—	4	—	—	1	3
1 (1)	—	—	—	*1 (1)*	—	—	—	—	—	—	—	—	—	—	*3*	—	—	—	*3*
13 (6)	1 (1)	1	7 (4)	4 (1)															
4 (1)	—	—	—	*4 (1)*															
10 (4)	3	1 (1)	3 (3)	3	1	—	—	1	—	3 (1)	—	—	3 (1)	—	8 (6)	—	—	7 (5)	1 (1)
2	—	—	—	*2*	—	—	—	—	—	—	—	—	—	—	*5 (3)*	—	—	*5 (3)*	—
22 (11)	3	1 (1)	14 (9)	4 (1)															
7 (3)	—	—	*5 (3)*	*2*															
1	—	—	—	1	1	—	—	1	—	1	—	—	1	—	2	—	—	2	—
—	—	—	—	—	*1*	—	—	*1*	—	—	—	—	—	—	—	—	—	—	—
5	—	—	4	1															
1	—	—	*1*	—															
10 (4)	3 (1)	2	4 (3)	1	5 (1)	1	—	3 (1)	1	3 (1)	2	—	—	1 (1)	5 (2)	2 (1)	2	1 (1)	—
—	—	—	—	—	—	—	—	—	—	*1*	*1*	—	—	—	*3*	*1*	*2*	—	—
23 (8)	8 (2)	4	8 (5)	3 (1)															
4	*2*	*2*	—	—															
12 (8)	2 (2)	1	8 (6)	1	13 (9)	5 (4)	1 (1)	6 (3)	1 (1)	11 (3)	4 (2)	1	5 (1)	1	3 (2)	1 (1)	1 (1)	1	—
1 (1)	*1 (1)*	—	—	—	—	—	—	—	—	*5 (1)*	*3 (1)*	—	*1*	*1*	—	—	—	—	—
39 (22)	12 (9)	4 (2)	20 (10)	3 (1)															
6 (2)	*4 (2)*	—	*1*	*1*															
2 (1)	—	—	2 (1)	—	—	—	—	—	—	1 (1)	—	—	1 (1)	—	3 (2)	—	—	3 (2)	—
6 (4)	—	—	6 (4)	—															
7 (3)	2	1	4 (3)	—	6 (2)	2	—	4 (2)	—	4 (1)	—	—	4 (1)	—	2 (1)	1	1 (1)	—	—
19 (7)	5	2 (1)	12 (6)	—															
10 (3)	3 (1)	2	4 (1)	1 (1)	5 (5)	—	—	5 (5)	—	3 (2)	1 (1)	—	1	1 (1)	7 (3)	—	1	5 (3)	1
3 (1)	*1 (1)*	*2*	—	—	*2 (2)*	—	—	*2 (2)*	—	—	—	—	—	—	*2*	—	*1*	—	*1*
25 (13)	4 (2)	3	15 (9)	3 (2)															
7 (3)	*1 (1)*	*3*	*2 (2)*	*1*															
2 (2)	—	—	1 (1)	1 (1)	1	—	—	—	1	1	—	—	1	—	3 (1)	—	—	3 (1)	—
—	—	—	—	—	—	—	—	—	—	*1*	—	—	*1*	—	—	—	—	—	—
7 (3)	—	—	5 (2)	2 (1)															
1	—	—	*1*	—															
32 (18)	5 (4)	3 (2)	18 (9)	6 (3)	40 (18)	4 (2)	10 (4)	16 (7)	10 (5)	18 (9)	3 (1)	2	11 (8)	2	4 (3)	1	—	2 (2)	1 (1)
—	—	—	—	—	—	—	—	—	—	—	—	—	—	—	*1 (1)*	—	—	*1 (1)*	—
94 (48)	13 (7)	15 (6)	47 (26)	19 (9)															
1 (1)	—	—	*1 (1)*	—															
3	1	—	2	—	2 (1)	2 (1)	—	—	—	4 (3)	—	—	4 (3)	—	7 (3)	2	—	5 (3)	—
—	—	—	—	—	—	—	—	—	—	*1 (1)*	—	—	*1 (1)*	—	—	—	—	—	—
16 (7)	5 (1)	—	11 (6)	—															
1 (1)	—	—	*1 (1)*	—															

Typhus- und Paratyphus-Ausscheider: 269 (129); davon 51 (22) Erw., 30 (10) Kinder — männlich: 81 (32); 149 (81) Erw., 39 (16) Kinder — weiblich: 188 (97)

Erwachsene: 200 (103), Kinder: 69 (26)

Paratyphus-Ausscheider: 32 (11); davon 7 (3) Erw., 5 Kinder — männlich: 12 (3); 12 (7) Erw., 8 (1) Kinder — weiblich: 20 (8)

Erwachsene: 19 (10), Kinder: 13 (1)

	1907														
	I					II					III				
	Bazillenträger überhaupt	männlich		weiblich		Bazillenträger überhaupt	männlich		weibl.		Bazillenträger überhaupt	männlich		weiblich	
		Erwachsene	Kinder	Erwachsene	Kinder		Erwachsene	Kinder	Erwachsene	Kinder		Erwachsene	Kinder	Erwachsene	Kinder
Idar	1 —	— —	— —	1 —	— —	3 *1*	— —	— —	3 *1*	— —	— —	— —	— —	— —	— —
Jahressumme	8 (2) *1*	1 (1) —	— —	6 (1) *1*	1 —										
Trier	3 —	2 —	— —	1 —	— —	7 (2) —	— —	— —	7 (2) —	— —	2 *1*	1 —	— —	— —	1 *1*
Jahressumme	15 (3) *1*	3 —	1 —	10 (3) —	1 *1*										
Saarlouis	4 (3) —	— —	— —	4 (3) —	— —	1 —	— —	— —	1 —	— —	1 *1*	— —	— —	1 *1*	— —
Jahressumme	6 (3) *1*	— —	— —	6 (3) *1*	— —										
Neunkirchen	14 (4) —	2 —	3 (1) —	8 (3) —	1 —	6 (1) —	1 —	1 —	3 (1) —	1 —	6 (2) —	1 —	2 —	2 (2) —	1 —
Jahressumme	32 (7) —	5 —	8 (1) —	14 (6) —	5 —										
Saarbrücken	1 (1) —	1 (1) —	— —	— —	— —	6 (1) —	1 —	— —	3 (1) —	2 —	3 —	1 —	— —	2 —	— —
Jahressumme	23 (6) *1*	6 (2) —	2 —	10 (3) —	5 (1) *1*										
Diedenhofen	2 (1)	2 (1)	—	—	—	1 (1)	1 (1)	—	—	—	—	—	—	—	—
Jahressumme	3 (2)	3 (2)	—	—	—										
Metz	4 (2) —	— —	— —	4 (2) —	— —	3 —	— —	— —	3 —	— —	— —	— —	— —	— —	— —
Jahressumme	8 (2) —	— —	— —	8 (2) —	— —										
Straßburg	3 (2) —	1 (1) —	1 (1) —	1 —	— —	2 —	1 —	— —	1 —	— —	3 *2*	— —	— —	3 *2*	— —
Jahressumme	11 (4) *3*	3 (2) —	2 (1) *1*	6 (1) *2*	— —										
Hagenau	2 (2) —	1 (1) —	— —	1 (1) —	— —	2 *1*	— —	2 *1*	— —	— —	7 (1) *6*	1 *1*	3 *3*	3 (1) *2*	— —
Jahressumme	17 (4) *9*	6 (2) *1*	5 *4*	4 (2) *2*	2 *2*										
Kaiserslautern	2 (1) —	— —	— —	2 (1) —	— —	16 (2) *12*	4 (1) *3*	5 (1) *4*	4 *3*	3 *2*	36 (16) —	11 (3) —	6 (3) —	15 (8) —	4 (2) —
Jahressumme	70 (31) *12*	18 (5) *3*	11 (4) *4*	33 (20) *3*	8 (2) *2*										
Landau	8 (7)	1 (1)	—	7 (6)	—	5 (2)	1 (1)	—	4 (1)	—	2 (1)	—	1 (1)	1	—
Jahressumme	20 (11)	4 (2)	1 (1)	15 (8)	—										

Typhus- und Paratyphus-Ausscheider: 213 (75); davon 49 (16) Erw., 30 (7) Kinder — männlich: 79 (23); 112 (49) Erw., 22 (3) Kinder — weiblich: 134 (52)

Erwachsene: 161 (65), Kinder: 52 (10)

Paratyphus-Ausscheider: 28; davon 4 Erw., 9 Kinder — männlich: 13; 9 Erw., 6 Kinder — weiblich: 15

Erwachsene: 13, Kinder: 15

1907					1908																			
IV					I					II					III					IV				
	männl.		weiblich			männl.		weiblich			männl.		weibl.			männl.		weibl.			männl.		weibl.	
Bazillenträger überhaupt	Erwachsene	Kinder	Erwachsene	Kinder	Bazillenträger überhaupt	Erwachsene	Kinder	Erwachsene	Kinder	Bazillenträger überhaupt	Erwachsene	Kinder	Erwachsene	Kinder	Bazillentr. überh.	Erwachsene	Kinder	Erwachsene	Kinder	Bazillenträger überhaupt	Erwachsene	Kinder	Erwachsene	Kinder
4 (2) —	1(1) —	— —	2 (1) —	1 —	3 (2) —	— —	— —	3 (2) —	— —	2 —	— —	— —	1 —	1 —	4(2) —	— —	— —	4(2) —	— —	1 (1) *1 (1)*	1(1) *1(1)*	— —	— —	— —
					10 (5) *1 (1)*	1 (1) *1 (1)*	— —	8 (4) —	1 —															
3 (1) —	— —	1 —	2 (1) —	— —	1 (1) —	— —	— —	1 (1) —	— —	4 (3) —	3(2) —	— —	1(1) —	— —	2(2) —	— —	— —	1(1) —	1(1) —	3 (1) *1*	— —	— —	2 *1*	1(1) —
					10 (7) *1*	3 (2) —	— —	5 (3) *1*	2(2) —															
— —	— —	— —	— —	— —	1 (1) —	— —	— —	— —	1(1) —	1 (1) —	— —	— —	1(1) —	— —	1 —	1 —	— —	— —	— —	1 (1) —	— —	1(1) —	— —	— —
					4 (3) —	1 —	1(1) —	1 (1) —	1(1) —															
6 —	1 —	2 —	1 —	2 —	15 (1) —	3 —	2 —	4 (1) —	6 —	10 —	3 —	2 —	4 —	1 —	5 —	4 —	1 —	— —	— —	20 *13*	11 *8*	3 *2*	5 *2*	1 *1*
					50 (1) *13*	21 *8*	8 *2*	13(1) *2*	8 *1*															
13 (4) *1*	3(1) —	2 —	5 (2) —	3(1) *1*	20 *16*	6 *4*	4 *3*	8 *7*	2 *2*	6 —	3 —	— —	3 —	— —	19 *12*	5 *4*	3 *1*	10 *7*	1 —	12(3) *2(1)*	4(2) *1(1)*	1 *1*	5(1) —	2 —
					57 (3) *30 (1)*	18(2) *9 (1)*	8 *5*	26(1) *14*	5 *2*															
—	—	—	—	—	1 (1)	—	—	1 (1)	—	1	1	—	—	—	—	—	—	—	—	—	—	—	—	—
					2 (1)	1	—	1 (1)	—															
1 —	— —	— —	1 —	— —	1 —	1 —	— —	— —	— —	— —	— —	— —	— —	— —	5 *3*	1 *1*	2 *2*	2 —	— —	1 —	— —	— —	1 —	— —
					7 *3*	2 *1*	2 *2*	3 —	— —															
3 (2) *1*	1(1) —	1 *1*	1 (1) —	— —	7 (1) —	— —	— —	7 (1) —	— —	1 (1) —	1(1) —	— —	— —	— —	4 *1*	2 —	— —	2 *1*	— —	5 (1) —	1 —	— —	4(1) —	— —
					17 (3) *1*	4 (1) —	— —	13(2) *1*	— —															
6 (1) *2*	4(1) —	— —	— —	2 *2*	9 (1) *3*	2 (1) *1*	— —	7 *2*	— —	6 (3) —	2(1) —	— —	3(1) —	1(1) —	8(2) *6(2)*	2(1) *2(1)*	1 *1*	5(1) *3(1)*	— —	5 (3) *3 (2)*	3(2) *1(1)*	— —	2(1) *2(1)*	— —
					28 (9) *12 (4)*	9 (5) *4 (2)*	1 *1*	17(3) *7(2)*	1(1) —															
16(12) —	3(1) —	— —	12(11) —	1 —	— —	— —	— —	— —	— —	— —	— —	— —	— —	— —	— —	— —	— —	— —	— —	3 —	— —	— —	3 —	— —
					3 —	— —	— —	3 —	— —															
5 (1)	2	—	3 (1)	—	3 (2)	—	—	2 (1)	1(1)	10(5)	1	—	9(5)	—	4(3)	1	2(2)	1(1)	—	1 (1)	—	—	1(1)	—
					18(11)	2	2(2)	13(8)	1(1)															

Typhus- und Paratyphus-Ausscheider: 206 (43); davon 62 (11) Erw., 22 (3) Kinder — 103 (24) Erw., 19 (5) Kinder

männlich: 84 (14) — weiblich: 122 (29)

Erwachsene: 165 (35), Kinder: 41 (8)

Paratyphus-Ausscheider: 61 (6); davon 23 (4) Erw., 10 Kinder — 25 (2) Erw., 3 Kinder

männlich: 33 (4) — weiblich: 28 (2)

Erwachsene: 48 (6), Kinder: 13

	1909														
	I					II					III				
	Bazillenträger überhaupt	männlich		weiblich		Bazillenträger überhaupt	männl.		weibl.		Bazillenträger überhaupt	männlich		weiblich	
		Erwachsene	Kinder	Erwachsene	Kinder		Erwachsene	Kinder	Erwachsene	Kinder		Erwachsene	Kinder	Erwachsene	Kinder
Idar	2 —	— —	— —	2 —	— —	2 (1) *1 (1)*	— —	— —	2 (1) *1 (1)*	— —	1 —	— —	— —	1 —	— —
Jahressumme	11 (2) *1 (1)*	1 —	— —	9 (2) *1 (1)*	1 —										
Trier	8 (2) *1*	4 (2) —	— —	4 *1*	— —	3 *2*	1 —	— —	2 *2*	— —	3 (1) —	1 —	— —	1 —	1 (1) —
Jahressumme	24 (3) *6*	9 (2) *2*	— —	14 *4*	1 (1) —										
Saarlouis	2 —	1 —	— —	1 —	— —	3 (1) —	— —	— —	3 (1) —	— —	22 (1) *16*	17 (1) *15*	— —	4 *1*	1 —
Jahressumme	29 (3) *17 (1)*	19 (2) *16 (1)*	— —	9 (1) *1*	1 —										
Neunkirchen	36 (4) *32 (3)*	9 *9*	3 (1) *3 (1)*	19 (1) *15*	5 (2) *5 (2)*	18 *16*	4 *4*	7 *7*	2 *1*	5 *4*	13 *13*	3 *3*	1 *1*	5 *5*	4 *4*
Jahressumme	73 (4) *66 (3)*	20 *19*	11 (1) *11 (1)*	28 (1) *23*	14 (2) *13 (2)*										
Saarbrücken	20 (8) *10 (3)*	5 (1) *4 (1)*	3 *2*	11 (7) *3 (2)*	1 *1*	14 *6*	5 *3*	1 —	8 *3*	— -	17 (3) *4*	2 —	2 *1*	12 (3) *2*	1 *1*
Jahressumme	59 (15) *22 (5)*	14 (2) *7 (1)*	7 *3*	35 (12) *10 (4)*	3 (1) *2*										
Diedenhofen	4 (1) *1 (1)*	— —	— —	4 (1) *1 (1)*	— —	— —	— —	— —	— —	— —	2 *1*	— —	— —	2 *1*	— —
Jahressumme	9 (3) *3 (1)*	1 *1*	1 (1) —	7 (2) *2 (1)*	— —										
Metz	1	1	—	—	—	—	—	—	—	—	—	—	—	—	—
Jahressumme	3 (2)	3 (2)	—	—	—										
Straßburg	6 (4) *2 (1)*	1 —	— —	4 (3) *1*	1 (1) *1 (1)*	2 —	— —	— —	2 —	— —	4 (1) —	1 (1) —	1 —	2 —	— —
Jahressumme	14 (5) *2 (1)*	2 (1) —	1 —	10 (3) *1*	1 (1) *1 (1)*										
Hagenau	—	—	—	—	—	1	—	1	—	—	3	—	—	3	—
Jahressumme	5 (1)	—	2 (1)	3	—										
Kaiserslautern	2	—	—	2	—	1 (1)	—	—	1 (1)	—	—	—	—	—	—
Jahressumme	4 (1)	—	—	4 (1)	—										
Landau	—	—	—	—	—	—	—	—	—	—	1 (1)	—	—	1 (1)	—
Jahressumme	2 (2)	—	—	2 (2)	—										

Typhus- und Paratyphus-Ausscheider: 233 (41); davon 69 (9) Erw., 22 (3) Kinder — männlich: 91 (12); 121 (24) Erw., 21 (5) Kinder — weiblich: 142 (29)

Erwachsene: 190 (33), Kinder: 43 (8)

Paratyphus-Ausscheider: 117 (12); davon 45 (2) Erw., 14 (1) Kinder — männlich: 59 (3); 42 (6) Erw., 16 (3) Kinder — weiblich: 58 (9)

Erwachsene: 87 (8), Kinder: 30 (4)

1909					Insgesamt				
IV									
Bazillenträger überhaupt	männlich		weiblich		Bazillenträger überhaupt	männlich		weiblich	
	Erwachsene	Kinder	Erwachsene	Kinder		Erwachsene	Kinder	Erwachsene	Kinder
6 (1) —	1 —	— —	4 (1) —	1 —	47 (17) *7 (3)*	4 (3) *1 (1)*	1 —	34 (12) *2 (1)*	8 (2) *4 (1)*
10 *3*	3 *2*	— —	7 *1*	— —	89 (34) *16 (3)*	21 (5) *2*	4 (1) —	55 (23) *11 (3)*	9 (5) *3*
2 (1) *1 (1)*	1 (1) *1 (1)*	— —	1 —	— —	50 (11) *20 (1)*	21 (3) *16 (1)*	1 (1) —	24 (6) *3*	4 (1) *1*
6 *5*	4 *3*	— —	2 *2*	— —	219 (33) *83 (3)*	66 (6) *29*	36 (2) *15 (1)*	75 (19) *25*	42 (6) *14 (2)*
8 (4) *2 (2)*	2 (1) 1	1 —	4 (2) *2 (2)*	1 (1) —	197 (54) *59 (8)*	53 (16) *20 (4)*	23 (2) *8*	104 (33) *25 (4)*	17 (3) *6*
3 (2) *1*	1 *1*	(1) —	1 (1) —	— —	27 (14) *3 (1)*	6 (2) *1*	1 (1) —	19 (11) *2 (1)*	1 —
2 (2)	2 (2)	—	—	—	52 (21) *3*	13 (4) *1*	7 (2) *2*	32 (15)	—
2 —	— —	— —	2 —	— —	93 (32) *14 (4)*	18 (8) *1 (1)*	7 (1) *4*	63 (20) *6 (2)*	5 (3) *3 (1)*
1 (1)	—	1 (1)	—	—	63 (21) *22 (4)*	17 (8) *5 (2)*	8 (1) *5*	33 (10) *10 (2)*	5 (2) *2*
1	—	—	1	—	266 (134) *23 (3)*	63 (30) *8*	39 (16) *5*	123 (68) *7 (3)*	41 (20) *3*
1 (1)	—	—	1 (1)	—	69 (36) *1 (1)*	15 (4)	3 (3)	50 (28) *1 (1)*	1 (1)

Typhus- und Paratyphus-Ausscheider:

1172 (407 = 34,7 %); davon 297 (89) Erw., 130 (30) Kinder — 612 (245) Erw., 133 (43) Kinder

männlich: 427 (119) = 36,4 % (29,2 %) — weiblich: 745 (288) = 63,6 % (70,8 %)

Erwachsene: 909 (334) = 77,6 % (82,1 %), Kinder: 263 (73) = 22,4 % (17,9 %).

Paratyphus-Ausscheider:

251 (31 = 12,4 %); davon 84 (9) Erw., 39 (1) Kinder — 92 (17) Erw., 36 (4) Kinder

männlich: 123 (10) = 49,0 % (32,3 %) — weiblich: 128 (21) = 51,0 % (67,7 %)

Erwachsene: 176 (26) = 70,1 % (83,9 %), Kinder: 75 (5) = 29,9 % (16,1 %).

Typhus- und Paratyphus-Ausscheider 1172 = 10,4 % der gemeldeten und 12,6 % der bestätigten Erkrankungen.

Chronische Ausscheider (407) = 4,4 % der bestätigten Erkrankungen.

Anlage 10.

Zahl, Art und Ergebnis der vom II. Vierteljahr 1905 bis einschließlich IV. Vierteljahr 1909 ausgeführten Untersuchungen.

Tabelle 1.

Untersuchungsstation	Stuhl: Gesamtzahl der eingegangenen Materialproben	Stuhl: Positive Befunde: Typhus	Stuhl: Positive Befunde: Paratyphus	Urin: Gesamtzahl der eingegangenen Materialproben	Urin: Positive Befunde: Typhus	Urin: Positive Befunde: Paratyphus	Blut: Gesamtzahl der eingegangenen Materialproben	Blut: Positive Befunde: Typhus	Blut: Positive Befunde: Paratyphus
Diedenhofen	4 969	554	64	4 163	175	15	3 877	708	57
Hagenau .	6 781	512	293	6 357	222	92	3 396	867	158
Idar . . .	4 705	554	159	4 331	202	24	1 328	400	48
Kaiserslautern	9 896	520	307	4 776	106	43	2 500	539	132
Landau . .	11 992	1618	176	9 744	252	6	9 862	1 238	220
Metz . . .	6 761	902	51	6 241	320	8	5 231	857	52
Neunkirchen	13 453	1010	332	12 200	455	244	5 367	828	164
Saarbrücken	19 822	1066	391	18 540	481	211	6 480	2 074	205
Saarlouis .	8 444	659	168	7 791	135	20	5 798	712	414
Straßburg .	13 075	1472	227	9 599	194	10	5 525	1 920	169
Trier . . .	14 384	1013	318	12 679	274	38	2 924	865	108
Summe	114 282 = 43,5 % der Gesamtsumme aller untersuchten Proben	9880	2486	96 421 = 36,7 % der Gesamtsumme aller untersuchten Proben	2816	711	52 288 = 19,9 % der Gesamtsumme aller untersuchten Proben	11 008	1727
		Positive Ergebnisse 12 366			Positive Ergebnisse 3527			Positive Ergebnisse 12 735	

Gesamtsumme aller untersuchten Proben: 262 991.
Darunter positive Ergebnisse: 28 628 oder 10,9 %.

Tabelle 2.

Gemeldete Fälle	Bestätigte Fälle	Gesamtsumme der untersuchten Proben	Positiv	%	Stuhlproben	Anteil an der Gesamtsumme der Proben in %	Positiv	In % auf die Gesamtsumme der Proben berechnet	In % auf die Gesamtsumme der positiven Befunde berechnet	In % auf die Summe der eingesandten Stuhlproben berechnet	Harnproben	Anteil an der Gesamtsumme der Proben in %	Positiv
11 261	9309	262 991	28 628	10,9	114 282	43,5	12 366	4,7	43,2	10,8	96 421	36,7	3527

In % auf die Gesamtsumme der Proben berechnet	In % auf die Gesamtsumme der positiven Befunde berechnet	In % auf die Summe der eingesandten Urinproben berechnet	Blutproben	Anteil an der Gesamtsumme der Proben in %	Positiv	In % auf die Gesamtsumme der Proben berechnet	In % auf die Gesamtsumme der positiven Befunde berechnet	In % auf die Summe der eingesandten Blutproben berechnet	Es kamen Untersuchungen auf jeden angemeldeten Fall	Es kamen Untersuchungen auf jeden bestätigten Fall
1,3	12,3	3,7	52 288	19,9	12 735	4,8	44,5	24,4	23,4	28,3

Anlage 11.

Tabellarische Zusammenstellungen der von den einzelnen Typhusstationen geleisteten Untersuchungsarbeit. Jahrweise geordnet.

Tabelle 1.

Zahl, Art und Ergebnis der im Jahre 1905 ausgeführten Untersuchungen.

Untersuchungs-station	Vierteljahr	Stuhl			Urin			Blut		
		Gesamtzahl der eingegang. Materialproben	Positive Befunde		Gesamtzahl der eingegang. Materialproben	Positive Befunde		Gesamtzahl der eingegangenen Materialproben	Positive Befunde	
			Typhus	Paratyphus		Typhus	Paratyphus		Typhus	Paratyphus
1. Diedenhofen	I	—	—	—	—	—	—	—	—	—
	II	160	12	—	60	4	—	147	17	1
	III	378	39	1	189	11	—	112	38	5
	IV	355	52	6	307	17	—	102	30	4
Zus.		**893**	**103**	**7**	**556**	**32**	—	**361**	**85**	**10**
2. Hagenau	I	—	—	—	—	—	—	—	—	—
	II	184	13	3	150	9	—	120	22	3
	III	417	27	5	306	3	—	139	84	9
	IV	351	33	2	283	15	—	120	98	5
Zus.		**952**	**73**	**10**	**739**	**27**	—	**379**	**204**	**17**
3. Idar	I	—	—	—	—	—	—	—	—	—
	II	203	40	16	147	1	5	31	4	2
	III	233	27	9	186	3	—	59	10	1
	IV	419	56	6	359	15	—	52	26	2
Zus.		**855**	**123**	**31**	**692**	**19**	**5**	**142**	**40**	**5**
4. Kaiserslautern	I	—	—	—	—	—	—	—	—	—
	II	289	13	3	40	—	2	82	9	9
	III	716	83	27	86	8	6	129	46	19
	IV	658	50	40	182	22	3	124	28	5
Zus.		**1 663**	**146**	**70**	**308**	**30**	**11**	**335**	**83**	**33**
5. Landau	I	—	—	—	—	—	—	—	—	—
	II	383	59	3	304	71	—	333	85	—
	III	527	50	12	381	25	1	515	97	3
	IV	646	63	6	494	17	—	451	58	2
Zus.		**1 556**	**172**	**21**	**1 179**	**113**	**1**	**1299**	**240**	**5**
6. Metz	I	—	—	—	—	—	—	—	—	—
	II	137	22	—	20	5	—	153	29	—
	III	387	50	—	291	10	—	189	60	—
	IV	503	57	2	482	40	—	193	52	5
Zus.		**1 027**	**129**	**2**	**793**	**55**	—	**535**	**141**	**5**
7. Neunkirchen	I	—	—	—	—	—	—	—	—	—
	II	215	10	19	144	2	3	129	11	6
	III	461	24	6	316	15	8	218	81	2
	IV	602	61	3	513	33	4	165	47	2
Zus.		**1 278**	**95**	**28**	**973**	**50**	**15**	**512**	**139**	**10**

Untersuchungsstation	Vierteljahr	Stuhl: Gesamtzahl der eingegang. Materialproben	Stuhl: Positive Befunde: Typhus	Stuhl: Positive Befunde: Paratyphus	Urin: Gesamtzahl der eingegang. Materialproben	Urin: Positive Befunde: Typhus	Urin: Positive Befunde: Paratyphus	Blut[1]: Gesamtzahl der eingegangenen Materialproben	Blut[1]: Positive Befunde: Typhus	Blut[1]: Positive Befunde: Paratyphus
8. Saarbrücken	I	—	—	—	—	—	—	—	—	—
	II	756	22	6	560	4	1	241	46	6
	III	723	50	4	620	15	2	312	119	7
	IV	1 465	154	10	1 295	61	8	488	233	6
Zus.		**2 944**	**226**	**20**	**2 475**	**80**	**11**	**1041**	**398**	**19**
9. Saarlouis	I	—	—	—	—	—	—	—	—	—
	II	375	15	—	290	4	—	131	64	—
	III	200	17	—	168	3	—	158	55	—
	IV	402	48	5	375	15	—	187	28	1
Zus.		**977**	**80**	**5**	**833**	**22**	—	**476**	**147**	**1**
10. Straßburg	I	—	—	—	—	—	—	—	—	—
	II	828	88	5	742	13	—	229	81	4
	III	1 020	109	26	846	14	—	347	123	20
	IV	846	81	16	601	14	1	207	52	16
Zus.		**2 694**	**278**	**47**	**2 189**	**41**	**1**	**783**	**256**	**40**
11. Trier	I	—	—	—	—	—	—	—	—	—
	II	563	23	18	502	3	1	127	28	—
	III	785	53	12	629	13	4	249	117	—
	IV	985	98	20	805	41	1	144	63	—
Zus.		**2 333**	**174**	**50**	**1 936**	**57**	**6**	**520**	**208**	—
Im Jahre		**17 172**	**1599**	**291**	**12 673**	**526**	**50**	**6383**	**1941**	**145**

1890 = 11,0 % 576 = 4,5 % 2086 = 32,7 %

Summe der Proben = 36 228, positiv 4552 = 12,6 %.

Tabelle 2.

Zahl, Art und Ergebnis der im Jahre 1906 ausgeführten Untersuchungen.

Untersuchungsstation	Vierteljahr	Stuhl: Gesamtzahl	Stuhl: Typhus	Stuhl: Paratyphus	Urin: Gesamtzahl	Urin: Typhus	Urin: Paratyphus	Blut: Gesamtzahl	Blut: Typhus	Blut: Paratyphus
1. Diedenhofen	I	208	37	1	169	8	—	86	17	5
	II	194	16	—	165	5	—	70	20	—
	III	334	48	1	235	16	—	151	59	5
	IV	411	41	3	377	11	—	208	68	5
Zus.		**1 147**	**142**	**5**	**946**	**40**	—	**515**	**164**	**15**
2. Hagenau	I	398	39	8	379	10	—	57	30	1
	II	194	28	—	171	6	—	76	37	1
	III	498	35	4	434	7	1	149	89 (21) 110	5 (1) 6
	IV	471	32	—	449	7	—	107	75	6
Zus.		**1 561**	**134**	**12**	**1 433**	**30**	**1**	**389**	**252**	**14**
3. Idar	I	208	21	16	203	4	—	39	7	5
	II	162	6	14	127	1	—	20	3	6
	III	271	30	2	243	9	—	93	35	1
	IV	312	23	12	295	8	4	75	18	5
Zus.		**953**	**80**	**44**	**868**	**22**	**4**	**227**	**63**	**17**

[1]) Die geklammerten Zahlen in Tabelle 2 und den folgenden Tabellen der Anlage 11 beziehen sich auf Blutuntersuchungen durch das Kulturverfahren.

Untersuchungs-station	Vierteljahr	Stuhl: Gesamtzahl der eingegang. Materialproben	Stuhl: Positive Befunde: Typhus	Stuhl: Positive Befunde: Paratyphus	Urin: Gesamtzahl der eingegang. Materialproben	Urin: Positive Befunde: Typhus	Urin: Positive Befunde: Paratyphus	Blut: Gesamtzahl der eingegangenen Materialproben	Blut: Positive Befunde: Typhus	Blut: Positive Befunde: Paratyphus
4. Kaiserslautern	I	830	48	22	482	8	10	133	25	4
	II	687	23	39	393	6	11	185	31	7
	III	853	14	39	266	2	1	180	32	15
	IV	457	25	22	136	2	1	98	24	4
Zus.		**2 827**	**110**	**122**	**1 277**	**18**	**23**	**596**	**112**	**30**
5. Landau	I	446	42	5	367	8	—	473	87	3
	II	529	43	5	484	4	—	754	81	24
	III	603	51	4	549	5	—	611	74	18
	IV	836	108	3	738	22	—	784	94	32
Zus.		**2 414**	**244**	**17**	**2 138**	**39**	—	**2 622**	**336**	**77**
6. Metz	I	376	29	2	356	14	1	251	36	1
	II	312	44	—	280	10	1	259	67	—
	III	599	49	1	561	6	—	450	76	1
	IV	480	63	—	481	4	—	288	62	5
Zus.		**1 767**	**185**	**3**	**1 678**	**34**	**2**	**1 248**	**241**	**7**
7. Neunkirchen	I	602	54	5	547	40	7	147	40	—
	II	526	35	3	500	22	—	188	40	—
	III	441	27	10	395	15	7	251	56	—
	IV	417	25	7	411	14	8	116 (111) 227	52 (18) 70	9 (9) 18
Zus.		**1 986**	**141**	**25**	**1 853**	**91**	**22**	**813**	**206**	**18**
8. Saarbrücken	I	1 162	144	6	1 080	65	—	473	136 (12) 148	2 (1) 3
	II	875	74	10	803	44	5	391	112	1
	III	968	42	26	858	7	13	320	121	7
	IV	1 047	82	9	904	26	1	344	156	1
Zus.		**4 052**	**342**	**51**	**3 645**	**142**	**19**	**1 528**	**537**	**12**
9. Saarlouis	I	777	99	—	781	13	—	257	44	—
	II	194	9	2	180	3	—	133	29	1
	III	317	21	1	300	1	—	131	36	2
	IV	481	52	12	462	8	1	140	41	1
Zus.		**1 769**	**181**	**15**	**1 723**	**25**	**1**	**661**	**150**	**4**
10. Straßburg	I	662	65	11	582	7	2	161	50	2
	II	677	58	9	607	8	1	215	69	2
	III	1 135	30	5	994	19	—	559	220	14
	IV	682	62	31	575	16	3	234	90	11
Zus.		**3 156**	**215**	**56**	**2 758**	**50**	**6**	**1 169**	**429**	**29**
11. Trier	I	626	69	20	570	15	2	134	47	—
	II	331	37	6	308	7	—	86	18	—
	III	664	49	13	591	15	—	185	94	—
	IV	805	75	24	739	15	—	152	61	14
Zus.		**2 426**	**230**	**63**	**2 208**	**52**	**2**	**557**	**220**	**14**
Im Jahre		**24 058**	**2004**	**413**	**20 527**	**543**	**80**	**10 325**	**2710**	**237**

Stuhl: 2417 = 10,0 %; Urin: 623 = 3,0 %; Blut: 2947 = 28,5 %

Summe der Proben 54 910, positiv 5987 = 10,9 %.

Tabelle 3.

Zahl, Art und Ergebnis der im Jahre 1907 ausgeführten Untersuchungen.

Untersuchungsstation	Vierteljahr	Stuhl			Urin			Blut		
		Gesamtzahl der eingegang. Materialproben	Positive Befunde		Gesamtzahl der eingegang. Materialproben	Positive Befunde		Gesamtzahl der eingegangenen Materialproben	Positive Befunde	
			Typhus	Paratyphus		Typhus	Paratyphus		Typhus	Paratyphus
1. Diedenhofen	I	196	24	1	185	3	—	214	41	3
	II	139	12	2	120	1	—	142	18	3
	III	259	27	3	204	6	1	366	61	4
	IV	374	51	6	354	24	—	373	101	4
Zus.		**968**	**114**	**12**	**863**	**34**	**1**	**1 095**	**221**	**14**
2. Hagenau	I	147	17	4	142	11	—	24	9 (3) 12	—
	II	226	15	12	218	2	1	65 (63) 128	15 (2) 17	12 (2) 14
	III	520	21	31	496	1	14	143 (143) 286	42 (3) 45	7 (3) 10
	IV	649	40	43	604	8	21	315 (160) 475	63 (7) 70	12 (4) 16
Zus.		**1 542**	**93**	**90**	**1 460**	**22**	**36**	**913**	**144**	**40**
3. Idar	I	164	26	5	164	14	1	48	9	8
	II	119	14	12	104	5	1	39	10	2
	III	329	29	2	314	14	1	184	59	—
	IV	337	50	3	318	18	—	110	42	—
Zus.		**949**	**119**	**22**	**900**	**51**	**3**	**381**	**120**	**10**
4. Kaiserslautern	I	370	40	17	64	2	—	79	16	6
	II	542	35	34	170	3	3	97 (94) 191	10 (1) 11	10 (5) 15
	III	496	16	33	48	—	1	37 (37) 74	8	5 (1) 6
	IV	644	27	21	166	4	3	137 (137) 274	49 (3) 52	7
Zus.		**2 052**	**118**	**105**	**448**	**9**	**7**	**618**	**87**	**34**
5. Landau	I	824	113	5	641	15	1	533	33	33
	II	586	125	10	508	22	3	658	76	31
	III	514	132	22	445	8	—	515	65	16
	IV	720	118	22	576	5	1	713	57	10
Zus.		**2 644**	**488**	**59**	**2 170**	**50**	**5**	**2 419**	**231**	**90**
6. Metz	I	262	53	1	242	17	—	142	29	—
	II	324	60	1	317	16	—	493	45	—
	III	248	50	4	235	15	2	177	31	4
	IV	600	95	1	563	57	—	327	100	13
Zus.		**1 434**	**258**	**7**	**1 357**	**105**	**2**	**1 139**	**205**	**17**
7. Neunkirchen	I	390	25	16	374	21	13	203 (200) 403	10 (10) 20	3 (14) 17
	II	584	49	5	532	29	3	216 (180) 396	60 (8) 68	1 (5) 6
	III	619	48	—	547	29	2	135 (134) 269	23 (6) 29	— (2) 2
	IV	944	91	1	809	30	1	307 (307) 614	93 (19) 112	3
Zus.		**2 537**	**213**	**22**	**2 262**	**109**	**19**	**1 682**	**229**	**28**
8. Saarbrücken	I	642	74	11	567	35	4	217	89	1
	II	571	27	16	549	19	6	181	93	—
	III	750	14	7	678	1	5	209	83	—
	IV	776	32	29	722	17	24	233	83	11
Zus.		**2 739**	**147**	**63**	**2 516**	**72**	**39**	**840**	**348**	**12**

Untersuchungs-station	Vierteljahr	Stuhl: Gesamtzahl der eingegang. Materialproben	Stuhl: Positive Befunde: Typhus	Stuhl: Positive Befunde: Paratyphus	Urin: Gesamtzahl der eingegang. Materialproben	Urin: Positive Befunde: Typhus	Urin: Positive Befunde: Paratyphus	Blut: Gesamtzahl der eingegangenen Materialproben	Blut: Positive Befunde: Typhus	Blut: Positive Befunde: Paratyphus
9. Saarlouis	I	404	48	4	404	14	—	126	47	—
	II	470	78	1	445	13	—	192	35 (3) 38	—
	III	355	9	3	309	—	—	150	31	7
	IV	370	48	8	355	13	—	124 (125) 249	24 (2) 26	4
Zus.		**1 599**	**188**	**16**	**1 513**	**40**	—	**717**	**142**	**11**
10. Straßburg	I	298	48	9	233	15	—	144	35	—
	II	398	44	10	234	9	—	146	52	3
	III	789	177	24	496	2	—	462	167	14
	IV	559	94	8	298	9	—	317	118	5
Zus.		**2 044**	**363**	**51**	**1 261**	**35**	—	**1 069**	**372**	**22**
11. Trier	I	578	92	13	554	16	1	73	46	2
	II	601	61	37	526	8	3	72	17	10
	III	1 413	27	14	1 318	7	—	347	13	8
	IV	1 450	50	23	1 408	6	4	170	63	12
Zus.		**4 042**	**230**	**87**	**3 806**	**37**	**8**	**662**	**139**	**32**
Im Jahre		**22 550**	**2326**	**534**	**18 556**	**564**	**120**	**11 535**	**2238**	**310**

2860 = 12,7 % 684 = 3,7 % 2548 = 22,1 %

Gesamtsumme der Proben 52 641, davon positiv 6092 = 11,6 %.

Tabelle 4.

Zahl, Art und Ergebnis der im Jahre 1908 ausgeführten Untersuchungen.

1. Diedenhofen	I	193	21	—	191	32	—	271	32	—
	II	118	19	—	95	2	—	176	25	—
	III	316	17	8	264	4	1	299 (186) 485	50 (2) 52	8
	IV	258	28	5	248	9	3	133 (130) 263	44 (2) 46	2
Zus.		**885**	**85**	**13**	**798**	**47**	**4**	**1195**	**155**	**10**
2. Hagenau	I	313	41	9	305	18	14	102 (66) 168	31 (4) 35	7
	II	207	21	21	226	9	5	101 (75) 176	11 (5) 16	8 (2) 10
	III	428	12	42	408	8	10	163 (126) 289	34 (7) 41	21 (4) 25
	IV	544	24	18	563	36	3	198 (115) 313	42 (9) 51	4
Zus.		**1 492**	**98**	**90**	**1 502**	**71**	**32**	**946**	**143**	**46**
3. Idar	I	210	21	5	201	5	1	30	6	1
	II	181	21	3	178	10	2	110	31	1
	III	306	21	12	287	—	1	62	16	3
	IV	192	12	15	172	3	1	52	16	2
Zus.		**889**	**75**	**35**	**838**	**18**	**5**	**254**	**69**	**7**
4. Kaiserslautern	I	174	5	3	53	—	—	30	5	—
	II	278	8	1	207	2	—	142	22	1
	III	552	20	6	410	3	1	154	32	6
	IV	459	31	—	363	9	—	85	28	5
Zus.		**1 463**	**64**	**10**	**1 033**	**14**	**1**	**411**	**87**	**12**

Untersuchungsstation	Vierteljahr	Stuhl			Urin			Blut		
		Gesamtzahl der eingegang. Materialproben	Positive Befunde: Typhus	Positive Befunde: Paratyphus	Gesamtzahl der eingegang. Materialproben	Positive Befunde: Typhus	Positive Befunde: Paratyphus	Gesamtzahl der eingegangenen Materialproben	Positive Befunde: Typhus	Positive Befunde: Paratyphus
5. Landau	I	662	127	17	560	8	—	591	56	5
	II	634	128	21	527	10	—	497	52	7
	III	1270	112	17	1013	3	—	600	66	8
	IV	703	96	3	495	9	—	396	62	8
Zus.		**3 269**	**463**	**58**	**2 595**	**30**	—	**2 084**	**236**	**28**
6. Metz	I	270	46	—	243	19	—	167	32	—
	II	229	48	19	200	17	4	195	21	13
	III	614	59	13	584	14	—	494	70	5
	IV	352	34	3	345	18	—	215	34	—
Zus.		**1 465**	**187**	**35**	**1 372**	**68**	**4**	**1 071**	**157**	**18**
7. Neunkirchen	I	1397	145	17	1203	46	14	215 (210) 425	60 (10) 70	2 (2) 4
	II	902	108	20	736	19	12	203 (124) 327	23 (9) 32	5 (3) 8
	III	1179	80	8	1199	33	10	186 (186) 372	43 (3) 46	7 (1) 8
	IV	859	53	50	793	30	36	101 (92) 193	10 (2) 12	9 (5) 14
Zus.		**4 337**	**386**	**95**	**3 931**	**128**	**72**	**1 317**	**160**	**34**
8. Saarbrücken	I	1042	40	25	1010	25	10	295	98	3
	II	764	30	15	740	14	5	258	98 (8) 106	24 (1) 25
	III	1680	40	43	1613	14	15	509	150 (21) 171	24 (2) 26
	IV	1183	40	21	1150	14	15	211	71 (15) 86	1
Zus.		**4 669**	**150**	**104**	**4 513**	**67**	**45**	**1 273**	**461**	**55**
9. Saarlouis	I	265	27	3	252	—	—	101 (92) 193	11 (1) 12	—
	II	177	15	2	156	2	—	76 (68) 144	13	3
	III	164	13	2	156	6	—	85 (75) 160	15 (1) 16	2
	IV	306	30	10	286	16	—	106 (103) 209	21 (1) 22	1
Zus.		**912**	**85**	**17**	**850**	**24**	—	**706**	**63**	**6**
10. Straßburg	I	393	68	6	232	6	—	186	55	—
	II	382	41	15	283	6	—	275	74	4
	III	529	58	12	407	4	—	297	128	4
	IV	725	140	7	503	17	—	346	136	26
Zus.		**2 029**	**307**	**40**	**1 425**	**33**	—	**1 104**	**393**	**34**
11. Trier	I	532	51	—	470	19	—	103	52	—
	II	388	33	2	362	15	—	85	26	—
	III	629	56	14	566	6	5	177	46	—
	IV	518	67	13	519	36	2	88	33	8
Zus.		**2 067**	**207**	**29**	**1 917**	**76**	**7**	**453**	**157**	**8**
Im Jahre		**23 477**	**2107**	**526**	**20 774**	**576**	**170**	**10 814**	**2 081**	**258**
			2633 = 11,2 %			746 = 3,6 %			2339 = 21,6 %	

Summe der Proben 55065, davon positiv 5718 = 10,4 %.

Tabelle 5.

Zahl, Art und Ergebnis der im Jahre 1909 ausgeführten Untersuchungen.

Untersuchungs-station	Vierteljahr	Stuhl			Urin			Blut		
		Gesamtzahl der eingegang. Materialproben	Positive Befunde		Gesamtzahl der eingegang. Materialproben	Positive Befunde		Gesamtzahl der eingegangenen Materialproben	Positive Befunde	
			Typhus	Paratyphus		Typhus	Paratyphus		Typhus	Paratyphus
1. Diedenhofen	I	228	27	8	218	6	8	84 (85) 169	25 (1) 26	1
	II	156	11	2	97	2	—	65 (63) 128	4	2
	III	363	24	7	359	1	1	99 (96) 195	26 (1) 27	3
	IV	329	48	10	326	13	1	111 (108) 219	24 (2) 26	2
Zus.		**1 076**	**110**	**27**	**1 000**	**22**	**10**	**711**	**83**	**8**
2. Hagenau	I	184	16	6	242	47	—	65 (42) 127	13 (3) 16	1
	II	196	20	19	196	5	9	89 (85) 174	11 (1) 12	8 (1) 9
	III	473	34	47	410	4	14	183 (94) 277	30 (6) 36	24
	IV	381	44	19	375	16	—	107 (84) 191	43 (17) 60	5 (2) 7
Zus.		**1 234**	**114**	**91**	**1 228**	**72**	**23**	**769**	**124**	**41**
3. Idar	I	199	27	8	198	18	3	46	10	5
	II	91	15	5	88	6	2	39	10	1
	III	230	29	11	218	12	1	127	45	2
	IV	539	86	3	529	56	1	112	43	1
Zus.		**1 059**	**157**	**27**	**1 033**	**92**	**7**	**324**	**108**	**9**
4. Kaiserslautern	I	516	39	—	464	19	—	97	31	1
	II	417	17	—	359	11	1	42	9	8
	III	339	8	—	312	1	—	206	79	11
	IV	619	18	—	575	4	—	195	51	3
Zus.		**1 891**	**82**	—	**1 710**	**35**	**1**	**540**	**170**	**23**
5. Landau	I	485	111	5	376	7	—	425	87	11
	II	454	49	8	302	7	—	470	36	4
	III	602	35	6	499	—	—	243	36	3
	IV	568	56	2	485	6	—	300	36	2
Zus.		**2 109**	**251**	**21**	**1 662**	**20**	—	**1 438**	**195**	**20**
6. Metz	I	181	20	2	172	9	—	178	6	—
	II	211	17	—	211	—	—	191 (97) 288	23	1
	III	307	31	2	300	12	—	212 (201) 413	25 (6) 31	3 (1) 4
	IV	369	75	—	358	37	—	189 (170) 359	42 (11) 53	—
Zus.		**1 068**	**143**	**4**	**1 041**	**58**	—	**1 238**	**113**	**5**
7. Neunkirchen	I	1 229	78	62	1 128	20	33	181 (181) 362	27 (2) 29	33 (7) 40
	II	939	39	36	843	16	28	145 (144) 289	13 (1) 14	12 (8) 20
	III	546	17	38	619	13	36	90 (90) 180	13 (7) 20	7 (3) 10
	IV	601	41	26	591	28	19	106 (106) 212	25 (6) 31	3 (1) 4
Zus.		**3 315**	**175**	**162**	**3 181**	**77**	**116**	**1 043**	**94**	**74**
8. Saarbrücken	I	1 584	47	52	1 578	75	49	221 (222) 443	79 (10) 89	12 (1) 13
	II	1 046	35	32	1 037	7	19	263 (263) 526	84 (4) 88	30
	III	1 186	55	22	1 178	21	9	208 (208) 416	63 (5) 68	44 (3) 47
	IV	1 602	64	47	1 598	17	20	206 (207) 413	73 (12) 85	17
Zus.		**5 418**	**201**	**153**	**5 391**	**120**	**97**	**1 798**	**330**	**107**

Untersuchungsstation	Vierteljahr	Stuhl: Gesamtzahl der eingegang. Materialproben	Stuhl: Positive Befunde: Typhus	Stuhl: Positive Befunde: Paratyphus	Urin: Gesamtzahl der eingegang. Materialproben	Urin: Positive Befunde: Typhus	Urin: Positive Befunde: Paratyphus	Blut: Gesamtzahl der eingegangenen Materialproben	Blut: Positive Befunde: Typhus	Blut: Positive Befunde: Paratyphus
9. Saarlouis	I	284	15	8	278	3	2	97 (97) 194	11 (1) 12	—
	II	227	28	6	216	10	3	126 (126) 252	18	6
	III	1 333	44	67	1 070	7	9	1319 (193) 1512	83	229
	IV	1 343	43	34	1 308	4	5	1184 (96) 1280	97	157
Zus.		**3 187**	**130**	**115**	**2 872**	**24**	**19**	**3 238**	**210**	**392**
10. Straßburg	I	694	75	12	561	5	—	290	80	15
	II	462	55	10	277	3	—	264	41	7
	III	849	57	8	433	13	3	442	183	4
	IV	1 147	122	3	695	14	—	274 (130) 404	131 (35) 166	18
Zus.		**3 152**	**309**	**33**	**1 966**	**35**	**3**	**1 400**	**470**	**44**
11. Trier	I	752	37	13	637	7	4	81	26	8
	II	859	41	16	758	17	2	257	69	11
	III	775	36	19	624	8	1	92 (100) 192	11 (4) 15	25
	IV	1 130	58	41	793	20	8	100 (102) 202	29 (2) 31	10
Zus.		**3 516**	**172**	**89**	**2 812**	**52**	**15**	**732**	**141**	**54**
Im Jahre		**27 025**	**1 844**	**722**	**23 891**	**607**	**291**	**13 231**	**2 038**	**777**

2566 = 9,5 % (Stuhl, positiv) 898 = 3,8 % (Urin, positiv) 2815 = 21,3 % (Blut, positiv)

Summe der Proben 64 147, davon positiv 6279 = 9,8 %.

Anlage 12.

Zusammenstellung der von den verschiedenen Stationen in den einzelnen Jahren ausgeführten Untersuchungen.

Jahr	Gemeldete Fälle	Bestätigte Fälle	Gesamtsumme der untersuchten Proben	Positiv	%	Stuhlproben	Anteil an der Gesamtsumme der Proben %	Positiv	In % auf die Gesamtsumme der Proben berechnet	In % auf die Gesamtsumme der positiven Befunde berechnet	In % auf die Summe der eingesandten Stuhlproben berechnet	Urinproben
1905	3 018	1 988	36 228	4 552	12,6	17 172	47,4	1 890	5,2	41,5	11,0	12 673
1906	3 000	2 392	54 910	5 987	10,9	24 058	43,8	2 417	4,4	40,4	10,0	20 527
1907	2 158	1 996	52 641	6 092	11,6	22 550	42,8	2 860	5,4	46,9	12,7	18 556
1908	1 690	1 606	55 065	5 718	10,4	23 477	42,6	2 633	4,8	46,0	11,2	20 774
1909	1 395	1 327	64 147	6 279	9,8	27 025	42,1	2 566	4,0	40,9	9,5	23 891
	11 261	9 309	262 991	28 628	10,9	114 282	43,5	12 366	4,7	43,2	10,8	96 421

Jahr	Anteil an der Gesamtsumme der Proben %	Positiv	In % auf die Gesamtsumme der Proben berechnet	In % auf die Gesamtsumme der positiven Befunde berechnet	In % auf die Summe der eingesandten Urinproben berechnet	Blutproben	Anteil an der Gesamtsumme der Proben %	Positiv	In % auf die Gesamtsumme der Proben berechnet	In % auf die Gesamtsumme der positiven Befunde berechnet	In % auf die Summe der eingesandten Blutproben berechnet	Es kamen Untersuchungen auf: gemeldete Fälle	Es kamen Untersuchungen auf: bestätigte Fälle
1905	35,0	576	1,6	12,7	4,5	6 383	17,6	2 086	5,8	45,8	32,7	12,0	18,2
1906	37,5	623	1,1	10,4	3,0	10 325	18,8	2 947	5,4	49,2	28,5	18,3	23,0
1907	35,3	684	1,3	11,2	3,7	11 535	21,9	2 548	4,8	41,8	22,1	24,4	26,4
1908	37,7	746	1,4	13,0	3,6	10 814	19,6	2 339	4,2	40,9	21,6	32,6	34,3
1909	37,2	898	1,4	14,3	3,8	13 231	20,6	2 815	4,4	44,8	21,3	46,0	48,3
	36,7	3 527	1,3	12,3	3,7	52 288	19,9	12 735	4,8	44,5	24,4	23,4	28,3

Anlage 13.

Zusammenstellung der durch das Blutkulturverfahren und die Gruber-Widalsche Reaktion erhaltenen positiven Befunde.

Jahr	Station	Vierteljahr	Zahl der Blutproben	Untersucht mit der Gruber-Widalschen Reaktion	Positiv	Untersucht durch das Kulturverfahren	Positiv
1907	**Hagenau**	II	128	65	27	63	4
		III	286	143	49	143	6
		IV	475	315	75	160	11
	Kaiserslautern	II	191	97	20	94	6
		III	74	37	13	37	1
		IV	274	137	56	137	3
	Neunkirchen	I	403	203	13	200	24
		II	396	216	61	180	13
		III	269	135	23	134	8
		IV	614	307	96	307	19
1908	Diedenhofen	III	485	299	58	186	2
		IV	263	133	46	130	2
	Hagenau	I	168	102	38	66	4
		II	176	101	19	75	7
		III	289	163	55	126	11
		IV	313	198	46	115	9
	Neunkirchen	I	425	215	62	210	12
		II	327	203	28	124	12
		III	372	186	50	186	4
		IV	193	101	19	92	7
	Saarlouis	I	193	101	11	92	1
		II	144	76	16	68	—
		III	160	85	17	75	1
		IV	209	106	22	103	1
1909	Diedenhofen	I	169	84	26	85	1
		II	128	65	6	63	—
		III	195	99	29	96	1
		IV	219	111	26	108	2
	Hagenau	I	127	85	14	42	3
		II	174	89	19	85	2
		III	277	183	54	94	6
		IV	191	107	48	84	19
	Metz	II	288	191	24	97	—
		III	413	212	28	201	7
		IV	359	189	42	170	11
	Neunkirchen	I	362	181	60	181	9
		II	289	145	25	144	9
		III	180	90	20	90	10
		IV	212	106	28	106	7
	Saarbrücken	I	443	221	91	222	11
		II	526	263	114	263	4
		III	416	208	107	208	8
		IV	413	206	90	207	12

Jahr	Station	Vierteljahr	Zahl der Blutproben	Untersucht mit der Gruber-Widalschen Reaktion	Positiv	Untersucht durch das Kulturverfahren	Positiv
1909	Saarlouis	I	194	97	11	97	1
		II	252	126	24	126	—
		III	1 512	1 319	312	193	—
		IV	1 280	1 184	254	96	—
	Straßburg	IV	404	274	149	130	35
	Trier	III	192	92	36	100	4
		IV	202	100	39	102	2
		Summe	16 244	9 751	2 596 = 26,6 %	6 493	332 = 5,1 %

Anlage 14.

Tabellarische Zusammenstellungen der von den einzelnen Untersuchungsstationen geleisteten Untersuchungsarbeit. Stationsweise geordnet.

Tabelle 1. Untersuchungsergebnisse der Station Idar vom II. Vierteljahr 1905 bis IV. Vierteljahr 1909.

Jahr	Vierteljahr	Stuhl			Urin			Blut		
		Gesamtzahl der eingegangenen Proben	Positive Befunde		Gesamtzahl der eingegangenen Proben	Positive Befunde		Gesamtzahl der eingegangenen Proben	Positive Befunde	
			Typhus	Paratyphus		Typhus	Paratyphus		Typhus	Paratyphus
1905	II	203	40	16	147	1	5	31	4	2
	III	233	27	9	186	3	—	59	10	1
	IV	419	56	6	359	15	—	52	26	2
	Zus.	**855**	**123**	**31**	**692**	**19**	**5**	**142**	**40**	**5**
1906	I	208	21	16	203	4	—	39	7	5
	II	162	6	14	127	1	—	20	3	6
	III	271	30	2	243	9	—	93	35	1
	IV	312	23	12	295	8	4	75	18	5
	Zus.	**953**	**80**	**44**	**868**	**22**	**4**	**227**	**63**	**17**
1907	I	164	26	5	164	14	1	48	9	8
	II	119	14	12	104	5	1	39	10	2
	III	329	29	2	314	14	1	184	59	—
	IV	337	50	3	318	18	—	110	42	—
	Zus.	**949**	**119**	**22**	**900**	**51**	**3**	**381**	**120**	**10**
1908	I	210	21	5	201	5	1	30	6	1
	II	181	21	3	178	10	2	110	31	1
	III	306	21	12	287	—	1	62	16	3
	IV	192	12	15	172	3	1	52	16	2
	Zus.	**889**	**75**	**35**	**838**	**18**	**5**	**254**	**69**	**7**
1909	I	199	27	8	198	18	3	46	10	5
	II	91	15	5	88	6	2	39	10	1
	III	230	29	11	218	12	1	127	45	2
	IV	539	86	3	529	56	1	112	43	1
	Zus.	**1059**	**157**	**27**	**1033**	**92**	**7**	**324**	**108**	**9**
Im ganzen		**4705**	**554**	**159**	**4331**	**202**	**24**	**1328**	**400**	**48**

Tabelle 2. Untersuchungsergebnisse der Station Trier vom II. Vierteljahr 1905 bis IV. Vierteljahr 1909.

Jahr	Vierteljahr	Stuhl			Urin			Blut		
		Gesamtzahl der eingegangenen Proben	Positive Befunde		Gesamtzahl der eingegangenen Proben	Positive Befunde		Gesamtzahl der eingegangenen Proben	Positive Befunde	
			Typhus	Paratyphus		Typhus	Paratyphus		Typhus	Paratyphus
1905	II	563	23	18	502	3	1	127	28	
	III	785	53	12	629	13	4	249	117	
	IV	985	98	20	805	41	1	144	63	
Zus.		**2333**	**174**	**50**	**1936**	**57**	**6**	**520**	**208**	
1906	I	626	69	20	570	15	2	134	47	
	II	331	37	6	308	7	—	86	18	
	III	664	49	13	591	15	—	185	94	
	IV	805	75	24	739	15	—	152	61	14
Zus.		**2426**	**230**	**63**	**2208**	**52**	**2**	**557**	**220**	**14**
1907	I	578	92	13	554	16	1	73	46	2
	II	601	61	37	526	8	3	72	17	18
	III	1413	27	14	1318	7	—	347	13	—
	IV	1450	50	23	1408	6	4	170	63	12
Zus.		**4042**	**230**	**87**	**3806**	**37**	**8**	**662**	**139**	**32**
1908	I	532	51	—	470	19	—	103	52	—
	II	388	33	2	362	15	—	85	26	—
	III	629	56	14	566	6	5	177	46	—
	IV	518	67	13	519	36	2	88	33	8
Zus.		**2067**	**207**	**29**	**1917**	**76**	**7**	**453**	**157**	**8**
1909	I	752	37	13	637	7	4	81	26	8
	II	859	41	16	758	17	2	257	69	11
	III	775	36	19	624	8	1	192	15	25
	IV	1130	58	41	793	20	8	202	31	10
Zus.		**3516**	**172**	**89**	**2812**	**52**	**15**	**732**	**141**	**54**
Im ganzen		**14384**	**1013**	**318**	**12679**	**274**	**38**	**2924**	**865** [1]	**108**

[1]) Darunter 367 Fälle mit Typhus oder Paratyphus.

Tabelle 3. Untersuchungsergebnisse der Station Saarlouis (Merzig) vom II. Vierteljahr 1905 bis IV. Vierteljahr 1909.

1905	II	375	15	—	290	4	—	131	64	—
	III	200	17	—	168	3	—	158	55	—
	IV	402	48	5	375	15	—	187	28	1
Zus.		**977**	**80**	**5**	**833**	**22**	—	**476**	**147**	**1**
1906	I	777	99	—	781	13	—	257	44	—
	II	194	9	2	180	3	—	133	29	1
	III	317	21	1	300	1	—	131	36	2
	IV	481	52	12	462	8	1	140	41	1
Zus.		**1769**	**181**	**15**	**1723**	**25**	**1**	**661**	**150**	**4**

Jahr	Vierteljahr	Stuhl			Urin			Blut		
		Gesamtzahl der eingegangenen Proben	Positive Befunde		Gesamtzahl der eingegangenen Proben	Positive Befunde		Gesamtzahl der eingegangenen Proben	Positive Befunde	
			Typhus	Paratyphus		Typhus	Paratyphus		Typhus	Paratyphus
1907	I	404	48	4	404	14	—	126	47	—
	II	355	9	3	309	—	—	150	31	7
	III	470	78	1	445	13	—	192	38	—
	IV	370	48	8	355	13	—	249	26	4
	Zus.	**1599**	**183**	**16**	**1513**	**40**	—	**717**	**142**	**11**
1908	I	265	27	3	252	—	—	193	12	—
	II	177	15	2	156	2	—	144	13	3
	III	164	13	2	156	6	—	160	16	2
	IV	306	30	10	286	16	—	209	22	1
	Zus.	**912**	**85**	**17**	**850**	**24**	—	**706**	**63**	**6**
1909	I	284	15	8	278	3	2	194	12	—
	II	227	28	6	216	10	3	252	18	6
	III	1333	44	67	1070	7	9	1512	83	229
	IV	1343	43	34	1308	4	5	1280	97	157
	Zus.	**3187**	**130**	**115**	**2872**	**24**	**19**	**3238**	**210**	**392**
Im ganzen		**8444**	**659**	**168**	**7791**	**135**	**20**	**5798**	**712**	**414**

Tabelle 4. Untersuchungsergebnisse der Station Neunkirchen vom II. Vierteljahr 1905 bis IV. Vierteljahr 1909.

Jahr	Vierteljahr	Stuhl Gesamtzahl	Stuhl Typhus	Stuhl Paratyphus	Urin Gesamtzahl	Urin Typhus	Urin Paratyphus	Blut Gesamtzahl	Blut Typhus	Blut Paratyphus
1905	II	215	10	19	144	2	3	129	11	6
	III	461	24	6	316	15	8	218	81	2
	IV	602	61	3	513	33	4	165	47	2
	Zus.	**1278**	**95**	**28**	**973**	**50**	**15**	**512**	**139**	**10**
1906	I	602	54	5	547	40	7	147	40	—
	II	526	35	3	500	22	—	188	40	—
	III	441	27	10	395	15	7	251	56	—
	IV	417	25	7	411	14	8	227	70	18
	Zus.	**1986**	**141**	**25**	**1853**	**91**	**22**	**813**	**206**	**18**
1907	I	390	25	16	374	21	13	403	20	17
	II	584	49	5	532	29	3	396	68	6
	III	619	48	—	547	29	2	269	29	2
	IV	944	91	1	809	30	1	614	112	3
	Zus.	**2537**	**213**	**22**	**2262**	**109**	**19**	**1682**	**229**	**28**
1908	I	1397	145	17	1203	46	14	425	70	4
	II	902	108	20	736	19	12	327	32	8
	III	1179	80	8	1199	33	10	372	46	8
	IV	859	53	50	793	30	36	193	12	14
	Zus.	**4337**	**386**	**95**	**3931**	**128**	**72**	**1317**	**160**	**34**
1909	I	1229	78	62	1128	26	33	362	29	40
	II	939	39	36	843	10	28	289	14	20
	III	546	17	38	619	13	36	180	20	10
	IV	601	41	26	591	28	19	212	31	4
	Zus.	**3315**	**175**	**162**	**3181**	**77**	**116**	**1043**	**94**	**74**
Im ganzen		**13453**	**1010**	**332**	**12200**	**455**	**244**	**5367**	**828**	**164**

Tabelle 5. Untersuchungsergebnisse der Station Saarbrücken vom II. Vierteljahr 1905 bis IV. Vierteljahr 1909.

Jahr	Vierteljahr	Stuhl			Urin			Blut		
		Gesamtzahl der eingegangenen Proben	Positive Befunde		Gesamtzahl der eingegangenen Proben	Positive Befunde		Gesamtzahl der eingegangenen Proben	Positive Befunde	
			Typhus	Paratyphus		Typhus	Paratyphus		Typhus	Paratyphus
1905	II	756	22	6	560	4	1	241	46	6
	III	723	50	4	620	15	2	312	119	7
	IV	1465	154	10	1295	61	8	488	233	6
Zus.		**2944**	**226**	**20**	**2475**	**80**	**11**	**1041**	**398**	**19**
1906	I	1162	144	6	1080	65	—	473	148	3
	II	875	74	10	803	44	5	391	112	1
	III	968	42	26	858	7	13	320	121	7
	IV	1047	82	9	904	26	1	344	156	1
Zus.		**4052**	**342**	**51**	**3645**	**142**	**19**	**1528**	**537**	**12**
1907	I	642	74	11	567	35	4	217	89	1
	II	571	27	16	549	19	6	181	93	
	III	750	14	7	678	1	5	209	83	—
	IV	776	32	29	722	17	24	233	83	11
Zus.		**2739**	**147**	**63**	**2516**	**72**	**39**	**840**	**348**	**12**
1908	I	1042	40	25	1010	25	10	295	98	3
	II	764	30	15	740	14	5	258	106	25
	III	1680	40	43	1613	14	15	509	171	26
	IV	1183	40	21	1150	14	15	211	86	1
Zus.		**4669**	**150**	**104**	**4513**	**67**	**45**	**1273**	**461**	**55**
1909	I	1584	47	52	1578	75	49	443	89	13
	II	1046	35	32	1037	7	19	526	88	30
	III	1186	55	22	1178	21	9	416	68	47
	IV	1602	64	47	1598	17	20	413	85	17
Zus.		**5418**	**201**	**153**	**5391**	**120**	**97**	**1798**	**330**	**107**
Im ganzen		**19822**	**1066**	**391**	**18540**	**481**	**211**	**6480**	**2074** [1]	**205**

[1] Darunter 93 Fälle mit Typhus oder Paratyphus.

Tabelle 6. Untersuchungsergebnisse der Station Diedenhofen vom II. Vierteljahr 1905 bis IV. Vierteljahr 1909.

Jahr	Vierteljahr	Stuhl: Gesamtzahl	Stuhl: Typhus	Stuhl: Paratyphus	Urin: Gesamtzahl	Urin: Typhus	Urin: Paratyphus	Blut: Gesamtzahl	Blut: Typhus	Blut: Paratyphus
1905	II	160	12	—	60	4	—	147	17	1
	III	378	39	1	189	11	—	112	38	5
	IV	355	52	6	307	17	—	102	30	4
Zus.		**893**	**103**	**7**	**556**	**32**	—	**361**	**85**	**10**
1906	I	208	37	1	169	8	—	86	17	5
	II	194	16	—	165	5	—	70	20	—
	III	334	48	1	235	16	—	151	59	5
	IV	411	41	3	377	11	—	208	68	5
Zus.		**1147**	**142**	**5**	**946**	**40**	—	**515**	**164**	**15**

Jahr	Vierteljahr	Stuhl			Urin			Blut		
		Gesamtzahl der eingegangenen Proben	Positive Befunde		Gesamtzahl der eingegangenen Proben	Positive Befunde		Gesamtzahl der eingegangenen Proben	Positive Befunde	
			Typhus	Paratyphus		Typhus	Paratyphus		Typhus	Paratyphus
1907	I	196	24	1	185	3	—	214	41	3
	II	139	12	2	120	1	—	142	18	3
	III	259	27	3	204	6	1	366	61	4
	IV	374	51	6	354	24	—	373	101	4
	Zus.	**968**	**114**	**12**	**863**	**34**	**1**	**1095**	**221**	**14**
1908	I	193	21	—	191	32	—	271	32	—
	II	118	19	—	95	2	—	176	25	—
	III	316	17	8	264	4	1	485	52	8
	IV	258	28	5	248	9	3	263	46	2
	Zus.	**885**	**85**	**13**	**798**	**47**	**4**	**1195**	**155**	**10**
1909	I	228	27	8	218	6	8	169	26	1
	II	156	11	2	97	2	—	128	4	2
	III	363	24	7	359	1	1	195	27	3
	IV	329	48	10	326	13	1	219	26	2
	Zus.	**1076**	**110**	**27**	**1000**	**22**	**10**	**711**	**83**	**8**
Im ganzen		**4969**	**554**	**64**	**4163**	**175**	**15**	**3877**	**708**	**57**

Tabelle 7. Untersuchungsergebnisse der Station Metz vom II. Vierteljahr 1905 bis IV. Vierteljahr 1909.

Jahr	Vierteljahr	Stuhl Gesamtzahl	Stuhl Typhus	Stuhl Paratyphus	Urin Gesamtzahl	Urin Typhus	Urin Paratyphus	Blut Gesamtzahl	Blut Typhus	Blut Paratyphus
1905	II	137	22	—	20	5	—	153	29	—
	III	387	50	—	291	10	—	189	60	—
	IV	503	57	2	482	40	—	193	52	5
	Zus.	**1027**	**129**	**2**	**793**	**55**	—	**535**	**141**	**5**
1906	I	376	29	2	356	14	1	251	36	1
	II	312	44	—	280	10	1	259	67	—
	III	599	49	1	561	6	—	450	76	1
	IV	480	63	—	481	4	—	288	62	5
	Zus.	**1767**	**185**	**3**	**1678**	**34**	**2**	**1248**	**241**	**7**
1907	I	262	53	1	242	17	—	142	29	—
	II	324	60	1	317	16	—	493	45	—
	III	248	50	4	235	15	2	177	31	4
	IV	600	95	1	563	57	—	327	100	13
	Zus.	**1434**	**258**	**7**	**1357**	**105**	**2**	**1139**	**205**	**17**
1908	I	270	46	—	243	19	—	167	32	—
	II	229	48	19	200	17	4	195	21	13
	III	614	59	13	584	14	—	494	70	5
	IV	352	34	3	345	18	—	215	34	—
	Zus.	**1465**	**187**	**35**	**1372**	**68**	**4**	**1071**	**157**	**18**
1909	I	181	20	2	172	9	—	178	6	—
	II	211	17	—	211	—	—	288	23	1
	III	307	31	2	300	12	—	413	31	4
	IV	369	75	—	358	37	—	359	53	—
	Zus.	**1068**	**143**	**4**	**1041**	**58**	—	**1288**	**113**	**5**
Im ganzen		**6761**	**902**	**51**	**6211**	**320**	**8**	**5231**	**857**	**52**

Tabelle 8. Untersuchungsergebnisse der Station Straßburg vom II. Vierteljahr 1905 bis IV. Vierteljahr 1909.

Jahr	Vierteljahr	Stuhl: Gesamtzahl der eingegangenen Proben	Stuhl: Positive Befunde: Typhus	Stuhl: Positive Befunde: Paratyphus	Urin: Gesamtzahl der eingegangenen Proben	Urin: Positive Befunde: Typhus	Urin: Positive Befunde: Paratyphus	Blut: Gesamtzahl der eingegangenen Proben	Blut: Positive Befunde: Typhus	Blut: Positive Befunde: Paratyphus
1905	II	828	88	5	742	13	—	229	81	4
	III	1020	109	26	846	14	—	347	123	20
	IV	846	81	16	601	14	1	207	52	16
Zus.		**2694**	**278**	**47**	**2189**	**41**	**1**	**783**	**256**	**40**
1906	I	662	65	11	582	7	2	161	50	2
	II	677	58	9	607	8	1	215	69	2
	III	1135	30	5	994	19	—	559	220	14
	IV	682	62	31	575	16	3	234	90	11
Zus.		**3156**	**215**	**56**	**2758**	**50**	**6**	**1169**	**429**	**29**
1907	I	298	48	9	233	15	—	144	35	—
	II	398	44	10	234	9	—	146	52	3
	III	789	177	24	496	2	—	462	167	14
	IV	559	94	8	298	9	—	317	118	5
Zus.		**2044**	**363**	**51**	**1261**	**35**	—	**1069**	**372**	**22**
1908	I	393	68	6	232	6	—	186	55	—
	II	382	41	15	283	6	—	275	74	4
	III	529	58	12	407	4	—	297	128	4
	IV	725	140	7	503	17	—	346	136	26
Zus.		**2029**	**307**	**40**	**1425**	**33**	—	**1104**	**393**	**34**
1909[1]	I	694	75	12	561	5	—	290	80	15
	II	462	55	10	277	3	—	264	41	7
	III	849	57	8	433	13	3	442	183	4
	IV	1147	122	3	695	14	—	404	166	18
Zus.		**3152**	**309**	**33**	**1966**	**35**	**3**	**1400**	**470**	**44**
Im ganzen		**13075**	**1472**	**227**	**19599**	**194**	**10**	**5525**	**1920**	**169**

[1]) einschl. Colmar.

Tabelle 9. Untersuchungsergebnisse der Station Hagenau vom II. Vierteljahr 1905 bis IV. Vierteljahr 1909.

Jahr	Vierteljahr	Stuhl: Gesamtzahl	Stuhl: Typhus	Stuhl: Paratyphus	Urin: Gesamtzahl	Urin: Typhus	Urin: Paratyphus	Blut: Gesamtzahl	Blut: Typhus	Blut: Paratyphus
1905	II	184	13	3	150	9	—	120	22	3
	III	417	27	5	306	3	—	139	84	9
	IV	351	33	2	283	15	—	120	98	5
Zus.		**952**	**73**	**10**	**739**	**27**	—	**379**	**204**	**17**
1906	I	398	39	8	379	10	—	57	30	1
	II	194	28	—	171	6	—	76	37	1
	III	498	35	4	434	7	1	149	110	6
	IV	471	32	—	449	7	—	107	75	6
Zus.		**1561**	**134**	**12**	**1433**	**30**	**1**	**389**	**252**	**14**

Jahr	Vierteljahr	Stuhl: Gesamtzahl der eingegangenen Proben	Stuhl: Positive Befunde: Typhus	Stuhl: Positive Befunde: Paratyphus	Urin: Gesamtzahl der eingegangenen Proben	Urin: Positive Befunde: Typhus	Urin: Positive Befunde: Paratyphus	Blut: Gesamtzahl der eingegangenen Proben	Blut: Positive Befunde: Typhus	Blut: Positive Befunde: Paratyphus
1907	I	147	17	4	142	11	—	24	12	—
	II	226	15	12	218	2	1	128	17	14
	III	520	21	31	496	1	14	286	45	10
	IV	649	40	43	604	8	21	475	70	16
	Zus.	**1542**	**93**	**90**	**1460**	**22**	**36**	**913**	**144**	**40**
1908	I	313	41	9	305	18	14	168	35	7
	II	207	21	21	226	9	5	176	16	10
	III	428	12	42	408	8	10	289	41	25
	IV	544	24	18	563	36	3	313	51	4
	Zus.	**1492**	**98**	**90**	**1502**	**71**	**32**	**946**	**143**	**46**
1909	I	184	16	6	242	47	—	127	16	1
	II	196	20	19	196	5	9	174	12	9
	III	473	34	47	410	4	14	277	36	24
	IV	381	44	19	375	16	—	191	60	7
	Zus.	**1234**	**114**	**91**	**1223**	**72**	**23**	**769**	**124**	**41**
Im ganzen		**6781**	**512**	**293**	**6357**	**222**	**92**	**3396**	**867**	**158**

Tabelle 10. Untersuchungsergebnisse der Station Kaiserslautern vom II. Vierteljahr 1905 bis IV. Vierteljahr 1909.

Jahr	Vierteljahr	Stuhl: Gesamtzahl der eingegangenen Proben	Stuhl: Positive Befunde: Typhus	Stuhl: Positive Befunde: Paratyphus	Urin: Gesamtzahl der eingegangenen Proben	Urin: Positive Befunde: Typhus	Urin: Positive Befunde: Paratyphus	Blut: Gesamtzahl der eingegangenen Proben	Blut: Positive Befunde: Typhus	Blut: Positive Befunde: Paratyphus
1905	II	289	13	3	40	—	2	82	9	9
	III	716	83	27	86	8	6	129	46	19
	IV	658	50	40	182	22	3	124	28	5
	Zus.	**1663**	**146**	**70**	**308**	**30**	**11**	**335**	**83**	**33**
1906	I	830	48	22	482	8	10	133	25	4
	II	687	23	39	393	6	11	185	31	7
	III	853	14	39	266	2	1	180	32	15
	IV	457	25	22	136	2	1	98	24	4
	Zus.	**2827**	**110**	**122**	**1277**	**18**	**23**	**596**	**112**	**30**
1907	I	370	40	17	64	2	—	79	16	6
	II	542	35	34	170	3	3	191	11	15
	III	496	16	33	48	—	1	74	8	6
	IV	644	27	21	166	4	3	274	52	7
	Zus.	**2052**	**118**	**105**	**448**	**9**	**7**	**618**	**87**	**34**
1908	I	174	5	3	53	—	—	30	5	—
	II	278	8	1	207	2	—	142	22	1
	III	552	20	6	410	3	1	154	32	6
	IV	459	31	—	363	9	—	85	28	5
	Zus.	**1463**	**64**	**10**	**1033**	**14**	**1**	**411**	**87**	**12**

Jahr	Vierteljahr	Stuhl			Urin			Blut		
		Gesamtzahl der eingegangenen Proben	Positive Befunde		Gesamtzahl der eingegangenen Proben	Positive Befunde		Gesamtzahl der eingegangenen Proben	Positive Befunde	
			Typhus	Paratyphus		Typhus	Paratyphus		Typhus	Paratyphus
1909	I	516	39	—	464	19	—	97	31	1
	II	417	17	—	359	11	1	42	9	8
	III	339	8	—	312	1	—	206	79	11
	IV	619	18	—	575	4	—	195	51	3
	Zus.	**1891**	**82**	—	**1710**	**35**	**1**	**540**	**170**	**23**
Im ganzen		**9896**	**520**	**307**	**4776**	**106**	**43**	**2500**	**539**	**132**

Tabelle 11. Untersuchungsergebnisse der Station Landau vom II. Vierteljahr 1905 bis IV. Vierteljahr 1909.

1905	II	383	59	3	304	71	—	333	85	—
	III	527	50	12	381	25	1	515	97	3
	IV	646	63	6	494	17	—	451	58	2
	Zus.	**1556**	**172**	**21**	**1179**	**113**	**1**	**1299**	**240**	**5**
1906	I	446	42	5	367	8	—	473	87	3
	II	529	43	5	484	4	—	754	81	24
	III	603	51	4	549	5	—	611	74	18
	IV	836	108	3	738	22	—	784	94	32
	Zus.	**2414**	**244**	**17**	**2138**	**39**	—	**2622**	**336**	**77**
1907	I	824	113	5	641	15	1	533	33	33
	II	586	125	10	508	22	3	658	76	31
	III	514	132	22	445	8	—	515	65	16
	IV	720	118	22	576	5	1	713	57	10
	Zus.	**2644**	**488**	**59**	**2170**	**50**	**5**	**2419**	**231**	**90**
1908	I	662	127	17	560	8	—	591	56	5
	II	634	128	21	527	10	—	497	52	7
	III	1270	112	17	1013	3	—	600	66	8
	IV	703	96	3	495	9	—	396	62	8
	Zus.	**3269**	**463**	**58**	**2595**	**30**	—	**2084**	**236**	**28**
1909	I	485	111	5	376	7	—	425	87	11
	II	454	49	8	302	7	—	470	36	4
	III	602	35	6	499	—	—	243	36	3
	IV	568	56	2	485	6	—	300	36	2
	Zus.	**2109**	**251**	**21**	**1662**	**20**	—	**1438**	**195**	**20**
Im ganzen		**11992**	**1618**	**176**	**9744**	**252**	**6**	**9862**	**1238**	**220**

Anlage

Stationen	Gemeldete Fälle	Bestätigte Fälle	In % berechnet	Gesamtsumme der untersuchten Materialproben	Davon lieferten ein positives Ergebnis	In % berechnet	Stuhlproben	Auf die Gesamtsumme der Materialproben %	Davon lieferten ein positives Ergebnis	In % auf die Gesamtsumme der Materialproben berechnet	In % auf die Gesamtsumme der positiven Befunde berechnet	In % auf die Summe der eingesandten Stuhlproben berechnet
Idar	469	439	93,6	10 364	1387	13,4	4 705	45,4	713	6,9	51,4	15,2
Trier . . .	1165	1104	94,8	29 987	2616	8,7	14 384	48,0	1331	4,4	50,9	9,3
Saarlouis . .	589	565	95,9	22 033	2108	9,6	8 444	38,3	827	3,8	39,2	9,8
Neunkirchen .	826	793	96,0	31 020	3033	9,8	13 453	43,4	1342	4,3	44,2	10,1
Saarbrücken .	1947	1860	95,5	44 842	4428	9,9	19 822	44,2	1457	3,2	32,9	7,4
Diedenhofen .	1027	758	73,8	13 009	1573	12,1	4 969	38,2	618	4,8	39,3	12,4
Metz	1183	796	67,3	18 233	2190	12,0	6 761	37,1	953	5,2	43,5	14,1
Straßburg . .	1247	979	78,5	28 199	3992	14,2	13 075	46,4	1699	6,0	42,6	13,0
Hagenau . .	1118	869	77,7	16 534	2144	13,0	6 781	41,0	805	4,9	37,5	11,9
Kaiserslautern	1075	607	56,5	17 172	1647	9,6	9 896	57,6	827	4,8	50,2	8,4
Landau . . .	615	539	87,6	31 598	3510	11,1	11 992	38,0	1794	5,7	51,1	15,0
Summe	11261	9309	82,7	262 991	28628	10,9	114 282	43,5	12366	4,7	43,2	10,8

Anlage 16 folgt

Anlage

Jahr	Zahl der untersuchten Personen	Zahl der Personen, bei welchen positive Befunde erhalten wurden	Von den untersuchten Personen wurden mit positivem Erfolg untersucht in %	Die positiven Ergebnisse wurden erzielt: Blut								
				Gruber-Widalsche Reaktion	In % auf die Summe der positiven Blutbefunde berechnet	In % auf die Gesamtsumme aller positiven Befunde berechnet	Kulturverfahren	In % auf die Summe der positiven Blutbefunde berechnet	In % auf die Gesamtsumme aller positiven Befunde berechnet	Gruber-Widalsche Reaktion und Kulturverfahren	In % auf die Summe der positiven Blutbefunde berechnet	In % auf die Gesamtsumme aller positiven Befunde berechnet
1905	11 739	2 498	21,3	1 146	96,3	45,9	9	0,8	0,4	35	2,9	1,4
1906	16 715	3 434	20,5	1 643	91,3	47,8	42	2,3	1,2	114	6,3	3,3
1907	16 058	3 347	20,8	1 603	89,3	47,9	57	3,2	1,7	136	7,6	4,1
1908	16 631	2 865	17,2	1 162	89,4	40,6	34	2,6	1,2	104	8,0	3,6
1909	19 213	2 988	15,6	1 309	90,9	43,8	34	2,4	1,1	97	6,7	3,2
Summe	80 356	15 132	18,8	6 863	91,2	45,4	176	2,3	1,2	486	6,5	3,2

15.

Urinproben	% Auf die Gesamtsumme der Materialproben	Davon lieferten ein positives Ergebnis	In % auf die Gesamtsumme der Materialproben berechnet	In % auf die Gesamtsumme der positiven Befunde berechnet	In % auf die Summe der eingesandten Urinproben berechnet	Blutproben	% Auf die Gesamtsumme der Materialproben	Davon lieferten ein positives Ergebnis	In % auf die Gesamtsumme der Materialproben berechnet	In % auf die Gesamtsumme der positiven Befunde berechnet	In % auf die Summe der eingesandten Blutproben berechnet	Es kamen Untersuchungen auf einen gemeldeten Erkrankungsfall	Es kamen Untersuchungen auf einen bestätigten Erkrankungsfall
4331	41,8	226	2,2	16,3	5,2	1328	12,8	448	4,3	32,3	33,7	22,1	23,6
12679	42,3	312	1,0	11,9	2,5	2924	9,8	973	3,2	37,2	33,3	25,7	27,2
7791	35,4	155	0,7	7,4	2,0	5798	26,3	1126	5,1	53,4	19,4	37,4	39,0
12200	39,3	699	2,3	23,0	5,7	5367	17,9	992	3,2	32,7	18,5	37,6	39,1
18540	41,3	692	1,5	15,6	3,7	6480	14,5	2279	5,1	51,5	35,2	23,0	24,1
4163	32,0	190	1,5	12,1	4,6	3877	29,8	765	5,9	48,6	19,7	12,7	17,2
6241	34,2	328	1,8	15,0	5,3	5231	28,7	909	5,0	41,5	17,4	15,4	22,9
9599	34,0	204	0,7	5,1	2,1	5525	19,6	2089	7,4	52,3	37,8	22,6	36,2
6357	38,4	314	1,9	14,6	4,9	3396	20,5	1025	6,2	47,8	30,2	14,8	19,0
4776	27,8	149	0,9	9,0	3,1	2500	14,6	671	3,9	40,7	26,8	16,0	28,3
9744	30,8	258	0,8	7,4	2,6	9862	31,2	1458	4,6	41,5	14,8	51,4	58,6
96421	36,7	3527	1,3	12,3	3,7	52288	19,9	12735	4,8	44,5	24,4	23,4	28,3

nach Anlage 17.

17.

durch Untersuchung von						Zahl der gemeldeten Fälle	Auf jeden gemeldeten Fall kommen untersuchte Personen	Zahl der bakteriologisch bestätigten Fälle	Auf jeden bakteriologisch bestätigten Fall kommen untersuchte Personen	Zahl der ausgeführten Untersuchungen	Zahl der Untersuchungen, welche auf eine untersuchte Person entfallen	Zahl der Untersuchungen, welche auf eine mit positivem Erfolg untersuchte Person entfallen
Blut												
Zusammen	In % auf die Gesamtzahl der positiven Befunde berechnet	Stuhl und Urin	In % auf die Gesamtzahl der positiven Befunde berechnet	Blut, Stuhl und Urin	In % auf die Gesamtzahl der positiven Befunde berechnet							
1 190	47,6	660	26,4	648	25,9	3 018	3,9	1 988	5,9	36 228	3,1	14,5
1 799	52,4	781	22,7	854	24,9	3 000	5,6	2 392	7,0	54 910	3,3	16,0
1 796	53,7	782	23,4	769	23,0	2 158	7,4	1 996	8,0	52 641	3,3	15,7
1 300	45,4	756	26,4	809	28,2	1 690	9,8	1 606	10,4	55 065	3,3	19,2
1 440	48,2	849	28,4	699	23,4	1 395	13,8	1 327	14,5	64 147	3,3	21,5
7 525	49,7	3 828	25,3	3 779	25,0	11 261	7,1	9 309	8,6	262 991	3,3	17,4

Anlage 16.

Zahl der Personen, auf welche sich die vom II. Vierteljahr 1905 bis einschließlich IV. Vierteljahr 1909 ausgeführten Untersuchungen erstreckten.

Untersuchungsstation	Zahl der Personen, auf welche sich das gesamte Untersuchungsmaterial erstreckte	Zahl der Personen, bei welchen positive Resultate erhalten wurden	Die positiven Ergebnisse wurden erzielt durch die Untersuchung von: Blut					
			Gruber-Widalsche Reaktion	Kulturverfahren	Gruber-Widalsche Reaktion und Kulturverfahren	Zusammen	Stuhl und Urin	Blut, Stuhl und Urin
Idar	3 065	631	169	6	23	198	241	192
Trier	8 312	1 556	775	18	49	842	400	314
Saarlouis . .	5 927	1 101	616	2	12	630	167	304
Neunkirchen .	7 093	1 074	285	57	69	411	340	323
Saarbrücken .	14 024	2 565	1361	23	67	1 451	653	461
Diedenhofen .	3 653	1 066	519	9	26	554	142	370
Metz	5 786	1 309	574	3	20	597	257	455
Straßburg . .	10 311	1 978	914	41	145	1 100	500	378
Hagenau . . .	4 264	1 176	530	9	56	595	282	299
Kaiserslautern .	5 951	1 049	447	3	10	460	440	149
Landau . . .	11 970	1 627	673	5	9	687	406	534
Summe	80 356	15 132	6 863	176	486	7 525	3 828	3 779

Anlage 18.

Tabelle 1.

Zahl der Personen, auf welche sich die im Jahre 1905 angestellten Untersuchungen erstreckten.

Untersuchungsstation	Vierteljahr	Zahl der Personen, auf welche sich das gesamte Untersuchungsmaterial erstreckte	Zahl der Personen, bei welchen positive Resultate erhalten wurden	Die positiven Ergebnisse wurden erzielt durch die Untersuchung von: Blut					
				Gruber-Widalsche Reaktion	Kulturverfahren	Gruber-Widalsche Reaktion u. Kulturverfahren	Zusammen	Stuhl und Urin	Blut, Stuhl und Urin
1. Diedenhofen	I	—	—	—	—	—	—	—	—
	II	195	26	16	—	—	16	6	4
	III	188	51	19	—	—	19	9	23
	IV	158	49	14	—	1	15	11	23
Zus.		**541**	**126**	**49**	—	**1**	**50**	**26**	**50**

Untersuchungs-station	Vierteljahr	Zahl der Personen, auf welche sich das gesamte Untersuchungsmaterial erstreckte	Zahl der Personen, bei welchen positive Resultate erhalten wurden	Die positiven Ergebnisse wurden erzielt durch die Untersuchung von					
				Blut				Stuhl und Urin	Blut, Stuhl und Urin
				Gruber-Widalsche Reaktion	Kulturverfahren	Gruber-Widalsche Reaktion u. Kulturverfahren	Zusammen		
2. Hagenau	I	—	—	—	—	—	—	—	—
	II	168	33	21	—	—	21	8	4
	III	262	104	73	—	—	73	11	20
	IV	186	107	82	—	—	82	12	13
Zus.		**616**	**244**	**176**	—	—	**176**	**31**	**37**
3. Idar	I	—	—	—	—	—	—	—	—
	II	142	31	—	—	—	—	25	6
	III	182	19	2	—	—	2	8	9
	IV	265	44	7	—	—	7	17	20
Zus.		**589**	**94**	**9**	—	—	**9**	**50**	**35**
4. Kaiserslautern	I	—	—	—	—	—	—	—	—
	II	180	30	14	—	—	14	9	7
	III	417	130	44	—	—	44	64	22
	IV	365	103	21	—	—	21	70	12
Zus.		**962**	**263**	**79**	—	—	**79**	**143**	**41**
5. Landau	I	—	—	—	—	—	—	—	—
	II	349	75	51	—	—	51	8	16
	III	522	79	46	—	—	46	12	21
	IV	551	70	14	—	—	14	17	39
Zus.		**1422**	**224**	**111**	—	—	**111**	**37**	**76**
6. Metz	I	—	—	—	—	—	—	—	—
	II	140	35	25	—	—	25	2	8
	III	211	60	31	—	—	31	10	19
	IV	275	91	42	—	—	42	41	8
Zus.		**626**	**186**	**98**	—	—	**98**	**53**	**35**
7. Neunkirchen	I	—	—	—	—	—	—	—	—
	II	262	29	9	1	—	10	16	3
	III	394	84	55	1	—	56	10	18
	IV	279	51	2	1	—	3	16	32
Zus.		**935**	**164**	**66**	**3**	—	**69**	**42**	**53**
8. Saarbrücken	I	—	—	—	—	—	—	—	—
	II	612	72	47	—	—	47	8	17
	III	582	138	82	1	—	83	20	35
	IV	889	240	109	—	—	109	56	75
Zus.		**2 083**	**450**	**238**	**1**	—	**239**	**84**	**127**
9. Saarlouis	I	—	—	—	—	—	—	—	—
	II	290	70	40	—	—	40	—	30
	III	214	53	34	—	—	34	4	15
	IV	259	40	13	—	—	13	15	12
Zus.		**763**	**163**	**87**	—	—	**87**	**19**	**57**

Untersuchungs-station	Vierteljahr	Zahl der Personen, auf welche sich das gesamte Untersuchungsmaterial erstreckte	Zahl der Personen, bei welchen positive Resultate erhalten wurden	Die positiven Ergebnisse wurden erzielt durch die Untersuchung von: Blut: Gruber-Widalsche Reaktion	Blut: Kulturverfahren	Blut: Gruber-Widalsche Reaktion u. Kulturverfahren	Blut: Zusammen	Stuhl und Urin	Blut, Stuhl und Urin
10. Straßburg	I	—	—	—	—	—	—	—	—
	II	611	66	15	1	15	31	23	12
	III	730	142	58	3	15	76	30	36
	IV	522	97	28	1	4	33	42	22
Zus.		**1 863**	**305**	**101**	**5**	**34**	**140**	**95**	**70**
11. Trier	I	—	—	—	—	—	—	—	—
	II	342	41	14	—	—	14	14	13
	III	519	133	86	—	—	86	24	23
	IV	478	105	32	—	—	32	42	31
Zus.		**1 339**	**279**	**132**	—	—	**132**	**80**	**67**
Im Jahre		**11 739**	**2 498**	**1 146**	**9**	**35**	**1 190**	**660**	**648**

Tabelle 2.

Zahl der Personen, auf welche sich die im Jahre 1906 angestellten Untersuchungen erstreckten.

Untersuchungs-station	Vierteljahr	Zahl der Personen, auf welche sich das gesamte Untersuchungsmaterial erstreckte	Zahl der Personen, bei welchen positive Resultate erhalten wurden	Die positiven Ergebnisse wurden erzielt durch die Untersuchung von: Blut: Gruber-Widalsche Reaktion	Blut: Kulturverfahren	Blut: Gruber-Widalsche Reaktion u. Kulturverfahren	Blut: Zusammen	Stuhl und Urin	Blut, Stuhl und Urin
1. Diedenhofen	I	118	27	9	—	—	9	10	8
	II	118	38	17	—	—	17	9	12
	III	182	83	50	—	1	51	8	24
	IV	228	110	67	—	3	70	9	31
Zus.		**646**	**258**	**143**	—	**4**	**147**	**36**	**75**
2. Hagenau	I	169	45	20	—	—	20	14	11
	II	119	41	22	—	1	23	4	14
	III	274	108	55	2	16	73	13	22
	IV	201	88	62	—	7	69	6	13
Zus.		**763**	**282**	**159**	**2**	**24**	**185**	**37**	**60**
3. Idar	I	144	27	—	—	—	—	16	11
	II	99	12	—	—	—	—	4	8
	III	205	39	11	—	3	14	10	15
	IV	198	38	7	—	1	8	18	12
Zus.		**646**	**116**	**18**	—	**4**	**22**	**48**	**46**

Untersuchungs-station	Vierteljahr	Zahl der Personen, auf welche sich das gesamte Untersuchungs material erstreckte	Zahl der Personen, bei welchen positive Resultate erhalten wurden	Die positiven Ergebnisse wurden erzielt durch die Untersuchung von: Blut					
				Gruber-Widalsche Reaktion	Kulturverfahren	Gruber-Widalsche Reaktion u. Kulturverfahren	Zusammen	Stuhl und Urin	Blut, Stuhl und Urin
4. Kaiserslautern	I	395	81	18	—	—	18	56	7
	II	434	84	28	—	—	28	47	9
	III	457	65	32	—	1	33	20	12
	IV	257	44	20	—	1	21	18	5
Zus.		**1 543**	**274**	**98**	—	**2**	**100**	**141**	**33**
5. Landau	I	433	81	51	—	—	51	13	17
	II	679	107	79	—	—	79	17	11
	III	747	95	59	—	1	60	17	18
	IV	968	129	74	1	2	77	24	28
Zus.		**2 827**	**412**	**263**	**1**	**3**	**267**	**71**	**74**
6. Metz	I	240	55	21	—	—	21	7	27
	II	265	70	41	—	—	41	5	24
	III	456	67	37	—	3	40	—	27
	IV	349	102	45	—	3	48	10	44
Zus.		**1 310**	**294**	**144**	—	**6**	**150**	**22**	**122**
7. Neunkirchen	I	330	57	14	—	—	14	10	33
	II	358	39	5	—	3	8	3	28
	III	328	40	9	5	4	18	8	14
	IV	280	65	12	8	12	32	15	18
Zus.		**1 296**	**201**	**40**	**13**	**19**	**72**	**36**	**93**
8. Saarbrücken	I	697	171	59	3	1	63	52	56
	II	585	141	69	1	—	70	37	34
	III	707	173	112	—	2	114	34	25
	IV	662	200	122	—	—	122	49	29
Zus.		**2 651**	**685**	**362**	**4**	**3**	**369**	**172**	**144**
9. Saarlouis	I	369	46	10	—	—	10	4	32
	II	196	17	5	—	2	7	4	6
	III	258	37	24	—	—	24	3	10
	IV	280	60	20	—	1	21	11	28
Zus.		**1 103**	**160**	**59**	—	**3**	**62**	**22**	**76**
10. Straßburg	I	552	73	30	1	3	34	32	7
	II	585	81	45	—	—	45	27	9
	III	923	189	114	16	26	156	25	8
	IV	453	120	44	4	6	54	39	27
Zus.		**2 513**	**463**	**233**	**21**	**35**	**289**	**123**	**51**
11. Trier	I	366	76	29	—	—	29	30	17
	II	223	29	10	—	—	10	12	7
	III	403	103	54	1	7	62	15	26
	IV	425	81	31	—	4	35	16	30
Zus.		**1 417**	**289**	**124**	**1**	**11**	**136**	**73**	**80**
Im Jahre		**16 715**	**3 434**	**1 643**	**42**	**114**	**1 799**	**781**	**854**

Tabelle 3.

Zahl der Personen, auf welche sich die im Jahre 1907 angestellten Untersuchungen erstreckten.

Untersuchungs-station	Vierteljahr	Zahl der Personen, auf welche sich das gesamte Unter-suchungs material erstreckte	Zahl der Personen, bei welchen positive Resultate erhalten wurden	Die positiven Ergebnisse wurden erzielt durch die Untersuchung von					
				Blut				Stuhl und Urin	Blut, Stuhl und Urin
				Gruber-Widalsche Reaktion	Kultur-verfahren	Gruber-Widalsche Reaktion u. Kultur-verfahren	Zusammen		
1. Diedenhofen	I	164	64	31	—	2	33	7	24
	II	140	36	26	—	—	26	6	4
	III	225	78	41	3	3	47	9	22
	IV	227	126	60	1	6	67	2	57
Zus.		**756**	**304**	**158**	**4**	**11**	**173**	**24**	**107**
2. Hagenau	I	68	17	5	—	1	6	9	2
	II	149	32	12	1	2	15	6	11
	III	339	63	28	1	2	31	17	15
	IV	489	99	37	1	5	43	25	31
Zus.		**1 045**	**211**	**82**	**3**	**10**	**95**	**57**	**59**
3. Idar	I	102	25	1	—	—	1	16	8
	II	74	19	5	—	—	5	7	7
	III	223	61	30	—	6	36	12	13
	IV	205	52	21	2	2	25	14	13
Zus.		**604**	**157**	**57**	**2**	**8**	**67**	**49**	**41**
4. Kaiserslautern	I	182	40	18	1	—	19	19	2
	II	370	58	14	1	2	17	37	4
	III	305	50	11	—	1	12	37	1
	IV	437	86	42	—	—	42	30	14
Zus.		**1 294**	**234**	**85**	**2**	**3**	**90**	**123**	**21**
5. Landau	I	685	86	48	1	1	50	26	10
	II	769	117	82	2	—	84	21	12
	III	610	86	57	—	1	58	17	11
	IV	741	84	9	—	1	10	24	50
Zus.		**2 805**	**373**	**196**	**3**	**3**	**202**	**88**	**83**
6. Metz	I	195	75	26	—	2	28	3	44
	II	541	79	46	—	—	46	2	31
	III	235	54	13	—	—	13	25	16
	IV	453	155	71	1	5	77	27	51
Zus.		**1 424**	**363**	**156**	**1**	**7**	**164**	**57**	**142**
7. Neunkirchen	I	250	42	3	11	2	16	8	18
	II	245	58	15	1	6	22	16	20
	III	327	36	4	3	2	9	15	12
	IV	475	101	39	3	12	54	6	41
Zus.		**1 297**	**237**	**61**	**18**	**22**	**101**	**45**	**91**
8. Saarbrücken	I	354	113	56	1	4	61	31	21
	II	239	110	70	3	6	79	19	12
	III	307	95	72	1	5	78	14	3
	IV	769	132	79	1	3	83	33	16
Zus.		**1 669**	**450**	**277**	**6**	**18**	**301**	**97**	**52**

Untersuchungs-station	Vierteljahr	Zahl der Personen, auf welche sich das gesamte Unter-suchungs-material erstreckte	Zahl der Personen, bei wel-chen posi-tive Resul-tate er-halten wurden	Die positiven Ergebnisse wurden erzielt durch die Untersuchung von — Blut: Gruber-Widal-sche Reaktion	Blut: Kultur-verfahren	Blut: Gruber-Widalsche Reaktion u. Kultur-verfahren	Blut: Zusammen	Stuhl und Urin	Blut, Stuhl und Urin
9. Saarlouis	I	276	59	25	—	4	29	9	21
	II	331	46	26	1	1	28	6	12
	III	244	61	14	1	—	15	23	23
	IV	227	39	20	—	2	22	15	2
Zus.		**1 078**	**205**	**85**	**2**	**7**	**94**	**53**	**58**
10. Straßburg	I	435	59	17	1	1	19	29	11
	II	325	79	39	—	3	42	29	8
	III	612	150	81	2	17	100	25	25
	IV	396	99	56	1	9	66	13	20
Zus.		**1 768**	**387**	**193**	**4**	**30**	**227**	**96**	**64**
11. Trier	I	300	77	35	—	—	35	29	13
	II	319	53	23	—	—	23	20	10
	III	793	201	155	6	10	171	20	10
	IV	906	95	40	6	7	53	24	18
Zus.		**2 318**	**426**	**253**	**12**	**17**	**282**	**93**	**51**
Im Jahre		**16 058**	**3 347**	**1 603**	57	**136**	**1 796**	782	**769**

Tabelle 4.

Zahl der Personen, auf welche sich die im Jahre 1908 angestellten Untersuchungen erstreckten.

Untersuchungs-station	Vierteljahr	Zahl der Personen, auf welche sich das gesamte Untersuchungsmaterial erstreckte	Zahl der Personen, bei welchen positive Resultate erhalten wurden	Blut: Gruber-Widalsche Reaktion	Blut: Kulturverfahren	Blut: Gruber-Widalsche Reaktion u. Kulturverfahren	Blut: Zusammen	Stuhl und Urin	Blut, Stuhl und Urin
1. Diedenhofen	I	166	65	36	2	—	38	5	22
	II	92	37	17	1	2	20	6	11
	III	351	71	42	1	2	45	4	22
	IV	174	57	27	—	2	29	4	24
Zus.		**783**	**230**	**122**	**4**	**6**	**132**	**19**	**79**
2. Hagenau	I	197	55	13	—	1	14	18	23
	II	162	43	4	1	2	7	24	12
	III	280	69	22	—	3	25	15	29
	IV	396	58	25	1	2	28	12	18
Zus.		**1 035**	**225**	**64**	**2**	**8**	**74**	**69**	**82**
3. Idar	I	136	23	—	1	2	3	18	2
	II	144	41	18	1	—	19	9	13
	III	197	27	9	—	1	10	11	6
	IV	131	24	11	—	1	12	8	4
Zus.		**608**	**115**	**38**	**2**	**4**	**44**	**46**	**25**
4. Kaiserslautern	I	105	8	3	—	—	3	5	—
	II	209	27	18	—	1	19	2	6
	III	345	34	21	1	1	23	2	9
	IV	228	32	15	—	1	16	8	8
Zus.		**887**	**101**	**57**	**1**	**3**	**61**	**17**	**23**

Untersuchungs-station	Vierteljahr	Zahl der Personen, auf welche sich das gesamte Untersuchungs-material erstreckte	Zahl der Personen, bei welchen positive Resultate erhalten wurden	Die positiven Ergebnisse wurden erzielt durch die Untersuchung von					
				Blut				Stuhl und Urin	Blut, Stuhl und Urin
				Gruber-Widalsche Reaktion	Kultur-verfahren	Gruber-Widalsche Reaktion u. Kultur-verfahren	Zusammen		
5. Landau	I	952	87	21	—	1	22	24	41
	II	515	84	11	1	—	12	27	45
	III	1 062	112	17	—	—	17	40	55
	IV	484	95	9	—	—	9	34	52
Zus.		**3 013**	**378**	**58**	**1**	**1**	**60**	**125**	**193**
6. Metz	I	239	79	23	—	2	25	19	35
	II	240	54	21	—	1	22	16	16
	III	648	112	45	—	—	45	33	34
	IV	311	69	25	—	—	25	17	27
Zus.		**1 438**	**314**	**114**	—	**3**	**117**	**85**	**112**
7. Neunkirchen	I	512	57	11	2	7	20	14	23
	II	365	44	9	6	2	17	18	9
	III	374	50	31	1	2	34	4	12
	IV	456	54	3	2	2	7	37	10
Zus.		**1 707**	**205**	**54**	**11**	**13**	**78**	**73**	**54**
8. Saarbrücken	I	686	128	76	2	7	85	34	9
	II	721	139	96	2	5	103	23	13
	III	1 299	193	111	2	14	127	38	28
	IV	852	110	44	3	6	53	41	16
Zus.		**3 558**	**570**	**327**	**9**	**32**	**368**	**136**	**66**
9. Saarlouis	I	158	25	7	—	1	8	11	6
	II	148	19	7	—	—	7	5	7
	III	243	28	12	—	1	13	6	9
	IV	185	33	13	—	—	13	10	10
Zus.		**734**	**105**	**39**	—	**2**	**41**	**32**	**32**
10. Straßburg	I	416	70	34	—	1	35	23	12
	II	319	76	36	—	3	39	19	18
	III	427	120	63	1	10	74	17	29
	IV	484	131	57	—	7	64	37	30
Zus.		**1 646**	**397**	**190**	**1**	**21**	**212**	**96**	**89**
11. Trier	I	283	66	41	—	4	45	13	8
	II	199	45	22	—	2	24	11	10
	III	425	58	26	2	3	31	11	16
	IV	315	56	10	1	2	13	23	20
Zus.		**1 222**	**225**	**99**	**3**	**11**	**113**	**58**	**54**
Im Jahre		**16 631**	**2 865**	**1 162**	**34**	**104**	**1 300**	**756**	**809**

Tabelle 5.

Zahl der Personen, auf welche sich die im Jahre 1909 angestellten Untersuchungen erstreckten.

Untersuchungs-station	Vierteljahr	Zahl der Personen, auf welche sich das gesamte Untersuchungsmaterial erstreckte	Zahl der Personen, bei welchen positive Resultate erhalten wurden	Die positiven Ergebnisse wurden erzielt durch die Untersuchung von: Blut: Gruber-Widalsche Reaktion	Blut: Kulturverfahren	Blut: Gruber-Widalsche Reaktion u. Kulturverfahren	Blut: Zusammen	Stuhl und Urin	Blut, Stuhl und Urin
1. Diedenhofen	I	159	38	13	—	2	15	7	16
	II	161	14	4	—	—	4	6	4
	III	285	39	15	—	1	16	9	14
	IV	322	57	15	1	1	17	15	25
Zus.		**927**	**148**	**47**	**1**	**4**	**52**	**37**	**59**
2. Hagenau	I	150	31	7	—	3	10	18	3
	II	131	35	7	—	—	7	19	9
	III	277	79	18	1	4	23	29	27
	IV	247	69	17	1	7	25	22	22
Zus.		**805**	**214**	**49**	**2**	**14**	**65**	**88**	**61**
3. Idar	I	116	25	8	—	1	9	11	5
	II	61	15	4	—	—	4	5	6
	III	176	55	25	1	3	29	14	12
	IV	265	54	10	1	3	14	18	22
Zus.		**618**	**149**	**47**	**2**	**7**	**56**	**48**	**45**
4. Kaiserslautern	I	450	40	10	—	1	11	9	20
	II	215	23	14	—	—	14	4	5
	III	247	56	54	—	—	54	—	2
	IV	353	58	50	—	1	51	3	4
Zus.		**1 265**	**177**	**128**	—	**2**	**130**	**16**	**31**
5. Landau	I	454	73	18	—	1	19	26	28
	II	590	59	19	—	1	20	21	18
	III	407	48	5	—	—	5	15	28
	IV	452	60	3	—	—	3	23	34
Zus.		**1 903**	**240**	**45**	—	**2**	**47**	**85**	**108**
6. Metz	I	224	28	8	—	—	8	13	7
	II	251	30	20	—	—	20	7	3
	III	266	46	21	1	1	23	12	11
	IV	247	48	13	1	3	17	8	23
Zus.		**988**	**152**	**62**	**2**	**4**	**68**	**40**	**44**
7. Neunkirchen	I	582	89	31	5	4	40	37	12
	II	499	62	9	4	4	17	41	4
	III	443	60	14	2	4	20	36	4
	IV	334	56	10	1	3	14	30	12
Zus.		**1 858**	**267**	**64**	**12**	**15**	**91**	**144**	**32**

Untersuchungs-station	Vierteljahr	Zahl der Personen, auf welche sich das gesamte Untersuchungsmaterial erstreckte	Zahl der Personen, bei welchen positive Resultate erhalten wurden	Die positiven Ergebnisse wurden erzielt durch die Untersuchung von: Blut: Gruber-Widalsche Reaktion	Blut: Kulturverfahren	Blut: Gruber-Widalsche Reaktion u. Kulturverfahren	Blut: Zusammen	Stuhl und Urin	Blut, Stuhl und Urin
8. Saarbrücken	I	1 069	125	37	1	3	41	66	18
	II	854	88	40	2	2	44	35	9
	III	960	98	41	—	2	43	33	22
	IV	1 180	99	39	—	7	46	30	23
Zus.		**4 063**	**410**	**157**	**3**	**14**	**174**	**164**	**72**
9. Saarlouis	I	202	16	3	—	—	3	6	7
	II	188	29	14	—	—	14	7	8
	III	878	267	212	—	—	212	5	50
	IV	981	156	117	—	—	117	23	16
Zus.		**2 249**	**468**	**346**	—	—	**346**	**41**	**81**
10. Straßburg	I	604	79	35	—	3	38	19	22
	II	333	66	19	5	1	25	27	14
	III	641	125	70	4	16	90	9	26
	IV	943	156	73	1	5	79	35	42
Zus.		**2 521**	**426**	**197**	**10**	**25**	**232**	**90**	**104**
11. Trier	I	484	59	18	—	5	23	23	13
	II	486	151	108	—	2	110	31	10
	III	454	63	25	1	3	29	14	20
	IV	592	64	16	1	—	17	28	19
Zus.		**2 016**	**337**	**167**	**2**	**10**	**179**	**96**	**62**
Im Jahre		**19 213**	**2 988**	**1 309**	**34**	**97**	**1 440**	**849**	**699**

Anlage 19.

Tabelle 1.

Zahl der Personen, auf welche sich die von der Station Idar vom II. Vierteljahr 1905 bis IV. Vierteljahr 1909 erzielten Untersuchungsergebnisse erstreckten.

Jahr	Vierteljahr	Zahl der Personen, auf welche sich das gesamte Untersuchungsmaterial erstreckte	Zahl der Personen, bei welchen positive Resultate erhalten wurden	Die positiven Ergebnisse wurden erzielt durch die Untersuchung von: Blut: Gruber-Widalsche Reaktion	Blut: Kulturverfahren	Blut: Gruber-Widalsche Reaktion u. Kulturverfahren	Blut: Zusammen	Stuhl und Urin	Blut, Stuhl und Urin
1905	II	142	31	—	—	—	—	25	6
	III	182	19	2	—	—	2	8	9
	IV	265	44	7	—	—	7	17	20
Zus.		**589**	**94**	**9**	—	—	**9**	**50**	**35**

Jahr	Vierteljahr	Zahl der Personen, auf welche sich das gesamte Untersuchungsmaterial erstreckte	Zahl der Personen, bei welchen positive Resultate erhalten wurden	Die positiven Ergebnisse wurden erzielt durch die Untersuchung von					
				Blut				Stuhl und Urin	Blut, Stuhl und Urin
				Gruber-Widalsche Reaktion	Kulturverfahren	Gruber-Widalsche Reaktion u. Kulturverfahren	Zusammen		
1906	I	144	27	—	—	—	—	16	11
	II	99	12	—	—	—	—	4	8
	III	205	39	11	—	3	14	10	15
	IV	198	38	7	—	1	8	18	12
Zus.		**646**	**116**	**18**	—	**4**	**22**	**48**	**46**
1907	I	102	25	1	—	—	1	10	8
	II	74	19	5	—	—	5	7	7
	III	223	61	30	—	6	36	12	13
	IV	205	52	21	2	2	25	14	13
Zus.		**604**	**157**	**57**	**2**	**8**	**67**	**49**	**41**
1908	I	136	23	—	1	2	3	18	2
	II	144	41	18	1	—	19	9	13
	III	197	27	9	—	1	10	11	6
	IV	131	24	11	—	1	12	8	4
Zus.		**608**	**115**	**38**	**2**	**4**	**44**	**46**	**25**
1909	I	116	25	8	—	1	9	11	5
	II	61	15	4	—	—	4	5	6
	III	176	55	25	1	3	29	14	12
	IV	265	54	10	1	3	14	18	22
Zus.		**618**	**149**	**47**	**2**	**7**	**56**	**48**	**45**
Im ganzen		**3 065**	**631**	**169**	**6**	**23**	**198**	**241**	**192**

Tabelle 2.

Zahl der Personen, auf welche sich die von der Station Trier vom II. Vierteljahr 1905 bis IV. Vierteljahr 1909 erzielten Untersuchungsergebnisse erstreckten.

Jahr	Vierteljahr	Zahl der Personen, auf welche sich das gesamte Untersuchungsmaterial erstreckte	Zahl der Personen, bei welchen positive Resultate erhalten wurden	Gruber-Widalsche Reaktion	Kulturverfahren	Gruber-Widalsche Reaktion u. Kulturverfahren	Zusammen	Stuhl und Urin	Blut, Stuhl und Urin
1905	II	342	41	14	—	—	14	14	13
	III	519	133	86	—	—	86	24	23
	IV	478	105	32	—	—	32	42	31
Zus.		**1 339**	**279**	**132**	—	—	**132**	**80**	**67**
1906	I	366	76	29	—	—	29	30	17
	II	223	29	10	—	—	10	12	7
	III	403	103	54	1	7	62	15	26
	IV	425	81	31	—	4	35	16	30
Zus.		**1 417**	**289**	**124**	**1**	**11**	**136**	**78**	**80**

Jahr	Vierteljahr	Zahl der Personen, auf welche sich das gesamte Untersuchungsmaterial erstreckte	Zahl der Personen, bei welchen positive Resultate erhalten wurden	Die positiven Ergebnisse wurden erzielt durch die Untersuchung von: Blut					
				Blut: Gruber-Widalsche Reaktion	Blut: Kulturverfahren	Blut: Gruber-Widalsche Reaktion u. Kulturverfahren	Blut: Zusammen	Stuhl und Urin	Blut, Stuhl und Urin
1907	I	300	77	35	—	—	35	29	13
	II	319	53	23	—	—	23	20	10
	III	793	201	155	6	10	171	20	10
	IV	906	95	40	6	7	53	24	18
Zus.		**2 318**	**426**	**258**	**12**	**17**	**282**	**93**	**51**
1908	I	283	66	41	—	4	45	13	8
	II	199	45	22	—	2	24	11	10
	III	425	58	26	2	3	31	11	16
	IV	315	56	10	1	2	13	23	20
Zus.		**1 222**	**225**	**99**	**3**	**11**	**113**	**58**	**54**
1909	I	484	59	18	—	5	23	23	13
	II	486	151	108	—	2	110	31	10
	III	454	63	25	1	3	29	14	20
	IV	592	64	16	1	—	17	28	19
Zus.		**2 016**	**337**	**167**	**2**	**10**	**179**	**96**	**62**
Im ganzen		**8 312**	**1 556**	**775**	**18**	**49**	**842**	**400**	**314**

Tabelle 3.

Zahl der Personen, auf welche sich die von der Station Saarlouis vom II. Vierteljahr 1905 bis IV. Vierteljahr 1909 erzielten Untersuchungsergebnisse erstreckten.

Jahr	Vierteljahr								
1905	II	290	70	40	—	—	40	—	30
	III	214	53	34	—	—	34	4	15
	IV	259	40	13	—	—	13	15	12
Zus.		**763**	**163**	**87**	—	—	**87**	**19**	**57**
1906	I	369	46	10	—	—	10	4	32
	II	196	17	5	—	2	7	4	6
	III	258	37	24	—	—	24	3	10
	IV	280	60	20	—	1	21	11	28
Zus.		**1 103**	**160**	**59**	—	**3**	**62**	**22**	**76**
1907	I	276	59	25	—	4	29	9	21
	II	331	46	26	1	1	28	6	12
	III	244	61	14	1	—	15	23	23
	IV	227	39	20	—	2	22	15	2
Zus.		**1 078**	**205**	**85**	**2**	**7**	**94**	**53**	**58**

Jahr	Vierteljahr	Zahl der Personen, auf welche sich das gesamte Untersuchungsmaterial erstreckte	Zahl der Personen, bei welchen positive Resultate erhalten wurden	Die positiven Ergebnisse wurden erzielt durch die Untersuchung von: Blut: Gruber-Widalsche Reaktion	Blut: Kulturverfahren	Blut: Gruber-Widalsche Reaktion u. Kulturverfahren	Blut: Zusammen	Stuhl und Urin	Blut, Stuhl und Urin
1908	I	158	25	7	—	1	8	11	6
	II	148	19	7	—	—	7	5	7
	III	243	28	12	—	1	13	6	9
	IV	185	33	13	—	—	13	10	10
Zus.		**734**	**105**	**39**	—	**2**	**41**	**32**	**32**
1909	I	202	16	3	—	—	3	6	7
	II	188	29	14	—	—	14	7	8
	III	878	267	212	—	—	212	5	50
	IV	981	156	117	—	—	117	23	16
Zus.		**2 249**	**468**	**346**	—	—	**346**	**41**	**81**
Im ganzen		**5 927**	**1 101**	**616**	**2**	**12**	**630**	**167**	**304**

Tabelle 4.

Zahl der Personen, auf welche sich die von der Station Neunkirchen vom II. Vierteljahr 1905 bis IV. Vierteljahr 1909 erzielten Untersuchungsergebnisse erstreckten.

Jahr	Vierteljahr								
1905	II	262	29	9	1	—	10	16	3
	III	394	84	55	1	—	56	10	18
	IV	279	51	2	1	—	3	16	32
Zus.		**935**	**164**	**66**	**3**	—	**69**	**42**	**53**
1906	I	330	57	14	—	—	14	10	33
	II	358	39	5	—	3	8	3	28
	III	328	40	9	5	4	18	8	14
	IV	280	65	12	8	12	32	15	18
Zus.		**1 296**	**201**	**40**	**13**	**19**	**72**	**36**	**93**
1907	I	250	42	3	11	2	16	8	18
	II	245	58	15	1	6	22	16	20
	III	327	36	4	3	2	9	15	12
	IV	475	101	39	3	12	54	6	41
Zus.		**1 297**	**237**	**61**	**18**	**22**	**101**	**45**	**91**
1908	I	512	57	11	2	7	20	14	23
	II	365	44	9	6	2	17	18	9
	III	374	50	31	1	2	34	4	12
	IV	456	54	3	2	2	7	37	10
Zus.		**1 707**	**205**	**54**	**11**	**13**	**78**	**73**	**54**

Jahr	Vierteljahr	Zahl der Personen, auf welche sich das gesamte Untersuchungsmaterial erstreckte	Zahl der Personen, bei welchen positive Resultate erhalten wurden	Die positiven Ergebnisse wurden erzielt durch die Untersuchung von					
				Blut				Stuhl und Urin	Blut, Stuhl und Urin
				Gruber-Widalsche Reaktion	Kulturverfahren	Gruber-Widalsche Reaktion u. Kulturverfahren	Zusammen		
1909	I	582	89	31	5	4	40	37	12
	II	499	62	9	4	4	17	41	4
	III	443	60	14	2	4	20	36	4
	IV	334	56	10	1	3	14	30	12
Zus.		**1 858**	**267**	**64**	**12**	**15**	**91**	**144**	**32**
Im ganzen		**7 093**	**1 074**	**285**	**57**	**69**	**411**	**340**	**323**

Tabelle 5.

Zahl der Personen, auf welche sich die von der Station Saarbrücken vom II. Vierteljahr 1905 bis IV. Vierteljahr 1909 erzielten Untersuchungsergebnisse erstreckten.

1905	II	612	72	47	—	—	47	8	17
	III	582	138	82	1	—	83	20	35
	IV	889	240	109	—	-	109	56	75
Zus.		**2 083**	**450**	**238**	**1**	—	**239**	**84**	**127**
1906	I	697	171	59	3	1	63	52	56
	II	585	141	69	1	—	70	37	34
	III	707	173	112	—	2	114	34	25
	IV	662	200	122	—	—	122	49	29
Zus.		**2 651**	**685**	**362**	**4**	**3**	**369**	**172**	**144**
1907	I	354	113	56	1	4	61	31	21
	II	239	110	70	3	6	79	19	12
	III	307	95	72	1	5	78	14	3
	IV	769	132	79	1	3	83	33	16
Zus.		**1 669**	**450**	**277**	**6**	**18**	**301**	**97**	**52**
1908	I	686	128	76	2	7	85	34	9
	II	721	139	96	2	5	103	23	13
	III	1 299	193	111	2	14	127	38	28
	IV	852	110	44	3	6	53	41	16
Zus.		**3 558**	**570**	**327**	**9**	**32**	**368**	**136**	**66**
1909	I	1 069	125	37	1	3	41	66	18
	II	854	88	40	2	2	44	35	9
	III	960	98	41	—	2	43	33	22
	IV	1 180	99	39	—	7	46	30	23
Zus.		**4 063**	**410**	**157**	**3**	**14**	**174**	**164**	**72**
Im ganzen		**14 024**	**2 565**	**1 361**	**23**	**67**	**1451**	**653**	**461**

Tabelle 6.

Zahl der Personen, auf welche sich die von der Station Diedenhofen vom II. Vierteljahr 1905 bis IV. Vierteljahr 1909 erzielten Untersuchungsergebnisse erstreckten.

Jahr	Vierteljahr	Zahl der Personen, auf welche sich das gesamte Untersuchungsmaterial erstreckte	Zahl der Personen, bei welchen positive Resultate erhalten wurden	Die positiven Ergebnisse wurden erzielt durch die Untersuchung von					
				Blut				Stuhl und Urin	Blut, Stuhl und Urin
				Gruber-Widalsche Reaktion	Kulturverfahren	Gruber-Widalsche Reaktion u. Kulturverfahren	Zusammen		
1905	II	195	26	16	—	—	16	6	4
	III	188	51	19	—	—	19	9	23
	IV	158	49	14	—	1	15	11	23
Zus.		**541**	**126**	**49**	—	**1**	**50**	**26**	**50**
1906	I	118	27	9	—	—	9	10	8
	II	118	38	17	—	—	17	9	12
	III	182	83	50	—	1	51	8	24
	IV	228	110	67	—	3	70	9	31
Zus.		**646**	**258**	**143**	—	**4**	**147**	**36**	**75**
1907	I	164	64	31	—	2	33	7	24
	II	140	36	26	—	—	26	6	4
	III	225	78	41	3	3	47	9	22
	IV	227	126	60	1	6	67	2	57
Zus.		**756**	**304**	**158**	**4**	**11**	**173**	**24**	**107**
1908	I	166	65	36	2	—	38	5	22
	II	92	37	17	1	2	20	6	11
	III	351	71	42	1	2	45	4	22
	IV	174	57	27	—	2	29	4	24
Zus.		**783**	**230**	**122**	**4**	**6**	**132**	**19**	**79**
1909	I	159	38	13	—	2	15	7	16
	II	161	14	4	—	—	4	6	4
	III	285	39	15	—	1	16	9	14
	IV	322	57	15	1	1	17	15	25
Zus.		**927**	**148**	**47**	**1**	**4**	**52**	**37**	**59**
Im ganzen		**3 653**	**1 066**	**519**	**9**	**26**	**554**	**142**	**370**

Tabelle 7.

Zahl der Personen, auf welche sich die von der Station Metz vom II. Vierteljahr 1905 bis IV. Vierteljahr 1909 erzielten Untersuchungsergebnisse erstreckten.

1905	II	140	35	25	—	—	25	2	8
	III	211	60	31	—	—	31	10	19
	IV	275	91	42	—	—	42	41	8
Zus.		**626**	**186**	**98**	—	—	**98**	**53**	**35**

Jahr	Vierteljahr	Zahl der Personen, auf welche sich das gesamte Untersuchungsmaterial erstreckte	Zahl der Personen, bei welchen positive Resultate erhalten wurden	Die positiven Ergebnisse wurden erzielt durch die Untersuchung von					
				Blut				Stuhl und Urin	Blut, Stuhl und Urin
				Gruber-Widalsche Reaktion	Kulturverfahren	Gruber-Widalsche Reaktion u. Kulturverfahren	Zusammen		
1906	I	240	55	21	—	—	21	7	27
	II	265	70	41	—	—	41	5	24
	III	456	67	37	—	3	40	—	27
	IV	349	102	45	—	3	48	10	44
Zus.		**1 310**	**294**	**144**	—	**6**	**150**	**22**	**122**
1907	I	195	75	26	—	2	28	3	44
	II	541	79	46	—	—	46	2	31
	III	235	54	13	—	—	13	25	16
	IV	453	155	71	1	5	77	27	51
Zus.		**1 424**	**363**	**156**	**1**	**7**	**164**	**57**	**142**
1908	I	239	79	23	—	2	25	19	35
	II	240	54	21	—	1	22	16	16
	III	648	112	45	—	—	45	33	34
	IV	311	69	25	—	—	25	17	27
Zus.		**1 438**	**314**	**114**	—	**3**	**117**	**85**	**112**
1909	I	224	28	8	—	—	8	13	7
	II	251	30	20	—	—	20	7	3
	III	266	46	21	1	1	23	12	11
	IV	247	48	13	1	3	17	8	23
Zus.		**988**	**152**	**62**	**2**	**4**	**68**	**40**	**44**
Im ganzen		**5 786**	**1 309**	**574**	**3**	**20**	**597**	**257**	**455**

Tabelle 8.

Zahl der Personen, auf welche sich die von der Station Straßburg vom II. Vierteljahr 1905 bis IV. Vierteljahr 1909 erzielten Untersuchungsergebnisse erstreckten.

1905	II	611	66	15	1	15	31	23	12
	III	730	142	58	3	15	76	30	36
	IV	522	97	28	1	4	33	42	22
Zus.		**1 863**	**305**	**101**	**5**	**34**	**140**	**95**	**70**
1906	I	552	73	30	1	3	34	32	7
	II	585	81	45	—	—	45	27	9
	III	923	189	114	16	26	156	25	8
	IV	453	120	44	4	6	54	39	27
Zus.		**2 513**	**463**	**233**	**21**	**35**	**289**	**123**	**51**

Jahr	Vierteljahr	Zahl der Personen, auf welche sich das gesamte Untersuchungsmaterial erstreckte	Zahl der Personen, bei welchen positive Resultate erhalten wurden	Die positiven Ergebnisse wurden erzielt durch die Untersuchung von: Blut: Gruber-Widalsche Reaktion	Blut: Kulturverfahren	Blut: Gruber-Widalsche Reaktion u. Kulturverfahren	Blut: Zusammen	Stuhl und Urin	Blut, Stuhl und Urin
1907	I	435	59	17	1	1	19	29	11
	II	325	79	39	—	3	42	29	8
	III	612	150	81	2	17	100	25	25
	IV	396	99	56	1	9	66	13	20
Zus.		**1 768**	**387**	**193**	**4**	**30**	**227**	**96**	**64**
1908	I	416	70	34	—	1	35	23	12
	II	319	76	36	—	3	39	19	18
	III	427	120	63	1	10	74	17	29
	IV	484	131	57	—	7	64	37	30
Zus.		**1 646**	**397**	**190**	**1**	**21**	**212**	**96**	**89**
1909	I	604	79	35	—	3	38	19	22
	II	333	66	19	5	1	25	27	14
	III	641	125	70	4	16	90	9	26
	IV	943	156	73	1	5	79	35	42
Zus.		**2 521**	**426**	**197**	**10**	**25**	**232**	**90**	**104**
Im ganzen		**10 311**	**1 978**	**914**	**41**	**145**	**1 100**	**500**	**378**

Tabelle 9.

Zahl der Personen, auf welche sich die von der Station Hagenau vom II. Vierteljahr 1905 bis IV. Vierteljahr 1909 erzielten Untersuchungsergebnisse erstreckten.

Jahr	Vierteljahr	Zahl der Personen, auf welche sich das gesamte Untersuchungsmaterial erstreckte	Zahl der Personen, bei welchen positive Resultate erhalten wurden	Blut: Gruber-Widalsche Reaktion	Blut: Kulturverfahren	Blut: Gruber-Widalsche Reaktion u. Kulturverfahren	Blut: Zusammen	Stuhl und Urin	Blut, Stuhl und Urin
1905	II	168	33	21	—	—	21	8	4
	III	262	104	73	—	—	73	11	20
	IV	186	107	82	—	—	82	12	13
Zus.		**616**	**244**	**176**	—	—	**176**	**31**	**37**
1906	I	169	45	20	—	—	20	14	11
	II	119	41	22	—	1	23	4	14
	III	274	108	55	2	16	73	13	22
	IV	201	88	62	—	7	69	6	13
Zus.		**763**	**282**	**159**	**2**	**24**	**185**	**37**	**60**
1907	I	68	17	5	—	1	6	9	2
	II	149	32	12	1	2	15	6	11
	III	339	63	28	1	2	31	17	15
	IV	489	99	37	1	5	43	25	31
Zus.		**1 045**	**211**	**82**	**3**	**10**	**95**	**57**	**59**

Jahr	Vierteljahr	Zahl der Personen, auf welche sich das gesamte Untersuchungsmaterial erstreckte	Zahl der Personen, bei welchen positive Resultate erhalten wurden	Die positiven Ergebnisse wurden erzielt durch die Untersuchung von					
				Blut				Stuhl und Urin	Blut, Stuhl und Urin
				Gruber-Widalsche Reaktion	Kulturverfahren	Gruber-Widalsche Reaktion u. Kulturverfahren	Zusammen		
1908	I	197	55	13	—	1	14	18	23
	II	162	43	4	1	2	7	24	12
	III	280	69	22	—	3	25	15	29
	IV	396	58	25	1	2	28	12	18
Zus.		**1 035**	**225**	**64**	**2**	**8**	**74**	**69**	**82**
1909	I	150	31	7	—	3	10	18	3
	II	131	35	7	—	—	7	19	9
	III	277	79	18	1	4	23	29	27
	IV	247	69	17	1	7	25	22	22
Zus.		**805**	**214**	**49**	**2**	**14**	**65**	**88**	**61**
Im ganzen		**4 264**	**1 176**	**530**	**9**	**56**	**595**	**282**	**299**

Tabelle 10.

Zahl der Personen, auf welche sich die von der Station Kaiserslautern vom II. Vierteljahr 1905 bis IV. Vierteljahr 1909 erzielten Untersuchungsergebnisse erstreckten.

1905	II	180	30	14	—	—	14	9	7
	III	417	130	44	—	—	44	64	22
	IV	365	103	21	—	—	21	70	12
Zus.		**962**	**263**	**79**	—	—	**79**	**143**	**41**
1906	I	395	81	18	—	—	18	56	7
	II	434	84	28	—	—	28	47	9
	III	457	65	32	—	1	33	20	12
	IV	257	44	20	—	1	21	18	5
Zus.		**1 543**	**274**	**98**	—	**2**	**100**	**141**	**33**
1907	I	182	40	18	1	-	19	19	2
	II	370	58	14	1	2	17	37	4
	III	305	50	11	—	1	12	37	1
	IV	437	86	42	—	—	42	30	14
Zus.		**1 294**	**234**	**85**	**2**	**3**	**90**	**123**	**21**
1908	I	105	8	3	—	—	3	5	—
	II	209	27	18	—	1	19	2	6
	III	345	34	21	1	1	23	2	9
	IV	228	32	15	—	1	16	8	8
Zus.		**887**	**101**	**57**	**1**	**3**	**61**	**17**	**23**

Jahr	Vierteljahr	Zahl der Personen, auf welche sich das gesamte Untersuchungsmaterial erstreckte	Zahl der Personen, bei welchen positive Resultate erhalten wurden	Die positiven Ergebnisse wurden erzielt durch die Untersuchung von					
				Blut				Stuhl und Urin	Blut, Stuhl und Urin
				Gruber-Widalsche Reaktion	Kulturverfahren	Gruber-Widalsche Reaktion u. Kulturverfahren	Zusammen		
1909	I	450	40	10	—	1	11	9	20
	II	215	23	14	—	—	14	4	5
	III	247	56	54	—	—	54	—	2
	IV	353	58	50	—	1	51	3	4
Zus.		**1 265**	**177**	**128**	—	**2**	**130**	**16**	**31**
Im ganzen		**5 951**	**1 049**	**447**	**3**	**10**	**460**	**440**	**149**

Tabelle 11.

Zahl der Personen, auf welche sich die von der Station Landau vom II. Vierteljahr 1905 bis IV. Vierteljahr 1909 erzielten Untersuchungsergebnisse erstreckten.

Jahr	Vierteljahr	Zahl der Personen, auf welche sich das gesamte Untersuchungsmaterial erstreckte	Zahl der Personen, bei welchen positive Resultate erhalten wurden	Gruber-Widalsche Reaktion	Kulturverfahren	Gruber-Widalsche Reaktion u. Kulturverfahren	Zusammen	Stuhl und Urin	Blut, Stuhl und Urin
1905	II	349	75	51	—	—	51	8	16
	III	522	79	46	—	—	46	12	21
	IV	551	70	14	—	—	14	17	39
Zus.		**1 422**	**224**	**111**	—	—	**111**	**37**	**76**
1906	I	433	81	51	—	—	51	13	17
	II	679	107	79	—	—	79	17	11
	III	747	95	59	—	1	60	17	18
	IV	968	129	74	1	2	77	24	28
Zus.		**2 827**	**412**	**263**	**1**	**3**	**267**	**71**	**74**
1907	I	685	86	48	1	1	50	26	10
	II	769	117	82	2	—	84	21	12
	III	610	86	57	—	1	58	17	11
	IV	741	84	9	—	1	10	24	50
Zus.		**2 805**	**373**	**196**	**3**	**3**	**202**	**88**	**83**
1908	I	952	87	21	—	1	22	24	41
	II	515	84	11	1	—	12	27	45
	III	1 062	112	17	—	—	17	40	55
	IV	484	95	9	—	—	9	34	52
Zus.		**3 013**	**378**	**58**	**1**	**1**	**60**	**125**	**193**
1909	I	454	73	18	—	1	19	26	28
	II	590	59	19	—	1	20	21	18
	III	407	48	5	—	—	5	15	28
	IV	452	60	3	—	—	3	23	34
Zus.		**1 903**	**240**	**45**	—	**2**	**47**	**85**	**108**
Im ganzen		**11 970**	**1 627**	**673**	**5**	**9**	**687**	**406**	**534**

Anlage 20.

Station	Zahl der untersuchten Proben	Zahl der Personen, bei welchen positive Befunde erhalten wurden	Von den untersuchten Personen wurden mit positivem Erfolg untersucht in %	Die positiven Ergebnisse wurden erzielt durch die Untersuchung von															Zahl der gemeldeten Fälle	Auf jeden gemeldeten Fall kommen untersuchte Personen	Zahl der bakteriologisch bestätigten Fälle	Auf jeden bakteriologisch bestätigten Fall kommen untersuchte Personen	Zahl der ausgeführten Untersuchungen	Zahl der Untersuchungen, welche auf eine untersuchte Person entfallen	Zahl der Untersuchungen, welche auf eine mit positivem Erfolg untersuchte Person entfallen
				Blut																					
				Gruber-Widalsche Reaktion	In % auf die Summe der positiven Blutbefunde berechnet	In % auf die Gesamtsumme aller positiven Befunde berechnet	Kulturverfahren	In % auf die Summe der positiven Blutbefunde berechnet	In % auf die Gesamtsumme aller positiven Befunde berechnet	Gruber-Widalsche Reaktion und Kulturverfahren	In % auf die Summe der positiven Blutbefunde berechnet	In % auf die Gesamtsumme aller positiven Befunde berechnet	Zusammen	In % auf die Gesamtzahl der positiven Befunde berechnet	Stuhl und Urin	In % auf die Gesamtzahl der positiven Befunde berechnet	Blut, Stuhl und Urin	In % auf die Gesamtzahl der positiven Befunde berechnet							
Idar	3 065	631	20,6	169	85,4	26,8	6	3,0	1,0	23	11,6	3,6	198	31,4	241	38,2	192	30,4	469	6,5	439	7,0	10 364	3,4	16,4
Trier	8 312	1 556	18,7	775	92,0	49,8	18	2,1	1,2	49	5,8	3,1	842	54,1	400	25,7	314	20,2	1 165	7,1	1 104	7,5	29 987	3,6	19,3
Saarlouis	5 927	1 101	18,6	616	97,8	55,9	2	0,3	0,2	12	1,9	1,1	630	57,2	167	15,2	304	27,6	589	10,1	565	10,5	22 033	3,7	20,0
Neunkirchen	7 093	1 074	15,1	285	69,3	26,5	57	13,9	5,3	69	16,8	6,4	411	38,3	340	31,7	323	30,1	826	8,6	793	8,9	31 020	4,4	28,9
Saarbrücken	14 024	2 565	18,3	1 361	93,8	53,1	23	1,6	0,9	67	4,6	2,6	1 451	56,6	653	25,5	461	18,0	1 947	7,2	1 860	7,5	44 842	3,2	17,5
Diedenhofen	3 653	1 066	29,2	519	93,7	48,7	9	1,6	0,8	26	4,7	2,4	554	52,0	142	13,3	370	34,7	1 027	3,6	758	4,8	13 009	3,6	12,2
Metz	5 786	1 309	22,6	574	96,1	43,9	3	0,5	0,2	20	3,4	1,5	597	45,6	257	19,6	455	34,8	1 183	4,9	796	7,3	18 233	3,2	13,9
Straßburg	10 311	1 978	19,2	914	83,1	46,2	41	3,7	2,1	145	13,2	7,3	1 100	55,6	500	25,3	378	19,1	1 247	8,3	979	10,5	28 199	2,7	14,3
Hagenau	4 264	1 176	27,6	530	89,1	45,1	9	1,5	0,8	56	9,4	4,8	595	50,5	282	24,0	299	25,4	1 118	3,8	869	4,9	16 534	3,9	14,1
Kaiserslautern	5 951	1 049	17,6	447	97,2	42,6	3	0,7	0,3	10	2,2	1,0	460	43,9	440	41,9	149	14,2	1 075	5,5	607	9,8	17 172	2,9	16,4
Landau	11 970	1 627	13,6	673	98,0	41,4	5	0,7	0,3	9	1,3	0,6	687	42,2	406	25,0	534	32,8	615	19,5	539	22,2	31 598	2,6	19,4
Summe	80 356	15 132	18,8	6 863	91,2	45,4	176	2,3	1,2	486	6,5	3,2	7 525	49,7	3 828	25,3	3 779	25,0	11 261	7,1	9 309	8,6	262 991	3,3	17,4

Anlage 21.

Tabelle 1 folgt auf der nächsten Seite.

Tabelle 2.

Zusammenstellung von 387 bakteriologisch bestätigten, Typhusfällen mit bekanntem Krankheitsbeginne nach dem Zeitpunkt der bakteriologischen Krankheitsfeststellung.

<table>
<tr><th rowspan="2">Station</th><th rowspan="2">Vor dem Krankheitsbeginn wurde die bakteriologische Diagnose gestellt in Fällen</th><th rowspan="2">Auf die Gesamtsumme in % berechnet</th><th colspan="8">Angabe der Woche, in welcher nach dem Krankheitsbeginne die bakteriologische Diagnose erhoben wurde</th><th rowspan="2">Zahl der Fälle</th></tr>
<tr><th>1. Woche</th><th>in %</th><th>2. Woche</th><th>in %</th><th>3. Woche</th><th>in %</th><th>4. und folgende Wochen</th><th>in %</th></tr>
<tr><td>Idar</td><td>2</td><td>0,5</td><td>75</td><td>19,4</td><td>169</td><td>43,7</td><td>85</td><td>22,0</td><td>56</td><td>14,5</td><td>387</td></tr>
<tr><td></td><td></td><td></td><td colspan="6">329 = 85,0 %</td><td></td><td></td><td></td></tr>
</table>

Anlage 22 folgt auf Seite 166.

Anlage 23.

Übersicht über den Anteil der verschiedenen Untersuchungsmethoden an der Feststellung aller bei 2 732 Typhusfällen erhobenen positiven Befunde.

<table>
<tr><th>Stationen</th><th>Zahl der Fälle</th><th>Gruber-Widalsche Reaktion</th><th>%</th><th>Kulturen</th><th>%</th><th>Kultur und Gruber-Widalsche Reaktion</th><th>%</th><th>Stuhl- und Urin-Untersuchung</th><th>%</th><th>Gruber-Widalsche Reaktion und Stuhl- und Urinuntersuchung</th><th>%</th></tr>
<tr><td>Idar</td><td>529</td><td>173</td><td>32,7</td><td>4</td><td>0,8</td><td>22</td><td>4,2</td><td>97</td><td>18,3</td><td>233</td><td>44,0</td></tr>
<tr><td></td><td colspan="11">Gruber-Widalsche Reaktion überhaupt 428 = 80,9 % } der Erkrankt. = 54,6 % } der Untersuchungen
Kultur überhaupt . . . . 26 = 4,9 „ = 3,3 „
Stuhl- u. Urinuntersuchung überhaupt 330 = 62,3 „ = 42,1 „
Untersuchungen 784</td></tr>
<tr><td>Diedenhofen</td><td>1 153</td><td>579</td><td>50,2</td><td>11</td><td>1,0</td><td>24</td><td>2,1</td><td>155</td><td>13,4</td><td>384</td><td>33,3</td></tr>
<tr><td></td><td colspan="11">Gruber-Widalsche Reaktion überhaupt 987 = 85,6 % } der Erkrankt. = 63,2 % } der Untersuchungen
Kultur überhaupt . . . . 35 = 3,0 „ = 2,2 „
Stuhl- u. Urinuntersuchung überhaupt 539 = 46,7 „ = 34,5 „
Untersuchungen 1 561</td></tr>
<tr><td>Trier</td><td>1 050</td><td>757</td><td>72,1</td><td>18</td><td>1,7</td><td>48</td><td>4,6</td><td>193</td><td>18,4</td><td>34</td><td>3,2</td></tr>
<tr><td></td><td colspan="11">Gruber-Widalsche Reaktion überhaupt 839 = 79,9 % } der Erkrankt. = 74,1 % } der Untersuchungen
Kultur überhaupt . . . . 66 = 6,3 „ = 5,8 „
Stuhl- u. Urinuntersuchung überhaupt 227 = 21,6 „ = 20,1 „
Untersuchungen 1 132</td></tr>
<tr><td>Zusammen</td><td>2 732</td><td>1 509</td><td>55,2</td><td>33</td><td>1,2</td><td>94</td><td>3,4</td><td>445</td><td>16,3</td><td>651</td><td>23,8</td></tr>
<tr><td></td><td colspan="11">Gruber-Widalsche Reaktion überhaupt 2 254 = 82,5 % } der Erkrankt. = 64,8 % } der Untersuchungen
Kultur überhaupt . . . . 127 = 4,6 „ = 3,7 „
Stuhl- u. Urinuntersuchung überhaupt 1 096 = 40,1 „ = 31,5 „
Untersuchungen 3 477</td></tr>
</table>

Anlage 21.

Zusammenstellung von 3095 Typhusfällen nach dem Zeitpunkt der bakterio

Tage	1.	2	3.	4.	5.	6.	7.	1. Woche	8.	9.	10.	11.	12.	13.	14.	2. Woche	15.	16.	17.	18.	19.	20.	21.	3. Woche	22.	23.	24.	25.	26.
Diedenhofen	3	5	13	12	32	33	39	137 = 20,5%	40	44	46	33	30	37	38	268 = 40,1%	33	34	12	19	13	25	10	146 = 21,8%	18	11	7	10	3
	Summe der 1. bis 3. Woche 551 = 82,4 %																												
Kaiserslautern	5	7	10	2	7	6	8	45 = 33,6%	12	7	4	3	3	10	6	45 = 33,6%	4	3	2	2	3	2	3	19 = 14,2%	2	1	1	3	—
	Summe der 1. bis 3. Woche 109 = 81,3 %																												
Landau	7	15	10	11	8	8	6	65 = 65,0%	5	2	3	2	3	1	3	19 = 19,0%	3	2	1	1	—	—	—	7 = 7,0%	2	—	1	1	—
	Summe der 1. bis 3. Woche 91 = 91,0 %																												
Metz	8	8	11	18	12	24	37	118 = 21,9%	25	41	46	25	30	18	20	205 = 38,1%	21	16	22	17	14	19	10	119 = 22,1%	9	7	10	10	5
	Summe der 1. bis 3. Woche 442 = 82,2 %																												
	Summe der 1. bis 3. Woche 1364 = 82,5 %																												
Saarbrücken	23	29	48	74	87	74	89	424 = 25,6%	79	86	114	92	83	79	77	610 = 36,9%	63	59	51	52	36	40	29	330 = 20,0%	20	34	23	20	12
Zusammen								789 = 25,5%								1147 = 37,1%								621 = 20,1%					
	2557 = 82,6 %																												

Tage	54.	55.	56.	8. Woche	57.	58.	59.	60.	61.	62.	63.	9. Woche	64.	65.	66.	67.	68.	69.	70.	10. Woche	71.	72.	73.	74.	75.	76.	77.	11. Woche	78.
Diedenhofen	—	2	—	5	1	—	—	—	—	—	—	1	—	—	—	—	1	—	1	2	—	—	—	—	—	—	—	—	—
	Summe der 6. bis 14. Woche 25 = 3,7 %																												
	Summe der 4. bis 14. Woche 118 = 17,6 %																												
Kaiserslautern	—	—	1	2	—	—	—	—	1	—	—	1	—	—	—	—	—	—	—	—	—	—	—	—	—	—	—	—	—
	Summe der 6. bis 14. Woche 12 = 9,0 %																												
	Summe der 4. bis 14. Woche 24 = 17,9 %																												
Landau	—	—	—	1	—	—	—	—	—	—	—	—	—	—	—	—	—	—	—	—	—	—	1	—	—	—	—	1	—
	Summe der 6. bis 14. Woche 2 = 2,0 %																												
	Summe der 4. bis 14. Woche 9 = 9,0 %																												
Metz	1	—	—	2	—	—	1	—	—	—	—	1	—	1	—	1	—	—	—	2	—	—	1	—	—	—	—	1	—
	Summe der 6. bis 14. Woche 18 = 3,3 %																												
	Summe der 4. bis 14. Woche 96 = 17,8 %																												
Saarbrücken	Summe der 4. bis 14. Woche 281 = 17,0 %																												
	Summe der 6. bis 14. Woche 76 = 4,6 %																												
	1	2	—	11	1	2	—	2	—	2	—	7	—	—	—	2	—	—	—	2	—	1	—	—	—	—	—	1	—
Zusammen	—	—	—	21	—	—	—	—	—	—	—	10	—	—	—	—	—	—	—	6	—	—	—	—	—	—	—	3	—
	Summe der 6. bis 14. Woche 133 = 4,3 %																												
	Summe der 4. bis 14. Woche 528 = 17,1 %																												

Tabelle 1.

logischen Krankheitsfeststellung (nach Krankheitstagen und Krankheitswochen).

27.	28.	4. Woche	29.	30.	31.	32.	33.	34.	35.	5. Woche	36.	37.	38.	39.	40.	41.	42.	6. Woche	43.	44.	45.	46.	47.	48.	49.	7. Woch.	50.	51.	52.	53.
7	6	62 = 9,3 %	5	10	4	2	7	2	1	31 = 4,6 %	1	1	5	3	1	1	1	13	3	1	—	—	—	—	—	4	—	—	2	1
—	—	7 = 5,2 %	—	2	—	—	—	2	1	5 = 3,7 %	1	1	—	—	—	1	2	5	2	—	—	—	—	—	1	3	—	—	1	—
—	—	4 = 4,0%	1	—	—	—	1	—	1	3 = 3,0%	—	—	—	—	—	—	—	—	—	—	—	—	—	—	—	—	—	1	—	—
8	5	54 = 10,0%	4	11	2	1	1	—	5	24 = 4,5 %	3	—	1	2	—	—	1	7	—	2	1	—	—	1	—	4	1	—	—	—
14	17	140= 8,5 %	14	21	4	4	6	6	10	65 = 3,9 %	10	3	5	5	7	3	4	37	2	3	3	2	2	1	—	13	1	2	3	2
		267= 8,6 %								128= 4,1 %								62								24				

79.	80.	81.	82.	83.	84.	12. Woche	85.	86.	87.	88.	89.	90.	91.	13. Woche	92.	93.	94.	95.	96.	97.	98.	14. Woche	Tage der Feststellung der bakteriologischen Diagnose vor dem Krankheitsbeginne: 20	19	13	10	4	2	1	Zusammen	Summe der Krankheitsfälle
—	—	—	—	—	—	—	—	—	—	—	—	—	—	—	—	—	—	—	—	—	—	—									669
—	—	—	—	—	—	—	—	—	—	—	—	—	—	—	1	—	—	—	—	—	—	1						1		1= 0,7%	134
—	—	—	—	—	—	—	—	—	—	—	—	—	—	—	—	—	—	—	—	—	—	—									100
—	—	1	—	—	—	1	—	—	—	—	—	—	—	—	—	—	—	—	—	—	—	—									538
1	—	—	—	—	1	2	—	—	—	—	—	1	—	1	1	—	—	—	—	1	—	2	1	1	2	1	2	1	1	9= 0,5%	1654
—	—	—	—	—	—	3	—	—	—	—	—	—	—	1	—	—	—	—	—	—	—	3	—	—	—	—	—	—	—	10= 0,3%	3095

Anlage 22. Zusammenstellung von 2192 Typhusfällen nach dem Zeitpunkt
benutzten Unter-

Lfd. Nr.	Station	Untersuchungs-verfahren	1	2	3	4	5	6	7	1. Woche	8	9	10	11	12	13	14	2. Woche
			Krankheitstage															
1	Metz . . .	Gruber-Widalsche Reaktion	5	5	6	13	9	18	27	83	15	26	35	20	22	14	15	147
			1. Woche 83 { = 15,4 % der Fälle = 21,1 % der Befunde = 70,3 % d. Befde. d. 1. Woche								2. Woche 147 { = 27,3 % der Fälle = 37,1 % der Befunde = 71,7 % d. Befde. d. 2. Woche							
	Saarbrücken	Gruber-Widalsche Reaktion	18	19	43	57	64	55	69	325 408	60	74	93	75	60	62	67	491 638
			1. Woche 325 { = 19,6 % der Fälle = 24,7 % der Befunde = 76,7 % d. Befde. d. 1. Woche Zusammen 1. Woche 408 { = 18,6 % der Fälle = 23,9 % der Befunde = 75,3 % d. Befde. d. 1. Woche								2. Woche 491 { = 29,7 % der Fälle = 37,4 % der Befunde = 80,5 % d. Befde. d. 2. Woche Zusammen 2. Woche 638 { = 29,1 % der Fälle = 37,4 % der Befunde = 78,3 % d. Befde. d. 2. Woche							
2	Metz . . .	Blutkultur	—	—	1	—	—	1	1	3	—	2	—	1	—	—	—	3
			1. Woche 3 { = 0,6 % der Fälle = 42,9 % der Befunde = 2,5 % d. Befde. d. 1. Woche								2. Woche 3 { = 0,6 % der Fälle = 42,9 % der Befunde = 1,5 % d. Befde. d. 2. Woche							
	Saarbrücken	Blutkultur	—	1	—	2	3	—	2	8 11	2	1	3	3	1	—	1	11 14
			1. Woche 8 { = 0,5 % der Fälle = 29,6 % der Befunde = 1,9 % d. Befde. d. 1. Woche Zusammen 1. Woche 11 { = 0,5 % der Fälle = 32,4 % der Befunde = 2,0 % d. Befde. d. 1. Woche								2. Woche 11 { = 0,7 % der Fälle = 40,7 % der Befunde = 1,8 % d. Befde. d. 2. Woche Zusammen 2. Woche 14 { = 0,6 % der Fälle = 41,2 % der Befunde = 1,7 % d. Befde. d. 2. Woche							
3	Metz . . .	Blutkultur u. Gruber-Widalsche Reaktion	1	3	2	1	—	—	3	10	3	1	2	2	2	1	1	12
			1. Woche 10 { = 1,9 % der Fälle = 30,3 % der Befunde = 8,4 % d. Befde. d. 1. Woche								2. Woche 12 { = 2,2 % der Fälle = 36,4 % der Befunde = 5,9 % d. Befde. d. 2. Woche							
	Saarbrücken	Blutkultur u. Gruber-Widalsche Reaktion	2	2	1	5	6	4	7	27 37	7	4	6	6	5	3	3	34 46
			1. Woche 27 { = 1,6 % der Fälle = 33,8 % der Befunde = 6,4 % d. Befde. d. 1. Woche Zusammen 1. Woche 37 { = 1,7 % der Fälle = 32,7 % der Befunde = 6,8 % d. Befde d. 1. Woche								2. Woche 34 { = 2,1 % der Fälle = 42,5 % der Befunde = 5,6 % d. Befde. d. 2. Woche Zusammen 2. Woche 46 { = 2,1 % der Fälle = 40,7 % der Befunde = 5,6 % d. Befde d. 2. Woche							
4	Metz . . .	Stuhl u. Urin	2	—	—	1	2	5	4	14	6	9	4	1	4	2	2	28
			1. Woche 14 { = 2,6 % der Fälle = 21,2 % der Befunde = 11,9 % d. Befde. d. 1. Woche								2. Woche 28 { = 5,2 % der Fälle = 42,4 % der Befunde = 13,7 % d. Befde. d. 2. Woche							
	Saarbrücken	Stuhl u. Urin	3	7	3	8	9	11	7	48 62	10	6	8	3	13	10	4	54 82
			1. Woche 48 { = 2,9 % der Fälle = 27,3 % der Befunde = 11,3 % d. Befde. d. 1. Woche Zusammen 1. Woche 62 { = 2,8 % der Fälle = 25,6 % der Befunde = 11,5 % d. Befde. d. 1. Woche								2. Woche 54 { = 3,3 % der Fälle = 30,7 % der Befunde = 8,9 % d. Befde. d. 2. Woche Zusammen 2. Woche 82 { = 3,7 % der Fälle = 33,8 % der Befunde = 10,1 % d. Befde. d. 2. Woche							

ihrer bakteriologischen Krankheitsfeststellung und mit Berücksichtigung der suchungsverfahren.

Krankheitstage

15	16	17	18	19	20	21	3. Woche	22	23	24	25	26	27	28	4. Woche	29	30	31	32	33	34	35	5. Woche
14	11	17	12	10	17	9	90	7	6	9	8	3	7	5	45	2	8	—	1	1	—	3	15
3. Woche 90 = 16,7 % der Fälle = 22,8 % der Befunde = 75,6 % d. Befde. d. 3. Woche								4. Woche 45 = 8,4 % der Fälle = 11,4 % der Befunde = 83,3 % d. Befde. d. 4. Woche								5. Woche 15 = 2,8 % der Fälle = 3,8 % der Befunde = 62,5 % d. Befde. d. 5. Woche							
56	50	39	45	33	35	26	284 374	16	29	16	17	7	13	13	111 156	10	13	4	2	5	5	8	47 62
3. Woche 284 = 17,2 % der Fälle = 21,6 % der Befunde = 86,1 % d. Befde. d. 3. Woche Zusammen 3. Woche 374 = 17,1 % der Fälle = 21,9 % der Befunde = 83,3 % d. Befde. d. 3. Woche								4. Woche 111 = 6,7 % der Fälle = 8,4 % der Befunde = 79,3 % d. Befde. d. 4. Woche Zusammen 4. Woche 156 = 7,1 % der Fälle = 9,1 % der Befunde = 80,4 % d. Befde. d. 4. Woche								5. Woche 47 = 2,8 % der Fälle = 3,6 % der Befunde = 72,3 % d. Befde. d. 5. Woche Zusammen 5. Woche 62 = 2,8 % der Fälle = 3,6 % der Befunde = 69,7 % d. Befde. d. 5. Woche							
—	—	—	—	—	—	—	—	—	—	—	—	—	—	—	—	—	—	—	—	—	—	—	—
—	—	2	—	—	—	—	2 2	1	1	—	—	2	1	—	5 5	—	1	—	—	—	—	—	1 1
3. Woche 2 = 0,1 % der Fälle = 7,4 % der Befunde = 0,6 % d. Befde. d. 3. Woche Zusammen 3. Woche 2 = 0,09 % der Fälle = 5,9 % der Befunde = 0,4 % d. Befde. d. 3. Woche								4. Woche 5 = 0,3 % der Fälle = 18,5 % der Befunde = 3,6 % d. Befde. d. 4. Woche Zusammen 4. Woche 5 = 0,2 % der Fälle = 14,7 % der Befunde = 2,6 % d. Befde. d. 4 Woche								5. Woche 1 = 0,06 % der Fälle = 3,7 % der Befunde = 1,5 % d. Befde. d. 5. Woche Zusammen 5. Woche 1 = 0,05 % der Fälle = 2,9 % der Befunde = 1,1 % d. Befde. d 5. Woche							
—	3	1	3	2	—	—	9	1	1	—	—	—	—	—	2	—	—	—	—	—	—	—	—
3. Woche 9 = 1,7 % der Fälle = 27,3 % der Befunde = 7,6 % d. Befde. d. 3. Woche								4. Woche 2 = 0,4 % der Fälle = 6,1 % der Befunde = 3,7 % d. Befde. d. 4. Woche															
—	2	3	2	—	1	—	8 17	1	1	—	1	—	—	1	4 6	1	2	—	—	—	—	1	4 4
3. Woche 8 = 0,5 % der Fälle = 10,0 % der Befunde = 2,4 % d. Befde. d. 3. Woche Zusammen 3. Woche 17 = 0,8 % der Fälle = 15,0 % der Befunde = 3,8 % d. Befde. d. 3. Woche								4. Woche 4 = 0,2 % der Fälle = 5,0 % der Befunde = 2,9 % d. Befde. d. 4. Woche Zusammen 4. Woche 6 = 0,3 % der Fälle = 5,3 % der Befunde = 3,1 % d. Befde. d. 4. Woche								5. Woche 4 = 0,2 % der Fälle = 5,0 % der Befunde = 6,2 % d. Befde. d. 5. Woche Zusammen 5. Woche 4 = 0,2 % der Fälle = 3,5 % der Befunde = 4,5 % d. Befde. d. 5. Woche							
1	1	3	1	2	1	1	10	—	—	1	1	2	1	—	5	2	1	2	—	—	—	1	6
3. Woche 10 = 1,9 % der Fälle = 15,2 % der Befunde = 8,4 % d. Befde. d. 3. Woche								4. Woche 5 = 0,9 % der Fälle = 7,6 % der Befunde = 9,3 % d. Befde. d. 4. Woche								5. Woche 6 = 1,1 % der Fälle = 9,1 % der Befunde = 25,0 % d. Befde. d. 5. Woche							
4	5	5	3	2	4	—	23 33	2	2	5	2	3	—	3	17 22	—	4	—	2	1	1	1	9 15
3. Woche 23 = 1,4 % der Fälle = 13,1 % der Befunde = 7,0 % d. Befde. d. 3. Woche Zusammen 3. Woche 33 = 1,5 % der Fälle = 13,6 % der Befunde = 7,3 % d. Befde. d 3. Woche								4. Woche 17 = 1,0 % der Fälle = 9,7 % der Befunde = 12,1 % d. Befde. d. 4. Woche Zusammen 4. Woche 22 = 1,0 % der Fälle = 9,1 % der Befunde = 11,3 % d. Befde. d. 4. Woche								5. Woche 9 = 0,5 % der Fälle = 5,1 % der Befunde = 13,8 % d. Befde. d. 5 Woche Zusammen 5. Woche 15 = 0,7 % der Fälle = 6,2 % der Befunde = 16,9 % d. Befde. d. 5. Woche							

Lfd. Nr.	Station	Untersuchungsverfahren	Krankheitstage 1	2	3	4	5	6	7	1. Woche	8	9	10	11	12	13	14	2. Woche
5	Metz . . .	Gruber-Widalsche Reaktion u. Stuhl u. Urin	—	—	2	3	1	—	2	8	1	3	3	1	2	1	2	13
			1. Woche 8 { = 1,5 % der Fälle = 22,9 % der Befunde = 6,8 % d. Befde. d. 1. Woche								2. Woche 13 { = 2,4 % der Fälle = 37,1 % der Befunde = 6,3 % d. Befde. d. 2. Woche							
	Saarbrücken	Gruber-Widalsche Reaktion u. Stuhl u. Urin	—	—	1	1	4	3	2	11 19	—	1	4	5	4	3	2	19 32
			1. Woche 11 { = 0,7 % der Fälle = 22,0 % der Befunde = 2,6 % d. Befde. d. 1. Woche Zusammen 1. Woche 19 { = 0,9 % der Fälle = 22,4 % der Befunde = 3,6 % d. Befde. d. 1. Woche								2. Woche 19 { = 1,1 % der Fälle = 38,0 % der Befunde = 3,1 % d. Befde. d. 2. Woche Zusammen 2. Woche 32 { = 1,5 % der Fälle = 37,6 % der Befunde = 3,9 % d. Befde. d. 2. Woche							
6	Metz . . .	Blutkulturen u. Stuhl u. Urin	—	—	—	—	—	—	—	—	—	—	—	—	—	—	—	—
	Saarbrücken	Blutkulturen u. Stuhl u. Urin	—	—	—	—	1	1	1	3 3	—	—	—	—	—	—	—	—
			1. Woche 3 { = 0,2 % der Fälle = 75,0 % der Befunde = 0,7 % d. Befde. d. 1. Woche Zusammen 1. Woche 3 { = 0,1 % der Fälle = 60,0 % der Befunde = 0,6 % d. Befde. d. 1. Woche															
7	Metz . . .	Gruber-Widalsche Reaktion u. Blutkulturen u. Stuhl u. Urin	—	—	—	—	—	—	—	—	—	—	2	—	—	—	—	2
											2. Woche 2 { = 0,4 % der Fälle = 100,0 % der Befunde = 1,0 % d. Befde. d. 2. Woche							
	Saarbrücken	Gruber-Widalsche Reaktion u. Blutkulturen u. Stuhl u. Urin	—	—	—	1	—	—	1	2 2	—	—	—	—	—	1	—	1 3
			1. Woche 2 { = 0,1 % der Fälle = 66,7 % der Befunde = 0,5 % d. Befde. d. 1. Woche Zusammen 1. Woche 2 { = 0,09 % der Fälle = 40,0 % der Befunde = 0,4 % d. Befde. d. 1. Woche								2. Woche 1 { = 0,06 % der Fälle = 33,3 % der Befunde = 0,2 % d. Befde. d. 2. Woche Zusammen 2. Woche 3 { = 0,1 % der Fälle = 60,0 % der Befunde = 0,4 % d. Befde. d. 2. Woche							
8	Metz	Summe der unter lfd. Nr. 1—7 genannten Untersuchungsverfahren	1. Woche zusammen 118 = 21,9 % der Fälle								2. Woche zusammen 205 = 38,1 % der Fälle							
	Saarbrücken		1. Woche zusammen 424 = 25,6 % der Fälle								2. Woche zusammen 610 = 36,9 % der Fälle							
		Gesamtsumme	Zusammen 1. Woche 542 = 24,7 % der Fälle Gruber-Widalsche Reaktion überhaupt positiv 466 = 86,0 % der Befunde der 1. Woche Kultur überh. positiv 53 = 9,8 % der Befunde der 1. Woche Unters. v. Stuhl u. Urin überh. pos. 86 = 15,9 % d. Befde. d. 1. Woche Blutuntersuch. überhaupt positiv 519 = 95,8 % d. Befde. d. 1. Woche								Zusammen 2. Woche 815 = 37,2 % der Fälle Gruber-Widalsche Reaktion überhaupt positiv 719 = 88,2 % der Befunde der 2. Woche Kultur überh. positiv 63 = 7,7 % der Befunde der 2. Woche Unters. v. Stuhl u. Urin überh. pos. 117 = 14,4 % d. Befde. d. 2. Woche Blutuntersuch. überhaupt positiv 782 = 96,0 % d. Befde. d. 2. Woche							

Krankheitstage

15	16	17	18	19	20	21	3. Woche	22	23	24	25	26	27	28	4. Woche	29	30	31	32	33	34	35	5. Woche
5	1	1	1	—	1	—	9	1	—	—	1	—	—	—	2	—	2	—	-	—	—	1	3
							3. Woche 9 { = 1,7 % der Fälle = 25,7 % der Befunde = 7,6 % d. Befde. d. 3. Woche								4. Woche 2 { = 0,4 % der Fälle = 5,7 % der Befunde = 3,7 % d. Befde. d. 4. Woche								5. Woche 3 { = 0,6 % der Fälle = 8,6 % der Befunde = 12,5 % d. Befde. d. 5. Woche
3	2	2	2	1	—	3	13 22	—	1	2	—	—	—	—	3 5	3	—	—	—	—	—	—	3 6
							3. Woche 13 { = 0,8 % der Fälle = 26,0 % der Befunde = 3,9 % d. Befde. d 3. Woche Zusammen 3. Woche 22 { = 1,0 % der Fälle = 25,9 % der Befunde = 4,9 % d. Befde. d. 3. Woche								4. Woche 3 { = 0,2 % der Fälle = 6,0 % der Befunde = 2,1 % d. Befde. d. 4. Woche Zusammen 4. Woche 5 { = 0,2 % der Fälle = 5,9 % der Befunde = 2,6 % d. Befde d. 4. Woche								5. Woche 3 { = 0,2 % der Fälle = 6,0 % der Befunde = 4,6 % d. Befde. d. 5. Woche Zusammen 5. Woche 6 { = 0,6 % der Fälle = 7,1 % der Befunde = 6,7 % d. Befde. d. 5. Woche
1	—	—	—	—	—	—	1	—	—	—	—	—	—	—	—	—	—	—	—	—	—	—	—
							3. Woche 1 { = 0,2 % der Fälle = 100,0 % der Befunde = 0,8 % d. Befde. d 3. Woche																
—	—	—	—	—	—	—	— 1	—	—	—	—	—	—	—	—	—	1	—	—	·	—	—	1 1
							Zusammen 3. Woche 1 { = 0,05 % der Fälle = 20,0 % der Befunde = 0,2 % d. Befde. d. 3. Woche																5. Woche 1 { = 0,06 % der Fälle = 25,0 % der Befunde = 1,5 % d. Befde. d. 5. Woche Zusammen 5. Woche 1 { = 0,05 % der Fälle = 20,0 % der Befunde = 1,1 % d. Befde. d. 5. Woche
—	—	—	—	—	—	—	—	—	—	—	—	—	—	—	—	—	—	—	—	—	—	—	—
—	—	—	—	—	—	—	—	—	—	—	—	—	—	—	—	—	—	—	—	—	—	—	—

3. Woche	4. Woche	5. Woche
3. Woche zusammen 119 = 22,1 % der Fälle	4. Woche zusammen 54 = 10,0 % der Fälle	5. Woche zusammen 24 = 4,5 % der Fälle
3. Woche zusammen 330 = 20,0 % der Fälle	4. Woche zusammen 140 = 8,5 % der Fälle	5. Woche zusammen 65 = 3,9 % der Fälle
Zusammen 3. Woche 449 = 20,5 % der Fälle	Zusammen 4. Woche 194 = 8,9 % der Fälle	Zusammen 5. Woche 89 = 4,1 % der Fälle
Gruber-Widalsche Reaktion überhaupt positiv 413 = 92,0 % der Befunde der 3. Woche	Gruber-Widalsche Reaktion überhaupt positiv 167 = 86,1 % der Befunde der 4. Woche	Gruber-Widalsche Reaktion überhaupt positiv 72 = 80,9 % der Befunde der 5. Woche
Kultur überh. positiv 20 = 4,5 % der Befunde der 3. Woche	Kultur überh. positiv 11 = 5,7 % der Befunde der 4. Woche	Kultur überh. positiv 6 = 6,7 % der Befunde der 5. Woche
Unters. v. Stuhl u. Urin überh. pos. 56 = 12,5 % d. Befde. d. 3. Woche	Unters. v. Stuhl u. Urin überh. pos 27 = 13,9 % d. Befde. d. 4. Woche	Unters. v. Stuhl u. Urin überh. pos. 22 = 24,7 % d. Befde. d. 5. Woche
Blutuntersuch. überhaupt positiv 433 = 96,4 % d. Befde. d. 3. Woche	Blutuntersuch. überhaupt positiv 178 = 91,8 % d. Befde. d. 4. Woche	Blutuntersuch. überhaupt positiv 78 = 87,6 % d. Befde. d. 5. Woche

Lfd. Nr.	Station	Untersuchungsverfahren	Krankheitstage															
			36	37	38	39	40	41	42	6. Woche	43	44	45	46	47	48	49	7. Woche
1	Metz . . .	Gruber-Widalsche Reaktion	2	—	1	2	—	—	1	6	—	2	1	—	—	—	—	3
			6. Woche 6 { = 1 1 % der Fälle = 1,5 % der Befunde = 85,7 % d. Befde. d. 6. Woche								7. Woche 3 = 75,0 % d. Befunde d. 7. Woche							
	Saarbrücken	Gruber-Widalsche Reaktion	7	3	4	3	4	2	3	26 32	1	1	1	1	2	1	—	7 10
			6. Woche 26 { = 1,6 % der Fälle = 2,0 % der Befunde = 70,3 % d. Befde. d. 6. Woche Zusammen 6. Woche 32 { = 1,5 % der Fälle = 1,9 % der Befunde = 72,7 % d. Befde. d. 6. Woche								7. Woche 7 = 53,8 % d. Befunde d. 7. Woche Zusammen 7. Woche 10 = 58,8 % d. Befunde d. 7. Woche							
2	Metz . . .	Blutkultur	—	—	—	—	—	—	—	—	—	—	—	—	—	—	—	—
	Saarbrücken	Blutkultur	—	—	—	—	—	—	—	—	—	—	—	—	—	—	—	—
3	Metz . . .	Blutkultur u. Gruber-Widalsche Reaktion	—	—	—	—	—	—	—	—	—	—	—	—	—	—	—	—
	Saarbrücken	Blutkultur u. Gruber-Widalsche Reaktion	—	—	—	1	1	—	—	2 2	—	—	—	—	—	—	—	—
			6. Woche 2 { = 0,1 % der Fälle = 2,5 % der Befunde = 5,4 % d. Befde. d. 6. Woche Zusammen 6. Woche 2 { = 0,09 % der Fälle = 1,8 % der Befunde = 4,5 % d. Befde. d. 6. Woche															
4	Metz . . .	Stuhl u. Urin	1	—	—	—	—	—	—	1	—	—	—	—	—	1	—	1
			6. Woche 1 { = 0,2 % der Fälle = 1,5 % der Befunde = 14,3 % d. Befde. d. 6. Woche								7. Woche 1 = 25,0 % d. Befunde d. 7. Woche							
	Saarbrücken	Stuhl u. Urin	2	—	1	1	2	1	1	8 9	1	2	2	1	—	—	—	6 7
			6. Woche 8 { = 0,5 % der Fälle = 4,5 % der Befunde = 21,6 % d. Befde. d 6 Woche Zusammen 6. Woche 9 { = 0,4 % der Fälle = 3,7 % der Befunde = 20,5 % d. Befde. d. 6. Woche								7. Woche 6 = 46,2 % d. Befunde d. 7. Woche Zusammen 7. Woche 7 = 41,2 % d. Befunde d. 7. Woche							

Krankheitstage

50	51	52	53	54	55	56	8. Woche	57	58	59	60	61	62	63	9. Woche	64	65	66	67	68	69	70	10. Woche
—	—	—	—	1	—	—	1	—	—	1	—	—	—	—	1	—	1	—	—	—	—	—	1
8. Woche 1 = 50,0 % d. Befunde d. 8. Woche								9. Woche 1 = 100,0 % d. Befunde d. 9. Woche								10. Woche 1 = 50,0 % d. Befunde d. 10. Woche							
Summe der 7. bis 14. Woche 8 = 1,5 % der Fälle = 2,0 % der Befunde																							
1	2	1	2	1	2	—	9 / 10	1	1	—	2	—	1	—	5 / 6	—	—	—	1	—	—	—	1 / 2
8. Woche 9 = 81,8 % d. Befunde d. 8. Woche								9. Woche 5 = 71,4 % d. Befunde d. 9. Woche								10. Woche 1 = 50,0 % d. Befunde d. 10. Woche							
Summe der 7. bis 14. Woche 24 = 1,5 % der Fälle = 1,8 % der Befunde																							
Zusammen 8. Woche 10 = 76,9 % d. Befunde d. 8. Woche								Zusammen 9. Woche 6 = 75,0 % d. Befunde d. 9. Woche								Zusammen 10. Woche 2 = 50,0 % d. Befunde d. 10. Woche							
Summe der 7. bis 14. Woche 32 = 1,5 % der Fälle = 1,9 % der Befunde																							
1	—	—	—	—	—	—	1	—	—	—	—	—	—	—	—	—	—	—	—	—	—	—	—
8. Woche 1 { = 0,2 % der Fälle = 14,3 % der Befunde = 50,0 % d. Befde. d. 8. Woche																							
—	—	—	—	—	—	—	— / 1	—	—	—	—	—	—	—	—	—	—	—	—	—	—	—	—
Zusammen 8. Woche 1 { = 0,04 % der Fälle = 2,9 % der Befunde = 7,7 % d. Befde. d. 8. Woche																							
—	—	—	—	—	—	—	—	—	—	—	—	—	—	—	—	—	—	—	—	—	—	—	—
—	—	—	—	—	—	—	—	—	—	—	—	—	—	—	—	—	—	—	1	—	—	—	1 / 1
																10. Woche 1 { = 0,06 % der Fälle = 1,3 % der Befunde = 50,0 % d. Befde. d. 10. Woche							
																Zusammen 10 Woche 1 { = 0,14 % der Fälle = 0,9 % der Befunde = 25,0 % d. Befde. d. 10. Woche							
—	—	—	—	—	—	—	—	—	—	—	—	—	—	—	—	—	—	—	1	—	—	—	1
																10. Woche 1 = 50,0 % d. Befunde d. 10. Woche							
Summe der 7. bis 14. Woche 2 = 0,4 % der Fälle = 3,0 % der Befunde																							
—	—	2	—	—	—	—	2 / 2	—	1	—	—	—	1	—	2 / 2	—	—	—	—	—	—	—	— / 1
8. Woche 2 = 18,2 % d. Befunde d. 8. Woche								9. Woche 2 = 28,6 % d. Befunde d. 9. Woche															
Summe der 7. bis 14. Woche 14 = 0,8 % der Fälle = 8,0 % der Befunde																							
Zusammen 8. Woche 2 = 15,4 % d. Befunde d. 8. Woche								Zusammen 9. Woche 2 = 25 % d. Befunde d. 9. Woche								Zusammen 10. Woche 1 = 25,0 % d. Befunde d. 10. Woche							
Summe der 7. bis 14. Woche 16 = 0,7 % der Fälle = 6,6 % der Befunde																							

Lfd. Nr.	Station	Untersuchungsverfahren	Krankheitstage															
			36	37	38	39	40	41	42	6. Woche	43	44	45	46	47	48	49	7. Woche
5	Metz . . .	Gruber-Widalsche Reaktion u. Stuhl u. Urin	—	—	—	—	—	—	—	—	—	—	—	—	—	—	—	—
	Saarbrücken	Gruber-Widalsche Reaktion u. Stuhl u. Urin	1	—	—	—	—	—	—	1	—	—	—	—	—	—	—	—
			6. Woche 1 { = 0,06 % der Fälle, = 2,0 % der Befunde, = 2,7 % d. Befde. d. 6. Woche Zusammen 6. Woche 1 { = 0,05 % der Fälle, = 1,2 % der Befunde, = 2,3 % d. Befde. d. 6 Woche							1								
6	Metz . . .	Blutkulturen u. Stuhl u. Urin	—	—	—	—	—	—	—	—	—	—	—	—	—	—	—	—
	Saarbrücken	Blutkulturen u. Stuhl u. Urin	—	—	—	—	—	—	—	—	—	—	—	—	—	—	—	—
7	Metz . . .	Gruber-Widalsche Reaktion u. Blutkulturen u. Stuhl u. Urin	—	—	—	—	—	—	—	—	—	—	—	—	—	—	—	—
	Saarbrücken	Gruber-Widalsche Reaktion u. Blutkulturen u. Stuhl u. Urin	—	—	—	—	—	—	—	—	—	—	—	—	—	—	—	—
8	Metz	Summe der unter lfd. Nr. 1—7 genannten Untersuchungsverfahren	6. Woche zusammen 7 = 1,3 % der Fälle								7. Woche zusammen 4 = 0,7 %							
	Saarbrücken		6. Woche zusammen 37 = 2,2 % der Fälle								7. Woche zusammen 13 = 0,7 %							
		Gesamtsumme	Zusammen 6. Woche 44 = 2 % der Fälle Gruber-Widalsche Reakt. überh. pos. 35 = 79,5 % d. Bef. d. 6. Woche Kultur überh. positiv 2 = 4,5 % der Befunde der 6. Woche Unters. v. Stuhl u. Urin überh. pos. 10 = 22,7 % d. Befde. d. 6. Woche Blutuntersuch. überhaupt positiv 37 = 84,1 % d. Befde. d. 6. Woche								Zusammen 7. Woche 17							

Krankheitstage

50	51	52	53	54	55	56	8. Woche	57	58	59	60	61	62	63	9. Woche	64	65	66	67	68	69	70	10. Woche
—	—	—	—	—	—	—	—	—	—	—	—	—	—	—	—	—	—	—	—	—	—	—	—
—	—	—	—	—	—	—	—	—	—	—	—	—	—	—	—	—	—	—	—	—	—	—	—
—	—	—	—	—	—	—	—	—	—	—	—	—	—	—	—	—	—	—	—	—	—	—	—
—	—	—	—	—	—	—	—	—	—	—	—	—	—	—	—	—	—	—	—	—	—	—	—
—	—	—	—	—	—	—	—	—	—	—	—	—	—	—	—	—	—	—	—	—	—	—	—
—	—	—	—	—	—	—	—	—	—	—	—	—	—	—	—	—	—	—	—	—	—	—	—

8. Woche zusammen	2	9. Woche zusammen	1	10. Woche zusammen	2
8. Woche zusammen	11	9. Woche zusammen	7	10. Woche zusammen	2
Zusammen 8. Woche	13	Zusammen 9. Woche	8	Zusammen 10. Woche	4

Lfd. Nr.	Station	Untersuchungs-verfahren	Krankheitstage															
			71	72	73	74	75	76	77	11.Woche	78	79	80	81	82	83	84	12.Woche
1	Metz . . .	Gruber-Widalsche Reaktion	—	—	1	—	—	—	—	1	—	—	—	1	—	—	—	1
			11. Woche 1								12. Woche 1							
	Saarbrücken	Gruber-Widalsche Reaktion	—	1	—	—	—	—	—	1 / 2	—	1	—	—	—	—	—	1 / 2
			11. Woche 1								12. Woche 1							
			Zusammen 11. Woche 2								Zusammen 12. Woche 2							
2	Metz . . .	Blutkultur	—	—	—	—	—	—	—	—	—	—	—	—	—	—	—	—
	Saarbrücken	Blutkultur	—	—	—	—	—	—	—	—	—	—	—	—	—	—	—	—
3	Metz . . .	Blutkultur u. Gruber-Widalsche Reaktion	—	—	—	—	—	—	—	—	—	—	—	—	—	—	—	—
	Saarbrücken	Blutkultur u. Gruber-Widalsche Reaktion	—	—	—	—	—	—	—	—	—	—	—	—	—	—	—	—
4	Metz . . .	Stuhl u. Urin	—	—	—	—	—	—	—	—	—	—	—	—	—	—	—	—
	Saarbrücken	Stuhl u. Urin	—	—	—	—	—	—	—	—	—	—	—	—	—	—	1	1 / 1
											12. Woche 1							
											Zusammen 12. Woche 1							

Krankheitstage																Tage vor der Erkrankung					Gesamtsumme der Befunde
85	86	87	88	89	90	91	13. Woche	92	93	94	95	96	97	98	14. Woche	13	4	2	1	Summe	
–	–	–	–	–	–	–	–	–	–	–	–	–	–	–	–	–	–	–	–	—	394 = 73,2 % der Fälle
–	–	–	–	–	–	–	–	–	–	–	–	–	–	–	–	2	2	1	1	6 { = 0,4 % d. Fälle = 0,5 % d. Befunde	1314 = 79,4 % » »
																Vor der Erkrankung 6 { = 0,2 % der Fälle = 0,4 % der Befunde					1708 = 77,9 % » »
–	–	–	–	–	–	–	–	–	–	–	–	–	–	–	–	–	–	–	–	—	7 = 1,3 % der Fälle
–	–	–	–	–	–	–	–	–	–	–	–	–	–	–	–	–	–	–	–	—	27 = 1,6 % » »
																					34 = 1,6 % » »
–	–	–	–	–	–	–	–	–	–	–	–	–	–	–	–	–	–	–	–	—	33 = 6,1 % der Fälle
–	–	–	–	–	–	–	–	–	–	–	–	–	–	–	–	–	–	–	–	—	80 = 4,8 % » »
																					113 = 5,2 % » »
																Tage vor der Erkrankung					
																20	19	10		Summe	
–	–	–	–	–	–	–	–	–	–	–		–	–	–	–	–	–	–		—	66 = 12,3 % der Fälle
–	–	–	–	–	1	–	1	1	–	–	–	–	1	–	2	1	1	1		3 { = 0,2 % d. Fälle = 1,7 % d. Befunde	176 = 10,6 % » »
13. Woche 1							1	14. Woche 2							2	Vor der Erkrankung 3 { = 0,1 % der Fälle = 1,2 % der Befunde					242 = 11,0 % » »
Zusammen 13. Woche 1								Zusammen 14. Woche 2													

Lfd. Nr.	Station	Untersuchungsverfahren	Krankheitstage 71	72	73	74	75	76	77	11. Woche	78	79	80	81	82	83	84	12. Woche
5	Metz . . .	Gruber-Widalsche Reaktion u. Stuhl u. Urin	—	—	—	—	—	—	—	—	—	—	—	—	—	—	—	—
	Saarbrücken	Gruber-Widalsche Reaktion u. Stuhl u. Urin	—	—	—	—	—	—	—	—	—	—	—	—	—	—	—	—
6	Metz . . .	Blutkulturen u. Stuhl u. Urin	—	—	—	—	—	—	—	—	—	—	—	—	—	—	—	—
	Saarbrücken	Blutkulturen u. Stuhl u. Urin	—	—	—	—	—	—	—	—	—	—	—	—	—	—	—	—
7	Metz . . .	Gruber-Widalsche Reaktion u. Blutkulturen u. Stuhl u. Urin	—	—	—	—	—	—	—	—	—	—	—	—	—	—	—	—
	Saarbrücken	Gruber-Widalsche Reaktion u. Blutkulturen u. Stuhl u. Urin	—	—	—	—	—	—	—	—	—	—	—	—	—	—	—	—
8	Metz	Summe der unter lfd. Nr. 1—7 genannten Untersuchungsverfahren	11. Woche zusammen							1	12. Woche zusammen							1
			Summe der 7. bis 14. Woche 11 = 2,0 % der Fälle															
	Saarbrücken		11. Woche zusammen							1	12. Woche zusammen							2
			Summe der 7. bis 14. Woche 39 = 2,4 % der Fälle															
		Gesamtsumme	Zusammen 11. Woche							2	Zusammen 12. Woche							3
			Summe der 7. bis 14. Woche 50 = 2,3 % der Fälle															

Summe der 7. bis 14. Woche { Gruber-Widalsche Reaktion; Kultur überhaupt positiv } { Untersuchung von Stuhl und Blutuntersuchung überhaupt }

Krankheitstage																Tage vor der Erkrankung								Gesamtsumme
85	86	87	88	89	90	91	13. Woche	92	93	94	95	96	97	98	14. Woche	20	19	13	10	4	2	1	Summe	
—	—	—	—	—	—	—	—	—	—	—	—	—	—	—	—	—	—	—	—	—	—	—	—	35 = 6,5 % der Fälle
—	—	—	—	—	—	—	—	—	—	—	—	—	—	—	—	—	—	—	—	—	—	—	—	50 = 3,0 % „ „ 85 = 3,9 % „ „
—	—	—	—	—	—	—	—	—	—	—	—	—	—	—	—	—	—	—	—	—	—	—	—	1 = 0,2 % der Fälle
—	—	—	—	—	—	—	—	—	—	—	—	—	—	—	—	—	—	—	—	—	—	—	—	4 = 0,2 % „ „ 5 = 0,2 % „ „
—	—	—	—	—	—	—	—	—	—	—	—	—	—	—	—	—	—	—	—	—	—	—	—	2 = 0,4 % der Fälle
—	—	—	—	—	—	—	—	—	—	—	—	—	—	—	—	—	—	—	—	—	—	—	—	3 = 0,2 % „ „ 5 = 0,2 % „ „
																								Summe der Fälle
13. Woche zusammen							—	14. Woche zusammen							—	—	—	—	—	—	—	—	—	538
13. Woche zusammen							1	14. Woche zusammen							2	1	1	2	1	2	1	1	9	1654
																Vor der Erkrankung 9 = 0,5 % der Fälle								
Zusammen 13. Woche							1	Zusammen 14. Woche							2	Zus.: 9 = 0,4 % der Fälle								Insges. 2192 Fälle

überh. positiv 33 = 66,0 % d. Befunde der 7. bis 14. Woche
2 = 4,0 % „ „
Urin überh. positiv 16 = 32,0 % „ „
positiv 35 = 70,0 % „ „

Gruber-Widalsche Reaktion überhaupt positiv 1911 = 87,2 % der Fälle
Kultur überhaupt positiv 157 = 7,2 % „ „
Untersuchung von Stuhl und Urin überhaupt positiv 337 = 15,4 % „ „
Blutuntersuchung überhaupt positiv 2068 = 94,3 % „ „

Tabelle 1. Anlage 24.

Zusammenstellung von 410 zuerst durch die Stuhl- und Urinuntersuchung erhobenen positiven Befunden.

Krankheits- wochen	Zahl der positiven Stuhl- und Urin- befunde	Zahl der positiven Stuhl- befunde	Anteil an der Summe der posi- tiven Befunde der einzelnen Wochen in %	Zahl der positiven Urin- befunde	Anteil an der Summe der posi- tiven Befunde der einzelnen Wochen in %
1	147	127	86,4	20	13,6
2	116	87	75,0	29	25,0
3	87	67	77,0	20	23,0
4 und folgende	60	47	78,3	13	21,7
Summe	410	328	80,0	82	20,0

Tabelle 2.

Zusammenstellung von 193 durch die Stuhl- und Urinuntersuchung erhobenen positiven Befunden.

Krankheits- wochen	Zahl der positiven Stuhl- und Urin- befunde	Zahl der positiven Stuhl- befunde	Anteil an der Summe der posi- tiven Befunde der einzelnen Wochen in %	Zahl der positiven Urin- befunde	Anteil an der Summe der posi- tiven Befunde der einzelnen Wochen in %
1	10	6	60,0	4	40,0
2	32	21	65,6	11	34,4
3	35	23	65,7	12	34,3
4	23	11	47,8	12	52,2
5	20	15	75,0	5	25,0
6	19	10	52,6	9	47,4
7	14	7	50,0	7	50,0
8	15	9	60,0	6	40,0
9	15	9	60,0	6	40,0
10	10	5	50,0	5	50,0
Summe	193	116	60,1	77	39,9

4. Örtliche Ermittelungen über den Ursprung der Fälle. (Bei wie vielen Fällen gelingt der Nachweis der Herkunft? Umgebungsuntersuchungen. Nachuntersuchungen. Fragebogen.)

Von

Dr. Prigge,

Kreisarzt des Kreises Wiesbaden Land,
früherem Leiter der Bakteriologischen Untersuchungsanstalt Saarbrücken.

Eine der Hauptaufgaben auf dem Gebiete der Seuchenbekämpfung ist, neben der Sicherstellung der Diagnose, durch bakteriologische Untersuchung der Quelle der Ansteckung nachzugehen, sie zu verstopfen und so das Übel an der Wurzel zu fassen.

Örtliche Ermittelungen.

Wie im allgemeinen die Typhusbekämpfung nur dann dauernde Erfolge schaffen kann, wenn alle an ihr beteiligten Stellen, nämlich die behandelnden Ärzte, die Untersuchungsanstalten, die Kreisärzte und Polizeibehörden, jede Verzögerung in der Einsendung des Untersuchungsmaterials und der Meldungen, in der bakteriologischen Untersuchung und der Mitteilung von deren Ergebnis, in der Anordnung der Bekämpfungsmaßnahmen und in der Weitergabe der Meldungen zu vermeiden suchen, so sollen auch die Ermittelungen möglichst sofort nach dem Eintreffen der Anzeige des Erkrankungsfalls vorgenommen werden.

Kreisarzt und Station verabredeten daher — meist telephonisch — nach dem Bekanntwerden eines neuen Falles sobald als möglich den Zeitpunkt der gemeinsamen Feststellungen (der beamtete Arzt ist nach den „Allgemeinen Leitsätzen für die Verwaltungsbehörden bei der Bekämpfung des Typhus" verpflichtet, sofort nach erhaltener Mitteilung von Typhus- oder Typhusverdachtsfällen Ermittelungen vorzunehmen). Die Nachforschungen nach dem Ursprung eines Falles fanden naturgemäß am zweckmäßigsten zunächst am Orte der Erkrankung statt, weil hier in den meisten Fällen die Infektion erfolgt ist.

Von dem Zeitpunkt der Ermittelung wurden rechtzeitig, außer dem Reichskommissar für die Typhusbekämpfung, die behandelnden Ärzte sowie die Ortspolizeibehörden (Bürgermeisterämter) benachrichtigt, um ihnen die Teilnahme an den Nachforschungen zu ermöglichen. In besonderen Fällen, z. B. bei gehäuftem

12*

Auftreten von Erkrankungen in einer Ortschaft, wurde auch die nächsthöhere Verwaltungsbehörde in Kenntnis gesetzt.

Wenn es auch sehr erwünscht ist, daß die behandelnden Ärzte sich an den Nachforschungen nach der Entstehung der gemeldeten Fälle beteiligen, weil sie häufig wertvolle Angaben über weitere, in ihrer Behandlung noch befindliche oder klinisch bereits genesene Personen machen können, so findet doch der praktische Arzt nur selten Zeit, den ihm angegebenen Termin wahrzunehmen. Es ist dies im Interesse einer schnellen Aufklärung der in kleineren Ortschaften etwa noch aufgefundenen Verdachtsfälle umso bedauerlicher, als Kreisarzt und Station zur Vermeidung von Mißhelligkeiten Blutproben von verdächtig Erkrankten oder von abgelaufenen Fällen, die in kurzer Zeit Aufschluß über die Art der betreffenden Krankheit hätten geben können, im allgemeinen nicht entnahmen, bevor sie sich mit dem behandelnden Arzte in Verbindung gesetzt hatten. Die hierdurch veranlaßte Verzögerung fiel besonders ins Gewicht, wenn es sich um schwer erreichbare Ortschaften handelte.

Da die Polizeibehörde den Desinfektor mit der Desinfektion zu beauftragen hat und bei den Ermittelungen sehr häufig hygienische Mißstände festgestellt werden, deren Abänderung die Polizeibehörde anzuordnen hat, war ihre Beteiligung in vielen Fällen erwünscht, zumal, da in manchen Ortschaften — besonders in der ersten Zeit der Bekämpfung wurde diese Erfahrung häufiger gemacht — mit schwer zugänglicher Bevölkerung allein durch die Gegenwart eines Polizeibeamten der Zutritt zu den Häusern ermöglicht wurde. Indes ist die Anwesenheit der Polizei doch nicht stets und unter allen Umständen für die Ermittelungen von Vorteil. Viele Personen, die gerne bereit sein würden, ohne behördlichen Zwang den getroffenen Anordnungen Folge zu leisten und auf Befragen rückhaltlos zu antworten, empfinden die Gegenwart besonders des uniformierten Beamten gewissermaßen als Drohung für den Fall eines Widerstandes. Da sie diesen nicht zu leisten beabsichtigen, erscheint ihnen die Anwesenheit der Polizei überflüssig und mit Hinblick auf den Makel, den das Erscheinen der Polizei oft für den Betroffenen mit sich bringt, auch lästig. Es ist deshalb zweckmäßiger, wenn, wie es nunmehr wohl fast überall geschieht, nur der Desinfektor oder der Kreisdesinfektor bei den Ermittelungen zugegen ist, um die Anweisungen des Kreisarztes oder der Anstalt entgegenzunehmen; die Teilnahme der Polizei sollte sich hingegen auf solche Fälle beschränken, in denen Widerstand zu erwarten ist.

Die Ermittelungen begannen in der Regel im Hause des Erkrankten. Das Krankenzimmer sollte nur betreten werden, wenn eine Kontrolle der meist bereits durch den behandelnden Arzt oder durch den Desinfektor eingerichteten laufenden Desinfektion notwendig erschien; es mußte davon Abstand genommen werden, wenn der Arzt erklärt hatte, daß von dem Zutritt eine Schädigung des Kranken zu erwarten sei. Blutproben durften von dem Kranken nur dann entnommen werden, wenn kein Zweifel darüber bestand, daß der behandelnde Arzt damit einverstanden war. Es ist hier vielleicht der Ort, um auf die Wichtigkeit eines guten Einvernehmens zwischen Kreisärzten und Untersuchungsanstalten einerseits und praktischen Ärzten anderseits ausdrücklich hinzuweisen. Eine wirksame Bekämpfung ist undurchführbar, wenn die praktischen Ärzte durch schroffes Vorgehen oder durch Eingriffe in ihre Rechte zu Gegnern der Typhusbekämpfung geworden sind.

Die Feststellungen im Hause schlossen sich im allgemeinen an die einzelnen Fragen des Typhusfragebogens (vgl. Anlage VII) an. Daß das Hauptgewicht bei den Feststellungen neben den Anordnungen zur Verhütung der Weiterverbreitung auf die Ermittelung der Infektionsquelle (Nr. 13 des Fragebogens) zu legen war, bedarf keiner besonderen Erwähnung. Die Erhebungen können indes nicht nach einem einheitlichen Plane vorgenommen werden, sondern müssen sich den örtlichen Bedingungen und den vorgefundenen Verhältnissen anpassen. Sind bereits andere Typhusfälle im Orte bekannt, so ergibt sich ohne weiteres die Notwendigkeit, nach Beziehungen zu diesen oder zu schon festgestellten Bazillenträgern zu forschen. Sind früher im gleichen Hause, unter den Nachbarn oder in der Verwandtschaft Typhusfälle vorgekommen, so muß durch Fragen nach Gallenleiden, hin und wieder auftretenden Durchfällen, Kreuzschmerzen oder Körperschwäche nach Dauerausscheidern gefahndet werden. Als Beispiel hierfür sei eine Ermittelung angeführt, die von der Anstalt in S. vorgenommen wurde. Dort war ein Kind erkrankt, dessen Mutter vor 15 Jahren Typhus durchgemacht hatte und seit dieser Zeit mitunter an Durchfällen litt. Im Nachbarhause wohnten nahe Verwandte der Frau; auch dort waren vor 6 Jahren ein Kind, vor 8 Jahren zwei weitere Kinder an Typhus erkrankt; 9 Jahre vorher war der Vater dieser Kinder an Typhus gestorben. Da der Ort sonst seit Jahren fast typhusfrei war, lag die Vermutung, daß ein unbekannter Dauerausscheider die Ursache dieser in längeren Zwischenräumen auftretenden Typhusfälle sein müsse, so nahe, daß diese Ansicht schon damals im Fragebogen besonders hervorgehoben werden konnte. In erster Linie war die Mutter des Kindes verdächtig, doch ergab die bakteriologische Untersuchung von Blut, Stuhl und Harn bei ihr einen negativen Befund, während die Widalsche Blutprobe für die im Nachbarhause wohnende Großmutter des Kindes „sehr verdächtig" ($^1/_{50}$ +, $^1/_{100}$ ±) ausfiel. Bei dieser wurden dann auch gleich bei der ersten Untersuchung Typhusbazillen nachgewiesen. Eine Typhuserkrankung hatte sie angeblich nie durchgemacht.

Waren Beziehungen zu Bazillenträgern oder zu Typhusfällen im gleichen Orte nicht festzustellen, so waren die Erkundigungen auf Verwandte oder Bekannte in anderen Ortschaften, auf frühere oder gleichzeitige Typhusfälle unter ihnen auszudehnen. Handelte es sich um Besuche oder Reisen des Kranken nach außerhalb, so mußten nötigenfalls die Ermittelungen in anderen Ortschaften fortgesetzt werden; kurz, die Möglichkeiten der Beziehungen können so mannigfacher Natur sein, daß es sich nur im einzelnen Falle entscheiden läßt, welche Spuren gegebenenfalls weiter zu verfolgen sind. Es soll an dieser Stelle nur darauf hingewiesen werden, welche Bedeutung der Arbeitsstätte in vielen Fällen als Vermittlerin der Infektion zukommt. Während der seßhafte Bauer seinen — im Westen des Reichs meist kleinen — Acker bestellt, in Haus und Hof seiner Arbeit nachgeht und nur selten Gelegenheit findet, mit Personen, die nicht zu seinem Haushalt gehören, zusammenzukommen, trifft der Industriearbeiter täglich auf dem Wege zur Arbeit, auf der Arbeitsstelle selbst und in zahlreichen Wirtschaften der Industriegegenden mit fremden Personen zusammen. Schon aus dieser Überlegung ergibt sich, daß der Arbeiter in wesentlich höherem Grade der Möglichkeit einer Ansteckung ausgesetzt ist als der Landwirt. Die Statistik beweist nun in der Tat, daß die Industriebevölkerung häufiger an Typhus erkrankt, als die Bewohner rein ländlicher Bezirke. So erkrankten nach Klinger[1]) in den Jahren 1904 bis 1907 im ganzen Bekämpfungsgebiete jährlich von je 10000 Einwohnern 9,3, in den vier Industriekreisen allein dagegen 12,5 Personen. Gleichzeitig deutet aber auch die Betrachtung der Lebensweise des Industriearbeiters auf die Schwierigkeiten hin, die sich der erfolgreichen Aufklärung von Typhusfällen hindernd entgegenstellen können. Oft genug können die Fäden der Ansteckung bis zur Grube oder Hütte zurückverfolgt werden, wo sie sich dann völlig verlieren. Eine weitere Erschwerung der Nachforschungen bedeutet die Einrichtung der „Schlafhäuser". Tausende von Arbeitern der Königlichen Gruben des Saarreviers und der großen Eisenhütten haben ihren eigentlichen Wohnsitz in entfernt liegenden Ortschaften benachbarter Kreise oder jenseits der bayerischen Grenze; da sie ihren Wohnort oft nur nach stundenlanger Bahnfahrt erreichen können, suchen sie ihn in der Regel nur einmal wöchentlich, über Sonntag, auf. Während der Woche finden sie Unterkunft in den von der Betriebsverwaltung nach Art von Kasernen eingerichteten Schlafhäusern. Für die Möglichkeit einer Typhusansteckung ist hier also neben der Arbeitsstätte und dem Wohnort noch eine weitere Gelegenheit, nämlich das Schlafhaus mit seinen Hunderten von Bewohnern, in Betracht zu ziehen.

In den Zahlenverhältnissen zwischen den bezüglich ihres Ursprunges aufgeklärten und dunkel gebliebenen Fällen kommen die Schwierigkeiten der Ermittelungen in Industriegebieten besonders deutlich dort zum Ausdruck, wo ländliche Bezirke und Industriekreise zugleich dem Bekämpfungsgebiet einer Station angehören. So berichtete die Anstalt Saarlouis, daß die Aufklärung der Typhusfälle im Landkreis Merzig häufiger gelinge als im Industriekreis Saarlouis.

Wie die Massenansammlungen in den Industrieplätzen, so leistet, allerdings in verkleinertem Maßstabe, das Zusammenströmen größerer Volksmengen bei kirchlichen oder weltlichen Festlichkeiten gleichzeitig der Weiterverbreitung des Typhus Vorschub. Eine ganze Anzahl von Fällen mußte z. B. auf den Wallfahrtsort Lourdes zurückgeführt werden. Auch Kirmesfeiern trugen hin und wieder zur Übertragung des Typhus bei; dasselbe gilt von Wirtschaften, gemeinsamen Waschstellen, Kaufläden, vor allem aber von Schulen.

In der Schule bieten die Ermittelungen insofern gewisse Schwierigkeiten, als der Typhus bei Kindern im allgemeinen leichter zu verlaufen pflegt als bei Erwachsenen und diese leichten Fälle den Nachforschungen eher entgehen können. Nach den Berechnungen Klingers (a. a. O.) starben von je 100 an Typhus Erkrankten durchschnittlich 10,6, dagegen von den an Typhus erkrankten Kindern unter 15 Jahren nur 6,6 (berechnet für die Fälle der Jahre 1904 bis 1907). Weiterhin läßt die Tatsache, daß unter denjenigen Personen, welche, ohne zu erkranken, vorübergehend Typhusbazillen ausscheiden, Jugendliche in der überwiegenden Mehrzahl gefunden werden, den gleichen Schluß zu. Diese gesunden Zeitausscheider werden umso eher

[1]) Arb. a. d. Kaiserl. Gesundheitsamte Bd. 30 S. 584.

den Nachforschungen entgehen, als sie häufig zur Zeit der Ermittelungen keine Bazillen mehr ausscheiden.

Wurde bei Durchsicht der Schulversäumnislisten festgestellt, daß ein Kind vor kurzem verdächtig erkrankt gewesen war, so wurde es nach Hause geschickt. Nach Schluß der Erhebungen im Schulgebäude wurden dann planmäßig sämtliche Familien, denen die zurzeit oder früher verdächtig erkrankten Kinder angehörten, aufgesucht; durch Befragen der Eltern wurde der Versuch gemacht, die Art der Erkrankung festzustellen; es wurden mit Genehmigung der Eltern Blutproben entnommen und Stuhl- und Harnproben eingefordert. War das Kind in ärztlicher Behandlung, so wurde in der Regel der behandelnde Arzt um Einsendung einer Blutprobe und um eine Äußerung über den klinischen Befund gebeten; eine größere Zahl von Ärzten hat jedoch ein für allemal den Stationsmitgliedern die Entnahme von Blut bei ihren Kranken gestattet in der Erwägung, daß die von dem Kreisarzt und der Anstalt bei den Ermittelungen festgestellten ursächlichen Beziehungen häufig genügen, um eine an sich wenig verdächtige Erkrankung als Typhus erkennen zu lassen.

Nicht selten versagten alle Bemühungen, einen Fall in der erwähnten Weise auf seinen Ausgangspunkt zurückzuführen. Dann haben sich häufig die „Ortslisten" (vgl. S. 192), d. h. Verzeichnisse, die über die Typhuserkrankungen der zurückliegenden Jahre und die bekannten Bazillenträger für jede einzelne Ortschaft aufgestellt worden waren, als wertvoll erwiesen. Diese Listen enthielten in zeitlicher Reihenfolge die Namen, Vornamen, den Beruf und das Alter der Erkrankten, genaue Angaben über die Wohnung, die Zeit und den Ausgang der Erkrankung, sowie eine kurze Mitteilung über die Ansteckungsquelle und etwaige weitere Übertragungen. In Gegenden, in denen die Bevölkerung der Typhusbekämpfung feindlich gegenüberstand, waren diese Ortslisten geradezu unentbehrlich, da die Angaben, die man über frühere Erkrankungen erhielt, meist sehr unzuverlässig waren.

Gelang es nicht, einen Erkrankungsfall auf einen anderen in der näheren oder weiteren Umgebung des Kranken zurückzuführen, so mußte, falls nicht durch die fortgesetzten bakteriologischen Untersuchungen ein Bazillenträger als Ansteckungsquelle entdeckt wurde, nach anderen Übertragungsmöglichkeiten (durch Nahrungsmittel, Jauche, Boden usw.) geforscht werden. Daß auch hier im Grunde genommen der Bazillen ausscheidende Mensch die Ursache der Infektion bildet und nur die Art der Übertragung durch Einschaltung eines Zwischengliedes von der direkten Ansteckung von Person zu Person, dem eigentlichen „Kontakt", abweicht, ist nach den bisherigen Erfahrungen im Gebiete der Bekämpfung als sicher anzunehmen. Eine scharfe Trennung zwischen „Kontaktinfektion" und „indirekter Übertragung" ist jedoch nicht immer durchführbar, wenn man bedenkt, daß die Feststellungen durchschnittlich erst etwa 14 Tage nach Beginn der Erkrankung vorgenommen werden und die Zeit der Infektion bei Annahme einer Inkubationsfrist von weiteren 14 Tagen 4 Wochen zurückliegt. Weder Angehörige noch Kranke vermögen nach so langer Zeit noch anzugeben, ob zu der fraglichen Zeit eine persönliche Berührung mit dem Primärfall stattgefunden hat oder eine andere Übertragung (z. B. durch Wäsche, Nahrungsmittel) in Frage kommt, zumal da gewöhnlich auf derartige anscheinend unwesentliche Vorgänge nicht geachtet wird. Es ist daher sehr wohl möglich, daß eine große Zahl derjenigen Fälle, welche als „Kontakt" gelten, in Wirklichkeit „indirekte Infektionen" gewesen sind. Es kommt andrerseits in Betracht, daß es sich in Einzelfällen bei der Annahme einer indirekten Übertragung häufig nur um mehr oder minder wahrscheinliche Vermutungen handeln kann, weil der Nachweis von Typhusbazillen in dem übertragenden Medium in der Regel nicht mehr gelingt, teils wegen der Länge der verflossenen Zeit, teils wegen der Schwierigkeit des Nachweises in Nahrungsmitteln u. dergl. Anders liegen die Verhältnisse dagegen bei Massenerkrankungen, z. B. durch den Genuß von verseuchtem Wasser oder verseuchter Milch. Selbst bei negativem bakteriologischen Befunde wird hier die Ermittelung der Quelle der Infektion unschwer festzustellen sein. Auch kleinere Gruppenerkrankungen erwecken bei gleichzeitigem Beginn immer den Verdacht auf eine Übertragung der Krankheitskeime durch Nahrungsmittel, in denen sich der Typhusbazillus unter günstigen Bedingungen zu vermehren vermag.

Nachweis der Herkunft.

Wie aus den bisherigen Ausführungen hervorgeht, sind die Schwierigkeiten, die sich einer erfolgreichen Aufklärung hindernd in den Weg stellen können, häufig sehr erheblich, so daß es nicht verwunderlich sein darf, wenn von 10149 Fällen, die in den Berichten der Anstalten erwähnt sind, nur 5889 aufgeklärt werden konnten (58 %). Die Zahlen schwankten bei den einzelnen Anstalten innerhalb weiter Grenzen. Während es z. B. einer Anstalt gelang, 77 % der Fälle auf ihren Ursprung zurückzuführen, konnten andere Stationen nur 30 % aufklären. Diese erheblichen Verschiedenheiten bei z. T. benachbarten Anstalten mit ähnlichen Verhältnissen innerhalb ihres Wirkungskreises sind wohl darauf zurückzuführen, daß die Entscheidung darüber, ob ein Fall als aufgeklärt zu gelten hat oder nicht, häufig von dem subjektiven Ermessen des Beobachters abhängt. Jedenfalls hat auch die früher nicht seltene nachträgliche Feststellung, daß es sich in verdächtigen Fällen, die man sicher aufgeklärt zu haben wähnte, gar nicht um Typhus handelte, im Laufe der Jahre zu einer vorsichtigeren Bewertung der Ermittelungsergebnisse geführt, so daß scheinbar die Verhältniszahl der aufgeklärten Fälle zurückgegangen ist.

Von den erwähnten 10149 Typhusfällen wurden 5889 auf ihren Ursprung zurückgeführt. Es erfolgte die Übertragung durch:

1.	Kontakt	in	4202	Fällen
2.	Wasser	„	399	„
3.	Milch	„	309	„
4.	Nahrungsmittel	„	141	„
5.	Wäsche	„	39	„
6.	Krankenpflege	„	108	„
7.	Boden	„	5	„
8.	Jauche und Abortgrubeninhalt	„	26	„
9.	andere Infektionsmöglichkeiten	„	25	„

10. Laboratoriumsinfektionen . . in 11 Fällen
11. Infektion bei Lehrern . . . „ 10 „
12. eingeschleppte Fälle . . . „ 614 „

Diese Zusammenstellung zeigt, daß mit einer Kontaktinfektion in der Epidemiologie des Typhus weitaus am häufigsten zu rechnen ist.

Umgebungsuntersuchungen.

Die örtliche Ermittelung allein vermag, wie aus den obigen Ausführungen hervorgeht, nicht immer die Herkunft eines Typhusfalls aufzuklären. Selbst wenn es gelungen ist, eine Erkrankung auf eine vorausgegangene andere zurückzuführen oder eine Kette von aufeinander folgenden Kontakten nachzuweisen, so taucht doch immer wieder von neuem die Frage auf: „Woher stammt der erste Fall?“ Nur selten gelingt es, mehr als 3 bis 4 Glieder einer Kontaktkette rückwärts zu verfolgen, häufig sind alle Nachforschungen schon bei dem zweiten Falle ergebnislos. Auch bei den vereinzelten Erkrankungen in sonst typhusfreien Ortschaften versagen verhältnismäßig oft alle Bemühungen. In früheren Zeiten stand man hier vor einem Rätsel. Der Gedanke, daß der Typhusbazillus saprophytisch im Boden oder im Wasser sein Dasein friste und von hier aus in den menschlichen Organismus gelange, war naheliegend und erschien einleuchtend (lokalistische Theorie Pettenkofers). Doch gelang der Nachweis außerhalb des menschlichen Körpers ohne Zusammenhang mit Typhusfällen nur außerordentlich selten. Erst durch die neueren Forschungen konnte Licht in diese dunklen Verhältnisse gebracht werden. Seit man die unheilvolle Bedeutung der Bazillendauerausscheider und der vorübergehend Typhusbazillen ausscheidenden Personen für ihre Umgebung kennt, hat man gelernt, die Quelle der Ansteckung auch für scheinbar zusammenhanglos dastehende Typhusfälle in gesunden Menschen aus der Umgebung des Kranken zu suchen. Daß man sich damit auf dem richtigen Wege befindet, beweist die große Zahl der im Bekämpfungsgebiet aufgefundenen Bazillenträger. Aus verschiedenen Gründen gelingt es jedoch nicht immer, den Ursprung eines sonst dunklen Falles auf einen Träger zurückzuführen. So kann die Infektion durch einen vorübergehend Bazillen ausscheidenden Menschen erfolgt sein, der, ohne selbst zu erkranken, doch die Umgebung zu infizieren vermag, aber zur Zeit der bakteriologischen Untersuchung keine Bazillen mehr ausscheidet. Besonders unter Kindern werden, wie erwähnt, diese Zeitausscheider verhältnismäßig häufig gefunden. G. Mayer[1]) konnte z. B. unter 1200 Schulkindern bei planmäßiger Durchuntersuchung 14 Zeitausscheider feststellen. Ferner scheiden Dauerausscheider häufig nur in z. T. außerordentlich großen Zwischenräumen Typhusbazillen aus. In der Anstalt Saarbrücken sind Latenzperioden bis zu 3 Jahren beobachtet worden[2]). Selbst bei einer größeren Zahl von Untersuchungen können dann solche Ausscheider unentdeckt bleiben. Schließlich fehlen oft alle Anhaltspunkte, um den Verdacht der Bazillenausscheidung auf eine bestimmte Person zu lenken, da eine große Zahl von

[1]) Zentralbl. f. Bakt. Orig. Bd. 53 S. 234.

[2]) Vgl. Studien über Typhusbazillenträger. Von Dr. Prigge, Leiter der Königlichen Bakteriologischen Untersuchungsanstalt Saarbrücken. Klin. Jahrb. Bd. 22 S. 245.

Ausscheidern wissentlich niemals einen Typhus durchgemacht hat. Auch die Untersuchung der Blutproben führt nicht immer zum Ziele. Trotz dieser Schwierigkeiten mußte als eine Hauptaufgabe der Untersuchungsanstalten die Feststellung bisher unbekannter Bazillenträger angesehen werden, nicht nur aus wissenschaftlichem Interesse, sondern auch aus praktischen Gründen. Denn mit der Ausschaltung der Bazillenträger aus der Reihe der Infektionsübermittler ist ein gewaltiger Schritt in der Verhütung von Neuerkrankungen vorwärts getan. So hat sich denn der Schwerpunkt der bakteriologischen Tätigkeit für die Untersuchungsanstalten im Laufe der Zeit etwas verschoben. Der Typhuskranke bildet in der Regel anfänglich nur solange den Gegenstand der Untersuchung, bis die Krankheit festgestellt ist; die Untersuchungen beginnen bei ihm später erst wieder dann, wenn nach der Entfieberung festgestellt werden soll, ob er Dauerausscheider geworden ist. Die Hauptarbeit der Anstalten bilden die Untersuchungen der Umgebung des Kranken. Unter 4063 in der Anstalt Saarbrücken auf Typhus untersuchten Personen des Jahres 1909 befanden sich z. B. nur 195 Typhuskranke (4,8%) und 129 bereits bekannte Dauerausscheider (3,2%), dagegen 3739 (92%) Gesunde aus der Umgebung Typhuskranker. Auf je einen Erkrankten entfielen somit durchschnittlich etwa 19 gesunde Personen.

Bei den örtlichen Ermittelungen empfiehlt es sich, möglichst von sämtlichen Personen der näheren Umgebung Blutproben zu entnehmen. Ihre Untersuchung ergibt manchen wichtigen Hinweis auf frühere Erkrankungen oder auf noch vorhandene Bazillenträger. Stuhl- und Harnproben wurden seitens der meisten Anstalten auch von der Umgebung dreimal eingefordert; wo indes die Arbeitskräfte einer Station so ausgedehnte Untersuchungen nicht gestatten, sollte wenigstens von Frauen dreimal Material untersucht werden, da bei ihnen positive Befunde am häufigsten zu erwarten sind. Der Begriff der „Umgebung" wird unter Umständen sehr weit zu fassen sein. Die Untersuchungen haben sich bisweilen nicht auf Familienangehörige und Hausbewohner zu beschränken, sondern sich auf ganze Straßenzüge oder sogar Ortschaften auszudehnen. Die Veranlassung zu so umfangreichen Untersuchungen geben dann meist nicht mehr Einzelfälle, sondern die regelmäßige Wiederkehr von zusammenhanglosen Erkrankungen in Internaten, bestimmten Ortsteilen oder in kleineren Ortschaften, wie es dem endemischen Typhus eigen ist. Schon Frosch[1]) hat auf die Wichtigkeit der planmäßigen Durchuntersuchung derartiger Typhusherde hingewiesen. Irrenanstalten sind in den letzten Jahren in größerer Anzahl mit dem Ergebnis durchmustert worden, daß eine überraschend hohe Zahl von Dauerausscheidern gefunden wurde (Untersuchungen der Straßburger Anstalt in Hördt 1904. Vgl. S. 290)[2]). Zahlreiche Typhusfälle unter Geisteskranken und dem

---

[1]) Klin. Jahrb. Bd. 19 S. 537.

[2]) Vgl. hierzu auch: Friedel, Die Typhusuntersuchungen des Laboratoriums der Königl. Regierung zu Coblenz. (Hyg. Rundsch. 1906 S. 5). — Nieter und Liefmann, Über bemerkenswerte Befunde bei Untersuchungen auf das Vorhandensein von Typhusbazillenträgern in einer Irrenanstalt. (Münch. Med. Wochenschr. 1906 S. 1611). — Nieter, Über das Vorkommen und die Bedeutung von Typhusbazillenträgern in Irrenanstalten (Münch. Med. Wochenschr. 1907 S. 1622). — Eccard, Zur Bekämpfung und Prophylaxe des endemischen Typhus, besonders in Internaten (Münch. Med. Wochenschr. 1910 S. 129).

Pflegepersonale konnten auf sie zurückgeführt werden. In Gefängnissen scheinen solche Durchuntersuchungen weniger ergiebig zu sein; wenigstens berichtet Minelli[1]), daß er unter 250 Insassen des Bezirksgefängnisses in Straßburg nur 1 Dauerausscheider fand. Ein schönes Beispiel für den Wert einer genauen Durchmusterung ganzer Ortschaften gibt Schumacher[2]). Das Ergebnis der Untersuchung aller Einwohner des Ortes Cröv war die Feststellung von 7 bis dahin unbekannten Bazillenträgern, denen 26,6% der Erkrankungsfälle zur Last gelegt werden konnten. Mit Einschluß der von diesen Fällen wieder ausgehenden Kontakte betrug der durch Bazillenträger verursachte Erkrankungsanteil sogar 44,4%! Im Jahre 1910 wurden in dem Dorfe Wolf an der Mosel in gleicher Weise Untersuchungen vorgenommen, die zur Auffindung von 5 Bazillenträgern geführt haben[3]).

Die Ausbeute der im Anschluß an bekannte Typhusfälle in der näheren Umgebung des Erkrankten vorgenommenen Untersuchungen läßt sich nach folgenden Zahlen berechnen: In den Jahren 1906 bis 1909 wurden insgesamt 9854 Gesunde aus der Umgebung Kranker von der Anstalt Saarbrücken untersucht, die Zahl der Proben betrug 30429, diejenige der ermittelten Bazillenträger 73. Bei einer dreimaligen Untersuchung wurden demnach unter 1000 gesunden Personen 7,4 Bazillenträger gefunden.

Neben der Ermittelung neuer Träger tritt die Feststellung von unbekannt gebliebenen Typhuserkrankungen durch die Umgebungsuntersuchungen in den Hintergrund. Unter 10149 Typhusfällen der früher erwähnten Zusammenstellung wurden 94 lediglich durch die bakteriologische Untersuchung ermittelt. Zur frühzeitigen Erkennung frischer Typhusfälle in der Umgebung bereits bekannter Erkrankter ist von Levy die fortlaufende Messung der Körperwärme aller Personen in der Familie durch den Desinfektor oder das Pflegepersonal empfohlen worden. Dies Verfahren ist im Gebiete der Untersuchungsanstalt Straßburg eingeführt und hat sich dort bewährt.

Nachuntersuchungen.

Die vollständige Durchuntersuchung ganzer Ortschaften ist selbstverständlich an gewisse Bedingungen geknüpft und daher nicht überall durchführbar. Überschreitet die Zahl der Einwohner eine bestimmte Grenze (in den Kreisen Saarbrücken und Ottweiler gibt es mehrere Dörfer von 15 bis 20000 Einwohnern), so würden sich die Nachforschungen nach Verwandten, Freunden, Arbeitskollegen und nach anderen Beziehungen jahrelang zurückliegender Typhusfälle ins Uferlose verlieren. Eine weitere Voraussetzung für das Gelingen ist, daß man es mit einer seßhaften Bevölkerung zu tun hat. In Industriegebieten wechselt die Bevölkerung derart, daß schon nach wenigen Jahren ein Teil der Einwohner abgewandert und durch neuen Zufluß ersetzt worden ist. Hier die Fäden der Beziehungen früher typhuskranker

[1]) Zentralbl. f. Bakt. Orig. Bd. 41 S. 406.

[2]) Klin. Jahrb. Bd. 22 S. 263.

[3]) Die Durchsuchung der Ortschaft Wolf a. Mosel, ein Beitrag zur Frage der Bedeutung der Typhusbazillenträger. Von Oberarzt Dr. med. Sporberg. Klin. Jahrb. Bd. 24 S. 287. Vgl. auch die Typhushäuserkarte von Wolf im Anhang.

Personen noch nachträglich in solcher Weise entwirren zu wollen, wäre ein vergebliches Bestreben.

Trotzdem gibt es ein Mittel, das in ähnlicher Weise wie die planmäßige Untersuchung zum Ziele führt: die Nachuntersuchung der früher an Typhus erkrankten Personen. Man muß allerdings von vornherein bei dieser Art des Vorgehens auf die Feststellung derjenigen Dauerausscheider, welche eine Typhuserkrankung nicht durchgemacht haben, verzichten. Immerhin ist die Zahl der im Anschluß an eine Erkrankung zu Dauerausscheidern gewordenen Personen derart hoch, daß die nachträgliche Untersuchung umsomehr Erfolg verheißen muß, als die Erfahrung gezeigt hat, daß trotz des negativen Ausfalls von zwei aufeinanderfolgenden bakteriologischen Untersuchungen nach der klinischen Genesung (vgl. § 18 letzt. Abs. der preußischen ministeriellen Anweisung zur Bekämpfung des Typhus) Typhusbazillen immer noch ausgeschieden werden können. Wo es durchführbar war, wurden daher entsprechend einem Rundschreiben des Reichskanzlers (Reichsamt des Innern) vom 14. Mai 1906 allgemein im Bekämpfungsgebiete drei Proben im Abstand von je einer Woche untersucht; einzelne Stationen forderten außerdem grundsätzlich von jedem als gesund entlassenen Typhusfalle nach einigen Wochen nochmals Material ein.

Nachuntersuchungen in dem Sinne, daß an der Hand von Listen sämtliche Typhuskranke vergangener Jahre in einzelnen Orten oder ganzen Stationsgebieten nochmals zur Untersuchung herangezogen werden, sind schon seit einigen Jahren in verschiedenen Anstalten vorgenommen worden, doch liegen genauere Aufzeichnungen über die Zahl der untersuchten Personen und die positiven Befunde nicht überall vor.

Aus der Literatur lassen sich im ganzen 667 Typhusfälle zusammenstellen, die einer Nachuntersuchung unterzogen wurden, von denen 101 von Kayser[1]), 250 von Conradi[2]), 316 von Brückner[3]) veröffentlicht wurden. Angaben darüber, wie oft in den einzelnen Fällen die Nachprüfung vorgenommen wurde, fehlen zwar, doch dürfte die Annahme, daß es sich im allgemeinen nur um eine einmalige Materialentnahme handelte, zutreffend sein.

Daß die Aussicht auf Erfolg sich bei häufigerer Nachuntersuchung erheblich vergrößern würde, liegt auf der Hand. Kayser fand unter seinen 101 Fällen 3 Dauerausscheider, darunter 1 Paratyphusbazillenausscheider, bei dem ebenso wie bei der zweiten Trägerin nach der früheren Erkrankung nur eine Schlußuntersuchung mit negativem Ergebnis vorgenommen worden war. Es ist die Möglichkeit nicht auszuschließen, daß die Feststellung dieser bei einer dreimaligen Schlußuntersuchung, wie sie jetzt erstrebt wird, bereits im Anschluß an die Erkrankung gelungen wäre. Bei dem dritten Dauerausscheider wurden Typhusbazillen erst bei einer zweiten Nachuntersuchung gefunden; die erste Probe war negativ ausgefallen. Schon aus diesen Angaben ist ersichtlich, daß die Auffindung von Dauerausscheidern lediglich durch die Nachuntersuchung von verschiedenen Umständen abhängig ist. Wären die Fälle Kaysers erst nach dreimaliger negativer Schlußuntersuchung aus der Beobachtung

---

1) Arb. a. d. Kaiserl. Gesundheitsamte Bd. 25 S. 223.

2) Klin. Jahrb. Bd. 21 S. 421.

3) Arb. a. d. Kaiserl. Gesundheitsamte Bd. 33 S. 435.

entlassen und die Nachprüfungen in allen Fällen nur einmal vorgenommen worden, so würde vielleicht ihr Ergebnis gänzlich negativ gewesen sein. Je schärfer die bakteriologische Überwachung der Typhusfälle bei der klinischen Genesung ist, desto geringer sind die Aussichten auf Erfolg bei späteren Nachprüfungen.

Conradis Untersuchungen erstreckten sich auf 250 Personen, die innerhalb der letzten 30 Jahre einen Typhus durchgemacht hatten. Da vor Beginn der Typhusbekämpfung „Schlußuntersuchungen" im bakteriologischen Sinne nur ganz ausnahmsweise vorgenommen wurden, waren auch hier positive Ergebnisse zu erwarten. Die Ausbeute betrug 8 Typhusbazillenträger und 29 vorübergehend Paratyphusbazillen ausscheidende Personen. Die letzteren kommen jedoch für die hier zur Erörterung stehende Frage ebensowenig in Betracht, wie ein gleicher Fall von Brückner, da derartige zeitweise Ausscheider von Paratyphusbazillen nach neueren Erfahrungen auch unter Gesunden und Typhuskranken in ziemlich großer Zahl gefunden werden und für die Bekämpfung des Unterleibstyphus bedeutungslos sind.

Brückner führt unter seinen 11 Bazillenträgerbefunden noch 2 Fälle von Dauerausscheidung von Paratyphusbazillen nach überstandenem Paratyphus und 2 positive Typhusbazillenbefunde bei früher bereits als Dauerausscheider bekannt gewesenen Personen an, die nach mehrmaliger negativer Untersuchung aus der Beobachtung entlassen worden waren.

Sieht man von diesen letzten beiden Fällen ab, die ja bereits als Ausscheider ermittelt worden waren, so wurden demnach im ganzen 20 Dauerausscheider, unter denen sich 3 chronische Paratyphusbazillenausscheider befanden, unter 667 nachuntersuchten Personen gefunden (3 %). Leider fehlen Angaben darüber, wie viele Paratyphuskranke sich unter dieser Zahl befanden, so daß eine Berechnung der Verhältniszahl sich nur auf Typhus- und Paratyphuskranke beziehen kann.

Wie die Stationen Trier und Landau mitgeteilt haben, sind dort bisher etwa 104 bezw. 200 frühere Typhuskranke untersucht worden, unter denen 5 bezw. 2 Bazillenträger festgestellt werden konnten.

Von der Untersuchungsanstalt Saarbrücken wurde im Jahre 1908 mit einer Nachkontrolle zunächst derjenigen Fälle begonnen, welche früher unter der Beobachtung der Station gestanden, also jedenfalls nicht vor 1902, dem Jahre der Einrichtung der Anstalt, Typhus durchgemacht hatten. Die Untersuchungen wurden nur einmal vorgenommen und zwar nur bei früheren Typhuskranken; die Zahl der untersuchten Personen betrug 1017, unter ihnen wurden 9 bisher unbekannte Dauerausscheider gefunden. Mit Einbeziehung derjenigen früher Erkrankten, welche im Anschluß an ihren Typhus bereits als Dauerausscheider in die Listen aufgenommen waren, jedoch nach mehrmaliger (6 bis 13) negativer Untersuchung als bazillenfrei gestrichen worden waren, würde sich diese Zahl auf 24 erhöhen. Sie sollen jedoch bei den nachfolgenden Berechnungen außer Betracht gelassen werden. Die niedrigere Prozentzahl (0,9 %) gegenüber den Befunden der anderen Autoren ist wohl auf den erwähnten Umstand zurückzuführen, daß infolge der bei allen diesen Fällen früher durchgeführten dreimaligen Schlußuntersuchungen die Wahrscheinlichkeit, der Kontrolle entgangene Dauerausscheider aufzufinden, von vornherein geringer war.

Für die Gesamtzahl der bisher nachuntersuchten Personen (1988) berechnete sich die Zahl der positiven Befunde (36) auf 1,8 %. Daß eine einmalige Durchuntersuchung nicht genügt, um alle Dauerausscheider unter früheren Typhuskranken herauszufinden, bedarf keines besonderen Hinweises.

Um nun einen ungefähren Anhalt dafür zu gewinnen, wieviel Dauerausscheider der Kontrolle entgangen sind, bin ich in folgender Weise vorgegangen. Von allen Dauerausscheidern (Typhus) des Kreises Saarbrücken, die seit dem Jahre 1906 monatlich einmal untersucht wurden, auch wenn jahrelang sämtliche Befunde negativ ausgefallen waren, habe ich die Untersuchungsresultate zusammengestellt. Die Zahl der verwertbaren Dauerausscheider betrug 38. Von diesen wurden untersucht insgesamt 652 Proben mit 295 positiven Befunden, d. h. auf 1 positives Ergebnis kamen bei Typhusdauerausscheidern durchschnittlich 1,2 negative Befunde, oder — mit anderen Worten — anstatt der 36 Dauerausscheider, bei denen eine einmalige Untersuchung ein positives Ergebnis tatsächlich gehabt hatte, müßten sich unter den 1988 Personen der Zusammenstellung 79 Dauerausscheider = 4 % befinden (36 + 36 · 1,2). Es ist bei der Betrachtung dieser Zahlen zu beachten, daß die Gesamtsumme der Dauerausscheider nach überstandenem Typhus noch höher anzusetzen ist, weil die Zusammenstellung diejenigen Personen noch nicht enthält, welche bereits bei den Schlußuntersuchungen am Ende ihrer Erkrankung als Ausscheider festgestellt wurden. Da deren Zahl unter 3238 aus den Vierteljahrsberichten zusammengestellten Fällen des Bekämpfungsgebiets 59 betrug = 1,8 %, so muß die Zahl derjenigen Fälle, welche im Anschluß an ihre Erkrankung Dauerausscheider bleiben, auf 5 bis 6 % veranschlagt werden. Das Ergebnis meiner Berechnung deckt sich somit ungefähr mit den Zahlen, die Frosch[1]), Lentz[2]), Conradi[3]) und Kirchner[4]) für Dauerausscheider im Anschluß an Typhuserkrankungen angaben. Von diesen Autoren wird bis auf Lentz, der 4 %, und Conradi, der 6 % annimmt, die Zahl der Dauerausscheider auf 5 % der Erkrankten geschätzt. Die niedrigeren Zahlen Klingers[5]) (1,7 %), Kaysers[6]) (1,5 %) und Forsters[7]) (2 %) finden zwanglos darin ihre Erklärung, daß dabei das Ergebnis der Nachuntersuchungen noch nicht mitverwertet werden konnte. Auch die oben angeführte Zusammenstellung aus den Vierteljahrsberichten der Anstalten (1,8 %), in der die durch Nachuntersuchung ermittelten Dauerausscheider nicht enthalten sind, deckt sich mit diesen Zahlenangaben.

---

1) Festschrift z. 60. Geburtstag von Rob. Koch S. 691.
2) Med. Klin. 1907 S. 253.
3) Klin Jahrb. Bd. 17 S. 297.
4) Desgl. Bd. 19 S. 473.
5) Arb. a. d. Kaiserl. Gesundheitsamte Bd. 24 S. 91.
6) Desgl. Bd. 24 S. 176.
7) Münch. Med. Wochenschr. 1908 S. 1.

Fragebogen.

Eine wichtige Aufgabe der Seuchenbekämpfung ist neben der Aufklärung und neben der Verhinderung der Weiterverbreitung im einzelnen Falle die Beseitigung gesundheitlicher Mißstände. Aus diesem Grunde ist bei den örtlichen Ermittelungen über die Herkunft des Krankheitsfalls regelmäßig auch eine Prüfung der hygienischen Verhältnisse im Hause und im Wohnort des Erkrankten vorgenommen worden. Zur gleichmäßigen Bearbeitung der Typhusfälle hat sich die Herstellung eines Formulars, des sogenannten Typhusfragebogens, als zweckdienlich erwiesen, der alle aufklärungsbedürftigen Fragen enthält und für jeden einzelnen Fall von den Kreisärzten oder den Untersuchungsanstalten ausgefüllt wird (vgl. S. 55 und Anlage VII).

Der erste Teil („Allgemeines“) wird jährlich nur einmal, und zwar anläßlich des ersten Falles des laufenden Jahres, ausgefüllt; er umfaßt Fragen allgemeinhygienischer Art für die ganze Ortschaft.

Im zweiten Teile („Spezielles“), der für jeden Fall besonders bearbeitet wird, sind alle Fragen enthalten, die sich auf den Kranken und seine unmittelbare Umgebung beziehen. Sie bilden die Grundlage für die statistische Bearbeitung des Gesamtmaterials, das nur durch den Fragebogen unter einheitlichen Gesichtspunkten zusammengefaßt werden kann; vor allem aber geben sie den Behörden Anhaltspunkte für etwa zu treffende Maßnahmen, die in der Regel vom Kreisarzt oder von der Anstalt unter Nr. 29 und Nr. 32 beantragt werden, wenn sie sich nicht aus den einzelnen Fragen (z. B. Nr. 21 und 22) von selbst ergeben.

Der Fragebogen wird nach Fertigstellung des zweiten Teiles umgehend zunächst an den zuständigen Landrat (Kreisdirektor) weitergereicht, der die Abstellung vorgefundener Mißstände veranlaßt und sich gegebenenfalls zu den Vorschlägen des Kreisarztes oder der Anstalt äußert. Über den Reichskommissar für die Typhusbekämpfung und die bakteriologische Anstalt gelangt der Fragebogen dann nochmals durch die Hand des Reichskommissars an die höhere Verwaltungsbehörde und wird von dieser an den zuständigen Kreisarzt zurückgesandt, wo das Formular bis zur Erledigung des Falles aufbewahrt wird, um dann nach Ausfüllung des dritten Teiles („Ausgang des Erkrankungsfalls“) durch den Kreisarzt und die Anstalt nochmals bei den vorgenannten Stellen die Runde zu machen. Da zwischen der Aufstellung des zweiten und des dritten Teiles des Fragebogens meist ein längerer Zeitraum liegt, können hygienische Verbesserungen, die im zweiten Teile vorgeschlagen waren, inzwischen ausgeführt oder wenigstens in Angriff genommen worden sein, so daß durch den nochmaligen Umlauf eine gewisse Überwachung der Beseitigung von vorgefundenen Mißständen ermöglicht wird. Nach Beendigung des zweiten Rundganges wird der Fragebogen zu den Akten des Kreisarztes genommen.

Auf die einzelnen Fragen des Formulars hier näher einzugehen, dürfte sich erübrigen, da ihr Zweck mit genügender Deutlichkeit aus der Anlage hervorgeht.

Anlage zu S. 183 der Denkschrift.

Muster für die Liste der in einer Ortschaft aufgetretenen Typhuserkrankungen.

Lfde. Nr.	Namen	Beruf	Alter	Wohnung	Tag der		Krankheitsdauer	Ausgang der Krankheit	Anzahl der Wohnungsgenossen	Widal	Ty.-B.	Bemerkungen
					Erkrankung	Meldung						

5. A. Absonderung der Kranken in Krankenhäusern.

Von

Dr. Fehrs,

Kreisarzt in Czarnikau,

früherem Leiter der Bakteriologischen Untersuchungsanstalt Saarlouis.

Ein Ansteckungsherd wird am sichersten dadurch unschädlich gemacht, daß man ihm jede Möglichkeit, die Ansteckungskeime weiter zu verstreuen, nimmt. Durch sofortige Absonderung des Kranken und durch fortlaufende Desinfektion der Gegenstände, die mit ihm in Berührung gekommen sind, ist dies zu erreichen. Diese Maßnahmen vermag nur derjenige peinlich genau durchzuführen, welcher alle Übertragungsmöglichkeiten übersieht und mit dem Wesen und der Verbreitungsweise ansteckender Krankheiten genau vertraut ist. Im Krankenhause, wo nur Kundige sich in der Umgebung des Kranken befinden, ist deshalb die Durchführung der Abwehrmaßnahmen am ehesten gewährleistet.

Im Gebiete der organisierten Typhusbekämpfung wurde deshalb auch die Absonderung im Krankenhause von Jahr zu Jahr mehr angestrebt. Besonders in den größeren Städten, wo die Krankenhäuser leicht zu erreichen sind und sich im allgemeinen durch vorzügliche Einrichtungen auszeichnen, ferner in den Industriegegenden, wo auf Grund der Krankenversicherungsgesetzgebung die erforderlichen Mittel zumeist zur Verfügung stehen, konnte in den letzten Jahren fast stets die Absonderung im Krankenhause durchgeführt werden. Aus der Stadt Straßburg kamen schon im Jahre 1906 90 % der Typhuskranken in Spitalbehandlung; in Saarbrücken stieg die Zahl der ins Krankenhaus Übergeführten von 49,4 % im Jahre 1905 auf 79,6 % im Jahre 1909. In Metz, wo sich die Industrie weniger stark geltend macht und die alten Krankenhäuser noch mancherlei Unzulänglichkeiten aufweisen, wurden nur 66 % im Krankenhaus abgesondert. Im Bezirke der Anstalt Diedenhofen mit seinen großen Industriezentren im Kreise Diedenhofen West wurden bis 72,4 %, im Bereiche der Anstalt Neunkirchen ebenso wie in den Kreisen Saarlouis und Merzig durchschnittlich 70 % aller Kranken den Krankenhäusern zugeführt. Die Bezirke mit mehr ländlichen Verhältnissen, wo die Krankenversicherungsgesetzgebung weniger in die Wagschale fällt, bleiben wesentlich zurück; so finden sich z. B. im Gebiete der Anstalt Trier nur 38,36 % im Krankenhaus Abgesonderte, bei den Anstalten Landau und Kaiserslautern 42 bis 50 %. Da mit der Dichtigkeit und der lebhaften Wanderung der

Bevölkerung die Verbreitungsmöglichkeiten zunehmen, entspricht die größere Beteiligung der Städte und der Industriegegenden an der Krankenhausüberführung im ganzen auch den Bedürfnissen einer planmäßigen Seuchenbekämpfung.

Die Absonderung der Typhuskranken in der eigenen Wohnung war zumeist nicht ausreichend. Dies trifft nicht nur für enge ärmliche Wohnungen zu, sondern auch in den geräumigen Wohnungen der Wohlhabenden schließen sich oft genug Kontaktfälle an vorhandene Erkrankungen an. Die einfache und zweckentsprechende Ausstattung eines Krankenzimmers im Krankenhaus und der Umstand, daß nur geschultes Pflegepersonal anwesend ist, sind Vorteile, die in der Wohnung vermißt werden. Besonders schwierig gestaltet sich aber in der Behausung des Kranken die Aufgabe, alle ausgeschiedenen Krankheitsstoffe vor ihrer Weiterverschleppung zu vernichten.

Es ereignet sich verhältnismäßig selten, daß der Typhuskranke aus eigenem Antrieb das Krankenhaus aufsucht. Meist geschieht dies nur, wenn äußere Verhältnisse eine anderweitige Verpflegung ausschließen. Einen großen Teil der im Krankenhaus Abgesonderten bilden solche, die den Satzungen der Krankenkassen unterworfen sind. Die Kassenmitglieder haben sich den Anordnungen des Kassenarztes zu fügen, da sie sonst ihre Rechte auf freie Verpflegung verlieren.

Die Familienbande sind es in erster Linie, welche die Trennung des Kranken von den gesunden Angehörigen erschweren; Vorurteile gegen die Krankenhauspflege in dem Sinne, daß die Behandlung dort schlecht sei, werden auch noch häufig, besonders auf dem Lande, geäußert, stellen zumeist freilich nur Vorwände dar, die nicht sehr ernstlich zu nehmen sind. Die vorzüglichen Einrichtungen und der einwandfreie Betrieb der neuzeitlichen Krankenanstalten, wie sie heute im Bekämpfungsgebiete meist zu finden sind, entkräften von selbst derartige Einwürfe. Daß ängstliche Eltern glauben, die Trennung der Kinder vom Elternhause würde die Kleinen schädigen, ist begreiflich, doch leben sich bekanntermaßen Kinder sehr rasch im Krankenhaus ein.

Ein schwerwiegenderer Einwand ist die Frage, welche Stelle für die Kosten aufzukommen hat. Die niedrig gehaltenen Sätze der an allen Krankenanstalten vorhandenen zweiten Verpflegungsklasse gestalten allerdings die Krankenhausbehandlung kaum teurer, als die Behandlung im Hause. Daher kann die Frage der Kostendeckung nur in verhältnismäßig seltenen Fällen ein wirkliches Hindernis sein. Trotzdem ist es erwünscht und wohl auch berechtigt, wenn ein Teil dieser Kosten aus öffentlichen Mitteln bestritten wird, denn nicht nur dem Erkrankten und seiner Umgebung, sondern auch der Allgemeinheit kommt die Unschädlichmachung des Krankheitsherdes durch die Überführung in das Krankenhaus zugute. In Lothringen leisteten in dieser Beziehung gute Dienste eine vom Kaiserlichen Ministerium zu Straßburg gewährte Beihilfe für die Spitalbehandlung unbemittelter Typhuskranker, ferner Beihilfen, die aus den Mitteln der in den Reichslanden eingerichteten Desinfektionsgemeinschaften bewilligt wurden. Daß diese Zweckverbände zu den Kosten der Krankenhausverpflegung beisteuern, liegt in ihrem eigenen Interesse, denn eine rechtzeitig eingeleitete Überführung in ein Krankenhaus erspart viele Unkosten für die Desinfektion, die noch dazu viel weniger

Sicherheit auf wirklichen Erfolg bietet. In den preußischen Teilen des Bekämpfungsgebiets trat in Fällen der Zahlungsunfähigkeit die Gemeinde des Unterstützungswohnsitzes des Kranken helfend ein oder sie trug gemeinsam mit der Kreisverwaltung die Kosten. Gegen eine Inanspruchnahme solcher Beihilfen haben die unbemittelten Kranken manchmal Bedenken gehabt, weil sie darin eine Armenunterstützung erblickten. Eine solche irrtümliche Rechtsauffassung wurde oft bekundet und zuweilen von mißgünstigen Nachbarn den Betroffenen eingeredet. Da die Absonderung im Krankenhaus eine gesundheitspolizeiliche Maßnahme darstellt, ist eine solche Auffassung nicht zutreffend, und die Heranziehung der Armenverbände zur Beihilfe bei der Krankenhausverpflegung ist nur bei bereits vorher in armenrechtlichem Sinne hilfsbedürftigen Personen zulässig. Es muß deshalb sorgfältig vermieden werden, einer solchen Deutung Nahrung zu geben.

Sehr wichtig ist es, daß etwa zur Verfügung stehende Geldmittel leicht flüssig gemacht werden können. Müssen erst zeitraubende Feststellungen über die Vermögenslage des Kranken vorangehen, um keinen Zahlungspflichtigen zu übersehen, so bedingt dies Verfahren Verzögerungen, die den Wert der Krankenhausüberführung sehr beeinträchtigen; zuweilen wird die Verbringung aber auch dadurch unmöglich gemacht, daß die anfängliche Bereitwilligkeit des Kranken, die dem Wunsche rascher Genesung entspringt, schwindet, wenn die Gefahr vorüber ist oder der Kranke der Heilung entgegengeht. Deshalb ist es vorteilhaft, wenn der Medizinalbeamte bei der Durchführung der gesundheitlichen Maßnahmen nicht ängstlich die Kostenfrage ins Auge zu fassen braucht, sondern mit Nachdruck der Unentschlossenheit der Beteiligten entgegentreten kann.

Auch der behandelnde Arzt kann, wenn er einer schnellen Regelung der Kostenfrage sicher ist, leichter auf die rechtzeitige Absonderung im Krankenhause hinwirken. Der Rat des als Vertrauensperson zugezogenen Hausarztes vermag eher durchzudringen, als die Vorstellungen des fremd in die Familie eintretenden beamteten Arztes. Bei seiner Mitwirkung wird viel seltener der geeignete Zeitpunkt zur Krankenhausüberführung verpaßt werden. Er braucht mit der Empfehlung der Krankenhausüberführung nicht auf die bakteriologische Bestätigung seines klinisch begründeten Verdachts zu warten, da nach den geltenden Bestimmungen (vgl. Anlage II Ziff. 20) die Absonderung schon stattfinden muß, wenn Krankheitsverdacht besteht. Daher wird sich eine wirksame Absonderung schon frühzeitig auch bei ärmlichen und unhygienischen und deshalb für die Seuchenverbreitung bedenklichen Verhältnissen erreichen lassen, lange bevor von Amts wegen eingeschritten werden muß. Die Durchführung dieses Grundsatzes würde einen guten Schritt vorwärts bedeuten in dem wichtigen Bestreben, ein recht frühzeitiges Einsetzen der Bekämpfungsmaßnahmen zu erzielen. Diese Erfahrung über den Einfluß des behandelnden Arztes auf die Krankenhausabsonderung steht nicht vereinzelt da; hat doch der Leiter der Anstalt Idar berichtet, daß dank der tatkräftigen Einwirkung praktischer Ärzte sich die Absonderung im Krankenhause jetzt weit öfter erreichen lasse als früher.

Wichtig für die Entfernung Typhuskranker aus ihrer Behausung ist das Vorhandensein geeigneter Krankenhäuser in leicht erreichbarer Nähe. Für Industriegegenden ist diese Forderung, soweit Industriearbeiter in Betracht kommen, zumeist erfüllt.

Doch gibt es noch Gegenden, wo die Entfernungen zu groß sind, um auch bei schweren Typhusfällen die Überführung ohne Schädigung des Kranken zu ermöglichen. Für Teile des Kreises Saarlouis und Merzig (Reg.-Bez. Trier) sowie Diedenhofen West (Lothringen) trifft dies unter anderem zu. Aus den an Luxemburg grenzenden Gebieten des Kreises Diedenhofen West mußten deshalb zuweilen Kranke in Luxemburger Krankenhäuser übergeführt werden. Da diese ausländischen Hospitäler mit der organisierten Typhusbekämpfung nicht in Beziehung stehen, waren natürlich vorzeitige Entlassungen zu gewärtigen und die erforderlichen Schlußuntersuchungen oft nicht durchführbar. Die Errichtung von Krankenhäusern ist mithin noch an vielen Orten ein Bedürfnis.

Die Mehrzahl der Krankenhäuser ist mit ausreichenden, von den übrigen Krankenräumen völlig getrennten Abteilungen für ansteckend Erkrankte versehen; bei einigen älteren Krankenhäusern sind die Abteilungen nach Lage und Einrichtung nicht ganz mustergültig. Steht indes ein gut geschultes Pflegepersonal zur Verfügung, so ist selbst bei einfach eingerichteten Isolierabteilungen ein ausreichender Schutz der übrigen Krankenhausinsassen durchführbar.

Anders liegen die Verhältnisse in Irrenanstalten. Hier kann man von einer streng abgesonderten Infektionsabteilung mit besonders geschultem Pflegepersonale nicht absehen. In der Elsässer Irrenanstalt Hördt (Kreis Straßburg-Land) sind solche Infektionsabteilungen auf Grund der Erfahrungen, die bei der Typhusbekämpfung gesammelt wurden, errichtet worden. In der Irrenanstalt Merzig (Reg.-Bez. Trier) konnten aus Mangel an geeigneten Räumlichkeiten und Pflegepersonal die Typhusbazillenträger nur in einem Zimmer abgesondert werden, das an einen großen, mit unruhigen Geisteskranken belegten Saal angrenzte. Das Pflegepersonal dieser unruhigen Irren hatte zugleich die Wartung der Bazillenträger mit zu besorgen. Trotz guten Verständnisses des Pflegepersonals für die Vorsichtsmaßregeln und sorgfältiger ärztlicher Überwachung ihres Vollzugs war es nicht zu verhindern, daß alljährlich einige Übertragungen erfolgten. Auch hier ist der Bau einer einwandfreien Infektionsabteilung inzwischen in die Wege geleitet. Irrenanstalten bedürfen bei der Seuchenbekämpfung besonderer Berücksichtigung, da in ihnen Verhältnisse vorliegen, die ganz eigenartig und für die Weiterverbreitung von übertragbaren Krankheiten besonders günstig sind. Vor allem sind hier zu nennen die vielen unreinen Kranken, die jeden Unrat auflesen oder gar mit ihrem Kote schmieren; ferner kann hier der schleichende Beginn einer Typhuserkrankung leicht dem Arzte verborgen bleiben, da mit vielen Kranken eine Verständigung nicht möglich ist und sog. negativistische Kranke körperlichen Untersuchungen großen Widerstand entgegensetzen, der eine gründliche Untersuchung oft unmöglich macht; bei anderen Irren wiederum, die täglich mit neuen, zumeist unbegründeten Beschwerden hervortreten, können in großen Krankenabteilungen gelegentlich tatsächliche Krankheitszeichen leicht übersehen werden.

Die Absonderung im Krankenhaus ist, wie schon eingangs hervorgehoben wurde, in jedem Falle eine sehr zweckmäßige Maßregel, da von dem Zeitpunkt der Krankenhausüberführung an der Abschluß gegen die Außenwelt gesichert und damit die Gefahr der Weiterverbreitung abgeschnitten ist. Immerhin braucht nach Lage der

Gesetzgebung in Preußen die Überführung des Kranken in ein Krankenhaus nicht unter allen Umständen angeordnet zu werden[1]). Eine Absonderung im Krankenhaus ist jedoch unerläßlich, wenn Verhältnisse vorliegen, die eine besondere Gefährdung der Allgemeinheit bedeuten, z. B. wenn es sich um ein Haus handelt, in dem Kost- und Logiergäste verkehren, ein Nahrungsmittelverkauf oder eine Gastwirtschaft betrieben wird, ferner bei ganz beschränkten Wohnungen, in denen eine gesonderte Verpflegung des Kranken und strenge Absonderung aller für den Kranken und dessen Pflegepersonal benutzten Räume nicht angängig ist. In diesen Fällen sollte man selbst vor Zwangsmitteln nicht zurückschrecken, wenn auf gütliche Vorstellungen hin die Kranken nicht zur Überführung ins Krankenhaus zu bewegen sind. Nur in den seltensten Fällen wird freilich Zwang nötig sein; in der Regel gelingt es den gemeinschaftlichen Vorstellungen des behandelnden und des beamteten Arztes, die freiwillige Überführung zu erreichen. Ist aber der Widerstand nicht zu beseitigen, so muß im Interesse des allgemeinen Wohles Zwang angewendet werden. Man kann sicher sein, daß es in einem späteren Falle nicht wieder so weit kommen wird, während, wenn einmal Schwäche gezeigt worden ist, der Widerstand nur wächst.

Bricht eine Epidemie aus, so kann im Beginn eine möglichst rasche Unterbringung aller typhuskranken und typhusverdächtigen Personen im Krankenhause sehr wirksam sein und den Ausbruch zum Stillstand bringen. Sorgfältiges Durchsuchen aller Häuser, rasche Durchführung möglichst weitgreifender bakteriologischer Umgebungsuntersuchungen sichern den Erfolg. So ließ sich in Öttingen (Kreis Diedenhofen West) im Jahre 1907 eine bereits bedrohlich um sich greifende Epidemie im Keime unterdrücken, obwohl sie unter der Arbeiterbevölkerung, zumeist Italienern, die in sehr ärmlichen engen Schlafstellen untergebracht waren, ausgebrochen war. Es wurden damals unverzüglich 13 noch im ersten Krankheitsbeginne stehende Fälle, ohne das Ergebnis der bakteriologischen Untersuchung abzuwarten, dem Krankenhause zugeführt.

Hat eine Epidemie schon weiter um sich gegriffen, so ist es freilich zweifelhaft, ob eine sehr weitgehende Durchführung der Absonderung möglichst aller Fälle im Krankenhause noch Erfolg verspricht. Aus Kost- und Logierhäusern, Behausungen, in denen Nahrungsmittel verkauft werden, sind die Kranken, wie erwähnt, jedenfalls zu entfernen. Unter Umständen ist es aber ratsam, die Kranken nach Möglichkeit in der Wohnung abzusondern, die Durchführung dieser Absonderung und der laufenden Desinfektion durch geeignete Personen (Polizeiorgane, amtliche Desinfektoren, Krankenpfleger) täglich überwachen zu lassen, jeglichen Verkehr von dem Hause fernzuhalten, den gesunden Angehörigen wegen des Verdachts der Ansteckung gewisse Verkehrsbeschränkungen aufzuerlegen und sie einer durch die bakteriologische Untersuchung unterstützten Beobachtung zu unterwerfen. Das Gleiche trifft auch zu, wenn bereits längere Zeit in einer benachbarten Gruppe von Häusern vereinzelte Typhusfälle aufgetreten sind. Ein allzu schroffes Betreiben der Überführung

[1]) § 18 Abs. 2 und 3 der ministeriellen Anweisung für die Bekämpfung des Typhus (Unterleibstyphus) vom 10. August 1906.

in ein Krankenhaus ist oft geeignet, diese Maßregel in übeln Ruf zu bringen. Erst nach langwierigen Umgebungsuntersuchungen läßt sich der Hauptherd in Gestalt eines Bazillenträgers oder einer Kette verborgen oder atypisch verlaufener Typhusfälle entdecken. Ohne die Auffindung dieser Ansteckungsquellen wird aber die Krankheit durch die Überführung des einzelnen Falles in ihrer Ausbreitung wenig oder gar nicht beeinflußt werden. Beispiele hierfür sind vorhanden. Erst wenn man durch die Umgebungsuntersuchungen den Krankheitsherd begrenzt hat, kann die Auswahl des zweckmäßigsten Bekämpfungsmittels stattfinden und nunmehr mit Nachdruck auf die vollkommene Ausnutzung desselben gedrungen werden.

Es gibt Fälle, in denen eine Typhuserkrankung zweifellos als erste in einem Hause oder in einer Ortschaft aufzufassen ist, indem sich ihre Einschleppung aus einem verseuchten Hause oder einem betroffenen Orte feststellen läßt. In einem solchen Falle ist die rasche Durchführung der Krankenhausabsonderung äußerst zweckmäßig und verspricht durchschlagenden Erfolg. Dagegen ereignet es sich nicht selten, daß ein Typhusfall scheinbar vereinzelt auftritt, eine Einschleppung nicht nachweisbar ist und der Ursprung zunächst unaufgeklärt bleibt. Bei Durchsuchung sämtlicher Familienmitglieder zeigen dann aber mehr oder weniger zahlreiche Personen einen positiven Ausfall der Gruber-Widalschen Reaktion, sodaß trotz gegenteiliger Behauptungen der Angehörigen das Überstehen einer Typhusinfektion zweifellos ist. Die Krankheitszeichen sind eben häufig so undeutlich und geringfügig, daß sie nicht beachtet werden; in vielen Fällen fehlen sie auch ganz. Die Beobachtungen bei einer Militärepidemie im Jahre 1909[1]), ferner zahlreiche eigene Wahrnehmungen während der 5jährigen Tätigkeit des Verfassers bei der Typhusbekämpfung bestätigen, daß eine große Anzahl von Infizierten nichts als die reaktiven Veränderungen des Blutes als Zeichen der überwundenen Infektion aufweist. Die Infizierten haben Typhusbazillen in sich aufgenommen und sind infolgedessen jedenfalls zeitweise auch infektionsfähig gewesen. Sie sind als vorübergehende Bazillenträger anzusehen und stellen die Hauptmasse der Bazillenträger dar, von denen allerdings nur ein kleiner Teil als Bazillenausscheider festgestellt werden kann, nämlich diejenigen, bei welchen die Ausscheidung von längerer Dauer ist oder bei denen gerade zufällig der Zeitpunkt der Untersuchung mit dem Stattfinden der Ausscheidung zusammenfällt. Es erhellt hieraus ohne weiteres, daß ohne Berücksichtigung dieses Umstandes und ohne Vornahme sorgfältiger Umgebungsbeobachtungen und -untersuchungen die Überführung eines einzelnen Kranken zuweilen eine recht unvollkommene Maßnahme darstellt.

Die Frage nach der Bedeutung der Frühkontakte ist für die Zweckmäßigkeit der Krankenhausüberführung auch recht wesentlich. Erfahrungsgemäß wird nur selten ein Typhuskranker in den ersten Tagen seiner Krankheit ins Krankenhaus eingeliefert. Dies hat seinen Grund in dem Verlaufe der Typhuserkrankung, die zumeist schleichend beginnt. Nur ausnahmsweise wird schon in den ersten Tagen der Arzt zugezogen, die Diagnose steht dann auch wohl nicht gleich fest; das Ergebnis der bakteriologischen

---

[1]) Die Typhusepidemie im X. Armeekorps während des Sommers 1909. Von Generalarzt Dr. Hecker und Stabsarzt Prof. Dr. Otto. Deutsche Militärärztl. Zeitschr. 1909 S. 921.

Blutuntersuchung wird abgewartet, und dann vergehen selbst bei gut arbeitendem Meldewesen noch 1 bis 2 Tage, bis der Fall den maßgebenden amtlichen Stellen zur Kenntnis gelangt. Somit dauert es durchschnittlich 8 bis 12 Tage, bis es zur Krankenhausüberführung kommt. Die Frühkontakte, die sich in der ersten Krankheitswoche und der ersten Hälfte der zweiten einstellen, auch die etwa schon in der Inkubationszeit zustande kommenden Übertragungen werden deshalb in der Regel durch die Einleitung der Krankenhausbehandlung nicht mehr zu verhindern sein. Nach mannigfachen Erfahrungen treten die frühzeitigen Infektionen jedoch gegenüber den später erfolgenden Kontakten in den Hintergrund. Auch ist wohl mancher scheinbare Frühkontakt auf einen der oben erwähnten, neben dem bekannten Typhusfall verborgen gebliebenen Infektionsträger, der keine oder nur unwesentliche Krankheitszeichen darbot, zurückzuführen. Die Spätkontakte dagegen werden bei einem gut wirkenden Meldewesen durch die Krankenhausüberführung stets mit Sicherheit verhindert.

Die Absonderung im Krankenhaus ist deshalb auf alle Fälle eine außerordentlich wirksame Maßnahme, frühzeitig angewandt zweifellos das beste Mittel einer zielbewußten Seuchenbekämpfung. Um möglichst oft von ihr Gebrauch machen zu können, müssen außer einer ausreichenden Anzahl geeigneter Krankenhäuser Geldmittel zur Verfügung stehen, welche nicht nur den armenrechtlich Hilfsbedürftigen zuteil werden, sondern auch sonst in geeigneten Fällen gewährt werden können. Die nicht unerheblichen Ausgaben, welche eine Typhuserkrankung mit sich bringt, werden von den Betroffenen, da sie meist den weniger bemittelten Klassen angehören, schwer empfunden. Beihilfen im Falle der Krankenhausabsonderung sind deshalb zweifellos ein gutes Mittel zur Überwindung der eintretenden Schwierigkeiten. Vielfach werden für Desinfektionen nicht unerhebliche Summen aus öffentlichen Mitteln ausgegeben; es wäre erwünscht, wenn solche Mittel auch als Beihilfen bei Krankenhausabsonderung reichlich zur Verfügung ständen.

B. Sonstige Maßnahmen zur Verhütung der Weiterverbreitung des Typhus.

Von

Dr. Fehrs,

Kreisarzt in Czarnikau,

früherem Leiter der Bakteriologischen Untersuchungsanstalt Saarlouis.

Neben der Absonderung im Krankenhause, dem zweifellos wirksamsten Mittel der Seuchenbekämpfung, insbesondere der Typhusbekämpfung, ist für ein Gelingen der letzteren noch eine ganze Reihe anderer Maßnahmen von großer Bedeutung. Die Desinfektionsmaßregeln werden an anderer Stelle behandelt (vgl. III. Teil Nr. 10). Ihre wirksame Durchführung ist ebenso sehr bei dem im Krankenhause behandelten als dem in seiner Wohnung verpflegten Typhuskranken wichtig. Die erste Sorge aber ist bei der Verpflegung in der Behausung, im kleinen Verhältnisse zu schaffen, ähnlich denjenigen der Infektionsabteilungen eines neuzeitlichen Krankenhauses. Hiermit wird in gleichem Maße den Interessen sowohl der Heilung der Krankheit als auch der Verhütung ihrer Weiterverbreitung gedient. Eine abgesonderte Lage des Krankenzimmers, Helligkeit, Einfachheit und Übersichtlichkeit der Ausstattung wirken wohltätig auf den Kranken, erleichtern die Krankenpflege und ermöglichen allein die Durchführung einer wirksamen, laufenden Desinfektion und Absonderung.

Nicht mit Unrecht hat man den Typhus eine Schmutzkrankheit genannt, weil er gerne in solchen Behausungen festen Fuß faßt, die infolge ihrer Überfüllung oder infolge der Armut oder Nachlässigkeit ihrer Bewohner jede Sauberkeit vermissen lassen. Sieht man eine Familie mit zahlreichen Kindern in einem oder zwei Wohnräumen hausen und trifft man mitten darinnen in einem der doppelt belegten Betten einen delirierenden, unreinen Typhuskranken an, oder findet man in einer mit Arbeiterfamilien dicht belegten Herberge einen Typhuskranken vor, so ist es von vornherein ausgeschlossen, hygienisch einwandfreie Verhältnisse zu schaffen. In solchen Fällen ist das Verbleiben des Kranken im Hause unverträglich mit dem Versuche, wirksame Maßnahmen gegen die Weiterverbreitung zu treffen. Stößt jedoch die Überführung des Kranken in ein Krankenhaus auf Widerstand, so muß man trotz der ungünstigsten häuslichen Verhältnisse auf eine Verbesserung der Unterkunft des Kranken in seiner Wohnung bedacht sein.

Die gemeinverständlichen Belehrungen über Typhus (Typhus-Merkblätter), welche dem Haushaltungsvorstand eingehändigt werden, stiften gewiß Gutes und machen die Leute williger gegenüber den sanitätspolizeilichen Anordnungen. Man darf aber nicht allzu rasch volles Verständnis der Laien für die Ansteckungsgefahr bei Typhus erwarten. Selbst bei vorhandener Einsicht und gutem Willen muß man mit vielerlei Versäumnissen in der Beobachtung der gegebenen Verhaltungsmaßregeln rechnen.

Selbst wenn eine dauernde Aufsicht durch einen zuverlässigen Berufspfleger ausgeübt wird, eröffnet die ständige Nähe des Kranken doch Gefahren durch eine Reihe von Übertragungsmöglichkeiten, die im Krankenhause nicht in Betracht kommen. In allen Fällen, auch wenn die Wohnungsverhältnisse an sich eine Absonderung in besonderem Zimmer mit unmittelbarem Zugang vom Flure gestatten, ist doch der dringende Rat am Platze, den Kranken ins Krankenhaus überzuführen. Es ist eben nicht die räumliche Absonderung an sich das Wirksame, sondern die Absonderung in einer Umgebung, die Verständnis für das Wesen ansteckender Krankheiten besitzt. Nur so ist es auch erklärlich, daß früher in gut geleiteten Krankenanstalten Typhuskranke mitten unter anderen Kranken verpflegt wurden und daß doch nur selten Ansteckungen vorkamen. Die anderen Kranken kamen dort mit den Typhuskranken nicht in Berührung, da sie gleichfalls bettlägerig waren; das Pflegepersonal aber war gut geschult und kannte die Gefahren genügend, um sie vermeiden zu können.

Bleibt aber der Kranke in der Wohnung, so ist die Mindestforderung, daß das Zimmer, in welchem er untergebracht ist, ohne Betreten sonstiger bewohnter Räume der Wohnung zu erreichen ist, und daß ein geschultes Pflegepersonal vorhanden ist. Diesem liegt neben der Pflege die laufende Desinfektion und die Verantwortung für die peinlichste Durchführung der Absonderung ob. Es ist empfehlenswert, einen gedruckten Anschlagzettel mit den wesentlichsten Verhaltungsvorschriften im Krankenzimmer an einer leicht sichtbaren Stelle anzubringen. Da eine einzelne Person nicht Tag und Nacht Krankenpflege ausüben kann, ist zum Wechsel in der Pflege eine zweite Pflegeperson erforderlich.

Ist der Kranke fieberfrei und soweit gekräftigt, daß er fremder Hilfe nicht mehr bedarf, so will er in der Regel von der weiteren Anwesenheit des Pflegers nichts mehr wissen. Auch das Pflegepersonal ist geneigt, seine Tätigkeit einzustellen, da es in der Beaufsichtigung der Desinfektions- und Absonderungsmaßnahmen allein keine ausreichende Befriedigung findet. Aber gerade dann muß auf die weitere Anwesenheit einer sachkundigen Persönlichkeit gedrungen werden, denn der nunmehr außer Bett befindliche Typhuskranke bedeutet alsdann nicht allein für seine nächste Umgebung, sondern auch für die außerhalb der Familie Stehenden eine große Gefahr. Der Kranke ist jetzt imstande, sich fortzubewegen und die Krankheitskeime weithin zu verstreuen. Bekannt ist es, wie Kinder bald nach Ablauf der bei ihnen meist leicht verlaufenden und rasch abklingenden Typhuserscheinungen zum Spielen hinaus auf die Straße drängen und dann auch draußen ihre Bedürfnisse erledigen. Auch der Erwachsene gönnt sich oft keine genügende Zeit zur Erholung, sondern sucht so rasch wie möglich wieder zu seinem Arbeitsverdienste zu kommen und gefährdet dann seine Mitarbeiter. Es ist daher in Ziffer 21 der „Allgemeinen Leitsätze für die Verwaltungsbehörden bei der Bekämpfung des Typhus" (vgl. Anlage II) vorgeschrieben, daß die Absonderung von Typhuskranken zweckmäßig so lange dauern soll, bis die Ausleerungen bei zwei in einwöchigem Zwischenraume vorgenommenen bakteriologischen Untersuchungen sich frei von Typhuserregern erwiesen haben. Wo es sich ermöglichen läßt, wird empfohlen, mit der Aufhebung der Absonderung zu warten, bis auch eine dritte Untersuchung ergeben hat, daß Typhuserreger nicht mehr ausgeschieden werden.

In der für Preußen ergangenen ministeriellen Anweisung, vom 10. August 1906, ist in § 18 als äußerste zeitliche Grenze für die Absonderung der Ablauf von zehn Wochen, vom Beginne der Erkrankung ab gerechnet, festgesetzt. Nach Ablauf dieser Frist soll die Absonderung aufgehoben und der noch Keime ausscheidende Kranke als Bazillenträger behandelt werden (vgl. III. Teil Nr. 8). Die Aufhebung der Maßnahmen darf nur nach Anhörung des beamteten Arztes erfolgen.

Aus dem Vorhergehenden ist ersichtlich, wie wichtig es ist, daß eine ausreichende Zahl von Pflegepersonen mit hinlänglicher Kenntnis der Desinfektions- und Absonderungsmaßnahmen vorhanden ist. Besonders in Gegenden, wo Krankenhäuser spärlich und nicht leicht erreichbar sind, wird man häufig auf die Absonderung in der Behausung angewiesen sein. Alsdann hängt die Wirksamkeit der Bekämpfung insbesondere davon ab, daß eine genügende Zahl geschulter Pfleger zur Verfügung steht. Die Ausbildung des Pflegepersonals, des freien sowohl wie der Mitglieder der Ordensgenossenschaften und Diakonissenhäuser, in der Desinfektion und in allen bei der Pflege von Infektionskranken wichtigen Maßregeln ist dringend erforderlich. Auch im eigenen Interesse des Pflegepersonals liegt es, in allen diesen Dingen gründlich bewandert zu sein; denn nur bei genauer Kenntnis der vorhandenen Gefahren vermag es sich selbst vor Ansteckung zu bewahren. Es ist zu hoffen, daß die Typhuserkrankungen von Krankenschwestern und Krankenpflegern, die sich besonders in der ersten Zeit der Typhusbekämpfung nicht selten ereigneten, bald ganz verschwinden werden.

Sind Krankenhäuser schwer zu erreichen und mehrt sich die Zahl der Typhusfälle, so ist die Errichtung von Baracken oder die Einrichtung von Notspitälern ins Auge zu fassen. Mit einem verhältnismäßig wenig zahlreichen Pflegepersonale können dann selbst für eine größere Zahl Kranker noch einwandfreie Verhältnisse sowohl hinsichtlich der Krankenpflege als besonders auch zur Verhütung einer Weiterverbreitung der Krankheit geschaffen werden.

Die Einrichtung wenigstens eines Notspitals läßt sich meist rasch ermöglichen, da ein geeignetes leeres Haus fast immer zu finden ist oder ein bewohntes schnell geräumt werden kann. Ist dies nicht der Fall, so kann man eines der von Typhus befallenen Häuser nach Entfernung der Gesunden in ein Notspital umwandeln. In diesem müssen auch Einrichtungen zur dauernden Unterkunft des Pflegepersonals und für die Küche, ferner eine einwandfreie Wasserversorgung vorhanden und für eine unbedenkliche Beseitigung der Abwässer gesorgt sein. Auch soll eine getrennte Unterbringung von Männern und Frauen sich ermöglichen lassen. Das Aufschlagen von Baracken hat erfahrungsgemäß gegenüber der Einrichtung von Notspitälern den Nachteil, daß die Baracken in der Regel erst spät sich zur Stelle schaffen lassen. Gewöhnlich hat bei ihrem Eintreffen die Epidemie schon zu fest Wurzel gefaßt, als daß es noch gelingen könnte, alle Kranken darin abzusondern. Steht dagegen ein Haus zur Verfügung, in das die Kranken unverzüglich mit eigenen Betten und eigenem Bettzeug übersiedeln können, so ist die gute Aussicht vorhanden, die aufflackernde Epidemie im Keime zu ersticken. Auch noch andere Nachteile haften den Baracken an. Zuweilen besitzen sie so dünne Wände, daß im Sommer wenig Schutz gegen die Sonnenbestrahlung, im Winter gegen die Kälte geboten ist; die Kranken sind infolgedessen oft schädigenden Temperaturen ausgesetzt. Im Laufe der Typhusbekämpfung konnten in dieser Beziehung mancherlei Erfahrungen gesammelt werden.

Die oben berührte Maßregel der Entfernung Gesunder aus der Wohnung des Kranken ist für gemeingefährliche Krankheiten auch im Reichsseuchengesetze vorgesehen. Sie soll angewandt werden, wenn der Typhuskranke wegen der Schwere der Erkrankung nicht ins Krankenhaus übergeführt werden kann und die häuslichen Verhältnisse eine wirksame Absonderung nicht gestatten. Nicht selten greifen die Angehörigen selbst zu diesem Mittel, indem sie aus eigenem Antrieb die Kinder aus Furcht vor Ansteckung zu Verwandten oder Bekannten bringen. Dadurch wird aber oft die Gefahr der Weiterverschleppung des Typhus in andere Familien nahe gerückt. Es ist daher in der Regel vor dieser Maßnahme zu warnen und eher auf ein Verbleiben sämtlicher Angehörigen im Hause hinzuwirken. Sollte die Entfernung der Gesunden aber doch aus besonderen Gründen zweckmäßig erscheinen, so ist eine möglichste Absonderung der zwar noch Gesunden, aber doch bereits ansteckungsverdächtigen Personen in ihrer neuen Wohnung anzustreben; auch ist ihre klinische und bakteriologische Beobachtung geboten. Diese letztere Art der Überwachung ist überhaupt bei den Angehörigen Typhuskranker sehr ratsam und wurde bei der systematischen Typhusbekämpfung regelmäßig gelegentlich sogenannter Nachermittelungen von den Mitgliedern der Typhusstationen angewandt. Dabei wurden stets Thermometer mitgeführt und bei verdächtigen Personen Messungen der Körperwärme vorgenommen. Gar manchmal gelang es, auf diese Weise Typhuskranke herauszufinden, die sich noch ganz gesund fühlten und trotz nicht unerheblicher Temperaturerhöhungen noch ihrer Beschäftigung nachgingen. Auch sind derartige Temperaturmessungen zur Entdeckung verheimlichter Typhusfälle geeignet. Mit ganz besonderer Sorgfalt ist nachzuforschen, ob etwa in der Behausung eines Typhuskranken ein Handel mit Nahrungsmitteln betrieben wird. Beim Verbleiben des Typhuskranken im Hause ist solcher Handel wegen der Gefahr einer entstehenden Epidemie durch den Verkehr mit infizierten Nahrungsmitteln unverzüglich zu verbieten. Bäckereien, Metzgereien, Milchhandlungen, Gastwirtschaften, Kost- und Quartierhäuser sind in derartigen Fällen unbedingt zu schließen. In der Regel wird allerdings die Androhung dieser Maßregel genügen, um den Widerstand gegen Überführung in ein Krankenhaus zu überwinden. Besonders ist auf den Milchverkauf im kleinen zu achten. Die Abgabe geringer Mengen Milch wird von den Angehörigen des Typhuskranken häufig verschwiegen. Wenn infizierte Milch an Sammelmolkereien abgegeben wird, kann ein explosionsartiger Ausbruch mit zahlreichen Krankheitsfällen die Folge sein. Ist Milch aus dem Hause des Kranken an eine Sammelmolkerei abgegeben worden, so müssen die Vorkehrungsmaßnahmen unverzüglich auf die Sammelmolkerei ausgedehnt und für eine Desinfektion sämtlicher Apparate und Gefäße daselbst Sorge getragen werden. Im Bezirke der Anstalt Idar sind in den letzten Jahren wiederholt derartige Massenerkrankungen beobachtet worden. Im Kreise Saarlouis kam eine Milchepidemie dadurch zustande, daß ein Milchhändler von einem lothringischen Gehöfte Milch bezog. Auf diesem Bauernhofe war eine Erkrankung bei einem nicht unmittelbar mit dem Milchversande beschäftigten Manne vorgekommen, die von dem behandelnden Arzte für Influenza gehalten, nachträglich aber durch die Blutuntersuchung als Typhus erkannt wurde. Nicht nur wenn ein Nahrungsmittelverkauf in der Behausung des Typhuskranken stattfindet, sondern auch wenn Angehörige eines Typhuskranken außer dem Hause in Nahrungsmittelbetrieben tätig sind, ist besondere Vorsicht geboten. Es erhellt hieraus die Notwendigkeit, die Personalverhältnisse sämtlicher im Hause des Kranken wohnenden Leute einschließlich ihrer Berufstätigkeit und der Stelle ihrer Beschäftigung aufzunehmen.

Auch solchen Personen aus der Behausung eines Typhuskranken, die infolge ihres Berufs mit zahlreichen Menschen zusammenkommen oder viele Häuser betreten müssen, sind Verkehrsbeschränkungen aufzuerlegen. Die staatlichen Bergwerksbehörden im Gebiete der systematischen Typhusbekämpfung handeln seit Jahren nach diesem Grundsatz; sie halten die gesunden Angehörigen Typhuskranker von den Bergwerken zurück und zahlen ihnen für die Zeit der Arbeitslosigkeit Krankengeld. Eine regelmäßige Benachrichtigung der Arbeitgeber in dem Falle, daß in der Familie eines ihrer Arbeiter die Anordnungen der Gesundheitsbehörde nicht befolgt werden, ist nicht nur eine Pflicht gegen die Allgemeinheit, sondern dürfte auch ein wirksames Druckmittel gegen Widerspenstigkeit und Unverstand sein. Findet man aber Entgegenkommen, so muß alles vermieden werden, was dem durch den Krankheitsfall in der Familie schon schwer Geschädigten noch weitere Opfer verursachen kann. Hier sollte aus öffentlichen Mitteln Entschädigung für etwaige Lohneinbuße geleistet werden.

Auch das Verbot des Schulbesuchs der schulpflichtigen Kinder aus Behausungen, in denen eine Erkrankung an Typhus vorgekommen ist, bedarf der Erwähnung. Es empfiehlt sich, mit der Zulassung zum Schulbesuch auch nach der Entfernung der Infektionsfälle aus dem Hause noch zu warten, bis ein der Inkubationszeit entsprechender Zeitraum verstrichen ist. Neben dem Verbote des Schulbesuchs muß auch eine Fernhaltung der Kinder von den öffentlichen Spielplätzen einhergehen.

Lassen sich bei einem Typhuskranken Verhältnisse, die eine Weiterverbreitung des Typhus auf die Umgebung verhindern, nicht schaffen, so ist es Pflicht der Behörde, auf die bestehende Gefahr öffentlich aufmerksam zu machen. Es kann durch Anbringung einer Tafel mit entsprechender Inschrift eine geeignete Warnung ergehen. Sah man bei Beginn der systematischen Typhusbekämpfung solche Tafel sehr häufig an den Häusern von Typhuskranken, so sind sie mit der Zeit fast ganz verschwunden. Denn durch gewissenhafte Beachtung der von den Behörden angeordneten Vorsichtsmaßregeln waren die Angehörigen der Typhuskranken bald bemüht, dem Anheften der Warnungstafel zu entgehen.

---

6. Eigenschaften der Typhusbazillen.

Von

Professor **Dr. E. Levy,** Leiter der Bakteriologischen Untersuchungsanstalt Straßburg i. E.

und

Dr. W. Gaehtgens, Assistent am Staatlichen Hygienischen Institute zu Hamburg, früherem Assistenten der Bakteriologischen Untersuchungsanstalt Straßburg i. E.

Die bakteriologische Forschung über die Eigenschaften des Typhusbazillus hat bei den von verschiedenen Epidemien und von verschiedenen Kranken gewonnenen Reinkulturen eine Übereinstimmung wie kaum bei einem anderen Mikroorganismus ergeben. Nichtsdestoweniger wird von allen Untersuchern auf das mehr oder minder häufige Vorkommen von Eigentümlichkeiten, insbesondere bei frisch gewonnenen Stämmen, hingewiesen. Man darf diese von der Regel abweichenden Formen nicht gleich als Varietäten hinstellen, man muß sie jedoch unbedingt kennen, da sonst eine sachgemäße diagnostisch-bakteriologische Prüfung entschieden unmöglich ist.

Die plumpe, dicke Stäbchenform des Typhusbazillus, wie sie besonders bei künstlich fortgezüchteten Kulturen vorkommt, wurde in der Regel auch bei den frisch aus Stuhlgang, Blut oder Harn gezüchteten Stämmen beobachtet. Fadenbildung, wie sie manchmal bei älteren Laboratoriumsstämmen in flüssigen Nährböden und auf der Kartoffeloberfläche sich zeigt, kommt bei den gewöhnlichen Strichplatten nach Endo kaum vor. Versetzt man jedoch diese noch mit Coffein, dem ja nach Roth ein hemmender Einfluß auch auf das Wachstum der Typhuskeime zukommt, so erfolgt ziemlich regelmäßig ein Auswachsen der Stäbchen zu längeren Fäden (Gaehtgens). Auf den v. Drigalski-Conradi-Platten konnte Müller bei den aus dem Blute im ersten Krankheitsstadium gewonnenen Stämmen häufig Fadenwachstum wahrnehmen. Wiederholt wurde in Landau an den aus Harn gewonnenen Bakterien eine längere und spitzer zulaufende Form als bei den Kotbazillen beobachtet. Aus dem Straßburger Institute berichten Meyer und Ahreiner über langes Fadenwachstum von Typhusbazillen, die aus dem Nierenbeckeninhalt einer typhösen Pyonephrose gezüchtet waren. Diese Neigung zu Fadenverbänden scheint jedoch nur eine ganz vorübergehende Erscheinung zu sein, da sie, soweit darüber Angaben vorliegen, bei Übertragung auf andere Nährböden bald wieder verschwand. Nur bei einem von Müller fortgezüchteten Bazillenträgerstamme schien sich die Fadenbildung dauernder zu gestalten. Im großen und ganzen darf man wohl die Fadenwuchsform als eine Involutionserscheinung auffassen, die durch ungünstigere Kulturbedingungen hervorgerufen ist. Die Erfahrungen mit den Coffeinnährböden insbesondere scheinen hierfür zu sprechen. In gleicher Richtung sind auch Versuche von Rajat und Péju zu verwerten. Diese sahen nach Zusatz von Jodkali, Jodkalzium, Jodnatrium, Bromkalium u. dgl. die Typhusbazillen zu Fäden von gelegentlich 250 bis 300 μ Länge auswachsen.

Wenn demnach die kurze Stäbchenform im allgemeinen als ständiges Kennzeichen des Typhusbazillus zu gelten hat, so läßt sich das Gleiche auch von seiner Beweglichkeit behaupten, obwohl auch hier gelegentliche Abweichungen beobachtet werden konnten. So berichtet O. Fischer über das Vorkommen wenig beweglicher Stämme und über die Züchtung einer vollkommen unbeweglichen Kultur, deren Geißeln indes erhalten waren, aus dem Körper von 2 Personen. Leidliche Beweglichkeit stellte sich bei diesem Stamme durch Tierpassage und längere Fortzüchtung in Bouillon wieder ein. Auch Müller konnte einen vorübergehenden Verlust der Eigenbewegung bei 3 Bazillenträgerstämmen sehen. Hierbei zeigte die vorhin erwähnte in Fadenform wachsende Kultur ein besonderes Verhalten. Ihre Stäbchen waren nach Wachstum in Rindfleischbouillon bei 37° vollkommen unbeweglich. Züchtete man sie jedoch bei 22°, bei welcher Temperatur sie sich schwach entwickelten, so bekamen sie gute Eigenbewegung, und nach 14 Tagen behielt die von ihr stammende Tochterkultur auch bei 37° diese Eigenschaft. Dieser Stamm blieb auch bei der Agglutinationsprüfung weit hinter der Titergrenze zurück. Es gewinnt deshalb die Annahme an Wahrscheinlichkeit, daß die beobachtete Bewegungsanomalie auf eine mangelhafte oder abnorme Ausbildung der Geißeln zurückzuführen ist. Es geht ja aus den Untersuchungen von Kühnemann in der Straßburger Anstalt hervor, daß bei dem Agglutinationsvorgang die Geißeln wesentlich in Mitleidenschaft gezogen werden. Ließ es sich doch zeigen, daß Immunserum noch in starken Verdünnungen, Normalserum hingegen nur in schwächerer Verdünnung, etwa $^1/_{100}$, eine die Substanz der Geißeln beeinflussende, tricholytische Wirkung ausübt. Diese Erscheinung ging zwar im allgemeinen mit der Agglutination parallel, steht aber nicht absolut notwendig mit ihr in Zusammenhang, da auch Normalserum bis zu bestimmten Verdünnungen die Geißeln zerstört, ohne daß gleichzeitig Agglutination zu erfolgen braucht.

Das Studium der Geißeln eignet sich, wie Kühnemann weiter zeigte, überhaupt sehr zur Unterscheidung des Typhusbazillus von ihm nahestehenden Bakterien. Während beim Eberth-Gaffkyschen Stäbchen die Geißeln kürzer, derber und an Masse im Verhältnis zum Bakterienleibe geringer sind, besitzt der Paratyphus-B-Bazillus längere, oft ein ausgedehntes Netzwerk bildende Geißeln, deren Gesamtmasse im Verhältnis zum Bakterienleibe bei weitem größer als beim Typhusbazillus erscheint. Der Bacillus faecalis alcaligenes weist entgegen den bisherigen Angaben keinen vollständigen Geißelkranz wie der Typhusbazillus auf, sondern er verfügt über weniger reichliche und nur polständige Geißeln.

Bei der Annahme unbeweglicher Typhusstämme muß man, das sei ausdrücklich betont, außerordentlich vorsichtig sein. Die Verwechslung mit Ruhrbazillen ist zu leicht möglich. Das Vorhandensein von Geißeln ist jedesmal trotz mangelnder Beweglichkeit durch die besonderen Färbemethoden nachzuweisen. Fehlen die Geißeln trotz Fortzüchtung ganz und gar, so handelt es sich in den betreffenden Fällen nicht um Typhusbazillen. Daß hierbei außerdem die Agglutinationsprüfung mit Typhusimmunserum und den verschiedenen Ruhrimmunseren und die differentialdiagnostischen Nährböden in ausgiebigster Weise heranzuziehen sind, ist eigentlich selbstverständlich.

Wenden wir uns dem Wachstum der Typhusbazillen auf den verschiedenen Nährböden zu, so läßt sich auch hier sagen, daß Abweichungen geringfügiger Art sich besonders bei frisch gezüchteten Stämmen gar nicht selten beobachten ließen, ohne indes zur Annahme bestimmter Varietäten zu führen. So sah Müller in Gelatinekulturen gelegentlich alle Übergänge vom zartesten weinblatt- zum dicken coliartigen Wachstume. Wahrscheinlich lag die Ursache in geringfügigen Abweichungen der Reaktion oder bei älteren eintrocknenden Röhrchen in der Konzentration des Nährmaterials. In Landau wurde wiederholt der Befund gemacht, daß aus dem Harne stammende Typhusbazillen wenig Neigung zeigten, auf der Gelatine sich an der Oberfläche auszubreiten, sondern daß sie vielleicht infolge eines geringeren Sauerstoffbedürfnisses mehr knopfförmig wuchsen.

In Lackmusmolke bildet sich nach Müllers Angaben schon nach 24 Stunden nach reichlicher Einsaat reiner Typhusstämme gelegentlich eine leichte Trübung. Die Verfasser haben in Straßburg mitunter dieselben Beobachtungen machen können, möchten jedoch betonen, daß es sich in allen diesen Fällen nur um ganz geringfügige, oft kaum erkennbare Trübungen handelt und jedenfalls im allgemeinen die Angabe, daß die Lackmusmolke nach Typhuseinsaat bei schwacher Säuerung sich nicht trübt, zu Recht bestehen bleibt.

Aus den differenzierenden Farbstoffnährböden lassen sich nicht selten Abweichungen in Färbung und Aussehen der Kolonien feststellen, trotzdem diese aus echten Typhusbazillen zusammengesetzt sind. Bei Verwendung der v. Drigalski-Conradi-Platte fiel es in der Untersuchungsanstalt Saarbrücken mehrfach auf, daß frisch aus dem Körper gezüchtete Bazillen nicht in der bekannten typischen Weise wuchsen, sondern sich durch ein ausgesprochen dunkles und undurchsichtiges Zentrum, das von einem hellen Ringe umgeben war, von der Normalkolonie unterschieden. Diese Wachstumsform trat jedoch nur im ersten Ausstrich auf der Stuhlplatte in die Erscheinung. Bei Übertragung auf eine zweite Platte bildeten die Typhusbazillen sofort gleichmäßig durchscheinende Kolonien. In der Trierer Anstalt wurden aus dem Stuhle eines Bazillenträgers Typhuskeime gewonnen, die auf v. Drigalski-Conradi-Platten zu rötlichen, statt blauen, sonst aber zu hell und klar durchscheinenden Kolonien auswuchsen. Der gleiche Befund wurde von Müller mehrfach gemacht, ein ähnlicher auch von der Anstalt in Metz.

Die von Mandelbaum beschriebenen Metatyphusbazillen, die auf Glyzerinagar die Ausscheidung typischer Kristalle bewirken und Blutagar im Gegensatze zum Typhusbazillus ganz unverändert lassen, wurden bei größeren in Saarbrücken und Diedenhofen angestellten Nachprüfungen nicht getroffen. Müller konnte bei einem in München als Metatyphus angesprochenen Falle an den aus dem Stuhle gezüchteten Bazillen keinen Unterschied gegenüber echten Typhusbazillen feststellen. In Straßburg wurden bei einem den Verfassern zur Verfügung gestellten Metatyphusstamme die von Mandelbaum angegebenen Merkmale bestätigt. E. Levy und Gaehtgens sind jedoch, vorläufig wenigstens, gleich Nieter und Russovici der Ansicht, daß zunächst kein Grund zur Abtrennung einer besonderen Metatyphusvarietät vorliegt. Die Fähigkeit, auf Glyzerinagar Kristalle zu bilden, kommt anscheinend nur einzelnen Rassen zu. Weiter wirken nach den Untersuchungen von E. Levy und P. Levy nicht alle Typhusstämme hämolytisch.

Verhältnismäßig zahlreiche Beobachtungen liegen vor, die das bereits durch ältere Befunde (Klinger) sichergestellte Vorkommen schwer agglutinabler Typhusstämme bestätigen. Besonders oft wird dieser Befund bei den frisch aus dem Körper gezüchteten Typhusstäbchen erhoben. Bei der Fortzüchtung macht jedoch diese Eigentümlichkeit sehr bald dem normalen Agglutinationsverhalten Platz. Es sind wohl diese Feststellungen in Analogie zu setzen mit den Beobachtungen, die Bail bei seinen unmittelbar aus dem Körper stammenden sogenannten tierischen Bazillen gemacht hat. Andere Momente können aber auch mitspielen. So lassen Typhusbazillen, die auf Koffein-Fuchsinagar zu Fäden ausgewachsen sind, oft eine deutliche Verminderung ihrer Agglutinabilität erkennen (Gaehtgens). Weiter konnte Hirschbruch feststellen, daß Typhusbazillen in ihrem Agglutinationsvermögen auch bei einem Zusammenleben mit Colibakterien und Hefen und durch den Zusatz von Pyocyanase zum Nährboden geschädigt werden.

Nicht minder interessant ist die Frage, ob umgekehrt in Typhusstühlen andere Mikroorganismen vorkommen, die durch Typhusserum agglutiniert werden. Bei chronischen Ruhrkranken war ja von Kuhn und Woithe gefunden worden, daß gewisse Begleitbakterien in dem Stuhlgang durch Ruhrimmunsera und Ruhrkrankensera nahezu ebenso hoch wie die Krankheitserreger selbst beeinflußt wurden. Ähnliche Beobachtungen für Typhusbazillen konnten gelegentlich in allen Untersuchungsanstalten gemacht werden. Es wurden Coliarten in dem Stuhlgang Typhuskranker gefunden, die vom Typhusserum zwar lange nicht bis zur Titergrenze, aber doch nicht ganz unbedeutend agglutiniert wurden. Besonders bemerkenswert verhielt sich eine Coliart, die auf der mit dem betreffenden Stuhle geimpften Endo-Platte nicht rote, sondern farblose typhusähnliche Kolonien erzeugte und bei der orientierenden Agglutinationsprüfung vom Typhusimmunserum ($^1/_{100}$) erheblich zusammengeballt wurde. Bei der Fortzüchtung auf den verschiedenen Nährböden erst ergab sich die Colinatur des Mikroben, der fernerhin auch auf dem Endo-Agar die typischen roten Colikolonien bildete. Umfangreiche Untersuchungen über typhusähnliche Bakterien wurden von Baumann ausgeführt. Von zahlreichen Stäbchen, die aus dem Stuhlgang von Typhuskranken oder ihrer Umgebung gezüchtet worden waren, verhielten sich einzelne durchaus wie echte Typhusbazillen. Sie unterschieden sich von diesen nur durch ihre Nichtagglutinierbarkeit und durch die Reduktion von Neutralrotagar. Andere zeigten neben schwacher Agglutinationsfähigkeit gewisse Abweichungen in den kulturellen Merkmalen, indem sie Alkali in Lackmusmolke bildeten. Eine dritte Gruppe zeichnete sich durch Unbeweglichkeit aus, eine vierte durch Gasbildung in Traubenzuckerbouillon. Aus Brunnenwasser züchtete Baumann einen Bazillus, der anfangs von Typhusserum bis zu $^1/_{2000}$ agglutiniert wurde, sich aber bei genauerer Prüfung als eine andere Stäbchenart herausstellte (Proteus).

Überblickt man die mitgeteilten Beobachtungen, so läßt sich sagen, daß das morphologische, kulturelle und serologische Verhalten der unter den verschiedensten Umständen gewonnenen Typhusstämme doch immer zur Annahme einer streng einheitlichen, wohl charakterisierten Bakterienart führt, und daß die vielfachen Abweichungen lediglich als vorübergehende Involutionserscheinungen anzusprechen sind. Das Vorkommen von richtigen Varietäten muß vorläufig auf das bestimmteste verneint werden. Ohne Mühe lassen sich die Eberth-Gaffky-Stäbchen von den typhusähnlichen durch Agglutination und Kultur trennen. Bei dieser Gelegenheit sei darauf hingewiesen, daß man über den neuen serologischen Verfahren die alten kulturellen Unterscheidungsmerkmale nicht vernachlässigen darf. Es ist nicht angängig, von der differenzierenden Farbstoffplatte weg eine verdächtige Kolonie von Stäbchen durch einfache Agglutination zu bestimmen. Vielmehr ist es unbedingt erforderlich, daß für die Differentialdiagnose Reinkulturen auf Kartoffel, Milch, Traubenzuckerbouillon und dergl. angelegt werden, und daß außerdem noch eine makroskopische Agglutinationsprüfung stattfindet.

Über die Widerstandsfähigkeit und Lebensdauer der Typhusbazillen unter den verschiedensten Bedingungen innerhalb und außerhalb des menschlichen Körpers konnten weitere Erfahrungen gesammelt werden. Die Untersuchungsanstalt in Landau berichtete über das Verhalten des Typhusstäbchens bei niederen Temperaturen. In dem kalten Winter 1907/8 wurde ein in sterilem Wasser, dem nur wenige ccm Nährbouillon zugesetzt waren, aufgeschwemmter, von einer frischen Erkrankung herrührender Stamm 9mal im Freien dem Froste bis zum völligen Gefrieren ausgesetzt und dann wieder bei Zimmertemperatur aufgetaut. Trotz dieser Mißhandlung lebte der Stamm in der ursprünglichen, doch recht nährstoffarmen Flüssigkeit noch nach 6 Monaten und zeigte nach dieser Zeit typische Kulturmerkmale und gute Agglutinabilität. Nach einigen Wochen noch einmal geprüft, erwies er sich als abgestorben.

Über die Widerstandsfähigkeit der an den Händen angetrockneten Typhuskeime gegen verschiedene Desinfektionsmittel geben die Untersuchungen von Gaehtgens Aufschluß. Es zeigte sich, daß Alkohol, der nach den Versuchen von E. Levy und Iggersheimer als 60%iger gewählt wurde, daß weiter Brennspiritus und Kölnisches Wasser in der Regel bereits nach 1/4 Minute die Bazillen von den Händen vollkommen zu entfernen vermochten. Dagegen bewirkten 1%ige und 2%ige Antiformin-, 2%ige Lysoform-, 10%ige Wasserstoffsuperoxydlösung erst nach 2 Minuten eine Verminderung des Keimgehalts. Wurde Typhusstuhl mit 10% Antiformin vermengt, so waren die Erreger erst nach 1/2stündiger Einwirkung nicht mehr nachweisbar.

Die Lebensdauer von Typhus-Reinkulturen in luftdicht verschlossenen Röhrchen erwies sich als recht bedeutend. Die Untersuchung von 29 Stämmen, die 1 1/2 bis 2 Jahre in Idar derart aufbewahrt worden waren, ergab nur in 3 Fällen, daß keine Entwicklungsfähigkeit mehr bestand, während die übrigen Stämme mit teils unverminderter, teils geschwächter Agglutinabilität am Leben geblieben waren. Auch Gaehtgens fand 50 Agarkulturen unter denselben Umständen nach 1 1/2 bis 3 Jahren noch am Leben.

Fischer beobachtete in keimfreier Rindergalle ein Absterben der Typhusbazillen nach wenigen Monaten, während in den mit 10% Pepton und 10% Glyzerin versetzten Galleproben die Stäbchen noch nach einem Jahre entwicklungsfähig sich erwiesen. Ebenso hatte Fornet feststellen können, daß frische Rindergalle entwicklungshemmend wirkt, und daß diese Eigenschaft durch Kochen nur teilweise zerstört wird. Dagegen wird die Galle zu einem für die Typhusstäbchen verhältnismäßig günstigen Nährboden, wenn ihr bakterizider Einfluß unwirksam gemacht wird.

Über das Verhalten des Typhusbazillus in hochkonzentrierten Zuckerlösungen arbeiteten E. Levy und F. Blumenthal. Sie fanden, daß der Krankheitserreger in einer Aufschwemmung von bestimmter Dichtigkeit in 50%iger Traubenzuckerlösung bei 37° nach 48 bis 72 Stunden, in 25%iger Galaktoselösung nach derselben Frist abgetötet werden kann. Vermittels dieser chemisch indifferenten Stoffe in hochmolekularen Lösungen wird hier durch osmotische Vorgänge in schonendster Weise der Abtötungsprozeß vollzogen. Die Leibessubstanz der Bakterien wird hierbei viel weniger als bei der Verwendung von richtigen Desinfektionsmitteln angegriffen, und infolgedessen bleiben die Antigene möglichst wirkungsfähig. Ein weiterer Vorteil des Verfahrens besteht darin, daß durch Eindampfen im luftleeren Raume ein trocknes Pulver sich darstellen läßt, das sich gut hält und bequem dosierbar ist. Mit einem so dargestellten Galaktose-Typhusbazillen-Vakzinpulver vermochten E. Levy und Blumenthal bei Meerschweinchen und Kaninchen ausgezeichnete Immunisierungsergebnisse zu erzielen.

Auch das Glyzerin läßt sich als chemisch indifferenter Körper in eben betontem Sinne zur schonenden Abtötung der Typhusbazillen verwenden. Die Einwirkung fällt auch hier, wie E. Levy und E. Krencker zeigten, um so kräftiger aus, je höher die verwandte Temperatur und je höher die Glyzerinkonzentration ist. In einer bestimmten Aufschwemmung waren bei 37° und 50 bis 80% Glyzeringehalt die Eberth-Gaffkyschen Stäbchen nach Ablauf von etwa 2 Tagen abgetötet.

Wie verhält sich die Lebensdauer der Typhusbazillen, wenn sie mit einer oder mit mehreren Bakterienarten zusammen in vitro fortgezüchtet werden? Es läßt sich hier je nach Art der Symbioten eine mehr oder weniger ausgesprochene Verdrängung und schließlich ein völliges Überwuchern des Eberth-Gaffkyschen Stäbchens beobachten. E. Levy und Gaehtgens vermochten diese Erscheinung besonders bei der Symbiose des Typhusbazillus mit dem B. pyocyaneus, B. prodigiosus und B. jasminocyaneus festzustellen. Vermißt wurde diese Wirkung bei dem B. proteus. Aus einer Typhus-Prodigiosus-Mischbouillonkultur ließen sich vom 9. Tage ab die Typhusbazillen nicht mehr züchten. Dagegen waren sie bemerkenswerterweise noch durch den Tierversuch nachweisbar. Wurden Meerschweinchen mit einer derartigen 12tägigen Mischkultur geimpft, so gingen sie an einer Typhusinfektion zugrunde. Während hier also die Züchtung versagte, ermöglichte der Tierversuch den Nachweis. Ein völliges Überwuchern des Typhusbazillus kommt dagegen durch den Bacillus faecalis alcaligenes zustande. Das nicht seltene Vorkommen dieses Mikrobions bei Typhuskranken sowie sein gelegentlich beobachtetes Auftreten in der Milz eines an echtem Typhus Gestorbenen hatten neben bestimmten Versuchen Altschüler zu der Annahme veranlaßt, daß eine Umwandlung des Typhusbazillus in den Alkaligenes und umgekehrt möglich wäre. Es stellte sich indes heraus, daß hier eine primäre Verunreinigung und eine Überwucherung der einen Bakterienart vorliegt. Wie Gaehtgens zeigte, vermag in einem Typhus-Alkaligenesgemisch in Bouillon der Alkalibildner bei unbehindertem Luftzutritte das Eberth-Gaffkysche Stäbchen nach 3 bis 4 Monaten völlig zu überwuchern, während im zugeschmolzenen Schrägagar-Röhrchen umgekehrt die Typhusbazillen allein nach 1/2 Jahre nachweisbar waren.

Die Lebensdauer des Typhusbazillus unter natürlichen Verhältnissen in den Ausscheidungen, im Inhalt der Abortgruben, im Wasser usw. scheint unter Umständen ebenfalls recht beträchtlich zu sein. In dem bei Zimmerwärme aufbewahrten Stuhlgang von Kranken und Bazillenträgern waren nach Untersuchungen der Saarbrückener Anstalt die Keime nach spätestens 28 Tagen verschwunden, im Harne dagegen schon nach 18 Tagen. Bei saurer Reaktion des Materials gingen die Bazillen schneller zugrunde als bei alkalischer. Conradi konnte jedoch im aufbewahrten Harne eines Typhus-Rekonvaleszenten die Erreger noch nach 1 Jahre nachweisen. Bei einer zweiten Urinprobe dagegen waren die Bazillen bereits nach 3 Monaten verschwunden und an ihre Stelle Alkalibildner getreten. In einem typhus- und paratyphusbazillenhaltigen Wasser vermochte Conradi die Stäbchen 5 Wochen lang nachzuweisen; dann wurden sie durch die stetig zunehmenden Alkalibildner verdrängt. In Landau enthielt ein bazillenführender Stuhl, der 6 Wochen lang bei einer Temperatur von 2 bis 4° gehalten wurde, nach dieser Zeit noch reichlich Keime mit allen typischen Kennzeichen. Nach Untersuchungen in der Anstalt Kaiserslautern betrug die Lebensdauer der Typhusbazillen: 1. in Typhusharn, der in feinem Sande eingetrocknet und bei zerstreutem Tageslicht an die Luft gestellt worden war, 14 Tage; 2. in Typhusharn, der an Fließpapier angetrocknet und nach Heim über Chlorkalzium aufbewahrt wurde, 3 Monate; 3. in Typhusstuhl, der wie unter 2. behandelt war, 6 Monate; 4. in steril gelassenem Harne 3 Monate bei nachträglicher bakterieller Verunreinigung und 4 Monate ohne Verunreinigung; 5. in Kot ohne Antrocknung im Tageslichte 3 Monate. In Diedenhofen hielten sich in Typhus-Empyemeiter, der an einem dunklen Orte aufbewahrt wurde, die Erreger über 5/4 Jahre lang am Leben.

Aber auch im Inhalt von Abortgruben zeigten Typhusbazillen unter den gewöhnlichen Verhältnissen eine bedeutende Lebensfähigkeit. E. Levy und Kayser konnten noch nach 5 1/2 Wintermonaten Typhusbazillen aus Stuhlgang züchten, der aus der Abortgrube zum Düngen in einen Garten gebracht worden war. Brückner isolierte aus dem Inhalt einer Abortgrube, in die Typhuskeime hineingelangt waren, noch nach 40 Tagen typische Stäbchen. Nach Beobachtungen der Anstalt Trier betrug die Lebensdauer von Typhuserregern in dem Inhalt der Abortgruben 8 Wochen. Conradi wies die Bazillen in einer Grube, in die undesinfizierte Krankenabgänge gelangt waren, in heißer Jahreszeit 6 Wochen lang nach. In Landau wurden die in Abort- und Mistjauche eingesäten Bakterien noch im 3. Monat in großer Zahl am Leben gefunden und zwar in den menschlichen Abgängen etwas länger als in den tierischen. Dann verschwanden sie plötzlich aus den Gemischen.

Alle diese Beobachtungen lehren, daß die Lebensdauer der Typhusbazillen außerhalb des menschlichen Körpers zwar beträchtlich, aber immerhin zeitlich beschränkt ist. Während diese Mikroben in den Reinkulturen allerdings jahrelang entwicklungsfähig bleiben, gehen sie in der Symbiose, wie es also den natürlichen Verhältnissen entspricht, nach 2 bis 3 Monaten zugrunde. Nur unter besonders günstigen Bedingungen (niedriger Außentemperatur, Fehlen von Antagonisten usw.) können sie, wie die Beobachtung von E. Levy und Kayser zeigt, auch längere Zeit, bis zu $^1/_2$ Jahre, am Leben bleiben.

Was die Lebensdauer und das Verhalten der Typhusbazillen im lebenden Tierkörper anlangt, so liegen darüber Untersuchungen von Forster und Kayser vor. Sie injizierten Kaninchen lebende Typhuskeime in der Menge von 0,5 bis 6 mg steigend intravenös und ließen die Tiere nach verschiedenen Zeiträumen verbluten. Nach Einverleibung von 6 mg Bakterienrasen wurden in einzelnen Fällen die Bazillen noch nach 6 Wochen in Reinkultur in der Galle gefunden, und zwar zu einer Zeit, wo sie weder im Blute noch im Harne zu treffen waren. Auch aus dem Inhalt des oberen Dünndarmabschnitts waren nicht selten noch die Keime zu züchten. Bei Verwendung kleiner Bazillenmengen (0,5 mg und etwas mehr) waren die Mikroben nach drei Tagen nicht regelmäßig in der Galle vorhanden. Dagegen waren sie bei diesen Tieren mit steril befundener Galle unter Umständen noch nach 5 Tagen im Blute zu entdecken. Die Bazillenmenge mußte also ziemlich groß sein, wenn vom Blute aus durch die Leber die Gallenblase infiziert werden sollte. Sind in letzterem Falle die Bazillen im Verschwinden begriffen, so stellt nach Forster und Kayser die Gallenblasenschleimhaut ihren letzten Aufenthaltsort dar.

Bei immunisierten Kaninchen gelangen intravenös injizierte Typhusbazillen ebenfalls in die Gallenblase. Sie verschwinden jedoch meist nach wenigen Tagen, zunächst aus dem Blute,. dann aus der Galle. Gaehtgens vermochte bei einem Kaninchen, dem eine lebende Typhusagarkultur eingespritzt worden war, 18 Stunden später die Bazillen in großer Menge aus dem Blute, der Leber und besonders aus dem Knochenmarke zu züchten. Auf Material, das aus den beiden Nieren und den Lungen entnommen war, wuchsen sie dagegen nur spärlich. Im Gehirn und Rückenmark und auffälligerweise auch in der Milz fehlten sie.

Die Stoffwechsel- und Zerfallsprodukte der Typhuserreger sind ebenso wie ihre Antikörper Gegenstand eingehender Untersuchungen geworden. Fornet wies im Serum eines Kaninchens, das 12 Stunden nach der intravenösen Impfung der Hälfte einer Agarkultur verblutet war, Typhuspräzipitinogen nach. Wurde ein derartiges Typhusinfektionsserum mit einem Typhusimmunserum gemischt, so entstanden spezifische Niederschläge. Diese Beobachtung konnte Gaehtgens auch auf indirektem Wege bestätigen, indem er ein achtstündiges Infektionsserum einem normalen Kaninchen injizierte und nun hier eine deutliche Präzipitinerzeugung erzielte. Nach den Feststellungen von Gaehtgens lassen sich Präzipitine schon 24 Stunden nach der intravenösen Injektion lebender Typhusbazillen nachweisen, während die ersten Agglutinine frühestens erst nach 2 Tagen erscheinen. Es spricht dieser Umstand entschieden dafür, daß Agglutinine und Präzipitine nicht ein und dasselbe sind.

Kayser fand als Ergebnis ausgedehnter Tierversuche, daß das Verhältnis von der Haupt- zu der Partialagglutininstärke weniger von der Besonderheit der Typhusbazillenrassen als von der Individualität des Rezeptorenapparats im agglutininerzeugenden Körper abhängt.

Der durch Impfung mit lebenden Typhusbazillen erzeugten „Injektionskrankheit" (Sepsis) beim Tiere gegenüber steht die „Infektionskrankheit" des Menschen mit ihrer besonderen Lokalisation des Krankheitsprozesses im Darmkanale. Indes trifft man, wie seit langer Zeit bekannt, unter den menschlichen Typhuserkrankungen Fälle, die fast ganz oder völlig die Beteiligung des Darmes vermissen lassen (Chiari und Kraus, Flexner, Weichardt u. a.). Am ausgesprochensten findet sich dieser Typhus mit rein septikämischem Charakter bei den intrauterinen Infektionen durch den Plazentarkreislauf, wie sie in der Literatur bereits mehrfach beschrieben worden sind (Eberth, Hildebrandt, Freund und E. Levy u. a.). Auch Gaehtgens machte einen derartigen Befund, bei dem der fötale Körper förmlich von Typhusbazillen überschwemmt war, während das mütterliche Plazentarblut sich steril erwies. Es wurden dann noch in der Straßburger Anstalt 2 Fälle von fötaler Typhusinfektion untersucht, bei denen einmal das mütterliche Blut bazillenhaltig, der Fötus dagegen frei war, während das andre Mal die Typhuskeime sowohl aus dem Blute der Mutter als auch aus dem Fötus gezüchtet werden konnten. In allen diesen drei Fällen der Straßburger Anstalt ließ das fötale Blut jede erheblichere Spur von Agglutination vermissen.

Bei dem klassischen Abdominaltyphus mit seiner vornehmlichen Lokalisation der pathologisch-anatomischen Veränderungen im Darme wird man sich das Verhalten der Krankheitserreger im menschlichen Körper etwa folgendermaßen vorzustellen haben. Nachdem die infektionstüchtigen Mikroben unter günstigen, unter prädisponierenden Bedingungen, der Hauptsache nach wohl von der Mundhöhle aus, durch den Schluckakt in den Dünndarm gelangt sind, siedeln sie sich zunächst in den Lymphfollikeln, Peyerschen Haufen und den zugehörigen Gekrösdrüsen an. Für diese Annahme spricht einerseits das fast regelmäßige Vorkommen von Darmgeschwüren an diesen Stellen, andrerseits der von E. Levy und Gaehtgens beschriebene Befund, daß sich gerade die Gekrösdrüsen im Gegensatze zu den anderen Drüsen schon makroskopisch stark verändert zeigen, und daß sie die Erreger in großen Mengen beherbergen. Die Lymphapparate des Dünndarms sind die Organe, in denen sich die Typhuskeime während der Inkubation vermehren und von wo aus sie ihre Stoffwechselprodukte in den Lymph- und Blutstrom entsenden, bis sie dann schließlich selbst wohl um die Zeit des Fiebereintritts in den Blutkreislauf gelangen. Die Zahl der im Blute kreisenden Typhusbazillen scheint nicht sehr bedeutend zu sein, hält aber längere Zeit an, so daß sie sich während der ersten Krankheitswoche nahezu regelmäßig aus dem Blute züchten lassen. Von der zweiten Woche ab sinkt dann die Zahl der positiven Blutbefunde ständig. Nur wenn der Krankheitsverlauf ungünstig endet, wenn die Veränderungen in den genannten Lympheapparaten nicht rückgängig werden, sind auch in den späteren Wochen, bis zum Tode, die Bazillen im Blute vorhanden. Bei Rückfällen geht das Wiedererscheinen der Erreger im Blute mit dem Wiederaufflackern der Krankheit Hand in Hand. In seltenen Fällen lassen sich, wie dies in Trier beobachtet wurde, Bazillen auch schon vor dem Ausbruch der Krankheit aus dem Blute gewinnen.

Von den Organen, wohin die Krankheitskeime aus dem Blutkreislaufe gelangen, und in denen sie zum Teil wenigstens eine starke Vermehrung erfahren, werden die

Erreger weiterbefördert. Durch die Nieren werden sie zu Beginn sowohl als auch in der weiteren Zeit der Erkrankung mit dem Urin ausgeschieden. Von der Leber kommen sie zusammen mit der Galle in den Darm und werden nun ebenso wie die aus den Darmgeschwüren stammenden Stäbchen mit dem Kote entleert. Daß die so ausgeschiedenen Keime der Hauptsache nach aus der Gallenblase stammen, beweist das Abnehmen ihrer Zahl in den unteren Darmabschnitten, wie es von Fornet bei einer größeren Menge von Sektionen häufig festgestellt werden konnte. Die Ausscheidung mit der Galle erfolgt aber nicht etwa regelmäßig, sondern schubweise, so daß der Nachweis in dem Stuhlgang sich oft als unmöglich erweist. Eine weitere Schwierigkeit für die Züchtung der Typhusbazillen aus dem Stuhle liegt in dem Umstand, daß sie bei ihrer langen Wanderung durch den Darm von den Begleitbakterien zurückgedrängt oder von den Darmepithelien und Sekreten an Zahl vermindert oder vernichtet werden können. Über die Zeit des ersten Auftretens der Typhusbazillen im Kote liegen Angaben von v. Drigalski, Brion und Kayser, Gaehtgens und Brückner vor (vgl. S. 231). Letztere Autoren kamen bei ihren unter Verwendung von 6 verschiedenen Nährböden ausgeführten Untersuchungen zu der Schlußfolgerung, daß die Erreger in der 1. und 2. Krankheitswoche in etwa 50 %, in der 3. Woche in 75 % der Fälle erscheinen.

Den wichtigen Nachweis, daß bereits im Inkubationsstadium die Fäces Bazillen bergen können, erbrachte Conradi. Auch Prigge fand die Typhuserreger in 3 Fällen 18, 19 und 20 Tage vor Einsetzen der klinischen Erscheinungen.

Neben den Bauchorganen ist es besonders das Knochenmark, in dem die Typhuserreger sich halten und vermehren. Periostale Prozesse sind auch nicht ganz selten. In den im Knochenmark auftretenden entzündlichen und eitrigen Herden trifft man oft nach Jahren noch die Typhusbazillen. Auch die selteneren klinischen Lokalisationen des Typhus bergen die spezifischen Stäbchen. So konnten sie in Bestätigung früherer bekannter Angaben in Trier aus dem Auswurf bei einem Falle von Pneumotyphus gezüchtet werden, ebenso in Straßburg bei einer typhösen Lungenerkrankung, die schließlich in Lungenbrand überging, in Diedenhofen bei Noma (Wasserkrebs) nach Typhus, bei Typhusempyem, in verschiedenen Stationen bei den typhösen Entzündungen des Rachens und den typhösen Mund- und Rachengeschwüren. Zusammenfassend läßt sich sagen, daß der Nachweis der Typhusbazillen fast bei jedem im Verlaufe des Typhus abdominalis auftretenden Entzündungs- und Eiterungsprozeß gelingt, insofern es sich hierbei nicht um eine Misch- oder um eine Sekundärinfektion handelt. Man darf eben nicht vergessen, daß die Eberth-Gaffkyschen Stäbchen neben ihrer Eigenschaft, eine spezifische Krankheit hervorzurufen, noch die Fähigkeit besitzen, eiterung- und entzündungerregend zu wirken.

Die Typhusantigene und ihre Reaktionskörper waren auch beim typhuskranken Menschen Gegenstand eingehender Untersuchungen. Fornet fand wiederholt vor dem Erscheinen der Bazillen und der Agglutinine im Serum des Kranken Präzipitinogene. Gaehtgens erwies auf indirektem Wege im Typhuskrankenserum spezifisches Agglutinogen.

Was das zeitliche Auftreten der Agglutinine anbetrifft, so liegen mehrere die alten Angaben bestätigende Beobachtungen vor. Im großen und ganzen stellen sich die Agglutinine um den 10. Krankheitstag herum ein. Nach den Straßburger Erfahrungen erscheinen sie am Ende der 1. Krankheitswoche in 75 %, in der 2. in 90 %, in der 3. in 95 % der Fälle. Nachher folgt ein allmähliches Absinken. Wenn man berücksichtigt, daß bei dem Typhuskranken ungefähr nach derselben Frist, nach Ablauf der ersten Krankheitswoche, die Roseolen aufzutreten pflegen, so liegt in diesem gleichzeitigen Erscheinen von Roseolen und Reaktionskörpern in gewissem Grade eine Bestätigung der v. Pirquetschen Anschauungen über Bildung der Antikörper und Zusammentreffen mit den zugehörigen Antigenen.

Das Ausbleiben der Antikörperbildung wurde in Trier besonders bei schweren Fällen vermerkt, bei denen es auch zu Rückfällen kam. Brion und Kayser berichteten über einen durch Züchtung der Bazillen aus dem Blute festgestellten Typhus, bei dem während der ganzen Dauer der Krankheit die Agglutinine fehlten.

In den Typhusleichen fanden sich die Typhusbazillen meist in allen Organen, besonders in den Gekrösdrüsen und der Leber sowie in der Galle, vor. Unter Umständen lassen sich jedoch die Erreger im Körper bald nach dem Tode nicht mehr nachweisen, z. B. in einem Falle in Landau, der klinisch das Bild des Abdominaltyphus bot; das Blutserum ergab zweimal positive Agglutination ($^1/_{200}$). Die 16 Stunden nach dem Tode vorgenommene Leichenöffnung zeigte typische pathologisch-anatomische Veränderungen. Trotzdem die Leiche gut erhalten war, gelang es nicht, aus dem Grunde der Darmgeschwüre, aus Solitärfollikeln, Gekrösdrüsen, Milz, Leber, Galle die Typhusstäbchen zu züchten. Gleichartige Befunde sind in Saarbrücken gemacht worden. Bei 2 Typhusleichen, bei denen der Stuhl während des Lebens Typhusbazillen enthalten hatte, wurde in den inneren Organen umsonst nach Eberth-Gaffkyschen Stäbchen gefahndet. In dem einen Falle fanden sich nur Reinkulturen von Coli, im anderen solche von Staphylococcus aureus vor. Beide Kranken waren offenbar Sekundärinfektionen erlegen; sie boten auch klinisch während des Lebens Zeichen der Sepsis dar. Der erste Fall zeigte bei der Leichenöffnung auch noch Leberabszesse, die Coli in Reinkultur enthielten. Ob bei diesen Beobachtungen die spezifischen Erreger von den die Mischinfektion veranlassenden Mikroben nur zurückgedrängt oder ganz zum Verschwinden gebracht worden sind, das läßt sich nicht leicht entscheiden. Ist doch oben (S. 210) dargelegt, daß beim Wachstum in Mischkulturen die Typhusbazillen sich manchmal durch die Kulturverfahren nicht mehr aus den Gemengen herausgewinnen lassen, während sie durch den Tierversuch noch nachgewiesen werden können.

Was die Frage des Verhaltens der Typhusbazillen im Körper der Typhusbazillenträger anlangt, so wird es eingehend in dem besonderen, diesen Trägern gewidmeten Abschnitt behandelt, so daß hier darauf verwiesen werden kann (III. Teil Nr. 8).

Die Anti- und Reaktionskörper der Typhusbazillen sind auch bei den Trägern wiederholt Gegenstand der Untersuchung gewesen (Forster und Kayser, Lentz, Gaehtgens, Schöne). Gaehtgens fand bei 75 % Agglutinine noch im 100fach verdünnten Serum und stellte weiter die Tatsache fest, daß bei 16 von 17 untersuchten Trägern der opsonische Index durchschnittlich 2,8 betrug. Schöne wies im Blute von Typhusbazillenträgern komplementbindende Antikörper nach.

In der Regel sind die Bazillen des Trägers für ihn selbst ungefährlich. Es kann jedoch in seltenen Fällen zu einer Autoinfektion kommen. Das beweisen die Beobachtungen von E. Levy und Kayser, Kamm, Müller u. a. Diese Autoinfektion vermag sogar zu einer Typhussepsis zu führen. Aber auch leichte Prozesse kommen auf diesem Wege zustande. Bei einer 78jährigen Frau, die 2 bis 3 Monate vorher Typhus durchgemacht hatte und die seither dauernd im Stuhle Typhusbazillen ausschied, entstand am Sternoklavikulargelenk ein Abszeß, der Typhusbazillen enthielt und ohne Zwischenfall zur Heilung gelangte. Schon oben wurde betont (S. 214), daß der Typhusbazillus außer seiner spezifischen Wirkung noch entzündliche und eitrige Prozesse auszulösen vermag. Man muß deshalb in Fällen, in denen nach einem vor Monaten oder vor Jahren überstandenen Typhus (es sind sogar Zwischenräume bis zu 18 Jahren beobachtet worden) derartige Zustände auftreten, stets daran denken, daß es sich hierbei wohl um Keimträger handeln wird.

Die Typhuskeime verlassen den menschlichen Körper zum größten Teil mit den Ausscheidungen. Die Folge davon wird sein, daß sie in der Außenwelt vornehmlich da zu finden sind, wo die Abgänge abgelagert werden. In der Straßburger Anstalt konnten Typhusbazillen viermal aus dem Inhalt von Abortgruben gewonnen werden (E. Levy, Kayser, Brückner, Kühnemann). In 3 Fällen handelte es sich um Gruben, in die Stuhlgang von Kranken und Trägern gelangt war, in einem um eine öffentliche Grube in einem Bahnhofe. Desgleichen wurden von Fischer und Conradi die Bazillen aus dem Inhalt einer Abortgrube gezüchtet. Auch in Saarlouis züchtete man die Keime aus einer Abortgrube, in welche die Entleerungen eines Typhuskranken geschüttet worden waren, und außerdem aus 2 von Bazillenträgern benutzten Gruben. Einen dem letzteren ähnlichen Befund machte Mosebach in 3 Fällen in Idar. In Diedenhofen ließen sich in 4 Abortgruben und in 1 Jauchegrube Typhuskeime feststellen. Einmal wurde in dem zugehörigen Hause ein Dauerausscheider ermittelt, dreimal waren die undesinfizierten Abgänge von den Kranken in die Grube geschüttet worden. Im letzten Falle konnte zwar nicht festgestellt werden, durch wen die Stäbchen in die Grube gelangt waren, doch gab das gleichzeitige Befallensein der Nachbarhäuser mit Typhus eine Erklärung für den Befund.

Da, wie bei der Besprechung ihrer Widerstandsfähigkeit erwähnt, die Typhusbazillen sich ziemlich lange Zeit (bis zu $5^1/_2$ Monaten) im Abortgrubeninhalt lebensfähig halten können, so ist bei der Verschleppung der Krankheit auf diese Verhältnisse wohl zu achten. Im Bereiche der Straßburger Untersuchungsanstalt wurde daher der Inhalt von Gruben, in die Typhusausscheidungen entleert waren, wenn möglich erst nach 6 Monaten auf das Feld gebracht. Für die Typhusbazillenträger lassen sich leider derartige Maßregeln auch nicht annähernd durchführen. Um der durch infizierten Stuhlgang und Harn drohenden Typhusgefahr zu entgehen, gibt es, da eine Desinfektion aller mit Typhusbazillen beladenen Ausscheidungen zu den Unmöglichkeiten gehört, nur ein Mittel, nämlich die Kanalisation. Die Frage der möglichst sorgfältigen Beseitigung der Abfallstoffe ist eben bei der Bekämpfung des Unterleibstyphus zum mindesten ebenso wichtig, wenn nicht wichtiger, als die Versorgung mit gutem Trinkwasser.

Nach allem ist es also klar, daß als Quelle für die Ansteckung mit Typhus in letzter Linie die Typhuskranken und die Typhusträger anzusehen sind. Sie scheiden die Erreger in großen Mengen in die Außenwelt aus. Von hier aus können die Bazillen, falls nicht für rechtzeitige Vernichtung Sorge getragen wird, zu Neuerkrankungen Veranlassung geben. Sie gelangen entweder direkt durch persönliche Berührung mit dem Kranken, durch Vermittlung der Hände, in den Körper des zu Infizierenden oder indirekt durch Vermittlung besonders von Wasser und Nahrungsmitteln, von Wäsche, Kleidungsstücken, Speiseresten, Geschirr, Fliegen, Grubeninhalt und dem Boden von der nächsten Umgebung der Abortgruben. Auch durch die Hände der Pfleger vermag indirekt, also auf dritte Personen, der Typhuskeim übertragen zu werden. Klinger unterscheidet recht zweckmäßig eine Nah- und eine Ferninfektion. Bei der ersteren fällt die räumliche Wanderung der Erreger nur kurz aus, die Neuansteckung findet durch persönliche Berührung im Hause des Kranken statt. Bei der zweiten dagegen werden die Keime durch Wasser, Nahrungsmittel, Hände, Wäsche, Schuhwerk mehr oder weniger weit fortgeschleppt.

Die Feststellung der Inkubationsdauer beim Unterleibstyphus hat nicht bloß wissenschaftliche, sondern auch große praktische Bedeutung. Nur wenn man sie genau kennt, lassen sich die Fragen über die Unterschiede in der Ansteckungsfähigkeit der Typhusbazillen ganz im Beginn oder gegen Ende der Krankheit, über die Dauer der Absonderung ansteckungsverdächtiger Personen wenigstens einigermaßen beantworten. Zufolge der auf Anordnung von E. Levy verfertigten Straßburger Dissertation von Engel, die sich nach 88 Beobachtungen auf 180 Fälle bezieht, schwankt die Inkubation hauptsächlich zwischen 4 und 32 Tagen, nach 6 Beobachtungen sogar zwischen 1 und 45 Tagen. Am häufigsten betrug sie 14 Tage (bei 36 Fällen) oder 18 Tage (bei 34), 8 und 21 Tage (bei 14 und 15). Wie Engel bemerkt, decken sich eigentümlicherweise 3 dieser Tage mit den Schlußtagen der 1. bis 3. Woche. Schon Griesinger berichtete in Virchows Handbuch der speziellen Pathologie und Therapie aus dem Jahre 1864 über nur eintägige Inkubation. Hauenschild betonte die Möglichkeit einer ungewöhnlich langen Inkubationszeit und andrerseits einer nur eintägigen. Conradi brachte 2 Beispiele, aus denen hervorgeht, daß die Frist zwischen Infektion und Beginn der Krankheit 36 bis 40 Tage dauern kann. Auch die Anstalt Saarlouis erwähnte die Möglichkeit einer 24- bis 36- bis 48tägigen Inkubationsfrist. Nach Klinger schwankt die Inkubationsdauer zwischen 5 und 45 Tagen, sie betrug im Mittel 16 Tage. Sehr geeignet und erfolgreich für die Bestimmung der Inkubationszeit waren die Ermittlungen, die bei Gelegenheit einer Wasserepidemie im Gefängnis zu Wittlich von der Station Trier angestellt wurden. Der Infektionstag konnte hier ganz sicher bestimmt werden, da diejenigen Feldarbeiter, welche an dem Morgen des für die Ansteckung in Betracht kommenden Tages nicht im Gefängnis waren, ausnahmslos von der Krankheit verschont blieben. Bei den 70 Erkrankten betrug die Inkubation 23mal 13 Tage, 21mal 14 Tage, 10mal 11 Tage, 6mal 15 Tage, 3mal 16 Tage, 3mal 17 Tage, 3mal 18 Tage und 1mal 12 Tage. Das Minimum stellte sich auf 11 Tage, das Maximum auf 18, der Durchschnitt also auf 13,7 Tage. In der großen Mehrzahl der Fälle hat man mit einer 2wöchigen Inkubation zu rechnen, das zeigen die Erfahrungen der meisten Anstalten. Man muß jedoch auf Ausnahmen sowohl nach unten wie nach oben gefaßt sein.

Mit dem Begriffe der Inkubation berührt sich, in gewissem Sinne wenigstens, der von Fornet und Battlehner eingeführte Begriff der „Typhuslatenz“. Sie sprechen von letzterer, wenn Typhusbazillen zuerst latent, d. h. unschädlich für den Infizierten und ohne klinische Symptome zu veranlassen, im Körper vorhanden sind, nachträglich aber zu irgend einem Zeitpunkt die spezifische Erkrankung hervorrufen. Von der Inkubation unterscheidet sich die Latenz durch die lange Zeitdauer. Sie verfügen über 4 Fälle, bei denen 21, 44, 65 und 117 Tage vor Ausbruch von Krankheitserscheinungen Typhus- oder Paratyphusbazillen im Harne nachgewiesen worden waren. Beim ersten Falle könnte es sich, wie die Verfasser selbst betonen, noch um eine einfache Inkubation gehandelt haben. In allen 4 Fällen gelang der Bazillennachweis nur einmal. Nach Fornet und Battlehner ist die Typhuslatenz ein sehr seltenes Vorkommnis. Sie sehen in ihr eine Immunitätserscheinung, die aber allmählich, sei es von selbst, sei es durch prädisponierende Einflüsse, abklingt. „Endlich käme eine zweite oder Superinfektion in Betracht, die den vorher parasitären Typhuskeimen das Übergewicht über die Schutzstoffe des Körpers verschafft“.

Die Typhusinfektion wird nur ausgelöst, wenn folgende Bedingungen erfüllt sind: 1. die Infektionsgelegenheit, 2. die erforderliche Virulenz des Erregers, 3. eine genügend große Menge der Typhusbazillen und 4. die Empfänglichkeit des Menschen. Bei Punkt 3 ist noch von großer Wichtigkeit, in welcher Menge neben den Krankheitskeimen noch deren lösliche Stoffwechselprodukte mitaufgenommen werden. Die Infektionsgelegenheit wurde eingehend erörtert; sie ist kurz gesagt immer dann gegeben, wenn auf irgend eine Weise Typhusbazillen in den Verdauungskanal gelangen. Ob vermittels der Atmungsorgane, durch Einatmen typhusbazillenhaltigen Staubes die Krankheit sich entwickeln kann, ist noch nicht bewiesen.

Für die Beantwortung der Frage, inwieweit die Ansteckungsfähigkeit der Typhuskranken von der Virulenz ihrer Keime abhängig ist, ist leider nur wenig Tatsachenmaterial vorhanden. Die Ergebnisse der Virulenzbestimmung im Tierversuche lassen sich eben nicht auf die menschlichen Verhältnisse übertragen. Der Mensch scheint überhaupt viel stärker auf die Einverleibung von Typhusbazillen und Typhusgift zu reagieren als die Laboratoriumstiere. Die zahlreichen Beobachtungen von einerseits leichten mit wenig Todesfällen und andrerseits schweren mit vielen Todesfällen einhergehenden Epidemien sprechen aber wohl zugunsten einer nicht immer gleichen Virulenz der Typhuserreger gegenüber dem Menschen. Conradi vertritt die Ansicht, daß die im Anfang der Erkrankung ausgeschiedenen Typhusbazillen über einen hohen Virulenzgrad verfügen, während gegen Ende der Krankheit die Keime eine Abnahme ihrer Virulenz erfahren, die vielleicht durch die unterdessen gebildeten Antikörper bedingt wird. Als Beweis hierfür führte er an, daß nach seinen Untersuchungen der Typhuskranke hauptsächlich in den ersten Tagen der Krankheit infektiös wirkt und sogenannte Frühkontakte verursacht, daß er dagegen von der zweiten Woche an zu weniger Ansteckungen, Spätkontakten, Anlaß gibt. Ja sogar während der Inkubationszeit kann nach den Erhebungen von Conradi und Prigge und den Wahrnehmungen der Verfasser der Typhuskranke Bazillen ausscheiden und (Conradi) in seiner Umgebung Infektionen veranlassen. Die Möglichkeit einer Ansteckung während der Inkubation läßt sich wohl kaum bestreiten. Prigge jedoch meint, daß ihr praktisch keine große Bedeutung zuzuschreiben sei. Er stützt sich dabei auf Beobachtungen, die er bei Gelegenheit einer Epidemie in V. an 33 Fällen gemacht hat. Die Kranken, ausschließlich Arbeiter, hatten sich zweifellos auf einem Hüttenwerk angesteckt. Sie wurden sofort nach der Krankmeldung im ersten Stadium der Erkrankung im Lazarett abgesondert. Es war ihnen also nur während der Inkubationszeit Gelegenheit gegeben gewesen, Übertragungen zu veranlassen. Solche erfolgten jedoch nicht. Es erkrankte nur eine Frau, die ihren Mann kurz vor seinem Tode im Lazarett besucht und sich dort angesteckt hatte.

Die Erfahrungen der Untersuchungsanstalten gehen dahin, daß die meisten Ansteckungen in der 1. Krankheitswoche erfolgen. Die Sammelforschung von Klinger hat nun gleichfalls zu dem wichtigen Ergebnis geführt, daß die Mehrheit der an die primären Typhuskranken sich anschließenden Kontaktinfektionen vor deren 3. Krankheitswoche zustande gekommen ist. Von 812 Infektionen wurden in der ersten Woche der Inkubation 33 und in der zweiten 150 verursacht, während auf die erste Erkrankungswoche 187, auf die zweite 158, die dritte 116, die vierte 59, die fünfte 34 und auf die sechste bis zehnte 75 Ansteckungen entfielen. Klinger warnte jedoch davor, hieraus die Schlußfolgerung zu ziehen, daß der Typhuskranke in der ersten Zeit virulentere Bazillen ausscheide als später. Er betonte, daß viele Typhen in 2 Wochen eben ausheilen und infolgedessen nach dieser Frist überhaupt keine Bazillen mehr liefern, daß weiter in vielen Fällen die Bekämpfungsmaßregeln erst nach der 2. Woche getroffen werden. Nun hat Conradi eine Übersicht von 16 Kontaktfällen zusammengestellt, deren auslösende Primärfälle jegliche Absonderung und Desinfektion vermissen ließen. Trotzdem war nur 1 Kontaktinfektion auf eine vierte Krankheitswoche zurückzuführen, 3 auf eine dritte, 2 auf eine zweite, dagegen 10 auf eine erste. Wie jedoch Conradi selbst zugibt, sind seine Beobachtungen zu lückenhaft, „um eine exakte ziffernmäßige Bestimmung der Frequenz der Früh- und Spätkontakte zuzulassen". Wenn nachgewiesen werden könnte, daß in der Tat schwere Typhusfälle, bei denen keine Bekämpfungsmaßnahmen stattgefunden haben, viel mehr in der ersten als in den späteren Krankheitswochen anstecken, so müßte man wohl unbedingt eine derartige Virulenzveränderung der Erreger im Verlaufe des Typhus annehmen. Werden doch nach den Untersuchungen von Gaehtgens und Brückner in der 3. Krankheitswoche mit dem Stuhlgang die Bazillen in 75 % der Fälle ausgeschieden, in der 1. und 2. dagegen nur in 50 %. Bei gleichbleibender Virulenz und bei Außerachtlassung aller Vorsichtsmaßregeln hätte man dann in dem späteren Zeitraum mehr Kontakte zu erwarten als in der Anfangsperiode. Die Zusammenstellung von Klinger, die sich auf große Zahlen stützt, läßt sich in letzterer Hinsicht, wie Klinger ja ausdrücklich erwähnt, nicht verwerten. Es wird eben die größere Mehrzahl der Typhuskranken am Ende der 1. oder am Anfang der 2. Krankheitswoche in das Krankenhaus übergeführt oder sonstwie in geeigneter Weise abgesondert. Zum Vergleiche mit der oben erwähnten kleinen Zusammenstellung von Conradi sei eine allerdings auch nur kleine Statistik von der Anstalt in Saarlouis angeführt. Es gingen hierbei von 35 Primärfällen 49 Kontaktinfektionen aus und zwar von den zu Hause behandelten in der ersten Krankheitswoche 5, in der zweiten 3 und in der dritten Woche 7, von den im Krankenhaus abgesonderten in der ersten Krankheitswoche 8, in der zweiten 4 und in der dritten 3.

Conradi sah bei 20 tödlich verlaufenen Typhen keine Neuinfektionen sich ereignen, obwohl bei ihnen durchschnittlich 21 Tage lang keinerlei Schutzmaßregeln getroffen worden waren. Die ganze Umgebung, 119 Personen, darunter 51 Kinder, blieb trotz starker Gefährdung verschont. Nur vier von ihnen hatten früher bereits einen Typhus überstanden. Conradi meint nun, „daß aller Wahrscheinlichkeit nach die von den Kranken während des Krankenlagers abgesonderten Typhusbazillen in ihrer Virulenz eine mehr oder minder starke Einbuße erfahren haben". E. Levy und Gaehtgens konnten sich dieser Ansicht nicht anschließen, da sie aus den oben auseinandergesetzten Gründen die Annahme einer Virulenzänderung in dem Sinne von Conradi nicht für hinreichend bewiesen halten. Außerdem bleibt hier die Frage offen, warum nicht wenigstens in der ersten Krankheitswoche Neuinfektionen erfolgten, obwohl es sich doch um lauter schwere und tödliche Fälle handelte und die Ansteckungsgelegenheit eine außergewöhnlich günstige war. Es gibt nun echte und schwere Typhen, bei denen bis zum Ende der Krankheit, sei es bis zum Tode oder bis zur Genesung, keine Typhusbazillen in den Ausscheidungen sich auffinden lassen. Solche Fälle sind für die Verbreitung des Typhus wenig gefährlich. Es dürfte jedoch kaum möglich sein — darin hat Conradi recht —, daß bei seinen 20 tödlich verlaufenen Typhen eine derartige Ausnahme stattgefunden hat.

Auch über die Virulenz der von den Trägern gelieferten Typhusbazillen weiß man leider nur wenig Bestimmtes. Es gibt auch kein Verfahren, um die anscheinend so einfache Frage zu lösen, ob die Bazillen der Träger eine geringere Virulenz entfalten als diejenigen der Kranken. Wenn man den Begriff der mehr oder minder großen Virulenz davon abhängig sein läßt, ob durch die betreffenden Erreger eine mehr oder minder große Zahl von Kontakten verursacht ist, dann muß man unbedingt sagen, daß die Bazillen der Träger weniger gefährlich sind als diejenigen der Kranken. In seiner Zusammenstellung, die sich auf 8486 Typhuserkrankungen stützt, hat Klinger 351 Fälle angeführt, die sich auf 431 Bazillenträger mit einiger Wahrscheinlichkeit zurückführen lassen. Davon sind 51 von den vorübergehenden, 300 von den Dauerausscheidern angesteckt worden. Klinger gibt jedoch mit Recht zu bedenken, daß vorläufig noch der Typhusbekämpfung ein großer Teil der Dauerträger entgeht, daß vielleicht auf sie eine Anzahl unaufgeklärter Fälle bezogen werden muß. Im großen und ganzen darf man wohl sich zu folgender Anschauung bekennen: Die Träger sind nicht so stark infektiös wie die Kranken; sie sind aber die Ursache dafür, daß der Typhus in einzelnen Häusern, in einzelnen Ortschaften nicht verschwindet, daß er eben eine endemische Krankheit ist. Im übrigen wird man aber wie bei den Kranken gleichfalls damit zu rechnen haben, daß die Virulenz der ausgeschiedenen Keime erheblichen Schwankungen ausgesetzt ist. In diesem Punkte stimmen die Verfasser Conradi bei.

Für das Zustandekommen und den Verlauf einer Ansteckung mit Typhus ist nun weiter die Zahl der in den Körper eingeführten Bakterien von großer Bedeutung. Zahlreiche Tierversuche haben gezeigt, daß selbst bei hochvirulenten Mikroorganismen eine bestimmte Menge nötig ist (sog. minimale letale Dosis), damit eine tödliche Infektion zustande kommt. Allerdings sind hierzu bei besonders virulenten Erregern, z. B. denjenigen des Milzbrandes oder der Pest, nur wenige Exemplare erforderlich. Die Typhusbazillen verfügen jedoch nach allem, was vorliegt, lange nicht über eine so ausgesprochene Virulenz. Werden im Tierversuche ganz geringe Mengen Typhusbazillen eingeführt, so entstehen überhaupt keine Krankheitserscheinungen; werden größere, aber immer noch nicht tödliche Dosen einverleibt, so kommt es nach einer je nach der Menge des Virus mehr oder minder langdauernden Inkubation zu einer in Genesung ausgehenden Erkrankung. Durch diesen Umstand würde sich teilweise das verhältnismäßig seltene Vorkommen von Typhuserkrankungen in der Umgebung von Typhusbazillenträgern erklären lassen. In der Regel wird wohl die Zahl der bei der Stuhlentleerung an die Hände gelangenden Typhuskeime nur eine geringe sein und eine sofort erfolgende Waschung, wie Gaehtgens zeigen konnte, die Mikroben mehr oder weniger vollkommen von den Händen entfernen. In der Tat konnten die Verfasser in der Umgebung von Bazillenträgern, deren Reinlichkeit nicht in Zweifel zu ziehen war, Typhuserkrankungen nur ausnahmsweise beobachten, während Dauerausscheider mit einem weniger ausgeprägten Sinne für Sauberkeit mehrfach zu Infektionen Veranlassung gaben.

Auf Grund der im Tierversuche gemachten Erfahrung muß man es wohl als richtig gelten lassen, daß auch beim Menschen nur dann eine Ansteckung zustande kommt, wenn eine genügende Menge von Bazillen dem Körper einverleibt wird. Diese wird selbstverständlich je nach der Virulenz der betreffenden Keime außerordentlich verschieden ausfallen. Durch solche unterinfektiösen Dosen, ob sie nur einmal oder auch mehreremal in den Körper gelangen, können aber in diesem Antikörper entstehen, und dadurch wird unter Umständen ein Zustand der Immunität gebildet. Daß man in der Tat mit solchen Verhältnissen rechnen muß, beweisen Untersuchungen von Hecker und Otto. Sie wiesen bei Typhusvorkommnissen im X. Armeekorps vermittels der Agglutinationsprobe und zum Teil durch unmittelbare Züchtung der Bazillen bei 124 Personen eine Typhusansteckung nach. Trotzdem kam es nur bei 27 Leuten zu richtigen klinischen Erscheinungen. Bei den übrigen 97, soweit sie früher nicht bereits Typhus durchgemacht hatten, mußte es sich wohl um angeborene Immunität oder, da diese doch nicht so häufig vorkommen dürfte, teilweise wenigstens um die Aufnahme von unterinfektiösen Dosen handeln. Vielleicht sind auf eine derartige Aufnahme von Bazillen bisweilen die Beobachtungen zurückzuführen, daß Typhen trotz mangelnder Bekämpfungsmaßregeln in der dritten Woche, wie wir oben erörterten, weniger anstecken als in der ersten, daß weiter wenigstens teilweise hierdurch die sog. regionäre Typhusimmunität entsteht, d. h., daß in früher vom Typhus heimgesuchten Gebieten unter der alteingesessenen Bevölkerung keine frischen Typhen auftreten. Möglicherweise hängt hiermit auch zusammen, daß in solchen Häusern oder Ortschaften Neuhinzuziehende der Krankheit leicht verfallen. Wenn die Bazillen aus einem derartigen Orte in einen neuen bisher seuchefreien gelangen, so ziehen sie auf diesem gewissermaßen unberührten Boden leichter Infektionen nach sich. Eine Beobachtung der Anstalt Kaiserslautern läßt sich hier verwerten. In dem typhusfreien Dorfe Sch. bezog im Jahre 1908 eine dort ansässige Milchhändlerin eines Tages Milch von einem neuen Produzenten in dem ziemlich weit entfernten Dorfe D. Nach 12 Tagen erkrankte die Frau, welche die Gewohnheit hatte, rohe Milch zu trinken, an Typhus und außerdem erfolgte noch die Ansteckung von 5 weiteren Personen, die ebenfalls diese Milch ungekocht genossen hatten. Die Mutter des Produzenten, welche die Kühe zu melken pflegte, wurde als Bazillenträgerin ermittelt. In ihrem eigenen Dorfe hatte sie jedoch keine Infektionen verursacht.

Bei dem Zustandekommen der Ansteckung mit Typhus ist es dann noch von großer Wichtigkeit, ob die Erreger, bevor sie in den menschlichen Organismus hineingelangen, in einem vermittelnden Medium sich befinden, in welchem sie sich vermehren und Stoffwechselprodukte bilden können, oder nicht. Gelangen z. B. Typhusbazillen in Milch, so wachsen sie besonders in der warmen Jahreszeit in diesem ihnen zusagenden Nährboden ganz vortrefflich und erzeugen in ihm Stoffwechselprodukte. Wird eine solche Milch ungekocht genossen, so gelangen jetzt große Mengen von Typhuserregern in den Magen und Darm. Außerdem aber wirken ihre löslichen Stoffwechselprodukte infektionbegünstigend. Haben doch E. Levy und Fornet den Nachweis erbringen können, daß selbst ganz junge Typhusbouillonfiltrate aggressinartig wirken, d. h., daß sie in der Lage sind, zusammen mit Typhusbazillen injiziert, untertödlichen Dosen eine tödliche Wirkung zu verschaffen. Ob noch auf anderen Nahrungsmitteln die Typhusbazillen zum Wachstum kommen, ist einwandfrei noch nicht entschieden. Es sind wohl die meisten Nahrungsmittel genau wie das Wasser als einfache Vehikel für die Typhuskeime anzusehen. Es geht aus den angeführten Gründen hervor, daß dem Milchverkehre für die Verbreitung des Typhus unter Umständen eine große Bedeutung zuzuschreiben ist, und daß man unbedingt dafür sorgen muß, Bazillenausscheider unter jeder Bedingung von ihm fernzuhalten. Die Milch ist eben in den betreffenden Fällen nicht nur das Vehikel, sondern auch ein Nährboden für die Typhuskeime.

In der 30. Versammlung des Deutschen Vereins für öffentliche Gesundheitspflege, auf der über die Typhusbekämpfung referiert wurde, erwähnte in der Diskussion Eberstaller eine lehrreiche, von ihm beobachtete Milchepidemie. Er hatte bei Gelegenheit von Typhusermittlungen in Graz, wo der Typhus nur selten auftritt, 25 Personen ausfindig gemacht, die alle in ein und derselben Wirtschaft eingekehrt waren und Milch getrunken hatten. Von diesen erkrankten 11 typisch an Typhus, 12 leichter an Verdauungsstörungen, Kopfschmerzen usw. Von den 2, die völlig verschont blieben, gab der eine an, daß er 1/2 Liter Kognak nach der Milch getrunken hätte; der andere war Direktor einer Spiritusfabrik. Die Milch stammte aus einem Bauerngehöft, in dem 5 Typhuskranke lagen.

Es sind hier in betreff des Kampfes zwischen den Mikroben und dem großen Einzelorganismus, dem Menschen, bisher nur die ersteren berücksichtigt; es muß aber auch in hohem Maße der Mensch selbst in Betracht gezogen werden. Der eine Mensch besitzt den Typhusbazillen gegenüber nicht dieselbe Empfänglichkeit wie der andere. Es gibt vielleicht Personen, die über eine angeborene Typhusimmunität verfügen — diese Frage ist noch unentschieden —, es gibt andere, die wenig, und eine dritte Gruppe, die sehr stark auf das Typhusgift reagieren. Friedberger und Moreschi injizierten mehreren Personen abgetötete Typhusbazillen intravenös. Der Erfolg war bei den einzelnen sehr verschieden. Während es bei den einen zu ganz schweren Krankheitserscheinungen kam, waren bei anderen die Folgen bedeutend geringer ausgeprägt. Kinder werden in der Regel vom Typhus nicht so schwer betroffen wie Erwachsene. Ihre Erkrankungen verlaufen oft so leicht, daß sie nicht erkannt werden. Sie tragen deswegen bei einzelnen Epidemien zu der Aussaat der Keime erheblich bei. Brückner hat in letzter Zeit wieder auf die Bedeutung des Kindertyphus aufmerksam gemacht. Daß der Kindertyphus in der Tat einen milderen Verlauf nimmt, beweist auch seine geringere Sterblichkeitsziffer (nach der großen Zusammenstellung von Klinger z. B. nur 6,6 %).

Ein und derselbe Mensch weist nun nicht zu jeder Zeit denselben Grad der Empfänglichkeit auf. Solche Zustandsänderungen können eben nicht nur bei den Bazillen, sondern auch bei den einzelnen Personen eintreten. Im letzteren Falle spricht man von einer mehr oder minder großen Disposition. Eine genaue Definition ihres Wesens zu geben, ist unmöglich. Man weiß nur, daß bei sämtlichen Infektionskrankheiten alle diejenigen Einflüsse, welche eine Schwächung der Widerstandskraft des Körpers nach sich ziehen, das Haften der Krankheitskeime erheblich begünstigen. Die alte ätiologische Annahme, daß Elend in jeder Form, Überarbeitung, Störung der Magendarmtätigkeit, vorausgegangene andere Krankheiten in der Entstehung der Typhusinfektion eine nicht zu unterschätzende Rolle spielen, besteht auch heute noch zu Recht. Schlechte Wohnungsverhältnisse wirken in ähnlichem Sinne und außerdem noch dadurch, daß sie den Kontakten erheblichen Vorschub leisten. Mit allen diesen Punkten in Einklang steht, daß, wie aus der Klingerschen Statistik hervorgeht, im Bekämpfungsgebiet in den mehr wohlhabenden Kreisen Typhusfälle nur in geringer Zahl zur Beobachtung kamen (3 bis 4 %). Die oft gehörte Ansicht, daß der Typhus in gleicher Weise „die Hütte des Armen wie den Palast des Reichen“ heimsucht, gilt also für das Bekämpfungsgebiet nicht.

E. Levy und Wieber beobachteten einen Fall, der die Wichtigkeit der Schwächung des Körpers, also die Bedeutung der Disposition, zutage treten läßt. Es handelte sich um eine Wöchnerin, die von ihrer Mutter, einer sonst in einem anderen Orte wohnenden Bazillenträgerin, angesteckt worden war. Früher glaubte man, daß Typhus im Wochenbette nur selten vorkäme, allein diese Ansicht ist längst als irrig nachgewiesen worden. Die Verfasser können einen weiteren, dem obigen ganz ähnlichen Fall noch mitteilen von einer Frau, die nach einer Fehlgeburt an Typhus erkrankte. Auch hier war die Pflege von einer Bazillenträgerin ausgeübt worden. Die Typhen im Wochenbette beanspruchen bei den Bekämpfungsarbeiten eine besondere Bedeutung, weil sie sehr häufig nicht erkannt werden. Es soll damit keineswegs irgendwie ein Vorwurf erhoben werden. Fieberhafte Zustände im Wochenbette werden eben in erster Linie als Kindbettfieber gedeutet, besonders, wenn, wie so häufig, die klassischen Erscheinungen des Unterleibstyphus fehlen. Von solchen verkannten Fällen gehen nicht selten Neuinfektionen aus. Die Straßburger Anstalt beobachtete 2 Epidemien in 2 Dörfern, die eine mit 14, die andere mit 11 Fällen, die beide mit Sicherheit auf eine typhuskranke Wöchnerin zurückgeführt werden mußten.

Daß als Hilfsursache unter Umständen auch Erkältung zu gelten hat, lehrt folgende Erfahrung. In H. erkrankten nach einer vorausgegangenen Erkältung zwei Geschwister an Typhus. Ihre Schwester hatte 1 Jahr vorher Typhus überstanden und war seitdem der Anstalt als Trägerin bekannt. Schließlich scheinen auch beim Typhus äußere Gewalteinflüsse als begünstigende Umstände wirken zu können. Eine Frau in Straßburg, deren Mann seit $^1/_4$ Jahr Bazillenträger war, bekam, nachdem eine Gewalteinwirkung ihren Leib getroffen hatte, einen Anfall von Blinddarmentzündung, an den sich ein Abdominaltyphus anschloß.

Es ist selbstverständlich nicht möglich, in jedem einzelnen Falle festzustellen, welchem der verschiedenen Einflüsse der Hauptanteil bei dem Zustandekommen der Typhuserkrankung zukommt, ob die Virulenz der Erreger, ob ihre Menge und die Stoffwechselprodukte ausgereicht haben, oder ob der Empfänglichkeitsgrad des der Infektion ausgesetzten Menschen gerade ein besonders günstiger gewesen ist. Sehr häufig werden auch mehrere Umstände zusammen wirksam sein.

Es ist nun weiter eine bekannte Tatsache, daß in den Typhusgegenden im Sommer und Herbste die Erkrankungen sich häufen. Aus der Zusammenstellung von Klinger geht hervor, daß von den 8486 Fällen 65 % auf den Sommer und Herbst und 35 % auf den Winter und Frühling entfielen. Die Erklärung, die Klinger für diese charakteristische Jahreskurve des Typhus gibt, erscheint sehr überzeugend. Mit dem Beginne der kalten Zeit nimmt die Kurve ab. Die Menschen halten sich nicht mehr so viel im Freien auf, die Ausstreuung der Keime auf die vermittelnden Gegenstände, in fremde Familien hinein, wird dadurch erheblich geringer. In der eigenen Familie allerdings werden durch das engere Zusammenwohnen die Aussichten für Nahinfektionen günstiger. In der Tat wird die Zahl der Kontakte in der Zusammenstellung von Klinger in dieser Zeit kaum geringer. Dadurch, daß aber die Ferninfektionen abnehmen, findet ein stetiger und gleichmäßiger Rückgang statt, und bei Beginn der warmen Jahreszeit sind dann verhältnismäßig wenige Infektionsquellen und Infektionsvermittler vorhanden. Der Aufenthalt im Freien beginnt nunmehr wieder, die Verstreuung der Keime kann wieder von statten gehen, der Grubeninhalt wird auf die Felder abgeführt usw. Im Frühjahr wird infolge der geringen Zahl der Typhusbazillenquellen und des Abnehmens der Kontakte noch nicht gleich ein starkes Ansteigen der Zahl der Erkrankungsfälle eintreten. Aber im Sommer, wenn viel ungekochte Nahrungsmittel genossen werden, wenn bei der großen Hitze viel getrunken wird, dann entfalten die vorhin erwähnten Einflüsse ihre volle Wirksamkeit. Vielleicht sind auch die Fliegen bei der Verbreitung des Ansteckungsstoffs beteiligt. Durch das viele Trinken und das viele Essen von rohem Obste und Gemüse werden auch sehr häufig Darmstörungen verursacht und dadurch wieder die Disposition zahlreicher Infektionsempfänger erhöht.

Straßburg i. Els., Juli 1910.

Literatur.

1. Altschüler, Über die Beziehungen des B. faecalis alcaligenes zu den Typhusbazillen. Münch. Med. Wochenschr. 1904 S. 868.

2. Battlehner, Über Latenz von Typhusbazillen im Menschen. Inaug.-Dissert. Straßburg i. E. 1910.

3. Bauer, Die Entzündungen der Rippen nach Typhus abdominalis. Inaug.-Dissert. Rostock 1894.

4. Baumann, Beitrag zur Kenntnis der typhusähnlichen Bazillen. Arb. a. d. Kaiserl. Gesundheitsamte Bd. 29 S. 372.

5. Brion und Kayser, Die nosologische Stellung des Symptomenkomplexes „Abdominaltyphus". Deutsch. Arch. f. klin. Med. Bd. 85 S. 552.

6. Dieselben, Neuere klinisch-bakteriologische Erfahrungen bei Typhus und Paratyphus. Deutsch. Arch. f. klin. Med. Bd. 85 S. 525.

7. Brückner, Typhusinfektion durch Abortgrubeninhalt. Arb. a. d. Kaiserl. Gesundheitsamte Bd. 30 S. 619.

7a. Derselbe, Über die Bedeutung der ambulanten Typhusfälle im Kindesalter. Münch. Med. Wochenschr. 1910 S. 1213.

8. Chiari und Kraus, Zur Kenntnis des atypischen Typhus abdominalis resp. der reinen „typhösen Sephthämie". Zeitschr. f. Heilkunde Bd. 18 S. 471.

9. Conradi, Zur Frage der regionären Typhusimmunität. Klin. Jahrb. Bd. 17 S. 273.

10. Derselbe, Über die Kontagiosität des Typhus. Klin. Jahrb. Bd. 17 S. 297.

11. Derselbe, Ein gleichzeitiger Befund von Typhus- und Paratyphusbazillen im Wasser. Klin. Jahrb. Bd. 17 S. 351.

12. Derselbe, Wann steckt der Typhuskranke an? Deutsche Med. Wochenschr. 1907 S. 1684.

13. v. Drigalski, Über Ergebnisse bei der Bekämpfung des Typhus nach Robert Koch. Zentralbl. f. Bakt. Orig. Bd. 35 S. 776.

14. Eberth, Geht der Typhusorganismus auf den Fötus über? Fortschritte d. Med. 1889 S. 161.

15. Eugling und Graßberger, Zur Kenntnis der inagglutinablen Typhusstämme. Wien. klin. Wochenschr. 1908 S. 510.

16. Fischer, Ein unbeweglicher Typhusstamm. Klin. Jahrb. Bd. 22 S. 311.

17. Flexner, Johns Hopkins Hosp. Rep. vol. 5 1896 p. 343; vol. 8 1900 p. 241.

18. Fornet, Über die Bakterizidie der Galle. Arch. f. Hyg. Bd. 60 S. 134.

19. Derselbe, Die Präzipitatreaktion. Ein Beitrag zur Frühdiagnose bei Typhus und anderen Infektionskrankheiten. Münch. Med. Wochenschr. 1906 S. 1862.

20. Derselbe, Über den Nachweis des Bakterienpräzipitinogens im Organismus. Zentralbl. f. Bakt. Orig. Bd. 43 S. 843.

21. Derselbe, Über moderne Serodiagnostik, mit besonderer Berücksichtigung der Präzipitine und Opsonine. Münch. Med. Wochenschr. 1908 S. 161.

22. Forster und Kayser, Über das Vorkommen von Typhusbazillen in der Galle von Typhuskranken und „Typhusbazillenträgern". Münch. Med. Wochenschr. 1905 S. 1473.

23. Freund und E. Levy, Über intrauterine Infektion mit Typhus abdominalis. Berl. klin. Wochenschr. 1895 S. 539.

24. Friedberger und Moreschi, Beitrag zur aktiven Immunisierung des Menschen gegen Typhus. Deutsche Med. Wochenschr. 1906 S. 1986.

25. Gaehtgens, Der Bacillus jasmino-cyaneus und der Bacillus flavoaromaticus, zwei neue, Farbstoff bildende Bakterien. Zentralbl. f. Bakt. Orig. Bd. 38 S. 129.

26. Derselbe, Über die Erhöhung der Leistungsfähigkeit des Endoschen Fuchsinagars durch den Zusatz von Koffein. Zentralbl. f. Bakt. Orig. Bd. 39 S. 634.

27. Derselbe, Über die Bedeutung des Vorkommens der Paratyphusbazillen (Typus B). Arb. a. d. Kaiserl. Gesundheitsamte Bd. 25 S. 203.

28. Derselbe, Ein Beitrag zur Biologie des Bacillus faecalis alcaligenes. Archiv f. Hyg. Bd. 62 S. 152.

29. Gaehtgens, Erfahrungen über den Wert der Gruber-Widalschen Reaktion für die Typhusdiagnose. Arb. a. d. Kaiserl. Gesundheitsamte Bd. 26 S. 226.

30. Derselbe, Über die Typhusantigene und ihre Antikörper. Zentralbl. f. Bakt. Orig. Bd. 48 S. 223.

31. Derselbe, Über fötale Typhusinfektion. Münch. Med. Wochenschr. 1909 S. 288.

32. Derselbe, Die Händedesinfektion bei Typhusbazillenträgern. Arch. f. Hyg. 1910. Bd. 72 S. 233.

33. Gaehtgens und Brückner, Vergleichende Untersuchungen über einige neuere Typhusnährböden und Erfahrungen über den Wert der Agglutination, Blutkultur und Stuhlzüchtung für die Diagnose des Abdominaltyphus. Zentralbl. f. Bakt. Orig. Bd. 53 S. 559.

33a. Gaehtgens, Über Opsoninuntersuchungen bei Typhusbazillenträgern. Deutsche Med. Wochenschr. 1909 S. 1337.

34. Griesinger, Infektionskrankheiten. Virchows Handb. der spez. Path. u. Ther. 1864 S. 149.

35. Günther, Einführung in das Studium der Bakteriologie 1906.

36. Hauenschild, Deutsche Militärärztliche Zeitschr. 1906 S. 609.

37. Hildebrandt, Zur Kasuistik des plazentaren Überganges der Typhusbazillen von Mutter auf Kind. Fortschritte d. Med. 1889 S. 889.

38. Hirschbruch, Die experimentelle Herabsetzung der Agglutinierbarkeit beim Typhusbazillus durch die Stoffwechselprodukte des Pyocyaneusbazillus. Arb. a. d. Kaiserl. Gesundheitsamte Bd. 28 S. 383.

39. Kamm, Gefährdung des Typhusbazillenträgers durch die eigenen Typhusbazillen. Münch. Med. Wochenschr. 1909 S. 1011.

40. Kayser, Über Vergleiche der Bildung von Antikörpern bei Menschen und Tieren (im besonderen Gruppenagglutininen). Archiv f. Hyg. Bd. 57 S. 75.

41. Derselbe, Über die einfache Gallenröhre als Anreicherungsmittel und die Bakteriologie des Blutes bei Typhus sowie Paratyphus. Münch. Med. Wochenschr. 1906 S. 823.

42. Derselbe, Weiteres über die Verwendung der Typhusgalleröhre zur Blutkultur. Münch. Med. Wochenschr. 1906 S. 1953.

43. Derselbe, Zur Frühdiagnose und Bakteriologie des Typhus sowie Paratyphus. Zentralbl. f. Bakt. Orig. Bd. 42 S. 185.

44. Klinger, Beitrag zum v. Drigalski-Conradischen Verfahren des Typhusbazillennachweises und zur Identifizierung typhusverdächtiger Bazillen durch die Agglutinationsprobe. Zentralbl. f. Bakt. Orig. Bd. 32 S. 542.

45. Derselbe, Epidemiologische Beobachtungen bei der Typhusbekämpfung im Südwesten des Reichs. Arb. a. d. Kaiserl. Gesundheitsamte Bd. 30 S. 584.

46. Kühnemann, Zur morphologischen Differenzierung des Typhus- und des Paratyphus-B-Bazillus mittels der Geißelfärbung. Zentralbl. f. Bakt. Orig. Bd. 53 S. 473.

47. Derselbe, Über Veränderung der Geißeln bei der Agglutination. Zentralbl. f. Bakt. Orig. Bd. 54 S. 355.

48. Kuhn und Woithe, Mitteilungen über bakteriologische Befunde bei Ruhrfällen. Zentralbl. f. Bakt. Ref. Bd. 44 Beil. S. 123.

49. Lentz, Über chronische Typhusbazillenträger. Klin. Jahrbuch Bd. 14 S. 475.

50. E. Levy und P. Levy, Über das Hämolysin des Typhusbazillus. Zentralbl. f. Bakt. I. Abt. Bd. 30 S. 405.

51. E. Levy und Kayser, Über die Lebensdauer von Typhusbazillen, die im Stuhle entleert wurden. Zentralbl. f. Bakt. Orig. Bd. 33 S. 489.

52. E. Levy und Blumenthal, Über die bakterizide Wirkung des Zuckers. Immunisierung vermittels trockener, durch Galaktose abgetöteter Typhusbazillen. Med. Klin. 1906 S. 411.

53. E. Levy und Krencker, Über die bakterizide Wirkung des Glyzerins. Hyg. Rundschau 1908 S. 323.

54. E. Levy und Kayser, Bakteriologischer Befund bei der Autopsie eines Typhusbazillenträgers. Münch. Med. Wochenschr. 1906 S. 2434.

55. E. Levy und Fornet, Über Filtrataggressine. Deutsche Med. Wochenschr. 1906 S. 1039.

56. E. Levy und Gaehtgens, Der Typhusbazillus in Bakteriengemischen. Arb. a. d. Kaiserl. Gesundheitsamte Bd. 25 S. 240.

57. E. Levy und Wieber, Bazillenträger und Disposition am Beispiel des Abdominaltyphus. Zentralbl. f. Bakt. Orig. Bd. 43 S. 419.

58. E. Levy und Gaehtgens, Über die Verbreitung der Typhusbazillen in den Lymphdrüsen bei Typhusleichen. Arb. a. d. Kaiserl. Gesundheitsamte Bd. 28 S. 168.

59. Mandelbaum, Über den Befund eines weiteren noch nicht beschriebenen Bakteriums bei klinischen Typhusfällen. Münch. Med. Wochenschr. 1907 S. 1766.

60. Meyer und Ahreiner, Über typhöse Pyonephrose. Mitteil. a. d. Grenzgeb. d. Med. u. Chir. Bd. 19.

61. Mosebach, Über das Vorkommen von Typhusbazillen in von Typhusbazillenträgern benutzten Abortgruben. Zentralbl. f. Bakt. Orig. Bd. 52 S. 170.

62. E. Müller, Variieren Typhusbazillen? Zentralbl. f. Bakt. Orig. Bd. 53 S. 209.

63. Neumann, Milchwirtschaft und Typhusinfektion. Klin. Jahrb. Bd. 21 S. 219.

64. Nieter, Zur Metatyphusfrage. Münch. Med. Wochenschr. 1908 S. 898.

65. Russovici, Über Metatyphus. Ref. Münch. Med. Wochenschr. 1908 S. 2507.

66. Schöne, Spezifische komplementbindende Stoffe im Blutserum von Typhusbazillenträgern. Münch. Med. Wochenschr. 1908 S. 1063.

67. Simon, Erfahrungen mit dem v. Drigalski-Conradischen Lackmusmilchzuckeragar bei der Typhusbekämpfung. Klin. Jahrb. Bd. 17 S. 229.

68. Weichardt, Beitrag zur Lehre der Allgemeininfektion des Organismus mit Typhusbazillen. Zeitschr. f. Hyg. u. Inf. Bd. 36 S. 440.

7. Übertragungsweise der Typhusbazillen von Mensch auf Mensch.

Von

Professor **Dr. v. Drigalski,** Halle a. S.

Die frühere Anschauung, welche eine miasmatisch-kontagiöse Entstehung und Verbreitung des Typhus[1]) annahm, bot zugestandenermaßen für eine klare Auffassung über die Natur des einzelnen Falles wie der zweckmäßigen Bekämpfung der Seuche die größten Schwierigkeiten. Man sollte meinen, diese hätten mit einem Schlage durch die klaren und einfachen Vorstellungen verdrängt werden müssen, welche die Forschungen und Befunde von Koch, Eberth und Gaffky begründeten. Indessen wurde eine Übereinstimmung in weiteren wissenschaftlichen Kreisen zunächst nur darüber erreicht, daß ein echter Typhusfall ohne den Erreger, den Typhusbazillus, nicht möglich sei. Darüber aber, auf welche Weise das Typhusgift in wirksamem Zustand in den Körper gelange, gingen und gehen die Meinungen erstaunlich hartnäckig auseinander. Die Ätiologie des Typhus erachtete man für leidlich geklärt, seine Verbreitungsweise aber, oder was dasselbe ist, die Übertragung der Seuche, war in wichtigen — wenn auch durchaus nicht in allen Beziehungen mehr — noch recht unklar, als die Preußische Typhuskommission im Jahre 1902 ihre Arbeiten begann.

Die für München zweifellos zutreffende Beobachtung v. Pettenkofers[2]) und Buhls[3]), daß sinkender Grundwasserstand ein Steigen der Typhushäufigkeit, Zunahme der Niederschläge aber Abnahme des Typhus mit sich bringe, und die darauf gegründete Auffassung, daß das unbekannte Typhusgift zu seiner „Reifung" wie zu seiner Verbreitung einer geeigneten Bodenbeschaffenheit bedürfe, daß die Typhusverbreitung dagegen nichts oder nur wenig mit dem Wasser zu tun haben könne, da ja gerade Grundwasserhochstand mit Typhustiefstand zusammenfiele, diese Anschauung, die sogenannte v. Pettenkofersche Lehre, beherrschte weite ärztliche Kreise, als die Kommission in Tätigkeit trat. Der Gedanke, daß ein durch organische Stoffe verunreinigter Boden eine große Gefahr hinsichtlich der Typhusverbreitung darstelle, trat

---

[1]) R. Virchow, Typhus-Epidemie in Oberschlesien, 1848; Murchison (London 1862), nach Neufeld i. Handbuch v. Kolle-Wassermann.

[2]) v. Pettenkofer, Über die Schwankungen der Typhussterblichkeit in München von 1850—1867, Zeitschr. f. Biolog. Bd. IV S. 1.

[3]) Buhl, ebenda Bd. I S. 1.

ihr in den ersten beiden Jahren als etwas ganz Selbstverständliches fast täglich entgegen; von nicht unbekannten Autoren wurde noch 1901 sogar die Wesenheit und Erregernatur des Typhusbazillus bestritten! Durfte aber diese Ansicht schon damals mehr als Merkwürdigkeit angesehen werden, so war jene über die Typhusverbreitung weit ernster zu nehmen. Man mußte in der Tat zunächst mit der Möglichkeit rechnen, daß die Typhuskeime unter gewissen Umständen in der Erde längere Zeit selbständig wucherten, so daß aus einem „geeigneten", wie die Lokalisten noch heute behaupten (s. u.), oder aus einem besonders stark verseuchten Boden der Typhuserreger von Zeit zu Zeit wie ein böser Feind hervorbrechen konnte, wie Robert Koch sich ausdrückte. Koch selbst hat sich niemals einer derartigen Möglichkeit verschlossen, vielmehr bezeichnete er es als erste und wichtigste Aufgabe, festzustellen, ob unter Umständen tatsächlich mit einer derartigen Vegetation infektionstüchtiger Typhuskeime zu rechnen sei. Zutreffendenfalls wäre allerdings die Durchführung der ihm gestellten Aufgabe von vornherein fast aussichtslos erschienen. Er machte jedoch kein Hehl daraus, daß er diese Art der Typhusfortpflanzung nach bestimmten Erfahrungen auf dem Gebiet anderer epidemischer Krankheiten (Malaria, Cholera) nicht eben für wahrscheinlich halte. Was Koch von der durch ihn angeregten Forschung verlangte, war, daß keine durch gut beobachtete Tatsachen begründete Möglichkeit vernachlässigt, die nächstliegenden und weitesttragenden aber zunächst verfolgt würden.

Unmöglich läßt sich verkennen, daß eine ursprünglich geistvolle Theorie durch Tatsachen, nämlich durch die Entdeckung des Erregers, überholt war, daß aber die lokalistische Auffassung, nach welcher die Entstehung von Typhus und Cholera an die Beschaffenheit des Bodens mindestens in der Hauptsache (kleine Ausnahmen werden zugestanden) gebunden ist[1]) — die also epidemiologisch geradezu gesunden und gefährlichen Boden unterscheidet[2]) —, bei unbefangener Betrachtung aller der Erscheinungen, welche hierfür Beweise beizubringen vermöchten, so ziemlich nach allen Seiten hin widerlegt wird. Der eine Boden soll gesund, der andere von vornherein gefahrbringend sein. Selbst wenn Laboratoriumsversuche (was nicht der Fall ist, s. u.) derartige Annahmen nahelegen sollten, ist es wohl nicht müßig, folgende Tatsachen zu beachten: An jeden Feldzug — gleichviel, ob er im Winter der Mandschurei, in der Tropenzone Afrikas, in den gemäßigten Zonen Europas, in Asien oder selbst zur See geführt wird, ob Sandboden (Afrika, Steppe), Acker oder Fels die Heere trägt, ob selbst die See den Kriegsschauplatz[3]) darstellt — heftet sich die epidemische Erscheinung des Kriegstyphus, der zum großen Teil, in Westeuropa fast ausschließlich, der Abdominaltyphus ist[4]); verunreinigten Wässern, infizierbaren Wasserleitungen — und nur solchen — folgt gleich der Cholera der Typhus mit äußerster Genauigkeit; zu jeder Jahreszeit, auch im Winter, sind Typhusepidemien beobachtet worden, in manchen Orten wird statistisch

---

[1]) Emmerich und Gemünd, Münch. Med. Wochenschr. 1904 S. 1029.

[2]) Wolter, Jubil.-Schrift z. 50jähr. Gedenken der Begründg. der lokalistischen Lehre M. v. Pettenkofers, München 1910 II. Bd.

[3]) Momose, Zentralbl. f. Bakt. Ref. Bd. 40 S. 769.

[4]) Vgl. u. a. Entstehung, Verhütg. u. Bekämpfg. d. Typhus b. d. im Felde stehenden Armeen. Veröff. a. d. Geb. d. Mil.-San.-Wes. 1900 Heft 17.

einwandfrei ein Anschwellen des Typhus mit der Zunahme der Niederschläge regelmäßig festgestellt [1]) [a]) [bis f]). — Diese Tatsachen kann man nicht mit der Annahme erklären, daß allein der Grundwasserstand [1]) [g]) [und h]) oder gar die Bodenbeschaffenheit für die Typhusübertragung, insbesondere die Massenentstehung des Typhus, maßgebend sei. Die großen Epidemien zeigen sich vielmehr von jenem oft genug, von dieser aber ganz unabhängig, denn die Feldtruppe kann sich bekanntlich die Bodenbeschaffenheit nicht nach derartigen Gesichtspunkten aussuchen.

Es lag daher näher, die bis dahin einzig sicher bekannte Quelle des Typhuserregers, die Ausscheidungen des kranken Menschen, und die Art der Verbreitung von diesem aus genauer zu untersuchen als es früher möglich war. Wenn man über die Verbreitungsweise des Typhus von Mensch zu Mensch gesicherte Vorstellungen gewinnen will, ist es unerläßlich, alle Wege, auf denen der Typhusbazillus den menschlichen Körper verläßt, und diejenigen Dinge, durch welche er in virulentem Zustand verschleppt und auf andere übertragen werden kann, möglichst genau zu ergründen und bezüglich ihrer Wichtigkeit (Häufigkeit) zu prüfen.

Einige wichtige Tatsachen konnten bereits während besonderer Vorstudien, die Koch für die Vorbedingung eines auch nur einigermaßen aussichtsreichen Bekämpfungsversuchs erklärte, erbracht werden. Durch Auffindung eines Verfahrens (der Lackmusmilchzuckerplatte von großen Dimensionen, nach der von v. Drigalski angegebenen Weise[2]) beschickt), das mit konstanten Mitteln arbeitend eine gleichmäßige, rasche Aussaat zahlreicher Bakterien auf der Oberfläche einer Agarplatte, ein leichtes Unterscheiden verdächtiger Kolonien mit intravitaler Eigenfärbung und eine vorläufige, aber immerhin schon ziemlich sichere sofortige Erkennung verdächtiger Keime mit Hilfe der Agglutination nach Gruber-Durham ermöglichte, gelang dem Verfasser schon im Mai 1901 der Nachweis von Typhusbazillen bei Genesenen im städtischen Krankenhaus Charlottenburg (Abteilung des Professors Grawitz). Nach Vervollkommnung der (zum Nachweis der Ruhrbazillen noch heute am besten unverändert benutzten) Methode durch Zufügung des elektiv bakterizid wirkenden Kristallvioletts von Conradi und in gemeinsamer Arbeit mit diesem[3]) wurde auf Kochs Anregung

[1]) Vgl.

a) Behrens, Arch. f. Hyg. Bd. 40 S. 1.

b) Reincke, Verhalten von Cholera u. Typhus a. d. Hamburg-Altonaer Grenze. Münch. Med. Wochenschr. 1899 S. 926.

c) Berger, Bedeutg. d. Wetters für die ansteckenden Krankheiten, Therap. Monatsh. 1898 S. 139.

d) Bandi, Rivista d'igiene 1897 S. 385. (Brunnenepidemie bei bezw. infolge von Steigen des Grundwassers.)

e) Reincke, Zur Epidemiologie des Typhus i. Hamburg u. Altona. Deutsche Vierteljahrsschr. f. öff. Gesundheitspfl. 1896 S. 409.

f) Rieger, Wasserversorg. m. filtriertem Flußwasser u. Darmtyphus. Klin. Jahrb. Bd. 18 S. 354.

g) Martini, Beitrag zur Entstehungsweise des Unterleibstyphus. Zeitschr. für Med.-Beamte 1905 S. 176.

h) G. Mayer, Über Typhus u. Paratyphus und deren Bekämpfung. Zentralbl. f. Bakt. Orig. Bd. 53 S. 234.

[2]) Vgl. v. Drigalski, Veröff. a. d. Geb. d. Mil.-San.-Wes. 1902 Heft 20 S. 86.

[3]) Vgl. v. Drigalski und Conradi, Zeitschr. f. Hyg. u. Inf. Bd. 39 S. 283.

auch auf Bazillen bei Gesunden in der Umgebung Typhuskranker gefahndet. Den ersten sicheren derartigen Befund von Typhusbazillen bei Gesunden erzielte der Verfasser im Juli 1901 gelegentlich ausgedehnter Umgebungsuntersuchungen bei einer Ruhrepidemie des Gardekorps. Es handelte sich um einen für wenige Tage aus äußeren Gründen abgesonderten Mann, der sich völlig gesund fühlte und auf Typhus überhaupt nicht beobachtet wurde. Dem Vorhandensein eines als Typhusbakterium einwandfrei erwiesenen Keimes bei einer anscheinend gar nicht mit Typhuskranken in Berührung gekommenen Person konnte man damals keine rechte Deutung geben; vielleicht hat es sich um einen Dauerausscheider gehandelt. Ferner fanden Conradi und Verfasser in der Umgebung Typhuskranker den ersten gesunden Infizierten, ein Befund, der in der Folge sehr bald noch öfter, z. B. in Gelsenkirchen und auch sonst im Gebiete der gemeinsamen Typhusbekämpfung, gemacht wurde.

Die erste Typhuskommission ging 1902 also mit der auf tatsächliche Nachweise gestützten Erkenntnis, daß auch Gesunde den Typhuskeim ausscheiden und verbreiten können, an die weiteren Untersuchungen.

Die auf eine Erforschung der Übertragungsweise der Typhusbazillen gerichteten Feststellungen berücksichtigen in erster Linie die Quellen des Typhuskontagiums, ferner allgemeine mittelbar die Typhusentstehung (hemmend oder fördernd) beeinflussende Verhältnisse, den Begriff der Übertragung (Infektion) und die für ihr Zustandekommen unmittelbar wirksamen Bedingungen.

a) Die Quellen des Typhuskontagiums.

Diese Quellen sollen hier nur, soweit unumgänglich nötig, kurz behandelt werden. Daß durch die Darmentleerungen des Typhuskranken die Erreger in großen Mengen ausgeschieden werden können, war bekannt. Neu war der Nachweis, daß auch die Darmentleerungen von Gesunden die Typhuskeime und zwar in beträchtlicher Menge enthalten können, ohne daß diese eine äußerlich ungewöhnliche Beschaffenheit aufweisen. Neu war ferner die einigemal im ersten Jahre, besonders aber in Saarbrücken vom Verfasser beobachtete Tatsache, daß die Darmflora nicht nur vorübergehend, sondern lange Zeit vollständig durch die Typhusbazillen verdrängt werden kann. Dabei zeigte sich immer wieder, daß die äußere Beschaffenheit der Stühle auch nicht mit einiger Regelmäßigkeit einen Anhalt für ihre Beurteilung hinsichtlich ihrer Infektiosität (ihres Keimgehalts) darstellte. Harmlos aussehende Stühle wimmelten oft von Typhuskeimen, verdächtige, erbsensuppeartige gestatteten öfters den Nachweis durchaus nicht. Weiter fand sich, wie noch zu erörtern sein wird, daß die Herkunft dieses Materials von scheinbar unverdächtig Erkrankten oder von nach einer Erkrankung völlig Gesundeten keine Gewähr für seine Harmlosigkeit darstellte.

Wichtig ist auch die Krankheitsperiode, zu welcher die Erreger in den Stühlen erscheinen; darüber berichten in Übereinstimmung mit den im Jahre 1903 gemachten ersten Angaben des Verfassers[1]) Brion und Kayser[2]) sowie Gaehtgens

[1]) v. Drigalski, Über Ergebnisse b. d. Bekämpfg. des Typhus nach R. Koch, Zentralbl. f. Bakt. Orig. Bd. 35 S. 776.

[2]) Brion und Kayser, Neuere klinisch-bakteriologische Erfahrungen b. Typhus u. Paratyphus, Deutsch. Arch. f. klin. Med. Bd. 85 S. 525.

und Brückner[1]), daß in der 3. Krankheitswoche durchschnittlich am häufigsten Typhusbazillen in den Darmentleerungen gefunden werden; es geben positive Befunde an:

in der 1. Woche:	Gaehtgens und Brückner: in 57 %,	Brion und Kayser: 32 %,
„ „ 2. „	„ „ „ „ 53 „	„ „ „ 35 „
„ „ 3. „	„ „ „ „ 77 „	„ „ „ 45 „
„ „ 4. „	„ „ „ „ 50 „	

Über wichtige Besonderheiten in dieser Beziehung siehe Teil b) dieser Abhandlung [2]) (vgl. auch S. 214).

Alle Untersucher berichten, ebenso wie jene Aufstellungen zeigen, daß auch bei schwerster Krankheit die Stühle trotz häufiger Untersuchung keineswegs regelmäßig typhusbazillenhaltig (wenigstens in erheblicherem, d. h. nachweisbarem Grade) gefunden werden. Ganz verschieden scheint endlich das chemische Verhalten der Stühle gegenüber den in ihnen enthaltenen Typhuskeimen zu sein. Levy und Gaehtgens[3]) stellten über die allen Untersuchern bekannte Tatsache, daß die Bazillen öfters in älteren Stühlen nicht mehr nachzuweisen sind, genauere Untersuchungen an und sprechen von bakterizider Kraft mancher Typhusstühle. Andrerseits sah Verfasser in einigen Fällen eine deutliche Vermehrung (Anreicherung) der Keime; nach 24 Stunden gelang der Nachweis leicht, während vorher nichts gefunden worden war, wenn der Stuhl bei Zimmertemperatur gestanden hatte; ähnliche Beobachtungen machte im Jahre 1902 auch Frosch.

Der Harn des Typhuskranken ist schon von Neufeld[4]) und Petruschky[5]) als eine gefährliche Quelle des Typhusgifts angesprochen und festgestellt worden, während noch im Jahre 1898 Curschmann[6]) ihm keine höhere Gefährlichkeit als etwa dem Sputum zuerkennen wollte. Wichtige Momente für die Typhusverbreitung sind die Menge und Häufigkeit der Typhuskeime im Urine. Hierüber ist zu sagen, daß sie Neufeld dreimal bei 12, Petruschky dreimal bei 50 Fällen, andere sehr viel häufiger fanden, so daß Neufeld ihr Auftreten im Harne bei etwa $^1/_4$ bis $^1/_3$ aller Fälle annimmt. Diese Annahme wird indes, soweit von den bakteriologischen Anstalten der Typhusbekämpfung Angaben vorliegen, durch deren Untersuchungen nicht bestätigt. Typhusbakteriurie scheint doch etwas seltener zu sein.

Von Wichtigkeit ist die Tatsache, daß die Keime ganz plötzlich, schubweise und in so großen Mengen in dem Harne erscheinen können, daß eine bakterielle Trübung entsteht. Es ist aber — zuerst wohl gleichzeitig von Frosch in Trier und dem Verfasser in Saarbrücken — festgestellt worden, daß auch ein ganz klarer Harn erhebliche Mengen von Typhuskeimen enthalten, also infektiös sein kann. Entgegen

---

[1]) Gaehtgens und Brückner, Untersuchungen üb. neuere Typhusnährböden, Zentralbl. f. Bakt. Orig. Bd. 53 S. 559.

[2]) Vgl. auch Richardson, Journ. of Exper. Med. 1898, refer. Zentralbl. f. Bakt. Bd. 26 S. 149.

[3]) Levy und Gaehtgens, Arb. a. d. Kaiserl. Gesundheitsamte Bd. 25 S. 240.

[4]) Neufeld, Handbuch v. Kolle-Wassermann, ferner Zeitschr. f. Hyg. u. Inf. Bd. 31 S. 133; Deutsche Med. Wochenschr. 1900 S. 824.

[5]) Petruschky, Zentralbl. f. Bakt. Bd. 23 S. 577.

[6]) Curschmann, Der Unterleibstyphus, 1898.

der sonst allgemein bestätigten Angabe, daß Typhusbazillen nie in den Frühstadien der Krankheit im Harne erscheinen, sah sie Kurpjuweit dreimal in ihm innerhalb der ersten 8 Tage[1]). Bekannt und von den Stationen öfters beobachtet war endlich die Erscheinung, daß diese Ausscheidung sehr lange andauern kann; dagegen hat sich das frühere Vertrauen auf die Wirksamkeit der Behandlung mit Urotropin nicht erhalten können. In einer ganzen Reihe von Fällen versagte jede derartige Arzneibehandlung, in einigen bewirkten andere Mittel, Borovertin (Rimpau) oder Hetralin (Neumann-Idar), das Versiegen dieser gefährlichen Typhusquelle.

Der Auswurf Typhuskranker und andere Ausscheidungen verdienten eine um so größere Beachtung, als durch Schottmüller, Neufeld, später besonders durch Conradi erwiesen wurde, daß das Blut sehr regelmäßig den Typhuskeim enthält. Conradi[2]) hat gezeigt, daß das Blut so häufig schon in den ersten Stadien[3]) der Krankheit, zuweilen sogar bei fehlenden klinischen Symptomen, keimhaltig ist, daß der bakteriologische Nachweis zur Frühdiagnose verdächtiger Fälle benutzt werden kann. Diese Wahrnehmung legt — worauf es hier ankommt — den Gedanken nahe, ob nicht schon sehr frühzeitig allerhand Ausscheidungen gleichfalls die Keime enthalten und Übertragungen veranlassen können. Die Schottmüllersche wie die Conradische Methode gestatten keine Vorstellung über die Zahl der im Blute kreisenden Bazillen. Da diese für weitere Übertragungsmöglichkeiten von Bedeutung sein kann, versuchte Verfasser durch Aussaat auf einen die Bakterien möglichst nicht schädigenden Nährboden ein genaueres Bild über den Keimgehalt des Blutes zu erhalten. Schon im Jahre 1903 machte er Conradi darauf aufmerksam, daß es das eigentümliche Verhalten der Galle gegenüber den Typhuskeimen sei, welches diesen unbeschadet der Übersaat ein Weiterwuchern in dieser Flüssigkeit gestattet. Daß in der Tat diese zuweilen geradezu eine echte Anreicherung der Typhuskeime gestattende Eigenschaft der Galle bei seinem Kulturverfahren wirksam ist, nicht oder weniger aber die von ihm angenommene „gerinnungshemmende“ Eigenschaft, haben weitere Versuche und Beobachtungen erwiesen[4]). Sät man nun von einem geeigneten Krankenblut $^1/_2$ bis 1 ccm in Traubenzuckerbouillon oder einfache Nährbouillon ein oder auf eine Fleischwasseragarplatte aus, so erhält man kein Wachstum; überträgt man aber die geringe Menge Blut auf einen etwa zur Hälfte Galle enthaltenden Nähragar oder selbst nur auf einen mit reiner Galle hergestellten Agar, so kann man zahlreiche Kolonien erhalten. Verfasser hat auf der Höhe der Krankheit einigemale 16 bis 24 Keime aus 0,5 bis 0,75 ccm Blut erhalten; diese Versuche wurden von ihm im Jahre 1905 in Cassel beendet und vorgeführt. Schüffner[5]) fand Typhusbazillen in einer Menge von 3 ccm auf dem gleichen Nährboden sogar zu Hunderten. Obwohl

---

[1]) Kurpjuweit, Arb. a. d. Kaiserl. Gesundheitsamte Bd. 25 S. 229.

[2]) Conradi, Deutsche Med. Wochenschr. 1907 S. 1684.

[3]) Vgl. auch Stühlern, Typhusbakteriämie u. Agglutinationsvermögen, Zentralbl. f. Bakt. Orig. Bd. 44 S. 178.

[4]) Vgl. Kurpjuweit, a. a. O., ferner viele Berichte der Untersuchungsanstalten über gelungene Züchtung von Ty.-B. selbst aus älteren Gerinseln; Müller und Gräf, Münch. Med. Wochenschr. 1906 S. 69.

[5]) Schüffner, Münch. Med. Wochenschr. 1907 S. 1722.

also die Organe durch das Blut oft mit Typhusbazillen überschwemmt werden, enthalten gewöhnlich weder Harn noch Auswurf in der ersten Zeit der Krankheit Typhuskeime. Im Auswurf sind die Keime überhaupt nicht sehr oft gefunden worden, trotzdem man sie in der Leiche (kurz nach dem Tode) häufig im veränderten wie unveränderten Lungengewebe, von der Schleimhaut der Trachea und zuweilen sogar durch Abstrich vom Zungengrunde nachweisen kann[1]. So wiesen Glaser[2] sie in 3 Fällen von Typhus mit Bronchopneumonie nach, Edel[3], Dieudonné[4], Stühlern[5], Bendix und Bickel[6] bei pathologischen Veränderungen in vereinzelten Fällen. Im Jahre 1901 gelang, wie in den folgenden Jahren fast allen Typhusstationen, der Kommission in Trier der Nachweis der Typhuskeime im Auswurf, aber trotz zahlreicher Untersuchungen dieses Materials handelte es sich immer nur um vereinzelte Vorkommnisse. Nach alledem wird man — in Anbetracht der Befunde bei frischen Leichen — den Speichel und Auswurf Typhuskranker nicht eben als harmlose Dinge bezeichnen. Nimmt man hinzu, daß oft, besonders im Beginne der Krankheit, eine Entzündung der Halsorgane[7] beobachtet wird (Angina), so kann man sich nur wundern, daß die Erreger nicht öfters in den Absonderungen erscheinen, welche diesen Organen entstammen oder sie passieren, und wird geneigt sein, Angaben über den sehr oft gelingenden Nachweis der Typhuskeime auf den Mandeln und im Rachen, wie sie Manicatide (70 % positive Befunde) bringt[8], größere Bedeutung zuzumessen. Diese stimmen indessen weder mit den an einem sehr großen Material erhobenen Befunden der Typhusstationen noch mit Ergebnissen überein, wie sie in eigens auf diesen Gegenstand gerichteten Untersuchungen Kathe erhalten hat[9]. Man kann vielmehr mit Bestimmtheit sagen, daß der Auswurf zuweilen Träger des Ansteckungsstoffs, vielleicht überwiegend bei krankhaften Veränderungen der Luftwege, sein kann, daß diese Quelle des Erregers aber eine verhältnismäßig selten und spärlich fließende ist. Endlich macht die zähflüssige Beschaffenheit dieses Vehikels im Gegensatze zu dem flüssigen Urine die Gefahr zu einer weit geringeren, als sie von der Bakteriurie her droht.

Von sonstigen Typhusbazillen enthaltenden Ausscheidungen des Körpers sind noch die Eiterungen zu erwähnen. Zwar hat Sudakoff[10] die Bakterien auch im aseptisch entnommenen Schweiße des Kranken angeblich nachgewiesen, indessen ist dieser Befund von keiner Seite bestätigt worden. Wenn man früher aus dem Nachweis der Typhusbazillen im Badewasser auf ihre Absonderung durch den Schweiß schließen wollte, so beruht das natürlich auf groben Versuchsfehlern. Dagegen war

[1] v. Drigalski, Zentralbl. f. Bakt. Orig. Bd. 35 S. 776.
[2] Glaser, Deutsche Med. Wochenschr. 1902 S. 772.
[3] Edel, Fortschritte d. Med. 1901 S. 301.
[4] Dieudonné, Zentralbl. f. Bakt. Bd. 30 S. 481.
[5] Stühlern, Zentralbl. f. Bakt. Bd. 27 S. 353.
[6] Bendix und Bickel, Deutsche Med. Wochenschr. 1902 S. 409.
[7] v. Drigalski, Zentralbl. f. Bakt. Orig. Bd. 35 S. 776; G. Mayer, Zentralbl. f. Bakt. Orig. Bd. 53 S. 234.
[8] Manicatide, Zentralbl. f. Bakt. Orig. Bd. 46 S. 221.
[9] Kathe, Zentralbl. f. Bakt. Orig. Bd. 55 S. 402.
[10] Sudakoff, Wratsch 1898, refer.; Zentralbl. f. Bakt. Bd. 25 S. 575.

längst bekannt, daß der Typhusbazillus Eiterung hervorzurufen und in eitrigem Material, auch posttyphösem, in großer Menge und sehr lange Zeit hindurch erscheinen kann. Matthes-Metz, Hertel-Landau, Fehrs-Diedenhofen berichteten über das Vorkommen von Typhusbazillen in Empyem-Eiter. Bei Mittelohrentzündung als Komplikation[1]) wurden sie mehrfach, so von Conradi-Neunkirchen gefunden; neu und auffallend ist dagegen ein von Georg Mayer-Kaiserslautern berichteter Befund von typhöser Furunkulose. In zwei Fällen fand er die Typhuskeime in Reinkultur im Furunkeleiter, während ihre Züchtung aus dem Blute nicht gelang. Den seltenen in der Literatur berichteten Fällen von typhöser Ulceration der Vagina, des Kehlkopfes usw.[2]) haben die Untersuchungen bei der Typhusbekämpfung keine neuen hinzugefügt. Einigemale sahen wir Gallenfisteln, die dauernd typhusbazillenhaltiges Sekret entleerten. Ansteckungen wurden durch solche Sekrete nicht beobachtet.

Neu war der vom Verfasser (a. a. O.) erbrachte Nachweis, daß die Typhusbazillen ziemlich regelmäßig und zahlreich auf der Oberfläche der stark sauer reagierenden Magenschleimhaut wie auch in der Speiseröhre nachzuweisen sind. Er kann insofern Bedeutung haben, als der Mageninhalt zu einer weiteren Quelle der Ansteckung werden kann, wenn er durch Erbrechen nach außen befördert wird. Tatsächlich haben Prigge-Saarbrücken zweimal, Mayer-Kaiserslautern, Niepraschk-Idar je einmal in dem Erbrochenen Typhusbazillen nachweisen können[3]).

In der Frauenmilch wurden die Keime stets vermißt, auch wenn das Blut sie reichlich enthielt[4]) und der Agglutinationswert des Milchserums dem des Blutes gleichkam oder ihn sogar übertraf (Neumann-Diedenhofen).

Die Möglichkeit der Übertragung von Typhuskeimen auf den Menschen hängt zu einem erheblichen Teile von ihrem Verhalten in der Außenwelt ab, nachdem sie auf den eben erörterten Wegen aus dem menschlichen Körper nach außen gelangt sind. Da hierüber im III. Teil Nr. 6 (vgl. S. 211) berichtet ist, sei der Vollständigkeit halber hier nur erwähnt, daß, wie früher und weiterhin auch durch epidemiologische und bakteriologische Untersuchungen der Typhusstationen nachgewiesen worden ist, die Typhusbazillen eine ganze Reihe von Monaten in Dünger und Jauche sowie in Wasser und besonders im Brunnenschlamme sich zu halten vermögen, daß sie in Bodenproben, die einmal infiziert wurden, Monate hindurch lebensfähig bleiben. Es ist aber weder durch unmittelbaren Nachweis noch durch Versuche, die den natürlichen Verhältnissen angepaßt waren, ihre Vermehrung im Boden, Dünger oder in sonstigen Stoffen, wie sie die Außenwelt bietet, erwiesen worden. Außerhalb des Menschen sterben vielmehr die Keime, ohne sich selbständig erheblich zu vermehren, in kürzerer oder längerer Zeit ab. Es kann nur von einer mehr oder

---

[1]) Vgl. Preysing, Zentralbl. f. Bakt. Bd. 25 S. 788; Klimenko, refer. i. Zentralbl. f. Bakt. Bd. 26 S. 635.

[2]) Pratt, Murray i. d. New-York Med. Journ. Bd. 70, 1899, Lartigau, Boston Med. and Surg.-Journ. 1899.

[3]) Vgl. Hoke, Prag. Med. Wochenschr. 1909 S. 327.

[4]) Vgl. Daddi, Zentralbl. f. Bakt. Ref. Bd. 36 S. 524.

minder begrenzten Persistenz, nicht aber von selbständigem Fortwuchern der Keime im Boden usw. gesprochen werden; nur dieses Fortleben aber könnte den Boden zum Träger dauernder Verseuchung machen. Wie weit ihr Verharren in der Umgebung des Menschen gefährlich werden kann, wird bei Erörterung der verschiedenen Übertragungswege zu besprechen sein.

b) Umstände, welche mittelbar die verschiedenen Arten der Übertragung (Kontakt usw.) hemmend oder fördernd zu beeinflussen vermögen.

Von Bedeutung ist in erster Linie die Infektiosität des Übertragenden selbst, zunächst in zeitlicher Beziehung. Als ansteckendste Krankheitsperiode hat stets die der Krankheitshöhe gegolten. Auch jetzt sprechen sich die meisten Stationen dahin aus, daß etwa die dritte Woche die Zeit der größten Bazillenabscheidung wie der erheblichsten Ansteckungsfähigkeit sei [Klinger[1]) führt allerdings von 812 Fällen nur 116 auf die dritte, 345 dagegen auf die ersten beiden Krankheitswochen zurück (s. u.)]. Es haben sich aber zwei weitere wichtige Umstände ergeben, welche für die Übertragung der Krankheit von sehr großer, vielfach ausschlaggebender Bedeutung sind. Einmal konnte Verfasser im Jahre 1903 (s. o.) bereits mit aller Sicherheit erweisen, daß die Zeit der Bakterienabsonderung weit über die klinische Genesung hinaus dauern kann, daß die bakteriologische Genesung von der klinischen vielfach ganz unabhängig ist, und daß diese Dauerausscheider in vielen Fällen sehr erhebliche Mengen, ja vielfach oft geradezu Reinkulturen des Krankheitskeims Monate und Jahre lang ununterbrochen und in scheinbar völlig normalen Abgängen ausscheiden können. Diese Befunde in Verbindung mit der Ermittlung gesunder Infizierter sind damals schon vom Verfasser als eine wichtige Quelle der Typhusverbreitung, insbesondere als die Ursache jener eigentümlichen Erscheinung der Typhusendemie bezeichnet worden[2]), welche man als „Typhushäuser" oder „Typhusnester" seit langer Zeit kannte (vgl. S. 7). Sie sind in rascher Folge bestätigt und erweitert worden vor allem durch Lentz-Idar, Georg Mayer-Kaiserslautern, Hertel-Landau, Forster und seine Schüler in Straßburg, Conradi in Metz und später Neunkirchen, Stühlinger-Trier[3]). Es ist dann besonders von Seige[4]), G. Mayer (a. a. O.) und anderen nachgewiesen worden, daß diese Bazillenausscheidung zeitweise aussetzen kann, um später wieder aufzutreten, daß sie also in manchen Fällen schubweise erfolgt, wie dies bereits von der Urinausscheidung bekannt war. Andrerseits zeigte es sich, daß zuweilen nicht nur in den ersten Krankheitstagen, wie Verfasser im Jahre 1903 (a. a. O.) angab, sondern schon im Latenzstadium (8 Tage vor dem Krankheitsbeginne) die Typhusbazillen in den Darmentleerungen auftreten können (Georg Mayer-Kaiserslautern). Nimmt man dazu, daß von einigen Untersuchern (Conradi-Neunkirchen) abnorm lange Latenzperioden oder ein 27 Tage währendes Stadium der Prodrome beobachtet

---

[1]) Klinger, Arb. a. d. Kaiserl. Gesundheitsamte Bd. 30 S. 584.

[2]) A. a. O.

[3]) Lentz, Klin. Jahrb. Bd. 14 S. 467; Klinger, Arb. a. d. Kaiserl. Gesundheitsamte Bd. 25 S. 214; Mayer, Zentralbl. f. Bakt. Orig. Bd. 53 S. 234 u. a. a. O.

[4]) Seige, Klin. Jahrb. Bd. 14 S. 517.

wurden, so ergibt sich, daß die Übertragungsmöglichkeiten durch derartige zeitliche Besonderheiten der Giftausscheidung beeinflußt und vielleicht in bedenklichem Grade erhöht werden können.

Ein andrer derartiger Umstand kann durch die körperliche Verfassung der angesteckten Personen bedingt werden; nicht jeder Unterleibstyphus verläuft als eine schwere, Bettlägerigkeit bedingende Krankheit, sondern schon Griesinger unterschied diese schweren Formen mit typischem Krankheitsbilde von leichten, kaum als erhebliche Krankheit erscheinenden Fällen, die er gleichwohl dem Typhus zurechnete. Längst vor Beginn der gemeinsamen Typhusbekämpfung war natürlich der Typhus ambulatorius, waren von dem gewohnten klinischen Bilde abweichende Formen bekannt. Dagegen darf es als eine erst durch die Arbeit der Typhuskommission und der bakteriologischen Untersuchungsanstalten erbrachte Tatsache bezeichnet werden, daß in sehr vielen Fällen das klinische Bild ein so abweichendes und unverdächtiges ist, daß von einer Möglichkeit, alsdann die Typhus-Infizierten auch durch die sorgfältigste klinische Beobachtung herauszufinden, nicht die Rede sein kann. Zunächst ist die Zahl der Leichtkranken (häufig Ambulanten) bei vielen Epidemien und Endemien sehr groß, sie beträgt oft genug ein Drittel oder fast die Hälfte aller in Betracht kommenden Infektionen. Diese Leichterkrankten sind gleichwohl in erheblichem Maße infektiös, wie durch die systematischen Umgebungsuntersuchungen und Beobachtungen aller Stationen immer wieder erwiesen wurde. Es ist demnach festgestellt, daß eine Infektion mit nachfolgender Vermehrung und Ausscheidung der Keime bei einem Menschen ohne grobsinnlich erkennbare Reaktion erfolgen kann: gesunde Infizierte. Andrerseits schließt die vollkommene klinische Genesung nicht aus, daß der Betreffende noch weiter eine Quelle der Typhusbazillen darstellt: Dauerausscheider.

Zu der Reihe solcher häufig nicht diagnostizierbaren Leichtkranken, solcher Gesunden oder Genesenden, welche Träger von Typhuskeimen sind, treten jene zwar manifest, aber nicht erkennbar typhös Erkrankten, bei welchen die Infektion unter klinischen Bildern verläuft, die den Unterleibstyphus nicht vermuten lassen. Häufig sind es die als Influenza gedeuteten und als solche nicht beachteten Erkrankungen, bei denen Entzündungen der oberen Luftwege im Vordergrunde stehen, und die, wie erwähnt, nicht selten nur das Bild einer fieberhaften Entzündung des Rachens darbieten. Gar nicht selten fand die Typhuskommission schon im Jahre 1902, daß hinter schlechthin als Gallensteinkolik bezeichneten Erkrankungen sich Typhusinfektionen verbargen, so daß diese Diagnose im Bekämpfungsgebiete sehr bald zu den verdächtigen gehörte. Weiterhin ist diese Frage bekanntlich von Forster eingehend behandelt worden, der in der Gallenblase jene Brutstätte für die Typhusbazillen sah, welche die eigentliche Ursache für das andauernde Auftreten der Keime im Darminhalte bildet. Zuweilen liegen scheinbar nur rein örtliche Erkrankungen vor, während es sich um typhöse Infektion handelt. So beschreibt Neumann[1]) einen Fall von fieberhaftem Blasenkatarrh, und v. Drigalski hat in Saarbrücken eine fieberhafte Mittel-

[1]) Neumann, Blasenkatarrh b. leichtem Unterleibstyphus, Arb. a. d. Kaiserl. Gesundheitsamte Bd. 25 S. 209.

ohrentzündung beobachtet. Bei jenem fanden sich in dem eitrigen Harne trotz Urotropins, bei diesem in den unverdächtig aussehenden Darmentleerungen Typhusbazillen. Es ist ohne weiteres klar, daß bei vorhandener Infektiosität die Übertragung umsomehr begünstigt wird, je unklarer und vielgestaltiger sich das klinische Bild verhält, wie es eben die genannten Arbeiten aller Untersuchungsanstalten bei der Typhusbekämpfung in hervorragendem Maße erwiesen haben.

Das Lebensalter kann die Übertragung der Krankheit auf verschiedene Weise beeinflussen, einmal durch die verschiedenen Verkehrsbedingungen, die für die verschiedenen Altersklassen bestehen (Schule, Spiele, gemeinsame Arbeitstätte, gemeinsames Schlafen usw.), ferner möglicherweise auch durch die Empfänglichkeit, welche bei älteren Personen eine andre sein kann als bei jugendlichen. Aus den Vierteljahrsberichten der Untersuchungsanstalten geht hervor, daß von 8968 Gesamterkrankungen 2753 auf Kinder bis zum 15. Lebensjahr entfallen sind. Dieses jugendliche Alter, das nach dem Altersaufbau der Bevölkerung mit ca. 35 % beteiligt sein sollte, lieferte 30,7 %. Verhältnismäßig weit weniger wird das höhere Lebensalter (über 60 Jahre) betroffen. Aber es ist sehr fraglich, ob hier die Summe der wirklichen Infektionen nicht eine größere ist, als die Zahl der infolge bereits erworbener Immunität in der Tat seltenen klinischen Erkrankungen. Die gefährdetsten Jahre sind bei weitem die des jugendlichen Mannesalters vom 15. bis 35. und besonders vom 20. bis 25. Lebensjahre.

Was die Beteiligung der Geschlechter anbetrifft, so ist sie teilweise von den Einflüssen des Berufs abhängig (s. u.). Ganz auffallend aber ist das Überwiegen der weiblichen Personen bei der Dauerausscheidung; alle Untersucher geben übereinstimmend an, daß die Fälle von hartnäckiger Dauerausscheidung überwiegend bei Frauen vorkommen, derart, daß nach Klinger 80 %[1], nach Frosch 82 %[2] dieser Dauerausscheider dem weiblichen Geschlecht angehören. Die Beteiligung des männlichen Geschlechts an der Morbidität mit 56,3 % überwiegt diejenige des weiblichen mit 43,7 % (Klinger).

Der Einfluß der Beschäftigung (Berufe) ist verschiedentlich erkennbar. Als ein der Ansteckungsgefahr besonders ausgesetzter Beruf ist derjenige der Krankenpfleger im Gegensatze zu dem Stande der zwar gefährdeten, aber viel seltener erkrankenden Ärzte anzusehen. Wenn die Stationen aus einer Zeit von $4^1/_4$ Jahren über 115 derartige Übertragungen bei der Krankenfürsorge berichten, von denen 110 (bezw. 111, s. S. 275) Berufspfleger, 1 einen Desinfektor und 3 nicht berufsmäßige Pfleger oder Pflegerinnen betrafen, so dürfte ohne weiteres aus diesen Ziffern eine unverhältnismäßig starke Beteiligung der Berufspfleger an den Typhus-Erkrankungen hervorgehen, sofern man berücksichtigt, daß diese Berufsgruppe einen nur geringen

---

[1]) Klinger, Epidemiologische Beobachtung bei der Typhusbekämpfung im Südwesten des Reichs, Arb. a. d. Kaiserl. Gesundheitsamte Bd. 30 S. 584.

[2]) Frosch, Die Verbreitung des Typhus durch sog. Dauerausscheider und Bazillenträger, Klin. Jahrb. Bd. 19 S. 537.

Bruchteil der Bevölkerung darstellt[1]). Auffallend ist ferner, wie eine von Frosch (a. a. O.) gegebene Zusammenstellung zeigt, die starke Beteiligung bestimmter weiblicher Berufe: von 454 im Jahre 1906 erkrankten Frauen waren 314 (oder 69,2%) Hausfrauen, 56 (oder 12,3%) Dienstmädchen, also 81,5% der erkrankten weiblichen Personen waren solche, welche im Haushalt beschäftigt sind. Man kann einwenden, daß diese Beobachtung der Häufigkeit der weiblichen Berufe entspricht, da Frauen eben meist in der Hauswirtschaft beschäftigt sind. Aber es handelt sich hier um eine Bevölkerung, unter der ein größerer Teil der Mädchen und Frauen in der Industrie, im Geschäftsleben, also außerhalb des Hauses, sich betätigt. Die von Klinger (a. a. O.) gegebene Aufstellung zeigt gleichfalls bei den weiblichen Berufen ein starkes Überwiegen der Hausfrauen mit 574, Dienstmädchen mit 101 und Krankenpflegerinnen mit 32 von 842 Erkrankungen; sonst ist kein Gewerbe (auch das landwirtschaftliche nicht) besonders beteiligt. Beim männlichen Geschlecht ist ein Einfluß des Berufs nicht so deutlich zu erkennen; bemerkenswert ist der Unterschied zwischen männlichem und weiblichem Pflegepersonale mit 9 gegenüber 32 Fällen. Eine geringe Krankheitsziffer zeigen vergleichsweise die Lehrer mit 6 und die Ärzte mit 3 von 5445 aufgeklärten Fällen. Diese Zahlen sind den Berichten der Untersuchungsanstalten vom Oktober 1905 bis Ende 1909 entnommen. G. Mayer (a. a. O.) nennt allerdings höhere Zahlen — 13 Erkrankungen bei Lehrern, 10 bei Lehrerskindern für die Westpfalz und den Zeitraum von 4 Jahren —, Klinger 16 Lehrpersonen bei 3867 Fällen in 2 Jahren. Keine Erwähnung finden Althändler und Schuhmacher.

Wesentlich für das Zustandekommen des Kontakts ist ferner das körperliche Verhalten der einer Infektion ausgesetzten Personen. Zwar hat sich nirgends mit Deutlichkeit gezeigt, daß Personen mit schwächlicher Körperbeschaffenheit an sich der Infektion in höherem Grade unterliegen als kräftig Entwickelte; vielmehr scheint nach allem, was beobachtet werden konnte, die Konstitution des einzelnen nichts für das Zustandekommen einer Ansteckung und sicher sehr wenig für die Schwere der folgenden Erkrankung zu bedeuten. So sieht man bei einer Epidemie ziemlich wahllos kräftige Personen ergriffen werden und rasch verfallen, andere von dürftiger körperlicher Beschaffenheit bei gleich scheinender Gefährdung unberührt davonkommen oder nur leicht erkranken. Dagegen ist es zweifellos, daß körperliche Schädigungen — unabhängig von der Konstitution — von Einfluß sowohl auf das Zustandekommen der Ansteckung überhaupt wie auf die Schwere der Erkrankung sein können. Schon die Heftigkeit der Kriegsseuchen macht es sehr wahrscheinlich, daß derartige Hilfsursachen von nicht geringer Bedeutung sind. Zum mindesten muß man die Möglichkeit zugeben, daß bei gleicher Einverleibung vielleicht nicht sehr erheblicher Mengen von Keimen das eine Mal die Infektion erfolgt, während sie im anderen Falle ausbleibt.

Es ist durchaus nicht leicht zu sagen, ob und wie oft nach Aufnahme der Keime es zu ihrem Haften und Wuchern kommt, mit andern Worten von welchen

---

[1]) Vgl. auch Semple und Graig, Scientif. Mem. by officers of the med. and sanitary Departm. of the Governm. of India 1908, Calcutta, refer.; Zentralbl. f. Bakt. Ref. Bd. 43 S. 207 (Bestätigung).

Umständen bei gegebener Übertragungsmöglichkeit die Infektion abhängig ist. Bei der Wichtigkeit dieses Gesichtspunkts für die Lehre von der Übertragungsweise des Typhus muß der Begriff der Infektion im epidemiologischen Sinne hier kurz erläutert werden. Am deutlichsten treten die verschiedenen Möglichkeiten und Bedingungen der Infektion bei jenen Krankheiten zutage, welche durch keineswegs obligate Parasiten verursacht werden. Die Keime des Starrkrampfs sind fast auf der ganzen bewohnten Erde vorhanden; dennoch kommt es selten zur Erkrankung. Obwohl im Pferdedünger, in der Gartenerde usw. fast immer dieses infektiöse Material vorhanden ist und wiewohl es sehr häufig bei Verletzungen in die menschliche Haut hineingerät, sind die Fälle von Wundstarrkrampf selten, da es nicht zum Haften und Wuchern der Erreger an den Eingangsstellen kommt, die doch in jenen wenigen Erkrankungsfällen wie im Versuche sich als geeigneter Ort für die Ansiedlung und Vermehrung der Keime und ihrer Gifte erweisen. Die Ansteckung ist also hier nicht so sehr abhängig von den Möglichkeiten des Eindringens als vielmehr von den weiteren Bedingungen, die es zum Haften und zur Vermehrung des Giftes auf oder in solchen Organen kommen lassen, von denen aus diese Keime erfahrungsgemäß die entsprechenden Krankheitserscheinungen (Intoxikation) hervorzurufen vermögen. Öfters hat man[1]) die Infektion als die wahrnehmbare oder nachweisbare Reaktion des Körpers gegen eingedrungene spezifische Krankheitsgifte verstanden und hat gesagt, wo keine Krankheit, darf auch nicht von Infektion gesprochen werden. Man wollte nicht zugeben, daß es sich um eine Infektion handle, wenn ein spezifischer Krankheitserreger sich in einem gesunden Körper angesiedelt hatte, selbst wenn er sich außerordentlich stark darin vermehrte. Eine solche Auffassung ist ebenso bedenklich, wie wenn man den Begriff der Diphtherie heute noch grundsätzlich nur im pathologisch-anatomischen Sinne auffassen wollte. Man käme dann dazu, den klinischen Wahrnehmungen eine ausschlaggebende Bedeutung zuzuerkennen und es geschehen zu lassen, daß ein klinisch Gesunder, wohl aber massenhaft Krankheitskeime Abscheidender der ärztlichen Fürsorge und damit der im Interesse der öffentlichen Gesundheit unbedingt erforderlichen Aufmerksamkeit entgeht[2]). Wir müssen aber wohl die wissenschaftlichen Begriffe den Tatsachen und den durch sie begründeten Forderungen anpassen. Wenn in einen Menschen Krankheitserreger hineingelangt sind auf eine Weise, die wir als krankmachend anzusehen gewöhnt sind, wenn dieser Mensch infolge gewisser günstiger Umstände, z. B. widerstandsfähiger Verfassung seines Epithels oder seiner sonstigen Körperzellen, aber nicht wahrnehmbar erkrankt, d. h. nicht entzündlich reagiert, wenn trotzdem die eingebrachten Keime auf seinen Schleimhäuten oder in seinem Darme wuchern, sich stark vermehren, in erheblichen Mengen von dort wieder nach außen gelangen und nun nachweislich Gesunde infizieren und krank machen können, so gilt ein solcher Mensch im epidemiologischen Sinne mit Recht als infiziert. Von einem nicht Infizierten kann eine Infektion unmöglich ausgehen. Andrerseits ist es nicht ausgemacht, ob die Voraussetzung der „Reaktion", d. h. irgend welcher Krankheitserscheinungen, nicht in jedem Falle erfüllt ist, und

[1]) Vgl. Jürgens, a. a. O.

[2]) Daß es oft genug nicht nur so kommen kann, sondern tatsächlich geschieht, erweist vielen Hygienikern die praktische Erfahrung. Der Verfasser.

ob es sich hier nicht lediglich um Gradunterschiede derartiger Reaktionen handelt, die unter Umständen so fein sind, daß sie der Beobachtung entgehen. Man kann sich durchaus vorstellen, daß ein Organismus nach Einverleibung von Krankheitserregern zufällig gerade so viel Antikörper besitzt und erzeugt, um der Einwirkung der fremden Zellen soeben die Wage zu halten. Ein solcher Organismus würde infiziert sein, aber in sehr glücklicher und eben daher kaum wahrnehmbarer Weise auf den Ansteckungsstoff reagiert haben und reagieren. Von diesen Vorgängen kann man unter Umständen selbst mit Hilfe der so feinen serologischen Methoden schwer etwas feststellen, da bekanntlich die Bildung der Agglutinine derjenigen andrer Antikörper keineswegs parallel geht. Es ist aber beachtenswert, daß nach Untersuchungen von Gaehtgens[1])-Straßburg auf andre Weise (mit Hilfe der Opsonine) in vielen Fällen der Nachweis einer solchen Reaktion bei Typhus noch zu gelingen scheint, wo er bisher fehlte (vgl. S. 216). Die Untersuchungen über allergische Reaktionen (Anaphylaxie) dürften hier weitere Klärung bringen. Es ist jedenfalls weniger sicher, den Begriff der Infektion von der klinisch wahrnehmbaren Reaktion als von dem ätiologischen Nachweis abhängig zu machen, da doch sehr häufig nicht zu sagen ist, wo der pathologische Zustand beginnt und das normale Verhalten aufhört. Im epidemiologischen Sinne gilt derjenige als infiziert, dessen Körper die betreffenden körperfremden Zellen — Krankheitserreger — an adäquaten Stellen aufgenommen hat und wuchern läßt.

Es ist nun sehr wohl möglich, daß die Eintragung stattfindet, daß aber die Bakterien nicht zu haften vermögen[2]), da sie ein Hemmnis vorfinden, wie es z. B. für eine geringere Zahl von Keimen, besonders für wenig widerstandsfähige, der Salzsäuregehalt des Magensafts bilden kann, dem Bunge[3]) ja geradezu eine antiseptische Bestimmung zuschreibt. Man könnte sich sogar darüber wundern, daß diese Barre häufig von den Typhusbakterien überwunden wird, wenn man die Empfindlichkeit dieser Keime derartigen Säuregraden gegenüber im Versuch erprobt hat. Aber schon durch die Untersuchungen an der Leiche hat der Verfasser festgestellt (s. o.), daß auf der sauren Magenschleimhaut Typhusbazillen zu bestehen vermögen; nur ist ihre Zahl hier außerordentlich viel geringer als knapp jenseits des Pylorus, wo sie im gleichen Falle in ungeheuren Mengen auf der Schleimhaut des Zwölffingerdarms vorhanden sind. Somit ist eine ziemlich starke, aber eben nicht vollkommene antiseptische Wirkung des Magensafts klar erkennbar. Daher gestattet ein durch äußere ungünstige Umstände in seiner Leistungsfähigkeit beeinträchtigter Magen[4]) das Eindringen der Keime leichter als ein gesunder, ein Umstand, auf den die Leiter der Untersuchungsanstalten bei Besprechung der im Sommer und Herbste gesteigerten Typhushäufigkeit hinweisen. Die große Zahl der noch zu erörternden Übertragungsmöglichkeiten läßt es zweifellos erscheinen, daß häufig eine Eintragung per os, sehr viel seltener aber ein Haften und Wuchern — Infektion — erfolgt, weil der Magensaft oft hemmend wirkt.

[1]) Nach dem Protokoll der Leiterkonferenz vom 23. 10. 09 zu Landau.

[2]) Im Laboratorium sieht man dergleichen alle Tage.

[3]) Bunge, Lehrbuch der Physiologie.

[4]) Vgl. Atlasow, Typhus und Symbiose der Typhusbazillen mit anderen Bakterien (Annal. de l'institut Pasteur, Nov. 1904).

Nach neueren Mitteilungen französischer Untersucher werden auch bestimmte Darmschädigungen durch Entozoen (Trichocephalus) für das Haften des eingebrachten Typhuskeims angeschuldigt. So gibt Weinberg[1]) an, daß echte Typhusinfektion per os bei Makaken, aber nur bei solchen gelinge, welche stark mit Peitschenwürmern behaftet sind. Diese Annahme hat sich aber nach Stiles[2]) sowie Rosenau, Lumsden, Kastle und Joseph[3]) nicht bestätigt. Es wäre auch ganz unmöglich, daß den zahlreichen Untersuchern, die bei der gemeinsamen Typhusbekämpfung tätig waren, von denen jeder einzelne Tausende von Stühlen untersucht hat, ein solches Verhalten hätte entgehen können. Weder bei einzelnen Fällen, noch bei Epidemien wurden jemals erheblichere Mengen derartiger Entozoen bemerkt, während es doch z. B. jedem Untersucher der Amöbendysenterie aufgefallen ist, in wie großer Zahl die Entleerungen hier Flagellaten enthalten[4]). Auch im Ruhrkohlengebiete wurde niemals beobachtet, daß etwa andere Entozoen (Ankylostoma) die Empfänglichkeit für den Typhus steigerten. Man weiß von der Infektion vielmehr, daß sie zunächst von der Einverleibung per os und alsdann sehr wahrscheinlich in manchen Fällen von dem Fehlen oder Vorhandensein körperlicher (häufig akuter) Schädigungen, die schwächend wirken und dadurch eine Hilfsursache darstellen können (s. u.), abhängt.

Einen Schutz gegen die Krankheit bildet endlich nur die aktive erworbene, auch auf künstlichem Wege zu bewirkende gleichartige Immunisierung. Dagegen hat es sich mit Sicherheit herausgestellt, daß die Infektion oder Immunisierung mit Paratyphus keinen Schutz gegen eine spätere Ansteckung mit Unterleibstyphus gewährt (Beobachtungen von Prigge-Saarbrücken, Conradi-Neunkirchen, Levy und Gaehtgens[5]) u. a.).

c) Wege der Typhus-Übertragung, zeitliche und technische Bedingungen.

Nachdem es sich mit Sicherheit herausgestellt hat, daß niemals ein Typhus in einer Gegend, von welcher Beschaffenheit sie auch sein mag, entsteht, in die nicht zuvor ein Typhus-Infizierter selbst oder von ihm stammende Gegenstände gelangt sind — daß also, wie schon Budd[6]) es klar aussprach, jeder Typhuskranke seinen Vorgänger hat —, darf man sich lediglich an den Menschen halten, wenn man die Übertragungsweise des Typhus überhaupt ergründen will. Alle Untersuchungsanstalten sprechen sich mit Entschiedenheit dahin aus, daß die Hauptursache für die Krankheitsverbreitung nicht nur der Verkehr mit infektiösen Menschen, sondern der mehr oder minder unmittelbare Kontakt mit ihnen darstelle. Der Mensch ist, wie noch kurz zu erörtern sein wird, der einzige wesentlich in Betracht kommende Wirt für die Typhusbazillen; wie Forster sich ausdrückt, und wie Koch schon vor der Typhusbekämpfung (s. o.)

[1]) Weinberg, Compt. rend. hebd. de la soc. de biol. 1906.

[2]) Stiles, Zentralbl. f. Bakt. Ref. Bd. 40 S. 354.

[3]) Rosenau, Lumsden, Kastle u. Joseph, Report on the origin and prevalence of typhoid fever in the district of Columbia, Zentralbl. f. Bakt. Ref. Bd. 43 S. 206.

[4]) Vgl. Jürgens, Veröff. a. d. Geb. d. Mil.-San.-Wes. 1902 Heft 20 S. 110. — v. Drigalski, ebenda S. 86.

[5]) Levy u. Gaehtgens, Arb. a. d. Kaiserl. Gesundheitsamte Bd. 25 S. 250.

[6]) Budd, On intestinal fever, Lancet 56, 59, 60, zit. n. Neufeld a. a. O.

unter Vorbehalt annehmen zu dürfen glaubte, würden die Typhuskeime als Art binnen kurzem aussterben, wenn ihnen die Möglichkeit des Gedeihens im Menschen genommen würde. Damit ist allerdings noch nicht gesagt, daß man über die Wege, auf denen diese Übertragung statthaben kann, zu einfachen Vorstellungen gelangt ist; vielmehr ist es bei der Mannigfaltigkeit der Übertragungsmöglichkeiten schwer, wenn nicht unmöglich, jedem Umstand gerecht zu werden.

Die Übertragung kann nun durch eine mehr oder weniger enge Berührung mit dem Ansteckenden oder auf dem Wege der Verschleppung der Keime oder schließlich mit künstlichen Kulturen erfolgen. Man spricht von direkter Übertragung oder Kontakt, wenn durch eine unmittelbare oder mittelbare Berührung mit dem Ansteckenden, d. h. durch seine Person oder durch Gegenstände, die seinem Gebrauche dienen, der Erreger übertragen wird; von indirekter, wenn diese Übertragung durch geeignete Vehikel vermittelt wird, wobei natürlich nicht zu verkennen ist, daß diese Unterschiede oft fließend und nicht immer scharf voneinander abzugrenzen sind. Dennoch hat diese Unterscheidung eine gewisse Bedeutung insofern, als der oben bezeichnete Kontakt vorwiegend Umgebungsinfektionen, die indirekte Übertragung aber die Verbreitung der Seuche auf weitere Entfernungen veranlassen kann und oft genug vermittelt.

Außer diesen mehr die Mechanik der Übertragung betreffenden Verhältnissen sind aber auch die zeitlichen Verschiedenheiten der Ansteckungsmöglichkeit zu beachten. Es werden deshalb im folgenden erörtert werden: die Frühübertragungen, die Spätkontakte, die unmittelbare und die mittelbare Übertragung und endlich Erkrankungen des Anstaltspersonals.

Frühkontakte: Die Möglichkeit der Frühkontakte ist schon oben (S. 218) erwähnt. Bereits vor ihrer experimentellen Begründung gab Frosch dem Gedanken Raum, daß schon in den Frühstadien der Krankheit mit Ansteckungen zu rechnen sei. Besonders eingehend hat indessen Conradi[1]) diese Frage gewürdigt; in seiner Aufstellung von 85 genau beobachteten Kontaktinfektionen entfallen nur 20 Ansteckungen auf die Zeit nach der zweiten Woche, 16 auf die zweite, dagegen 49 auf die erste Krankheitswoche oder die vor dieser liegende Zeit; von 30 geeigneten weiteren Fällen kommen 22 auf die erste und 8 auf die zweite Krankheitswoche. Festgestellt wurden außerdem nach Ausweis der Berichte folgende Frühübertragungen: Von der Untersuchungsanstalt in Trier 11, davon 1 sieben Tage vor dem Krankheitsbeginn; in Saarlouis 15, davon 2 vor der ersten, 13 während der ersten Krankheitswoche; in Idar und Straßburg je 2, in Diedenhofen 1, in Metz eine größere Anzahl. Im Blute fand Conradi mehrere Male, in den Ausscheidungen Georg Mayer u. a. einige Male vor der Erkrankung Typhuskeime. Es ist ganz sicher anzunehmen, daß diese Frühkontakte häufiger vorkommen, als nachweisbar ist. Klinger bezieht von 812 Fällen 33 auf die Ansteckung in der ersten, 150 auf diejenige in der zweiten Inkubationswoche, also 23% auf die Inkubationszeit[2]). Wenn man erwägt, daß es

[1]) Conradi, Wann steckt der Typhuskranke an? Deutsche Med. Wochenschr. 1907 S. 1684. — Derselbe, Kontagiosität des Typhus, Klin. Jahrb. Bd. 17 S. 297.

[2]) Klinger, Epidemiol. Beobachtung b. d. Typhusbekämpfung, Arb. a. d. Kaiserl. Gesundheitsamte Bd. 30 S. 584.

sich dabei oft um Kinder handelt, die mit ihren Abscheidungen nicht sehr vorsichtig oder ästhetisch umgehen, oder um Familienangehörige in einem vielköpfigen Haushalt, daß die betreffenden Personen bei ihrem guten Befinden gar nicht auf den Gedanken kommen, ihre Mitmenschen krank machen zu können, ist es leicht verständlich, daß derartige Personen unter sonst gleichen Umständen gefährlicher sein müssen, als der auch dem Nichtarzt bedenkliche zur Vorsicht mahnende Schwerkranke.

Die häufigsten Infektionen scheinen auf die drei ersten Krankheitswochen zu fallen, wenigstens führt die Zusammenstellung von 812 Fällen 461 Ansteckungen auf diese zurück und nur 168 auf die spätere Zeit.

Die Spätkontakte, deren Möglichkeit und Vorkommen Verfasser zuerst nachwies, waren bis 1903 überhaupt nicht bekannt. Daß gesunde (nicht erkrankte) Infizierte längere Zeit hindurch ansteckend bleiben, ist nach allen Beobachtungen nicht gewöhnlich; vielmehr stellen sie nach Aussage aller Untersuchungsanstalten eine mehr oder minder vorübergehende Erscheinung dar. Dagegen sind die Dauerausscheider, die über ihre Genesung hinaus die Bakterien behalten, eine hartnäckig und oft unglaublich lange fließende Quelle der Typhuskeime. Über ihre Gefährlichkeit und Zahl ist an anderer Stelle berichtet (vgl. III. Teil Nr. 8). Hier ist nur hervorzuheben, daß, wie der Verfasser schon im Jahre 1903 und zu Anfang des Jahres 1904 mitteilte und wie von Koch auf der Leiterkonferenz im Jahre 1904 ausdrücklich anerkannt wurde, diese Dauerausscheider eine ganz unerwartete und große Gefahr darstellen, wenn ihre Keime volle Ansteckungsfähigkeit besitzen. Das kommt mit Sicherheit vor (nach Mayer — a. a. O. — behalten die einmal derart übertragenen wenig virulenten Bazillen erhöhte Virulenz — Passagewirkung), ist aber glücklicherweise im überwiegenden Teile der Fälle nicht so. Aber auch mit dieser Einschränkung ist es einleuchtend, daß selbst wenige solcher Personen zu einem ganzen Netze von Ansteckungen Anlaß geben können. Sie fühlen sich ganz gesund, sie können nicht von der Eisenbahn, nicht aus Gastwirtschaften, von öffentlichen Bedürfnisanstalten, nicht oder nur schwer dem Nahrungsmittelbetriebe fern gehalten werden. Nirgends erregen sie bei ihren Mitmenschen Verdacht, ohne besondere Anordnungen hat niemand Anlaß, irgend welche Vorsichtsmaßregeln ihnen gegenüber zu beobachten. So ist es nicht verwunderlich, daß ihr Haus ein „Typhushaus“ wird, in dem gegebenenfalls jeder neu Zuziehende erkrankt, oder daß sie auf Reisen an den mannigfachsten Orten Typhuserkrankungen von unbekannt bleibender Herkunft verursachen. Diese Spätkontakte, durch Dauerausscheider veranlaßt, sind die Ursache der Erkrankungen in den Typhushäusern und vieler vereinzelter Fälle. Der Meinung mancher Autoren (Conradi), daß sie von ganz unbeträchtlicher Gefährlichkeit seien, kann ich mich mit Stühlinger, G. Mayer, Forster, Fornet, Levy und vielen ausländischen Autoren keineswegs anschließen[1]). Wie viele von den rund 50% aller Typhusfälle, deren Aufklärung im Bekämpfungsgebiete nicht gelang, auf diese schwer oder gar nicht zu übersehenden Spätkontakte zurückzuführen sind, kann niemand sagen. Die Möglichkeit solcher Spätübertragungen kann — entgegen einer Angabe von

[1]) Man vgl. die Berichte von Baumann, Arb. a. d. Kaiserl. Gesundheitsamte Bd. 28 S. 377; Hilgermann, Klin. Jahrb. Bd. 19 S. 463 u. Bd. 20 S. 103; Linck, ibid. Bd. 12 S. 459; Seige, ibid. Bd. 14 S. 507; Kossel, Deutsche Med. Wochenschr. 1907 S. 1584 u. a.

Klinger (a. a. O.) — durch Angehörige aller Altersklassen gegeben werden; Verfasser hat selbst Kinder unter 10 Jahren viele Monate hindurch Typhusbazillen ausscheiden gesehen.

Die technischen Bedingungen der Typhusübertragung. Bei aller Mannigfaltigkeit der für den Kontakt gegebenen Möglichkeiten herrschte bis zum Jahr 1901 die — von Rubner[1]) allerdings nicht geteilte — Anschauung, daß die große Menge der Typhusübertragungen durch Vermittlung des zu Trinkzwecken dienenden Wassers erfolge. So sprach sich noch 1901 R. Koch[2]) dahin aus, daß der Typhusbazillus so recht der im Wasser sich aufhaltende Parasit sei, um nach den ersten Jahren der von ihm angeregten Typhusforschung seine Ansicht dahin abzuändern, daß das Verhalten der Typhusbazillen zum Wasser, ähnlich wie zum Boden, doch ein ganz andres sei, als man sich dies früher vorgestellt hätte[3]). Wenn man ermitteln will, auf welche Weise eine Ansteckung zustande gekommen sei, ist es notwendig, mit überzeugender Wahrscheinlichkeit die Herkunft der Keime, d. h. also den infizierenden Menschen und den Weg, auf welchem diese Keime über die Lippen des weiterhin Angesteckten gelangt sind, darzutun. Solches gelingt selbstverständlich nicht in allen Fällen, wie schon aus den oben erwähnten zeitlichen Bedingungen für den Kontakt hervorgeht. Frosch gibt von 2080 bis zum Jahre 1907 beobachteten Erkrankungen 978, also 47 %, als aufgeklärt an, Klinger für die Jahre 1906 bis 1907 von 3867 Fällen nur 1397, d. i. 36 %. Bei der großen Zahl von Untersuchungen ergeben sich daraus aber immerhin so große Reihen hinreichend sicher nachgewiesener Fälle, daß es gestattet ist, aus ihnen auf die Bedeutung der einzelnen Verbreitungswege einen Schluß zu ziehen.

Die Hände, und zwar diejenigen des Infizierenden wie des Infizierten, vermitteln begreiflicherweise in einer so großen Zahl der Fälle die Übertragung, daß die übrigen Möglichkeiten, wenigstens was die Nahübertragung angeht, gegenüber den durch sie vermittelten Ansteckungen zurücktreten. Die Hände sind hier von ähnlicher Bedeutung wie in der Chirurgie bei nicht aseptischen Fällen. Der Mund ist dem Wundgebiete zu vergleichen, das hier und dort hauptsächlich durch die an der menschlichen Hand haftenden Keime, weit seltener durch andere Gegenstände, mit der Ansteckung bedroht wird. Deswegen ist es nicht im geringsten erstaunlich, wenn in der mehrfach erwähnten Klingerschen Aufstellung von 1397 Fällen 1315 mal die Hände als Vermittler der Übertragung mit mehr oder weniger großer Wahrscheinlichkeit angeschuldigt werden, und wenn Frosch (a. a. O.) von 978 Fällen 642, d. i. 65,6 %, auf Kontakt bezieht und 104 weitere als wahrscheinlich ebenso entstanden annimmt. Nun könnte eingewendet werden, daß die Hände nicht in so häufige Berührung mit den menschlichen Entleerungen kommen, um jene Annahme als sicher erscheinen zu lassen. Wer aber die menschlichen Gewohnheiten ohne Voreingenommenheit beachtet, muß zugeben, daß man wohl einen sehr nützlichen ästhetischen Widerwillen gegen fremde Ausscheidungen bei der überwiegenden Mehrzahl der Menschen findet, daß ein solcher aber den Stoffen des eigenen Körpers gegenüber den meisten fast völlig fehlt. In

[1]) Rubner, Lehrbuch der Hygiene.
[2]) R. Koch, Klin. Jahrb. Bd. 9 S. 1.
[3]) R. Koch, Bekämpfung des Typhus, Veröff. a. d. Geb. d. Mil.-San.-Wes. 1903 Heft 21.

breiten Schichten des Volkes[1]) ist der Gebrauch von Klosett- oder anderem, dem gleichen Zwecke dienenden Papier nicht gebräuchlich; demnach kann es nicht anders sein, als daß die Finger mit dem Stuhlgang täglich in Berührung kommen. Die Finger sind denn auch, wie nachgewiesen worden ist[2]), sehr regelmäßig mit Darmkeimen in mehr oder minder großer Zahl behaftet. Nun wird die Menge jener Stoffe ja meist eine geringe sein, und so kommt es, daß für die Gefährlichkeit der Hände als Vermittler der Übertragung von ausschlaggebender Bedeutung die Zahl der in den Ausleerungen enthaltenen Krankheitskeime ist (s. o.). So erklärt es sich auch, daß eine nicht regelmäßig und nur in geringen Mengen Typhusbazillen absondernde Person selbst bei mäßiger Erziehung zur Reinlichkeit hinsichtlich der durch die Hände vermittelten Berührungen verhältnismäßig ungefährlich bleiben kann. Steigt aber die Menge der im Darme ausgeschiedenen Erreger und die Zahl der Entleerungen, so erhöht sich dementsprechend die durch die Hände bedingte Gefahr. Dazu kommt die eingewurzelte Gewohnheit sehr vieler Personen, besonders Frauen, die Finger an die Lippen oder selbst in den Mund zu führen. Das trifft besonders für die Schuljugend zu. Bei Schulbegehungen kann man immer wieder feststellen, wie schwer es ist, dieser Unsitte des Berührens des Mundes mit den Fingern Abbruch zu tun, da die Kinder sich ihrer Gewohnheit gar nicht mehr bewußt sind. Nun ist es aber doch so, daß jede natürliche menschliche Betätigung, möge sie darin bestehen, die Nahrung über die Lippen zu bringen, oder Stuhlgang oder Harn zu lassen, unter Zuhilfenahme der Hände vor sich geht. Wo wir uns auch bewegen, fast immer sind es die Hände, welche der Berührung mit allen möglichen Dingen an allerlei Orten ausgesetzt sind, die gleichen Organe, welche ständig den Weg zu den Lippen zurücklegen. Es sind dies Verhältnisse, die besonders dann eine große Bedeutung erlangen werden, wenn diejenigen Dinge, mit welchen die Hände in Berührung kommen müssen, der Beimengung von Krankheitserregern ausgesetzt sind. Das aber ist auf dem Lande der Fall, wo nicht wie in der kanalisierten Stadt mit ihren nach strengen baupolizeilichen Vorschriften gebauten Wohnungen die Berührungsmöglichkeit mit menschlichen Fäkalien eine geringe, sondern vielmehr bei der Landwirtschaft eine gewohnheitsmäßige und ziemlich nachhaltige ist. In den Städten werden die Abfallstoffe möglichst rasch und vollständig abgeleitet, im landwirtschaftlichen Betriebe werden sie — und zwar nicht immer nur mittelbar — von der menschlichen Hand gesammelt und weiter verarbeitet.

Nimmt man dazu manche Spielgebräuche der Kinder, so lernt der Epidemiologe die menschliche Hand in einem ähnlichen Grade berücksichtigen wie der Chirurg. Seit den ersten Berichten der Typhuskommission weisen die Untersuchungsanstalten immer wieder auf diese Beziehungen hin. Anschaulich beschreibt u. a. ein Bericht der Untersuchungsanstalt Landau, wie die Kinder sich aus Harn und Sand einen Brei zum Spielen machen. Eine krankhafte Steigerung solcher Unarten stellen andrerseits gewisse Gewohnheiten Geisteskranker (Kotschmieren) dar, und es ist bekannt, wie in Verbindung mit der Dauerausscheidung von Typhuskeimen solche Umstände verhängnisvoll wirken und in geschlossenen Anstalten jahrelang den Typhus fortpflanzen

[1]) Man besichtige daraufhin nur einmal die Aborträume aller Schulanstalten! Verf.

[2]) Neumann, Arch. f. Hyg. Bd. 59 S. 174.

können, auch wenn die Virulenz der betreffenden Erreger augenscheinlich nur mehr eine geringe ist. Erklärlicherweise muß der Einfluß der Hände besonders für das Zustandekommen der Früh- und Spätkontakte erheblich sein.

Die Berichte der Untersuchungsanstalten führen als unmittelbaren Kontakt alle Fälle von mehr oder weniger unmittelbarer Berührungsinfektion an, welche nicht nachweislich durch eines der im folgenden zu erörternden Mittel veranlaßt wurden. Das oben Gesagte wird nun in ausgezeichneter Weise durch die Zahl derartiger von den Stationen angeführten Kontakte erläutert, die bei jeder einzelnen Untersuchungsanstalt diejenige aller anderen Übertragungsarten um ein Vielfaches überstiegen hat. Von insgesamt 5445 in den Vierteljahrsberichten angeführten Übertragungsarten sind 3524 = 64,7 % als Kontakt bezeichnet. In die Augen springend ist u. a. der Unterschied zwischen den Übertragungen auf männliches und weibliches Pflegepersonal: 78 % der Gesamtzahl betrafen Krankenpflegerinnen (s. o.). Diese Erscheinung kann auf folgenden Ursachen beruhen: Einmal ist es zweifellos, daß im allgemeinen die weibliche Pflegerin sich ihrem Berufe mit größerer Hingebung widmet als der Pfleger. Mit vermehrter Hilfeleistung bei den oft benommenen Kranken wird die Notwendigkeit manueller Berührung und damit die Infektionsmöglichkeit gesteigert. Hierin dürfte der Hauptgrund für die stärkere Beteiligung der Frauen an der Berufsinfektion zu suchen sein. Dabei darf nicht übersehen werden, daß sie, weniger geschult und von geringerem mechanischen Verständnis als die Männer, leichter geneigt sind, die einfachen, aber ständig zu beobachtenden Vorsichtsmaßregeln außer acht zu lassen; man sieht stets von neuem mit Besorgnis, wie sich Pflegerinnen nicht scheuen, ihre Lippen mit der Hand zu berühren, die eben den Kranken versorgte. Auf solche den Kontakt begünstigende Umstände läßt sich die auffallende Mehrbeteiligung des weiblichen Pflegepersonals in natürlichster Weise zurückführen.

Diese Dinge, wie einfach sie auch scheinen mögen, wurden etwas ausführlicher erörtert, weil immer wieder die Behauptung aufgestellt wird, daß die Berührungsinfektion für die Verbreitung und das Haften des Typhus in einem Bezirke, sein epidemisches und endemisches Verhalten, nicht von erheblicher, jedenfalls nicht von ausschlaggebender Bedeutung sei. Demgegenüber zeigen die Ermittlungen der Untersuchungsanstalten übereinstimmend, daß vor allen Dingen diese Kontaktübertragungen den Typhus im Lande nicht verschwinden lassen; alle übrigen Übertragungsarten treten dagegen zurück und würden bei unseren heutigen gesundheitlichen Einrichtungen ein endemisches Einnisten des Typhus kaum mehr ermöglichen.

Es erhellt ohne weiteres, daß diese Übertragungsweise ihre größte Rolle in der Häuslichkeit spielen wird, und in der Tat ist es in denjenigen Bezirken — und zwar häufig ländlichen — am schwierigsten, den Typhus zurückzudämmen, in welchen es am wenigsten gelingt, an Stelle mangelhafter häuslicher Versorgung die Absonderung in einem Krankenhause zu setzen. In den Stationsberichten (insbesondere von Metz, Diedenhofen, Hagenau, Saarlouis) findet man diese Übelstände immer wieder hervorgehoben. Daß durch Kontakt förmliche Epidemien entstehen können, zeigten vielfache Beobachtungen fast aller Stationen[1]).

---

[1]) Meinicke u. Schumacher, Klin. Jahrb. Bd. 21 S. 250; ferner Mason, Zentralbl. f. Bakt. Ref. Bd. 42 S. 141; Seige, a. a. O.

Gemeinschaftliche Bettenbenutzung wird in ländlichen sowie städtischen Verhältnissen sehr häufig gefunden und stellt eine Steigerung der Berührungsmöglichkeiten dar. In der Literatur sind diese Beziehungen nur selten erwähnt; auch in dem Bekämpfungsgebiet ist es nicht sehr häufig gelungen, nur auf diesen Umstand Übertragungen einwandfrei zurückzuführen. Trotzdem ist seine Bedeutung erheblich; sie wird als solche von einigen Untersuchern auch ausdrücklich erwähnt, aber es ist natürlich schwer zu sagen, wieviel in solchen Fällen durch das verunreinigte Bett oder die gleichzeitig gegebene körperliche Berührung mit den Händen vermittelt wird. Sicherlich ist eine nicht ganz geringe Zahl derartiger Übertragungen unter der Bezeichnung „Kontakte" aufgeführt worden, und der Generalbericht der Trierer Anstalt erwähnt sie nächst der manuellen als wichtigste Ansteckungsart. Hervorzuheben ist der Umstand, daß man auf dem Lande ein auskömmliches Bett nur ausnahmsweise von einer Person, öfters von 2, 3 und selbst 4 Personen, benutzt findet. In den Städten ist dies nur bei ungünstigen wirtschaftlichen Verhältnissen der Fall, auf dem Lande aber auch ohnedies so häufig, daß man von einer Gewohnheit in dieser Beziehung sprechen kann. Kinder haben bei der ländlichen Bevölkerung nur ausnahmsweise ihr eigenes Bett, meist werden mehrere zusammen in ein größeres Bett gesteckt, ein Umstand, der für die mehrfach erwähnte, oft sehr starke Beteiligung der Kinder an den Typhuserkrankungen von Einfluß sein dürfte (vgl. S. 22). Genaue Beobachtungen einiger derartiger Übertragungen, welche zeitlich als Spätkontakte, durch Dauerausscheider veranlaßt, anzusprechen waren, liegen in mehreren bemerkenswerten Fällen vor. So berichtet G. Mayer-Kaiserslautern über eine seit Jahr und Tag Typhuskeime ausscheidende Frau, die ihr bis dahin gesundes Kind zu dem Zeitpunkt ansteckte, als sie zu Besuch in fremdem Hause mit ihm dasselbe Bett benutzte.

Ein Typhusinfizierter braucht nicht gerade schwer krank oder gar benommen zu sein, wenn es zu einer Besudelung seines Lagers mit Fäkalien kommen soll. Man findet solche Anschmutzungen der Betten gar nicht so selten. Gelegenheit zu Übertragungen ist aber natürlich dann am meisten gegeben, wenn ein von einem Kranken benutztes Bett, sei es nach dem Ableben, sei es nach der Überführung des Kranken in ein Krankenhaus, von einem Gesunden in Gebrauch genommen wird, ohne daß ein Wäschewechsel oder eine Desinfektion stattgefunden hat. Besonders im Bezirke Lothringen, teilweise aber auch im Elsaß scheint nach den Stationsberichten dergleichen öfter vorgekommen zu sein, was für die endemische Fortpflanzung des Typhus, wie sie in verschiedenen Ortschaften dauernd zu beobachten war, von einigem Belang sein mag. Wie weit der beim Bettenmachen emporgewirbelte, infolge von Verunreinigung mit Ausscheidungen des Kranken ansteckende Staub zu Übertragungen Anlaß gegeben hat, ließ sich nicht entscheiden, da ja gleichzeitig eine innige Berührung der Hände mit dem gleichen Materiale stattfand. Die Möglichkeit einer derartigen Infektion durch Staubverschlucken ist zuzugeben, sie scheint aber immerhin gering zu sein (vgl. den Abschnitt über Staub S. 271).

Wäsche, die von dem Kranken benutzt und meist, wie schon der Augenschein zeigt, auch beschmutzt ist, stellt eine erhebliche Gefahrenquelle dar. Wird die Leibwäsche, wie es leider immer wieder trotz der bestehenden Vorschriften beobachtet wurde, ohne vorher desinfiziert zu sein, gewaschen, so ist die Wäscherin gefährdet. Hinderlich scheint den gesundheitlichen Maßnahmen der Geruch der zur Wäschedesinfektion benutzten Kresolseifenlösung zu sein. Man sieht wenigstens oft genug, wie die Wäsche, ohne daß diese Lösung eingewirkt hätte, eingeweicht wird. Häufig geschieht dies in kaltem Wasser zusammen mit der gebrauchten Leib- und Bettwäsche der übrigen Hausgenossen, so daß etwa vorhandene Typhuskeime sich dem gesamten Waschwasser und den übrigen Wäschestücken mitteilen. Die benutzte Sodalösung genügt nicht, um eine größere Zahl von Keimen innerhalb so kurzer Zeit abzutöten. Dann sind zwar nicht oder nur in geringem Grade die Gebraucher der Wäschestücke selbst gefährdet, denn ihre weitere Behandlung durch Kochen und Einwirkung der Schmierseife wird in der Regel die Keime unschädlich machen; wohl aber ist die mit dem Wasser in vielfältige Berührung kommende Wäscherin einer Gefahr ausgesetzt. Es berichten denn auch die meisten Untersuchungsanstalten über Erkrankungen, die bei dieser Gelegenheit entstanden seien; in den Vierteljahrsberichten finden sich 30 solche Fälle verzeichnet, einige Untersucher (Fischer-Trier) geben aber an, daß diese Übertragungsgelegenheit eine größere Bedeutung habe, als sich zahlenmäßig nachweisen lasse, da derartige Ansteckungen vielfach als Kontakt bezeichnet wurden. Die Gefahr, welche bei der Reinigung der Wäschestücke Typhuskranker entsteht, ist zuweilen erheblicher, wenn nicht in der üblichen Weise im Hause selbst, sondern, wie es in ganzen Landstrichen üblich ist, an dem Trink- (Lauf-) Brunnen gewaschen wird. In diesem Falle wird der Kreis der an der Infektion Beteiligten größer. Die Verdünnung, welche physikalisch die Infektionsmöglichkeit herabsetzt, ist nur gering, da das Wasser in einem Troge aufgespeichert und durch einen geringen Zufluß nur allmählich erneuert wird. Bei der Wäsche am Brunnentroge sind beim Auftreten von Typhus alle Wäscherinnen der Übertragung ausgesetzt, die innerhalb einer gewissen, mindestens nach mehreren Stunden zu bemessenden Zeit an demselben Troge gearbeitet haben. Wie weit diese Verhältnisse mit der Verseuchung des Wassers zu tun haben, wird unten besprochen werden (vgl. S. 257).

Kleider und Schuhwerk wird man von vornherein als recht bedenkliche Übertragungsmittel anzusehen geneigt sein, da jene in enge Berührung mit den Ansteckenden kommen, dieses aber besonders unter ländlichen Verhältnissen auf das ausgiebigste der Beschmutzung mit denjenigen Stoffen (Dung) ausgesetzt ist, welchen oft genug auch die Typhuskeime enthaltenden menschlichen Abgänge beigemengt werden, auch wenn nicht — wie auf unreinen Aborten — unmittelbar in den Kot hineingetreten wird. Die Kleider werden von verschiedenen Hausbewohnern beim Reinigen regelmäßig angefaßt; sind sie also von infizierenden Händen berührt oder durch Abgänge beschmutzt worden, so werden auch jene Personen leicht damit in Berührung kommen. Man kann an kotbeschmutzten Uniformen monatelang (bis 87 Tage) Typhusbazillen nachweisen[1]), so daß hier alle Bedingungen für eine Übertragung gegeben sind. In hohem Maße aber scheint das viel stärker verunreinigte Schuhwerk geeignet, die Krankheitskeime zu übermitteln, da es beim Reinigen mit

---

[1]) Firth u. Horrocks, 70. Jahresv. der Brit. Med. Assoc. 1902, zit. b. O. Mayer, Klin. Jahrb. Bd. 21 S. 171.

den Händen unmittelbar angefaßt wird, oft genug auch an der Sohle. Die Vermutung liegt nahe, daß hierdurch bei bestimmten Berufsklassen mit einer gewissen Regelmäßigkeit Infektionen bewirkt werden, eine Überzeugung, der verschiedene Untersucher (wie die Leiter der Anstalten in Landau und Kaiserslautern) Ausdruck geben. In der Tat sehen wir in der Statistik der Typhushäufigkeit nach Berufen (s. S. 239) unter den weiblichen Ständen an zweiter Stelle die Dienstmädchen stehen. Erwägt man aber, daß er in einem starken Abstand hinter den Hausfrauen kommt und einen der häufigsten weiblichen Berufe darstellt, so kann die Zahl von Dienstmädchen (101 gegen 574 Hausfrauen) doch nicht als so hoch erscheinen, daß sie einer besonderen Erklärung bedürfte. Noch auffallender ist die Tatsache, daß Schuhmacher überhaupt nicht unter den Erkrankten erwähnt sind; während Pfarrer und Lehrer überall eine deutliche, wenn auch nicht erhebliche Beteiligung zeigen, scheinen die Schuhmacher und Schuhflicker ganz verschont, obwohl sie bei der Arbeit ihre Hände naturgemäß dauernd mit den Schuhen in Berührung bringen, und das Einweichen der Schuhe wohl eine gewisse, niemals aber eine sehr erhebliche oder gar vollkommene Entkeimung des Schuhzeugs bewirkt. Auf Verschleppung durch Schuhzeug sind außer vereinzelten Fällen (Conradi-Metz) nur einige Erkrankungen in einer Kaserne, wie die Anstalt Landau mitteilt, zurückgeführt worden.

Das Badewasser der Typhuskranken und Genesenden muß immer als keimhaltig gelten, in umso höherem Grade, je benommener und demnach unreinlicher die Kranken sind, und je größer der Gehalt ihrer Ausleerungen an Typhuserregern ist. Die durch das Badewasser unmittelbar bewirkten Ansteckungen lassen sich nicht zahlenmäßig aufführen, sie sind zum großen Teil unter der Gruppe der bei der Pflege (durch Kontakt) Erkrankten aufgeführt, da sich eine andere Berührungsart kaum jemals ausschließen läßt. Es leuchtet aber ohne weiteres ein, daß besonders unter einfachen Verhältnissen eine Beschmutzung der Hände und der Kleider mit überschwappendem oder beim Ausgießen umherspritzendem Badewasser kaum zu vermeiden ist. Selbst wenn die Hände vorschriftsmäßig desinfiziert werden, können die befeuchteten Kleider zum Ausgang einer Ansteckung werden. Erschwerend kommt der durch das Bad angeregte Drang zum Harnlassen hinzu; wird bei Bakteriurie dem Badewasser der Harn beigemengt, so enthält das Badewasser in jedem Tropfen große Mengen infektiöser Keime. Mit Recht gilt deswegen das Baden der Typhösen als eine gefährliche, große Vorsicht heischende Maßnahme[1]).

Gemeinsame Benutzung von Eß- und Trinkgeschirr kann gefährlich werden, wenn der Träger von Typhuskeimen große Mengen des Ansteckungsstoffs ausscheidet und die gewöhnlichen Reinlichkeitsmaßregeln verabsäumt, oder wenn er bei bestehender Erkrankung der Luftwege Typhusbazillen im Auswurf ausscheidet und sie demgemäß auch an den Lippen trägt. Dagegen ist der Speichel, wie oben erwähnt, in der Regel nicht infektiös. Man wird also von einer Benutzung des Eßgeräts in Gemeinschaft mit einem Ansteckenden gelegentlich eine Übertragung erwarten dürfen; dieser Ansteckungsgelegenheit wird aber nicht diejenige Bedeutung zu-

[1]) Auf das Verspritzen der Keime in Baderäumen macht Berghaus, Arch. f. Hyg. Bd. 61 S. 164 aufmerksam.

zumessen sein, die man ihr bei einem von Typhuskeimen vollständig Durchschwemmten eigentlich zusprechen möchte. Häufiger und nachdrücklicher wird solches Gerät wahrscheinlich durch unsaubere Hände an den Griffen verunreinigt, so daß es sich hier wieder um einen vermittelten Kontakt handelt. Aus diesen Gründen ist das Eß- und Trinkgeschirr des Ansteckenden mit Vorsicht zu behandeln. Bei der Schwierigkeit einzelner derartiger Nachweise erwähnen die Berichte der Untersuchungsanstalten diese Übertragungsart nicht besonders; es ist aber selbstverständlich, daß mit ihr stets gerechnet wurde. Fehrs-Saarlouis erwähnt einzelne durch Waschen infizierten Geschirrs veranlaßte Erkrankungen.

Die von Infektiösen benutzten Aborte und Nachtgeschirre haben stets als gefährliche Überträger des Typhus gegolten, diese sogar noch in höherem Grade als jene, da sie den Ansteckungsstoff ja ganz frisch empfangen. Wenn solche Übertragungen nicht sehr häufig in den Berichten der Untersuchungsanstalten erwähnt werden, so liegt es daran, daß sie aus bereits erörterten Gründen unter die Kontakt- und Pflegeinfektionen einbegriffen sind. Es ist selbstverständlich, daß eine Bettschüssel oder ein Nachtgeschirr, besonders wenn es den dünnflüssigen Stuhl Schwerkranker enthält, eine Gefahr für jeden darstellt, der mit ihm zu hantieren hat. In diesem Falle hat aber die Sache selbst schon so viel Abschreckendes, daß man sich in der Regel vorsichtig mit ihr befassen wird. Weit geeigneter zur Veranlassung zahlreicher Ansteckungen ist tatsächlich der gemeinsam mit dem Infizierenden benutzte Abort. Diese Gefährlichkeit hat ihren Grund in den unreinlichen Gewohnheiten der Besucher, in dem oft überaus mangelhaften Zustand der Örtlichkeit und in der häufig übergroßen Zahl der auf einen Abort angewiesenen Personen. Es sind dies Mängel, die einen Teil der Wohnungsschäden überhaupt darstellen und im Falle ansteckender Darmerkrankungen ganz besonders ungünstig wirken müssen.

Über die verschiedenen Arten dergestalt vermittelter Übertragungen haben Hoffmann[1]) und Berghaus[2]) sich durch Versuche zu unterrichten bemüht. Jener untersuchte zahlreiche Proben aus sogenannten Ölpissoiren, ohne jemals Typhusbazillen zu finden, während er zweimal Paratyphuskeime nachweisen konnte. Dieser wies auf die Verstreuung von Keimen hin, die in Bedürfnisanstalten durch Verspritzen bei Benutzung der üblichen Urinbecken möglich ist, und fand, daß ohne Wasserspülung Typhuskeime etwa 1 m weit, mit Spülung seltener und nur etwa $^1/_2$ m weit in den Pissoiren versprühten. Die gleiche Ausstreuung auf $^1/_2$ m fand er bei Untersuchungen in Ölpissoiren. Auf Grund der Tatsache, daß auch bei Entleerung dünnflüssiger Stühle eine Keimverbreitung bis zum Umfang des Sitzbretts nachweisbar war, bezeichnet er die üblichen Anstaltseinrichtungen an sich schon als bedenklich. Die Möglichkeit, daß bei solchen Gelegenheiten Übertragungen stattfinden, soll nicht bestritten werden, eine allzu große Bedeutung wird aber diesen mehr mikroskopischen Verunreinigungen nicht beizumessen sein. Die Mißstände, welche hier den Ausschlag geben, sind vielmehr andrer und sehr viel gröberer Art.

Als eine mangelhafte Einrichtung der Anlage an sich muß der Umstand be-

---

[1]) Hoffmann, Hyg. Rundschau 1905 S. 335.

[2]) Berghaus, Arch. f. Hyg. Bd. 61 S. 164.

zeichnet werden, daß ein unzweckmäßiger Bau des Sitzes, wie ihn fast alle älteren Anlagen aufweisen, es auch den saubersten Menschen kaum möglich macht, einer sehr ausgedehnten Berührung mit dem Sitzbrett auszuweichen, das besonders dann in den meisten Fällen stark beschmutzt, insbesondere mit sichtbaren (sogar sehr sichtbaren!) Mengen von Kot verunreinigt ist, wenn eine größere Anzahl von Menschen auf den gemeinsamen Abort angewiesen ist. Die breiten Holzsitze, die oft zu engen und zu weit nach hinten verlegten Brillen erschweren geradezu die Reinhaltung dieses Platzes. Umgekehrt hindern solche Anlagen die Übertragung etwa anhaftender Keime, wenn sie keine erhebliche Berührungsfläche, d. h. keine breite Sitzform, darbieten. Die neueren Trichterklosetts sind schon aus diesem Grunde zweckdienlicher und gesundheitsförderlicher als die alten Brettersitze, welche an Gefährlichkeit fast jede andre Anlage, selbst die im Felde (Manöver) benutzte einfache Stange, übertreffen. Diesen Gesichtspunkten ist besonders dann Rechnung zu tragen, wenn es sich um eine Massenanlage handelt, die Hunderten von Personen zur Benutzung dienen soll, z. B. in Fabriken; auch hier fanden sich öfters die eben erwähnten Mißstände vor. Aber auch in den Kleinwohnungen der Städte wurde festgestellt, daß 6 verschiedene Mietparteien mit zusammen 45 Köpfen einen einzigen Abort zur Verfügung hatten, der nicht einmal verschließbar, sondern auch noch den Besuchern einer Gastwirtschaft zugänglich war. Dieses Gemeinschaftswesen ist nicht nur vom Standpunkt der Kultur sehr wenig erfreulich, es birgt auch Gefahren in sich, die jedermann einleuchten müssen. Werden in einen solchen Abort Abgänge eines Kranken entleert, oder benutzt während der Bazillenabsonderung (Früh- und Spätausscheidung) ein Ansteckender das Klosett, so wird auf dem Sitzbrett, an den Wänden und am Türgriff oft genug sichtbar Kot hinterlassen, der nur in Spuren auf fremde Hände überzugehen braucht, um Ansteckungen zu vermitteln. Diese Schilderung trägt keineswegs stark auf, sondern alle diese Mißstände werden in Städten wie auf dem Lande, und zwar in allen Gegenden unseres Vaterlandes, beobachtet. Man nehme hinzu, daß Klosettpapier auf solchen Aborten fast niemals vorhanden ist, und man wird verstehen, zu welchen Zuständen es unter ungünstigen Verhältnissen kommen kann. Schon in den Jahren 1903 und 1904 hat Verfasser in Saarbrücken vernehmlich auf diese Mißstände hingewiesen und darauf aufmerksam gemacht, daß sie eine erhebliche Bedeutung bei der endemischen Typhusverbreitung erlangen können. Es berichten denn auch die meisten Untersucher über Ansteckungen, die mit an Sicherheit grenzender Wahrscheinlichkeit auf die gemeinsame Benutzung derart mangelhafter Aborte zurückzuführen waren. Wenn, wie es nicht selten vorkommt, in einem Massenquartier einzelne Familien in ihren kleinen Wohnungen infolge bestehender Zwietracht sich streng von andren Familien abseits halten, und wenn trotzdem von einer bestimmten Quelle aus (Dauerausscheider) immer wieder neue Übertragungen in den verschiedensten Wohnungen stattfinden, so liegt es nahe, die Vermittlung der Übertragung in der einzigen Gemeinschaft zu suchen, die nachweisbar vorhanden ist, nämlich in der Benutzung des gemeinsamen Aborts. Die Einzelbeobachtungen, die für diesen Zusammenhang sprechen, sind nach den Berichten der meisten Stationen zahlreich, aber ihre Häufigkeit ist zahlenmäßig nicht leicht feststellbar, da solche Fälle gegebenenfalls auch durch unmittelbaren Kontakt entstehen konnten und diesem daher zugerechnet wurden. Zwei Beispiele sind besonders erwähnenswert. Auf der Hütte zu V. fand Verfasser einige deutliche und mehrere verdächtige Erkrankungen; nach den örtlichen Feststellungen kam als gemeinsamer Vermittler der Übertragungen nur der ausgedehnte, von allen Arbeitern benutzte Abort in Betracht. Diese Anlage, sogenanntes Wiener System, bot überhaupt keine eigentlichen Sitze dar, sondern wies eine Reihe gußeiserner, mit zweckmäßiger schnabelförmiger Verlängerung nach vorn ausladender Trichter auf, welche ganz ähnlich wie das moderne Spülklosett benutzt wurden, des Holzrandes aber entbehrten und als Sitz und Berührungsfläche eigentlich nur den der Wanddicke entsprechenden gerundeten oberen Rand aufwiesen. Nach der Beschaffenheit dieser Bedürfnisanstalt war es nicht sehr wahrscheinlich, daß sie eine größere Zahl von Übertragungen in kürzerer Zeit hätte vermitteln können; und in der Tat fand es sich nach den endgültigen Feststellungen, daß sich die Krankheit auf ganz vereinzelte Fälle beschränkt hatte, obwohl ein ambulant Kranker sich mehrere Tage hindurch ohne Krankmeldung in dem Werke herumgeschleppt hatte. Ganz anders auf der Hütte zu X.; hier mußten die Untersucher (Meyer und Prigge-Saarbrücken) eine Epidemie von 33 Fällen auf die infolge der mangelhaften Beschaffenheit der Fabrikaborte gegebene Übertragungsmöglichkeit zurückführen. Nachdem man die Anlage gründlich gesäubert und desinfiziert hatte, stand die Epidemie.

Die Beseitigung der eben erwähnten Mißstände und Mängel, gegen die sich infolge der Gewohnheit langer Jahre leider der „gesunde Sinn des Volkes" nicht genügend sträubt, ist eine sehr wesentliche Aufgabe der auf Wohnungsverbesserung und -pflege ausgehenden Bestrebungen. Auch hier ist es nicht der Typhus allein, der dadurch bekämpft würde.

Als eigentümliche, in einigen Fällen sicher beobachtete Übertragungsweise (G. Mayer-Kaiserslautern, a. a. O.) sei die intrauterine Infektion[1]) erwähnt.

Endlich ist noch einer Erkrankungsweise zu gedenken, die als Selbstinfektion bezeichnet werden kann. Ein Dauerausscheider kommt nach Jahren in ungünstige körperliche Verhältnisse. Eine schwere Verdauungsstörung oder eine sonstige, als Trauma im weiteren Sinne zu bezeichnende Einwirkung erschüttert seinen Körper und setzt seine Widerstandskraft herab. Dann geschieht es zuweilen, daß eine solche Person in ganz gesunder, d. h. nicht ansteckender Umgebung an schwerem Typhus erkrankt; die Keime, die bis dahin für ihn mehr oder weniger unschädlich auf seiner Darmschleimhaut, im Darminhalt und in seiner Galle vegetiert hatten, dringen in die Blutbahn ein und verursachen eine heftige, unter Umständen als schwere oder selbst tödliche Krankheit auftretende Reaktion. Solche Fälle haben einwandfrei beobachtet Levy und Kayser[2]), Levy und Wieber[3]), die eine Geburt als Trauma wirken sahen, und G. Mayer[4]), der im ganzen 9 derartige Fälle, und zwar dreimal nach zwei, einmal nach vier, fünfmal nach einem Jahre, sich ereignen sah, wobei die nach der Erst-

[1]) Vgl. Dürck, Münch. Med. Wochenschr. 1896 S. 842.

[2]) Levy u. Kayser, Arb. a. d. Kaiserl. Gesundheitsamte Bd. 25 S. 254.

[3]) Levy u. Wieber, Zentralbl. f. Bakt. Orig. Bd. 43 S. 419.

[4]) G. Mayer, ebenda Bd. 53 S. 234.

erkrankung geschwundene und bei der Zweiterkrankung neu auftretende Gruber-Widalsche Reaktion den Beweis für eine echte Neuerkrankung lieferte. In anderen Fällen, und darauf haben besonders Lentz[1]) sowie Mayer aufmerksam gemacht, kommt es zu chronischen, häufig wiederkehrenden leichteren Erkrankungen, welche durch die eigenen Bazillen bedingt sind.

Die durch geeignete Vehikel vermittelte Übertragung. Bedeutung der Wanderungen (Ein- und Verschleppung). Die mittelbare Übertragung der Keime setzt fast immer deren Beförderung voraus und hat demgemäß in vielen Fällen eine weitere örtliche Ausbreitung der Seuche zur Folge. Bei dieser Auffassung wird ein sehr geeignetes Verbreitungsmittel der kranke oder sonst ansteckende Mensch bedeuten, der Reisen unternimmt. Die Wanderungen infizierter Personen können also ein wesentliches Moment für die Typhusmorbidität, die Statistik solcher Wanderungen demnach ein wertvolles Mittel bei den Bekämpfungsmaßnahmen darstellen, wie sie es in der Tat getan hat und noch tut. Kommen solche Personen aus dem Ausland, geschieht also die Übertragung durch Landfremde, so sprechen wir von Einschleppung; ist sie auf die Wanderungen Einheimischer zu beziehen, so bezeichnen wir dies als Verschleppung. Beide Begriffe haben demnach lediglich epidemiologische bezw. organisatorische Bedeutung. Die Übertragung infolge Einschleppung kann natürlich als Kontakt, indirekt usw. zustande kommen.

Die Einschleppung ist deshalb schwieriger zu verhüten, weil die fremden Länder, in diesem Falle die benachbarten französischen Departements und Luxemburg, nicht dieselben Verfahren der Ermittlung und Bekämpfung handhaben, die in Deutschland üblich geworden sind. Die Stationen (Trier, Saarbrücken, Hagenau, Metz) berichteten häufig über die Benachteiligung ihres Gebiets durch Einwanderung kranker oder infizierter Personen, die nicht mit der Art ihrer Krankheit oder mit der Notwendigkeit irgend welcher Vorsichtsmaßregeln bekannt gemacht worden seien. Eine gewisse Gefahr können die fremden Saison-, die Bahn- und Industriearbeiter bilden. Bei Italienern wurde mehrfach Typhus festgestellt und in der Umgebung der schwer Erkrankten meist eine größere Zahl weiterer Erkrankungen gefunden. Eine andere Gruppe bilden Binnenschiffer, die ihre Fahrt unbekümmert darum, ob Krankheit an Bord herrscht, fortsetzen und bei ihrer Abneigung gegen Vorsichtsmaßregeln in ähnlichem, wenn auch nicht in demselben Maße wie für Cholera hinsichtlich des Typhus gefährdet und gefährlich sind. Wie es mit Landfremden gehen kann, zeigt anschaulich ein Bericht von Rimpau-Hagenau über Typhus bei einer 30 Köpfe starken Zigeunerbande. Es gelang zwar, einen offensichtlichen Krankheitsfall und 2 abgelaufene (durch die Gruber-Widalsche Reaktion) festzustellen, aber die Horde entwich, ohne daß es möglich war, Vorsichtsmaßregeln zu treffen. Es konnten also die Erkrankten den Ansteckungsstoff in erheblichem Maße bei ihrer Wanderung weiter verbreiten, und man kann sich vorstellen, wie viele der Aufklärung unzugängliche Fälle auf diese oder ähnliche Weise vermittelt werden. Die Bedeutung der Wanderung und Verschleppung erweisen von Beginn der Bekämpfung an die Berichte aller Stationen, so daß als eine der ersten

[1]) Lentz, Klin. Jahrb. Bd. 14 S. 475.

Maßnahmen nach Errichtung weiterer Untersuchungsanstalten die gegenseitige laufende Benachrichtigung eingeführt wurde. Infolge der Massenwanderungen kann es zu einer unentwirrbaren Menge endemischer und epidemischer Beziehungen kommen. Frosch (a. a. O.) gab im Jahre 1907 an, daß 1,76 % aller Fälle auf Einschleppung von auswärts zurückzuführen sei (vgl. S. 23); G. Mayer bezeichnete von 421 aufgeklärten 60, d. i. 14 %, als durch Einschleppung entstanden. Klinger (a. a. O.) fand etwa 19 % (260 von 1397) durch diese Ursache veranlaßt. Aus den Vierteljahrsberichten der Untersuchungsanstalten ist zu ersehen, daß 511 von 5445, d. i. 9,4 % der Erkrankungen, auf Einschleppung zurückgeführt wurden. Hierbei fällt auf, daß die Industriebezirke (vgl. S. 275) verhältnismäßig geringe Zahlen aufweisen; Hagenau meldete 60, das große Saarbrücker Gebiet nur 77 (im Gesamtbericht 103) Einschleppungen aus Frankreich, das Neunkirchener 19 derartige Beobachtungen. Der Gesamtbericht von Metz bezeichnete 10,57 % aller aufgeklärten Typhen als Einschleppungen. Ursprünglich war man geneigt, gerade von den Industriegebieten mit ihrer angeblich stark fluktuierenden Bevölkerung eine erheblichere Gefahr durch Krankheitsverschleppung zu erwarten. Dem scheint aber tatsächlich nicht so zu sein. Das erklärt sich vielleicht daraus, daß zwar die Wanderungen nach diesen Gebieten beträchtlich sein können, daß aber der Austausch von Arbeitern zwischen ländlichen und Industriebezirken kein sehr großer ist. Die Bedeutung der Wanderungen ist für Industrieorte also nicht so erheblich. Einmal fehlt es in diesen westlichen Zentren verhältnismäßig selten an Arbeit. Die Arbeiter haben also im allgemeinen keine Veranlassung, die Gegend zu verlassen. Finden sie auf einem Werke keine Beschäftigung mehr, so verlassen sie deswegen den Ort noch nicht, sondern suchen in den benachbarten Gebieten Arbeit zu erhalten, was in den meisten Fällen gelingt. Nicht nur die Belegschaft der Gruben, sondern auch die Industriearbeiterschaft stellt im Südwesten des Reichs, besonders aber der Preußischen Monarchie, eine mehr bodenständige Bevölkerung dar, die infolge günstiger Arbeitsbedingungen und einer stark entwickelten Heimatliebe wenig zum Fortzug neigt und damit nur in verhältnismäßig geringem Grade zur Krankheitsverbreitung und -verschleppung beiträgt. Auch ist zu berücksichtigen, daß dank der sozialen Gesetzgebung der wandernde Industriearbeiter immer wieder unter Lebensbedingungen kommt, die eine verhältnismäßig schnelle Krankheitserkennung und -verhütung ermöglichen (vergl. S. 35). Ungünstiger können aus gleichen Ursachen die Wanderungen ländlicher Arbeiter wirken, wie nicht wenige Beobachtungen (Westpfalz, Idar, Trier) gezeigt haben. Die ursprüngliche Befürchtung des Verfassers aber, die Verhältnisse des Industriegebiets möchten die Krankheitsbekämpfung in entscheidendem Maße ungünstig beeinflussen, ist bald der Überzeugung gewichen, daß die durch jene bedingten Vorteile die Bedeutung der Wanderung überwiegen. Eine zahlenmäßige Angabe von Klinger (a. a. O.) scheint dies in ausgezeichneter Weise zu bestätigen; nach ihm wurden in den Jahren 1906/07 in die großen Industriezentren und Städte eingeschleppt nur 45, von ihnen ausgesendet 42 Infektionen. Andrerseits stellen die Berichte der pfälzischen Stationen, insbesondere von G. Mayer, anschaulich die Bedeutung der Wanderungen unter den wenig kontrollierbaren ländlichen Verhältnissen für die Entstehung ganzer „Epidemiekonvolute" dar. Nicht in den Verhältnissen der Industriegegenden mit ihrer Bevölkerungsfluktuation drückt sich die Gefahr der Verschleppung aus, sondern sie wird erst dadurch in erheblicherem Maße bedingt, daß der Verschleppende seine Krankheit oder Ansteckungsfähigkeit nicht kennt oder nicht berücksichtigt, da er sich ihrer ungeachtet auf Reisen begibt, und daß er demnach sehr leicht zum Ausgangspunkte zahlreicher nur mittelbar auf ihn zurückzuführender Übertragungen wird (Spätkontakt durch Dauerausscheider und seine Folgen).

Wasserinfektionen: Während die Bedeutung des Wassers bis zum Beginne der gemeinsamen Typhusbekämpfung in der Lehre von der Verbreitung der Krankheit durchaus im Vordergrunde stand (vgl. Koch, a. a. O., Schüder[1]) u. a.), wurden über seine Bewertung für die Gesamtmorbidität auf Grund der angestellten Untersuchungen ganz andere Vorstellungen gewonnen[2]). Als die Typhuskommission zu Anfang des Jahres 1902 nach Trier kam, wurde wiederholt die Ansicht geäußert, daß es für die Typhusausrottung vollkommen genügen würde, wenn eine einwandfreie Wasserversorgung durch Wasserleitungen im ganzen Bezirke geschaffen würde; eine Auffassung, die, wie erwähnt, sich mit der damals herrschenden vollkommen deckte.

Die Haltbarkeit der Typhusbazillen im Fluß- und besonders im Trinkwasser, die natürlich die erste Voraussetzung für die Übertragungsmöglichkeit durch Wasser bildet, ist durch zahlreiche in der einschlägigen Literatur berichtete Versuche und einige allerdings nur spärliche natürliche Nachweise[3]) an sich festgestellt. Die Arbeiten der Untersuchungsanstalten haben in dieser Beziehung einiges hinzugefügt. Wenn man möglichst rasch mit den neueren Methoden nach Typhusbazillen fahndet, gelingt ihr Nachweis im Trinkwasser gar nicht so selten und ist in einer ganzen Reihe von Fällen in dem jeweils angeschuldigten Brunnen- oder Leitungswasser erbracht worden. Daß aus dem Flußwasser trotz mancher Bemühungen ihre Züchtung nicht glückte, kann an rein physikalischen Verhältnissen liegen; wenn es sich nicht gerade um eine dauernd und reichlich fließende Quelle des Giftes handelt, sind die Typhuskeime buchstäblich schon davon geschwommen, wenn man auf Grund eines Verdachts an die Entnahme des Wassers geht. Nach neueren Untersuchungen [Emmerich[4]), Korschun[5]), Fehrs[6]), Schepilewski[7]), Huntemüller[8])] scheint es nun, als ob die Bedingungen für das Verharren der Typhuskeime in einem reinen Trinkwasser günstiger seien als bei weniger reinem und zahlreiche Protozoen enthaltendem Wasser. In Laboratoriumsversuchen hat man sie in sterilem Wasser viele Wochen und Monate lang verharren sehen, und Mez[9]) macht geradezu darauf aufmerksam, daß pathogene

[1]) Schüder, Zeitschr. f. Hyg. u. Inf. Bd. 38 S. 343.

[2]) Vgl. R. Koch, Veröff. a. d. Geb. d. Mil.-San.-Wes. 1903 Heft 21; s. auch Gaffky, Mitteilungen a. d. Kaiserl. Gesundheitsamte Bd. 2 S. 372; Virchow, Arch. 45. Bd. 2. Heft.

[3]) Conradi, Zentralbl. f. Bakt. Orig. Bd. 36 S. 203; Jordan, Russell und Zeit, Zentralbl. f. Bakt. Ref. Bd. 36 S. 477.

[4]) Emmerich u. Gemünd, Münch. Med. Wochenschr. 1904 S. 1089; ferner Zeitschr. f. Untersuchg. d. Nahrungs- u. Genußmittel 1904 Bd. 8 S. 77.

[5]) Korschun, Arch. f. Hyg. Bd. 61 S. 336.

[6]) Fehrs, Hyg. Rundschau 1906 S. 113.

[7]) Schepilewski, Arch. f. Hyg. Bd. 72 S. 73.

[8]) Huntemüller, Arch. f. Hyg. Bd. 53 S. 89.

[9]) Mez, Mikroskopische Wasseranalyse, 1888.

Keime vorzüglich in reinem Wasser sich gut zu halten vermögen (s. u. S. 258). Andrerseits decken sich die Befunde von Hoffmann[1]), der sie im Schlamme eines Aquariums längere Zeit nachwies, mit denjenigen von Bruns und Springfeld. In den in der Literatur verstreuten Mitteilungen der Untersuchungsanstalten finden sich 6 Fälle eines gelungenen Nachweises von Typhusbazillen in Brunnenwasser, nämlich von G. Mayer (a. a. O.) zwei, desgleichen 1 sicherer sowie 1 durch Agglutination wahrscheinlich gemachter von v. Drigalski[2]) und zwei von Conradi[3]). Bekanntlich sind in den letzten Jahren wiederholt Feststellungen von Typhuskeimen im Quellwasser gelungen (Detmold, Paris). Stets handelte es sich um Brunnen oder Leitungen, die Verunreinigungen auf irgend eine Weise zugänglich, d. h. nicht gegen Oberflächenwasser und seine Verunreinigungen geschützt, oder aber nicht mit den eine reinliche Entnahme gewährleistenden Einrichtungen versehen waren. In dieser Beziehung geben die Beobachtungen der Untersuchungsanstalten ein anschauliches Bild der zahlreichen Möglichkeiten. Sowohl im Bezirke Trier wie in Elsaß-Lothringen sind die Trogbrunnen sehr beliebt, bei denen das Wasser des Laufbrunnens in einem hölzernen oder eisernen Troge aufgesammelt wird und durch einen Überlauf schließlich abfließt. Aus diesem Troge wird häufig das Vieh getränkt, es wird auch die Wäsche darin gewaschen. Sind mehrere Wasserholer am Brunnen, so dauert es manchem zu lange, bis das Laufrohr frei wird, und es wird dann mit den Eimern aus dem Troge geschöpft. Häufig konnte man beobachten, wie Wäsche gewaschen und gleichzeitig Wasser geholt wurde, während an dem Brunnen die Inschrift stand: „Das Wäschewaschen ist streng verboten". Oft wurde auch der Trog dem Brunnenstock oder der Brunnenstube so vorgelagert gefunden, daß das Wasser in dieser oder im Brunnenkessel durch das Trogwasser verunreinigt werden konnte[4]). Man findet Brunnen, die am Feldabhange mit Brunnenstuben derart angelegt sind, daß sie bei Undichtigkeit des Mauerwerkes verunreinigt werden müssen. Man findet endlich primitive offene Schöpfbrunnen, in die ein jeder mit seinen eigenen, nicht immer sauberen Gefäßen hineintaucht. Undichte Pumpbrunnen fanden sich häufig durch Dungwässer u. dergl. nachweisbar verunreinigt.

Die Wasserleitungen stellten zuweilen ein Röhrenwerk einfacher Drainröhren dar, die, durch Äcker gelegt, nicht nur Grund-, sondern auch Oberflächenwasser — also auch die Keime etwaiger Dungstoffe — aufnehmen können. In andren Fällen sind die Quellen, welche die Wasserleitung speisen, Oberflächenzuflüssen und -verunreinigungen zugänglich; das ist der Fall, wenn sie in einem felsigen zerklüfteten Gelände durch schnelle Versickerung der Meteorwässer ohne Filtrationswirkung entstehen. Beispiele für derartige Quellen und die Möglichkeit ihrer Verunreinigung stellten die Leitungen von Paris und Detmold dar. In solchen Fällen besteht die Gefahr zunächst in der Unkenntnis und Nichtberücksichtigung dieser Verhältnisse und wird mit Erkennung der geologischen Bedingungen behoben werden können.

---

[1]) Hoffmann, Arch. f. Hyg. Bd. 52 S. 208.

[2]) v. Drigalski, Arb. a. d. Kaiserl. Gesundheitsamte Bd. 24 S. 68.

[3]) Conradi, Klin. Jahrb. Bd. 17 S. 351.

[4]) Vgl. auch Borntraeger, Klin. Jahrb. Bd. 14 S. 439.

Über Brunneninfektion berichteten Mayer-Kaiserslautern, Hertel-Landau, v. Drigalski-Saarbrücken, Seige und Gundlach-Saarlouis[1]), Neumann-Diedenhofen, Matthes und Gundlach-Metz, Conradi-Metz, Linck-Trier[2]), Levi-Straßburg, Lentz-Idar, Stühlinger-Trier. Über Leitungsepidemien berichteten die Anstalten in Saarbrücken (Paratyphus!) und Trier. Über das Zustandekommen der Infektion wird in fast allen Fällen angegeben, daß ganz in der Nähe der Brunnen oder der nicht gesicherten Wasserleitungsstränge infizierte Wäsche gewaschen worden oder Stuhl oder Harn von Kranken, Angesteckten oder Dauerausscheidern derart ausgeschüttet wurde, daß die Möglichkeit ihres Eindringens in den Wasserbehälter leicht gegeben war. In der Tat konnte man sich häufig davon überzeugen, wie fahrlässig mit diesen Abgängen in der Nähe von Brunnen umgegangen wurde; nicht selten wurde das Nachtgeschirr am Brunnen gespült, so daß der Inhalt ohne weiteres in den undichten Brunnenkessel hineinlaufen konnte. Hervorzuheben ist, daß in mehreren Fällen in einem äußerlich ganz unverdächtigen, sehr klaren Brunnen- oder Quellwasser Typhuskeime nachgewiesen wurden (Conradi in Saargemünd, v. Drigalski in Engelfangen).

Ein Zusammenhang mit dem Grundwasserstande konnte nicht beobachtet werden, wie denn auch eine ganze Reihe von Untersuchern[3]) gerade bei starken, die Bodenoberfläche auslaugenden Niederschlägen eine erheblichere Beteiligung des Trinkwassers an der Typhusverbreitung festgestellt haben wollte; andrerseits ist nicht zu verkennen, daß auffallend viele starke Typhusepidemien in die heiße Zeit fallen, zu welcher niedriger Grundwasserstand herrscht. Besteht nun ein ursächlicher Zusammenhang zwischen tiefem Grundwasserstand und stärkerer Typhusverbreitung, wie er zunächst rein zeitlich vielfach — wenn auch durchaus nicht immer — beobachtet wurde? Er besteht sicherlich und ist wohl so zu erklären, daß bei trockner Witterung und demgemäß tiefem Grundwasserstande leicht Wassermangel herrscht, gleichzeitig aber eine gewaltige Steigerung des Wasserverbrauchs zu Trink-, Bade- und sonstigen Zwecken (Straßensprengung) eintritt. Ist die Wasserversorgung bakteriologisch einwandfrei und unterbleiben ungehörige Maßnahmen, so entsteht kein weiterer Schaden, als daß etwa der Wasserverbrauch eingeschränkt werden muß. Ist das aber, wie in den Städten der Großindustrie, aus technischen Gründen der Betriebssicherheit nicht möglich, und liefert die Anlage zu wenig einwandfreies Wasser, so helfen sich die Wasserwerke, wie sie können: das Grundwasserwerk pumpt mangelhaft gereinigtes oder gar Rohwasser, das Filterwerk überlastet seine Filter. Beides ist in der Wirkung dasselbe. Nun ist zur selben Zeit — Hochsommer und Anfang Herbst — die Zahl der Typhen, d. h. die Gelegenheit zur Einsaat von Typhusbazillen in Rohwasser, stets verhältnismäßig groß; sind aber typhöse Abgänge in das Rohwasser hineingelangt, so können sie umso eher in die Leitung geraten, als auch jenes (im Vorfluter) in seiner Menge naturgemäß verringert, die Wirkung der Verdünnung demnach beeinträchtigt ist. So kann es gar nicht anders sein, als daß zu solchen Zeiten hie und da Epidemien entstehen, die dadurch bedingt sind, daß ein mit Typhusbazillen verseuchter Stoff in

[1]) Seige u. Gundlach, Arb. a. d. Kaiserl. Gesundheitsamte Bd. 24 S. 77.

[2]) Linck, Klin. Jahrb. Bd. 12 S. 459.

[3]) S. o.

ausnahmsweise großen Mengen dem Körper zugeführt wird zu einer Zeit, zu der infolge von Neigung zu Verdauungsstörungen die Widerstandsfähigkeit des Körpers gegen eindringende krankmachende Zellen ohnehin vermindert ist oder sein kann. Die großen Leitungsepidemien hören auf, wo die Wasserversorgung einwandfrei geworden ist und vor ungehörigen Zuflüssen gesichert wurde, obwohl der Grundwasserstand nach wie vor schwankt und die Bodenverunreinigung bei starker Zunahme der Bevölkerung vielfach eher stärker als geringer geworden ist — man denke nur an das Trier der früheren Jahre.

Besonders gefährlich werden die ungeheuren Mengen von Bazillen sein, welche mit dem Harne entleert zu werden pflegen. Endlich ist die Beschaffenheit des Vehikels selbst zweifellos von Bedeutung für das Zustandekommen der Infektion. Es ist mehr als wahrscheinlich, daß der saure Magensaft im Körper mit einer gewissen Zahl nicht sehr widerstandsfähiger Typhuskeime fertig wird, da sie durch den Salzsäuregehalt geschädigt werden, wie wir es im Versuche sehen. Beim Genusse von Trinkwasser bewirkt aber das Vehikel durch unmittelbare Verdünnung eine starke Beeinträchtigung der keimhemmenden Kraft des Magensafts. Keime, die in einem sozusagen konzentrierten Magensafte vielleicht bis zur Infektionsuntüchtigkeit geschädigt werden, widerstehen dem durch Wasserzusatz stark verringerten Säuregrad und werden schnell durch den Pförtner in das gallenhaltige Duodenum befördert, wo sie ausgezeichnete Existenzbedingungen vorfinden. Auf solche Weise erklärt es sich, daß eine Verseuchung des Wassers eine so starke Häufung von Typhusfällen erzeugt, obwohl man in sehr vielen Fällen nicht annehmen kann, daß die Menge der in die Versorgungsanlagen geratenen Keime im Verhältnis zu den Wassermassen, die in kurzer Frist ein Rohrnetz durchfließen, sehr erheblich ist, da meist ja schon eine stärkere Verdünnung der infektiösen Stoffe in dem Vorfluter stattgefunden hat.

Die Zahl der auf den Genuß verunreinigten Wassers zurückgeführten Infektionen ist im Bekämpfungsgebiet eine verhältnismäßig geringe, obwohl die Trinkwasseranlagen vielfach nicht gerade einwandfrei waren. Über Wasserleitungsepidemien wurde überhaupt nur dreimal berichtet, über Brunnenverseuchung allerdings häufiger. Besondere Beachtung verdienen die von verschiedenen Stationen (Trier, Saarbrücken u. a.) einwandfrei erbrachten Nachweise, daß es sich auch dann nicht selten um echte Kontaktverbreitung handelte, wenn das äußere Bild der Epidemie auf eine Wasserverseuchung (s. o.) hinwies[1]).

Die Übertragung kann natürlich auch durch Bach- oder Flußwasser direkt vermittelt werden. Die Untersuchungsanstalten Trier, Saarbrücken, Idar, Straßburg wiesen wiederholt auf die gewohnheitsmäßige Verunreinigung der an Ortschaften vorbeifließenden Bachläufe durch menschliche Abgänge hin, die nicht ohne Folgen bleiben konnte, da mangels andrer Wasserquellen das Wirtschafts- und selbst das Trinkwasser einfach dem also verunreinigten Bache entnommen wurde. Ein Unterschied ist epidemiologisch zwischen „Wirtschafts-“ und Trinkwasser übrigens nicht zu machen. Zuweilen, aber doch selten, wurde auch das Baden in verunreinigten Wasserläufen als

[1]) Lentz, Klin. Jahrb. Bd. 14 S. 467; Meinicke u. Schumacher, Klin. Jahrb. Bd. 21 250.

Ursache von Erkrankungen angesprochen; zahlenmäßig Genaues läßt sich über diese Verhältnisse kaum sagen. — Ebenso wie der vorschriftswidrige Gebrauch derartiger Rohwässer ist endlich derjenige ganz primitiver Anlagen zu bewerten, die sozusagen den Brunnen im Urzustande vorstellen und ganz ähnlich wie ein Wiesenrinnsal nichts andres als Ansammlungen von Oberflächenwässern darstellen; es sind die „Wasserlöcher", einfach in die Erde gegrabene Höhlungen von geringer Tiefe, bestenfalls mit einem Steine halb abgedeckt, aus denen man oft genug Trinkwasser entnehmen sieht, wenn der eigentliche Brunnen nicht sehr nahe liegt[1]). Mit unreinen Gefäßen, Dungstoffen u. dergl. können diese Pfützen natürlich jeden Augenblick verseucht werden, wenn Typhus- (oder andre) Bazillen in die Nähe gelangen.

Die Sammelberichte der Stationen führten 329 von 4499 genauer erklärten Fällen als durch Wassergenuß verursacht an; in den Einzelberichten finden sich 299 außer einer nicht näher bezeichneten — anscheinend nicht sehr erheblichen — „Anzahl" derartiger Übertragungen bei insgesamt 5445 Nachweisen verzeichnet. Obenan stehen die Bezirke der Anstalten Straßburg und Trier, diese mit 131 Fällen, außer einer ganzen Reihe solcher, welche „mit Wahrscheinlichkeit" auf Wassergenuß zurückgeführt wurden. Immerhin sind diese Zahlen gering im Vergleiche zu den durch Kontakt oder Transport vermittelten Fällen. Von einzelnen Aufstellungen sei erwähnt, daß von 1315 Fällen Klinger (a. a. O.) nur 2 auf Wasser, G. Mayer (a. a. O.) von 421 aufgeklärten endemischen Fällen 25 auf das Trinkwasser zurückgeführt haben.

Dabei sei noch einmal hervorgehoben, daß vielfach auf dem Lande und zum Teil auch in Städten die Wasserversorgung durchaus keine ganz einwandfreie war. Wir sehen hier dasselbe wie in andren, z. B. in den westfälischen, Industriegebieten: die Mißstände können lange Zeit ohne schwere Folgen bleiben, bis eines Tages die verschiedenen für das Zustandekommen einer Wasserepidemie erforderlichen Umstände zusammentreffen, Zugänglichkeit der Versorgungsanlage für Oberflächenwässer, Verunreinigung dieser Wässer mit menschlichen Abgängen, Infektionen und Infektiosität einer oder mehrerer Personen, denen eben diese Abgänge entstammen, Eindringen der Oberflächenwässer zur Zeit dieser Infektiosität in die Versorgungsanlage sowie Entnahme und Genuß des Trinkwassers um die gleiche Zeit oder nicht sehr viel später. Die Frage insbesondere, wie lange die in das Trinkwasser eingedrungenen Typhuskeime sich in der Anlage erhalten können, ohne daß weitere Nachschübe erfolgen, hängt sicherlich von der Beschaffenheit der Anlage ab und läßt sich nicht ein für allemal beantworten. Im Versuch ist ja eine monatelang währende Haltbarkeit der Typhusbazillen in einzelnen Wässern erwiesen, nach einzelnen Forschern beträgt sie sogar länger als Jahresfrist; oft aber sieht man die Keime schon nach einigen Tagen verschwinden. Es ist möglich, daß je nach der Beschaffenheit des Wassers und nach der Art der konkurrierenden Organismen (Flagellaten) die Lebensdauer der Keime sehr verschieden sich verhält. Wahrscheinlich aber ist es, daß die physikalischen Einflüsse maßgebender sind. Ein Rohrnetz, das dauernd unter starkem Drucke in einer Richtung vom Wasser durchspült werden kann, wird gleichzeitig in

[1]) Man beobachtet dasselbe übrigens in allen Gegenden, unmittelbar bei der Großstadt so gut, wie bei „hochkultivierten" Badeorten. Verf.

ausgezeichneter Weise mechanisch gereinigt, und man weiß, daß solche mechanische Reinigung durch Spülung einen erheblichen Grad von Keimfreiheit zu bewirken vermag. Eine derartige Leitung wird nicht lange infektiös bleiben, wenn nicht neue Bazillen eingeführt werden. Daß tote Stränge die Sache ungünstiger gestalten, ist denkbar und wahrscheinlich; am ungünstigsten wird sich der Brunnenschacht oder -stollen verhalten, der den mechanischen Verhältnissen des toten Stranges sehr nahe kommt. In der Tat scheint es, als ob Brunnen nach einmaliger stärkerer Infektion längere Zeit hindurch infiziert und verseucht bleiben können (allerdings läßt sich die Möglichkeit weiterer Bakteriennachschübe nicht immer ausschalten).

Eisverseuchung[1]) wurde von Conradi (a. a. O.) bakteriologisch nachgewiesen und durch v. Drigalski (a. a. O.) gelegentlich einer Epidemie sehr wahrscheinlich gemacht. Da der Typhusbazillus die Gefriertemperatur gut erträgt, ohne seine Eigenschaften einzubüßen, sind derartige Vorkommnisse nicht weiter verwunderlich und nur insofern der Wasserverseuchung gegenüber von einer Besonderheit, als die Typhusbazillen nach ihrer Entleerung nicht durch den Wasserlauf abgeschwemmt, sondern infolge des starren Zustandes des Mediums an Ort und Stelle festgehalten werden. Als Beispiel sei erwähnt: Die Abgänge eines Typhuskranken werden in den Ausguß geschüttet. Der Ausguß wird durch ein einfaches Rohr auf die Straße in ein Rinnsal entleert. Das Rinnsal führt auf eine daneben gelegene Wiese und wird hier angestaut. Beim Frosteintritte gefrieren die verunreinigten Wässer, die Dorfkinder vergnügen sich auf dem Eise, huldigen der Gewohnheit des Eislutschens, und es entsteht eine begrenzte Winterepidemie.

Jedenfalls sieht man, daß die Wasserinfektion, in welcher Form sie sich auch ereignet, nicht annähernd die Bedeutung hat, welche man nach früheren Ermittlungen annehmen durfte. Den von Schüder (a. a. O.) angeführten 70,8 % stehen in Wirklichkeit noch nicht 5 bis 10 % durch Wasser vermittelte Übertragungen gegenüber, und es wurde schon angedeutet, daß durchgreifende Sanierungsarbeiten auch nicht für solche Großstädte entbehrlich sein können, die sich nach Möglichkeit gegen die Wasserinfektion geschützt haben. Es war ein Irrtum, für alle Verhältnisse von der Sanierung der Wasserversorgung die Entseuchung zu erwarten.

Den Nahrungsmittelverunreinigungen sprechen die meisten Untersucher eine nicht geringe Wichtigkeit zu. Gleichwohl ist die Zahl der Übertragungen, welche mit Wahrscheinlichkeit auf infizierte Nahrungsmittel bezogen werden konnten, nicht sehr hoch; nach den Vierteljahrsberichten belief sie sich auf 351 unter 5445 Fällen. Es ist aber anzunehmen, daß ein großer Teil der nicht aufgeklärten Erkrankungen (s. u.) darauf zurückzuführen ist.

Die Infizierung der Nahrungsmittel kann unmittelbar durch die unreine Hand, mittelbar durch Wasser oder Dünger (Jauche) erfolgen. Sowohl Milch und Butter, als auch Fleisch, Obst, Gemüse und Getränke können dadurch verseucht werden, daß sie in Gefäße geraten, die mit unreinem Wasser gewaschen wurden, oder daß sie

---

[1]) Vgl. hierzu Park, 2. Meeting of the Soc. of Amer. Bacteriol., Baltimore 00, ref. Zentralbl. f. Bakt. Bd. 29 S. 444; Ravenels Versuche mit flüssiger Luft, ref. ebenda Bd. 28 S. 751; Testi, ibid. Ref. Bd. 33 S. 17; Brehme, Arch. f. Hyg. Bd. 40 S. 320.

selbst mit solchem Wasser behandelt (gewaschen oder verfälscht) wurden. An derart behandelte Butter, gewässerte Milch, gewaschenes Gemüse können gleicherweise Keime gelangen. Die Häufigkeit der Übertragung wird also zum Teil durch die Verseuchung des Wirtschaftswassers, ihre Gefährlichkeit durch das Verhalten der Typhuskeime in den betreffenden Stoffen bedingt.

Milch kann zu einem sehr gefährlichen Übertragungsmittel werden; die Keime vermögen sich in ihr vortrefflich zu halten und schon bei mäßiger Wärme erheblich zu vermehren[1]). Nächst den Übertragungen durch Wasser tritt denn auch die Milchinfektion am stärksten in den Vordergrund; die Vierteljahrsberichte erwähnen 240 solche Übertragungen, d. i. 4,4 % der Gesamtinfektionen. Mit dem Umfang eines Milchbetriebs wächst auch die Gefahr, welche er gegebenenfalls für die Bevölkerung bedeutet. Der kleine Händler mit seinem engbegrenzten Kundenkreise kann, auf Grund mehrerer Fälle einmal in Verdacht gekommen, zur Abstellung der Übelstände angehalten werden. Der von einer Sammelmolkerei ausgehende Typhus erreicht von vornherein einen größeren Umfang; Maßregeln werden dadurch erschwert, daß eine große Zahl von Lieferanten unter schwer zu beaufsichtigenden und häufig recht gesundheitswidrigen Produktionsbedingungen an die Sammelstelle liefern, wo die gesamte Menge, zur Mischmilch vereinigt, gleichzeitig verseucht wird, wenn eine Lieferung die Erreger enthält. Es verhält sich die Milchversorgung hinsichtlich ihrer Gefahren ganz ähnlich wie die Wasserversorgung. Bei den Einzellieferanten und Einzelbrunnen werden zwar öfters gesundheitliche Mißstände übersehen, aber ihre Gefahren sind auf einen kleinen Kreis von Menschen beschränkt. Bei der Zentral-Milch- und -Wasserversorgung kann die technische Einrichtung vollkommener gestaltet und einheitlich überwacht werden. Kommt es aber zu einer Verseuchung, so entsteht eine Massenvergiftung (Epidemie). Der Schwierigkeit der Aufgaben, die eine einwandfreie Überwachung des Milchbetriebs mit sich bringt, muß man sich bewußt bleiben. Es ist vorgekommen, daß Angehörige von Angestellten oder diese selbst die Krankheit verheimlicht oder (als Dauerausscheider) eine Spätinfizierung der Milch herbeigeführt haben, welche in Molkereien ja leicht mit allerhand Wässern, oft genug aber auch mit den Händen unmittelbar in Berührung kommt. Da die Dauerausscheider und Bazillenträger schwer zu beaufsichtigen sind, bedeuten sie eine durch die Beobachtungen vieler Untersuchungsanstalten (Mayer-Kaiserslautern, Neumann-Idar, Forster, Levy und Kayser-Straßburg u. a.) bewiesene besondere Gefahr für die Milchwirtschaft[2]). Wie wenig man sich auf die in ihren geschäftlichen Vorteilen bedrohten Personen verlassen kann, zeigt z. B. eine Beobachtung der Straßburger Station, wonach von einer derartigen Kleinhändlerin (Dauerausscheiderin) nacheinander 9 Infektionen ausgegangen sind. Wohl läßt sich durch Pasteurisierung die Milch von diesen krankmachenden Keimen befreien, ohne daß ihrer weiteren Verwendbarkeit Abbruch getan wird. Es fragt sich aber, ob die üblichen Einrichtungen und Verfahren dazu ausreichend sind.

---

[1]) Heim, Arb. a. d. Kaiserl. Gesundheitsamte Bd. 5 S. 294.

[2]) Kayser, Arb. a. d. Kaiserl. Gesundheitsamte Bd. 24 S. 173. Vgl. auch Wernicke, Klin. Jahrb. Bd. 17 S. 163; Kossel, Deutsche Med. Wochenschr. 1907 S. 1584; Petschull, Klin. Jahrb. Bd. 14 S. 161.

Zwar fand Hesse[1]) nach 5 bis 10, spätestens aber nach 20 Minuten bei 60° die Typhusbazillen abgetötet, Bassenge[2]), ebenso Kolle, Kutscher, Meinicke und Friedel[3]) halten eine 5 Minuten dauernde derartige Erwärmung für hinreichend; indessen selbst diese Maßnahmen werden, wie verschiedene Untersuchungsanstalten (u. a. Idar) berichten, durchaus nicht immer ausgeführt. Man muß andrerseits aber annehmen, daß es widerstandsfähigere Typhusstämme gibt; wiederholt beobachtete Verfasser in der Saarbrücker Anstalt, daß eine Typhusbakterienaufschwemmung in Kochsalzlösung oder eine Bouillonkultur noch lebende Keime enthielt, wenn sie (eine ältere Laboratoriumskultur) 20 Minuten im Paraffinschrank zwischen 61 und 63° gehalten war, auch wenn zur Erzielung besserer Wärmeleitung das Röhrchen in ein ebenso warmes Wasserbad gestellt worden war. In einzelnen Fällen genügt also eine so lange Erwärmung, die außerdem in Molkereien gar nicht zur Anwendung kommen kann, noch nicht. Man darf demnach von den in diesen Betrieben geübten Pasteurisierungsverfahren vielleicht sagen, daß sie die Gefahr verringern, nicht aber, daß sie sie unter allen Umständen aufheben.

Wieder kommt hier der Umstand in Betracht, daß die Keime auf eine ihr Haften begünstigende Weise in den Verdauungskanal gebracht werden, indem durch die Milch die Salzsäure des Magensafts verdünnt wird, außerdem werden nach der Gerinnung innerhalb der Flocken manche Erreger durch den einhüllenden Käsestoff vor weiterer Schädigung im Magen geschützt.

Begreiflicherweise gefährdet diese Übertragungsweise besonders Frauen und Kinder als die Hauptverbraucher, und bei der Schwierigkeit, die infizierende Ursache, welche wir im Gegensatze zu Schlegtendal[4]) vorwiegend in infektiösen Personen fanden, auszuschalten, haben solche Epidemien die Neigung, sich längere Zeit hindurch zu erhalten.

Die Übertragung durch Magermilch unterliegt den gleichen Bedingungen, dagegen erfordert diejenige durch Buttermilch eine besondere Berücksichtigung. Der Verfasser hat schon im Laboratorium stets starke Empfindlichkeit der meisten Typhusbazillen gegen Säuren beobachtet. Buttermilch enthält nun frisch gebildete Säure und bietet daher den Typhuskeimen viel ungünstigere Daseinsbedingungen als Vollmilch. Der Säuregehalt beträgt zwischen 3 und 6 ccm $^1/_{10}$normal Natronlauge, eine Vermehrung der Typhuskeime findet dabei überhaupt nicht mehr statt. Bezüglich der Haltbarkeit fanden E. Fraenkel und Kister[5]), daß sie in keimfreier Buttermilch bei sehr starker Einsaat sich höchstens 9 Tage lang hielten, in nicht sterilisierter sofort abzusterben begannen und bei gewöhnlicher Temperatur nach 3 Tagen, bei Bruttemperatur nach 24 Stunden nicht mehr nachweisbar waren. Rubinstein[6]) sah sie in roher Buttermilch in 24 Stunden zugrunde gehen. Außer der Säure spricht hier die Überwucherung durch spezifische (Milchsäure-) Bakterien mit. Es besteht also die Möglichkeit, daß eine nicht große Zahl einge-

---

[1]) Hesse, Zeitschr. f. Hyg. u. Inf. Bd. 34 S. 346.

[2]) Bassenge, Deutsche Med. Wochenschr. 1903 S. 675.

[3]) Vgl. Klin. Jahrb. Bd. 13 S. 319.

[4]) Schlegtendal, Zentralbl. f. Bakt. Bd. 29 S. 96.

[5]) E. Fraenkel u. Kister, Münch. Med. Wochenschr. 1898 S. 197.

[6]) Rubinstein, Arch. f. Kinderheilk. Bd. 35.

brachter Keime schon nach wenigen Stunden infektionsuntüchtig wird, und nach 24 Stunden ist jede rohe Buttermilch hinsichtlich des Typhus ungefährlich. Nun ist sie mindestens eine ganze Reihe von Stunden unterwegs, bevor sie zu dem Verbraucher kommt; sie wird besonders reichlich bei heißer Jahreszeit, d. h. unter Umständen genossen, welche die Säurebildung und damit das Absterben der Typhuskeime begünstigen. Nimmt man endlich hinzu, daß im Laboratoriumsversuche schon nach wenigen Stunden trotz außerordentlich starker, die natürlichen Verhältnisse weit übertreffender Bakterieneinsaat starke Keimverminderung sich zeigte, so darf man in Wirklichkeit mit rascher Vernichtung einer geringeren Zahl von Typhusbazillen rechnen. Damit wird es verständlich, daß im Typhus-Bekämpfungsgebiete, wie anderwärts, niemals sichere Typhusübertragungen durch Buttermilchgenuß bekannt geworden sind. Ähnlich verhält es sich mit Kefyr[1]).

In die Butter gehen nachgewiesenermaßen [Bolley und Field[2]), Rabinowitsch[3])] die Typhusbazillen aus der Sahne über. In künstlich infizierter Butter vermögen sie sich nach Heim (a. a. O.) 3, nach Bruck[4]) fast 4 Wochen lang lebend zu erhalten. Es fragt sich, welche Tragweite diese Feststellungen für die natürlichen Verhältnisse haben. Bei der aus sauerem Rahme gewonnenen „Landbutter" handelt es sich um ähnliche Verhältnisse wie bei der Buttermilch; eine aus infiziertem, gesäuertem Rahme gewonnene Butter wird ziemlich ungefährlich sein, umso eher, als dieses Erzeugnis ja nicht unmittelbar nach seiner Bereitung zum Genusse kommt[5]). Anders verhält es sich mit Süßrahmbutter und mit solcher, die mit typhusbakterienhaltigem Wasser gewaschen wurde. Es wird sich oft nicht auseinanderhalten lassen, ob durch Genuß von Milch oder Butter der Typhus entstand, wenn beide aus einer infizierten Molkerei bezogen wurden. Im ganzen wird man die von Butter drohende Gefahr nicht hoch veranschlagen, denn die Mehrzahl der spezifisch schwereren Keime wird eben doch beim Zentrifugieren in die Magermilch abgeschleudert. Die Typhusberichte erwähnen keine derartige Übertragung, auch in der Literatur findet sich kein einwandfrei beobachteter Fall von Butterinfektion.

Im Käse (Heim, Rabinowitsch a. a. O.) gehen die Typhusbazillen längstens nach wenigen Tagen zugrunde. Da Käse längere Zeit lagert, ist er also ein ungeeignetes Vehikel. Solche Käsevergiftungen würden scharfer Beobachtung kaum entgehen, da nicht der die Milch, sondern der nur die Käseprodukte beziehende Teil des Kundenkreises der verdächtigen Molkerei bei Erkrankungen schließlich einmal auffallen müßte. Derartiges wird nirgends berichtet.

Von sonstigen Nahrungsmitteln können fast alle die Typhuskeime übertragen, sobald sie in unmittelbare Berührung mit den Händen Infektiöser kommen. Wenn eine solche Person, vielleicht ein Dauerausscheider mit unsauberen Gewohn-

---

[1]) Broers u. Ten Sande, refer. Hyg. Rundschau 1907 S. 1276.

[2]) Bolley u. Field, Zentralbl. f. Bakt. Abt. II Bd. 4 S. 881.

[3]) Rabinowitsch, Zentralbl. f. Bakt. Ref. Bd. 34 S. 778.

[4]) Bruck, Zentralbl. f. Bakt. Ref. Bd. 34 S. 778.

[5]) Vgl. Broers, Typhusbazillen i. Milch u. Buttermilch, refer. Münch. Med. Wochenschr. 1905 S. 329.

heiten, Brot schneidet, kalte Fleischwaren u. dergl. zubereitet, so kann es zu einer wenn vielleicht auch nicht erheblichen Vermehrung der Keime auf diesen Speisen kommen, die in der warmen Küche meist einer genügend hohen Temperatur stundenlang ausgesetzt sind. So berichtet G. Mayer (a. a. O.) von zahlreichen durch einen Metzger derart verbreiteten Übertragungen (die Typhuswäsche wurde im Wurstkübel gewaschen!) sowie durch Bäcker und Gastwirtschaften vermittelten Fällen. Vielfach hat man solche Übertragungsweise einfach als Kontakt aufgefaßt. Mit Recht weist aber Mayer dem Bestehen der Eßgenossenschaften, bei denen eine Bazillenträgerin die Wirtschaft führt, besondere Bedeutung zu[1]). Wir wissen ja, daß vielfach erstaunlich wenig Spätkontakte von Dauerausscheidern ausgehen. Mayer sah sie aber verhältnismäßig häufig auftreten, wenn das vorbezeichnete Verhältnis (Kostgängerwesen) bestand. Auf die gleiche Erscheinung weisen Stühlinger-Trier, Neumann-Diedenhofen, Fehrs-Saarlouis (Gen.-Ber.) sowie die Untersuchungsanstalten in Straßburg und Landau hin. Diese Beobachtungen sind keine zufälligen. Wenn das Wachstum von Bakterien, die auf Brot, Wurst, Fleisch (Aufschnitt) usw. gelangen, auch nur ein ganz geringes ist, so findet doch bei der in Stube und Küche herrschenden Wärme mit Leichtigkeit eine Vervielfältigung der Keime um das Doppelte, ja sogar um das Zehn- oder Zwanzigfache statt. Die Aussichten für das Zustandekommen einer Ansteckung werden dadurch unmittelbar erhöht.

Ein eigentlicher Transport von Typhuskeimen findet vorzugsweise durch verunreinigtes (s. o.) Gemüse und Obst statt. Diese Nahrungsmittel sind durch ihre Herkunft, vielleicht schon durch ihre Erzeugung einer Infizierung leichter ausgesetzt als andere. Sie entsprossen einem Boden, der regelmäßig mit tierischen und menschlichen Abgängen beschickt wird, der in Typhusgegenden also öfters Typhuskeime aufzunehmen hat. Daß in Jauchestoffen (Abortgrubeninhalt) die Erreger sich einige Zeit hindurch zu erhalten vermögen, wurde bereits erwähnt. Man hat auch versucht, Keime, die auf oder in den Boden gelangt waren, an oder in Pflanzen, welche auf ihm gezogen wurden, nachzuweisen. Würtz und Bourges[2]) fanden sie an den Blättern und Stengeln wieder, Clauditz[3]) fand sie gleichfalls nur an der Außenseite (nicht im Innern) aus dem Boden durch die Pflanzen in die Höhe gebracht.

Bei der Aberntung wird das Gemüse nicht allein achtlos auf das gedüngte Land gelegt[4]), sondern im Südwesten des Reichs ganz ebenso wie in Mitteldeutschland beobachtete man die Gepflogenheit, die Gemüse vor der Aberntung — und zwar gerade Salat (Rohgemüse) — mit Jauche zu begießen. Ist diese Jauche typhusbazillenhaltig, so sind die erwähnten Gemüse auf mehr als einem Wege der Infektion ausgesetzt. Ähnlich steht es mit dem Baumobst, welches zum mindesten als Fallobst mit dem gedüngten Boden in Gärten oder auf Feldern ausgiebig in Berührung kommen kann. Nun werden roh zu genießendes Obst zuweilen, Gemüse (Salate) regelmäßig gewaschen. Geschieht das bei Obst nur ausnahmsweise, so ist bei den Gemüse-

---

[1]) Vgl. auch Hecker u. Otto, Deutsche Militärärztl. Zeitschr. 1909 S. 921.

[2]) Vgl. Levy u. Kayser, Zentralbl. f. Bakt. Orig. Bd. 33 S. 489.

[3]) Clauditz, Hyg. Rundschau 1904 S. 865.

[4]) S. O. Mayer, Klin. Jahrb. Bd. 21 S. 171.

blättern die dadurch erzielte Reinigung so unvollkommen, daß auch auf einen gutgeführten Tisch nicht selten Salat kommt, der Sand oder kleine Schnecken enthält. Im mikroskopischen Sinne kann also von einer „Säuberung“ erst recht keine Rede sein. Erwägt man, in wie ungeheuren Mengen diese Erzeugnisse des Gartens zu bestimmten Jahreszeiten verzehrt werden und wie regelmäßig sie wenigstens der Möglichkeit einer Verseuchung ausgesetzt sind, so muß man schon theoretisch eine von ihnen ausgehende Krankheitsverbreitung erwarten. Trotzdem enthalten die Mitteilungen der Untersuchungsanstalten nicht viel darüber; durch Nahrungsmittel außer durch Milch und Wasser, Fleisch und Backwaren verbreitete Ansteckungen sind nur selten erwähnt. Das widerspricht dem oben Erwähnten indessen nicht. Alle diese Dinge gehen meist ohne Herkunftszeugnis in den Verkehr. Es wird fast immer unmöglich sein, festzustellen, welches Obst, welcher Salatkopf eine verdächtige Ansteckung vermittelt hat. Einzelne derartige Hinweise finden sich übrigens trotz dieser Schwierigkeiten in den Berichten zuweilen. Wir sehen aber eine andere Tatsache unsere Voraussetzung auf das deutlichste bestätigen. In den Jahreswochen, in denen der Genuß solcher Dinge beginnt, geht bald auch die Typhuskurve regelmäßig in die Höhe, um abzusinken, wenn deren Zeit vorüber ist. Die bekannte Sommer- und Herbststeigerung des Typhus, bei der sich, wie alle Stationen beobachteten, auch die schon bekannten endemischen Herde stärker bemerkbar machten und neue sporadische Fälle auftraten, dürfte mit Wahrscheinlichkeit zu einem großen Teile mit diesen und mit den weiter oben erwähnten sich gegenseitig oft beeinflussenden Verhältnissen (Wasser, Magenstörungen usw.) zusammenhängen. Bekannt ist die Gefahr, welche durch Genuß von Austern verseuchter Bänke entsteht[1]).

Es bleibt noch zu erörtern, wie weit die in großen Mengen genossenen Getränke zur Typhusverbreitung beitragen können. An sich muß mit dieser Möglichkeit gerechnet werden. Daß, wie mit jedem andren Wasser, mit dem ja keine keimtötenden Wirkungen entfaltenden kohlensauren Wasser [künstlichen Selterwasser[2])] Typhuserreger verbreitet werden können, ist längst bekannt. Bei der oft unvollkommenen Art, Wein und Bier abzufüllen, und bei der starken Verbreitung des Flaschenbierhandels unter Industrie- und Bergarbeitern müßten bei gleicher Möglichkeit außerordentliche Gefahren durch diese Getränke bedingt werden. Daß man beim Keltern der Trauben im Vertrauen auf die reinigende Kraft der Gärung nicht gerade sehr reinlich verfährt, dürfte unbestritten sein; auch beim Bierabziehen stößt man bei manchen kleinen Händlern auf nicht eben einwandfreie Einrichtungen. Solche technischen Unzulänglichkeiten wären aber noch das wenigste. Wie der Verfasser haben viele Untersucher beobachtet, daß die Bierflasche nach ihrer Entleerung zu den unsaubersten Verrichtungen benutzt wird; es ist bekannt, daß sie in gewissen Kreisen gewohnheitsmäßig als Uriniergefäß gebraucht wird, und daß man es nicht einmal immer für nötig hält, vor Rückgabe der Flasche den Harn auszugießen.

---

[1]) Vgl. Whittier, Zentralbl. f. Bakt. Bd. 30 S. 307; Mosny, Revue d'Hygiène 1899 S. 1057; Netter, Münch. Med. Wochenschr. 1907 S. 644; Beale, ibid. S. 689 (Muschelinfektion); Péchère, Journal méd. de Bruxelles 1908.

[2]) Vgl. E. Pfuhl, Zeitschr. f. Hyg. u. Inf. Bd. 40 S. 555.

der Typhusbazillen von Mensch zu Mensch.

b) Nach den Vierteljahrsberichten vom 1. 10. 1905 bis 31. 12. 1909.

Untersuchungsanstalt	1. Einschleppung	2. Kontakt	3. Wasser	4. Milch	5. sonstige Nahrungsmittel	6. Waschen infizierter Wäsche	7. Berufspflege	8. Lehrer	9. Schuhe und Kleider	10. Boden	11. Dünger, Jauche, Abortinhalt	12. Seltenere Inf.-Gelegenheiten: Fliegen, Abwässer	13. Spätkontakte durch Bazillenträger und Dauerausscheider	14. Stationspersonal
Saarbrücken	77	861	3	19	52 (11 mal Bachwasser)	5	14 (und 1 Desinfektor)	—	—	—	1	1	63	1
Trier	62	368	129	1	—	4	10	—	—	—	—	—	74	1
Saarlouis	32	227	15	11	14 (Mannschaftsküche mit krankem Diener)	2	1	1	—	2	3	1	36	1
Neunkirchen	19	231	—	2	10	4	6 (davon 1 Baz.-Träger)	—	—	—	2	—	37	1
Idar	23	153	13 (Bachwasser)	53	—	1	—	—	—	—	—	—	23	—
Straßburg	73	362	96	124	20	6	21 (und 1 nicht berufsmäßiger)	2	—	—	3	6	136	1
Hagenau	60	305	14	6	3 (Brot)	—	17	—	—	1	1	1	20	—
Landau	19	253	4	—	—	1	8	—	—	—	—	4	59	—
Kaiserslautern	57	214	4	8	12	4	5	1	—	—	—	—	77	—
Metz	62	334	17	7	—	—	14	—	—	—	1	—	21	
Diedenhofen	27	216	4	9	—	3	15 (und 2 nicht berufsmäßige)	2	—	—	1	—	30	
Summe	511	3 524	299	240	111	30	111 (110 und 1 Baz.-Träger; außerdem 1 Desinfekt. u. 3 nicht berufsmäßige)	6	—	3	12	13 (niemals Fliegen)	576	5

a. a. O.] ist nicht nur längere Haltbarkeit der Typhuskeime in Dungstoffen erwiesen, sondern auch eine Virulenz-Steigerung bei derartigem Wachstum behauptet worden, so daß sich diese Stoffe als ganz besonders gefährlich herausstellen müßten.

Die Möglichkeit, daß sich Typhusbazillen in einer Abortgrube, Tonne und dergl. längere Zeit halten, ist durch vielfältige einwandfreie Versuche in umfänglichem Maße erwiesen worden, seitdem brauchbare Verfahren einen leidlich genauen Nachweis dieser Erreger gestatten. Während es früher nicht oder nur selten gelang, den Typhusbazillus aus Bakteriengemischen selbst nach kürzerer Zeit nachzuweisen, ist das besonders in den letzten Jahren in zahlreichen einwandfreien Versuchen gelungen. Insbesondere haben die Versuche, unter natürlichen Verhältnissen die Lebensfähigkeit der Keime im Grubeninhalte festzustellen, in den letzten Jahren eine beachtenswerte Fähigkeit dieser Spaltpilze, sich unter derartigen Bedingungen zu halten, erwiesen. Gaffky und Schiller[1]) konnten im Jahre 1890 die Typhusbazillen im Grubeninhalte bereits bis zu 6 Tagen, im Kote bis zu 4 Wochen nachweisen. Fürbringer und Stietzel[2]) konnten sie 85 Tage lang aus dem infizierten Inhalt von Spülgruben züchten; diese beschreiben auch einen Fall von Typhus, durch Sturz in eine Abortgrube entstanden, bei dem die Erreger mindestens 40 Tage sich in der Grube gehalten haben müssen. O. Mayer-Kaiserlautern[3]) sah noch nach 3 Monaten eine Infektion von Latrinen-Gruben ausgehen. Klehmet-Diedenhofen wies Typhusbazillen im Abortinhalte nach. In einem Falle [Levy und Kayser[4])] ist sogar der Nachweis von Typhusbazillen in der gedüngten Erde eines Feldes einwandfrei erbracht worden, das mit dem Inhalt einer Abortgrube beschickt war, die 5 Monate zuvor die Dejekte eines Typhuskranken aufgenommen hatte. Der Dung hatte bereits 14 Tage auf dem Felde verweilt, Regen und Schnee hatten seine Ansteckungsfähigkeit nicht wesentlich abgeschwächt. Für das Zustandekommen einer Übertragung liegen aber andre Gelegenheiten meist sehr viel näher (Kontakt); auch fallen, wie oben erwähnt, die durch solchen Dünger vermittelten Infektionen vielfach unter andere Gruppen (Gemüse und Obst). Die Berichte der Untersuchungsanstalten erwähnen nur 12 durch direkte Berührung mit Dünger entstandene Ansteckungen. Auf dem Felde scheinen die Keime infolge der Einwirkung der Sonnenstrahlen, der Verdünnung durch Regen, vielleicht auch infolge des Wettkampfs mit den Bodenkeimen, die zum Teil chemische Veränderungen bedingen, doch in einigen Monaten unwirksam zu werden. Die kleinen Landwirte und Winzer, die viel mit gedüngtem Boden in Berührung kommen, müssen zunächst als einigermaßen gefährdet angesehen werden. Aber die endemische Typhusverbreitung, die z. B. von der Untersuchungsanstalt Trier in einigen Moseldörfern beobachtet wurde, ist, wenn überhaupt, nur zum Teil darauf zurückzuführen. In den meisten Fällen fanden sich in unmittelbarem Verkehre mit Kranken und Infizierten Infektionsgelegenheiten, die mit größter Wahrscheinlichkeit als Ursache der Ver-

[1]) Schiller, Arb. a. d. Kaiserl. Gesundheitsamte Bd. 6 S. 197.

[2]) Fürbringer und Stietzel, Zeitschr. f. Hyg. u. Inf. Bd. 61 S. 282.

[3]) O. Mayer, Klin. Jahrb. Bd. 21 S. 171; siehe auch Brückner, Arb. a. d. Kaiserl. Gesundheitsamte Bd. 30 S. 619; v. Drigalski, a. a. O.

[4]) Levy und Kayser, Zentralbl. f. Bakt. Orig. Bd. 33 S. 489.

mittlung angesprochen werden mußten. Nach den vorliegenden Erfahrungen liegt keine Veranlassung vor, eine große Gefahr von den eigentlichen Dungstoffen zu erwarten. Die frisch gedüngten Felder bleiben bis zur Ernte sich selbst überlassen, und es hat sich nie gezeigt, daß etwa landwirtschaftliche Arbeiter bei ihrer Beschäftigung vorzugsweise von Typhus ergriffen würden; vielmehr waren in ihrer Umgebung Typhuskranke oder sonst Ansteckende vorhanden, auf welche die Übertragung viel ungezwungener bezogen werden konnte. Es handelte sich auch immer nur um Einzelfälle, wenn berichtet wird (s. o.), daß Personen erkrankten, die mit der Entleerung von Abortgruben zu tun hatten, in die nachweislich etwa 1 Jahr zuvor, also längere Zeit vorher, typhöses Material gelangt war. Die Hauptgefahr bilden Jauche oder Dünger, wenn sie, wie oben erörtert wurde, in Brunnen, Brunnenstuben und dergl. gelangen. Daß nur 12 einzelne Infektionen bekannt wurden, die unmittelbar auf solche Stoffe zurückzuführen waren und von denen 2 direkt durch Berührung mit Grubeninhalt entstanden sind (eigentlich Abortinfektionen), erläutert am besten das oben Gesagte. Nicht beipflichten kann Verfasser der Klingerschen Annahme[1]) einer durch Dungstoffe veranlaßten »chronischen Bodenverseuchung«. Mit diesem Ausdruck bezeichnet Klinger nicht etwa eine Bodenvergiftung im Pettenkoferschen Sinne, wie angenommen werden könnte, sondern eine Oberflächenverunreinigung der Straßen, Rinnsteine usw. mit infektiöser Jauche, Dünger oder Abortinhalt. Zweifellos kommen derartige Übertragungen (z. T. mittelbarer Kontakt) vor. Wären sie aber so häufig, daß sie als besondere Gefahrenquelle zu berücksichtigen wären, so müßten die Folgen doch am deutlichsten bei den durch solche Verunreinigungen scheinbar am meisten gefährdeten Personen — Schuhmacher, Landarbeiter, Soldaten — zutage treten. Das ist, wie oben gezeigt wurde, keineswegs der Fall.

Durch infizierte Abwässer können außer schlecht gesicherten Brunnen auch Wasserläufe verunreinigt werden. Die Folge davon können Gefährdungen Badender sein, worüber schon oben kurz gesprochen wurde. Es wurde ausgeführt, daß diese Infektionen sicher vorkommen, aber nicht zu den häufigeren gehören. So entleerte die Stadt Saarbrücken ihre Kanalwässer, also auch Harn und Fäkalien, ungeklärt in die Saar; nicht eben weit unterhalb der Einlaufstelle, allerdings am gegenüberliegenden Ufer, liegt die Badeanstalt. Es sind nun wohl einige Typhusfälle vorgekommen, die mit Wahrscheinlichkeit auf die Benutzung dieser Badeanstalt zu beziehen waren, aber groß war ihre Zahl nicht, und in dem etwa 9 km weiter stromabwärts gelegenen Völklingen wurden keine derart zu erklärenden Fälle gefunden. In der nachweislich verseuchten Ruhr bei Gelsenkirchen (Steele) wurde auch gebadet, aber schon im Jahre 1901 fiel es dem Regierungs- und Medizinalrat Dr. Springfeld auf, daß auf diesen scheinbar gefährlichen Umstand mit Sicherheit keine nennenswerte Krankheitshäufung bezogen werden konnte. Das Ausbleiben zahlreicherer Infektionen erklärt sich ganz ungezwungen; die Zahl der im Freien Badenden ist im Verhältnis zur Bevölkerung nur gering, und schließlich wird zwar Wasser dabei geschluckt, aber, besonders von Erwachsenen, doch nicht in größerer Menge getrunken; demgegenüber liegen die Verhältnisse

---

[1]) Klinger, Arb. a. d. Kaiserl. Gesundheitsamte Bd. 30 S. 584.

bei einer Trinkwasserverunreinigung ganz anders. Wie Abwässer, aus den Häusern unmittelbar auf die Straße in den Rinnstein entleert, von Kindern eher gesucht als gemieden, zu Übertragungen führen können, ist in den früheren Abschnitten bereits erörtert. Die Berichte erwähnen 13 durch Abwässer bedingte Erkrankungen.

In wie weit der Boden an der Typhusübertragung beteiligt sein kann, geht gleichfalls aus den oben gegebenen Ausführungen hervor. Trotz einer nicht geringen Haltbarkeit des Erregers wird keine Vermehrung, kein eigentliches Wuchern auf oder in der Erde beobachtet. Andernfalls müßte man eine deutlich in die Erscheinung tretende Felder-Infektion bei Angehörigen des landwirtschaftlichen Berufs sehen. Es müßten die Frühjahrsbesteller, die Erntearbeiter sich als gefährdet kennzeichnen, wie etwa die Krankenpfleger oder die Laboratoriumsarbeiter. Das ist aber nicht der Fall, fast immer liegen bei Erkrankungen solcher Personen andere Ansteckungsgelegenheiten vor, wie der Erfolg der nur gegen diese gerichteten Maßnahmen beweist. Einzelne derartige Fälle sind ja selbstverständlich möglich; die Berichte der Untersuchungsanstalten erwähnen 3 von der Berührung mit unreinem Boden herrührende Erkrankungen.

Versuche im Laboratorium lassen allerdings von dem verseuchten Boden eine nicht unbedeutende Mitwirkung bei der Krankheitsverbreitung möglich erscheinen. Almquist (a. a. O.) glaubte eine Vermehrung der Typhuskeime in gewissen gedüngten Erdböden nachgewiesen zu haben, Rullmann[1]), Pfuhl (a. a. O.), Fodor[2]), Firth und Horrocks[3]) sahen in beimpften Bodenproben die Typhuskeime monatelang leben; die Versuche sind aber mit keimfreiem Material angestellt. Nahm man nicht sterile Erden, so waren die Keime bald nicht mehr nachweisbar; von einer Vermehrung war in natürlichen Proben nie die Rede. Von Wichtigkeit sind die Feststellungen über das Verhalten großer Mengen von Keimen, die mit einem Tierkörper dem Boden überantwortet werden; denn in Wirklichkeit kommt dies Ereignis ja oft vor. Die Typhusleiche ist häufig geradezu überladen mit den Erregern. Schon Loesener[4]) zeigte, daß in ähnlich infizierten Kadavern 96 Tage lang Typhusbazillen nachweisbar blieben. Klein[5]) und Petri[6]) stellten ein weit schnelleres Zugrundegehen fest, nach 14 und 17 Tagen gelang ihnen der Nachweis nicht mehr. Man wird wohl annehmen dürfen, daß zuweilen mindestens solange, als Loesener es feststellte, die Bazillen lebend bleiben, und daß unter Umständen mit einem längeren Bestehen in der Leiche gerechnet werden muß. Kein Untersucher hat aber wahrnehmen können, daß in der Umgebung der Leichen eine Verseuchung des Bodens mit Typhuskeimen sich vollzogen hätte, was doch zu erwarten wäre, wenn eine Vermehrung in ihm statthätte. So bedenklich immerhin solche in das Ungeheuere gehenden Bodeninfektionen erscheinen, so wenig hat sich ihre Gefährlichkeit wahrnehmbar gemacht. In Epidemiezeiten, in allen mit endemischem Typhus heimgesuchten Gegenden werden wahre

---

[1]) Rullmann, Zentralbl. f. Bakt. Orig. Bd. 38 S. 380; derselbe, Zentralbl. f. Bakt. Bd. 30 S. 321.

[2]) Fodor, Deutsche Vierteljahrsschr. f. öff. Gesundheitspfl. 1900.

[3]) Zit. b. O. Mayer, a. a. O.

[4]) Loesener, Arb. a. d. Kaiserl. Gesundheitsamte Bd. 12 S. 448.

[5]) Klein, Zentralbl. f. Bakt. Bd. 25 S. 737.

[6]) Petri, Arb. a. d. Kaiserl. Gesundheitsamte Bd. 7 S. 1.

Massenansammlungen von Typhuskeimen mit bewiesener Virulenz im Boden der Friedhöfe zustande gebracht. Es ist aber noch niemals beobachtet worden, daß wegen ihrer Nähe sich en- oder epidemische Typhusherde gebildet hätten, wie es der Fall sein müßte, wenn eine Wucherung der Keime im Boden und ihre Weiterverbreitung von hier aus stattfände.

Es wäre immerhin möglich, daß ein verunreinigter, bald darauf trocknender und verstäubender Boden seine Keime mit dem Staube versendete und so eine gewisse Bedeutung für die Typhusverbreitung erlangte. Koch[1]) hat an ein derartiges Verhalten früher in der Tat gedacht. Über die Haltbarkeit der Typhusbazillen beim Trocknen hat Heim Untersuchungen mit positivem Ergebnis[2]) bezüglich einer Infektionsmöglichkeit durch verstäubte bazillenhaltige Teilchen gemacht, M. Neißer[3]) und Germano[4]) hatten dabei ganz negative Erfolge. In der Tat wird man beim Typhus mit einer Infektion durch trockenen Staub nicht zu rechnen haben. Die günstigste Aussicht für das Haften der Erreger würde vielleicht die Tröpfchenverstäubung bieten, bei der die Keime keiner eingreifenden Veränderung ausgesetzt sind, sondern in ihrem bisherigen Medium bleiben. Eine solche Infektionsmöglichkeit ist nun in hervorragendem Maße gelegentlich der vorläufigen Feststellung einer Typhuskolonie von der Platte durch Verrühren von Material in einem Immunserum gegeben. Oft genug ist dabei ein Deckgläschen gesprungen und ein nicht geringer Teil des Bakterienmaterials verstäubt. Noch leichter kommt dies vor, wenn man aus einem Reagenzglas zur mikroskopischen Prüfung einer Agglutinationsprobe eine Öse des aufgeschwemmten Bakterienmaterials auf das Deckglas bringt. Oft „springt“ vorher die in der Öse ausgespannte Flüssigkeit und verstäubt in nächster Nähe des Untersuchers. Anfänglich erschienen dem Verfasser diese häufig zu machenden Beobachtungen etwas bedenklich, aber tatsächlich hat noch niemand davon eine Ansteckung ausgehen sehen, obwohl die Gelegenheit in den Laboratorien unzähligemal gegeben war. Gelegentlich der Typhusbekämpfung wurde keine Staubinfektion beobachtet.

Fliegen und ähnliche Insekten werden ebenso wie der Staub besonders von englischen und amerikanischen Ärzten als gefährliche Vermittler angesehen [Veeder[5]), Nuttall[6]), Quill[7]), Trembur[8]), Bormans[9]), Galli-Valerio[10]), Aldridge[11])]. Experimentelle Beobachtungen liegen von Nuttall (Fliegen ohne Flügel übertragen von Kulturen Keime auf Platten), Ficker[12]) und Klein[13]) vor. Aber Turner[14]) gibt

[1]) R. Koch, Seuchenbekämpfg. i. Kriege (Vortrag v. 15. 10. 1901), Klin. Jahrb. Bd. 9 S. 1.
[2]) Heim, Zeitschr. f. Hyg. u. Inf. Bd. 50 S. 123; s. a. bei O. Mayer, a. a. O.
[3]) M. Neisser, Habilitationsschr. 1898, ref. Zentralbl. f Bakt. Bd. 24 S. 704.
[4]) Germano, Zeitschr. f. Hyg. u. Inf. Bd. 24 S. 403.
[5]) Veeder, ref. Zentralbl. f. Bakt. Bd. 26 S. 299.
[6]) Nuttall, Hyg. Rundschau 1899 S. 209.
[7]) Quill, Brit. med. Journ. 1902 S. 383.
[8]) Trembur, Deutsche Militärärztl. Zeitschr. 1908 S. 556.
[9]) Bormans, Rivista d'Igiene XIX 1908.
[10]) Galli-Valerio, Zentralbl. f. Bakt. Orig. Bd. 54 S. 193.
[11]) Aldridge, Journ. of the Royal Army Med. Corps IX.
[12]) Ficker, Arch. f. Hyg. Bd. 46 S. 274.
[13]) Klein, Brit. med. Journ. 1908 Vol. II S. 1150.
[14]) Turner, Brit. med. Journ. 1902 Vol. I S. 381.

an, daß in Südafrika zur Zeit des Staubes und der Fliegen am wenigsten Typhus herrscht und keinem Untersucher im Bekämpfungsgebiet ist der Nachweis einer Übertragung durch Fliegen gelungen; nur G. Mayer (a. a. O.) will ihnen eine gewisse Bedeutung zusprechen. In vielen Untersuchungsanstalten (u. a. Saarbrücken, Trier, Neunkirchen, Diedenhofen) sind Versuche gemacht worden, in Fliegen aus Krankenzimmern Bazillen oder durch Fliegen im Laboratorium eine Verschleppung von Keimen nachzuweisen, jedoch stets ohne Erfolg. Bedenkt man, daß wir Laboratoriumsarbeiter viele Jahre hindurch im Sommer andauernd dieser Übertragungsmöglichkeit, ohne Schaden zu nehmen, ausgesetzt waren, so wird man den Insekten eine erhebliche Bedeutung hierfür nicht beimessen können.

Eine Übertragung durch andere Tiere, wie sie bei Paratyphus vorkommt, ist bei Typhus nie beobachtet worden. Die Tierversuche zeigen, wie schon Gaffky[1]) fand, daß es überhaupt nicht oder nur schwer und für kurze Zeit gelingt, den Typhuskeim zum Haften im Tierkörper zu bringen[2]). Einfache Infektion per os gelingt nie; nur einmal sollen Typhusbazillen (durch Agglutination festgestellt) in einem Milzabszeß einer Kuh gefunden worden sein[3]). Bei der großen Zahl von Untersuchungen, die jetzt auf das Vorkommen von Paratyphusbazillen im Tiere gerichtet sind, ist anzunehmen, daß ein solches von Typhuskeimen der Beobachtung kaum entgangen wäre.

Von Epizoën untersuchte Abe[4]) Kleider- und Kopfläuse von Typhuskranken mit positivem, Flöhe, die von Pflegerinnen stammten, mit negativem Erfolge; Dutton[5]) sah die Bazillen beim Saugen in Moskitos, Wanzen und Flöhe übergehen. Eine Übertragung durch solche Tiere wurde aber niemals sicher beobachtet und ist unwahrscheinlich. Man hat für den Typhus mit solchen Zwischenträgern (im Gegensatze zu Paratyphus) so gut wie gar nicht zu rechnen.

Typhuserkrankungen bei dem Personale der bakteriologischen Untersuchungsanstalten kamen im ganzen 8 mal vor. Von den Ärzten erkrankten 3, von diesen ist leider 1 seinem Berufe zum Opfer gefallen; es war der einzige Todesfall dieser Art in 8 Jahren. Die Infektion erfolgte einmal während der Injektion bei einem Tiere, wobei durch Verschiebung der Kanüle eine Verspritzung eintrat, die den Mund des Arztes traf; meist handelte es sich um unmittelbaren Kontakt (Umwerfen einer Kultur oder dergl.). In dem zuerst erwähnten Falle hatte sogleich eine desinfizierende Ausspülung des Mundes, indes ohne Erfolg, stattgefunden. In einem andren, glücklicher verlaufenen Falle, der den Verfasser betraf, spritzte der Inhalt eines unter starkem Drucke stehenden (gärenden) Stuhlröhrchens mit flüssigem Inhalt dem Arzte in das Gesicht und den Mund; hier war eine gründliche Sublimatdesinfektion von Erfolg; die Kulturplatte wies am nächsten Tage massenhaft Typhuskolonien auf. Ganz zweifellos bieten die Typhusuntersuchungen im Laboratorium für die Ärzte, Diener

[1]) Gaffky, Mitteilungen a. d. Kaiserl. Gesundheitsamte Bd. 2 S. 372.

[2]) Vgl. auch Rosenau, Lumsden, Kastle, Joseph, a. a. O.; Wiener, Zentralbl. f. Bakt. Orig. Bd. 34 S. 406; Remlinger, Annales de l'inst. Past. (positive Fütterungsversuche an jungen Kaninchen, weder sonst, noch durch Versuche der Typhuskommission bestätigt); E. Fränkel u. Otto, Münch Med. Wochenschr. 1897 S. 1065; Grünbaum, Brit. med. Journ. 1904 Vol. I S. 817; Walker, Zentralbl. f. Bakt. Ref. Bd. 31 S. 340.

[3]) Vgl. Jakobsthal, Dissert., Straßbg. 1902; Zentralbl. f. Bakt. Ref. Bd. 32 S. 751.

[4]) Nakao Abe, Münch. Med. Wochenschr. 1907 S. 1924.

[5]) Dutton, Journ. of. Americ. Ass. Oktober 1909.

und Laboranten eine erhebliche Gefahr, wie frühere Erfahrungen genugsam beweisen, bei denen wiederholt auch die Pathogenität alter Laboratoriumskulturen unerfreulich in Erscheinung trat. In den Typhusuntersuchungsanstalten haben alle Beschäftigten täglich mit ganz ungewöhnlich großen Mengen keimhaltigen Materials jeder möglichen Herkunft (Stuhl, Harn von Infizierten, Kranken, Genesenden und Dauerausscheidern) zu tun; es muß schnell gearbeitet werden (in manchen Anstalten waren über 30 Stuhluntersuchungen am Tage keine Seltenheit), die Berührung keimhaltiger Stoffe ist oft nicht zu vermeiden. Die oben erwähnte Erkrankungsziffer (18,6 %) aller dauernd dort Beschäftigten ist daher sehr erklärlich. Andrerseits zeigt sich die große Sicherheit, welche die systematische Anwendung der Desinfektionsmittel (3 % Kresolseifenlösung und 1 ‰ Sublimat) dem geschulten Arzte gewährte.

Zusammenfassung.

Der Ansteckungsstoff des Typhus wird so gut wie ausschließlich durch den Menschen weitererhalten.

Erheblich gefährdet bei der Ausübung des Berufs sind unmittelbar nur die Krankenpfleger und insbesondere die Krankenpflegerinnen, mittelbar die Truppen im Felde.

Die weitaus wichtigste Übertragungsgelegenheit ist der Verkehr mit Ansteckenden (Infizierten): Kontakt.

Die Mehrzahl der Übertragungen geht von den Typhuskranken aus; das klinische Bild besagt nichts Sicheres, die Tatsache der vollendeten Genesung gar nichts über die Infektiosität.

Endemisches Haften und epidemische Ausbreitung des Typhus werden lediglich durch die einem Kontakte Vorschub leistenden Verhältnisse ermöglicht.

Die Explosivepidemie, im größten Umfang durch Verseuchung einer Wasserleitung bedingt, stellt nur eine zeitlich besonders auffallende Erscheinung der Krankheitsverbreitung dar. Die Wasserverseuchung tritt hinsichtlich der Gesamtausbreitung des Typhus gegenüber der Übertragung von Person zu Person stark zurück.

Die Milch ist für die Vermittlung der Übertragung ein wenigstens ebenso geeignetes Vehikel wie das Wasser; zentrale Milchversorgungsanstalten (Sammelmolkereien) können ähnlich wie Wasserleitungen gefährlich werden.

Von sonstigen Nahrungsmitteln sind besonders Rohgemüse und Obst für die Typhusverbreitung geeignet und höchstwahrscheinlich von erheblicherer Bedeutung als Wasser und Milch.

Ein Einfluß im Boden lebender Typhuskeime auf die Typhusübertragung hat sich nicht erweisen lassen.

Grundwasserschwankungen sind für die Typhusübertragung nur insofern von Bedeutung, als sie Veranlassung zu technischen Unzulässigkeiten und damit zur Verunreinigung und Verseuchung des Trink- und Wirtschaftswassers geben können, sei es infolge unerlaubter Zuführung von Oberflächenwasser bei Wassermangel oder (seltener) infolge ungewollter bei Überschwemmungen.

In der Anlage (S. 274) wird eine Übersicht über die Häufigkeit der in den Berichten der Untersuchungsanstalten angeführten Übertragungsarten gegeben.

Häufigkeit der verschiedenen Übertragungsarten

a) Nach den Gesamtberichten, zum 1. 4. 1910 erstattet.

Untersuchungsanstalt	1. Einschleppung	2. Kontakt	3. Wasser	4. Milch	5. sonstige Nahrungsmittel	6. Waschen infizierter Wäsche	7. Berufspflege	8. Lehrer	9. Schuhe und Kleider	10. Boden	11. Dünger, Jauche, Abortinhalt	12. Seltenere Inf.-Gelegenheiten: Fliegen, Abwässer	13. Spätkontakte durch Bazillenträger und Dauerausscheider	14. Stationspersonal
Saarbrücken	103	1 087 (bei 932 keine nähere Angabe möglich)	4	27 (aber sicher mehr!)	3 (Backwaren)	5	13	—	—	—	32 (Hüttenabort)	—	öfters, bes. in Milchbetrieben	2
Trier	73	475 (meist Hände)	131 (schlechte Brunnen!)	2	12 (Gastwirtschaft)	4 (sicher häufiger)	9	—	„nicht sicher"	—	5	—	—	1
Saarlouis	—	221	25	12	19	4	1 (bei Obduktion)	—	—	—	6	—	öfters	1
Neunkirchen	—	—	—	—	—	—	—	—	—	—	—	—	—	—
Idar	—	sehr zahlreich	häufig durch Bachwasser	öfters (Molkereien!)	—	—	—	—	—	—	—	—	—	—
Straßburg	27	341 (und eine Kontakt-Epidemie)	118 (und eine Epidemie)	84	30 (24 von einem Metzger)	6	9	1	—	—	2	—	—	—
Hagenau	—	—	—	—	—	—	—	—	—	—	—	—	—	—
Landau	24	302	10malige Verseuchung von Brunnen	5malige Verseuchung	öfters (Eßgenossenschaft)	—	8 (Pflegerinnen einer irren Dauerausscheiderin)	—	44 (Militär)	—	—	—	23	—
Kaiserslautern	—	300	29	13	häufig durch Metzger und Eßgenossenschaft	—	—	—	—	—	—	2 (intrauterin)	häufig	—
Metz	61 = 10,57% (Grenze!)	321 = 55,6%	8	8	—	—	12	—	—	—	1	—	häufig	—
Diedenhofen	—	406 = 98,3%	4	1	3	3	9 (und 3 andere Pfleger)	2	—	—	1	—	—	1
Summe	288	3 453	329	152	67	22	61 (und 3 andere Pfleger)	3	44	—	47	2	23	5

der Typhusbazillen von Mensch zu Mensch.

b) Nach den Vierteljahrsberichten vom 1. 10. 1905 bis 31. 12. 1909.

Untersuchungsanstalt	1. Einschleppung	2. Kontakt	3. Wasser	4. Milch	5. sonstige Nahrungsmittel	6. Waschen infizierter Wäsche	7. Berufspflege	8. Lehrer	9. Schuhe und Kleider	10. Boden	11. Dünger, Jauche, Aborteinhalt	12. Seltenere Inf.-Gelegenheiten: Fliegen, Abwässer	13. Spätkontakte durch Bazillenträger und Dauerausscheider	14. Stationspersonal
Saarbrücken	77	861	3	19	52 (11 mal Bachwasser)	5	14 (und 1 Desinfektor)	—	—	—	1	1	63	1
Trier	62	368	129	1	—	4	10	—	—	—	—	—	74	1
Saarlouis	32	227	15	11	14 (Mannschaftsküche mit krankem Diener)	2	1	1	—	2	3	1	36	1
Neunkirchen	19	231	—	2	10	4	6 (davon 1 Baz.-Träger)	—	—	—	2	—	37	1
Idar	23	153	13 (Bachwasser)	53	—	1	—	—	—	—	—	—	23	—
Straßburg	73	362	96	124	20	6	21 (und 1 nicht berufsmäßiger)	2	—	—	3	6	136	1
Hagenau	60	305	14	6	3 (Brot)	—	17	—	—	1	1	1	20	—
Landau	19	253	4	—	—	1	8	—	—	—	—	4	59	—
Kaiserslautern	57	214	4	8	12	4	5	1	—	—	—	—	77	—
Metz	62	334	17	7	—	—	14	—	—	—	1	—	21	—
Diedenhofen	27	216	4	9	—	3	15 (und 2 nicht berufsmäßige)	2	—	—	1	—	30	
Summe	511	3524	299	240	111	30	111 (110 und 1 Baz.-Träger; außerdem 1 Desinfekt. u. 3 nicht berufsmäßige)	6	—	3	12	13 (niemals Fliegen)	576	5

8. Bazillenträger und Dauerausscheider.

(Ihre Entstehung, Verbreitung, Gefährlichkeit und Behandlung. Statistik.)

Von

Dr. F. Prigge,

Kreisarzt des Kreises Wiesbaden Land,

früherem Leiter der Bakteriologischen Untersuchungsanstalt Saarbrücken.

Die Kenntnis von dem Vorhandensein der Bazillenträger und ihrer Bedeutung für die Weiterverbreitung des Unterleibstyphus ist erst eine Errungenschaft der letzten Jahre. Zwar war es schon seit langer Zeit bekannt, daß noch monate-, ja jahrelang nach überstandener Krankheit Typhusbazillen latent ihr Dasein im Körper zu fristen vermögen, um dann gelegentlich ihren Träger durch das Aufflackern von neuen, örtlichen Krankheitsprozessen an ihr Vorhandensein zu erinnern; doch war man sich über die Bedeutung dieses latenten Fortwucherns für die Verbreitung der Krankheit ebenso wenig im klaren wie über den hauptsächlichen Sitz dieser Herde im Körper. Betroffen war anscheinend vorzugsweise das Knochengerüst. Posttyphöse Eiterungen, besonders an den Rippen, der Tibia und den Wirbelknochen, wurden in verhältnismäßig großer Zahl beobachtet und beschrieben; auch in Abszessen der inneren Organe und der weichen Körperbedeckungen gelang es, Typhusbazillen als Erreger von Eiterungen nachzuweisen. Der Zeitraum zwischen der Erkrankung an Typhus und dem Auftreten von Eiterungen war zum Teil außerordentlich groß. So berichtete 1894 Sultan[1]) über einen Fall von Osteomyelitis typhosa, der 6 Jahre nach Überstehen des Typhus auftrat, Buschke[2]) im gleichen Jahre über eine Rippeneiterung mit Reinkulturen von Typhusbazillen, die erst 8 Jahre nach der Erkrankung zur Operation kam.

Alle diese Fälle boten in erster Linie dem Chirurgen Interesse. Für den Epidemiologen wurde der latente Mikrobismus der Typhusbazillen im Körper des Menschen erst von Bedeutung mit dem Augenblick, als der Nachweis gelang, daß auch bei anscheinend gesunden Personen gewisse Organe den Typhusbazillus lange Zeit beherbergen können, die nicht ohne weiteres der Untersuchung zugänglich und als krankhaft verändert zu erkennen sind und doch infolge ihrer Verbindung mit den natürlichen Körperöffnungen die Infektionsstoffe fortgesetzt nach außen abzugeben und damit in die Umgebung zu verstreuen vermögen.

---

¹) Deutsche Med. Wochenschr. 1894 S. 675.

²) Fortschr. d. Med. 1894 S. 573 und 613.

Sieht man hier von der Verbreitung des Typhus durch den Mund, durch Speichel, Auswurf und Erbrochenes, die verhältnismäßig selten beobachtet wird und für die Weiterverbreitung der Krankheit eine nur untergeordnete Bedeutung hat, ebenso ab wie von der wochen- und unter Umständen monate- und jahrelang anhaltenden Ausscheidung durch Fisteln bei typhösen Eiterungen, für die das Gleiche gilt[1]), so gibt es noch zwei Wege, auf denen die Krankheitserreger auf natürliche Weise aus dem Körper in die Außenwelt gelangen können: mit dem Harne und mit dem Stuhle. Beide Ausscheidungsarten kommen vor und zwar in einer Verbreitung, die zur Aufstellung einer besonderen Gruppe, der Typhusbazillenträger, Veranlassung gab.

Nach Kirchner[2]) und Frosch[3]) werden die Typhusträger eingeteilt in „Bazillenträger", d. h. Personen, welche zwar mit Kranken in Berührung gekommen sind und Krankheitskeime bei sich beherbergen und ausscheiden, aber keinerlei Krankheitserscheinungen zeigen oder gezeigt haben, und „Dauerausscheider", d. h. Menschen, welche die Krankheit überstanden haben und seit längerer Zeit keine Krankheitserscheinungen zeigen. Beide Bezeichnungen passen für Genickstarre, Ruhr, Cholera und Diphtherie, eignen sich jedoch weniger für den Typhus, da hier im Gegensatze zu den angeführten Krankheiten auch die „Bazillenträger" dauernd weiter ausscheiden können. Für den Typhus steht im Vordergrunde die Frage, ob wir es mit einem chronischen Ausscheider, der für seine Umgebung dauernd eine große Gefahr bilden kann, oder mit einer vorübergehend Bazillen beherbergenden Person von relativer Harmlosigkeit zu tun haben. Trotzdem muß an der gegebenen Einteilung festgehalten werden, da durch sie einheitliche Gruppen für alle erwähnten Krankheiten aufgestellt sind. Die vorübergehend Bazillen ausscheidenden Personen werden in den folgenden Ausführungen als „temporäre Bazillenträger oder Dauerausscheider", die dauernd ausscheidenden als „chronische Bazillenträger oder Dauerausscheider" bezeichnet werden.

Unter temporären Bazillenträgern oder Dauerausscheidern sind solche Personen zu verstehen, die bis zur Dauer eines Jahres Typhusbazillen ausgeschieden haben, als chronische sind diejenigen bezeichnet, die über ein Jahr lang Typhusbazillen bei sich beherbergen.

Urin-Bazillenträger und Dauerausscheider.

Um die Ursachen für das Zustandekommen der Ausscheidung mit dem Harne klarzulegen, sei es gestattet, auf die gegenwärtige Auffassung vom Wesen der Typhuserkrankung kurz einzugehen. Daß man es beim Typhus abdominalis nicht mit einer örtlichen Erkrankung des Darmes zu tun hat, wie man früher auf Grund der pathologisch-anatomischen Befunde anzunehmen geneigt war, sondern mit einer Bakteriaemie, die nur ihren Ausdruck in erkennbarster Form in den Veränderungen am Lymphapparate des Darmes findet, ist oben von Levy und Gaehtgens dargelegt

[1]) Aus der Literatur ist dem Verfasser nur ein Fall mit typhöser Rippenfistel bekannt, der 4 Infektionen veranlaßte (Cantineau, Journ. de Brux. 1910 Nr. 4).

[2]) Klin. Jahrb. Bd. 19 S. 473.

[3]) Desgl. S. 537.

worden (S. 213). Der bakteriologische Nachweis der im Blute kreisenden Typhusbazillen gelingt bei frischen Fällen fast stets; ihre Menge ist am größten im Beginne der Erkrankung und nimmt in den ersten Wochen allmählich ab, bis sie in der dritten Woche fast ganz aus dem Kreislauf verschwinden. Entgegengesetzt verläuft die Ausscheidung mit dem Harne. Die Typhusbazillen treten im Harne nur selten vor der dritten Erkrankungswoche auf, die Ausscheidung nimmt im Laufe der nächsten 2 bis 3 Wochen zu, um dann langsam bis zur 6. Woche abzusinken. Schon aus der Betrachtung dieser beiden Vorgänge läßt sich der Schluß ableiten, daß im allgemeinen die Typhusbazillen nicht einfach wie durch ein Filter durch die gesunden Nieren hindurchzutreten vermögen, weil in diesem Falle die Bazillen zu einer Zeit im Harne erscheinen müßten, in der auch im kreisenden Blute die Zahl der Bakterien am größten ist, und weil dann der Grad der Ausscheidung mit dem Keimgehalte des Blutes parallel verlaufen müßte.

Auch Tierexperimente (O. Streng)[1]) und Beobachtungen an Kranken (Wassiljeff)[2]) sprechen für die Richtigkeit dieser Auffassung im allgemeinen.

Nichtsdestoweniger ist die Möglichkeit zuzugeben, daß ausnahmsweise unter Umständen, die noch nicht übersehen werden können, auch einmal Typhusbazillen durch die gesunden Nieren hindurchzutreten vermögen. Die Auffassung Wassiljeffs, daß „die Ausscheidung der Typhusbazillen durch die Nieren aller Wahrscheinlichkeit nach auf dem Boden von im Nierengewebe zur Bildung gelangenden lymphomatösen Herden erfolgt, die eine Folgeerscheinung des Eindringens von Typhusbazillen in das Gewebe sind", besteht für gesunde, einmalige Urin-Bazillenausscheider (temporäre Bazillenträger) jedenfalls nicht zu Recht. Sonst wäre es unverständlich, daß bei diesen Personen der positive Befund nicht öfters, wenigstens mehrere Tage hintereinander, erhoben wird, wie es bei der Anwesenheit von Typhusbazillenherden in der Niere zu erwarten wäre.

In der Regel muß jedoch eine Schädigung der Nieren bei Typhuskranken als Voraussetzung für die Möglichkeit des Durchtritts der Typhusbazillen angenommen werden. Sie kann eine diffuse, durch die Typhustoxine bedingte sein oder eine örtlich begrenzte, welche durch die Entstehung von embolischen Herden (lymphomatöse Herde Wassiljeffs) veranlaßt wird, die ihrerseits wieder in Abszeßbildung übergehen können (H. Neumann)[3]).

Bei dieser Gelegenheit ist kurz abschweifend zu bemerken, daß derartige Embolien in gleicher Weise auch in andere Organe stattfinden können. Sie sind dann in Form von Bazillenherden nachweisbar, wie das für die Milz die Regel ist und nach den Untersuchungen Chiaris[4]), Buschs[5]) und E. Fränkels[6]) auch für die Leber, die Nieren, die Mesenterialdrüsen, das Knochenmark und andere Organe gilt, und werden in der

---

1) Zentralbl. f. Bakt. Ref. Bd. 34 S. 631.
2) Zeitschr. f. Hyg. u. Inf. Bd. 55 S. 343.
3) Deutsche Med. Wochenschr. 1890 S. 95.
4) Zeitschr. f. Heilkunde 1894 S. 199.
5) Zeitschr. f. Hyg. u. Inf. Bd. 28 S. 479.
6) Mitteil. a. d. Grenzgeb. d. Med. u. Chir. Bd. 11 Heft 1.

Rekonvaleszenz oder später resorbiert, oder sie gehen auch hier früher oder später in Abszeßbildung über und geben Veranlassung zu den bereits erwähnten, in einzelnen Fällen noch Jahre nach dem Überstehen des Typhus auftretenden posttyphösen Eiterungen des Knochengerüstes, des Mittelohrs, der Schilddrüse, der Milz, der Leber und Niere, der Muskulatur der vorderen Bauchwand, der Ovarien und Tuben, der Prostata, Samenblasen und anderer Organe. Inwieweit Embolien der Gallenblase für die Entstehung der chronischen Dauerträgerschaft (Stuhlausscheider) verantwortlich gemacht werden müssen, soll weiter unten besprochen werden.

Kehren wir zu den Schädigungen der Nieren zurück. Es liegt auf der Hand, daß bei einer diffusen, toxischen Erkrankung der Niere die Durchlässigkeit für die Typhusbazillen nur so lange anhalten kann, als Toxine im Blute kreisen, daß deshalb mit dem gänzlichen Verschwinden der Bakterien aus dem Kreislauf sowohl die Durchlässigkeit des Nierenparenchyms wie überhaupt jede Ausscheidungsmöglichkeit aufhören muß, weil keine Bazillen mehr vorhanden sind, die durchtreten können.

Aus denjenigen Typhuskranken, deren Nieren nur eine vorübergehende, allgemeine Schädigung erfahren, können somit keine Urin-Dauerausscheider werden, sondern eine über die Genesung sich fortsetzende Ausscheidung ist nur bei solchen Kranken zu erwarten, in deren Nieren Herde zurückgeblieben sind, die immer wieder von neuem Typhusbazillen entstehen lassen, welche von dem abfließenden Harnstrom mit fortgeschwemmt werden.

Diese Ausführungen bedürfen jedoch einer gewissen Einschränkung insofern, als eine chronische Ausscheidung von Typhusbazillen nicht immer im Zusammenhange mit einer Erkrankung gerade der Nieren zu stehen braucht. Zwischen dem Nierenbecken und der äußeren Harnröhrenöffnung liegt ein weiter Weg, auf dem besonders beim Manne dem Harne Typhusbazillen aus anderen, mehr peripher gelegenen Herden beigemischt werden können. Embolien mit nachfolgender Vereiterung können auch in der Wand der Harnblase, in der Prostata, den Samenblasen und den Hoden entstehen; brechen sie in die den Harn oder den Samen ableitenden Wege durch, so steht ihrer Vermischung mit dem Urine nichts mehr im Wege. L. Pick[1]) hat den Beweis erbracht, daß bei dem Suchen nach dem Sitze des örtlichen Herdes bei Urin-Bazillenträgern nicht nur die Nieren und die Harnblase in Betracht zu ziehen sind. Er konnte unter 18 Typhusleichen in einem Falle das Vorhandensein einer eitrigen Prostatitis und in einem weiteren eine eitrige Entzündung der Samenblasen nachweisen und beide Male aus dem Eiter Typhusbazillen in Reinkultur züchten. Auch seine Ansicht, daß die Ansiedlung der Typhusbazillen in den Harnwegen durch vorausgegangene Eiterungen oder Entzündungen nichttyphöser Art (Blasen- oder Nierensteine, Pyonephrose) begünstigt wird, dürfte zutreffend sein, zumal da bei chronischen Stuhlausscheidern in der Entzündung und Steinbildung der Gallenblase ähnliche Vorbedingungen geschaffen werden.

Die Urin-Dauerausscheider können nun die Bazillen bald nach der Genesung

---

[1]) Deutsche Med. Wochenschr. 1910 S. 1466.

durch Ausheilung der Herde wieder verlieren (temporäre Urin-Dauerausscheider), oder die Typhusbazillen siedeln sich dauernd an (chronische Urin-Dauerausscheider).

Auch unter den **Urin-Bazillenträgern,** d. h. unter Personen, die nicht typhuskrank waren, kommen temporäre und, anscheinend sehr selten, chronische Träger vor. Bei beiden Gruppen müssen die Typhusbazillen, ganz gleich, von welcher Stelle aus sie in die Harnwege eindringen, vorher den Blutkreislauf durchlaufen haben. Die Ausscheidung erfolgt bei den temporären Trägern anscheinend durch die unversehrten Nieren, wie das bereits erwähnt wurde; bei den chronischen bilden sich Herde in ähnlicher Weise wie bei den chronischen Dauerausscheidern.

Sind somit die Wege, auf denen Typhusbazillen in den Harn gelangen können, klargelegt, so erübrigt es noch, auf die Verbreitung der Urin-Bazillenträger und -Dauerausscheider, ihre Gefährlichkeit und Behandlung näher einzugehen.

Im Verhältnis zur Zahl der im Stuhle ausscheidenden Träger ist das Vorkommen reiner Urinausscheider selten. Unter 314 Bazillenträgern wurden nur bei 23 (7 %) Typhusbazillen lediglich im Harne nachgewiesen, unter denen bei 16 der Befund nur einmal trotz mehrfacher Untersuchungen erhoben wurde. Diese 16 Personen waren gesund und wurden zufällig bei Umgebungsuntersuchungen entdeckt (temporäre Bazillenträger). Von den 7 Personen, die mehrfach Typhusbazillen im Urin ausschieden, waren 6 vorher typhuskrank gewesen. Die Ausscheidung hielt an: je einmal 1 Monat, 6 und 7 Monate, dreimal länger als ein Jahr nach Ablauf der Erkrankung. Eine Person schied 3 Monate Typhusbazillen aus ohne vorherige Erkrankung. Außerdem steht seit 5 Jahren ein chronischer Dauerausscheider unter Beobachtung der Anstalt St.; er beherbergt die Bazillen wahrscheinlich seit 9 Jahren, da er im Jahre 1901 einen Typhus durchmachte. Ein weiterer Fall mit $1^1/_2$ Jahre dauernder Ausscheidung nach überstandener Krankheit befindet sich unter Kontrolle der Anstalt in T. Aus der Literatur seien noch die Fälle erwähnt von Houston[1]) mit einer Ausscheidungsdauer von 3 Jahren, Queckenstedt[2]) mit 5 Jahre anhaltender Dauerausscheidung, Irwin und Houston[3]) mit 7 Jahre und Meyer-Ahreiner[4]) mit 10 Jahre andauernder Entleerung von Typhusbazillen im Urine. Die angeführten Zahlen beweisen, daß die Verbreitung der Urin-Bazillenträger und -Dauerausscheider eine verhältnismäßig geringe ist.

Die Gefährlichkeit des Urinausscheiders ist naturgemäß größer als die des Stuhl-Bazillenträgers. Während der Kot meist nur einmal täglich und zwar auf Aborten entleert wird, findet die Entleerung der Harnblase häufiger und nicht selten im Freien und an verschiedenen Orten statt, der Träger verstreut daher den Ansteckungsstoff in seine weitere Umgebung. Zudem ist die Verschmutzung der Örtlichkeiten durch den Harn nicht leicht erkennbar und die Möglichkeit einer Verschleppung, z. B. durch Stiefelsohlen, deshalb größer als bei festem Unrate. Es kommt hinzu, daß die Zahl der im Harne ausgeschiedenen Typhusbazillen meist außerordentlich groß

---

1) Brit. med. Journ. 1899 Vol. I S. 78.

2) Deutsche Med. Wochenschr. 1910 S. 1936.

3) Lancet 1909 Vol. I S. 311.

4) Zit. nach Loele, Deutsche Med. Wochenschr. 1909 S. 1429.

ist; so konnten von Petruschky[1]) bei Typhuskranken bis zu 180 Millionen Typhusbazillen in 1 ccm Harn nachgewiesen werden. Derartige Massen werden zweifellos nicht immer ausgeschieden, doch genügen auch schon geringere Mengen, um die nähere und weitere Umgebung des Trägers in hohem Grade zu gefährden. Zur Erläuterung der von Urinausscheidern ausgehenden Infektionsgefahr sei hier als Musterbeispiel eine Beobachtung von Niepraschk[2]) angeführt. Bei einem bestimmten Truppenteile der Garnison W. kamen seit Jahren Typhusfälle vor, die bei der gänzlichen Ergebnislosigkeit der sonstigen Nachforschungen die Vermutung aufkommen ließen, daß ein chronischer Typhusbazillenträger die Ursache der Endemie sei. Bei der planmäßigen Durchuntersuchung der Angehörigen der Truppenabteilung konnte nun ein Urin-Dauerausscheider in der Person eines Unteroffiziers festgestellt werden, der vor 6 Jahren einen Typhus überstanden hatte, seitdem sich völlig gesund fühlte und den Eindruck eines körperlich frischen Menschen machte. Er befand sich seit 3 Jahren in der Garnison W., 28 Typhusfälle mußten auf ihn zurückgeführt werden. Er entleerte in 1 ccm Urin rund 2500000 Keime, in der Tagesmenge etwa 3 Milliarden 750 Millionen Typhusbazillen! Nach seiner Ausschaltung kamen keine Typhuserkrankungen mehr vor.

Die Entleerung von Typhusbazillen in großen Mengen ist für chronische Urinausscheider die Regel. Da der Harn steril zu sein pflegt, werden die Keime durch Begleitbakterien nicht überwuchert, können sich im Gegenteil in der Blase vermehren und sind meist bei der Untersuchung in Reinkultur nachweisbar, ein Umstand, der die Auffindung der Träger sehr erleichtert im Gegensatze zu den sehr viel weniger zuverlässigen Stuhluntersuchungen bei Bazillenträgern, die im Darme Typhusbazillen beherbergen. Zu berücksichtigen ist allerdings, daß nach Caretto[3]) nur bei alkalischer Reaktion des Harnes eine Vermehrung der aus der Niere stammenden Bazillen in der Blase stattfindet, während der meist saure Urin Typhuskranker die Typhusbazillen schädigt (Rolly)[4]). Caretto gelang es, bei 3 Kranken mit saurem, sterilem Harne durch Alkalisieren des Urins nachzuweisen, daß er Typhusbazillen enthielt.

Die Beseitigung der Bazillenausscheidung läßt sich in den meisten Fällen durch Verabreichung von Urotropin, Helmitol, Hetralin oder Borovertin erreichen. Die Wirkung der genannten Präparate beruht auf der Abspaltung von Formaldehyd, die bei Urotropin nicht so energisch vor sich geht, besonders im alkalischen Harne, wie bei dem Helmitol, das bei starker Alkaleszenz dem erstgenannten Mittel überlegen ist. Beide Medikamente sind jedoch, auch in den gebräuchlichen Gaben von 1,5—3 g pro die, nicht immer frei von Nebenwirkungen, wie Kopfschmerz, Übelkeit, häufiger Stuhlgang, Nierenreizung, Albuminurie und Hämaturie. Diese unerwünschten Nebenerscheinungen lassen die Anwendung des Hetralins um so zweckmäßiger erscheinen, als bei diesem Präparate neben dem Fortfall der Nebenwirkungen und dem verhältnismäßig niedrigen Preise die desinfizierende Wirkung auf den sauren

---

[1]) Zentralbl. f. Bakt. Bd. 23 S. 577.

[2]) Zeitschr. f. Hyg. u. Inf. Bd. 64 S. 454.

[3]) Zentralbl. f. Bakt. Ref. Bd. 45 S. 235.

[4]) Münch. Med. Wochenschr. 1909 S. 1873.

und leicht alkalischen Harn wesentlich sicherer ist (V. Klimek)[1]. Der desinfektorische Wert des Hetralins beruht darauf, daß in sauren Lösungen schon an sich eine starke Formaldehydabspaltung vor sich geht. Durch die Verbindung des Hexamethylentetramins mit Resorzin tritt infolge der Einwirkung dieser Komponente auch in leicht alkalischen Flüssigkeiten eine Erhöhung der Azidität ein, durch welche wiederum die Abspaltung von Formaldehyd bedingt wird (Fries)[2]. Die Dosierung ist die gleiche wie beim Urotropin.

In vereinzelten Fällen (Niepraschk[3]), Schneider)[4]) konnten durch Borovertin, ebenfalls ein Hexamethylenpräparat, noch Erfolge erzielt werden, wo die anderen Mittel versagten.

Sollten ausnahmsweise die erwähnten Medikamente versagen, so bleibt noch der Versuch übrig, die Heilung durch Behandlung mit Typhusvakzine zu erreichen. Irwin und Houston[5]) immunisierten den oben erwähnten Fall (7jährige Ausscheidung von Typhusbazillen im Harne) mit dem Erfolge, daß nach 4 Einspritzungen innerhalb eines Vierteljahrs die Bazillen dauernd aus dem Harne verschwanden.

Typhuseiterherde der Nieren und Harnwege, die durch interne Medikation nicht zu beseitigen sind und Neigung zum Fortschreiten zeigen, erfordern das Eingreifen des Chirurgen.

Stuhl-Bazillenträger und -Dauerausscheider.

Von der Unterscheidung in „Bazillenträger“ und „Dauerausscheider“ soll in der nachfolgenden Besprechung abgesehen werden, da die temporären Bazillenträger sich grundsätzlich in ihrer Genese von den chronischen Bazillenträgern, den temporären und chronischen Dauerausscheidern unterscheiden, die ihrer Entstehung nach eine einheitliche Gruppe bilden. Es empfiehlt sich daher, die Trennung in dieser Form vorzunehmen.

Typhusbazillen, die mit dem Stuhlgang den Körper verlassen, sind entweder mit der Nahrung aufgenommen worden und haben den Magendarmkanal durchwandert, ohne sich im Körperinnern einzunisten, oder sie entstammen dem Körper des Trägers und sind dem Speisebrei auf seinem Wege vom Munde bis zur Afteröffnung beigemischt worden.

Daß es in der Umgebung von Typhuskranken Menschen gibt, die vorübergehend Typhusbazillen aufnehmen und sie mit dem Stuhle, seltener mit dem Harne, wieder ausscheiden, ohne zu erkranken (temporäre Bazillenträger) ist mit Sicherheit zuerst von v. Drigalski und Conradi[6]) festgestellt worden. Sie fanden in der Umgebung Typhuskranker zweimal bei völlig gesunden Personen, die auch vorher niemals Krankheitserscheinungen gezeigt hatten, vorübergehend Typhusbazillen im Stuhle. Eine

---

[1]) Wien. med. Presse 1906 Nr. 22.
[2]) Inaug.-Dissert. Gießen 1906.
[3]) Zeitschr. f. Hyg. u. Inf. Bd. 64 S. 454.
[4]) Straßb. Med. Ztg. 1909 S. 154.
[5]) Lancet 1909 Vol. I S. 311.
[6]) Zeitschr. f. Hyg. u. Inf. Bd. 39 S. 299.

Bestätigung und Erweiterung erhielten diese Beobachtungen in den folgenden Jahren durch die Arbeiten der zur Bekämpfung des Typhus im Südwesten des Reichs eingerichteten Untersuchungsanstalten. Die Gesamtzahl der temporären Bazillenträger im Bekämpfungsgebiete betrug bis Ende des Jahres 1909 109 Personen, unter denen sich 44 Frauen, 33 Männer und 32 Kinder befanden.

Die Gruber-Widalsche Reaktion fällt bei derartigen Ausscheidern durchweg negativ aus, ein Beweis dafür, daß im Blute sich keine Antikörper gebildet haben, weil die Typhusbazillen wie ein Fremdkörper das Darmrohr durchwandern.

Einen Beitrag über die Verbreitung dieser vorübergehend ausscheidenden Personen veröffentlichte Scheller[1]), dessen Mitteilungen insofern besonderes Interesse bieten, als seine Beobachtungen die Beweiskraft eines Experiments am Menschen haben. In einer Meierei wurde Milch durch eine Bazillenträgerin verseucht. Unter 40 Personen, die auf den Genuß dieser Milch angewiesen waren, befanden sich, wie durch die bakteriologische Untersuchung festgestellt wurde, 17 temporäre Bazillenträger. Die Typhusbazillen wurden in ihren Entleerungen fast bei jeder Untersuchung nachgewiesen bis zu dem Augenblick, in dem die weitere Verseuchung der Milch verhindert wurde. Von diesem Zeitpunkt an wurden Bazillen nicht mehr gefunden.

Die Verhältnisse für die Untersuchung liegen selten so günstig wie in diesem Falle. Gehören Nahrungsmittelepidemien, bei denen die Infektion des Substrats mit Sicherheit nachgewiesen werden kann, schon an und für sich nicht zu den alltäglichen Begebenheiten, so rechnen Beobachtungen solcher Vorkommnisse, bei denen das Nahrungsmittel fortgesetzt infiziert und andauernd von einer bekannten Zahl von Personen genossen wird, zu den Seltenheiten. Für gewöhnlich ist zu erwarten, daß zu der Zeit, wo bei Nahrungsmittelepidemien die ersten Erkrankungen auftreten, die gleichzeitig von Gesunden ohne Schaden aufgenommenen Typhusbazillen den Körper längst wieder verlassen haben und der Nachweis in den Abgängen nicht mehr gelingt. Ganz vom Zufall abhängig ist der Erfolg besonders dann, wenn die Träger in der Umgebung vereinzelter Erkrankungen gesucht werden.

Die Gefährlichkeit dieser temporären Bazillenträger ist nicht zu leugnen, zumal da angenommen werden muß, daß ihre Verbreitung wesentlich größer ist als es nach den Ergebnissen der bisherigen Untersuchungen scheint. Diese Annahme ist dadurch begründet, daß die aufgenommenen Typhusbazillen sich kaum im Darme erheblich vermehren dürften und der Nachweis vereinzelter Typhusbazillen mit den zurzeit üblichen Verfahren mehr oder weniger vom Zufall abhängig ist, weil man nicht die ganze Kotmasse, sondern nur einen verhältnismäßig kleinen Teil zu untersuchen in der Lage ist.

Wenn die temporären Bazillenträger aber auch für manchen ursächlich unaufgeklärt bleibenden Erkrankungsfall die Infektionsquelle bilden mögen, so tritt ihre Bedeutung für die Weiterverbreitung doch weit zurück hinter jener der chronischen Bazillenträger und der Dauerausscheider.

Vor der Besprechung dieser Gruppe muß auch hier zunächst auf die Verhält-

---

[1]) Zentralbl. f. Bakt. Orig. Bd. 46 S. 385.

nisse eingegangen werden, die sich bei Typhuskranken vorfinden, da die Erkrankung im wesentlichen die Ursachen für die Entstehung der chronischen Dauerbazillenträgerschaft erkennen läßt.

Bei Kranken kann der Eintritt von Typhusbazillen in die Mundhöhle, die Speiseröhre und den Magendarmkanal überall erfolgen: mit dem Sputum, von den Mandeln her (v. Drigalski)[1]), aus embolischen Herden des Magens, mit der Galle und dem Pankreassaft, aus den lokalisierten Herden des Darmes. Wenn nun auch der bakteriologische Nachweis von Typhusbazillen im Sputum, aus dem Mandelbelag und in den typhösen Darmgeschwüren mehrfach gelungen ist, wenn ferner auch die Möglichkeit ihres Eindringens in den Magen und in das Duodenum mit dem Pankreassaft nach Embolien der Magenwand oder der Bauchspeicheldrüse theoretisch zugegeben werden muß, so haben doch zahlreiche Befunde an Leichen den Beweis erbracht, daß die Hauptquelle, mit der die Typhusbazillen dem Darme zuströmen, die Galle ist. Es sei hier in erster Linie an die Untersuchung von v. Drigalski[1]) und von Forster und Kayser[2]) an Typhusleichen erinnert. Bei diesen wurden regelmäßig in den untersten Darmabschnitten nur spärlich Typhusbazillen gefunden; ihre Menge stieg, je höher hinauf die Proben dem Darme entnommen wurden, bis sie im Duodenum in Reinkultur nachgewiesen werden konnten. In Übereinstimmung hiermit stehen die zahlreichen Untersuchungen des Gallenblaseninhalts bei Typhusleichen (Anton und Fütterer[3]), Chiari[4]), Kanthak[5]), v. Drigalski[1]), Forster und Kayser[2])). Es gelang mit so großer Regelmäßigkeit, Typhusbazillen in der Galle nachzuweisen, daß sie geradezu als Hauptträgerin der Infektionsstoffe im Organismus bezeichnet werden muß.

Die Frage, auf welchem Wege die Typhusbazillen in die Gallenblase gelangen, ist erst unlängst gelöst worden. So lange die Ansicht vorherrschend war, daß der Typhus eine Darmerkrankung sei, lag es nahe, anzunehmen, daß vom Darme her die Einwanderung der Typhusbazillen in den Gallengang erfolge. Daß die Infektion der Gallenblase auf diesem Wege gewöhnlich nicht vor sich geht, lassen zunächst die erwähnten, regelmäßig erhobenen Befunde im Darme von Typhusleichen erkennen. Die typhösen Veränderungen der Darmwand, von denen aus eine Infektion des Darminhalts und der Galle erfolgen könnte, haben ihren Hauptsitz in der Regel in den unteren Teilen des Dünndarms. Dieser Umstand in Verbindung mit der Tatsache, daß es nur schwer gelingt, aus den Darmgeschwüren Typhusbazillen zu züchten, lassen es von vornherein unwahrscheinlich erscheinen, daß die Ansiedlung von Typhusbazillen in Reinkultur im Duodenum auf eine Aufwärtswanderung von vereinzelten Bakterien aus den unteren Dünndarmabschnitten zurückzuführen ist. Gegen ein Eindringen der Typhusbazillen von hier aus in die Gallenwege spricht ferner, daß der Gallengang nicht frei mit dem Duodenum kommuniziert, sondern durch eine

[1]) Zentralbl. f. Bakt. Orig. Bd. 35 S. 776.

[2]) Münch. Med. Wochenschr. 1905 S. 1473.

[3]) Münch. Med. Wochenschr. 1888 S. 315.

[4]) Prag. Med. Wochenschr. 1893 S. 261.

[5]) Referat der Arbeit von Mason in Baumgartens Jahresber. 1897 S. 396.

Ringmuskulatur verschlossen ist, die nur dem Überdrucke der Galle nachgibt. Es ist daher die Annahme wohl berechtigt, daß die Infektion der Gallenwege nicht vom Darme aus erfolgt, daß der massenhafte Befund von Typhusbazillen im oberen Dünndarm nicht die Ursache, sondern die Folge der Ansiedlung von Typhusbazillen in der Gallenblase ist.

Es bleiben somit zwei Wege übrig, auf denen die Typhusbazillen in die Gallenblase eindringen können, der hepatogene und der hämatogene. Beide haben ein Eindringen der Erreger in die Blutbahn zur Voraussetzung. Ob die Einwanderung von der Leber her ohne jede Schädigung des Lebergewebes erfolgen kann, steht nicht sicher fest. Daß andrerseits parenchymatöse Entartung (trübe Schwellung oder fettige Degeneration) des Lebergewebes ebenso wie der Herzmuskulatur, der Nieren und der quergestreiften Körpermuskeln im Verlaufe des Typhus regelmäßig vorkommen, ist schon seit längerer Zeit bekannt (H. Schmaus)[1]. Die Möglichkeit, daß aus den Gefäßen der Leber durch die geschädigten Parenchymzellen hindurch ein Übertritt von Typhusbazillen in die Gallenkapillaren erfolgt, ist somit nicht von der Hand zu weisen. Weiterhin kann jedoch auch hier die Bildung von embolischen Herden die Veranlassung zur Infektion der Gallenwege geben. Es darf demnach, entsprechend den bereits geschilderten Verhältnissen bei der Niere, eine rein toxische Schädigung des Parenchyms oder eine toxisch-bakterielle, örtlich begrenzte Einwirkung von Typhusbazillenherden (Leberlymphome, Schmidt)[2] als Ursache des Übertritts von der Leber in die Galle angesehen werden. Leichenbefunde, bei denen trotz der Anwesenheit von Typhusbazillen in großer Zahl in den großen Gallengängen und der Gallenblase keinerlei Veränderungen an der Gallenblase, dem ductus cysticus, hepaticus und choledochus nachzuweisen waren, sprechen dafür, daß der hepatogene Ursprung der Galleninfektion nicht allzu selten ist. E. Fränkel[3] fand z. B. bei 8 Typhusleichen stets Typhusbazillen in der Galle, Veränderungen der Gallenblase fehlten meist ganz, nur teilweise waren Entzündungsvorgänge leichter Art vorhanden. Chiari[4] fand bei 22 Typhusleichen 19mal Typhusbazillen in der Galle, in 13 von diesen Fällen zeigte die Gallenblase entzündliche Veränderungen, 6mal bot sie nichts Ungewöhnliches dar.

Neue Aufklärungen über den Weg, den die Typhusbazillen bei der Infektion der Galle nehmen, sind den Untersuchungen von J. Koch[5] und Chiarolanza[6] zu verdanken. Koch kam durch die eingehende mikroskopische Untersuchung der infizierten Gallenblase eines in der dritten Krankheitswoche verstorbenen Typhuskranken zu der Auffassung, daß die Einwanderung der Bazillen in die Galle nicht von der Leber her, sondern von kleinen embolischen Herden der Gallenblasenwand aus erfolgt. Die Bazillennester waren in Schnitten der Gallenblase

---

[1]) Grundr. d. path. Anat., Wiesbaden 1899.

[2]) Zentralbl. f. allg. Path. u. path. Anat. 1907 S. 593.

[3]) Mitteil. a. d. Grenzgeb. d. Med. u. Chir. Bd. 20 Heft 5.

[4]) Zentralbl. f. Bakt. Bd. 15 S. 648.

[5]) Zeitschr. f. Hyg. u. Inf. Bd. 62 S. 1.

[6]) Desgl. S. 11.

deutlich erkennbar, ihr Zusammenhang mit Blutkapillaren zweifellos. Im Vereine mit Chiarolanza suchte er den Beweis für die Richtigkeit dieser Anschauung durch Experimente an Kaninchen zu erbringen. Nach doppelter Unterbindung des ductus cysticus waren bei neun Kaninchen nach intravenöser Injektion von 1 bis 2 Ösen einer Typhuskultur stets Typhusbazillen in der Gallenblase nach 3 bis 7 Stunden in großer Menge nachzuweisen. Die Gallenblase sowohl wie der ductus cysticus wiesen pathologische Veränderungen, Wucherung des Epithels und der Submucosa, Drüsenbildung, zellige Infiltration und Verdickung auf. Es kann nach diesen Versuchen keinem Zweifel unterliegen, daß die Typhusbazillen bei Kaninchen direkt von den Kapillaren der Gallenblasenwand aus in das Innere eindringen können, und daß dieser Weg bei Kaninchen der normale ist. Auch der entgegengesetzt ausgefallene Versuch von Doerr[1]), der nach Unterbindung des ductus cysticus bei Kaninchen keine Infektion des Gallenblaseninhalts feststellen konnte, vermag an den Ergebnissen der Beobachtungen von Chiarolanza nichts zu ändern, da Doerr nur einen derartigen Versuch anstellte, der Übertritt der Bakterien in die Galle jedoch auch bei Nichtunterbindung des Ausführungsganges nicht immer zu erfolgen braucht.

Trotz der Klarheit und Eindeutigkeit der erwähnten Tierversuche erscheint es indes verfrüht, aus der zweifellos vorhandenen Möglichkeit der Infektion der Gallenblase bei Typhuskranken auf hämatogenem Wege nun den Schluß zu ziehen, daß der Übertritt der Typhusbazillen in die Gallenblase stets auf diese Weise erfolge. Dazu sind erst noch weitere eingehende Untersuchungen an Typhusleichen notwendig. Bis zur endgültigen Entscheidung der Frage muß man jedenfalls auch damit rechnen, daß die Typhusbazillen von der Leber her in die Gallenwege ausgeschieden werden können.

Die Ursachen für das Auftreten der Typhusbazillen im Harne und in der Galle zeigen viel Gemeinsames. Hier wie dort bilden Toxinwirkung und Embolien die Ursachen der Durchlässigkeit von Niere und Leber. Beide Organe lassen anscheinend auch unter besonderen Umständen in normalem Zustand Typhusbazillen passieren, die Infektion des Harnes sowohl wie der Galle kann auch peripher erfolgen. Nur in einem Punkte zeigen sich Verschiedenheiten, die durch die anatomischen Verhältnisse bedingt und vielleicht für die Entstehung der chronischen Bazillenträgerschaft von Bedeutung sind. Während die Harnblase auf geradem Wege zwischen die harnabführenden Kanäle, die Harnleiter und die Harnröhre, eingeschaltet ist, liegt die Gallenblase seitlich vom Hauptverbindungskanale zwischen Leber und Darm und ist mit ihm nur durch einen Gang, den ductus cysticus, verbunden. Gelangen Typhusbazillen von der Niere her in die Harnblase, so können sie sich dort zwar vorübergehend vermehren, aber nicht dauernd halten, sondern werden regelmäßig nach einer gewissen Zeit mit dem Urinstrom aus der Harnblase herausgespült (A. Wassiljeff[2]). Ganz anders liegen die Verhältnisse bei der Gallenblase. Sind Typhusbazillen auf hepatogenem oder hämatogenem Wege in die Galle gelangt, so vermehren sie sich

[1]) Zentralbl. f. Bakt. Orig. Bd. 39 S. 624.
[2]) Zeitschr. f. Hyg. u. Inf. Bd. 55 S. 343.

auch hier in der für ihr Wachstum günstigen Umgebung; sie finden sich im ductus hepaticus und choledochus sowohl wie im ductus cysticus und in dem Gallenblaseninhalte. Der Umstand jedoch, daß die Gallenblase gewissermaßen wie der tote Rohrstrang einer Wasserleitung abseits vom Hauptrohr liegt, bringt es mit sich, daß sie nicht in der ausgiebigen Weise durchspült werden kann wie die Harnblase. Zudem wird sie unter normalen Verhältnissen niemals gänzlich entleert, so daß die zurückbleibenden Typhusbazillen sich immer wieder in der ständig von der Leber her nachströmenden Galle vermehren können.

Trotz der ungünstigen Verhältnisse tritt nun in den normal ablaufenden Fällen eine restitutio ad integrum ein. Die Entzündungsvorgänge gehen zurück, embolische Herde werden resorbiert, die Bazillen der Gallenwege durch die aus der Leber nachströmende frische Galle herausgespült.

Der örtliche Heilungsprozeß hält jedoch nicht immer mit der klinischen Genesung gleichen Schritt. Zu einer Zeit, wo der objektive Körperbefund und das subjektive Befinden des Kranken ihn als ganz gesundet erscheinen lassen, können die krankhaften Zustände der Gallenwege noch fortbestehen. Die bakteriologische Untersuchung ergibt dann oft noch Monate und Jahre nach der klinischen Genesung das Vorhandensein von Typhusbazillen im Stuhle, der Kranke ist zum Dauerausscheider geworden. In einzelnen Fällen treten schon während der Genesung oder bald danach Erscheinungen der Gallenblasenerkrankung auf, in anderen fehlen solche gänzlich.

Die geschilderte Art der Entstehung des Dauerträgers aus dem Typhuskranken ist die weitaus häufigste, wie durch Obduktionsbefunde und Operationsergebnisse bei Bazillenträgern nachgewiesen ist. Die Ausscheidung von Typhusbazillen im Stuhle nach klinischer Genesung kann jedoch manchmal auch durch Eiterungen, die sich außerhalb der Gallenwege infolge von Embolien entwickelt haben, zustande kommen (z. B. von der Bauchspeicheldrüse aus) oder darin eine Erklärung finden, daß in den Zotten und Zirkulärfalten des Dünndarms, im Blinddarm oder in dem Wurmfortsatze sich Typhusbazillen noch längere Zeit lebens- und vermehrungsfähig erhalten haben. Es muß außerdem sogar mit der Möglichkeit gerechnet werden, daß embolische Herde der Leber, der Gallenblase, der Bauchspeicheldrüse lange Zeit ruhen, erst Monate, vielleicht Jahre nach Ablauf der Erkrankung wieder zum Leben erwachen und nun erst in die zum Darme führenden Wege durchbrechen. Hat doch die Erfahrung gezeigt, daß posttyphöse Eiterungen der verschiedensten Organe noch Jahre nach überstandenem Typhus auftreten können. Einstweilen ist jedenfalls kein Grund vorhanden, den latenten Mikrobismus, dessen Bestehen für Knochenmark, Milz, Niere, Leber, die Geschlechtsorgane usw. sicher festgestellt ist, für die Gallenwege abzulehnen.

Aus dem Vorangeschickten geht hervor, daß es nicht angängig erscheint, die Entstehung der Dauerträgerschaft auf eine einheitliche Ursache zurückzuführen, wenn auch die bisherigen Erfahrungen dafür sprechen, daß in der Regel die Entwicklung des Dauerausscheiders aus dem — latent oder nachweisbar — an Typhus Erkrankten in der geschilderten Weise vor sich geht und die Gallenblase der Sitz des Bazillenherdes ist.

Die bisher mitgeteilten Obduktionsbefunde bei Bazillenträgern sind noch zu wenig zahlreich, um ein abschließendes Urteil zu gestatten. Beschrieben sind solche bisher von Levy und Kayser[1]), Grimme[2]), Hilgermann[3]), Kamm[4]), Loele[5]) und Brückner[6]). Außerdem wurde im vierten Vierteljahrsberichte 1906 der Anstalt Landau das Ergebnis der Sektion einer Bazillenträgerin mitgeteilt.

Brückner war der einzige, der weder in der Galle noch in anderen Körperteilen Typhusbazillen nachweisen konnte, ebensowenig waren anscheinend Veränderungen der Gallenblase und der Gallengänge vorhanden, da nichts darüber gesagt ist. Trotzdem hatte die Frau nach einer typhusverdächtigen Krankheit im Jahre 1907 ein Jahr lang Typhusbazillen im Stuhle ausgeschieden. Das Ergebnis der Sektion läßt den Schluß zu, daß bei dieser Trägerin entweder der Vegetationsort der Typhusbazillen überhaupt nicht in der Gallenblase gelegen war, wie das weiter oben ausgeführt wurde, oder daß die Heilung der während des Typhus vorhanden gewesenen Erkrankung der Gallenwege zwar eine vollständige war, aber doch so langsam erfolgte, daß die Bazillen erst etwa nach einem Jahre gänzlich aus der Galle verschwanden. Diese Beobachtung Brückners stimmt gut mit den Erfahrungen überein, die in der Anstalt Saarbrücken an Dauerausscheidern gemacht wurden. Hier wurde nämlich festgestellt, daß etwa innerhalb des ersten Jahres nach der Erkrankung eine Heilung garnicht so selten eintritt, daß dagegen bei Personen, die über diese Zeit hinaus Typhusbazillen ausscheiden, auf eine Heilung kaum noch zu rechnen ist. Bei diesen Personen ist offenbar die Entzündung der Gallenblase chronisch geworden.

Bei den anderen zur Obduktion gelangten Leichen von Bazillenträgern fanden sich mehr oder weniger hochgradige Veränderungen der Gallenblase; stets waren Steine vorhanden, in einigen Fällen war es zur Blasenperforation gekommen. Aus der Galle konnten Typhusbazillen regelmäßig, vereinzelt auch aus den Steinen, gezüchtet werden.

Den Untersuchungen von Bazillenträgern entsprechen die seit langer Zeit bekannten und in großer Zahl veröffentlichten Fälle von Cholecystitis typhosa, die zur Operation kamen. Gilbert und Girode[7]) beschrieben schon 1893 ein Empyem der Gallenblase, das sich im Anschluß an einen Typhus entwickelt hatte und 5 Monate nach der Erkrankung eröffnet wurde. Im Eiter wurden Typhusbazillen gefunden. v. Dungern[8]) teilte 1897 einen Fall mit, der wegen eines Gallensteinleidens operiert wurde und bei dem in der oberen Bauchgegend im Zusammenhange mit der Gallenblase ein Abszeß gefunden wurde, welcher Typhusbazillen enthielt. Hier lag die Er-

---

1) Münch. Med. Wochenschr. 1906 S. 2434.
2) Desgl. 1907 S. 1822.
3) Klin. Jahrb. Bd. 20 S. 103.
4) Münch. Med. Wochenschr. 1909 S. 1011.
5) Deutsche Med. Wochenschr. 1909 S. 1429.
6) Desgl. 1910 S. 2047.
7) Sem. méd. 1893 S. 550.
8) Münch. Med. Wochenschr. 1897 S. 699.

krankung bereits 15 Jahre zurück. Droba[1]) fand 1899 bei der Untersuchung von Gallensteinen und Gallenblaseninhalt einer Frau, die schon vor 17 Jahren Typhus durchgemacht hatte, Typhusbazillen, und zwei Jahre später machte Pratt[2]) Mitteilung von 5 Fällen von Cholecystitis typhosa, unter denen bei einem 7 Jahre vorher eine Typhuserkrankung vorgelegen hatte. Es dürfte keinem Zweifel unterstehen, daß die Mehrzahl dieser Kranken chronische Dauerbazillenträger waren. Über die Bedeutung dieser Befunde für die Epidemiologie des Typhus war man sich jedoch damals noch nicht klar. Erst Frosch[3]) sprach die Vermutung aus, daß die seit langer Zeit bekannten Typhushäuser und Typhusortschaften auf das Vorhandensein von Personen zurückzuführen seien, die im eigenen Körper (Darm oder Galle) Typhusbazillen längere Zeit beherbergen (vgl. S. 21). Durch die Arbeiten von v. Drigalski[4]) und besonders von Lentz[5]), Friedel[6]) u. a. fand diese Vermutung eine Bestätigung und Erweiterung, besonders bezüglich der Verbreitung dieser Bazillenträger. Daß als Vegetationsort der Bazillen bei chronischen Dauerbazillenträgern die Gallenblase anzusehen sei, konnten zuerst Forster und Kayser[7]) durch Untersuchungen an Leichen und durch Tierexperimente erweisen.

Das Ergebnis der wissenschaftlichen Forschung über die Entstehung der dauernden Bazillenausscheidung läßt sich dahin zusammenfassen, daß ein Teil der an Typhus Erkrankten durch das Fortbestehen typhöser Veränderungen am Gallensystem über die Rekonvaleszenz hinaus und durch den Übergang der Entzündung in ein chronisches Stadium zu Dauerausscheidern wird.

Außer diesen Personen, die nachweislich krank waren (Dauerausscheider), gibt es nun noch eine nicht geringe Zahl von chronischen Bazillenträgern, die niemals einen Typhus durchgemacht haben. Bei dem außerordentlich wechselvollen Bilde des Typhus abdominalis, von dem leichtesten Unwohlsein ohne Beeinträchtigung der Arbeitsfähigkeit bis zu den schwersten Krankheitserscheinungen, kann man wohl mit Recht annehmen, daß auch diese Träger früher einen latent verlaufenden Typhus überstanden haben, ohne daß sie sich dessen bewußt geworden wären. Die Entstehungsursachen sind bei ihnen die gleichen wie bei den Dauerausscheidern. Auch hier möge eine Beobachtung der Anstalt Saarbrücken zur Erläuterung angeführt werden. Eine Frau, die niemals an Typhus gelitten hatte, kam von außerhalb zur Pflege ihrer typhuskranken Tochter. Bei den Umgebungsuntersuchungen wurden bei ihr im Stuhle Typhusbazillen gefunden, 10 Tage später war die Gruber-Widalsche Reaktion in der Verdünnung $^1/_{20}$ negativ, nach weiteren 14 Tagen jedoch ausgesprochen positiv im Verhältnis von $^1/_{100}$. Inzwischen waren bei ihr nochmals Typhusbazillen im Stuhle nachgewiesen worden. Seit dieser Zeit waren alle weiteren Untersuchungen negativ. Subjektive Krankheitszeichen fehlten gänzlich. Diese Frau

1) Wien. klin. Wochenschr. 1899 S. 1141.
2) Baumgartens Jahresber. 1901 S. 219 u. 238.
3) Festschrift z. 60. Geburtstag von Rob. Koch S. 691.
4) Zentralbl. f. Bakt. Orig. Bd. 35 S. 776.
5) Klin. Jahrb. Bd. 14 S. 475.
6) Zeitschr. f. Med.-Beamte 1905 S. 61 u. Hyg. Rundschau 1906 S. 5.
7) Münch. Med. Wochenschr. 1905 S. 1473.

hatte offenbar einen latenten Typhus überstanden, allerdings ohne Dauerträgerin zu werden.

Es erhebt sich nun weiter die Frage, warum unter mehreren Kranken der eine zum Dauerausscheider wird, während andere, anscheinend unter den gleichen Bedingungen erkrankt, ganz gesunden.

Lentz[1]) wies zuerst auf die jetzt allgemein bekannte Tatsache hin, daß Frauen besonders zahlreich unter den Bazillenträgern und Dauerausscheidern vertreten sind, und machte wiederholte Wochenbetten, Überanstrengung, Stoffwechselstörungen, kurz Beeinträchtigungen des Allgemeinbefindens für die Entstehung der Trägerschaft verantwortlich. Im Einklang mit seinen Ansichten stehen die Befunde von Nieter und Liefmann[2]), Eccard[3]) u. a., die auf die verhältnismäßig große Verbreitung der Bazillenträger in Irrenanstalten aufmerksam machten. Nieter und Liefmann fanden unter 250 Insassen 7 Dauerträgerinnen, in den Anstalten des Bekämpfungsgebiets befinden sich in F. 8, in K. 7, in S. 10 Bazillenträger. Es darf wohl angenommen werden, daß Menschen, die seelischen Ausnahmezuständen und Schwankungen unterworfen sind, Beeinträchtigungen des Allgemeinbefindens in erhöhtem Maße ausgesetzt sind, die den Grund legen für eine dauernde Ansiedlung der Typhusbazillen im Körper. Wenn Grimme[4]) meint, die Häufigkeit dieser Befunde in Irrenanstalten beruhe darauf, daß nur in solchen Anstalten planmäßige Untersuchungen möglich sind, so kann ich dieser Ansicht nicht beipflichten. Gegen die Richtigkeit seiner Auffassung sprechen sowohl die Beobachtungen Minellis[5]), der unter 250 Gefängnisinsassen nur 1 Bazillenträger fand, wie auch die Erfahrungen bei Umgebungs- und Nachuntersuchungen.

Forster[6]) zog aus der Beobachtung, daß das Verhältnis zwischen Frauen und Männern sowohl bei den Erkrankungen der Gallenwege wie unter den chronischen Bazillenträgern und Dauerausscheidern das gleiche ist, den Schluß, daß die Gründe für die Entstehung beider Leiden die gleichen seien, eine Ansicht, die sehr viel Wahrscheinlichkeit für sich hat. Ein kurzes Eingehen auf die Ursachen der Gallensteinerkrankung dürfte sich deshalb verlohnen.

Die Galle und die Gallenwege sind normalerweise keimfrei (H. Quincke und G. Hoppe-Seyler)[7]). Auch bei Abwesenheit von Bakterien und ohne Entzündung können sich bei einfacher Gallenstauung Cholesterinsteine bilden (Bacmeister)[8]). Diese Stauung tritt nun bei Frauen wesentlich leichter ein durch die Einwirkung des Korsetts, die sich bekanntlich bis zur Abschnürung ganzer Leberlappen steigern kann, auf die Leber und die zugehörigen Gallenwege. Die Schwangerschaft und ihre Folgen, Enteroptose und Zerrungen am ligamentum hepatoduodenale, erhöhen

---

[1]) Klin. Jahrb. Bd. 14 S. 475.
[2]) Münch. Med. Wochenschr. 1906 S. 1611.
[3]) Desgl. 1910 S. 129.
[4]) Desgl. 1908 S. 16.
[5]) Zentralbl. f. Bakt. Orig. Bd. 41 S. 406.
[6]) Münch. Med. Wochenschr. 1908 S. 1.
[7]) Die Krankh. d. Leber in Nothnagels Spez. Path. und Therap. 1899.
[8]) Münch. Med. Wochenschr. 1908 S. 211, 283, 339.

die Disposition für Stauungen des Gallenabflusses ebenfalls, so daß in diesen Ursachen wohl die Gründe für die häufigere Beteiligung der Frauen an der Gallensteinkrankheit liegen dürften.

Erscheinungen von seiten der Gallensteine fehlen meist gänzlich; die Steine werden nicht selten als Nebenbefund bei Obduktionen vorgefunden. Sie wurden in München (Bollinger-Rother) bei 1034 Sektionen 66 mal, also bei 6,3 %, nachgewiesen, in Kopenhagen nach Poulsen bei 91 722 Sektionen 347 mal, also bei 3,7 %, nach Conradi bei 4000 Sektionen (mit Ausschluß der Kinder unter 1 Jahre) 97 mal, also bei 2,4 %. Halk fand sie bei 4140 Sektionen über 50 Jahre alter Personen in 29 %, Hünerhoff (Göttingen) beziffert das Vorkommen auf 4,4 %, Fiedler (Dresden) auf 7 %, Frank (Wien) auf 10 %, Schröder (Straßburg) auf 12 %, Roth (Basel) auf 9 bis 10 %, Schloth (Erlangen) auf 4 %, Peters (Kiel) auf 6 %. Nach Poulsen hatten nur 9 % der mit Gallensteinen behafteten Personen nachweisbar an Cholelithiasis gelitten (zitiert nach Quincke und Hoppe-Seyler[1]). Eine immerhin erhebliche Anzahl von Menschen (4 bis 6 %) beherbergt nach diesen umfangreichen Beobachtungen Steine in der Gallenblase, 90 % von ihnen ohne Beschwerden.

Geraten eitererregende Mikroorganismen, zu denen auch der Typhusbazillus zu rechnen ist, bei Anwesenheit von Gallensteinen in die Gallenwege hinein, so kommt es zur eitrigen Cholangitis und ihren schweren Folgezuständen (Quincke und Hoppe-Seyler). Diese Bedingungen sind nun beim Typhus gegeben, die Folgen sind chronische Entzündungen der Gallenwege und dauernde Ansiedlung der Typhusbazillen.

Bei der auffallend großen Zahl von anscheinend gesunden Gallensteinträgern darf man annehmen, daß ein erheblicher Teil der Typhuskranken schon vor der Erkrankung Steine in der Gallenblase beherbergt hat, ein Umstand, der die Entstehung einer chronischen Entzündung der Gallenblase zum mindesten begünstigt.

Jedenfalls gibt die ungefähre Übereinstimmung zwischen der Zahl der gesunden Gallensteinträger (4 bis 6 %) und der im Anschluß an einen Typhus sich zu Dauerausscheidern ausbildenden Personen (5 %) der Vermutung Raum, daß mindestens ein großer Teil von Typhuskranken durch das latente Vorhandensein von Gallensteinen gewissermaßen zum chronischen Dauerausscheider veranlagt ist.

Weiter spricht dafür die Beobachtung, daß Gallensteine im höheren Lebensalter viel häufiger vorgefunden werden als bei jungen Personen, daß aber auch die Wahrscheinlichkeit für Kranke, Dauerausscheider zu werden, mit den Jahren erheblich zunimmt (Prigge[2]), Fornet[3]), vgl. auch Tabelle 2, S. 308).

Als drittes Argument wäre noch anzuführen (s. o.), daß das Zahlenverhältnis der Frauen zu den Männern unter den latenten Gallensteinträgern etwa demjenigen

[1]) Die Krankh. d. Leber in Nothnagels Spec. Path. u. Therap. 1899.

[2]) Klin. Jahrb. Bd. 22 S. 245.

[3]) Münch. Med. Wochenschr. 1910 S. 218.

bei chronischen Bazillenträgern und Dauerausscheidern entspricht. Nach Fiedler ist dies Zahlenverhältnis bei Gallensteinen 15:4, nach Roth 5:2, Rother 9,9:3,9, Schröder 20,6:4,4, Peters 9:3 (zitiert nach Quincke und Hoppe-Seyler). Nach der Tabelle 1 auf S. 307 entfallen auf 210 Frauen unter den chronischen Bazillenträgern und Dauerausscheidern 51 Männer (8:2).

Leichenöffnungen bei Bazillenträgern sind bisher fast ausnahmslos erst so lange nach der Typhuserkrankung vorgenommen worden, daß an den Steinen nicht mehr zu erkennen war, ob sie schon vor dem Ausbruch des Typhus vorhanden waren. In dem Falle von Loele[1]) wurden jedoch bereits kurz nach dem Ablauf der typhösen Erkrankung Gallensteine festgestellt; bei der 3 Monate nach dem Verschwinden der klinischen Krankheitserscheinungen vorgenommenen Sektion wurden 21 Steine gefunden, von denen 12 etwa Haselnußgröße erreicht hatten. Hier waren offenbar schon Gallensteine vor der Erkrankung vorhanden, hatten aber bisher Erscheinungen nicht veranlaßt. Von Hilgermann[2]) wird angegeben, daß bei einer Kranken, die 8 Wochen nach Ablauf eines Typhus wegen Gallensteine operiert wurde, ein Stein von Walnußgröße sich in der Gallenblase fand, der wahrscheinlich schon vor der Erkrankung vorhanden war. Bei einer zweiten Bazillenträgerin wurde 9 bis 10 Wochen nach Ablauf der Erkrankung die Cholecystektomie wegen Gallensteinbeschwerden vorgenommen. Die Blase enthielt etwa 20 erbsengroße Steine.

Aber auch während der Erkrankung kann sich die Steinbildung entwickeln. Nach Bacmeister[3]) tritt der Ausfall von Cholesterinkristallen leichter ein, wenn zur Stauung noch die Anwesenheit von Bakterien oder Zellelementen hinzukommt. Es muß allerdings vorausgesetzt werden, daß die hauptsächlichen Ursachen für diese Stauung — das Korsetttragen bei Frauen, bei Männern vielleicht das Zusammenschnüren der Beinkleider mit einem Lederriemen — bereits dauernde Folgeerscheinungen hervorgerufen haben, weil, wenigstens bei bettlägerigen Kranken, die Wirkung der Zusammenschnürung für die Zeit der Erkrankung ausgeschaltet ist. Beim Typhuskranken sind nun fast immer in der Galle Bakterien und abgestoßene Epithelien als Begleiterscheinung der meist vorhandenen Entzündung nachweisbar, es kann somit auch sekundär bei Stauung des Gallenabflusses zur Konkrement- und Steinbildung und zur dauernden Entzündung und Ansiedlung der Typhusbazillen kommen.

Die Verbreitung der Typhusbazillenträger und Dauerausscheider ist allgemein. Sie sind sowohl in England und Frankreich wie in Amerika, Indien und Japan gefunden worden; überall dort, wo der Typhus endemisch herrscht, sind sie vorhanden. An andrer Stelle ist bereits angegeben, daß etwa 5 % der Typhuskranken Dauerausscheider bleiben. Bei einer Bevölkerungsziffer von rund 60000000 Menschen und einer Morbidität von 0,93 ‰ (Klinger)[4]) würde sich die Zahl der jährlich neu entstehenden Dauerausscheider in Deutschland auf etwa 3000 be-

---

[1]) Deutsche Med. Wochenschr. 1909 S. 1429.
[2]) Klin. Jahrb. Bd. 20 S. 103.
[3]) Münch. Med. Wochenschr. 1908 S. 211, 283, 339.
[4]) Arb. a. d. Kaiserl. Gesundheitsamte Bd. 30 S. 584.

laufen. Zu diesen wären noch diejenigen chronischen Bazillenträger hinzuzurechnen, welche eine nachweisliche Erkrankung nicht durchgemacht haben, sie verhalten sich zu den Dauerausscheidern etwa wie 3:7 (vgl. Tabelle 1 auf S. 307). Der Gesamtzuwachs an chronischen Bazillenträgern und Dauerausscheidern würde demnach in Deutschland jährlich etwa 4300 (0,7 auf 10000) betragen. Diese Zahlen sind gewiß nicht ganz zuverlässig, geben aber immerhin einen Anhalt für die Verbreitung der Bazillenträger. Berücksichtigt man, daß von diesen Personen die meisten dauernd weiter ausscheiden, ohne im bakteriologischen Sinne zu genesen, so erhellt daraus ohne weiteres, daß die Zahl der wirklich vorhandenen Träger um ein mehrfaches höher anzusetzen ist.

Im Kreise Saarbrücken mit rund 250000 Einwohnern sind der Anstalt bis jetzt 38 chronische Bazillenträger und Dauerausscheider bekannt (1,5 auf 10000). Es braucht wohl nicht besonders hervorgehoben zu werden, daß auch diese Zahl noch nicht alle wirklich vorhandenen Träger anzeigt.

Wenn nun auch die angegebenen Zahlen an sich im Verhältnis zur Bevölkerungsziffer gering erscheinen, so ist die Gefährlichkeit der Bazillenträger doch keineswegs zu unterschätzen. Im Gegensatze zum Kranken, der an das Bett gefesselt ist, ist der Bazillenträger keinen Verkehrsbeschränkungen unterworfen. Überall, wo er auftaucht, streut er, ohne daß seine Umgebung gewarnt ist und sich zu schützen vermag, große Mengen von Typhusvirus um sich. Dieser Zustand ist, einmal chronisch geworden, kaum zu beseitigen; volle Virulenz der Keime vorausgesetzt, kann der Bazillenträger in einigen Jahren die Umgebung mehr gefährden, als dies Dutzende von Typhuskranken vermögen, die immer nur verhältnismäßig kurze Zeit ansteckungsfähig bleiben. Die unheimliche Tätigkeit der Bazillenträger kann man am besten dort beurteilen, wo sie seßhaft sind. Man weiß heute, daß das endemische Auftreten von Typhuserkrankungen in einzelnen Häusern und Ortschaften stets an das Vorhandensein von chronischen Bazillenträgern oder Dauerausscheidern geknüpft ist. Zahlreiche Veröffentlichungen und Erfahrungen bei der gemeinsamen Bekämpfung liefern den Beweis, daß man in Typhushäusern und Typhusortschaften das Vorhandensein von Bazillenträgern nicht nur vermuten, sondern als sicher annehmen darf.

In den Typhushäusern läßt sich fast stets in gleicher Weise feststellen, wie der chronische Bazillenträger zunächst seine nähere Umgebung infiziert, wie, oft nach jahrelangen Pausen, bald der eine Angehörige oder Wohnungsgenosse angesteckt wird, bald der andere, während manche von der Erkrankung dauernd verschont bleiben und immun werden. Infolge dieser Immunisierung der Umgebung kommt es dann zu der bekannten Erscheinung, daß nur noch neu zuziehende Personen, z. B. Dienstboten, und zwar meist ausnahmslos erkranken. Diese Eigenart der Typhushäuser ist manchmal so ausgesprochen, daß sie auch dem Nichtarzt auffällt und es oft schwer wird, für derartige Häuser Dienstpersonal zu bekommen.

In größeren Ortsteilen hat Frosch[1]) die gleichen Beobachtungen machen können. Nach einer ausgedehnten Epidemie in W., bei der offenbar alle zur Er-

[1]) Festschrift z. 60. Geburtstag von Rob. Koch S. 691.

krankung disponierten Personen von der Seuche befallen waren, trat eine „regionäre Immunität“ ein, die zur Folge hatte, daß in dem betreffenden Ortsgebiete nur neu hinzuziehende Personen erkrankten, da sie von den aus der Epidemie zurückgebliebenen Bazillenträgern infiziert wurden. Was sich bei den Typhushäusern in engen Grenzen abspielt, vollzog sich hier im großen.

Wie in ganzen Ortschaften die konsequente Durchuntersuchung der Bewohner zur Aufdeckung der Quelle des endemischen Typhus in Gestalt von Bazillenträgern führt, hat Schumacher[1]) in Cröv (Kreis Wittlich) gezeigt. Jahrelang waren in der Ortschaft Einzelfälle und Kontaktketten aufgetreten, die in ihrem Ursprung nicht genügend geklärt werden konnten. Durch die Untersuchung der ganzen Einwohnerschaft und die Verfolgung der vorhandenen Infektionsmöglichkeiten an Ort und Stelle wurden 7 neue Dauerbazillenträger festgestellt, auf die sich noch nachträglich ein großer Teil der Erkrankungen (44,4 %) direkt oder indirekt zurückführen ließ. (Vgl. S. 187.)

Die Frage zu entscheiden, wieviel Typhusfälle durch Bazillenträger und wieviel durch Typhuskranke veranlaßt sind, ist außerordentlich schwierig, ja z. Z. fast unmöglich.

Wenn die Vorbedingungen für die Aufklärung der Typhusfälle infolge der langen und erheblich schwankenden Inkubationszeit häufig schon denkbar ungünstig liegen, so muß das besonders der Fall sein, wenn die Erkrankung nicht durch einen anderen Typhuskranken, der bei den Nachforschungen kaum unentdeckt bleibt, veranlaßt ist, sondern durch einen Gesunden, der gar nicht zur näheren Umgebung zu gehören braucht und von dessen Gefährlichkeit niemand etwas ahnt. Es kommt hinzu, daß die Infektion auf weite Entfernungen, besonders durch Nahrungsmittel, erfolgen kann, oder daß der Bazillenträger sich nicht dauernd an einem Orte aufhält, sondern bald hier bald dort seinen Beruf ausübt, wie es mehrfach bei Dienstboten beobachtet ist. Wir haben dann ein umgekehrtes Verhältnis wie bei den Typhushäusern; während hier der Bazillenherd fix ist und nur die Personen, die in seinen Bereich kommen, in Mitleidenschaft zieht, trägt dort der Dauerausscheider als wandernde Ansteckungsquelle die Krankheitskeime von Ort zu Ort, von einer Familie zur anderen, bald hier bald dort Infektionen verursachend, von denen sich Kontaktketten weiter entwickeln können, die wieder neue Dauerträger schaffen.

Trotzdem ist die Entdeckung des Trägers unschwierig, wenn er überall und in großer Zahl Infektionen veranlaßt. Das ist aber durchaus nicht immer der Fall, und gerade der Umstand, daß manchmal Jahre vergehen, ehe es zu einem Kontakte kommt, daß die Familie häufig immun ist und die Infektionen oft fernstehende Personen betreffen, kann die Auffindung des Bazillenträgers erschweren oder unmöglich machen.

Die Aufklärung der Infektionsquelle gelingt in etwa 40 % der Fälle. Die meisten Erkrankungen werden auf andere Kranke zurückgeführt, auf die Ansteckung durch Bazillenträger entfallen nur sehr wenige, nach Frosch[2]) $^1/_{14}$ aller Kontakt-

[1]) Klin. Jahrb. Bd. 22 S. 263.

[2]) Klin. Jahrb. Bd. 19 S. 537.

infektionen, nach Klinger[1]) etwa $^1/_{11}$. Es könnte auch nach diesen Angaben scheinen, als ob die Bedeutung der Bazillenträger bei der Weiterverbreitung des Typhus nur untergeordnet wäre. Berücksichtigt man aber, wie außerordentlich schwierig sich die Auffindung der Träger gestalten kann, wie es oft unmöglich ist, vom Kranken aus festzustellen, welcher von den zahlreichen gesunden Menschen in seiner näheren oder weiteren Umgebung die Brutstätte der Bazillen in sich birgt, so gewinnt die Zahl der unaufgeklärten Fälle für uns eine andere Bedeutung. Die aufgeklärten Fälle werden zumeist auf Kranke zurückgeführt, weil deren Ermittlung verhältnismäßig leicht ist, die unaufgeklärten sind mit Wahrscheinlichkeit zum großen Teil auf die verborgene Tätigkeit unbekannt gebliebener Bazillenträger zurückzuführen. Auch für die Richtigkeit dieser Behauptung hat Schumacher den Beweis erbracht; er konnte in Cröv durch die Feststellung von 7 neuen Bazillenträgern sämtliche Fälle aufklären, während ursprünglich nur bei 51,1 % die Ansteckungsquelle bekannt geworden war.

Die Gefährlichkeit der Bazillenträger tritt besonders dann hervor, wenn sie Gelegenheit finden, Nahrungsmittel zu infizieren, auf deren Genuß größere Menschenmassen angewiesen sind. Besonders scheint es die Milch zu sein, die, durch die Hand des gesunden, im Gegensatze zum Typhuskranken arbeitsfähigen Trägers infiziert, in Sammelmolkereien gelangt und von hier aus zahlreiche Ansteckungen veranlaßt. Es seien hier die Veröffentlichungen von Kayser[2]), Kossel[3]), Stott[4]), Woodward[5]), Scheller[6]), Haskell[7]) und Mandelbaum[8]) genannt, denen hier noch eine Beobachtung des Berichterstatters beigefügt werden soll. Innerhalb 3 Jahre kamen bald ganz vereinzelt bald gruppenweise in der Ortschaft A. 42 Typhusfälle vor. Schon die ersten Erkrankungen deuteten auf die Möglichkeit einer Milchinfektion hin; die Anstalt benachrichtigte von ihrem Verdachte die Nachbarstation, aus deren Gebiete die Milch bezogen wurde. Es konnte jedoch in dem Hause, aus dem die Milch stammte, nichts Verdächtiges gefunden werden. Auch später verliefen wiederholte, auf Veranlassung der Anstalt vorgenommene Ermittlungen am Orte der Bezugsquelle ergebnislos. Da inzwischen der Verdacht, daß es sich um eine Übertragung durch Milch handelte, zur Gewißheit geworden war, obwohl niemals der Nachweis von Typhusbazillen in dem verdächtigen Nahrungsmittel gelungen war, wurde schließlich die Händlerin veranlaßt, die Milch von einem anderen Lieferanten zu beziehen. Die verdächtige Milch blieb nun jenseits der Grenze und wurde an eine Frau in einem Nachbarorte geliefert; 12 Tage später erkrankte die neue Händlerin und fast gleichzeitig mit ihr 5 andere Personen, die diese Milch ungekocht genossen hatten. Nun wurden erneut Ermittlungen vor-

---

1) Arb. a. d. Kaiserl. Gesundheitsamte Bd. 30 S. 584.
2) Desgl. Bd. 24 S. 176.
3) Deutsche Med. Wochenschr. 1907 S. 1584.
4) Lancet 1910 Vol. II S. 793.
5) Journ. of Americ. med. Assoc. 1909 S. 749.
6) Zentralbl. f. Bakt. Orig. Bd. 46 S. 385.
7) Journ. of Americ. med. Assoc. 1908 S. 846.
8) Münch. Med. Wochenschr. 1908 S. 19.

genommen, und in einer 65jährigen Dauerausscheiderin, die öfters die Kühe gemolken hatte, konnte die Ursache der zahlreichen Erkrankungsfälle gefunden werden.

In welchem Umfang in der Küche beschäftigte Bazillenträger zu Epidemien Veranlassung geben können, zeigen die Arbeiten von Friedel[1]), Dennemark[2]) u. a.

Die Veröffentlichungen über Kontaktinfektionen durch Bazillenträger sind so zahlreich, daß ein Eingehen auf einzelne Arbeiten nicht möglich ist. Es möge nur hervorgehoben werden, daß die Übertragung durch Kontakt seitens der Bazillenträger etwa von derselben Bedeutung ist wie seitens der Kranken.

Aber nicht nur für ihre Umgebung bilden die Bazillenträger eine Gefahr, sondern sie können sich mit ihren eigenen Bazillen von neuem infizieren, erkranken und sogar der Krankheit erliegen. Wahrscheinlich erfolgt die Reinfektion vom Darme aus; theoretisch möglich ist auch bei einer gleichzeitig bestehenden Erkrankung der Gallenwege eine Rückstauung der mit Typhusbazillen behafteten Galle und bei Einklemmung eines Steines ein Übertritt von Krankheitskeimen in den Kreislauf von der Leber aus. Die von Levy und Kayser und Grimme obduzierten Bazillenträger waren beide einer derartigen Auto-Reinfektion erlegen.

Die auffallende, nicht seltene Beobachtung, daß Dauerträger, die massenhaft Typhusbazillen entleeren, trotzdem keine Infektionen veranlassen, haben die Vermutung entstehen lassen, daß die Virulenz der Typhusbazillen bei Bazillenträgern häufig nur gering ist oder doch zum mindesten Schwankungen unterliegt. Nach Levy und Wieber[3]) gewinnen die Typhusbazillen ihre Virulenz zurück, wenn sie in Nahrungsmittel — besonders Milch — gelangen, die für sie einen günstigen Nährboden bilden (vgl. S. 222). Der Allgemeingültigkeit dieser Vermutung widersprechen die Befunde Schellers, der unter 40 Personen, die auf den Genuß einer durch eine Bazillenträgerin infizierten Milch angewiesen waren, 17 vorübergehend Typhusbazillen bei sich beherbergende Menschen feststellte, bei denen keine Erkrankung erfolgte. Auch die Untersuchung von Bazillenträgerstämmen auf ihre Virulenz im Tierversuche, die von Lentz im Institute für Infektionskrankheiten in Berlin vorgenommen wurde, ließ Krankenstämmen gegenüber keine wesentlichen Unterschiede erkennen.

In einer aus der Anstalt Saarbrücken hervorgegangenen, in der „Zeitschrift für Immunitätsforschung" erschienenen Arbeit „Ein Beitrag zur Biologie des Typhusbazillus" (1911 Bd. 9 Heft 2) konnte Schlemmer nachweisen, daß chronische Bazillenträger bisweilen zu verschiedenen Zeiten Bazillen ausscheiden, die in Bezug auf Bakterizidierbarkeit wesentlich voneinander abweichen. Wenn auch aus diesen Schwankungen in der Serumfestigkeit kein sicherer Rückschluß auf die wechselnde Virulenz der Stämme gezogen werden kann, so sind doch Beziehungen zwischen beiden Eigenschaften sehr wohl denkbar.

Einstweilen muß die klare Beantwortung dieser Frage noch zurückgestellt werden. In gesundheitspolizeilicher Hinsicht sind Bazillenträger und Typhuskranke als gleich gefährlich für ihre Umgebung anzusehen.

---

[1]) Zeitschr. f. Med.-Beamte 1905 S. 61.

[2]) Zentralbl. f. Bakt. Orig. Bd. 54 S. 374.

[3]) Zentralbl. f. Bakt. Orig. Bd. 43 S. 419.

Von den Verfahren der bakteriologischen Untersuchung kommen für das Blut in Betracht: 1. Die Gruber-Widalsche Reaktion. 2. Die Bestimmung des opsonischen Index. 3. Das Komplementablenkungsverfahren.

Da die Stuhl- und Harnuntersuchung nicht immer Aufschluß darüber gibt, ob eine verdächtige Person Bazillenträgerin ist oder nicht, ist man öfters gezwungen, nach spezifischen Reaktionskörpern im Blute zu suchen. An erster Stelle steht hier der Nachweis von Agglutininen. Unter 89 chronischen Bazillenträgern und Dauerausscheidern der Anstalten in Trier, Straßburg und Saarbrücken trat bei 70 in der Serumverdünnung von $^1/_{100}$ Agglutination ein (rund 80 %). Der höchste beobachtete Titer betrug $^1/_{10000}$, 8 Jahre nach der Erkrankung (Untersuchungsanstalt Straßburg). Bei einzelnen war die Reaktion erst negativ, später positiv, oder umgekehrt. Die Bedeutung der Probe ist auch dann noch unverkennbar, wenn man berücksichtigt, daß unter den Untersuchten die meisten Personen früher Typhus überstanden hatten. Der positive Ausfall beschränkt sich jedoch durchaus nicht auf diese, sondern tritt auch bei chronischen Bazillenträgern ein, die früher nie typhuskrank waren.

Nach Gaehtgens[1]) läßt sich bei chronischen Bazillenträgern und Dauerausscheidern in der Regel eine beträchtliche Erhöhung des opsonischen Index nachweisen. Agglutinine und Opsonine kommen bei ihnen zwar häufig, aber nicht immer gleichzeitig vor (vgl. S. 215). Auch Hamilton[2]) fand bei 7 Bazillenträgern den opsonischen Index sehr hoch, ebenso kamen Ledingham, Davies und Hall[3]) zu günstigen Untersuchungsergebnissen. Bei negativem Widal und Versagen des Nachweises von Typhusbazillen läßt sich die Methode demnach in der bakteriologischen Diagnostik sehr wohl verwerten.

Das Komplementbindungsverfahren gibt dagegen bei Bazillenträgern schlechte Ergebnisse (Chr. Schöne)[4]). Da es außerdem sehr umständlich ist, kann seine Anwendung für die Praxis nicht empfohlen werden.

Der Nachweis von Typhusbazillen im Blute ist meines Wissens bei gesunden chronischen Bazillenträgern noch nicht gelungen. Bei negativem Widal und Fehlen der Bazillen in den Entleerungen würde ihre Auffindung noch nicht für chronische Trägerschaft sprechen, da sie, wenn auch selten, im Blute Gesunder vorübergehend kreisen können. Immerhin würde ein derartiger Befund zur genauen Untersuchung der betreffenden Persönlichkeit Veranlassung geben müssen.

Den breitesten Raum nehmen naturgemäß bei der Feststellung der Bazillenträger die Stuhl- und Harnuntersuchungen ein. Das Verfahren ist das gleiche wie bei Kranken (vgl. S. 186). Es finden sich nun bei den Stuhlausscheidern bemerkenswerte Unterschiede in der Art der Ausscheidung. Bei einigen gelingt es fast regelmäßig, die Typhusbazillen in großer Menge nachzuweisen, während bei anderen die Auffindung nur in großen Zwischenräumen und dann auch häufig nur vereinzelt erfolgt. Zwischen beiden Grenzfällen gibt es zahlreiche Übergänge. Je ein Beispiel beider Arten sei hier aufgeführt:

---

[1]) Deutsche Med. Wochenschr. 1909 S. 1337.
[2]) Journ. of Americ. med. Assoc. 1910 S. 704.
[3]) Brit. med. Journ. 1908 Vol. II S. 1173.
[4]) Münch. Med. Wochenschr. 1908 S. 1063.

K. Sch., 31 Jahre alt, weiblich. Typhuserkrankung Anfang Mai 1905						M. Sch., 38 Jahre alt, weiblich. Typhuserkrankung Oktober 1904					
Tag der Untersuchung	des Stuhles	des Harnes	Tag der Untersuchung	des Stuhles	des Harnes	Tag der Untersuchung	des Stuhles	des Harnes	Tag der Untersuchung	des Stuhles	des Harnes
12. 7. 09	+	—	7. 2. 10	+	—	3. 4. 07	+	+	3. 5. 09	+	—
20. 7. 09	+	—	5. 3. 10	+	+	12. 9. 07	—	—	7. 6. 09	—	—
30. 7. 09	+	+	9. 4. 10	+	—	16. 10. 07	—	—	6. 8. 09	—	—
9. 8. 09	+	+	10. 5. 10	+	—	20. 11. 07	—	—	6. 9. 09	—	—
14. 8. 09	+	+	4. 6. 10	+	—	6. 1. 08	—	—	7. 10. 09	—	—
23. 8. 09	+	+	6. 7. 10	+	+	6. 2. 08	—	—	5. 11. 09	—	—
3. 9. 09	—	—	5. 8. 10	+	—	2. 3. 08	—	—	6. 12. 09	—	—
6. 10. 09	+	—	7. 9. 10	+	—	4. 4. 08	—	—	11. 1. 10	—	—
4. 11. 09	+	—	6. 10. 10	+	+	6. 5. 08	—	—	7. 2. 10	—	—
3. 12. 09	+	—	7. 11. 10	+	+	4. 9. 08	—	—	5. 3. 10	—	—
7. 1. 10	+	+	8. 12. 10	+	—	16. 12. 08	—	—	12. 4. 10	—	—
						30. 12. 08	—	—	9. 6. 10	—	—
						5. 1. 09	—	—	9. 7. 10	—	—
						5. 2. 09	+	—	5. 8. 10	+	—
						5. 3. 09	—	—	6. 9. 10	+	—
						5. 4. 09	—	—	7. 10. 10	—	—

Von 92 Trägern der Anstalten L. und S. waren 40 den beständigen, 43 den periodischen Ausscheidern zuzurechnen, 9 schieden bald mit Unterbrechungen, bald dauernd aus. Die Zeitabstände zwischen den einzelnen positiven Untersuchungen sind meist unregelmäßig lang, betragen im Durchschnitt indes gewöhnlich nur 2 bis 5 Monate. Doch sind ausnahmsweise auch freie Abschnitte bis zu 3 Jahren beobachtet worden (Prigge)[1]. Die Ursachen für die Unterbrechung der Ausscheidung sind vielleicht darin zu suchen, daß eingeklemmte Gallensteine, die bei Dauerträgern wahrscheinlich stets vorhanden sind, vorübergehend den Abfluß der bazillenhaltigen Galle verhindern. Möglich ist auch, daß die Typhusbazillen in den unteren Darmabschnitten bei chronischer Stuhlverstopfung, die ja bei älteren Frauen häufig ist, von saprophytischen Keimen überwuchert werden und nur dann bis zum Darmende gelangen, wenn vorübergehend leichterer Stuhlgang oder Durchfall eintritt. Daß Darmstörungen bei Bazillenträgern nicht selten vorkommen, hat schon Lentz[2]) erwähnt. Die Durchfälle werden anscheinend unmittelbar durch die Typhusbazillen oder ihre Toxine hervorgerufen, wenigstens sah Dehler[3]) bei einer geisteskranken Trägerin, die an chronischem Durchfall verbunden mit Mastdarmvorfall litt, nach der Cholecystotomie und dem Verschwinden der Typhusbazillen aus dem Stuhle beide Erscheinungen völlig verschwinden.

Es bedarf keines besonderen Hinweises, daß die Feststellung der Trägerschaft bei periodischen Ausscheidern besonders schwierig ist. Nur fortlaufende Untersuchungen

---

[1]) Klin. Jahrb. Bd. 22 S. 245.

[2]) Desgl. Bd. 14 S. 475.

[3]) Münch. Med. Wochenschr. 1907 S. 779 und 2134.

der verdächtigen Personen können hier zum Ziele führen. Sind solche einmal als Dauerträger erkannt, so dürfen sie nicht wieder aus den Augen gelassen werden.

Die Aufgabe, Bazillenträger von der Notwendigkeit weiterer Untersuchungen zu überzeugen, ist nicht immer leicht. Bisweilen werden sie der dauernden Überwachung müde und verweigern die weitere Hergabe von Stuhl und Harn, oder sie füllen die Gefäße mit Material, das von anderen Personen stammt. In beiden Fällen ist aber trotzdem eine weitere Kontrolle möglich durch Untersuchung des Abortgrubeninhalts auf Typhusbazillen, ein Verfahren, das zuerst von Mosebach[1]) mit Erfolg angewendet wurde und auch im Gebiete der Anstalt D. zur Auffindung zweier neuer Bazillenträger führte.

Bei der Untersuchung werden bei den verschiedenen Trägern im allgemeinen Typhusbazillenstämme gefunden, die zwar innerhalb gewisser Grenzen verschieden hoch durch Immunsera agglutiniert werden, sonst aber nichts von der Regel Abweichendes bieten. Nur bei einer Bazillenträgerin der Anstalt Saarbrücken wird fast bei jeder Untersuchung der gleiche eigenartige Befund gemacht: ein Teil der Kolonien ist auf der Lackmusmilchzuckerplatte gleichmäßig gut ausgebildet, von normaler Größe und mäßiger Durchsichtigkeit, während eine etwa gleich große Zahl von Kolonien nur etwa halb so groß und fast glasklar erscheint. Beide Typen sind auf den ersten Blick deutlich zu unterscheiden, Übergänge zwischen ihnen fehlen. Auch in der Agglutinationsfähigkeit sind erhebliche Unterschiede insofern vorhanden, als der größer wachsende Stamm stärker durch verschiedene Immunsera beeinflußt wird. Über Abweichungen in der Agglutinierbarkeit der bei einer und derselben Person gefundenen Typhusstämme hat schon Scheller[2]) berichtet; deutliche Wachstumsunterschiede sind dagegen bei einem und demselben Träger bisher nicht veröffentlicht worden. Ob es sich hierbei um Degenerationserscheinungen eines Stammes handelt, oder ob die Frau sich zweimal infiziert hat und beide Arten zur Ansiedlung gekommen sind, war nicht zu entscheiden. Kontaktfälle, bei denen sich vielleicht beide Bakterienarten wiederfinden ließen, sind bisher von der Frau, die seit 3½ Jahren unter Beobachtung steht, nicht ausgegangen.

Bemerkenswert ist ferner, daß eine große Zahl der unter Beobachtung stehenden chronischen Dauerträger (60 %) nicht nur mit den Stuhlentleerungen die Typhusbazillen ausscheidet, sondern daß sie sich bei ihnen von Zeit zu Zeit, meist ganz vorübergehend, auch im Harne finden. Die Keime gelangen wahrscheinlich aus dem Darme gelegentlich in den Kreislauf und werden durch die Nieren ausgeschieden, ohne daß ihr Eindringen in die Blutbahn eine Erkrankung zur Folge hat.

Bei einem Teile der Dauerträger sind Erscheinungen von seiten der Gallenblase vorhanden, die ihre Erklärung in den innigen Beziehungen der Gallenwege zur Dauerbazillenträgerschaft finden. Umgekehrt geben auch solche Personen, die an Beschwerden von seiten der Gallenblase leiden, bei der Suche nach Bazillenträgern in der Umgebung von Typhuskranken oft wichtige Hinweise. Aber auch ohne daß Ansteckungen hervorgerufen sind, verlohnt es sich der Mühe, grundsätzlich bei Gallensteinleidenden durch

[1]) Zentralbl. f. Bakt. Orig. Bd. 52 S. 170.

[2]) Desgl. Orig. Bd. 46 S. 385.

bakteriologische Untersuchungen festzustellen, ob die Erkrankung durch Typhusbazillen bedingt ist. Das Verfahren, chronische Träger auf diese Weise ausfindig zu machen, ist ungleich einfacher und sicherer als die bakteriologische Durchuntersuchung der Umgebung von Kranken, wo häufig nähere Anhaltspunkte fehlen. Bader[1]) glaubt zwar auf Grund seiner Untersuchungen an 25 operierten Gallensteinkranken, bei denen er nie Typhusbazillen in der Galle oder in Steinen nachweisen konnte, annehmen zu sollen, daß Gallensteine nur selten durch Typhusbazillen veranlaßt werden, doch hatten andere Untersucher bessere Erfolge. Bacmeister[2]) fand bei 20 Fällen einmal Typhusbazillen, Laubenheimer[3]) unter 36 Empyemen der Gallenblase ebenfalls einmal solche, Friedemann[4]) bei 101 bakteriologisch untersuchten Gallenblasenoperationen 3 durch Typhusbazillen veranlaßte Erkrankungen. Hamilton[5]) fand sogar unter 25 Gallenblasenleidenden 7 Bazillenträger.

Schon der Nachweis der positiven Gruber-Widalschen Reaktion erweckt bei Entzündung der Gallenblase in hohem Grade den Verdacht auf Bazillenträgerschaft, zumal da die früher verbreitete Anschauung, daß allgemein bei Ikterischen die Agglutination mit Typhusbazillen leicht eintritt und nichts beweist, sicher unrichtig ist. Sie ist dadurch entstanden, daß Fälle von Cholecystitis typhosa, die nicht als spezifisch erkannt wurden, die Reaktion ergaben. Gilbert und Lippmann[6]) untersuchten bei 30 Ikterischen das Blut und fanden nur bei 2 Kranken eine positive Reaktion, bei beiden war die Infektion nachweislich durch Typhusbazillen bedingt. Kentzler[7]) sah bei 30 Ikterischen niemals in den Serumverdünnungen über $^1/_{20}$ hinaus noch Häufchenbildung eintreten.

Die Forderung, daß in chirurgischen Kliniken, in denen an Cholelithiasis Leidende besonders zahlreich zusammenströmen, grundsätzlich zum mindesten das Blut der Kranken auf seine Agglutinationsfähigkeit gegenüber Typhusbazillen untersucht wird, erscheint nach den bisherigen Erwägungen durchaus nicht unbegründet. Sind bakteriologische Laboratorien für den Chirurgen erreichbar, so würde die Untersuchung der Galle und der Stuhlentleerungen noch zweckmäßiger sein und zur endgültigen Klärung der wichtigen Frage, ob und in welchem Umfang Bazillenträger durch eine Operation zu heilen sind, beitragen können.

Bekämpfungsmaßnahmen.

Die Bedeutung der chronischen Bazillenträger und Dauerausscheider für die Epidemiologie des Typhus ist, kurz zusammengefaßt, deshalb von so großer Tragweite, weil solche Personen

1. außerordentlich stark verbreitet sind und überall dort, wo der Typhus endemisch herrscht, vorkommen;

[1]) Med. Klin. 1907 S. 1417.
[2]) Münch. Med. Wochenschr. 1907 S. 1866.
[3]) Zeitschr. f. Hyg. u. Inf. Bd. 58 S. 64.
[4]) Deutsche Med. Wochenschr. 1909.
[5]) Journ. of Americ. med. Assoc. 1910 S. 704.
[6]) Sem. med. 1903 S. 419.
[7]) Wien. klin. Wochenschr. 1907 S. 1350.

2. das Fortbestehen endemischer Herde in erster Linie, vielleicht sogar allein bedingen;

3. wahrscheinlich, wenigstens zum allergrößten Teil, niemals von selbst ausheilen.

Besonders der letzte Punkt läßt den Unterschied zwischen Typhusbazillenträgern und Bazillenträgern und Dauerausscheidern bei Cholera, Ruhr, Diphtherie und Genickstarre deutlich hervortreten: bei Unterleibstyphus die chronische Ansiedlung der Erreger, bei den anderen Infektionskrankheiten die stets eintretende Spontanheilung nach einigen Wochen oder Monaten. Weiter ist aber auch ersichtlich, daß die Durchführung von wirksamen Bekämpfungsmaßnahmen ebenso wichtig wie schwierig ist.

Die Richtlinien der Seuchenbekämpfung sind im wesentlichen bei allen Infektionskrankheiten die gleichen: Die Ermittlung der Keimträger und ihre Absonderung als direkte Maßnahme, die Vernichtung der Zwischenträger (Anopheles bei Malaria usw.) und Erschwerung der Übertragungsmöglichkeiten durch vermittelnde Medien wie Wasser, Milch u. s. f. (allgemeine hygienische Verbesserungen) als indirekte Bekämpfungsmaßregel.

Der große Wert der Sanierungsmaßnahmen für die allgemeine Seuchenverhütung ist nicht zu leugnen, dauernde Erfolge sind jedoch nur dann zu erwarten, wenn, entsprechend der Verbreitungsweise des Unterleibstyphus, die direkte Bekämpfung, die Auffindung und Absonderung der Keimträger, nicht vernachlässigt wird.

Als Keimträger sind Kranke und gesunde Bazillenwirte anzusehen. Die Feststellung der Typhuskranken erfolgt auf Grund der Meldung von seiten der behandelnden Ärzte, die dazu verpflichtet sind, die Absonderung der Kranken geschieht durch zweckentsprechende Maßnahmen der Medizinalbeamten. Trotz vorhandener Schwierigkeiten (Ansteckung im Inkubationsstadium und in der Zeit vor der Absonderung; Fälle, die nicht zur Kenntnis der Behörde kommen) müßte eine Bekämpfung des Typhus, deren Maßnahmen sich nur gegen Kranke zu wenden haben, verhältnismäßig bald von Erfolg gekrönt sein.

Mit der zunehmenden Erkenntnis von der allgemeinen Verbreitung und der Gefährlichkeit der Typhusbazillenträger ist man jedoch an einer weit schwierigeren Aufgabe angelangt, die erstens in der Ermittlung und zweitens in der Ausschaltung der Träger als Ansteckungsquelle besteht. Über die Art der Feststellung durch örtliche Ermittlung und bakteriologische Untersuchung der Umgebung ist das Notwendige bereits gesagt.

Die Ausschaltung der gefundenen Bazillenträger kann durch dauernde Befreiung von den Typhusbazillen oder durch die Desinfektion der Ausscheidungen und durch Absonderung erfolgen.

Daß die Heilung der Dauerträger das beste Mittel wäre, sie unschädlich zu machen, liegt auf der Hand. Entsprechend der Bedeutung der Bazillenträger sind nun zahlreiche Versuche vorgenommen worden, sie dauernd von ihrem Leiden zu befreien, bis jetzt indes mit wenig befriedigendem Erfolge.

Die Schwierigkeit der inneren Behandlung ergibt sich schon aus der Berücksichtigung der anatomischen Veränderungen, die bei chronischen Bazillenträgern die Gallenwege erlitten haben. Gelänge es, die Galle völlig zu desinfizieren, so wäre die Befreiung von den Typhusbazillen erreicht. Aus der Tatsache jedoch, daß wahrscheinlich stets die Anwesenheit von Typhusbazillen von chronischen Entzündungen der Gallenblasenwand und von Steinbildung begleitet ist, daß die Typhusbazillen sowohl in den Steinen wie auch in den Wandungen der Blase oder in den Gallengängen ihren Sitz haben können, ergibt sich ohne weiteres die Schwierigkeit einer inneren Desinfektion. Trotzdem muß die Vernichtung der Keime am Orte ihrer Entstehung als einzige Möglichkeit für die Erzielung eines Dauererfolges erstrebt werden.

Die Immunisierung, welche anscheinend bei Urinträgern gelegentlich eine Heilung herbeizuführen vermag (Irwin und Houston)[1]), ist nach den Erfahrungen Lemkes[2]), der sie nach dem Pfeiffer-Kolleschen Verfahren an 5 Dauerträgern versuchte, bei Stuhlausscheidern wirkungslos.

Ebenso hat bisher jede arzneiliche Behandlung auf die Dauer versagt. Für spätere Versuche mag es von Wert sein, hier diejenigen Mittel anzuführen, welche bisher bei der gemeinsamen Typhusbekämpfung versucht wurden: 1. Acid. arsenicos., 2. Salinische Abführmittel, 3. Chologen, 4. Collargol, 5. Faex medicinalis, 6. Fortain, 7. Formamint, 8. Gallensäurementhylester, 9. Gallisol, 10. Gonosan, 11. Griscrin, 12. Radix Jalapae, 13. Pulv. rad. Ipecacuanhae, 14. Isoform, 15. Kalomel, 16. Kreosotal, 17. Laktophenin, 18. Laktylphenetidin, 19. Menthol, 20. Magnes. sulfur., 21. Methylenblau, 22. Natr. bicarbonic., 23. Natr. jodat., 24. Oleum Ricini, 25. Extract. Phytolanae, 26. Pyrenol, 27. Hydrarg. cinereum, 28. Resorcin, 29. Salol, 30. Sublimat, 31. Urogosan. Auch Massage der Lebergegend mit Bleikugeln und Röntgenstrahlenbehandlung führten zu keinem Heilerfolge.

Die Beseitigung der Typhusbazillen aus der Gallenblase kann beim bisherigen Versagen der inneren Behandlung auf chirurgischem Wege vorgenommen werden. Der erste, der in dieser Weise vorging, war Dehler[3]). Er machte in zwei Fällen von langdauernder chronischer Typhusbazillenausscheidung die Cholecystotomie, entfernte die vorhandenen Gallensteine und drainierte die Wunde möglichst lange. In dem einen Falle wurden 28 Tage nach der Operation zum ersten Male und dann noch bei 6 nachfolgenden Untersuchungen Typhusbazillen in der Galle gefunden, bis sich die Gallenblasenwunde allmählich geschlossen hatte. Seitdem sind 30 Stuhluntersuchungen innerhalb 3 Jahre fortlaufend mit negativem Ergebnis ausgeführt worden. Bei der zweiten Kranken, die im August 1905 operiert wurde, traten vom 10. bis 18. Oktober 1905, ferner am 9. und 31. März 1906 sowie am 9. April 1906 wieder Typhusbazillen im Stuhle auf; seitdem (4 Jahre) ist sie bazillenfrei (Untersuchungsanstalt Landau). Die Heilung scheint bei beiden Personen zwar vollständig zu sein; die Ausscheidung noch etwa 8 Monate nach der Operation beweist jedoch, daß das Verfahren nicht zuverlässig ist. Wären die Entzündungserscheinungen auf die Gallen-

[1]) Lancet 1909 Vol. I S. 311.

[2]) Zeitschr. f. Med.-Beamte 1909 S. 326.

[3]) Münch. Med. Wochenschr. 1907 S. 779 u. 2134.

blase beschränkt, und wäre nur sie die Wucherungsstätte der Typhusbazillen, so könnte man theoretisch von einer völligen Entfernung der erkrankten Blase eine gründliche Heilung erwarten. Es können aber auch die großen Gallengänge an der Entzündung beteiligt sein. In diesem Falle wäre die Entfernung der Gallenblase zwecklos. Loele[1]) beobachtete einen derartigen Fall, der wegen Gallensteinerkrankung zur Operation und später zur Sektion kam; hier war der ductus cysticus durch einen Stein vollkommen verschlossen, so daß die im Dünndarm vorgefundenen Typhusbazillen nicht aus der Gallenblase stammen konnten, sondern offenbar sich in den großen Gallengängen vermehrt hatten.

Nach den bisherigen Beobachtungen kann man somit die Entfernung der Gallenblase nicht als zuverlässiges Heilverfahren für jeden Bazillenträger ansehen. Die verhältnismäßig hohe Sterbeziffer nach Gallenblasenoperationen verbietet auch von selbst die Anwendung der chirurgischen Behandlung, es sei denn, daß die Gallenblasenbeschwerden schon an sich einen operativen Eingriff erfordern.

Der vierte Weg, der zwar nicht zur Dauerheilung führen kann, wohl aber imstande ist zu verhindern, daß die Typhusbazillen mit dem Stuhle in die Außenwelt gelangen, ist ihre Vernichtung im Darme. Der Versuch, durch Ansiedlung einer Darmflora, die auf Typhusbazillen abtötend wirkt, diesen Zweck zu erreichen, ist von Liefmann[2]) zuerst gemacht worden durch Verabreichung von Yoghurtmilch. Das Verfahren ist von fast allen Typhusstationen nachgeprüft worden, teilweise ohne jeden Erfolg, in einzelnen Fällen mit der Wirkung, daß vorübergehend der Nachweis von Typhusbazillen im Stuhle nicht mehr gelang. Eine Dauerheilung ist in keinem Falle erzielt worden. Das Verfahren ist offenbar unsicher, auf längere Zeit schon der Kosten wegen nicht in jedem Falle anwendbar und wird durch die Desinfektion der Abgänge nach dem Verlassen des Darmes übertroffen. Es ist anzunehmen, daß diejenigen Träger, welche gewillt sind, Yoghurttabletten oder -milch täglich zu sich zu nehmen, auch bei der Desinfektion sorgfältig verfahren.

Ein geeignetes, zuverlässiges und ungefährliches Mittel, die chronischen Bazillenträger und Dauerausscheider zu heilen, ist nach dem vorher Gesagten bisher nicht bekannt. Bei der großen Tragweite, welche die Auffindung eines solchen Heilmittels für die Bekämpfung des Typhus haben würde, müssen jedenfalls die Bemühungen in dieser Richtung eifrig fortgesetzt werden.

Einstweilen muß man sich mit Verfahren behelfen, die auf die Vernichtung der Keime in der Außenwelt, d. h. in den Ausleerungen, abzielen. An erster Stelle steht hier die fortlaufende Desinfektion, die in derselben Weise angewandt wird wie bei Typhuskranken (vgl. S. 305). Will man bei Bazillenträgern Erfolge erreichen, so sind sie eingehend über ihren Zustand und seine Folgen für Familie und Umgebung zu belehren. Schon die Kenntnis davon, daß sich die Krankheit durch Stuhl und Harn weiterverbreitet, und das Bewußtsein, Verwandten und Bekannten gefährlich werden zu können, vermögen viele Träger dazu zu bestimmen, die ihnen erteilten Anweisungen zu befolgen. Es empfiehlt sich daher, an

[1]) Deutsche Med. Wochenschr. 1909 S. 1429.

[2]) Münch. Med. Wochenschr. 1909 S. 509.

Träger gedruckte Vorschriften zu verteilen, die, für den Nichtfachmann berechnet, in knapper, verständlicher Form den Begriff „Bazillenträger“ und die von einem solchen drohende Gefahr erläutern sowie den Wert der Reinlichkeit und der Desinfektion der Abgänge hervorheben. Doch geht es auch hier wie so oft: Die Einsichtsvollen erkennen, daß die Maßnahmen zu ihrem eigenen Besten und zum Wohle ihrer Familie notwendig sind und richten sich nach den Vorschriften, andere, die in jeder behördlichen Anordnung eine Belästigung erblicken, leisten passiven Widerstand. Oft genug sieht man bei der Überwachung der Bazillenträger, daß sie zwar ihre Desinfektionsmittel vorweisen können, die Art ihrer Anwendung aber ganz vergessen haben, weil sie die Mittel nicht benutzen.

Die Verwendung stark riechender Desinfektionsmittel, wie Kresolseifenlösung und Karbolsäure, sollte möglichst vermieden werden, weil der Geruch die Mitbewohner des Hauses belästigt und die Mitmenschen auf den Zustand des Trägers aufmerksam macht, so daß er gemieden wird. Eine derartige Abschließung vom Verkehr ist zwar im Hinblick auf die Verringerung der Infektionsmöglichkeiten erwünscht, kann jedoch auf der anderen Seite dazu führen, daß der Bazillenträger von der Desinfektion nichts mehr wissen will. Als Beispiel für die Unannehmlichkeiten, die aus der Anwendung stark riechender Desinfektionsmittel erwachsen können, sei hier erwähnt, daß einer Dauerträgerin dreimal innerhalb eines Jahres die Wohnung gekündigt wurde, weil die Hausbewohner sich über den Geruch der Kresolseifenlösung beschwerten.

Von der Erwägung ausgehend, daß die laufende Desinfektion auf die Dauer von vielen Bazillenträgern nicht mehr innegehalten wird, wurde vom Reichskommissar für die Typhusbekämpfung (Leiterversammlung in Saarbrücken am 23. März 1908) angeregt, daß von der Benutzung von Desinfektionsmitteln überhaupt abgesehen werden solle und man sich darauf beschränken möge, den Bazillenträgern strengste Reinlichkeit, besonders das Waschen der Hände nach der Stuhlentleerung, zur Pflicht zu machen. Die Vorschläge lauteten folgendermaßen:

1. Herstellung einer ordnungsmäßigen Abortanlage mit dichter, gut abgedeckter Abortgrube.

2. Waschen der Hände mit Wasser, Seife und Bürste nach jeder Stuhlentleerung. Es müssen im Abort stets vorhanden sein: ein mit reinem Wasser gefülltes Waschbecken, Seife, Bürste und Handtuch. Nach dem Gebrauch ist das Wasser jedesmal in den Abort zu gießen und die Füllung des Beckens zu erneuern. — Ein an der Abortwand aufzuhängendes Waschbecken wird dem Bazillenträger kostenlos geliefert. — Von der Verwendung eines Desinfektionsmittels wird Abstand genommen, da Kresolseifenlösung auffallend riecht und Sublimat dem Publikum wegen seiner Giftigkeit nicht in die Hände gegeben werden kann.

3. Benutzung von Papier zur Säuberung des Afters nach jeder Defäkation. Papier muß stets auf dem Abort vorhanden sein.

4. Abgesonderte Aufbewahrung der schmutzigen Leib- und Bettwäsche sowie der unter 2 erwähnten Handtücher, die erst nach Aufkochen mit der übrigen Wäsche zusammen gewaschen werden dürfen.

5. Desinfektion des Abortgrubeninhalts vor jedesmaliger Leerung der Grube.

Das Verfahren hat jedoch seine Nachteile. Die Anbringung der Waschgefäße ist wegen Platzmangels häufig nicht möglich, im Winter gefriert das Wasser in freiliegenden Aborten, die sofortige Nachfüllung frischen Wassers unterbleibt manchmal, die Gefahr einer Infektion durch das verschmutzte Wasser für andere Benutzer, besonders Kinder, ist dann um so größer. Immerhin mag die Methode in gewissen Fällen von Vorteil sein. In einzelnen Stationsgebieten werden die Waschgefäße auch heute noch angewandt. Man kann auch hier wieder sagen, daß im allgemeinen nur die willigen, einsichtigen Bazillenträger bei der Beobachtung der persönlichen Reinlichkeit und bei der Behandlung der Wäsche gewissenhaft verfahren. Sie würden sich aber auch der laufenden Desinfektion unterwerfen. Bei schmutzigen, widerspenstigen Personen sind alle Maßnahmen erfolglos.

Die Absonderung der Dauerträger kommt praktisch nur in geschlossenen Anstalten in Frage, in Irrenanstalten muß sie als dringendes Gebot angesehen werden, da meist weder der Bazillenträger noch seine Umgebung von der Gefährlichkeit überzeugt werden kann.

Sind chronische Dauerbazillenträger in Nahrungsmittelbetrieben oder größeren Küchenanlagen beschäftigt, so wird in den meisten Fällen ihre Entfernung aus dieser Beschäftigung nicht zu umgehen sein.

Die Maßnahmen erstrecken sich demnach im wesentlichen auf:

1. Innehaltung der fortlaufenden Desinfektion,
2. Materialabgabe zur bakteriologischen Untersuchung,
3. Fernhaltung der Bazillenträger von Nahrungsmittelbetrieben.

Handhaben zur Durchführung dieser Anordnungen bietet in Preußen der § 8 Nr. 10 des Gesetzes, betr. die Bekämpfung übertragbarer Krankheiten, vom 28. August 1905[1]. § 8 dieses Gesetzes lautet:

„Zur Verhütung der Verbreitung der nachstehend genannten Krankheiten können für die Dauer der Krankheitsgefahr die Absperrungs- und Aufsichtsmaßregeln der §§ 12 bis 19 und 21 des Reichsgesetzes, betr. die Bekämpfung gemeingefährlicher Krankheiten, nach Maßgabe der nachstehenden Bestimmungen polizeilich angeordnet werden, und zwar bei:

10. Typhus (Unterleibstyphus) . . . . . Desinfektion (§ 19 Abs. 1 u. 3).“ . . . . . .

Die Bestimmung in § 19 Abs. 1 des Reichsseuchengesetzes vom 30. Juni 1900 lautet: „Für Gegenstände und Räume, von denen anzunehmen ist, daß sie mit dem Krankheitsstoffe behaftet sind, kann eine Desinfektion angeordnet werden.“

Die Desinfektion ist so lange fortzuführen, als der Krankheitsstoff ausgeschieden wird; der Nachweis des Aufhörens der Ausscheidung kann andrerseits nur durch die bakteriologische Untersuchung erbracht werden, so daß durch diese Bestimmungen mittelbar auch die Einsendung von Untersuchungsmaterial erreicht werden könnte, widrigenfalls die fortlaufende Desinfektion nicht aufgehoben wird.

Nach § 8 Nr. 10 des Preußischen Gesetzes kann ferner für die Dauer der Krankheitsgefahr polizeilich angeordnet werden die „Überwachung der gewerbsmäßigen Herstellung, Behandlung und Aufbewahrung sowie des Vertriebs von Gegenständen, welche geeignet sind, die Krankheit zu verbreiten, nebst den zur Verhütung der Verbreitung der Krankheit erforderlichen Maßregeln“ (§ 15 Nr. 1 u. 2 des Reichs-

[1]) Preuß. Ges.-Samml. 1905 S. 373 und Veröff. d. Kaiserl. Gesundheitsamts 1905 S. 1169.

seuchengesetzes). Durch die Aufnahme dieser Bestimmungen in das Preußische Seuchengesetz ist auch die Entfernung der Bazillenträger aus den Nahrungsmittelbetrieben ermöglicht.

In Bayern kann sowohl die fortlaufende Desinfektion als auch die Hergabe von Untersuchungsmaterial und die Entfernung der Bazillenträger aus Nahrungsmittelbetrieben auf Grund des Artikel 67 des Polizeistrafgesetzbuchs erzwungen werden.

In Preußen sowohl wie in Bayern sind rechtskräftige Verurteilungen von Bazillenträgern, die sich weigerten, die fortlaufende Desinfektion auszuüben, erfolgt.

Für Elsaß-Lothringen sind maßgebend die Bestimmungen der Ministerialerlasse vom 8. Oktober 1904 und vom 7. März 1905, nach denen Bazillenträger, soweit es sich erreichen läßt, wie Kranke zu behandeln sind. Sofern bei Typhusbazillenträgern eine Absonderung unmöglich ist, empfiehlt sich schonende Beobachtung so lange, als Gefahr der Verbreitung der Krankheit durch sie besteht; dabei sind sie, wenn möglich, zur Desinfektion, jedenfalls zu unschädlichen Entleerungen in einem Abort anzuhalten. Weigern sie sich, Proben von Stuhl oder Harn zur bakteriologischen Untersuchung herzugeben, so sind sie in einem Krankenhaus abzusondern, falls die Gefahr der Weiterverbreitung eine unmittelbar drohende ist (Biedert und Weigand)[1]).

Die Kosten der Desinfektion haben in Preußen die Bazillenträger selbst zu tragen; sind sie leistungsunfähig, so fallen die Aufwendungen den Gemeinden zur Last (§ 26 des Landesseuchengesetzes). Ebenso sind die Kosten der Materialeinsendung von den Bazillenträgern zu entrichten, sofern die Einsendung nicht von der Untersuchungsanstalt veranlaßt ist (Verfügung des Regierungspräsidenten in Trier vom 29. I. 1909, Ic. 500). In Wirklichkeit werden jedoch die Kosten für die fortlaufende Desinfektion, da sie in öffentlichem Interesse vorgenommen wird, wohl ausnahmslos aus Gemeindemitteln bestritten. Die bakteriologische Untersuchung wird durchweg von den Anstalten veranlaßt, so daß Unkosten den Bazillenträgern aus ihrem Zustand im allgemeinen nicht erwachsen.

Auch in Bayern und Elsaß-Lothringen liegen die Verhältnisse ähnlich. Hier haben sich die Gemeinden zum Teil zu Desinfektionszweckverbänden zusammengeschlossen, aus deren gemeinsamen Mitteln die Kosten für die Desinfektion gedeckt werden (vgl. S. 58).

Statistik der Bazillenträger.

Wie aus der nachstehenden Tabelle 1 hervorgeht, befanden sich unter sämtlichen (261) chronischen Bazillenträgern und Dauerausscheidern des Bekämpfungsgebiets 210 Frauen = 80,5 %.

Unter sämtlichen temporären Bazillenträgern und Dauerausscheidern (240) befanden sich 150 Frauen = 62,5 %.

Von der Gesamtzahl der chronischen Bazillenträger und Dauerausscheider (261) entfielen auf die Bazillenträger 78 (29,9 %), auf die Dauerausscheider 183 (70,1 %).

Aus der Zusammenstellung ergibt sich, daß bei denjenigen Personen, welche vorübergehend Typhusbazillen aufnehmen und, ohne zu erkranken, wieder aus-

[1]) D. Medizinalwesen in Els.-Lothr., Straßburg 1907 S. 236.

scheiden, das Verhältnis zwischen männlichen und weiblichen Personen nur wenig ungünstiger für die letzteren ist (55,0 %).

Dagegen neigen Frauen im Anschluß an eine Erkrankung offenbar schon, auch ohne chronische Dauerbazillenträger zu werden (Ausscheidung über ein Jahr nach der Erkrankung), dazu, die Bazillen noch über die Genesungszeit hinaus auszuscheiden. Auf 100 temporäre Dauerausscheider entfielen bereits 68,7 % Frauen.

Am ungünstigsten liegen die Verhältnisse für Frauen unter denjenigen Personen, welche über ein Jahr lang Typhusbazillen ausscheiden (chronische Bazillenträger und Dauerausscheider). Hier entfielen auf 100 Träger und Ausscheider 80,5 weibliche Personen.

Tabelle 1.

Zusammenstellung sämtlicher, im Gebiete der organisierten Typhusbekämpfung von 1905 bis Anfang 1910 festgestellten Bazillenträger und Dauerausscheider, getrennt nach Geschlechtern.

Männer					Frauen				
Altersklasse	Bazillenträger		Dauerausscheider		Altersklasse	Bazillenträger		Dauerausscheider	
	chronisch	temporär	chronisch	temporär		chronisch	temporär	chronisch	temporär
1—2 Jahre	—	2	—	—	1—2 Jahre	—	—	—	—
3—4 „	—	2	1	3	3—4 „	—	4	—	4
5—9 „	—	8	—	6	5—9 „	—	8	1	7
10—14 „	—	4	1	6	10—14 „	1	4	1	7
15—19 „	1	6	3	1	15—19 „	1	4	3	8
20—24 „	1	6	1	6	20—24 „	4	6	5	7
25—29 „	—	3	4	2	25—29 „	5	5	11	9
30—34 „	1	2	3	2	30—34 „	9	9	16	11
35—39 „	—	5	5	2	35—39 „	10	3	18	8
40—44 „	1	4	5	3	40—44 „	9	7	21	6
45—49 „	2	2	6	3	45—49 „	7	4	25	7
50—54 „	1	2	3	3	50—54 „	4	3	10	5
55—59 „	1	2	—	3	55—59 „	7	1	9	6
60—64 „	1	—	4	—	60—64 „	5	1	13	2
65—69 „	1	1	1	1	65—69 „	2	—	3	—
70—74 „	—	—	1	—	70—74 „	3	—	1	1
75—79 „	—	—	2	—	75—79 „	1	—	4	1
80 „ und darüber	—	—	1	—	80 „ und darüber	—	1	1	1
Summe	**10**	**49**	**41**	**41**	Summe	**68**	**60**	**142**	**90**

Unter 78 chronischen Bazillenträgern befanden sich 68 Frauen = 87,2 %
„ 109 temporären „ „ „ 60 „ = 55,0 „
„ 183 chronischen Dauerausscheidern „ „ 142 „ = 77,6 „
„ 131 temporären „ „ „ 90 „ = 68,7 „

Insgesamt 501 Bazillenträger u. Dauerausscheider, darunter 360 Frauen = 71,9 %.

Das Hauptinteresse beanspruchen die chronischen Bazillenträger und Dauerausscheider. Zur Beurteilung der Frage, in welchem Alter die Wahrscheinlichkeit, daß aus Typhuskranken chronische Dauerausscheider werden, am größten ist, sind in der Tabelle 2 sämtliche chronische Dauerausscheider nach denjenigen Altersklassen geordnet worden, welchen sie angehörten, als sie an Typhus erkrankten (in Tabelle 1 ist die Zusammenstellung nach dem Lebensalter vorgenommen, dem sie zur Zeit ihrer Feststellung — oft Jahre nach der Erkrankung — angehörten). Diese Zahlenangaben sind in der Spalte 2 der folgenden Tabelle enthalten. In Spalte 3 sind 1159 Erkrankungsfälle an Typhus, die in den Jahren 1907 bis 1909 von der Anstalt Saarbrücken beobachtet wurden, zum Vergleiche zusammengestellt. Die Zahlen der Spalten 2 und 3 in den einzelnen Altersklassen, zueinander ins Verhältnis gesetzt, lassen die relative Wahrscheinlichkeit für Kranke der einzelnen Altersklassen, von der Erkrankung zu genesen, ohne Dauerausscheider zu werden, deutlich erkennen.

Tabelle 2.

Beteiligung der Altersklassen an der Bildung von Dauerausscheidern.

Altersklasse	Zahl der chronischen Dauerausscheider, geordnet nach dem Alter, in dem sie Typhus durchmachten	Verteilung von 1159 Typhusfällen auf die Altersklassen	Berechnung der relativen Wahrscheinlichkeit zu genesen, ohne Dauerausscheider zu werden
1—4 Jahre	2	72	36,0
5—9 „	3	169	56,3
10—14 „	3	142	47,3
15—19 „	13	184	14,2
20—24 „	9	152	16,9
25—29 „	21	134	6,4
30—34 „	26	97	3,7
35—39 „	24	77	3,2
40—44 „	32	47	1,5
45—49 „	16	38	2,4
50—54 „	6	28	4,7
55—59 „	12	7	0,6
60—64 „	11	10	0,9
65—69 „	2	1	0,5
70—74 „	1	1	1,0
75—79 „	2	—	— ∞
80 „ und darüber	—	—	—
Summe	**183**	**1 159**	

Die Zahlen der Spalte 4 sollen nur annähernd einen Vergleich der einzelnen Altersabschnitte ermöglichen; sie lassen deutlich erkennen, wie für Typhuskranke die Aussicht, im bakteriologischen Sinne zu genesen, mit zunehmendem Alter sinkt, oder umgekehrt, wie für Typhuskranke die Wahrscheinlichkeit, Dauerausscheider zu werden, mit den Jahren erheblich zunimmt. Kinder im Alter von 1 bis 14 Jahren haben eine etwa 60 mal größere Sicherheit, von den Bazillen dauernd befreit zu werden, als Erwachsene im Alter von 60 bis 74 Jahren $\left(\frac{36{,}0+56{,}3+47{,}3}{0{,}9+0{,}5+1{,}0}=58{,}2\right)$.

In der nachstehenden Tabelle sind die 183 chronischen Dauerausscheider nach der Länge der Zeiträume geordnet, die seit ihrer Erkrankung an Typhus verflossen sind. Von ihnen sind, gerechnet von dem Zeitpunkt der Erkrankung,

Bazillenausscheider:

Seit 1 Jahre	80 (davon 22 Männer)	Seit 35—39 Jahren	0
„ 2—4 Jahren	54 (13)	„ 40—44 „	2 (0)
„ 5—9 „	17 (2)	„ 45—49 „	1 (1)
„ 10—14 „	13 (1)	„ 50—54 „	0
„ 15—19 „	4 (0)	„ 55—59 „	0
„ 20—24 „	4 (1)	„ 60—64 „	0
„ 25—29 „	4 (0)	„ 65—69 „	0
„ 30—34 „	3 (1)	„ 70—74 „	1 (0)

Es könnte bei dem erheblichen Überwiegen derjenigen Dauerausscheider, welche nur 1 bis 4 Jahre nach ihrer Erkrankung Typhusbazillen ausscheiden, den Anschein haben, als ob häufig eine Genesung, ein Freiwerden von den Typhusbazillen, noch im Laufe der ersten Jahre nach überstandener Erkrankung stattfinde. Dies ist jedoch keineswegs der Fall. Die verhältnismäßig hohen Zahlen der ersten Reihen sind damit zu erklären, daß die meisten Dauerausscheider aus den unter Kontrolle der Anstalten befindlichen Kranken hervorgegangen sind. Die aus der Zeit vor der Einrichtung der Typhusbekämpfung stammenden Dauerausscheider sind während ihrer Genesung fast ausnahmslos nicht bakteriologisch untersucht worden und wurden erst später zufällig durch Umgebungs- oder Nachuntersuchungen ermittelt. Es kommt ferner hinzu, daß die Zahl der Dauerausscheider naturgemäß durch Todesfälle im Laufe der Jahre verringert wird.

9. Ortliches und zeitliches Verhalten der Krankheit.

(Jahreszeit, Klima, Regen, Temperatur.)

Zustandekommen von Epidemien (Wasser- und Kontaktepidemien), Typhusherde, Typhushäuser, Typhusstraßen, Ausbrüche in Anstalten.

Von

Oberstabsarzt **Dr. Hertel,** Würzburg.

Es ist eine Erfahrungstatsache, daß in rein ländlichen Gebietsteilen der Typhus seltener ist als in Gegenden mit industriellem Charakter. Nach Fornets statistischen Untersuchungen über die Typhusfrequenz im Südwesten des Reichs für die Jahre 1904 bis 1908[1]) besaß der Industriekreis Saarbrücken mit 74 % die meisten Typhusortschaften, ihm folgten die ausgesprochene Industriegebiete umfassenden Kreise Ottweiler mit 69 % und Diedenhofen West mit 61 %; im Gegensatze hierzu sind in den vorwiegend ländlichen Kreisen Daun und Château—Salins 81 und 76 % aller Orte seit 1904 dauernd typhusfrei geblieben.

Die Typhusverbreitung erstreckt sich in den Industriegegenden im Gegensatze zu den Landkreisen nicht nur auf zahlreichere Ortschaften, sondern sie ergreift auch die Industrieorte im Laufe der Jahre häufiger als die Landortschaften. Der Unterschied in der Typhusmorbidität zwischen Land- und Industriebezirken tritt auch in der an das Bekämpfungsgebiet angeschlossenen bayerischen Pfalz deutlich hervor. Die Vorderpfalz mit ihren großen, wohlhabenden, fast ausschließlich Acker- und Weinbau treibenden Ortschaften weist im Verhältnis bedeutend weniger Typhusfälle auf als die Westpfalz, wo neben Landwirtschaft auch Industrie getrieben wird, namentlich in Kaiserslautern und den zahlreichen kleinen Ortschaften im Grubengebiet an der westlichen Grenze des Kreises.

Für die größere Häufigkeit des Typhus in industriellen Bezirken dürfte jedoch nicht die Örtlichkeit als solche verantwortlich zu machen sein; die Erklärung hierfür ist vielmehr darin zu suchen, daß die örtlichen Einflüsse eine Begünstigung der Weiterverbreitung — vorwiegend durch Kontakt — ermöglichen. Außer dem in Industrie-

---

[1]) W. Fornet, Beiträge zur Physiologie der Typhusverbreitung. Zeitschr. f. Hyg. u. Inf. Bd. 64 S. 365.

gebieten herrschenden regeren Personenverkehre spielen insbesondere die sozialen Verhältnisse der Bevölkerung daselbst bei der Weiterverbreitung der Krankheit eine wesentliche Rolle. In der ärmlichen, meist in unzureichenden Wohnungen dicht zusammengedrängten Bevölkerung sind bei oft mangelhafter Ernährung und wenig ausgeprägtem Reinlichkeitssinne für die Verbreitung von Infektionskrankheiten überhaupt die denkbar günstigsten Bedingungen geschaffen.

Bezüglich des zeitlichen Verhaltens des Unterleibstyphus wurde seitens aller Stationen ein Ansteigen der Typhuskurve in den Sommer- und Herbstmonaten beobachtet. Die heiße Jahreszeit bietet eine ganze Reihe die Typhusverbreitung begünstigender Umstände. In den heißen und trockenen Sommermonaten besteht eine erhöhte Neigung des Menschen zu Verdauungsstörungen, wodurch aufgenommene Typhuskeime einen für ihre Weiterentwicklung günstig vorbereiteten Boden finden. Aber auch die Aufnahmemöglichkeiten sind vermehrt: der gesteigerte Durst veranlaßt oft beim Mangel eines einwandfreien Getränkes zum Genusse zweifelhaften Wassers aus offenen Wasserläufen und der Verunreinigung ausgesetzten Tümpeln; auch beim Baden in verseuchten Gewässern ist eine Aufnahme des Infektionsstoffs möglich. Wahrscheinlich findet in der heißen Jahreszeit auch eine Vermehrung der Typhusbazillen außerhalb des menschlichen Körpers — insbesondere in Nahrungs- und Genußmitteln — statt. Des weiteren ist zu berücksichtigen, daß im Sommer und Herbste die Ablagerung des Infektionsstoffs im Freien viel häufiger stattfindet als im Winter und daß durch den in der heißen Jahreszeit herrschenden regeren Verkehr der Menschen von Ortschaft zu Ortschaft und am Orte untereinander günstige Gelegenheit zur Aufnahme und Verschleppung des Ansteckungsstoffs geboten ist. Schließlich darf auch die Möglichkeit der Übertragung des Typhus durch die im Sommer besonders zahlreich auftretenden Insekten — hauptsächlich die Fliegen — sowie auch durch den Staub nicht unberücksichtigt bleiben.

Ein Einfluß des Klimas auf die Häufigkeit des Typhus konnte nicht festgestellt werden. Der Umstand, daß in hochgelegenen waldigen Bezirken der Typhus weniger häufig ist, dürfte hauptsächlich dadurch zu erklären sein, daß in diesen gesunden, weniger dicht bevölkerten Gegenden die Leute fern vom großen Verkehre das ganze Jahr über ziemlich abgeschlossen leben und nur selten eine Möglichkeit zur Aufnahme des Ansteckungsstoffs finden.

Was den Einfluß des Regens auf die Häufigkeit des Typhus betrifft, so wurde im Sommer des Jahres 1910 festgestellt, daß namentlich in ländlichen Orten mit mangelhafter Beseitigung der Abfallstoffe große Regenmengen ein Übertreten der Gruben und ein Auswaschen der Dungstätten verursachen und daß damit Typhuskeime in Brunnen gelangen können.

Groß ist die Zahl der im Bekämpfungsgebiete beobachteten Epidemien. Der leichteren Übersicht halber sind sie in nachstehender Tabelle zusammengestellt:

Übersicht der beobachteten Epidemien:

Station	Beobachtete Epidemien						Bemerkungen
	Lfd. Nr.	Ortschaft	Jahr	Art der Epidemie	Zahl der Erkrankungsfälle	Ursache	
Saarbrücken	1	G.	1905	Kontaktkette	15	ein leichter Fall ohne ärztliche Behandlung	
	2	N.	„	2 nebeneinander herlaufende Kontaktketten	29	mehrere nicht als Typhus erkannte Einzelerkrankungen	in die eine Kette war eine Milchinfektion mit 6 Fällen eingeschaltet
	3	S.	1905/06	Kontaktepidemie	annähernd 120	mehrere unbekannte Fälle	
	4	B.	1906	„	42	„ „	2 Übertragungen durch Brötchen; einzelne Fälle waren durch verseuchte Milch entstanden
	5	W.	„	„	23	2 nicht als Unterleibstyphus erkannte Fälle	auf wenige Häuser beschränkt
	6	K.	„	„	56	ein nicht gemeldeter Fall	später chronische Dauerträgerin
	7	W. A.	„	Kontaktkette	15	2 unerkannte Fälle	
	8	Orte S. u. N.	„	Kontaktepidemie	annähernd 40	mehrere unerkannte leichte Fälle	
	9	G.	„	„	16	die ersten Fälle wurden nicht aufgeklärt	
	10	A.	1906/08	Milchepidemie	47	Infektion der Milch durch eine Bazillenträgerin am Gewinnungsorte	es sind hier auch solche Fälle mitgezählt, welche sich an Personen infizierten, die infolge Milchgenusses erkrankt waren
	11	V.	1907/08	Kontaktepidemie	33	wahrscheinlich gemeinsame Benutzung infizierter Aborte	
	12	E.	1908	wahrscheinlich Kontakt- und Wasserepidemie	47	nicht erkannte Fälle	
	13	N.	1909	Kontaktkette	16	Infektion der ersten Fälle durch einen zugereisten Bazillenträger	
Neunkirchen	1	Kl. R.	1906	Kontaktepidemie	52	wahrscheinlich mehrere nicht als Typhus gemeldete Fälle	5 Todesfälle

Station	Beobachtete Epidemien						Bemerkungen
	Lfd. Nr.	Ortschaft	Jahr	Art der Epidemie	Zahl der Erkrankungsfälle	Ursache	
Neunkirchen	2	M.	1907	Kontaktepidemie	51	möglicherweise Einschleppung	3 Todesfälle
	3	R.	1907/08	„	64	Infektionsquelle des ersten Falles unbekannt	der zeitliche Verlauf machte zunächst den Eindruck einer Wasserepidemie. 4 Todesfälle
Trier	1	Wo.	1904	Brunnenepidemie	etwa 45	Verseuchung eines Brunnens durch nicht zur Beobachtung gekommene Typhusfälle	von den erkrankt Gewesenen wurden im Jahre 1910 4 als Bazillenträger festgestellt
	2	H.	„	„	14	wahrscheinlich nicht beobachteter leichter Fall in der Nähe des Brunnens	
	3	M.	„	Kontaktepidemie	13	Ansteckungsweise im 1. Falle nicht aufgeklärt	$1^1/_2$ % der Bevölkerung erkrankt
	4	We.	„	„	9	nicht bekannt	
	5	St. M.	„	„	5	nicht aufgeklärt	
	6	M.	1905	Wasserepidemie	4	Infektion eines offenen Wasserschöpflochs	
	7	O.	„	Kontaktkette	5	nicht aufgeklärt	in zwei Nachbarhäusern
	8	Italiener-Baracke bei L.	„	„	4	Einschleppung aus Italien	
	9	B.	„	Kontaktepidemie	14	Einschleppung aus Luxemburg	
	10	Str.	„	„	29	Einschleppung aus B. (Kreis Cochem)	der Primärfall betraf einen Gastwirt
	11	D.	„	Wasserepidemie	?	Verseuchung eines Mühlbachs	Einzelfälle dem Mühlbach entlang waren vorausgegangen. Plötzlich gleichzeitige Erkrankung sämtlicher Mühlinsassen
	12	Wi. (Frauengefängnis)	„	Kontaktepidemie	8	Ansteckung durch eine Bazillenträgerin (Aufseherin)	
	13	Tr.	1906	Haus-Kontaktepidemie (Paratyphus)	5	Laboratoriumsinfektion	der Diener d. bakt. Laboratoriums hatte sich mit Paratyphusbazillen infiziert; Kontaktinfektion der Angehörigen

Station	Beobachtete Epidemien						Bemerkungen
	Lfd. Nr.	Ortschaft	Jahr	Art der Epidemie	Zahl der Erkrankungsfälle	Ursache	
Trier	14	Be.	1906	Kontaktepidemie	8	Infektion durch einen ärztlich nicht behandelten Fall	
	15	G.	„	„	18	Infektion durch eine Bazillenträgerin	
	16	Ba.	„	Brunnenepidemie (Paratyphus)	14	Infektion des Gemeindelaufbrunnens durch einen Bazillenträger	
	17	Tr.	1907	vielleicht Milchepidemie (Auftreten explosionsartig)	17	nicht sicher aufgeklärt	Militärepidemie
	18	Wi. (Männergefängnis)	„	Wasserepidemie	111	Infektion durch einen Bazillenträger	dieser infizierte die Kanalleitung; letztere — stark defekt — führte in unmittelbarer Nähe des Brunnens vorbei
	19	O.	1907/08	Kontaktepidemie	13	Einschleppung durch eine umherziehende Familie	
	20	Tr.	1908	Kontakt-Hausepidemie	13	vielleicht unbeachtete Erkrankung eines Hausbewohners	5 Familien hatten nur einen Abort
	21	Cr.	„	Kontaktepidemie	7	Infektion durch einen Bazillenträger	
	22	We. u. Stu.	„	„	8	Einschleppung aus Luxemburg	1. Fall ärztlich nicht behandelt
	23	K.	„	Kontakt-Hausepidemie	7	wahrscheinlich Infektion eines Brunnens durch Küchenabwässer und Jauchezuflüsse mit nachfolgenden Kontakten	
	24	Lü.	1909	Kontaktepidemie	9	Einschleppung aus Luxemburg	
	25	W.	„	Wasserepidemie	24	wahrscheinlich Verseuchung d. Wasserleitung	
Saarlouis	1	Wa.	1903	„	47	endemischer Typhus; Verseuchung der Wasserleitung infolge mangelhafter Bedeckung des Sammelbehälters	lothringisches Dorf. Die Epidemie wurde von Saarlouis aus bearbeitet

Station	Beobachtete Epidemien						Bemerkungen
	Lfd. Nr.	Ortschaft	Jahr	Art der Epidemie	Zahl der Erkrankungsfälle	Ursache	
Saarlouis	2	Gr. H.	1904	Kontaktepidemie	26	1. Fall aus Luxemburg eingeschleppt	Ausbreitung d. Epidemie durch unhygienische Zustände begünstigt
	3	E.	„	Kontakt- und Wasserepidemie	11	unbekannt	an die ersten Kontaktfälle schloß sich e. Brunneninfekt. an
	4	O.	1905	Kontakt-Hausepidemie	9	Einschleppung des Ansteckungsstoffs durch den Vater der Familie aus dem Bergwerke	
	5	O. u. U. Th.	„	Kontaktepidemie	13+7	ein nicht gemeldeter Typhusfall	Epidemie auf zwei Gassen beschränkt
	6	S.	1906	Nahrungsmittelepidemie	15	ein in der Küche beschäftigt gewesener typhuskranker Kanonier	Militärepidemie
	7	R. u. N.	„	Kontaktepidemie	6+6	ein nicht erkannter Fall	durch Verschleppung in den Nachbarort N. entst. daselbst 6 Fälle
	8	L.	„	Hausepidemie	6	nicht ermittelt	erst nach Ablauf der Erkrankungen zur behördlichen Kenntnis gekommen
	9	Ei.	„	Wasserepidemie	12	Verseuch. e. Brunnens durch Oberflächenwasser	sämtliche Erkrankungen traten innerhalb einer Woche auf
	10	Fr.	1907	Milchepidemie	30	Einschleppung aus Lothringen	8 Primärerkrankg. unter den Kindern des Milchhändlers
	11	H. u. S.	„	Kontaktgruppe	7	ein atypisch verlaufener nicht gemeldeter Fall	
	12	O. u. R.	1908	Kontaktkette	10	nicht ermittelt	
	13	D.	1909	Kontaktepidemie	11	„	bei 5 dicht benachbarten Familien
Idar	1	Bo.	1902/03	„	37	Einschleppung aus St. Wendel	
	2	W.	„	„	20	Einschleppung aus Ottweiler	
	3	N.	„	„	11	Einschleppung a. Grube K. in N.	
	4	Bu.	1902/04	„	64	nicht aufgeklärt	
	5	Ba.	1904	„	18	ein Erkrankungsfall aus dem Jahre 1903	die Epidemie blieb auf einen bestimmten Ortsteil beschränkt

Station	Beobachtete Epidemien						Bemerkungen
	Lfd. Nr.	Ortschaft	Jahr	Art der Epidemie	Zahl der Erkrankungsfälle	Ursache	
Idar	6	Ma.	1904	Kontaktepidemie	27	Einschleppung aus dem Nachbarorte Ba.	
	7	Bürgermeisterei Ke.	1907	wahrscheinlich Milchepidemie	21	Verseuchung der Molkereimilch	die befallenen 4 Hochwalddörfer standen zu der Molkerei in Beziehung
	8	B.	„	Milchepidemie und Kontaktepidemie	34	Verseuchung der Molkereimilch	Typhusbazillen in der Molkereimilch nachgewiesen. 10 Fälle durch infizierte Milch entstanden
	9	E.	„	Kontaktepidemie	15	nicht aufgeklärt	die Epidemie umfaßte 7 Häuser
	10	W.	1908	„	8	nicht aufgeklärt	
	11	N.	„	wahrscheinlich Wasserepidemie	7	Verseuchung eines offenen Bachlaufs	
	12	Fr.	1909	Kontaktkette	nicht mehr feststellbar		sich länger hinziehende Kontaktkette. Keine Meldungen, da ein Arzt nicht beigezogen war
	13	Bürgermeisterei Ke.	„	Molkereiepidemie	31	Verseuchung der Produkte der Molkerei in Br.	auf 3 Ortschaften verteilt. Von den betroffenen 14 Häusern standen 11 in direkter Beziehung zur Molkerei
	14	Wie.	„	Kontaktepidemie	15	Infektion durch eine Bazillenträgerin aus Ma. (Nr. 6)	die Epidemie umfaßte 9 Häuser. 2 Fälle nach auswärts verschleppt
Straßburg	1	R.	1903	Kontaktepidemie	34	nicht aufgeklärt	
	2	K.	„	„	16	nicht aufgeklärt	
	3	G.	„	wahrscheinlich Nahrungsmittelepidemie	29	Ansteckung vermutlich auf einer kurz vorher stattgefundenen Kirchweih erfolgt	Auftreten explosionsartig
	4	H.	„	„	24	wahrscheinlich von einer Metzgerei ausgehend	
	5	B.	„	Milch- u. Kontaktepidemie	10	3 der ersten Fälle waren auf Genuß roher, aus K. (Nr. 2) bezogener Milch zurückzuführen	

Station	Beobachtete Epidemien						Bemerkungen
	Lfd. Nr.	Ortschaft	Jahr	Art der Epidemie	Zahl der Erkrankungsfälle	Ursache	
Straßburg	6	W.	1903	Kontaktepidemie	11	nicht aufgeklärt	
	7	Ro.	„	„	10	„	
	8	E.	„	„	4	„	
	9	Anstalt H.	„	„	4	endemischer Typhus (Bazillenträger)	
	10	D.	1904	Wasserepidemie	7	Verseuchung eines Brunnens durch typhusbazillenhaltige Jauche	
	11	Tie.	„	Kontaktepidemie	4	nicht aufgeklärt	
	12	N.	„	„	4	„	
	13	Er.	„	„	5	1. Fall erkrankt nach Genuß des Wassers vom Schulbrunnen	
	14	Bi.	„	„	5	nicht aufgeklärt	
	15	W.	„	„	4	erster Fall eingeschleppt	
	16	A.	„	„	4	nicht aufgeklärt	
	17	Za.	„	„	4	„	Hausepidemie
	18	Na.	1905	„	34	„	
	19	Hö. (Irrenanstalt)	„	„	8	Infektion durch Bazillenträger	
	20	Str.	„	Milchepidemie	12	Verseuchung der Milch durch Bazillenträger	
	21	Ge.	„	Wasserepidemie	7	Verseuchung eines Brunnens durch Wäsche eines Typhuskranken	der Brunnen war mangelhaft gedeckt
	22	Neuw.	1906	Kontaktepidemie	9	Ansteckung durch Bazillenträger	
	23	Wilw.	„	„	10	nicht aufgeklärt	
	24	Fra.	„	Haus-Kontaktepidemie	7	„	
	25	Str.	„	Kontaktepidemie	15	„	Militärepidemie
	26	Grie.	1907	„	17	„	die Erkrankten gaben als Ursache d. Genuß von Bachwasser während der Ernte an

Station	Beobachtete Epidemien						Bemerkungen
	Lfd. Nr.	Ortschaft	Jahr	Art der Epidemie	Zahl der Erkrankungsfälle	Ursache	
Straßburg	27	Str.	1907	Milchepidemie	14	Genuß infizierter Milch aus Grie. (Nr. 26)	
	28	Ba.	1908	Kontaktepidemie	6	nicht aufgeklärt	
	29	Obereh.	„	„	6	„	
	30	Bi.	1909	Wasserepidemie	11	Verseuchung eines Brunnens durch Ausscheidungen eines Typhuskranken	
Metz	1	Me. (Bez.-Gef.)	1903	Kontaktkette	8	—	leichte Fälle
	2	Se.	„	Brunnenepidemie	112	die ersten Fälle Kontaktfälle, dann Infektion eines Brunnens	der Brunnen war Oberflächenzuflüssen ausgesetzt
	3	Go.	„	Kontaktepidemie	22	wahrscheinlich Einschleppung aus Pagny	der erste Fall lange verkannt
	4	Fon.	„	„	54	Ansteckung bei den ersten Fällen nicht aufgeklärt	
	5	Wa.	„	die Epidemie ist bei Saarlouis unter Nr. 1 erwähnt.			
	6	Bi.	„	Kontakt- u. Wasserepidemie	27	die ersten Fälle nicht aufgeklärt, dann Gruppierung der Fälle um einen Laufbrunnen	
	7	Courc.	„	Wasserepidemie	22	—	
	8	Jo.	1904	Kontaktepidemie	13	nicht aufgeklärt	Gruppierung der Fälle i. d. Umgebung des Sammelkanals
	9	Ro.	„	„	34	„	
	10	Sa. (Irrenanstalt)	1905	Wasserepidemie	11	Verseuchung der Saarquelle	Nachweis von Typhusbazillen in derselben
	11	Si.	„	Kontaktepidemie	8	erster Fall unaufgeklärt	6 Fälle in einem Hause
	12	Me.	„	„	8	„	von ein. überfüllten Hause ausgehend
	13	Flei.	„	Kontaktkette	14	„	sämtliche Erkrankte mit einander verwandt od. befreundet
	14	Sa. (Irrenanstalt)	„	„	7	Ansteckung durch eine Bazillenträgerin	

Station	Beobachtete Epidemien						Bemerkungen
	Lfd. Nr.	Ortschaft	Jahr	Art der Epidemie	Zahl der Erkrankungsfälle	Ursache	
Metz	15	S.	1906	Kontaktkette	8	nicht aufgeklärt	Häufung in einer Straße
	16	H.	1905/06	„	6	Infektion durch eine Bazillenträgerin	
	17	L.	1906	„	16	nicht aufgeklärt	
	18	Go.	„	„	16	„	in der Armenanstalt
	19	Sa. (Irrenanstalt)	„	„	11	Ansteckung durch Bazillenträgerinnen	
	20	J.	„	„	8	Einschleppung aus dem verseuchten Rothof (Bazillenträger daselbst)	
	21	Go.	„	„	9	wahrscheinlich Ansteckung durch Bazillenträger	
	22	Li.	„	„	5	Ursache nicht aufgeklärt	im Konfirmandenheim
	23	Ro.	1907	„	5	nicht aufgeklärt	Hausepidemie
	24	J. a. A.	„	„	5	Ansteckung durch einen Bazillenträger	„
	25	Sab.	„	„	8	nicht aufgeklärt	
	26	Rie.	„	„	6	„	
	27	Mi.	1907/08	„	15	„	Ausbruch erfolgte im Anschluß an die Kirmes
	28	Bru.	1907	„	5	„	Haus- bez. Familienkontakt
	29	Sta.	„	„	8	„	Familienkontakte
	30	M. (B. Gym.)	1908	„	18	ambulante und leichte Fälle	
	31	O. H.	„	„	7	erster Fall nicht aufgeklärt	
	32	Bo.	1909	„	20	„	Belegschaft einer Grube
	33	Ma.	„	„	8	„	
Landau (Pfalz)	1	Fr. (Pflegeanstalt)	1903	Kontaktkette	5	Ansteckung durch Bazillenträgerinnen	die Erkrankungen betrafen Pflegerinnen der Abteilung, auf der sich die Bazillenträgerinnen befanden

Station	Beobachtete Epidemien						Bemerkungen
	Lfd. Nr.	Ortschaft	Jahr	Art der Epidemie	Zahl der Erkrankungsfälle	Ursache	
Landau (Pfalz)	2	Fr. (Pflegeanstalt)	1904	Kontaktkette	4	Ansteckung durch Bazillenträgerinnen	
	3	Kl. (Irrenanstalt)	„	„	16	Ansteckung durch Bazillenträger	von 1904—1908 wurden in der Anstalt 3 Männer, 14 Frauen u. 2 Wärterinnen als Bazillenträger ermittelt
	4	„	1905	„	10	„	
	5	La.	„	Kontaktepidemie	44	nicht mit Sicherheit ermittelt	Militärepidemie
	6	Grä.	„	Kontaktkette	10	endemischer Typhus	
	7	Sp.	1906	„	17	nicht aufgeklärt, endemischer Typhus	5 Fälle in einer Familie
	8	Ogg.	„	„	11	Ansteckung des ersten Falles nicht aufgeklärt	7 Fälle in 2 Nachbarhäusern
	9	Gre.	„	„	15	erster Fall nicht aufgeklärt	die Verbreitung wurde durch ungünstige örtliche Verhältnisse begünstigt
	10	Kl. (Irrenanstalt)	„	„	9	Ansteckung durch Bazillenträger	seit 1906 kein gehäuftes Auftreten mehr
	11	Wo.	1908	Kontakt- und Wasserepidemie	11	Erstfall unaufgeklärt, sekundäre Infektion eines Brunnens	befallen wurden 4 in einem kleinen Hofe gelegene Häuser mit gemeinschaftlichem Brunnen
	12	O. L.	„	Kontaktepidemie	21	Typhus im Orte seit 1905 endemisch	15 Fälle in d. Hauptstraße, die entlang ein offenes, z. d. verschiedensten häusl. Verrichtungen benutztes Rinnsal läuft
	13	Sp.	„	„	17	wahrscheinl. Ansteckung durch einen Bazillenträger unter den Schulkindern	erkrankt waren 8 Schulkinder, 1 Lehrer, 1 Lehrerin
Kaiserslautern (Pfalz)	1	O.bach	1903	Kontaktepidemie mit Nahrungsmittelinfektion	102	Ansteckung ausgehend von einer aus K.l. zugereisten Typhuskranken	Verschleppung nach mehreren Ortschaften gelegentlich der Kirchweih in O.bach
	2	K.l.	„	Milch- u. Kontaktepidemie	76	Verseuchung der Milch durch Typhuskranke u. Bazillenträger	31 Fälle durch Milchinfektion

Station	Beobachtete Epidemien						Bemerkungen
	Lfd. Nr.	Ortschaft	Jahr	Art der Epidemie	Zahl der Erkrankungsfälle	Ursache	
Kaiserslautern (Pfalz)	3	K.l.	1903	Milchepidemie	13	Verseuchung der Milch durch eine Händlerin, die ihr typhuskrankes Kind pflegte	
	4	E.heim	„	Nahrungsmittelepidemie	36	Ansteckung durch eine v. K.l. nach E.heim zu ein. Metzger verzogene Kranke	Verschleppung nach 2 Ortschaften, woselbst Fleisch aus der Metzgerei zu E.heim bezogen wurde
	5	W.hof	„	Kontaktepidemie	17	Ansteckung d. Bazillenträger	Verschleppung nach 3 Ortschaft. (13 Fälle)
	6	Ku.	1904	Wasserepidemie	23	Verseuchung eines Brunnens d. Typhuswäsche	im Wasser wurden Typhusbazillen nachgewiesen
	7	O.bach	„	Kontaktepidemie	36	Fortsetzung der Epidemie vom vorhergehenden Jahre	
	8	K.l.	„	wahrscheinlich Nahrungsmittelepidemie	12	Ansteckung v. e. Metzgergeschäft ausgehend, woselbst der Gehilfe typhuskrank war	sämtliche Erkrankte gehörten zum Kundenkreise des Metzgers
	9	F.holz	„	Kontaktepidemie mit kleineren Nahrungsmittelepidemien. (Infekt. v. „Eßgenossenschaften")	50	Primärfälle erfolgten durch Ansteckung von einem Bazillenträger	die Epidemie erstreckte sich auf 10 teilweise weit auseinanderliegende Ortschaften und betraf fast nur Bergarbeiter
	10	B.bach	„	Nahrungsmittelepidemie	12	wahrscheinlich Verseuchung der Fleischerwaren durch typhuskrank gewesene Angehörige eines Metzgers	gemeinsamer Fleischbezug aus dem Metzgerladen
	11	O.heim	1905	Kontakt- und Wasserepidemie	37	Ansteckung durch einen Typhusträger aus O.bach	
	12	O.bach	„	Wasserepidemie	20	Verseuchung eines Brunnens d. Typhuswäsche	in dem Wasser wurden Typhusbazillen nachgewiesen
	13	K.l.	„	Kontaktepidemie, vermutlich auch Infektion v. Nahrungsmitteln	12	Ansteckung durch einen Bazillenträger, der in der Küche beschäftigt wurde	von 13 Hausbewohnern erkrankten 9; 3 infizierten sich gelegentlich eines Besuchs
	14	Schn.	1908	Milch- u. Kontaktepidemie	15	Verseuchung der Milch durch eine Bazillenträgerin im Hause des Milchhändlers	5 Übertragungen durch Milch, 10 durch Kontakt

Von den 157 beobachteten Epidemien werden nach vorstehender Tabelle 113 = 72,0 % als Kontaktepidemien, 12 = 7,6 % als gemischte Epidemien (Kontakt und Infektion durch Wasser, Milch, Nahrungs- und Genußmittel), 18 = 11,5 % als Wasser-, 8 = 5,1 % als Milch- und 6 = 3,8 % als Nahrungsmittelepidemien bezeichnet.

Die weitaus größte Verbreitung des Typhus findet demnach auf dem Wege des Kontakts statt. Diese Verbreitungsweise wird einerseits durch Verborgenbleiben oder zu späte Entdeckung der ersten Fälle, andrerseits durch unhygienische Zustände, wie dichtes Beisammenwohnen, Mangel an Reinlichkeit, ungenügende Beseitigung der Abfallstoffe u. dergl., sowie durch unzureichende Absonderung der Erkrankten und mangelhafte Durchführung der Desinfektionsmaßnahmen begünstigt.

Im Bekämpfungsgebiete wurden zahlreiche Ortschaften mit endemischem Typhus ermittelt; in erster Linie wohl sind diese Typhusherde auf das Vorhandensein von Bazillenträgern zurückzuführen, denn meistens wurden bei den angestellten Nachforschungen solche aufgefunden. Der negative Ausfall mancher Ermittlungen ist für das Gegenteil nicht beweisend, da die Untersuchungen von mancherlei Zufälligkeiten abhängen. So gibt es Typhusbazillenträger, bei denen die Ausscheidung der Typhusbazillen periodisch erfolgt, so daß zwischen den einzelnen Bazillenausscheidungen oft kürzere oder längere bazillenfreie Zeiträume liegen. Auch der Umstand, daß aus Scheu vor den in Aussicht stehenden Maßnahmen Untersuchungsmaterial untergeschoben wird, dürfte manches negative Ergebnis erklären.

Der gleichen Ursache wie die Typhusherde verdanken in der Hauptsache wohl auch die einzelnen sog. Typhushäuser ihre Entstehung. Während man früher in solchen Häusern den Krankheitsstoff im Erdboden und in der Grundluft vermutete, haben die neueren Untersuchungen ergeben, daß als Träger des Ansteckungsstoffs Bazillenträger in Betracht kommen. Ein klassisches Beispiel eines Typhushauses erwähnt die Station Neunkirchen. In einer zu dieser Station gehörigen Ortschaft war ein Bäcker und Wirt im Jahre 1898 an Typhus erkrankt, seine Frau erkrankte im November des gleichen Jahres schwer an derselben Krankheit. Bis zur Ermittlung der Frau als Bazillenträgerin im Jahre 1908 waren in dem Hause und der nächsten Nachbarschaft, welche bei dem Bäcker und Wirte verkehrte, 10 Ansteckungen — darunter bei 4 nacheinander zuziehenden Dienstmädchen des Wirtes — zustande gekommen. 3 Fälle verliefen tödlich.

Sogenannte Typhusstraßen erwähnen die Stationen Metz und Trier. In Metz wurden die Gerber-, Champé-, Zeughaus- und Untersaalstraße als Typhusstraßen bezeichnet, weil sie bei stärkster Anhäufung der Bevölkerung gewissermaßen den Mittelpunkt der Typhusausstrahlung bildeten. Hauptsächlich sind es hier die ungünstigen sozialen Verhältnisse, welche im Vereine mit unhygienischen Zuständen eine wirksame Typhusbekämpfung erschwerten. Die schmalen Gebäude mit tiefen Hinterhäusern liegen in engen Straßen, sind dicht bevölkert, haben ungünstige Abortverhältnisse und entbehren der Schwemmkanalisation.

In Trier werden die Weberbachstraße mit Nebenstraßen, die St. Barbara- und die Maarstraße, in Kinderbeuren (Bez. Trier) die Entengasse als Typhusstraßen bezeichnet. Als Ursache werden Bazillenträger angegeben; durch die dortselbst herrschenden unhygienischen Verhältnisse, durch Armut, enges Zusammenwohnen, mangelhafte Abortanlagen, Anhäufung von Schmutz, schlechtes Wasser und unzulängliche Beseitigung der Abfallstoffe wird auch hier die Weiterverbreitung des Typhus begünstigt.

Den Typhushäusern gleich zu erachten sind jene dichtbelegten Gebäude, in denen jahrelang der Typhus endemisch war. Solche Anstalten sind: die Irrenanstalt Hördt (Elsaß), die Irrenanstalt Saargemünd (Lothringen), die Irrenanstalt Klingenmünster (Pfalz), die Kreiskranken- und Pflegeanstalt Frankenthal (Pfalz), das Convikt (Knabenseminar) zu Trier (Rheinprovinz). Nach Ermittlung der Bazillenträger auf den verschiedenen Abteilungen und nach ihrer wirksamen Absonderung gelang es, den endemischen Typhus in den genannten Anstalten auszurotten. Einzelne Fälle von Einschleppung werden nicht zu vermeiden sein, wenn man auch durch planmäßige Untersuchung aller Neueintretenden von vornherein der Einschleppung vorzubeugen sucht.

Typhusausbrüche in Anstalten sind außer den vorerwähnten noch anzuführen:

1. Kontaktkette von 8 Fällen im Frauengefängnisse zu Wittlich (Trier), s. Übersicht der Epidemien Trier Nr. 12.
2. Wasserepidemie von 111 Fällen im Männergefängnisse zu Wittlich, s. Übersicht der Epidemien Trier Nr. 18.
3. Einzelne Erkrankungen im Lehrerinnen-Seminare zu Saarburg und im Seminare zu Wittlich infolge von Einschleppung.
4. Kontaktkette von 8 Fällen im Bezirksgefängnisse zu Metz, s. Übersicht der Epidemien Metz Nr. 1.
5. Kontaktkette von 16 Fällen in der Armenanstalt zu Gorze, s. Übersicht der Epidemien Metz Nr. 18.
6. Kontaktkette von 5 Fällen im Konfirmandenheime zu Lixheim, s. Übersicht der Epidemien Metz Nr. 22.
7. Kontaktkette von 18 Fällen im Bischöfl. Gymnasium zu Montigny, s. Übersicht der Epidemien Metz Nr. 30.

---

10. Die Desinfektion.

Von

Stabsarzt **Dr. Fischer,**

Leiter der Bakteriologischen Untersuchungsanstalt Trier.

Das Desinfektionswesen, das neben der Absonderung der Kranken das hauptsächlichste Bekämpfungsmittel des Typhus darstellt, ist während der systematischen Typhusbekämpfung ein Gegenstand dauernder Beachtung seitens der beteiligten Landesbehörden, denen die öffentliche Gesundheitspflege anvertraut ist, gewesen und hat sich in stetig fortschreitendem Maße entwickelt. Dabei gaben die im Bekämpfungsgebiete gesammelten Erfahrungen schätzenswerte Anregungen und Anhaltspunkte.

Im Bezirke Trier waren schon vor dem Beginne der organisierten Bekämpfung in den Jahren 1901 bis 1902 zeitentsprechende, grundlegende Bestimmungen über Desinfektionswesen durch Verfügungen des Regierungspräsidenten getroffen.

Das Desinfektionswesen bei Typhus fand dann im Jahre 1904 eine einheitliche Regelung in der als Anlage 5 den bereits oben erwähnten „Allgemeinen Leitsätzen für die Verwaltungsbehörden bei der Bekämpfung des Typhus (Unterleibstyphus)" beigegebenen Desinfektionsanweisung (vgl. Anlage II S. 13*). Schon nach kurzer Zeit machten die Fortschritte der Wissenschaft und die neueren Erfahrungen der Praxis eine Neubearbeitung des Desinfektionswesens notwendig, deren Ergebnis die von dem Bundesrat unter dem 21. März 1907 beschlossene allgemeine Desinfektionsanweisung darstellt[1]). Diese diente den Bundesregierungen beim Erlasse der auf den Unterleibstyphus bezüglichen Desinfektionsvorschriften als Richtschnur.

Die Desinfektion kann nötigenfalls erzwungen werden. Maßgebend hierfür ist in Preußen der § 8 Nr. 10 des Gesetzes, betreffend die Bekämpfung übertragbarer Krankheiten, vom 28. August 1905[2]). In Elsaß-Lothringen gewährt ein Ministerialerlaß vom 31. Juli 1903 die erforderlichen Grundlagen[3]). In diesem Erlaß ist ausgeführt, daß in Bezug auf die „Allgemeinen Leitsätze" die unbedingt notwendigen Maßregeln durch förmliche Verordnungen mit bindender Kraft von den dazu befugten Behörden vorgeschrieben werden können bezw. die Ortspolizeibehörden ermächtigt sind, zur Ver-

---

[1]) Veröff. d. Kaiserl. Gesundheitsamts 1907 S. 863.

[2]) Veröff. d. Kaiserl. Gesundheitsamts 1905 S. 1170.

[3]) Veröff. d. Kaiserl. Gesundheitsamts 1904 S. 17.

hütung der Weiterverbreitung der Krankheit Einzelverordnungen zu erlassen (vgl. S. 42). Im Fürstentume Birkenfeld ist durch Bekanntmachung der Regierung vom 20. Dezember 1905 § 1 (Gesetzblatt für das Fürstentum Birkenfeld 17. Band 83. Stück Nr. 101) die Desinfektion bei Typhus vorgeschrieben. In dem bayerischen Regierungsbezirke der Pfalz kann ein Zwang auf Grund des Artikel 67 Abs. II des bayerischen Polizeistrafgesetzbuchs ausgeübt werden, welcher lautet: „Der gleichen Strafe unterliegt, wer außer in Fällen des § 327 und 328 des Strafgesetzbuchs für das Deutsche Reich den von der zuständigen Behörde zum Schutze gegen den Eintritt oder die Verbreitung einer ansteckenden oder epidemisch auftretenden Krankheit oder Viehseuche angeordneten Sicherheitsmaßregeln zuwiderhandelt."

Die in den geltenden Desinfektionsanweisungen genannten Desinfektionsmittel sind: verdünntes Kresolwasser (2,5 %), Karbolsäurelösung (etwa 3 %), Sublimatlösung ($^{1}/_{10}$ %), Kalkmilch, Chlorkalkmilch, Formaldehyd, Wasserdampf, Auskochen in Wasser und Verbrennen.

Von diesen Mitteln ist im Gebiete der organisierten Typhusbekämpfung wohl am seltensten die Karbolsäurelösung angewandt worden, einmal wegen ihrer Giftigkeit, ferner wegen des hohen Preises und weiter, weil ihr das verdünnte Kresolwasser infolge des Seifengehalts an Wirksamkeit überlegen ist. Man einigte sich auf der Leiterkonferenz zu Idar im Jahre 1905, die Karbolsäure für den Desinfektor vollkommen fortfallen zu lassen.

Das verdünnte Kresolwasser (2,5 %) wird hergestellt aus dem Liquor cresoli saponatus oder aus dem Kresolwasser (Aqua cresolica des Arzneibuchs durch Verdünnung mit der gleichen Menge Wasser). Der Prozentgehalt bezieht sich bei den Lösungen auf den Gehalt an Cresolum crudum, nicht an Liquor cresoli saponatus. Die Kresolseife stellt für die Typhusbekämpfung ein wertvolles Desinfektionsmittel dar, das bisher noch nicht durch ein anderes verdrängt werden konnte. Der Gehalt der Lösung an Seife macht dieselbe vorzüglich geeignet für eine gleichzeitige mechanische Reinigung, z. B. der Hände, deren Haut dadurch auch weich und geschmeidig wird, der Sitzbretter von Aborten, wo eingetrocknete Fäkalpartikel gelöst werden müssen. Dieser Vorzug fehlt dem Sublimat, das die Haut hart und rissig macht, so daß die Desinfektion der Hände immer fragwürdiger wird; ein Lösungsvermögen für Schmutzteile aber geht dem Sublimat in diesem Maße ab. An Stelle der Kresolseifenlösung wurde von praktischen Ärzten häufig das ähnliche Lysol zur Desinfektion verordnet.

Den genannten Vorzügen der Kresolseifenlösung steht aber ein erheblicher Nachteil gegenüber, nämlich sein belästigender Geruch. Es sind Fälle bekannt geworden, in denen Leuten die Wohnung gekündigt wurde, weil der Kresolgeruch für die Mitbewohner unerträglich war. Auch wurde beobachtet, daß die Abneigung gegen den Kresolgeruch zur Unterlassung der erforderlichen Desinfektion oder zur Anwendung zu schwacher Lösungen führte.

Sublimat in $^{1}/_{10}$prozentiger Lösung diente öfter zur Desinfektion der Hände, doch

Eine ausgedehnte Verwendung fand die Kalkmilch. Sie hat sich, wie die weiter unten beschriebenen Desinfektionsversuche dartun, als ein unübertreffliches Mittel bei der Desinfektion von gefüllten Abortgruben, nicht zum wenigsten wegen ihrer Billigkeit, erwiesen. Auch ist sie für desinfizierende Wandanstriche vorzüglich geeignet. Frischer Kalk konnte, wo er anderweitig nicht zu haben war, von einer Straßburger Firma, die ihn in Stücken in luftdicht verschlossenen Blechkästen in den Handel bringt, bezogen werden.

Nach den Erklärungen Kochs, die sich auf Mitteilungen von v. Esmarch gründeten, sowie ferner Forsters (auf der Leiterkonferenz zu Idar 1905) ist es indessen nicht, wie man früher annahm, unbedingt notwendig, nur frisch gebrannten Kalk zu verwenden, da gelagerter Kalk tatsächlich jahrelang seine Wirksamkeit behält. Nach Forster ist vielmehr der Wassergehalt und die Zusammensetzung des Kalkes wichtiger, Schwarzkalk enthält danach z. B. nur 60% Ätzkalk. In Lothringen, wo frischer Kalk überhaupt nicht erhältlich ist, vielmehr ein gemahlener, mit Zement vermischter Kalk verkauft wird, verzichtete man auf Kalkmilch völlig und verwandte an deren Stelle Kresolseifenlösung oder Chlorkalk. Über die Verwendung des Chlorkalkes waren und sind die Meinungen geteilt. Es wurde von zuverlässiger Seite mitgeteilt, daß der Chlorkalk, der aus Apotheken bezogen worden war, häufig nicht einwandfrei gewesen ist, daß ferner die Desinfektoren häufig nicht den nötigen Geruchssinn besitzen, um wirksamen von unwirksamem Chlorkalk zu unterscheiden, und daß die Aufbewahrung des Chlorkalkes Schwierigkeiten macht. Trotz dieser Bedenken mochte man auf die Verwendung des Chlorkalkes nicht verzichten, weil er zur Desinfektion größerer Flüssigkeitsmengen, wie Badewasser und Jauche, unentbehrlich ist.

Formaldehyd in Dampfform kam in verschiedener Weise zur Anwendung. Während in Preußen das Flüggesche Verfahren geübt wurde, welches darin besteht, daß eine 35prozentige Lösung mit Wasser vermischt verdampft wird, verwandte man in Elsaß-Lothringen das Straßburger Verfahren, bei dem der Verdampfung des 35prozentigen Formaldehyds die gesonderte Verdampfung von Wasser vorausgeht. Letztere Methode, welche von Kayser in einer Abhandlung „Das Straßburger Verfahren der Formalindesinfektion[1])“ niedergelegt ist, gründet sich auf der Erfahrung, daß der Formaldehyd seine keimtötende Wirkung erst dann ganz entwickelt, wenn er auf Teilchen trifft, die bereits die wasserreiche Atmosphäre umschließt. Eine gleichmäßige Temperatur von etwa 10° C. ist dabei von großer Wichtigkeit.

In der bayerischen Pfalz kam sowohl der Flüggesche (im Bezirke der Bakteriologischen Anstalt Landau) wie der von Dieudonné (im Bezirke der Bakteriologischen Anstalt Kaiserslautern) angegebene Apparat (von Jos. Mayer in Würzburg angefertigt) zur Verwendung. In dem Dieudonnéschen Apparate wird (wie beim Flüggeschen Apparate, jedoch von außen her, durchs Schlüsselloch) Formaldehyd, mit Wasser vermischt, verstäubt.

Durch die Erlasse des Preußischen Ministers für Medizinalangelegenheiten vom 25. April 1908[2]) und 1. August 1908[3]) wurde für Preußen das von der Firma

[1]) Straßb. Med. Zeitung 1905 S. 61.

Friedrich Bayer in Elberfeld unter der Bezeichnung Autan in den Handel gebrachte pulverförmige Desinfektionsmittel, das beim Verrühren mit Wasser eine lebhafte Entwicklung von Formaldehyd und Wasserdampf hervorruft, und das von den Amerikanern Evans und Russel angegebene Desinfektionsverfahren, bei dem gleichfalls auf kaltem Wege und ohne besonderen Apparat feingepulvertes Kaliumpermanganat in Berührung mit Formalin eine lebhafte Entwicklung von Formaldehyd und Wasserdampf bewirkt, für zulässig erklärt. Beide Verfahren, die durch Nachprüfungen sich als zuverlässig erwiesen haben, sind im Gebiete der Typhusbekämpfung nur vereinzelt zur Verwendung gekommen. Allen diesen Verfahren folgt die Entwicklung von Ammoniakdämpfen zur Entfernung des überschüssigen Formaldehyds und darauf eine Lüftung.

Die Formaldehyddesinfektion, die bekanntlich nur eine Oberflächendesinfektion ist, bewirkt, wie Kayser in der oben erwähnten Arbeit dartun konnte, bei dem empfindlichen und wenig widerstandsfähigen Typhusbazillus auch noch ein Absterben innerhalb von Stoffen, wie Leinen, Flanell und Wolldecken (bis zu einer Tiefe von 8,2 mm). Sie eignet sich daher wohl zur Desinfektion von Kleidungsstücken, falls ein Dampfdesinfektionsapparat nicht zur Verfügung steht.

Der strömende Wasserdampf kam zur Anwendung in stehenden, fahrbaren und zur Aushilfe hergestellten Desinfektionsapparaten. Außerdem wurden gelegentlich im Notfall 3prozentige heiße Schmierseifenlösung und 2prozentige heiße Sodalösung, die in der neuen Desinfektionsanweisung nicht mehr aufgeführt sind, angewendet.

Entsprechend den unterschiedlichen Verhältnissen der Einzelfälle wurden die Desinfektionsmittel ausgewählt. Unter Umständen konnten den bestehenden Vorschriften gemäß auch andere erprobte Desinfektionsmethoden angewendet werden.

Die Desinfektionsmittel wurden in hinreichenden Mengen vom Desinfektor vorrätig gehalten; das Verbrauchte wurde durch die Bürgermeisterämter usw. ersetzt. Im Landkreis Trier waren gleichmäßig verteilt Niederlagen von Desinfektionsmitteln für den eintretenden Bedarf vorhanden; in ihnen waren auch die erforderlichen kleineren Gerätschaften vorrätig. In Elsaß-Lothringen waren teilweise in den Kantonalorten Vorräte an Kresolseifenlösung, welche im großen (in Fässern zu 60 l) eingekauft war, niedergelegt. Zur Erleichterung des Versandes waren einige Gefäße zu je 5 l beschafft. Auf diese Weise konnte die Kresolseifenlösung zum billigen Einkaufspreise des Großhandels abgegeben werden.

Die Desinfektion bei Typhus war teils eine laufende, teils eine Schlußdesinfektion.

Die laufende Desinfektion bezweckt die Vernichtung des vom Kranken ausgehenden Ansteckungsstoffs während des ganzen Verlaufs der Krankheit. Sie wurde teils vom behandelnden teils vom beamteten Arzte oder durch die bakteriologische Anstalt veranlaßt, auch wenn es sich zunächst nur um Typhusverdacht handelte.

Was den Zeitpunkt des Beginns der laufenden Desinfektion betrifft, so sind auf Veranlassung des Reichskommissars für die Typhusbekämpfung Durchschnittsberechnungen für den Regierungsbezirk Trier und Elsaß-Lothringen in den Jahren 1906 bis 1909 angestellt worden, die folgendes ergaben:

Vom Beginne der Erkrankung bis zum Beginne der laufenden Desinfektion verstrichen Tage:

	1906	1907	1908	1909
im Regierungsbezirke Trier . .	12	12	13	12,4
in Elsaß-Lothringen	10	11	14	14,4

im Durchschnitt also 12,2 Tage. Da der Beginn der laufenden Desinfektion abhängig ist von dem Anfang der ärztlichen Behandlung und dem Eingang der Meldung der Fälle, so ist die teilweise nicht unerhebliche Schwankung in den obigen Ziffern erklärlich. Fälle, die lange ohne ärztliche Behandlung blieben und daher erst spät bekannt wurden, verschlechtern diese Statistik bedeutend. Über die Länge der Frist zwischen dem Krankheitsbeginn und der ersten Desinfektion sind in der Pfalz für das Jahr 1908 Berechnungen gemacht worden. Hiernach betrug diese Frist:

in der Vorderpfalz (Station Landau) 5 Tage } oder 8 Tage für die
„ „ Westpfalz („ Kaiserslautern) 11 „ } gesamte Pfalz,

während vom Beginne der Erkrankung bis zur Meldung verstrichen:

in der Vorderpfalz 8,6 Tage } oder 8,3 Tage für die
„ „ Westpfalz 8,0 „ } gesamte Pfalz.

Demnach setzte hier die laufende Desinfektion im Durchschnitt vor der amtlichen Meldung ein, sie wurde also im ganzen frühzeitig von den behandelnden Ärzten veranlaßt. Dies dürfte auch im allgemeinen für das ganze Typhusbekämpfungsgebiet zutreffend sein.

Ausgeführt wurde die laufende Desinfektion in Krankenhäusern vom Pflegepersonale. War eine Überführung des Typhuskranken in ein Krankenhaus nicht zu ermöglichen, so wurde auf Beschaffung einer Berufskrankenpflege hingewirkt, in deren Händen auch die Ausführung der laufenden Desinfektion lag. War weder die Überführung ins Krankenhaus noch die Heranziehung von berufsmäßigen Krankenpflegern durchführbar, so mußte die Desinfektion notgedrungen den Angehörigen des Kranken überlassen werden, die dann häufig durch die Desinfektoren oder auch wohl gelegentlich durch die beamteten Ärzte oder die Stationen kontrolliert wurden.

Diesen Krankenpflegern, sei es, daß es sich um berufsmäßige oder um private handelte, wurde stets durch den beamteten Arzt oder ein Mitglied der Stationen eine eingehende Belehrung über das Wesen des Typhus, seine Ansteckungsfähigkeit und die anzuwendenden Vorsichtsmaßnahmen erteilt; in Elsaß-Lothringen wurde ihnen zugleich das Typhusmerkblatt (ausgearbeitet im Kaiserlichen Gesundheitsamte) ausgehändigt. In Preußen war durch die Polizeibehörde die in Anlage 6 des Heftes 7 der Anweisungen des Ministers für Medizinalangelegenheiten zur Ausführung des Gesetzes, betreffend die Bekämpfung der übertragbaren Krankheiten, enthaltene gemeinverständliche Belehrung über den Unterleibstyphus [1]) (vgl. S. 40) sofort zuzustellen. In der Pfalz hatte der Desinfektor im Auftrag des Amtsarztes oder Bürgermeisters das Merkblatt zu übergeben. Bei der Belehrung wurden die wichtigsten Handgriffe praktisch gezeigt. Die berufsmäßigen Pflegepersonen zeigten nämlich bei weitem nicht

[1]) Bes. Beil. z. d. Veröff. d. Kaiserl. Gesundheitsamts 1906 Nr. 51 S. 54 *).

immer das erforderliche Maß von Kenntnissen in der Desinfektion. Erst in den letzten Jahren, nachdem amtlich auf eine ausreichende Ausbildung des Pflegepersonals in der Desinfektion hingewirkt worden war, hat sich der Zustand gebessert.

Im einzelnen gestaltete sich die laufende Desinfektion im Privathaus in folgender Weise: Mit der Pflege des Kranken wurde tunlichst nur eine Person betraut. Diese hatte ein reines weißes, waschbares, die ganze Kleidung voll bedeckendes Überkleid oder doch wenigstens eine reine weiße, waschbare, die vordere Körperseite voll bedeckende Schürze zu tragen, die bei Beschmutzung mit Abgängen des Erkrankten durch ein neues derartiges Kleidungsstück zu ersetzen und vor dem Verlassen des Krankenraums stets abzulegen waren. Die Unterarme waren unbedeckt zu lassen. Die pflegende Person durfte sich nicht anderweitig, insbesondere nicht mit der Herrichtung von Speisen für die gesunden Angehörigen des Haushalts, beschäftigen. Im Krankenzimmer waren eine Schale mit verdünntem Kresolwasser (oder Sublimat oder Karbolsäurelösung) und ein Waschbecken mit Wasser, Seife, Bürste und Handtuch vorhanden. Wenn die Pflegeperson den Kranken oder infizierte Gegenstände mit ihren Händen berührt hatte, so mußte sie diese jedesmal mit dem Kresolwasser tüchtig abbürsten und darauf möglichst in warmem Wasser mit Seife waschen.

Das Betreten des Krankenzimmers war nur den bestimmungsgemäß zugelassenen Personen (der Pflegeperson, dem Arzte und dem Seelsorger) gestattet. Die Ausscheidungen des Kranken, im gewöhnlichen Falle nur Stuhl und Harn, gelegentlich u. a. auch Erbrochenes, Auswurf und eitrige Absonderungen, wurden mit der gleichen Menge verdünnten Kresolwassers (seltener wurde Kalkmilch oder 2prozentige Chlorkalklösung verwandt) übergossen und erst nach zweistündigem Stehen in den Abort geschüttet. Geformter oder breiiger Stuhlgang sollte mittels eines Holzspans gut in der Desinfektionsflüssigkeit verrührt werden. Sämtliche im Krankenzimmer benutzte Wäsche wurde in verdünntes Kresolwasser gelegt, so daß sie von der Flüssigkeit vollständig bedeckt wurde. Nach Verlauf von zwei Stunden konnte dann die Wäsche weiter gereinigt werden. Verschiedentlich wurde beobachtet, daß eine Abneigung gegen diese Art der Desinfektion bestand, weil eine Beschädigung der Wäsche befürchtet wurde, obwohl eine solche bei Anwendung der richtigen Lösung tatsächlich kaum vorkommt. In derartigen Fällen wurde daher gestattet, die Wäsche, nachdem sie im Krankenzimmer in ein leeres oder mit heißem Wasser gefülltes Waschgefäß gelegt war, auszukochen, falls die Gelegenheit dazu vorhanden war. Oft fehlte aber sowohl ein genügend großer Kessel als auch eine geeignete Feuerstelle. In der Eifel war oft als einziger Heizkörper nur ein niedriger, breiter Ofen vorhanden, der zugleich zur Erwärmung und als Kochherd diente, dessen Öffnung aber nicht ausreichte, einen Waschkessel aufzunehmen. Hier half man sich damit, daß man die Wäsche mit heißer Schmierseifensodalösung überbrühen und darauf 24 Stunden in der Flüssigkeit verweilen ließ, ehe sie gereinigt werden durfte. Eß- und Trinkgeschirre u. dergl. sollten entweder in Sodalösung ausgekocht oder eine Stunde lang in 1prozentige Formaldehydlösung gelegt werden. Meist mußte man sich jedoch entsprechend der älteren Vorschrift damit begnügen, sie eine halbe Stunde lang in heiße Kaliseifenlösung zu legen und danach gründlich zu spülen. Zur Desinfektion von Badewässern —

man kommt im Privathaus auf dem Lande seltener in die Lage, sie vorzunehmen — wurden Chlorkalkmilch und Kalkmilch nach Vorschrift verwandt. Eimer, Nachtgeschirre, Steckbecken wurden tüchtig mit verdünntem Kresolwasser ausgescheuert, Verbandstoffe, alte Leinwand, Bettstroh u. dergl. wurden verbrannt.

Der von dem Kranken vor Beginn der Schutzmaßnahmen benutzte Abort wurde einer Desinfektion unterzogen, wobei für Grubeninhalt und Trichter meist nur Kalkmilch, selten Chlorkalkmilch oder Kresolseifenlösung, für Türklinke, Sitzbrett, Innenwände und Fußboden fast ausschließlich verdünntes Kresolwasser verwandt wurde. Eine Entleerung der Grube wurde tunlichst erst längere Zeit nach Abschluß der Krankheit und dem Aufhören der Infektionsgefahr vorgenommen. Für die laufende Desinfektion kamen sonst Gegenstände kaum in Betracht. Was an infizierten Sachen noch vorhanden war, blieb im Krankenzimmer der Schlußdesinfektion vorbehalten.

Es ist leicht ersichtlich, daß die zuverlässige Durchführung der laufenden Desinfektion gewissenhafte, mit den nötigen Kenntnissen ausgestattete und verständige Persönlichkeiten verlangt. Mit solchen hatte man es aber bei weitem nicht immer zu tun. Manchmal war es unmöglich, die Begriffe von Übertragbarkeit der Krankheit und Desinfektion den in den bescheidensten Verhältnissen lebenden Landbewohnern klar zu machen. Mit Aberglauben und bösem Willen hatte man ebenfalls zu kämpfen. Daß alsdann sich Kontakt an Kontakt reihte, ist begreiflich. Die Forderung, daß hier die Schule bei der Aufklärung mithelfen muß, ist von den verschiedensten Seiten bereits geltend gemacht. Im ganzen handelte es sich aber in dieser Beziehung nur um wenige Fälle und zwar um solche, bei denen sich weder eine Krankenhausüberführung, noch eine Berufskrankenpflege ermöglichen ließ. Dem gegenüber soll nicht unerwähnt bleiben, daß in vielen Fällen die ärztlichen Ratschläge auch dankbar aufgenommen und gewissenhaft befolgt wurden.

Die Ausführung der Desinfektion durch Pflegepersonen im Privathaus hat sich nicht immer als zuverlässig erwiesen. In Krankenhäusern kam es durch vorübergehend mit der Pflege von Typhuskranken beschäftigtes Personal, das in der Desinfektion nicht ausgebildet war, sogar wiederholt zu Infektionen, so daß die Regierung in Trier dagegen einzuschreiten sich genötigt sah.

Eine vollkommene Übernahme der laufenden Desinfektion seitens der amtlich bestellten Desinfektoren fand selten statt. Abgesehen davon, daß dadurch große Kosten entstanden wären, mangelte es dazu den Desinfektoren an Zeit. Diese hatten oft, zumal in der früheren Zeit, als ihre Zahl noch gering war, gleichzeitig für verschiedene Orte Aufträge. Ihre Tätigkeit mußte sich daher darauf beschränken, die Desinfektionsmittel herbeizuschaffen, die laufende Desinfektion einzurichten und zu überwachen, die Einsendung des Untersuchungsmaterials zu bewirken und später die Schlußdesinfektion vorzunehmen.

Den Auftrag zur Ausführung der laufenden Desinfektion erhält der Desinfektor gewöhnlich von der zuständigen Polizeibehörde, bei Gefahr im Verzug auch unmittelbar vom beamteten Arzte. In Elsaß-Lothringen dürfen gemäß Ministerialerlaß vom 5. September 1905[1]) die Desinfektoren gegebenenfalls mit Zustimmung des Bürger-

[1]) Jahrb. d. Medizinalverw. in Els.-Lothr. 1906 S. 227.

meisteramts außer vom Kreisarzt auch vom behandelnden Arzte beauftragt werden, damit Verzögerungen vermieden werden. Ihre Maßnahmen haben sich indes besonders zu Beginn der systematischen Typhusbekämpfung bei der damals größtenteils mangelhaften Ausbildung der Desinfektoren nicht immer als der Vorschrift entsprechend und ausreichend erwiesen, was zuweilen zu unerwünschten Folgen führte.

Im Bezirke der Untersuchungsanstalt Metz ordnete die laufende Desinfektion der Kreisarzt mittels eines besonderen Formulars an, das der Desinfektor später mit der Bescheinigung des für die Desinfektion gebrauchten Zeitaufwandes durch den zuständigen Bürgermeister zurückzureichen hatte. In Lothringen wurde indessen in den meisten Fällen die Desinfektion schon vom behandelnden Arzte in die Wege geleitet.

Die Schlußdesinfektion wurde entweder vorgenommen nach der Überführung des Kranken ins Krankenhaus, beim Wohnungswechsel des Kranken, nach seiner bakteriologisch festgestellten Genesung oder bei Todesfällen nach der Fortschaffung der Leiche.

Nach der Vorschrift der Desinfektionsanweisung kamen bei der Schlußdesinfektion alle von dem Kranken benutzten Räume und Gegenstände in Betracht, soweit anzunehmen war, daß sie mit dem Krankheitserreger behaftet waren, und soweit ihre Desinfektion nicht schon während der Erkrankung erfolgt war. Je gründlicher also bei der laufenden Desinfektion verfahren war, desto einfacher gestaltete sich die Schlußdesinfektion, die sich im ganzen danach regelte, was an Desinfektionsmitteln zur Verfügung stand, insbesondere ob stehende oder fahrbare Dampfapparate vorhanden waren.

Auf die zusammenhängende Darstellung einer Schlußdesinfektion, welche Clauditz in seinem „Handbuch für Desinfektoren“ (Verlag von A. Sonnenburg, Trier 1907) gegeben hat, sei hier deshalb verwiesen, weil die darin enthaltenen Vorschriften in der Desinfektorenschule in Trier als Unterlage für die Unterweisung der Desinfektoren in der Schlußdesinfektion dienen und ein anschauliches Bild des umfangreichen Verfahrens geben. In den einzelnen Bezirken der Typhusbekämpfung wurden allerdings verschiedene Verfahren der Schlußdesinfektion geübt. So nahm man im Fürstentume Birkenfeld und in der Westpfalz die Schlußdesinfektion unter regelmäßiger Anwendung der Formaldehyddesinfektion vor, während in den übrigen Bezirken Formaldehyd nur in besonderen Fällen, wo es vom Kreisarzt oder von der bakteriologischen Anstalt für nötig erachtet wurde, zur Verwendung kam. Niemals aber wurde die Formaldehyddesinfektion für sich allein, sondern immer neben anderen Desinfektionsmitteln angewandt.

Soweit es möglich war, wurde die Dampfdesinfektion herangezogen, zu welchem Zwecke entweder fahrbare oder eingebaute Dampf-Desinfektionsapparate benutzt wurden. Die fahrbaren Dampfapparate wurden mittels Vorspanns den betreffenden Häusern zugeführt, wobei die Beförderung über große Entfernungen und im gebirgigen Gelände oft mit großen Schwierigkeiten und Kosten verbunden war. Im Kreise Saarburg (Lothringen) und im Landkreis Metz nahm man deswegen von einem häufigeren Fortbewegen des fahrbaren Apparats Abstand und brachte die mit Dampf zu desinfizierenden Sachen in besonderen Karren nach dem Standort des Apparats.

Handelte es sich darum, eine größere Anzahl von Schlußdesinfektionen an einem Orte auszuführen, so bevorzugte man hingegen die Zuführung des Dampfapparats. Die Verwendung von fahrbaren Dampfapparaten hat erfahrungsgemäß den Vorteil, daß nicht so leicht etwas übersehen wird, was der Desinfektion bedarf.

Die Fortschaffung infizierter Gegenstände nach einem feststehenden Dampfapparate wurde durch die Wagen der Desinfektionsanstalten bewerkstelligt, von denen einer für die Aufnahme infizierter, der andere zum Rücktransporte desinfizierter Sachen diente. Auch mit Blech ausgeschlagene verschließbare Kästen, welche auf jeden Wagen aufgeladen werden können, waren (im Kreise Saarburg, Bezirk Trier) im Gebrauche. Sonst wurden Säcke oder mit Sublimatlösung oder dergl. getränkte Tücher zur Fortschaffung des Desinfektionsguts verwandt. Waren indessen die Entfernungen zum nächsten Dampfapparate zu groß oder bot das Gelände der Fortbewegung der Wagen zu große Schwierigkeiten, so wurde mit Rücksicht auf die Kosten auf die Dampfdesinfektion verzichtet, falls nicht nach dem Urteil des beamteten Arztes oder der bakteriologischen Anstalt eine solche unumgänglich nötig war, wie beispielsweise bei grob verunreinigten Betten.

Es sind allerdings Verfahren zur Herstellung eines provisorischen Dampfapparats angegeben; die Überholzsche Anleitung für den Unterricht zur Ausbildung von Desinfektoren (Verlag von A. Sonnenburg, Trier 1906) enthält eine solche Vorschrift. Danach soll eine Tonne mit ausgeschnittenem Boden über einem Kessel gut schließend angebracht werden. Indessen in der Praxis dürfte ein solcher Apparat wohl nur im Ausnahmefall in Frage kommen, nämlich wenn auch Kresolseifenlösung oder ein ähnliches Desinfektionsmittel mangeln sollte, weil hiermit doch eine größere Wirksamkeit und dabei ein einfacheres Verfahren erreicht werden. In vielen Fällen ist man denn auch bei der Schlußdesinfektion im Privathaus mit chemischen Mitteln, insbesondere mit Kresolseifenlösung, ausgekommen, ohne daß nachteilige Folgen beobachtet wurden. Die Desinfektion mittels strömenden Wasserdampfs kann indessen durch kein anderes Verfahren ersetzt werden, sobald es sich um stark beschmutzte Kissen oder Matratzen handelt. Der Formaldehyd, welcher wohl noch Typhuskeime innerhalb der Kleidungsstücke und Decken abzutöten vermag, reicht hier nicht mehr aus, und die zur Erzielung einer wirksamen Desinfektion nötige Durchnässung mit einer Desinfektionsflüssigkeit ist nicht zulässig. Hat eine gröbere Verunreinigung des Bettes, wie sie hauptsächlich nur bei benommenen unter sich lassenden Kranken vorkommt, nicht stattgefunden, so kann Formaldehyd oder Abbürsten mit Kresolseifenlösung als ausreichend erachtet werden.

Der Zeitpunkt der Schlußdesinfektion ergab sich beim Ableben des Kranken, seiner Überführung in ein Krankenhaus oder beim Wohnungswechsel von selbst; angestrebt wurde stets eine möglichst sofortige Vornahme. Sonst hing die Erledigung der Schlußdesinfektion ab von der Feststellung der bakteriologischen Genesung oder dem Nachweis, daß ein klinisch Genesener Bazillenträger geworden war.

Bezüglich der Feststellung der bakteriologischen Genesung schreiben die „Allgemeinen Leitsätze“ unter IV Nr. 21 (vgl. Anlage II S. 3*) vor: „Die Absonderung von Typhuskranken hat zweckmäßig so lange zu dauern, bis die Ausleerungen bei zwei in einwöchigem Zwischenraume vorgenommenen bakteriologischen Untersuchungen sich als frei von Typhuserregern erwiesen haben". In den Reichslanden, dem Fürstentume Birkenfeld und dem bayerischen Regierungsbezirke der Pfalz war als Zusatz aufgenommen worden: „Wo es sich ermöglichen läßt, ist es ratsam, mit der Aufhebung der Absonderung zu warten, bis auch eine dritte, nach Ablauf einer Woche vorgenommene Untersuchung ergeben hat, daß Typhuserreger nicht mehr ausgeschieden werden".

Die Krankheit galt als klinisch abgelaufen mit dem Tage der Entfieberung. Dementsprechend mußte ein Kranker für „bakteriologisch genesen" erklärt werden, wenn nach der Entfieberung zwei in einwöchigem Zwischenraume vorgenommene Untersuchungen negativ waren. Da indessen vielfach gerade in der dritten Woche der Genesung noch eine Bazillenausscheidung nach vorangegangener Pause festgestellt wurde, behördlicherseits aber aus wirtschaftlichen Gründen eine Beschränkung auf zwei Schlußuntersuchungen für notwendig erachtet wurde, so war man bestrebt, die zweite Schlußuntersuchung nicht vor Beginn der dritten Woche nach der Entfieberung vorzunehmen. Tatsächlich wurden von dem Genesenen fast immer drei Schlußuntersuchungen, welche sich bis in die dritte Woche erstreckten, zugelassen.

Die Anordnung der Schlußdesinfektion gehört in Preußen zu den Befugnissen der Polizeibehörde, in der bayerischen Pfalz liegt sie dem Amtsarzt ob, während in Elsaß-Lothringen die Anordnung durch die Polizeibehörde oder mit ihrer Zustimmung durch den beamteten Arzt oder die bakteriologische Anstalt oder durch den behandelnden Arzt üblich ist. Wo in Elsaß-Lothringen Desinfektionsgenossenschaften bestehen, ist die Vermittlung der Kreisdirektion nötig.

Polizeibehörde und beamteter Arzt wurden durch die bakteriologischen Anstalten in allen Fällen von der Feststellung der bakteriologischen Genesung benachrichtigt.

Von der Anordnung bis zur Durchführung der Schlußdesinfektion verstrichen im Durchschnitt ungefähr zwei Tage, selten mehr. Bevor eine von Typhus genesende Person wieder in den freien Verkehr trat, hatte sie ihren Körper womöglich in einem Vollbad gründlich abzuseifen. Waren zur Fortschaffung von Typhuskranken Fahrzeuge benutzt, so wurden sie vor abermaligem Gebrauche nach den bestehenden Vorschriften desinfiziert. Die Leichen der an Typhus verstorbenen Personen wurden in Tücher gehüllt, welche mit verdünntem Kresolwasser getränkt waren, und darauf in dichte Särge gelegt, die am Boden mit aufsaugenden Stoffen (wie z. B. Sägemehl) bedeckt waren.

Eine Sonderstellung nimmt das bei Bazillenträgern geübte Desinfektionsverfahren ein. Als die Kenntnis über die Bazillenträger noch neu und vor allem noch nichts über die Dauer der Ausscheidung bekannt war, verfuhr man teilweise mit ihnen wie mit Kranken; man sonderte sie ab und verlangte eine laufende Desinfektion, wie es noch jetzt in Irrenanstalten bei Bazillenträgern üblich ist. Die Undurchführbarkeit dieser Maßnahmen trat indessen sehr bald zutage, und man legte nunmehr hauptsächlich Wert darauf, die Ausleerungen unschädlich zu machen. Jeder einzelne Stuhlgang mußte im Nachtgeschirre, ferner mußten die Hände und die Leib- und Bettwäsche mit verdünntem Kresolwasser desinfiziert werden. Aber diese Vorschriften wurden, wie man sich bald überzeugen mußte, meist nicht befolgt. Die dauernde Beschäftigung mit den Exkrementen und der unangenehme und zugleich verräterische Geruch des Kresols wurden von den betroffenen Personen als hochgradige Belästigung empfunden. Zudem barg die gesonderte Deponierung der ungenügend desinfizierten Typhusstühle eine Gefahr in sich. Um diese Mängel zu vermeiden, wurde auf der Leiterkonferenz zu Saarbrücken am 23. März 1908 folgendes Verfahren befürwortet:

1. Herstellung ordnungsmäßiger Abortanlagen mit dichter, gut abgedeckter Abortgrube.

2. Waschen der Hände mit Wasser, Seife und Bürste nach jeder Defäkation. Es müssen auf dem Abort stets vorhanden sein: Ein mit reinem Wasser gefülltes Waschbecken, Seife, Bürste und Handtuch. Nach dem Gebrauch ist das Wasser jedesmal in den Abort zu gießen und die Füllung des Beckens zu erneuern. Ein an der Abortwand aufzuhängendes Waschbecken wird dem Bazillenträger unentgeltlich geliefert. Von der Verwendung eines Desinfektionsmittels wird Abstand genommen, da Kresolseifenlösung zu schlecht riecht und Sublimat wegen seiner Giftigkeit dem Publikum nicht in die Hände gegeben werden kann.

3. Benutzung von Papier zur Säuberung des Afters nach jeder Defäkation. Papier muß stets auf dem Abort vorhanden sein.

4. Abgesonderte Aufbewahrung der schmutzigen Leib- und Bettwäsche sowie der unter 2. erwähnten Handtücher, die erst nach Auskochen mit der übrigen Wäsche zusammen gewaschen werden dürfen.

5. Desinfektion des Abortgrubeninhalts vor jeder Leerung der Grube.

Auch diesem Verfahren haften naturgemäß Mängel an. Wie der Berichterstatter nachweisen konnte, genügte die Waschung mit Wasser, Seife und Bürste nicht, um an den Händen haftende Typhuskeime stets zu entfernen.

Auch von Schumburg wurde auf der Leiterkonferenz zu Saarbrücken berichtet, daß es nach seinen früheren Versuchen selbst durch 10 bis 20 Minuten langes Waschen nicht möglich war, Bakterien von der Hand zu beseitigen.

Gründliche Versuche nach dieser Richtung hin nahm dann, von Forster dazu angeregt, Gaehtgens vor[1]). Seine Ausführungen gipfelten darin, daß die mechanische Händereinigung mit Wasser und Seife und das Abtrocknen nicht immer eine vollständige Entfernung der Darmbakterien von den Händen, immerhin aber eine sehr bedeutende Keimverminderung zu bewirken vermögen. Als ein Mittel, das sich hervorragend für die Händedesinfektion bei Bazillenträgern eignet, empfahl Gaehtgens auf Grund seiner Versuche Alkohol, besonders in der Form von Kölnischem Wasser oder einfachem Brennspiritus. Die praktische Anwendung des vom Reichskommissare befürworteten Verfahrens der Händereinigung bei Bazillenträgern ergab, daß bei den engen Aborten auf dem Lande ein Waschbecken sich oft nicht anbringen ließ, und ferner, daß im Winter das Wasser einfror. Auch wurde die Beobachtung gemacht, daß die Waschvorrichtung von einigen Bazillenträgern gar nicht benutzt oder sogar entfernt wurde. Immerhin leistete dies Verfahren bei gutem Willen der Bazillenträger, auf den man ja immer angewiesen ist, ausreichende Dienste. Es hat gegenüber den

---

[1]) Arch. f. Hyg. Bd. 72 S. 233.

früheren Maßnahmen den Vorteil, daß es leichter durchführbar ist, weniger belästigend wirkt und zugleich dem Streben nach möglichster Erleichterung der Maßregeln bei Bazillenträgern gerecht wird. In den letzten Jahren sind wohl ziemlich allgemein die Bazillenträger mit dieser neueren Anweisung versehen, welche sich im großen und ganzen bewährt hat. Besonders widerspenstigen Bazillenträgern gegenüber wurde gegebenenfalls die erforderliche Strenge angewendet. Um sicher zu sein, daß die Desinfektionsvorschriften befolgt werden, wurde eine unauffällige Kontrolle durch die beamteten Ärzte, die bakteriologischen Anstalten oder durch die Desinfektoren ausgeübt. Je mehr Entgegenkommen indessen ein Bazillenträger zeigte, um so schonender wurde er behandelt.

Die Kosten der Desinfektion fielen, wenn es sich um leistungsunfähige Kranke oder Bazillenträger handelte (in Preußen auf Grund des § 26 des Landesseuchengesetzes vom 28. August 1905), den Gemeinden bezw. Bürgermeistereien zur Last. Leistungsfähige Personen mußten meist die Kosten selbst tragen; doch waren auch sie in einzelnen Gebieten davon entbunden, indem die Gemeinde die Kosten für Desinfektion ausnahmslos trug. In der Pfalz wurden die Kosten für Desinfektionsmittel in allen Fällen von der Gemeinde gezahlt. Die Desinfektionszweckverbände brachten die Kosten mittels einer regelmäßigen Umlage auf.

Grubendesinfektion.

Auf der Leiterkonferenz zu Idar am 17. Juni 1905 wurde bei der Beratung über die Auswahl der zur Desinfektion bei Typhus bestimmten Mittel auch die Desinfektion gefüllter Gruben einer eingehenden Erörterung unterzogen. Von verschiedenen Seiten war ein spontanes Absterben der Typhusbazillen in den Faeces festgestellt, doch schwankte die dabei beobachtete Dauer zwischen 20 Tagen, 6 Wochen, 4 und 6 Monaten. Teilweise waren indessen die Versuche nur an kleinen Stuhlproben im Laboratorium vorgenommen. Über die Wahl der Mittel zur Desinfektion von gefüllten Abortgruben waren die Ansichten geteilt. Kalk und Chlorkalk fanden ihre Gegner und Verteidiger. Um hier Klarheit zu schaffen, wurde einem Antrag Biederts, die Haltbarkeit von Typhusbazillen sowie die Wirkung der Desinfektionsmittel in gefüllten Abortgruben durch Versuche feststellen zu lassen, entsprochen. Die Anstellung der Versuche übernahmen auf der Leiterkonferenz zu Metz (1906) die Stationen Metz, Trier, Idar, wozu die Mittel vom Reiche zur Verfügung gestellt wurden[1]). Für die Versuche wurden in Trier und Idar je zwei gemauerte und zementierte Gruben von je 1 cbm Rauminhalt angelegt, in Metz dagegen 1 m hohe und 126 l fassende eiserne Kübel beschafft. Eins dieser Behältnisse diente jeweilig als Kontrollgrube oder -gefäß. Zur Entnahme von Proben wurde ein nur dafür konstruierter Entnahme-Apparat angewendet, der von der Firma Lautenschläger hergestellt war und dessen Beschreibung hier folgt:

Ein vernickeltes, etwa 50 cm langes Metallrohr, das oben durch Anschrauben eines zweiten gleichlangen Rohres verlängert werden kann, endigt unten geschlossen und konisch und ist hier mit zwei rechteckigen, einander gegenüberliegenden Aus-

[1]) Vgl. Arb. a. d. Kaiserl. Gesundheitsamte Bd. 38 S. 187.

schnitten versehen. In diesem Rohre läuft ein gleichfalls vernickeltes Innenrohr, das wie das äußere durch Aufschrauben eines zweiten verlängert werden kann. Am oberen Ende der Innenrohre ist ein Quergriff zum Drehen anschraubbar. Das untere Ende des unteren Innenrohrs ist konisch geschlossen, paßt genau in den Konus des äußeren Rohres und ist ebenfalls mit zwei einander gegenüberliegenden rechteckigen Ausschnitten von Form und Größe derjenigen des äußeren Rohres versehen. Liegen die Fenster des Innenrohrs vor den Fenstern des äußeren, so ist der Apparat geöffnet. Durch eine Vierteldrehung des Innenrohrs im äußeren Rohre wird er geschlossen. Der Apparat wird geschlossen in die gefüllte Grube bis zur gewünschten Tiefe eingeführt, durch eine Vierteldrehung des Innenrohrs geöffnet, wonach dessen unteres Ende sich mit Faeces füllt, dann durch eine weitere Vierteldrehung geschlossen und emporgeholt.

Um bei Versuchen, bei denen das Desinfektionsmittel einfach auf die Oberfläche des Grubeninhalts geschüttet war, eine Berührung des Entnahmeapparats mit dem Desinfektionsmittel zu verhindern, wurde ein Schwimmrohr oder ein an den Wänden der Behältnisse befestigtes Rohr aus Eisenblech verwandt.

Die Sterilisierung der Entnahmeapparate geschah in Trier in einem besonderen Apparate durch Auskochen, sonst im Dampftopfe.

Die Fäkalien-Uringemische wurden aus Abortgruben angefahren, wobei Versuchs- und Kontrollbehältnis immer Material gleicher Herkunft erhielten. Zur Beimpfung der Fäkalien wurden 2- bis 3tägige Typhusrasen von je 10 Drigalskischalen in 500 ccm sterilen Wassers oder 24stündige Bouillonkulturen (2 bis 4 l) in die Kübel oder Gruben geschüttet und gut verteilt.

Untersucht wurden Proben von der Oberfläche, von der Mitte und von dem Grunde, und zwar auf Typhus und Bakt. Coli. Zum Nachweis dienten das Malachitgrünverfahren, entweder kombiniert mit v. Drigalski-Conradischem Lackmusagar oder mit Endoagar, sowie Vorkultur in Bouillon. Die Menge des verimpften Materials betrug 6 große Ösen (zu je 30 mg).

Das Ergebnis der Versuche, welche in Trier wegen Verlegung der Anstalt leider vorzeitig abgebrochen werden mußten, war kurz folgendes:

I. Spontanes Absterben der Typhusbazillen erfolgte nach 25 und 46 Tagen (in alten Fäkalien; in frischen Fäkalien oft schon nach 3 bis 6 Tagen, Metz), nach 8 Wochen (in sehr alten Fäkalien, Trier); der Colibakterien nach 18 bis 36 Tagen (Metz).

II. Wirkung der Kalkmilch. Die Versuche haben deutlich ergeben, daß die Desinfektionskraft der Kalkmilch in hohem Grade abhängig ist von der Beschaffenheit des Kalkes. Äußerst mangelhaft in der Wirkung erwies sich der Lothringer Kalk aus der Umgebung von Metz. Im Vergleiche dazu hatte der Flörsheimer Kalk, der in Büchsen luftdicht verschlossen zum Versande kommt, erheblich bessere Erfolge. Diese wurden indessen noch übertroffen durch die in Idar und in noch höherem Maße durch die in Trier verwandten Kalksorten.

Während bei den in Trier angestellten Versuchen beim Aufgießen einer aus frisch gebranntem Kalke bereiteten Kalkmilch auf den breiigen Grubeninhalt im Verhältnis von **1:4** eine Abtötung der Typhusbazillen nach **10** Stunden erfolgte, wurde durch die mit Metzer Kalk hergestellte Kalkmilch beim Aufgießen auf dickflüssigen Grubeninhalt im Verhältnis von **1:3** erst nach **13** oder **18** Tagen eine Abtötung der Typhusbazillen, nach 17 oder 29 Tagen eine Abtötung der Colibakterien bewirkt.

Läßt man bei der Beurteilung den schlechten Lothringer Kalk außer Betracht, so kommt man zu dem Ergebnis, daß das Aufgießen von Kalkmilch im Verhältnis von 1:3 auf den Grubeninhalt als ausreichend erachtet werden kann, um in dünnflüssigem bis breiigem Grubeninhalte spätestens nach 24 Stunden die Abtötung von Typhusbazillen zu bewirken. Vermischt man Kalkmilch mit dem Grubeninhalte, so genügt nach den Versuchen zu Idar $^1/_4$ der Menge des Grubeninhalts an Kalkmilch, welche in Trier hierfür als ausreichend befunden war, nicht völlig, weil die Abtötung der Typhusbazillen dann erst nach 6 Tagen eintrat. Man wird also, wenn man die Desinfektion binnen Tagesfrist erreichen will, doch wieder zu $^1/_3$ Kalkmilch greifen müssen; alsdann kann man sich aber mit dem Aufgießen begnügen.

Ein vorzügliches Ergebnis hatte man in Trier damit, daß gelöschter Kalk in einem Verhältnis von 1:8 auf den Grubeninhalt gegossen wurde. Der gelöschte Kalk bildete also erst mit dem dünnflüssigen Grubeninhalte Kalkmilch. Demnach gelangte bei diesem Versuch an Kalk ungefähr so viel in die Grube, als wenn Kalkmilch im Verhältnis von 1:2 zum Grubeninhalte zugesetzt worden wäre. Die untere Grenze der zur Desinfektion nötigen Menge an Kalkmilch wurde aus den oben angeführten Gründen nicht festgestellt; auch ist es fraglich, ob der Versuch bei dickbreiigem Grubeninhalte gelingen würde.

III. Über Saprol läßt sich sagen, daß es in gefüllten Abortgruben, besonders wenn der Inhalt ausgesprochen breiig ist, bei Zusatz von 1 $^0/_0$ des Grubeninhalts viel zu langsam desinfiziert; denn es vergehen bis zur Abtötung der Typhusbazillen fast 14 Tage, bei geringerer Konzentration noch mehr, außerdem ist es zu teuer. Eine bessere Wirkung mag man mit Saprol erzielen, wenn es in leeren Gruben dazu dienen soll, jeden einzelnen in die Grube gelangenden Stuhlgang alsbald zu desinfizieren.

Das Nähere ist aus der Übersicht auf S. 338 und 339 zu ersehen, in der die einzelnen Versuchsreihen der drei Anstalten zusammengestellt sind.

Colibakterien und Typhusbazillen weisen bezüglich ihrer Widerstandsfähigkeit gegen die geprüften Desinfektionsmittel keine erheblichen Unterschiede auf. Chlorkalkmilch scheint sich zur Abortgrubendesinfektion weniger zu eignen.

In einem in Trier angestellten Versuche, bei welchem Chlorkalkmilch zum Grubeninhalt im Verhältnis von 1:4 zugesetzt wurde, trat starke Schaumbildung auf, wobei Chlor wahrscheinlich infolge von stark saurer Reaktion des Grubeninhalts rasch entwich. Eine Desinfektionswirkung war nach 24 Stunden nicht eingetreten.

Kalkmilch ist demnach im Vergleiche zu Saprol und Chlorkalkmilch das wirksamste Desinfektionsmittel, dabei aber auch das billigste. Eine Grube von 1 cbm Inhalt zu desinfizieren, kostet beim Zusatz von $^1/_3$ cbm Kalkmilch 1,50 M, von 2 $^0/_0$ Saprol dagegen 14 M.

Aus den Versuchen geht aber auch hervor, daß zu einer Desinfektion binnen einem kurzen Zeitraum (beispielsweise einem Tage) immerhin große Mengen Kalk be-

Übersicht der angestellten Desinfektionsversuche.

Versuch der Anstalt zu:	Desinfektionsmittel				Beschaffenheit des Grubeninhalts	Zeitraum bis zur Abtötung von		Bemerkungen
	Name	Herkunft	Art der Anwendung	Angewandte Menge im Verhältnis zum Grubeninhalte		Typhus	Coli	
Metz	Kalkmilch, frisch zubereitet	Kalk aus der Umgebung von Metz	Aufgießen	1 : 3	dickflüssig	13 Tage	17 Tage	
"	"	"	"	"	"	18 "	29 "	
"	"	Kalk aus Flörsheim, luftdicht verschlos.	"	"	"	24 Stdn.	10 bezw. 14 Tage	
"	Kalkpulver, frisch bereitet	Metz	trocken Aufschütten	8 : 90	"	32 Tage	—	
"	Saprol	.	Aufgießen	1 %	"	13 "	18 Tage	
"	"	.	"	"	"	25 "	30 "	
"	"	.	"	1,5 %	"	21 "	18 "	
"	"	.	"	"	"	23 "	26 "	
Idar	Saprol	.	Aufgießen	½ %	dünnflüssig	—	—	} unwirksam
"	"	.	"	1 "	"	—	—	
"	"	.	Vermischen	2 "	"	5–6 Tage in der Tiefe	—	
"	"	.	sofort kräftig verrührt	2 "	"	6 Stdn.	—	
"	Kalkmilch	Idar	Aufgießen	1 : 4	"	5 Tage	—	
"	"	"	"	1 : 3	"	sofort	—	
"	"	"	Vermischen	1 : 4	"	6 Tage	—	
Trier	Gelöschter Kalk	Trier	Vermischen	1 : 8	flüssig	sofort	sofort	nach Bildung der Kalkmilch
"	Kalkmilch	"	Aufgießen	1 : 1	dünnflüssig	"	"	
"	"	"	Vermischen	1 : 2	stark breiig	2 Stdn.	2 Stdn.	
"	"	"	"	1 : 4	dünn	10 Min.	10 Min.	
"	"	"	"	1 : 4	stark breiig	2 Stdn.	3 Stdn.	

Versuch der Anstalt zu:	Desinfektionsmittel				Beschaffenheit des Grubeninhalts	Zeitraum bis zur Abtötung von		Bemerkungen
	Name	Herkunft	Art der Anwendung	Angewandte Menge im Verhältnis zum Grubeninhalte		Typhus	Coli	
Trier	Kalkmilch	Trier	Vermischen	1 : 8	dünn	nach 6 Stdn. noch lebend	3 Stdn.	
„	„	„	Aufgießen	1 : 4	breiig	10 Stdn.	10 Stdn.	
„	Chlorkalkmilch	„	„	1 : 4	stark breiig	nach 24 Stdn. noch lebend	„	
„	Saprol	.	„	1 %	dünnflüssig	96 Stdn.	ungefähr ebenso lange	
„	„	.	Vermischen	„	dickbreiig	13 ½ Tage	„	

schafft werden müssen, was sich im täglichen Leben nicht immer wird durchführen lassen. Zur Desinfektion von 1 cbm Abortinhalt binnen Tagesfrist braucht man nämlich etwa 66 kg Kalk (entsprechend $^1/_3$ cbm oder 333 l Kalkmilch). Man wird sich mit geringeren Mengen wohl meist begnügen müssen. Außerdem kommen auf dem Lande oft recht große Gruben in Betracht, wenn sich die Aborte über der Düngerstätte oder der Jauchegrube befinden. Es bleibt dann eben weiter nichts übrig, als mit der Leerung der Abortgrube entsprechend länger zu warten. Da durch die Versuche erwiesen ist, daß Typhusbazillen in Abortgruben binnen nicht langen Zeiträumen von selbst absterben, so wird unter der Wirkung einer, wenn auch kleineren Menge eines Desinfektionsmittels eine gewisse Beschleunigung dieses Vorganges zu erwarten sein.

In Straßburg hat man den Inhalt von Abortgruben, die als typhusverseucht gelten mußten, unter Aufsicht des Oberdesinfektors Sammelgruben zuführen lassen, wo er 6 Monate zu lagern hatte. Die bisherigen Erfahrungen bezüglich des spontanen Absterbens von Typhusbazillen in Abortgrubeninhalt rechtfertigen diese Maßregel. Meist wird sich auch eine mehrmonatige Lagerung von verseuchtem Grubeninhalt in den Abortgruben selbst durchführen lassen, ohne daß es einer Sammelgrube bedarf. Die Lagerzeit wird dann gerechnet vom letzten Hineingelangen von typhushaltigem Stuhle. Bei Bazillenträgern dagegen ist nur entweder eine Sammelgrube oder die Desinfektion angebracht.

Ausbildung von Desinfektoren und von Pflegepersonen in der Desinfektion.

Um stets geschultes Personal zur Ausführung von Desinfektionen zur Verfügung zu haben, wurde im Bekämpfungsgebiet in Desinfektorenschulen seit dem Jahre 1904 alljährlich eine Anzahl Desinfektoren und Pflegepersonen in der Desinfektion ausgebildet. Von dem zu Beginn der gemeinsamen Typhusbekämpfung geübten Brauche, besondere

Desinfektoren nur für die Typhusdesinfektion in zweitägigen Kursen, für Zwecke der Desinfektion bei den übrigen Krankheiten aber andere Personen auszubilden, hat man glücklicherweise Abstand genommen.

Im Regierungsbezirke Trier war schon vor dieser Zeit die Ausbildung von Desinfektoren und Pflegepersonen durch Verfügungen des Regierungs-Präsidenten den Kreisärzten zur Pflicht gemacht. Diese Unterweisung reichte aber nicht immer aus, was wohl auf dem Mangel an praktischen Vorführungen während des Unterrichts beruhte. Desinfektorenschulen befanden sich im Jahre 1910:

1. zu Trier bei der Medizinaluntersuchungsstelle (die Schule ist seit Dezember 1909 der bakteriologischen Anstalt angegliedert), die gleichzeitig Desinfektoren für das Fürstentum Birkenfeld ausbildet;

2. zu Straßburg . . 3. „ Metz	für Elsaß-Lothringen
4. „ Landau . . . 5. „ Kaiserslautern .	für die Pfalz

bei den betreffenden bakteriologischen Anstalten.

Die Schulordnungen sind, da die Regelung des Desinfektionswesens den Landesregierungen obliegt, in den Anstalten verschieden. Vorschläge zur Ausbildung von Desinfektoren ergehen von den Stadt-, Kreis- usw. Verwaltungen an die betreffenden Regierungen, wobei ein vom beamteten Arzte ausgestelltes Fähigkeits- und ein polizeiliches Leumundszeugnis beizufügen sind. Nach den dafür gültigen Bestimmungen sollen Personen, die zur Ausbildung als Desinfektoren zugelassen werden, das 45. (in Elsaß-Lothringen das 40.) Lebensjahr nicht überschritten haben und über eine gewisse Vorbildung und eine gute Auffassung verfügen. Die Kurse dauern in der bayerischen Pfalz 2 Tage (1 Tag theoretisch, 1 Tag praktisch), in Elsaß-Lothringen 5 (vor dem Jahre 1905 2 Tage), in Preußen 9 Tage. Aus einem Berichte der bakteriologischen Anstalt zu Metz geht hervor, daß dort die Kursdauer für besonders begabte Personen wohl ausreicht, im Durchschnitt jedoch um mindestens einen Tag zu kurz ist. Um die Ausbildung des einzelnen nicht zu beeinträchtigen, wurden zu den Vollkursen nicht mehr als 10 bezw. 8 Teilnehmer zugelassen. Für den Unterricht stand meist ein besonderer Raum zur Verfügung, in welchem Desinfektionsmittel, Gerätschaften und Apparate zu Demonstrationszwecken vorhanden waren und auch eine Formaldehyddesinfektion vorgenommen werden konnte. Zur Vorführung von Dampfapparaten wurden die Teilnehmer in eine Desinfektionsanstalt geführt, wo ihnen die Apparate in Tätigkeit gezeigt wurden. In Trier ließ sich auch die Desinfektion am Krankenbette praktisch lehren, da sich die dortige Desinfektorenschule im Krankenhause der Barmherzigen Brüder befindet. Wie schon erwähnt, erstreckte sich der Unterricht auf die Desinfektion bei sämtlichen Infektionskrankheiten. Nebenher wurde auch die Unterweisung in der Einsendung von Untersuchungsmaterial bei Typhus sowie die Entnahme und der Versand bakteriologischer und chemischer Wasserproben berücksichtigt.

Als Leitfaden, der dem Unterrichte zugrunde gelegt wurde, waren drei verschiedene Bücher im Gebrauche. Die Stationen Landau und Kaiserslautern bedienten sich der „Anleitung für den Unterricht zur Ausbildung der Desinfektoren“ von Überholz (Verlag

A. Sonnenburg, Trier 1906). In Straßburg und Metz wurde dieses Buch in Verbindung mit dem „Hilfsbüchlein für Desinfektoren" von Kayser (Verlag Ludolf Beust, Straßburg 1907) benutzt, während in Trier das „Handbuch für Desinfektoren" von Clauditz (Verlag A. Sonnenburg, Trier 1907) eingeführt ist. Dieses Buch enthält auch die Anweisungen zur Einsendung von Untersuchungsmaterial bei Typhus sowie bakteriologischer und chemischer Wasserproben. Jeder Desinfektor erhält das Lehrbuch, nach welchem seine Ausbildung erfolgt, als Eigentum. Stellte sich zu Beginn der Ausbildung heraus, daß der eine oder der andere Teilnehmer sich zum Desinfektor nicht eignete, so wurde er gleich zurückgeschickt.

Am Schlusse der Kurse fand, teilweise in Anwesenheit des zuständigen Regierungs-Medizinalbeamten, eine Prüfung der Teilnehmer statt, worauf diesen im Falle des Bestehens ein Zeugnis ausgehändigt wurde. Als Prädikate wurden „sehr gut", „gut" und „genügend" erteilt. Bestand ein Teilnehmer die Prüfung nicht, so berief man ihn zu einem der nächsten Kurse wieder ein oder verzichtete dauernd auf ihn, falls seine fernere Ausbildung Aussicht auf Erfolg nicht bot.

In dem bayerischen Regierungsbezirke der Pfalz ist das dem Teilnehmer an einem Kursus ausgestellte Desinfektoren-Zeugnis gleichwertig mit dem von den entsprechenden Einrichtungen an den Landesuniversitäten ausgestellten.

Die Ausbildung der Desinfektoren hat sich, seitdem die Ausbildung nur noch in den Desinfektorenschulen erfolgt, im Bekämpfungsgebiet im allgemeinen als ausreichend erwiesen. Da aber die Desinfektoren besonders bei ungenügender Beschäftigung das Erlernte leicht vergessen, so sind Wiederholungskurse von 3- oder 2tägiger Dauer eingerichtet, an denen die Desinfektoren der Reihe nach oder auf Vorschlag der beamteten Ärzte in größeren Zeitabständen (im Regierungsbezirke Trier von 6 zu 6 Jahren) teilnehmen. In Metz wurden zu diesem Zwecke die betreffenden Desinfektoren zu den letzten beiden Tagen eines Ausbildungskursus einberufen. Im Anschluß an diese Wiederholungskurse findet eine Nachprüfung statt.

Von dem Umfang der Kenntnisse der Desinfektoren haben sich die beamteten Ärzte bei passenden Gelegenheiten zu überzeugen, wozu naturgemäß auch die bakteriologischen Anstalten Veranlassung nahmen. Außerdem haben die Desinfektoren von 3 zu 3 Jahren sich einer Nachprüfung durch den beamteten Arzt zu unterwerfen. Die Kosten der Ausbildung fallen den betreffenden Gemeinden oder sonstigen Stellen zur Last.

Seit einigen Jahren ist infolge amtlicher Anregung auch die Ausbildung von Pflegepersonen in den Desinfektorenschulen in erfreulicher Zunahme begriffen. Ordensbrüder wurden manchmal gemeinsam mit den Desinfektoren in einem neuntägigen Vollkursus ausgebildet, sonst war für Pflegepersonen teilweise nur eine dreitägige Kursusdauer vorgesehen und auch eine größere Zahl Teilnehmer zulässig.

Anträge auf Anberaumung von Kursen nehmen die Regierungs-Präsidenten oder die ihnen entsprechenden Stellen entgegen. Über die Teilnahme am Kursus sowie die erfolgte Prüfung wurde den Pflegepersonen in Trier ein vom Regierungs-Präsidenten unterzeichneter Ausweis ausgestellt.

Eine gründliche Ausbildung der Pflegepersonen in der Desinfektion hat sich nach den im Bekämpfungsgebiete gesammelten Erfahrungen als durchaus notwendig herausgestellt, denn in ihren Händen liegt ja hauptsächlich die Ausführung der wichtigen laufenden Desinfektion. Wiederholt wurde die Beobachtung gemacht, daß nicht allein in Privathäusern, sondern auch in Krankenanstalten durch Pflegepersonen, die mit den Desinfektionsmaßregeln nicht ausreichend vertraut waren, Ansteckungen zustande gekommen sind.

In Elsaß-Lothringen wird die Ausbildung aller Pflegepersonen im Desinfektionswesen durch einen ministeriellen Erlaß in Zukunft gesichert sein.

Ausbildungskurse für Desinfektoren oder Pflegepersonen fanden seit dem Jahre 1904 in sämtlichen Desinfektorenschulen mit geringen Ausnahmen jährlich, nach Bedürfnis auch mehrmals statt.

Die Station Kaiserslautern hat in den Jahren 1904, 1905, 1908, 1909, 1910 im ganzen 180 Desinfektoren ausgebildet, von denen gegenwärtig noch 104 tätig sind.

In Landau wurden ausgebildet:

1904	in	5	Kursen	68	Teilnehmer
1905	„	1	Kursus	2	„
1906	„	4	Kursen	32	„
1907	„	1	Kursus	5	„
1908	„	1	„	25	„
1909	„	1	„	1	„
insgesamt	in	13	Kursen	133	Teilnehmer.

In Metz wurden im Laufe der letzten vier Jahre in 15 Kursen 93 Desinfektoren ausgebildet; außerdem haben 40 Krankenschwestern zwei Belehrungskurse mit Demonstrationen und praktischen Übungen über das Wesen der Ansteckung und der Desinfektion am Krankenbett erhalten.

Die Bakteriologische Untersuchungsanstalt Straßburg, bei der seit 1903 eine Desinfektorenschule besteht, bildete in 14 Kursen 131 Desinfektoren, ferner in drei Kursen 42 Pflegepersonen aus und erteilte fünf Wiederholungskurse.

Zeitweise hat außerdem die Station Hagenau Ausbildungskurse abgehalten und die Station Diedenhofen Kurse für Krankenschwestern über Desinfektion am Krankenbett erteilt.

In Trier endlich haben ihre Ausbildung erhalten:

1904	in	1	Vollkursus	3	Desinfektoren
1905	„	3	Kursen	22	„
1906	„	7	„	48	„
1907	„	4	„	20	„
1908	„	2	„	16	„
1909	„	2	„	16	„
insgesamt	in	19	Kursen	125	Desinfektoren.

Ferner fanden in Trier dreitägige Wiederholungskurse für ausgebildete Desinfektoren statt, und schließlich wurden ausgebildet:

	1904	1905	1906	1907	1908	1909
in insgesamt 6 Kursen: Ordensbrüder	3	3	4	5	12	12
„ „ 11 „ : Ordensschwestern	—	—	13	—	74	96
„ „ 2 „ : Diakonissen	—	—	—	—	6	5
„ „ 3 „ : Charitaspflegerinnen	—	—	—	—	—	31

Für den Regierungsbezirk Trier ist durch Verfügung des Regierungs-Präsidenten vom 4. März 1907[1]) eine neue Desinfektorenordnung erlassen, für Elsaß-Lothringen sind die einschlägigen Bestimmungen in dem Ministerialerlasse vom 5. September 1905[2]) enthalten, während in der Pfalz eine Desinfektorenordnung in Ausarbeitung begriffen ist.

In den genannten Verfügungen, welche die auf der Leiterkonferenz zu Idar 1905 zur Sprache gekommenen Erfahrungen entsprechend berücksichtigen, kommt unter anderem zum Ausdruck, daß zweckmäßig für mehrere Gemeinden (8000 bis 10000 Personen) die Anstellung eines gemeinsamen Desinfektors erstrebt werden soll, um seine Desinfektionstätigkeit mehr zur Hauptbeschäftigung werden zu lassen. Wenige, aber gute Desinfektoren sind erwünscht. Blieb die Desinfektionstätigkeit eine gelegentliche Nebenbeschäftigung, wie es teilweise der Fall war, so verlor sich gar zu leicht das Interesse der Desinfektoren an der Sache und unter dem Mangel an Übung litt auch die Tüchtigkeit.

In Elsaß-Lothringen wurde dementsprechend die Bestellung eines Desinfektors für je einen Kantonalbezirk, in der Pfalz für die Distrikte oder für mehrere zu einem Desinfektionsbezirke zusammengefaßte Gemeinden und in Preußen in ähnlicher Weise für eine Anzahl Gemeinden zum Grundsatze.

Bei der Anstellung eines Desinfektors wird mit diesem ein Vertrag geschlossen, worin er zugleich auf eine ihm ausgehändigte Dienstanweisung verpflichtet wird. In der Westpfalz erhalten die amtlichen Desinfektoren eine von der Station Kaiserslautern ausgearbeitete gedruckte Anleitung.

Ihre Bezahlung erfolgt nach den Sätzen einer Gebührenordnung, die wohl in den meisten Gegenden vorhanden ist, deren Sätze aber naturgemäß je nach den Landesteilen verschieden sind. Meist ist man jetzt auch dazu übergegangen, den angestellten Desinfektoren ein Mindesteinkommen zu gewährleisten, wodurch ihr Eifer besonders angespornt wird. Auch übernehmen in Preußen die anstellenden Verbände und in Elsaß-Lothringen die Desinfektionsgenossenschaften vertragsmäßig die Kosten für die Versicherung gegen Krankheit, Unfall, Invalidität und Alter. In der Pfalz ist eine Versicherung gegen Berufsunfälle teilweise durchgesetzt, ihre allgemeine Durchführung wird angestrebt.

Der Dienstvertrag kann mit einer Frist von drei Monaten von beiden Seiten ge-

[1]) Ministerialblatt für Medizinal- usw. Angel. 1907 S. 258.

[2]) Jahrb. d. Medizinalverw. in Elsaß-Lothr. 1906 S. 227.

kündigt werden, doch werden, falls der Desinfektor vor Ablauf von drei Jahren ohne Nachweis schwerwiegender Gründe von dem Kündigungsrechte Gebrauch macht, die für seine Ausbildung aufgewandten Kosten von ihm wieder eingezogen.

Im Regierungsbezirke Trier ist ferner durch Anstellung von Kreisdesinfektoren neben den örtlichen Desinfektoren eine allgemein als segensreich empfundene Einrichtung getroffen. Diese Kreisdesinfektoren sind entweder für den ganzen Kreis oder für einen größeren Bezirk im Hauptamt mit festem pensionsberechtigtem Gehalt (in Saarbrücken z. B. mit 1700 Mark Anfangsgehalt, steigend bis 2500 und 120 Mark Ersatz für Verschleiß von Kleidungsstücken usw.) und Hinterbliebenenversorgung usw. angestellt.

Ihre Aufgabe, die in einer Dienstanweisung genau festgelegt ist, beruht, abgesehen von den vertretungsweise zu übernehmenden Obliegenheiten der öffentlichen Desinfektoren, hauptsächlich in der Überwachung der Ortsdesinfektoren ihres Bezirkes. Sie sollen vom Kreisarzt allmählich zu unteren Gesundheitsbeamten ausgebildet werden. Dienstlich unterstehen sie dem Landrat, haben aber im übrigen die Aufträge der Ortspolizeibehörden und der Kreisärzte auszuführen.

Im Regierungsbezirke Trier sind Kreisdesinfektoren angestellt: im Kreise Saarlouis 1, im Landkreis Trier 1, im Kreise St. Wendel 2, im Landkreis Saarbrücken 1; ferner in Trier Stadt und Saarbrücken Stadt je 1 Oberdesinfektor (eine den Kreisdesinfektoren ähnliche Stellung). Diese Beamten tragen nach dem allgemeinen Urteil sehr zur Sicherung einer rechtzeitigen und zuverlässigen Durchführung der Desinfektionsmaßnahmen bei. Vermöge der durch sie ausgeübten Beaufsichtigung gelingt es bald, unzuverlässige Desinfektoren als ungeeignet zu erkennen und zu entfernen.

In der Stadt Metz war in den Jahren 1903 bis 1908 eine Desinfektionskolonne vorhanden, bestehend aus einem ersten und drei Hilfs-Desinfektoren, die städtische Arbeiter waren und mit 4,00 bis 4,50 M täglich entlohnt wurden. Die Leute waren in der Anstalt Metz ausgebildet und einem Stadtbauführer unterstellt. An seiner Stelle übernahm im Jahre 1906 der Wohnungsinspektor die Beaufsichtigung des Desinfektionsdienstes. Nachdem man aber während der in den Jahren 1906 und 1907 in Metz herrschenden Pockenepidemie schlechte Erfahrungen mit der Zuverlässigkeit dieser Desinfektoren gemacht hatte, übertrug man den Desinfektionsdienst festangestellten städtischen Feuerwehrleuten; 15 Personen wurden in zwei Kursen von der Anstalt ausgebildet und 9 von diesen ausgewählt, um unter Führung eines Zugführers den Desinfektionsdienst und zugleich auch den Krankenbeförderungsdienst mittels des städtischen Transportwagens zu versehen.

Seine Gerätschaften erhält der Desinfektor von der Bürgermeisterei (Gemeinde, Verband und dergl.) gestellt, doch hat er für die Instandhaltung zu sorgen. Ein Brustschild macht ihn im Regierungsbezirke Trier kenntlich. Über die Ausführung von Dienstgeschäften hat er eine Bescheinigung zu erbringen, worauf in manchen Gegenden auch der Verbrauch an Desinfektionsmitteln vermerkt sein muß. Im Regierungsbezirke Trier muß er die Zeitdauer seiner Arbeit von dem beteiligten Haushaltungsvorstande bestätigen lassen.

Außer den festangestellten Desinfektoren, von welchen bisher die Rede war, gibt es noch eine Anzahl nicht angestellter, die nur gelegentlich in Tätigkeit treten und nur nach Einzelleistungen bezahlt werden. Diese Einrichtung ist besonders in Lothringen verbreitet. Der Lohnsatz schwankt zwischen 3,50 und 8,00 M. Zu niedrigen Sätzen sind indessen Desinfektoren nicht überall zu haben, da im Industriegebiete tüchtige Leute, wie es Desinfektoren sein müssen, leicht 6,00 M und mehr verdienen.

Die am Schlusse dieser Abhandlung gebrachte Zusammenstellung zeigt, auf welche Höhe die einzelnen Gebietsteile ihr Desinfektionspersonal und -material bis Ende des Jahres 1909 gebracht haben. Auch ist daraus ersichtlich, wieviel Desinfektoren in den einzelnen Gegenden zur Verfügung standen. Während die früheren Berichte der Stationen Klagen über Mangel an Desinfektoren enthielten, ist später eine erhebliche Besserung in diesem Zustand eingetreten. Man hat sogar die Zahl der Angestellten zur Erzielung einer ausreichenden Beschäftigung und entsprechend besseren Bezahlung teilweise wieder einschränken müssen. Allerdings haben auch die häufiger gewordene Krankenhausbehandlung sowie der Rückgang des Typhus eine wesentliche Entlastung der Desinfektoren herbeigeführt. Trotzdem aber bedarf die Zahl der Desinfektoren an einigen Stellen noch der Ergänzung. Für Gemeinden, die einen eigenen Desinfektor nicht besaßen oder deren Desinfektor erkrankt oder behindert war, trat derjenige einer benachbarten Bürgermeisterei u. dergl. oder der Kreisdesinfektor, falls ein solcher vorhanden war, ein. Doch stieß dies zuweilen auch auf Schwierigkeiten. In manchen Gegenden ist daher von vornherein ein Stellvertreter des Desinfektors vorgesehen (Pfalz).

Die Kosten für die vorgenommenen Desinfektionen oder sonstige Dienstgeschäfte des Desinfektors erstattet fast überall zunächst die zuständige Bürgermeisterei, so daß auf diese Weise die Bezahlung des Desinfektors gesichert ist. Nur in wenigen Gemeinden wird der Desinfektor noch bezüglich seiner Entlohnung an Private verwiesen (z. B. teilweise in der Pfalz), doch wird in diesen Gebieten durch die Amtsvorstände auf Übernahme der Kosten auf die Gemeindekassen hingewirkt.

Den meisten Desinfektoren steht ein Desinfektionswagen zur Verfügung, der die zur Desinfektion erforderlichen Gerätschaften enthält. Die Zahl der in den einzelnen Kreisen usw. vorhandenen Desinfektionswagen ist aus der Anlage (vgl. S. 348 bis 351) zu ersehen. Für Instandhaltung und rechtzeitigen Ersatz der Geräte ist der Desinfektor verantwortlich. Der Desinfektionswagen wird nur zu einer Schlußdesinfektion mitgeführt und soll zu diesem Zwecke beispielsweise im Regierungsbezirke Trier folgende Gegenstände enthalten[1]):

1. Ein Paket Watte, 2. $^1/_2$ kg Watte zum Verdichten der Öffnungen, 3. $^1/_2$ kg Fensterkitt in Blechdosen, 4. 1 Glaserkittmesser, 5. 1 Mauerkrätzer, 6. Packpapiere und Schere, 7. Kartoffelstärke in Blechdosen, 8. 1 Kleisterpinsel, 9. 1 Maßstab, 2 m lang, 10. 1 eisernes zusammenklappbares Gestell, 11. 1 Paket Schnur,

[1]) Handbuch für Desinfektoren von Clauditz S. 22.

12. 2 große Blecheimer zu 15 und 20 l Inhalt, 13. 4 Handtücher, 14. 5 l Kresolseifenlösung in Flasche mit eingebrannter Schrift, 15. 2 l Brennspiritus, 16. in 2 Taschen untergebracht: 2 vollständige Anzüge einschl. 2 Mützen, 2 Paar Stiefel, 2 Schürzen mit Oberärmeln, 17. 1 Ammoniakentwickler nebst Spirituslampe, Schlauch und Trichter, 18. 2 l Ammoniak (25 %), 19. Meßgefäße zu 2 l und 100 ccm, 20. 1 Blechrinne zum Auffangen verspritzter Ammoniaktropfen, 21. Wäscheleinen, 22. 1 Blechdose mit Soda, 23. 1 Formaldehydapparat nach Flügge (oder andere Systeme) nebst Gestell und Spirituslampe, 24. 2 l Formaldehydlösung in brauner Flasche, 25. 2 Säcke zur Aufnahme der nach der Desinfektionsanstalt zu schaffenden Gegenstände, 26. 1 emaillierte Waschschüssel, 27. 4 Wischtücher, 28. 2 Bürsten (Kleider- und Schrubbürste), 29. 1 Eimer zu 10 l Inhalt, 30. 1 Topf mit Deckel zu 6 l Inhalt, 31. 1 Blechdose mit 4 Dutzend Patentsicherheitsnadeln, 32. 1 Wage nebst Gewichten, 33. 1 Wachsstock, 34. 1 waschbare Tasche für Hand-, Aufnahme- und Wischtücher, 35. 1 Sanduhr, 5 Minuten gehend, 36. 1 Blechdose mit 2 Schrubbern, 37. 1 Blechdose mit Pinsel zum Weißen, 38. 1 auseinandernehmbarer Stiel, der gleichzeitig für den Schrubber und den Pinsel zum Weißen dient, 39. 1 Nagelreiniger, 40. 2 Aufnahmetücher, 41. 2 Handbürsten, 42. mehrere Kleiderbügel.

Da die Trierer Desinfektionswagen in gebirgigem Gelände häufig schwer fortzuschaffen waren, ist der Kasten des Desinfektionswagens zum Abnehmen eingerichtet worden, so daß er auf einen Wagen mit Vorspann verladen werden kann. Für kleinere Desinfektionen sind in manchen Gegenden des Regierungsbezirkes Trier Desinfektionstornister für Desinfektoren im Gebrauche.

An Formaldehydapparaten kommen die bereits erwähnten Modelle nach Flügge und Dieudonné zur Verwendung; teilweise sind auch nur Lampen, deren Neuanschaffung fernerhin nicht mehr stattfindet, im Gebrauche. Die Zahl der im Bekämpfungsgebiete vorhandenen Einrichtungen sowie ihre Verteilung ergibt die Anlage (vgl. S. 348 bis 351).

An Dampfapparaten kommen fahrbare und stabile der verschiedensten Modelle (z. B. Lümkemann, Budenberg und Lümkemann, Guido-Heintze, Rietschel-Henneberg, Pannwitz modifiziert nach Sinn) zur Verwendung. Die öffentlichen Dampfdesinfektionsapparate sind entweder in besonderen Häusern untergebracht oder an Krankenhäuser angeschlossen, ferner dienten teilweise auch Apparate, die Eigentum von Krankenanstalten sind, dem öffentlichen Gebrauche. Die Bedienung der öffentlichen Apparate liegt meist in den Händen von öffentlichen Desinfektoren, diejenige der in Krankenanstalten befindlichen besorgt das Pflegepersonal. Vereinzelt waren auch Maschinisten oder Kesselheizer damit betraut. Auf alle Fälle ist aber Sorge getragen, daß das Bedienungspersonal mit der Dampfdesinfektion bewandert ist. Von der richtigen Handhabung und von der Brauchbarkeit der Apparate hatten sich die beamteten Ärzte in bestimmten Zeitabständen zu überzeugen und darüber zu berichten. Ein Apparat galt als brauchbar, wenn er in der vorschriftsmäßigen Zeit an Seidenfäden angetrocknete Milzbrandsporen abzutöten vermochte. Die betreffenden Testobjekte lieferten die bakteriologischen Anstalten. An Stelle der bakteriologischen Kontrolle wurde teilweise eine Prüfung mittels Thermometers vorgenommen, die natürlich nicht so zuverlässig ist. Diese Methoden haben es ermöglicht, die Unbrauchbarkeit einzelner Apparate zu erkennen und dementsprechend Abhilfe zu schaffen. Für Elsaß-Lothringen, wo diese bakteriologische Kontrolle früher noch nicht allgemein durchgeführt war, wurde sie auf der Leiterkonferenz zu Saarbrücken im Jahre 1907 durch Rimpau in Anregung gebracht. Eine Trennung des reinen Raumes vom infizierten ist bei größeren Apparaten meist vorhanden.

Fahrbare Dampfapparate sind im Bezirk in verhältnismäßig geringer Zahl (vgl. S. 348 bis 351) vorhanden, was wohl seinen Grund in ihrer in gebirgigem Gelände und auf schlechten Wegen erschwerten Beweglichkeit hat. Auch scheint es, daß die Zuführung der zu desinfizierenden Sachen zum feststehenden Apparate sich billiger stellt.

Desinfektionsverbände.

Im Laufe der letzten Jahre hat sich in Elsaß-Lothringen die größere Anzahl der Gemeinden der meisten Kreise zu Desinfektionsgenossenschaften zusammengeschlossen, die den Zweck haben, die bei der Bekämpfung gemeingefährlicher oder sonst übertragbarer Krankheiten entstehenden Kosten für Desinfektions- oder sonstige gesundheitspolizeiliche Maßregeln zu bestreiten und für Beschaffung und Unterhaltung der zu Desinfektionszwecken nötigen Einrichtungen zu sorgen. Solche Desinfektionsgenossenschaften bestehen jetzt in den Kreisen: Saarburg, Château-Salins, Metz Land, Diedenhofen Ost, Zabern, Saargemünd und Forbach. Da die Kreise eigenes Vermögen nicht besitzen, so erscheint die Bildung dieser Zweckverbände, in denen ein anerkennenswerter Gemeinsinn zum Ausdruck gekommen ist, als das wirksamste Mittel, um einerseits das Desinfektionswesen zu fördern, andrerseits bei Ausbruch einer Epidemie die einzelnen Gemeinden zu entlasten. Das Kaiserliche Ministerium hat daher in Anerkennung der Vorzüge zur Förderung dieser Bestrebungen durch Ministerialerlaß vom 3. Juli 1906 den Bezirkspräsidenten in Metz und Straßburg 6000 M insbesondere für die Vereinigung verschiedener Gemeinden behufs Ergreifung gemeinsamer Maßregeln für die Typhusbekämpfung zur Verfügung gestellt.

Die einzelnen Desinfektionsgenossenschaften, deren Verwaltung den zuständigen Kreisdirektionen untersteht, haben besondere Satzungen (vgl. S. 58 und Anlage VIII). Danach wird sowohl ein einmaliger Beitrag von bestimmter Höhe zur Beschaffung eines fahrbaren Dampfdesinfektionsapparats und der Ausrüstung der Desinfektoren als auch ein fortlaufender, der Leistungsfähigkeit der Gemeinden angepaßter Beitrag erhoben. Den Bewohnern der den Verbänden angeschlossenen Gemeinden wird dafür bei Ausbruch von Typhus oder anderen ansteckenden Krankheiten freie Desinfektion und freie Überführung ins Krankenhaus, im Falle der Bedürftigkeit, soweit die Mittel reichen, auch freie Spitalverpflegung gewährt. Bei Epidemien werden aus diesen Beiträgen die Unkosten für die Berufung von Krankenpflegerinnen bezahlt. Die Desinfektionsgemeinschaft im Kreise Metz Land stellt sogar unter Umständen Mittel für hygienische Verbesserungen an Brunnen, Aborten u. dergl. zur Verfügung.

Der fahrbare Dampfapparat wird auf schriftlichen Antrag des Kreisarztes durch Anordnung der Kreisdirektion herausgegeben, während der für den Verwendungsort

Zusammenstellung über die örtliche Ausgestaltung

Laufende Nr.	Name des Kreises bezw. Bezirksamts usw.	Zahl der vorhandenen Bürgermeistereien		Zahl der Desinfektoren	Ausrüstung der Desinfektoren		Zahl der in der Desinfektion ausgebildeten Ordensangehörigen oder Diakonissen
		überhaupt	Davon haben Desinfektoren		Desinfektionswagen	Formalinapparate	
1.	2.	3.		4.	5.		6.
							1. Regierungs-
1	Bernkastel	10	5	5	—	5	5
2	Bitburg	11	11	7	6	8	11
3	Daun	11	11	6	6	6	4
4	Merzig	7	6	6	7	7	15
5	Ottweiler	8	8	9	8	6	7
6	Prüm	10	10	9	3	3	15
7	Saarbrücken Stadt . .	1	1	4	4	6	20
8	„ Land . .	12	12	15	11	11	14
9	Saarburg	9	9	9	4	4	4
10	Saarlouis	15	11	11	11	11	15
11	Trier Stadt	1	1	7	2	1	83
12	„ Land	16	10	11	4	5	13
13	St. Wendel	8	8	3	3	3	14
14	Wittlich	9	7	7	6	1	21
	Summe:	128	110	109	75	77	241
							2. Fürstentum
15	Fürstentum Birkenfeld	7	7	4	4	4	?
							3.
16	Homburg	38	38	19	—	10	5
17	Kaiserslautern . . .	38	28	15	—	3	—
18	Kirchheimbolanden .	26	14	15	—	9	—
19	Kusel	29	29	12	2	7	—
20	Pirmasens	45	45	13	—	6	—
21	Rockenhausen . . .	29	29	9	—	6	—
22	St. Ingbert	13	13	15	2	3	—
23	Zweibrücken	31	31	6	1	6	—
24	Landau	48	48	14	1	14	?
25	Ludwigshafen	16	4	5	—	—	?
26	Germersheim	37	19	24	—	24	—
27	Frankenthal	44	44*)	6	2	2	—
28	Bad Dürkheim . . .	21	21*)	6	—	6	—
29	Bergzabern	53	53	9	9	8	—
30	Speyer	10	10	9	1	4	—
31	Neustadt	19	19	14	2	15	18
	Summe:	497	445	191	20	123	23

des Desinfektionswesens im Bekämpfungsgebiete.

Zahl der in einem besonderen Hause befindlichen öffentlichen Desinfektionsanstalten	Zahl der an ein Krankenhaus angeschlossenen öffentlichen Desinfektionsanstalten	Zahl der in den Anstalten zu 7 und 8 befindlichen Desinfektionsapparate			Zahl der in privaten Krankenanstalten befindlichen Desinfektionseinrichtungen	Zahl der in diesen Anstalten befindlichen		Bemerkungen
		stabil	fahrbar	Formalinapparate		Dampfapparate	Formalinapparate	
7.	8.	9.			10.	11.		12.

bezirk Trier.

7	8	9 stabil	9 fahrbar	9 Formalin	10	11 Dampf	11 Formalin	12
—	2	2	—	—	2	1	1	
—	—	1	—	—	—	—	—	
—	1	1	—	1	—	—	—	
—	—	—	—	—	3	3	1	
—	3	3	—	—	4	4	—	
—	2	2	—	—	—	—	—	
1	2	1	—	?	3	3	—	
—	2	2	—	—	4	4	—	
—	1	1	—	1	—	—	—	
2	—	1	1	—	4	—	4	
1	—	1	—	1	9	3	6	
—	1	1	—	—	—	—	—	
—	2	2	—	1	—	—	—	
—	1	1	—	—	3	3	1	
4	17	19	1	4	32	21	13	

Birkenfeld.

7	8	9 stabil	9 fahrbar	9 Formalin	10	11 Dampf	11 Formalin	12
—	1	1	—	—	—	—	—	

Pfalz.

7	8	9 stabil	9 fahrbar	9 Formalin	10	11 Dampf	11 Formalin	12
—	2	—	2	2	—	—	—	
1	1	2	1	3	1	—	1	
—	2	1	1	2	1	1	—	
—	—	—	—	—	—	—	—	
—	2	2	—	—	—	—	—	
—	—	—	—	—	—	—	—	
—	—	—	—	—	1	1	—	
—	1	1	—	—	1	—	1	
—	2	2	—	—	—	—	—	
—	1	2	—	3	1	—	1	
—	—	—	2	—	—	—	—	
—	2	2	—	3	—	—	—	*) 6 Desinfektionsbezirke.
—	1	1	—	1	—	—	—	*) Distriktiv geregelt.
—	2	2	—	2	—	—	—	
—	1	1	—	1	1	1	1	
—	1	1	1	3	—	—	—	
1	18	17	7	20	6	3	4	

Laufende Nr.	Name des Kreises bezw. Bezirksamts usw.	Zahl der vorhandenen Bürgermeistereien		Zahl der Desinfektoren	Ausrüstung der Desinfektoren		Zahl der in der Desinfektion ausgebildeten Ordensangehörigen oder Diakonissen
		überhaupt	Davon haben Desinfektoren		Desinfektionswagen	Formalinapparate	
1.	2.	3.		4.	5.		6.
							4.
32	Metz Stadt	1	1	9	2	24	121
33	„ Land	152	—	11	3	11	1
34	Saarburg	105	—	10	—	6	8
35	Forbach	87	—	13	1	10	12—15
36	Château-Salins . . .	132	—	5	—	5	—
37	Bolchen	100	5	5	—	2	—
38	Diedenhofen West . .	32	25	30 *)	—	—	—
39	„ Ost . . .	76	3	3	—	—	ca. 20
	Summe:	685	34	86	6	58	162—165
							5.
40	Erstein	50	8	12	8	8	21
41	Hagenau	58	8	13	ja	ja	—
42	Molsheim	70	19	19	7	18	—
43	Schlettstadt	63	8	8	1	8	2
44	Straßburg Land . . .	102	102	12	8	8	—
45	Weißenburg	83	—	12	1	2	—
46	Zabern	134	—	8	—	2	—
47	Straßburg Stadt . . .	1	1	9	—	s. u. Spalte 9	19
	Summe:	561	146	93	25	46	42

zuständige Bürgermeister einen Fuhrhalter beauftragt, mittels Vorspanns den Apparat abzuholen. Nach der Benutzung muß dieser in gesäubertem Zustand zurückgeliefert werden. Die Desinfektoren werden nach einer bestimmten Gebührenordnung entlohnt, teilweise konnten mit Hilfe der Fonds der Desinfektionsgemeinschaften auch Kantonaldesinfektoren mit einem festen Gehalt angestellt werden. Da sich die Einrichtung der Desinfektionszweckverbände als segensreich bewährt hat, so ist ein Anschluß der bis jetzt noch nicht beigetretenen Gemeinden sowie die Gründung solcher Verbände in anderen Kreisen Elsaß-Lothringens, wo das Desinfektionswesen noch der Vervollkommnung bedarf, nur zu wünschen.

Zahl der in einem besonderen Hause befindlichen öffentlichen Desinfektionsanstalten	Zahl der an ein Krankenhaus angeschlossenen öffentlichen Desinfektionsanstalten	Zahl der in den Anstalten zu 7 und 8 befindlichen Desinfektionsapparate			Zahl der in privaten Krankenanstalten befindlichen Desinfektionseinrichtungen	Zahl der in diesen Anstalten befindlichen		Bemerkungen
		stabil	fahrbar	Formalinapparate		Dampfapparate	Formalinapparate	
7.	8.	9.			10.	11.		12.
Lothringen.								
—	1	1	—	1	—	3	9	
1	—	—	1	2	1	1	1	
—	1	—	1	2	1	—	1	
—	1	1	—	4	1	1	?	
—	2*)	2*)	—	—	2	2	—	*) 1 im Bau begriffen.
—	1	1	—	1	—	—	—	
—	1	1	1	—	—	5	4	*) Zum großen Teil nicht mehr tätig.
2	1	1	2	1	—	—	—	
3	8	7	5	11	5	12	15	
Elsaß.								
—	3	3	—	4	—	—	—	**Zu Spalte 4:** Die Desinfektoren sind Kantonaldesinfektoren.
—	3	2	—	3	—	—	—	
—	3	3	—	3	1	1	—	
1	3	1	3	4	—	—	—	
—	—	—	—	—	2	2	—	
—	1	—	1	—	—	—	2	
—	2	2	—	—	—	—	3	
—	1	2	—	44	—	—	14	
1	16	13	4	58	3	3	19	

Durch die gemeinsame Typhusbekämpfung ist das Desinfektionswesen im Bekämpfungsgebiet in ganz erheblicher Weise gefördert worden. Trotzdem bleibt noch manches zu tun übrig; insbesondere ist eine gleichmäßige Durchführung der segensreichen Einrichtungen ein Haupterfordernis. Sollte es sich ermöglichen lassen, die Kosten des Desinfektionsverfahrens grundsätzlich auf öffentliche Mittel zu übernehmen, so würde damit die Durchführung der Desinfektionsmaßnahmen wie überhaupt die Bekämpfung des Typhus der Vollkommenheit bedeutend näher gerückt werden.

II. Darstellung der allgemeinen gesundheitlichen Verhältnisse im Typhusgebiete.

A. Die Verhältnisse im Regierungsbezirke Trier.

Von

Dr. Schlecht,
Regierungs- und Geheimem Medizinalrat, Trier.

Der Stand der allgemeinen gesundheitlichen Verhältnisse im Regierungsbezirke Trier war im Jahre 1900, bevor die systematische Regelung der Typhusbekämpfung einsetzte, wenig günstig. Das darf um so offener ausgesprochen werden, als ihre Verbesserung seither wesentliche Fortschritte gemacht hat. Das Erreichte verdient auch beim Rückblick eine um so größere Beachtung, als mit der fortschreitenden Sanierung des Bezirkes die Typhusseuche räumlich und zahlenmäßig immer mehr eingeengt wurde.

Die Sanierungsarbeiten erstreckten sich naturgemäß auf die Wasserversorgung, die Beseitigung der Abfallstoffe, den Verkehr mit Nahrungs- und Genußmitteln und das Wohnungswesen.

I. Die Wasserversorgung.

Die Zahl der am Schlusse des Jahres 1900 im Bezirke vorhandenen neuzeitlichen, d. i. ordnungsmäßig und einwandfrei hergestellten, Zentralwasserversorgungsanlagen betrug 100. Es handelt sich fast ausnahmslos um Quellwasserleitungen mit natürlichem Drucke, die teils mit Hausanschlüssen, teils mit nicht immer ausreichend vor Verunreinigungen geschützten Ventilbrunnen versehen waren. Die Zahl der sogenannten Laufbrunnen war sehr groß; es gab Kreise, in welchen nur wenige Ortschaften solche nicht besaßen. Die Quellen dieser Laufbrunnen waren und sind vielfach noch unvollkommen gefaßt und die Quellstuben vor Verunreinigungen nicht geschützt. Oft ist auch die Lage der Quellen oder der Quellstuben nicht bekannt. Die Leitung geschieht fast ausschließlich in mangelhaft abgedichteten und wenig tief gelegten Tonröhren. Der Auslauf geht fast ausnahmslos in Stein- oder in eiserne Tröge, deren meist drei hintereinander aufgestellt sind. Der erste Trog, in den das Wasser aus dem Laufbrunnen fließt, darf gemäß angeschlagenem Verbote weder zum

Viehtränken noch zum Waschen von Wäsche benutzt werden; jedoch wird dies Verbot häufig nicht befolgt. Erläuternd sei hier schon angeführt, daß es allgemein Sitte der ländlichen Bevölkerung im Bezirk ist, die Wäsche außerhalb der Wohnungen, sei es am Laufbrunnen, sei es an Wasserläufen, sei es in besonderen Waschhäusern, zu waschen. Aus dem ersten Troge fließt alsdann das Wasser der Laufbrunnen bei einer gewissen Füllung in den tieferstehenden zweiten Trog, der zum Viehtränken, und aus dem zweiten in den noch tieferstehenden dritten Trog, der zum Waschen freigegeben ist. Sind, wie das vielfach der Fall ist, nur zwei Tröge aufgestellt. so darf der erste zum Viehtränken, der zweite zum Waschen benutzt werden. Tatsächlich wird die Wäsche jedoch meist in dem ersten Troge gewaschen oder doch derart in dem zweiten, daß der erste mitverunreinigt wird. In dem ersten Troge werden nun gewöhnlich die Wasserentnahmegefäße vor dem Füllen ausgespült. Vielfach befindet sich auch das Auslaufrohr des Laufbrunnens so nahe über dem Wasserspiegel des ersten Troges, daß die Gefäße bei der Entnahme von Wasser aus dem Auslaufrohr in das Wasser dieses Troges gesenkt werden müssen. Daß hierdurch gesundheitliche Gefahren gegeben sind, ist offensichtlich, und mancher Typhusfall, dessen Ansteckungsquelle nicht aufgeklärt werden kann, ist auf diese Waschverhältnisse zurückzuführen; dazu kommt die aus der Art der Benutzung sich von selbst ergebende Schwierigkeit der Reinhaltung der Umgebung der Laufbrunnen. Es gibt auch nur wenige Laufbrunnen dieser Art, deren Wasser bei Regen von einiger Dauer nicht eine Trübung, und zwar meist eine stärkere Trübung, zeigt.

Was die Einzelversorgung betrifft, so lagen die Verhältnisse noch ungünstiger; eine einwandfreie Einzelanlage war geradezu eine Seltenheit. Die Kesselbrunnen, meist Flachbrunnen, liegen fast ausnahmslos in nicht genügender Entfernung von Aborten, Dungstätten, Schmutzgräben oder dergl.; die Wände sind selten undurchlässig, eine Abdichtung der Außenfläche findet nur ausnahmsweise statt. Vielfach sind die Brunnen offen oder doch sehr mangelhaft gedeckt. Der Ziehbrunnen übertrifft an Zahl den Pumpbrunnen bei weitem. Häufig findet man Ziehbrunnen ohne festes Schöpfgefäß; ein solches wird aus jedem Haushalt zum Brunnen mitgebracht. Es fehlen sogar Schöpfbrunnen nicht. Röhrenbrunnen sind selten und nur auf einzelne Gegenden beschränkt, in denen geübte Brunnenbohrer wohnen.

Die Gleichgültigkeit der Bevölkerung gegenüber den mangelhaften Brunnenanlagen ist groß; Belehrungen stoßen auf ungläubiges Kopfschütteln. Beanstandungen nicht ordnungsmäßiger Brunnen führen regelmäßig zu der Einwendung: „Aus dem Brunnen haben die Eltern und Großeltern getrunken und sind alte Leute geworden.“ Der beanstandete Brunnen ist stets „der gesundeste“ und hat immer „das beste und kostbarste Wasser, das stets für Kranke genommen wird“.

Die Gewohnheit, aus den Flußläufen Trink- und Nutzwasser zu entnehmen, ist tief eingewurzelt; freilich bilden die Flußläufe oft auch die einzige Möglichkeit der Wasserversorgung.

Kontrolluntersuchungen des Wassers der Zentralanlagen fanden im Jahre 1900 bei keiner Anlage statt, obschon die Anlagen vielfach von untergeordneten Technikern oder technisch nicht ausgebildeten Unternehmern, von Handwerkern usw. sowie ohne vorherige gesundheitspolizeiliche Prüfung der Pläne hergestellt waren. Es fehlte eine Brunnenordnung. Ortsstatute über den Zwangsanschluß an die Zentralanlagen bestanden nur für wenige Ortschaften. Dies war etwa der Stand der Wasserversorgung vor Einsetzen der geregelten Typhusbekämpfung.

Die plan- und zielbewußten und bisher in dem gleichen Eifer andauernden Schritte zur Verbesserung der Wasserversorgung wurden eingeleitet mit einer Verfügung des Regierungspräsidenten zu Trier vom 26. Dezember 1900, in der u. a. die Landräte im Hinblick darauf, daß bei der beschränkten finanziellen Leistungsfähigkeit zahlreicher Gemeinden die Anlegung einer Wasserleitung oder einwandfreier öffentlicher Brunnen voraussichtlich kaum ohne Zuschüsse aus öffentlichen Mitteln erreicht werden könne, um Aufstellung einer Übersicht nach einem vorgeschriebenen Muster für alle Gemeinden mit nachweisbar schlechten Trinkwasserverhältnissen unter Mithilfe des Kreisphysikus und des Kreisbauinspektors ersucht wurden. Hiermit war eine Grundlage für das spätere Vorgehen geschaffen. Da sich bald ergab, daß die Bestrebungen der Gemeinden zunächst fast ausschließlich auf die Herstellung von Zentralanlagen gerichtet waren, so wurde unter dem 19. März 1903[1]) die Anlegung eines Quellenkatasters für jeden Kreis sowie die regelmäßige Messung der geeigneten Quellen auf Ergiebigkeit angeordnet.

Bei der Prüfung der Pläne für Wasserversorgungen hatte sich nämlich gezeigt, daß die Grundlagen der Vorarbeiten, nämlich die Feststellung der Wassermengen der in Aussicht genommenen Quellen, namentlich auch für die Zeit ihrer geringsten Ergiebigkeit, vielfach oder sogar meist fehlten, und daß hierdurch nicht selten unliebsame Verzögerungen in der Ausführung der Anlagen eintreten mußten. Es wurde daher angeordnet, die in jedem Kreise vorhandenen Quellen, die infolge der Höhenlage ihres Ursprunges und infolge ihrer Ergiebigkeit für eine etwaige Wasserversorgung eines bestimmten Ortes oder einer Gruppe von Orten in Frage kommen konnten, ermitteln und durch den Kreisarzt untersuchen und, sofern sie nach dessen Gutachten für Wasserversorgungszwecke geeignet erschienen, aufschließen und regelmäßigen Messungen und Beobachtungen unterziehen zu lassen. Von diesen Quellen war ein Verzeichnis (Quellenkataster) anzulegen, in dem der Name jeder Quelle, sofern ein solcher bestand, ihre Lage in der Weise, daß sie in den vorhandenen Karten, Meßtischblättern oder Generalstabskarten aufgefunden oder festgelegt werden konnte, ihre ungefähre Höhenlage zu Normalnull und zu dem Versorgungsgebiete, für das sie in Aussicht genommen werden konnte, anzugeben waren. Daß die aufgeführten Quellen nach dem Gutachten des Kreisarztes zur öffentlichen Wasserversorgung unbedenklich verwendet werden konnten, war in dem Quellenkataster besonders zu vermerken, das dem Regierungspräsidenten einzureichen war. Die Wassermengenmessungen waren von zuverlässigen und gut unterrichteten Leuten nach einer gedruckten Anweisung auszuführen und zeitweise von dem Kreisbaumeister zu prüfen. Die Ergebnisse der Messungen waren allmonatlich dem Regierungspräsidenten vorzulegen.

Unter dem 18. Januar 1904 erfolgte der Erlaß einer Brunnenordnung, in der

---

[1]) Veröff. d. Kaiserl. Gesundheitsamts 1904 S. 205.

„allgemeine Vorschriften über den Bau, den Betrieb und die Unterhaltung der dem öffentlichen Gebrauche dienenden Wasserversorgungsanstalten im Regierungsbezirke Trier“ [1]) gegeben wurden. Sehr bald gingen einzelne Kreise dazu über, für die Ausarbeitung der Pläne und die Überwachung der Ausführung besondere Tiefbautechniker anzustellen; andere Kreise zogen die Kreisbaumeister zu dieser Aufgabe heran. Zur Überwachung der baulichen Anlagen der Wasserversorgungsanstalten wurde unter dem 29. September 1905 [2]) von dem Regierungspräsidenten eine gemeinsame jährliche Besichtigung durch Kreisarzt und Kreisbaumeister angeordnet. Die fortlaufende bakteriologische und, wo nötig, auch die chemische Kontrolle wurde der im Jahre 1904 errichteten Medizinal-Untersuchungsstelle bei der Regierung in Trier übertragen, deren Leiter einen billigen und zweckentsprechenden Wasserversandkasten für den Versand der Wasserproben einrichtete, welcher von den meisten der in Betracht kommenden Gemeinden beschafft wurde. In dankenswerter Weise wurde in den von Trier entfernter gelegenen Ortschaften die bakteriologische Prüfung von den Typhusstationen ausgeführt. Die hauptsächlichste Förderung erhielten die Bestrebungen zur Verbesserung der Wasserversorgung durch die Bereitstellung erheblicher Beihilfen aus den Mitteln der Provinzial-Feuerversicherungsanstalt der Rheinprovinz an finanziell leistungsschwache ländliche Gemeinden seitens der Provinzialverwaltung der Rheinprovinz. Sie hat in den Jahren 1903 bis 1906 zur Förderung des Wasserleitungsbaues an baren Geschenkbeihilfen den Betrag von 1703810,14 M überwiesen, wovon dem Regierungsbezirke Trier 625041,30 M zugeflossen sind. Die im Interesse des Feuerlöschwesens gestellten Bedingungen für die Gewährung der Beihilfen waren so wenig drückend, daß sich alsbald ein starker Andrang der Gemeinden um Gewährung von Beihilfen kund gab, die sowohl in Form von Geschenkbeihilfen, als von verzinslichen und tilgbaren Darlehen über 2 Millionen M oder laufenden Unterstützungen zur Deckung der jährlichen Aufwendungen in Aussicht gestellt und bewilligt wurden. Am meisten begehrt waren die Geschenkbeihilfen, die zuerst in Höhe von $^1/_3$, später von $^1/_4$ und auch noch niedrigeren Teilen der Gesamtkosten der Anlagen unter Berücksichtigung der Leistungsfähigkeit der bauenden Gemeinden gegeben wurden.

Die Pläne der Wasserversorgungsanlagen, für welche die Provinzialverwaltung Beihilfen gewährte, wurden von der Königlichen Versuchs- und Prüfungsanstalt für Wasserversorgung und Abwässerbeseitigung in Berlin gemäß einem getroffenen Abkommen einer Prüfung auf ihre sachgemäße Gestaltung nach der hygienischen und technischen Seite unterzogen. Zur Erleichterung dieser Prüfung wurde von der Prüfungsanstalt ein in jedem Falle auszufüllender Fragebogen aufgestellt, in welchem die für den Entwurf einer Wasserversorgungsanlage und seine Prüfung wichtigen Punkte zusammengestellt sind. Auch hatte sich der Königlich Preußische Herr Minister für Medizinalangelegenheiten schon früher bereit erklärt, die sachkundige Beratung der Prüfungsanstalt, insbesondere auch bei der Vorbereitung von Wasserleitungen, leistungsschwachen und leistungsunfähigen ländlichen Gemeinden auf ihren Antrag im Bedarfsfall unter Ermäßigung oder Stundung der Gebühren, in besonderen

[1]) Veröff. d. Kaiserl. Gesundheitsamts 1904 S. 587.

[2]) Desgl. 1906 S. 78.

Fällen auch unentgeltlich, zu gewähren. Waren bei den betreffenden Wasserleitungsprojekten landwirtschaftliche Interessen wesentlich mitbeteiligt, und handelte es sich um leistungsschwache ländliche Gemeinden, so konnten bei der Aufstellung der Entwürfe selbst oder, falls die Entwürfe von Privattechnikern aufgestellt waren, bei ihrer Prüfung in der Mehrzahl der in Betracht kommenden Fälle die Meliorationsbaubeamten zugezogen werden, die erforderlichenfalls auch die Ausführung zu überwachen hatten. Gleichzeitig erklärte sich der Herr Landwirtschaftsminister bereit, in solchen Fällen sowohl zur Ermöglichung der Aufstellung von Plänen, als auch zur Ausführung von Wasserleitungen im Vereine mit dem Provinzialverband Unterstützung zu bewilligen. Schon vorher hatte auf die Anregung des Regierungspräsidenten die Königliche Geologische Landesanstalt und Bergakademie einen Landesgeologen mit der Untersuchung der Wasserverhältnisse in den von Typhus besonders heimgesuchten Kreisen beauftragt. Die Ergebnisse dieser geologischen Untersuchungen, die sich insbesondere auch auf die Möglichkeit von Gruppenversorgungen richteten, waren für die Verbesserung der Wasserversorgung naturgemäß von hervorragendem Werte.

Nach Erschöpfung der von der Provinzialverwaltung der Rheinprovinz bereitgestellten Mittel ging die Unterstützung der Gemeinden bei der Errichtung von zentralen Wasserversorgungsanlagen vom 1. April 1907 ab auf die aus Staats- und Provinzialfonds zur Hebung der Land- und Forstwirtschaft in den wirtschaftlich zurückgebliebenen Gegenden der Rheinprovinz zur Verfügung gestellten außerordentlichen Mittel, den sogenannten Westfonds, über, in welchem jährlich zu den genannten Zwecken 200000 M, und zwar je 100000 M aus Staats- und Provinzialmitteln, bereitgestellt wurden. Für die nicht zum Westfondsgebiete gehörigen Teile der Rheinprovinz stehen der Provinzialverwaltung weitere Mittel (z. Z. etwa 43000 M) zur Förderung des Baues von Wasserleitungen zur freien Verfügung. Die Prüfung der Pläne fand seither nicht mehr durch die Prüfungsanstalt für Wasserversorgung usw., sondern durch die Meliorationsbaubeamten statt.

Im Jahre 1907 wurden aus dem Westfonds dem Regierungsbezirke Trier 41500 M, 1908 87100 M, 1909 106000 M und 1910 123200 M, mithin in den 4 Jahren 357800 M, überwiesen.

Die Zahl der zentralen Wasserversorgungsanlagen stieg von 100 am Schlusse des Jahres 1900 auf 372 am Schlusse des Jahres 1909, von welchen 333 mit Quell- und 39 mit Grundwasser versorgt werden. Bei ersteren handelt es sich fast ausschließlich um Anlagen mit natürlichem Drucke.

Was die Verteilung auf den Regierungsbezirk betrifft, so fallen auf die Kreise Bernkastel 44, Bitburg 29, Daun 16, Merzig 44, Ottweiler 19, Prüm 19, Saarbrücken 45, Saarburg 29, Saarlouis 19, Trier Stadt 3, St. Wendel 31, Wittlich 24 und Trier Land 50 zentrale Wasserversorgungsanlagen. Am Schlusse des Jahres 1909 waren noch 38 Anlagen im Baue begriffen und 119 geplant.

Eine besondere Erwähnung verdienen die von dem Bergfiskus in den Jahren 1900/1901 und 1909/1910 erbauten großen und mustergültigen Grundwasserwerke im Spieser Mühlentale (Kreis Ottweiler) und im Lauterbachtale (Kreis Saarbrücken), deren Zweck zunächst der war, die in den genannten Kreisen gelegenen Gruben und die hauptsächlich von Bergleuten bewohnten Ortschaften mit einwandfreiem Wasser zu versorgen. Bis zur Fertigstellung des Wasserwerkes im Spieser Mühlentale waren diese Gruben und Ortschaften zum größten Teil aus dem dem Bergfiskus angehörigen Sandfilterwerke bei Saarbrücken versorgt worden, das indessen eine Gewähr für eine ausreichende Reinigung des an der Schöpfstelle hochgradig verunreinigten Wassers der Saar nicht bieten konnte. Der Bergfiskus ist andrerseits erbötig, seine großen Wassergewinnungsanlagen gegen mäßigen Preis allen in Betracht kommenden Gemeinden so weit wie möglich nutzbar zu machen. Von diesem Angebote haben bereits verschiedene Gemeinden Gebrauch gemacht.

Endlich ist noch ein Wort über die Bestrebungen um Gruppenversorgungen zu sagen. Die vielen Bemühungen, bei denen sich insbesondere auch die Geologische Landesanstalt in hohem Grade verdient gemacht hat, sind größtenteils an dem Widerstand und der Abneigung der in Betracht kommenden Gemeinden gescheitert, so leider die großen Gruppenversorgungsprojekte in den Eifelkreisen Bitburg und Prüm. Um so erfreulicher ist es, daß neuerdings die Ausführung der ausgearbeiteten Pläne für ein 43 Gemeinden umfassendes Kreiswasserwerk des Kreises Saarburg mit einem Kostenaufwande von 1,5 Millionen M und für ein mindestens 36 Gemeinden umfassendes Kreiswasserwerk des Kreises Wittlich mit einem Kostenaufwande von 1,25 Millionen M gesichert erscheint, während die Aussichten für drei Gruppenversorgungswerke im Kreise Saarlouis mit einem Gesamtkostenaufwande von 2,5 Millionen M scheinbar noch wenig günstig sind. Dem Kreise Wittlich wurden für Vorarbeitskosten 18000 M und dem Kreise Saarburg 15000 M aus dem Westfonds bewilligt. Weiter beschloß die diesjährige Westfondskonferenz den genannten Kreisen zwar keine Kapitalbeihilfen zur Ausführung der Kreiswasserwerke, jedoch von der Inbetriebnahme der Wasserwerke ab Zinsbeihilfen bis zu $^3/_4$ % der geprüften Baukosten mit Ausnahme der Hausanschlüsse zunächst auf fünf Jahre zu gewähren.

Was die Einzelversorgungsanlagen für Trinkwasser betrifft, so war die Tätigkeit der Behörden, abgesehen von der Neuanlage von einwandfreien und den Vorschriften der Brunnenordnung vom 18. Januar 1904 entsprechenden Brunnen, selbstverständlich darauf gerichtet, die mangelhaften Anlagen zu schließen oder zu vernichten und die verbesserungsfähigen Kesselbrunnen ordnungsmäßig abzudichten und abzudecken und tunlichst mit seitwärts aufgestellten Pumpen zu versehen. Daneben wurde auf die Herstellung von Röhrenbrunnen nach Möglichkeit Bedacht genommen.

Um die Brunnenmacher des Bezirkes mit den Vorschriften der Brunnenordnung bekannt zu machen, wurde — nach dem Vorgang in Elsaß-Lothringen — im Jahre 1907 ein Kursus für Brunnenmacher abgehalten, an dem 32 Brunnenmacher teilnahmen. Zur Förderung des Unternehmens hat der Königlich Preußische Herr Medizinalminister einen Kredit in Höhe von 160 M eröffnet, aus welchem bedürftigen Teilnehmern Beihilfen in Höhe von je 10 M bewilligt wurden. Weitere Unterstützungen wurden den Teilnehmern von der Handwerkskammer und von Gemeinden und Kreisen in Gestalt von Beihilfen gewährt. Die Dauer des Kursus wurde auf zwei Tage beschränkt und der Lehrstoff so eingeteilt, daß am ersten Tage über das Wasservorkommen mit Rücksicht auf die geologische Beschaffenheit des Bezirkes sowie über die hygienischen Anforderungen an die Beschaffenheit des Trinkwassers und am zweiten Tage über die Anforderungen an die Herstellung und die bauliche Beschaffenheit von Brunnenanlagen vorgetragen wurde. An die Vorträge schloß sich eine lebhafte Diskussion sowie die Besichtigung einiger einwandfreier Brunnen an.

Der Widerstand der Gemeinden und der Privaten gegen die Verbesserung oder Anlegung von Einzelanlagen war auffallenderweise vielfach größer als der Widerstand der Gemeinden und der Bevölkerung gegen die Errichtung von Zentralanlagen. Vielfach wurden geradezu die Verbesserungen und der Bau von Brunnen dadurch vereitelt und hinausgeschoben, daß zur Anlage von Zentralversorgungen sich solche Gemeinden bereit erklärten, die nach Lage der örtlichen Verhältnisse oder nach ihrer Leistungsfähigkeit hierzu nicht in der Lage waren. Man wollte mit solchen Bereitwilligkeitserklärungen nur Zeit gewinnen und kam daher über das Stadium der Erwägung nicht hinaus. Es erging deshalb eine Verfügung des Regierungspräsidenten dahin, daß überall da, wo nach Lage der Verhältnisse eine Zentralwasserversorgung überhaupt oder auf absehbare Zeit ausgeschlossen sei, mit der Verbesserung oder der Neuanlage von Einzelversorgungen vorzugehen sei.

Sehr bald ergab sich auch der große Mißstand, daß trotz Errichtung von einwandfreien Zentralanlagen die Benutzung der Einzelversorgung oder der alten Laufbrunnen noch beibehalten wurde. Die Notwendigkeit hierzu wurde teils mit dem zu befürchtenden Wassermangel bei Feuersgefahr, teils mit der Gewohnheit des Viehtränkens und des Waschens an den Laufbrunnen begründet. Viele Gemeinden gingen sogar soweit, daß sie die Bereitwilligkeit zur Anlegung von Zentralversorgungen von der Beibehaltung der Laufbrunnen und der Einzelversorgungsanlagen abhängig machen wollten. Die Erkenntnisse des Königlichen Oberverwaltungsgerichts vom 8. November 1901 und 5. November 1908, betreffend die polizeiliche Anordnung der Schließung eines Privatbrunnens, welche durch Verfügung des Regierungspräsidenten den Landräten, Kreisärzten und Bürgermeistern bekannt gegeben wurden, geben eine Handhabe zum Vorgehen gegen die genannten Mißstände. Nach den Berichten der Landräte beliefen sich die Gesamtaufwendungen für die Verbesserung der Wasserversorgung innerhalb der Jahre 1902 bis 1908 einschließlich auf rund 8 Millionen M und betrafen 233 Zentral- und 4818 Einzelanlagen.

2. Die Beseitigung der Abfallstoffe.

Die Beseitigung der Abfallstoffe lag zur Zeit des Einsetzens der geregelten Typhusbekämpfung in hohem Grade im argen. Der Grund hierfür lag einerseits in dem auffallenden Mangel der Bevölkerung an Verständnis für Reinlichkeit, andrerseits an dem Fehlen von Baupolizeiverordnungen für das Land sowie an den beschränkten Raumverhältnissen in den meist gebirgigen Gegenden des Bezirkes.

Zur Veranschaulichung der Verhältnisse auf dem Lande sei folgendes mitgeteilt: Die Düngerstätten liegen meist vor den Wohnungen, nur ausnahmsweise und selten im Hofraume. Sie sind meist ohne Umwehrung und ohne Dichtung einfach in ein Erdloch gelegt. Ein Jauchekeller ist nur selten vorhanden. Zwischen den nahe beieinander gelegenen Dungstätten befindet sich der offene, nicht abgedichtete Schöpf-

und Ziehbrunnen. Die Jauche von den Düngerstätten läuft nicht nur bei Regenwetter ab. Vielfach fehlt es an Straßenrinnen; die vorhandenen sind mangelhaft und entbehren eines ordnungsmäßigen Gefälls, so daß es zu Jaucheansammlungen in den Gräben und Rinnen der Ortschaft kommt. Vom höchsten Punkte des Ortes fließt die Jauche nach allen Seiten ab und sammelt sich in Pfützen oder Tümpeln, bisweilen auch in den Brandweihern oder läuft in die Flußläufe oder nach den Wiesen ab. Die Zahl der Aborte ist gering; die Defäkation findet im Viehstall, auf der Düngerstätte vor dem Hause, im Garten hinter dem Hause, im Hofraum oder sogar im Keller statt. Eine ordnungsmäßige Abortgrube ist kaum zu finden; die Abortgruben werden selten geleert; der Abort und die Abortgrube befinden sich häufig in einem Zustand, der die Benutzung des Aborts nicht zuläßt. Die Umgebung der Aborte ist oft mit Kothaufen widerwärtig verunreinigt. Vielfach befinden sich die Aborte vor den Wohnungen. Der der Wohnung zur Verfügung stehende Raum läßt vielfach eine andere Lage nicht zu. Kinderaborte sind unbekannt. Die Straßenreinigung in den Ortschaften läßt im höchsten Grade zu wünschen übrig. Selbst wo sie vorgeschrieben ist, wird sie kaum oder höchst mangelhaft gehandhabt. Eine geordnete Müllabfuhr besteht nirgends, selbst nicht in den größten Ortschaften; das Müll wird vor den Wohnungen in Haufen ohne Umwehrung gesammelt oder allenfalls hier und da in gewöhnlichen offenen Fuhrwerken abgefahren.

Aber nicht nur in den rein ländlichen und ärmeren Ortschaften des Bezirkes lagen die Verhältnisse bezüglich der Beseitigung der Abfallstoffe und des Mangels an öffentlicher Reinlichkeit in hohem Grade im argen, auch in den großen Industrieortschaften, in den reichen Weinbauorten und sogar in den Städten. Vielfach sind die Weinbauorte mit den besten Weinlagen gerade die schmutzigsten.

Eine moderne Vollkanalisation bestand im Jahre 1900 im Bezirke noch nicht, war aber bereits für die Stadt Trier beschlossen. In manchen Städten und größeren Ortschaften waren Teilkanalisationen vorhanden, dienten jedoch meist nur zur Aufnahme der Niederschlags- und Hausabwässer.

Auf die große Bedeutung einer ordnungsmäßigen Beseitigung der Abfallstoffe sowie der öffentlichen Reinlichkeit bei der Typhusbekämpfung wurde bereits in der Verfügung des Regierungspräsidenten vom 29. Oktober 1901 hingewiesen. Die hier gegebenen Vorschriften bezogen sich auf die ordnungsmäßige Beseitigung aller festen und flüssigen Abfallstoffe und auf die strenge Beaufsichtigung der öffentlichen Reinlichkeit. Es wurde ausgeführt, daß für die Städte und die größeren Landgemeinden nur die Kanalisation in Frage kommen könne, während die Landgemeinden diesem Erfordernisse durch Anlegung ordnungsmäßiger Straßenrinnen und ihre sorgfältige Instandhaltung sowie durch Abdichtung und Umwehrung der Düngerstätten in der Weise, daß weder ein Einsickern der Jauche in den Boden, noch ihr Abfließen auf die Straße stattfinden könne, nachzukommen hätten. Gleichzeitig wurden die Landräte angewiesen, sich an den nach § 69 der Dienstanweisung für die Kreisärzte diesen vorgeschriebenen Ortsbesichtigungen möglichst oft zu beteiligen.

Die Baupolizeiverordnung für den Umfang des Regierungsbezirkes Trier mit Ausnahme der Stadtgemeinden vom 4. Mai 1901 gab, außer den bei der Neuanlage von

Aborten, Abortgruben, Düngerstätten und andern Einrichtungen für Abfallstoffe und Abwässer zu beachtenden Bestimmungen, die Handhabe zur Beseitigung nicht einwandfreier Anlagen dieser Art.

Hand in Hand mit diesen Maßnahmen ging der Erlaß neuer Ortsstatute und zugehöriger Polizeiverordnungen über die Straßenreinigung und einer neuen Bezirkspolizeiverordnung über die Reinigung der Hofräume, welche infolge Aufhebung der diesbezüglichen älteren Polizeivorschriften durch das Kammergericht erforderlich wurden.

Die Sanierungsarbeiten bezüglich der Fortschaffung der Abfallstoffe stießen auf einen gleich großen, vielleicht sogar auf einen größeren Widerstand als die bezüglich der Wasserversorgung. Beschwerden wurden durch alle Instanzen geführt; man ließ es auf gerichtliche Verurteilung ankommen; der Unmut stieg, als die gerichtlichen Urteile vielfach verschieden ausfielen. Erst allmählich kam es der ländlichen Bevölkerung durch Aufklärung und durch den Augenschein schon ausgeführter Anlagen zum Bewußtsein, daß die ordnungsmäßige Anlage von Düngerstätten, Jauchegruben und Aborten im ureigensten Interesse der Landwirtschaft lag.

Zum Zweck der Überwachung der fortschreitenden Sanierung des Bezirkes wurde die Einrichtung getroffen, daß in jedem Jahre mehrere Kreise bereist wurden. An diesen Bereisungen, die sich immer mehr als in hohem Grade zweckdienlich erwiesen, nahmen der Vertreter des Regierungspräsidenten, der Polizei-, der ingenieurtechnische und der Medizinal-Referent, ferner der zuständige Landrat, Kreisarzt und Bürgermeister teil.

Eine ausgezeichnete Handhabe zur Durchführung der Sanierungsarbeiten boten die im Jahre 1904 eingeführten Typhus-Fragebogen (vgl. Anlage VII), die nicht eher abgeschlossen wurden, als bis die darin aufgeführten Mißstände nach Möglichkeit beseitigt waren.

Einen Einblick in die Leistungen bezüglich der Beseitigung der Abfallstoffe im Bezirke geben folgende Übersichten:

In den Jahren 1902 bis 1906 einschl. sind 4 Voll- und 59 Teilkanalisationen zur Ausführung gelangt, während noch 7 Voll- und 25 Teilkanalisationen geplant waren. Rund 345000 m Straßenrinnen und Durchlässe wurden hergestellt, während 163000 m noch zur Durchführung in Aussicht genommen waren. Die Zahl der neu eingerichteten oder in ordnungsmäßigen Zustand gebrachten Aborte betrug 58000, die der Düngerstätten 51000, während noch rund 17000 Aborte und Düngerstätten herzustellen blieben. In 42 Gemeinden wurde die Müllbeseitigung geregelt.

Die Gesamtaufwendungen für die Beseitigung der Abfallstoffe betrugen über $11^1/_2$ Millionen M, während die Kosten der geplanten Arbeiten auf über 6 Millionen M geschätzt wurden.

In den Jahren 1907 und 1908 wurden 45 Teilkanalisationen ausgeführt und 135277 m Straßenrinnen, 9853 Düngerstätten und 8964 Aborte neuhergestellt oder instandgesetzt; in 7 Gemeinden erfolgte die Regelung der Müllbeseitigung.

Für die Verbesserung der Beseitigung der Abfallstoffe wurde in diesen Jahren die Summe von 2135227 M aufgewandt.

Von Wichtigkeit ist noch die Feststellung, daß in den Jahren 1902 bis 1906 einschl. in einem Kreise (Trier Land) über 9000 Düngerstätten und über 7800 Aborte hergestellt wurden.

Im Jahre 1910 waren folgende Vollkanalisationen ausgeführt:

1. Stadt Trier (rechte Moselseite), gemischtes System mit mechanischer Reinigung.

2. Landgemeinde Dillingen (Kreis Saarlouis), desgl.

3. Der größere Teil der Stadt Wittlich (Kreis Wittlich), Trennsystem mit mechanischer Reinigung.

4. Stadt Bernkastel-Cues, rechtes Moselufer (Kreis Bernkastel), desgl.

5. Landgemeinde Wiebelskirchen (Kreis Ottweiler), Trennsystem mit mechanischer Reinigung, die vorgeschrieben, aber noch nicht ausgeführt ist.

In Ausführung begriffen ist die Vollkanalisation der Stadt Prüm (Kreis Prüm), gemischtes System mit mechanischer Klärung.

Kurz vor der Ausführung stehen die Vollkanalisationen der Stadt Trier (linke Moselseite) nach gemischtem Systeme mit mechanischer Klärung und der Gemeinde Bous (Kreis Saarlouis) nach demselben Systeme. Binnen kurzem werden zur Ausführung kommen die Kanalisation der Stadt Merzig (Kreis Merzig), Trennsystem mit mechanischer Klärung, und die Kanalisation der Gemeinden Neunkirchen, Schiffweiler und Heiligenwald-Landsweiler sowie der Stadt Ottweiler (Kreis Ottweiler) und der Stadt Saarbrücken, deren Pläne sich in Ausarbeitung befinden.

Was das Projekt der Stadt Saarbrücken betrifft, so ist es, um den Einfluß der Kanalisation der Stadt Saarbrücken auf die Reinhaltung der Saar nicht von vornherein unwirksam zu machen, erforderlich und in Aussicht genommen, die aus den stark besiedelten Tälern des Sulzbachs, Fischbachs und Scheidterbachs kommenden, sehr verunreinigten Abwässer vor ihrem Eintritt in den Vorfluter — die Saar — zu reinigen und die hierzu erforderlichen Maßnahmen so zeitig zu treffen, daß ihre Ausführung tunlichst zugleich mit der Ausführung der Kanalisation der Stadt Saarbrücken erfolgen kann.

Kommen diese Pläne, woran nicht zu zweifeln sein dürfte, voll zur Ausführung, so wird der weitaus größte Teil des Saar-Industriebezirkes kanalisiert und die kaum mehr erträgliche Verunreinigung der in Betracht kommenden Flußläufe größtenteils behoben werden, und dies um so mehr, als auch die angeregte Vollkanalisation — mit Reinigung der Abwässer — der Stadt Saarlouis und der Gemeinde Völklingen (Kreis Saarbrücken Land), welche größere Teilkanalisationen ohne Reinigung der Abwässer schon länger besitzen, nur eine Frage der Zeit sein kann.

Überblickt man den seit Einsetzung der systematischen Typhusbekämpfung verflossenen Zeitabschnitt, so muß zugestanden werden, daß in der Beseitigung der Abfallstoffe Vieles und Großes geleistet wurde, daß das Aussehen vieler Ortschaften des Bezirkes seither durchaus anders geworden ist, und daß insbesondere der Sinn der Bevölkerung für öffentliche Reinlichkeit geweckt und wachgehalten wurde. Es kommt jetzt bei Besichtigungen vor, daß die Bevölkerung sich über diese schmutzigen und unhaltbaren Zustände in ihren Ortschaften selbst beklagt und sich darüber schämt.

An der Spitze der vorgeschrittenen Sanierung steht die Stadt Trier, die nach Durchführung der Kanalisation, nach der Asphaltierung der Hauptstraßen und nach ordnungsmäßiger Instandsetzung der übrigen Straßen sowie nach Durchführung einer ordnungsmäßigen Straßenreinigung — teilweise unter städtischer Leitung — zu einer reinlichen und gesunden Stadt sich herausgearbeitet hat.

3. Verkehr mit Nahrungsmitteln.

Bei der großen Bedeutung, welche der Milch bei der Übertragung des Typhus zukommt, war es selbstverständlich, daß mit Beginn der verstärkten Typhusbekämpfung dem Milchverkehre die größte Beachtung geschenkt wurde. Dies war um so mehr erforderlich, als die Verhältnisse sowohl in dem gewöhnlichen Milchhandel als in den Sammelmolkereien höchst ungünstig waren.

Was den Milchverkehr im allgemeinen betrifft, so kann es nicht wundernehmen, daß bei den beschriebenen unhygienischen Verhältnissen des Bezirkes auch die Gewinnung, die Aufbewahrung und die Beförderung der Milch im höchsten Grade zu Bedenken Veranlassung geben mußten. Die häufigsten Beanstandungen bei der Milchkontrolle betrafen daher auch den hohen Schmutzgehalt der Milch.

Polizeiverordnungen über den Verkehr mit Milch besaßen zwar die größeren Städte und die größeren Ortschaften des Saar-Industriebezirkes; allein diese Bestimmungen entsprachen nicht überall ganz den gesundheitlichen Anforderungen, auch wurden sie vielfach nicht streng genug durchgeführt. Entgegen der bestehenden Absicht hat sich eine Regelung des Milchverkehrs für den ganzen Bezirk noch nicht ermöglichen lassen.

Insbesondere lagen die Milchverkehrsverhältnisse für den südlichen Teil des Bezirkes und namentlich für die Großstadt Saarbrücken und den großen Industrieort Neunkirchen insofern wenig günstig, als der Milchbedarf in großem Umfang aus Lothringen und der bayerischen Pfalz gedeckt wird. Für Trier ferner kommt das Großherzogtum Luxemburg in Betracht.

Was die Sammelmolkereien betrifft, so war ihre Zahl recht groß. Sie belief sich im Jahre 1901 auf 110. Ihre Entstehung verdankten sie vorwiegend wirtschaftlichen Interessen; vielfach wurden sie aus öffentlichen Mitteln unterstützt. Da sie nicht selten nur eine sehr kleine Menge Milch, oft nicht über 200 bis 300 l, ausschließlich zu Butter verarbeiteten, so waren sie vielfach in den kleinsten und unpassendsten Räumen untergebracht, die den gesundheitlichen Anforderungen keineswegs entsprachen. Die Trinkwasserversorgung war oft äußerst mangelhaft und bedenklich; ein Pasteurisierapparat fehlte natürlich den kleinen Handbetrieben, vielfach aber auch den größeren Dampfbetrieben. Die vorhandenen Apparate waren häufig nicht genug leistungsfähig und wurden fast ohne Ausnahme anfangs nur benutzt nach dem Ausbruch von Tierseuchen und erst später auch nach dem Auftreten von Typhuserkrankungen in dem Versorgungsgebiete der Molkereien. Die grundlegenden und zugleich erschöpfenden Verfügungen des Regierungspräsidenten über die Einrichtung und den Betrieb in Sammelmolkereien ergingen unter dem 30. August 1900 und 18. Februar 1902. Die Vorschriften bezogen sich auf die Schließung der Betriebe bei übertragbaren Krankheiten, auf die Wasserversorgung, die Beseitigung der Abwässer, die Notwendigkeit der Aufstellung von Pasteurisierapparaten und deren ordnungsmäßigen und regelmäßigen Gebrauch, die Kontrolle der Gesundheitsverhältnisse des Bedienungspersonals, den reinlichen und ordentlichen Betrieb, die weitere Bearbeitung und Aufbewahrung der Molkereierzeugnisse in ausschließlich hierzu bestimmten und fremden Personen nicht zugänglichen Räumen und die Beaufsichtigung der Molkereien durch deren Vorstände sowie durch die Kreisärzte. Letztere erhielten den Auftrag, jede Molkerei ihres Dienstbezirkes mindestens einmal jährlich einer unvermuteten, im übrigen aber so oft einer Besichtigung zu unterwerfen, als sich eine dienstliche Gelegenheit hierzu bot.

Wurden hierdurch auch keineswegs in allen Molkereien einwandfreie Verhältnisse hergestellt, so muß es doch immerhin auffallen, daß seither Molkereienidemien sehr selten beobachtet wurden.

Vom gesundheitlichen und zweifelsohne auch vom wirtschaftlichen Standpunkt aus ist das andauernde Eingehen der Sammelmolkereien, vorzugsweise auch der kleineren, nur lebhaft zu begrüßen, da es sich, wie schon angeführt, gerade bei diesen um äußerst unzulängliche Einrichtungen und Betriebe handelt. Die Zahl fiel von 110 im Jahre 1901 auf 90 am Ende des Jahres 1909. Bemerkenswert ist, daß von diesen 90 Molkereien nur 23 Dampfmolkereien und die übrigen 67 mit Handbetrieb eingerichtet waren.

Nicht ohne Bedeutung für die Typhusbekämpfung waren die Bezirkspolizeiverordnungen, betreffend das Feilhalten von Fleischwaren, vom 8. August 1904[1]); den Verkehr mit Nahrungsmitteln, abgesehen von Fleischwaren und Kuhmilch, vom 4. November 1905[2]); Herstellung und Vertrieb von künstlichen Mineralwässern und Limonaden, vom 6. Februar 1904; den Flaschenbierhandel, vom 3. Februar 1902[3]); ferner die Provinzialpolizeiverordnung über die Einrichtung und den Betrieb von Bäckereien und solchen Konditoreien, in denen neben den Konditorwaren auch Bäckerwaren hergestellt werden, vom 9. Juli 1907. Ein näheres Eingehen auf die Bestimmungen dieser Polizeiverordnungen würde zu weit führen.

4. Wohnungswesen.

Waren die großen Mißstände im Wohnungswesen, und zwar in allen Teilen des Bezirkes, auch schon seit längerer Zeit im allgemeinen festgestellt, so wurden sie im einzelnen doch erst offenkundig, als den Kreisärzten durch die Verfügung des Regierungspräsidenten vom 18. November 1900 die Ermächtigung erteilt wurde, „sofort nach erhaltener Anzeige jeden Typhusfall bezw. — durch die Verfügung vom 1. Dezember 1902 — jeden typhusverdächtigen Erkrankungsfall örtlich zu untersuchen, die Entstehungsursache zu ermitteln und die nötigen Maßnahmen gegen die Weiterverbreitung des Typhus in die Wege zu leiten", sowie seit Erlaß der Dienstanweisung für die Kreisärzte vom 23. März 1901[4]), deren § 69 die Kreisärzte in angemessenen Zeiträumen — in der Regel alle 5 Jahre — zur Besichtigung der einzelnen Ortschaften

[1]) Veröff. d. Kaiserl. Gesundheitsamts 1906 S. 165.
[2]) Desgl. S. 166.
[3]) Desgl. 1902 S. 760.
[4]) Desgl. 1901 S. 974.

auf ihre gesundheitlichen Verhältnisse verpflichtete, und seit dem Erlasse der Geschäftsanweisung für die Gesundheitskommission vom 13. März 1901[1]). Bei den örtlichen Ermittlungen sowie bei den Ortsbesichtigungen der Kreisärzte und der Gesundheitskommission waren die Wohnungsverhältnisse im besonderen Grade zu berücksichtigen. Im Jahre 1904 trat noch die Erörterung der Wohnungsverhältnisse in den Typhusfragebogen (vgl. Anlage VII) hinzu.

Wenn diese vielfachen Besichtigungen auch zur Belehrung und Aufklärung der Bevölkerung wesentlich beitrugen und die Abstellung der bedenklichsten Mißstände veranlaßten, so ergab sich doch bald die Notwendigkeit einer Polizeiverordnung im Sinne der im Regierungsbezirke Düsseldorf erlassenen Verordnung über die Beschaffenheit und Benutzung von Wohnungen vom 25. Mai 1898[2]), die dann auch für die Industriekreise Saarbrücken, Ottweiler, Saarlouis und Merzig sowie für den Stadtkreis Trier und die Vorortgemeinden Heiligkreuz, St. Matthias, St. Medard, Cürenz und Pallien unter dem 1. Januar 1905 hinausgegeben wurde. Der Wohnungsnot wurde gleichzeitig durch Herstellung von Kleinwohnungen gesteuert. Während die Kreisverwaltungen von Saarbrücken und Merzig schon seit längeren Jahren durch Hergabe von Darlehen die gemeinnützige Bautätigkeit gefördert hatten, haben seit Beginn der systematischen Typhusbekämpfung auch die rein ländlichen Kreise Bernkastel, Saarburg, Wittlich und Bitburg der Wohnungsfürsorge ihre Tätigkeit gewidmet und zwar die drei erst genannten Kreise in der Weise, daß sie aus den leihweise erhaltenen Mitteln billige Baudarlehen gewährten, und der Kreis Bitburg dadurch, daß er die dortige gemeinnützige Baugenossenschaft durch Übernahme von Anteilscheinen unterstützte. Neben der Kreisverwaltung in Merzig haben die Firmen Villeroy und Boch in Mettlach und Karcher in Beckingen, beide im Kreise Merzig, sich um das Kleinwohnungswesen in hohem Grade verdient gemacht. Die Zahl der bis Ende 1909 im Kreise Merzig erbauten Arbeiterhäuser betrug 722, davon kamen auf die Firma Villeroy und Boch 485, auf die Kreisverwaltung Merzig 150 und auf die Firma Karcher 87. Wie die Industrie im Kreise Merzig, so hat sich überhaupt die Großindustrie an der Saar um die Herstellung von Arbeiterwohnungen anerkennenswerte Verdienste erworben.

Besondere Erwähnung verdient ferner das Vorgehen der Gemeinde Bous (Kreis Saarlouis), die anläßlich des Bevölkerungszuwachses infolge der Vergrößerung der dortigen industriellen Werke zweimal 150000 M von der Landesversicherungsanstalt Rheinprovinz entliehen und mit diesen Mitteln nach Aufstellung eines Bebauungsplans auf Gemeindeland eine größere Zahl Wohnhäuser errichtet hat.

Außer den Eisenbahnbaugenossenschaften zu St. Johann und Conz-Karthaus (Kreis Trier) haben sich weiterhin auch einige gemeinnützige Baugenossenschaften auf dem Gebiete des Kleinwohnungswesens erfolgreich betätigt. Eine große Anzahl von Kleinwohnungen hat endlich noch der Berg- und Eisenbahnfiskus errichtet.

Es stellte sich indes bald heraus, daß die von den Kreisärzten und den Ortspolizeibehörden geübte Wohnungsaufsicht bei den erheblichen Mißständen und zumal

---

[1]) Veröff. d. Kaiserl. Gesundheitsamts 1901 S. 573.

[2]) Desgl. 1899 S. 404.

in den Städten und größeren Gemeinden nicht ausreichte, daß vielmehr die Anstellung besonderer Wohnungsinspektoren nicht nur erwünscht, sondern auch erforderlich erscheinen mußte. Die mit den größeren Gemeinden geführten Verhandlungen führten dazu, daß die Stadt Trier im Jahre 1907 einen bautechnisch vorgebildeten Beamten mit einem Jahresgehalte von 2700 bis 4200 M als Wohnungspolizeibeamten anstellte. Der betreffende Beamte wird unter Beachtung der Regierungspolizeiverordnung vom 1. Januar 1905, betr. die Beschaffenheit und die Benutzung von Wohnungen, in Tätigkeit treten auf Grund von Anzeigen der Polizeireviere, des Armenamts, der Gesundheitskommission und gegebenenfalls der Bevölkerung selbst.

In besonders auffälligen Fällen, in denen es sich um Unbewohnbarkeit oder Überfüllung handelt, hält sofort eine Kommission die Besichtigung ab, der u. a. der Oberbürgermeister, Kreisarzt usw. angehören. Über das Ergebnis einer jeden Besichtigung wird eine Niederschrift angefertigt. Die durch den Wohnungsbeamten oder die Kommission festgestellten Mängel werden dann durch polizeiliche Verfügung oder durch Zwang gemäß § 132 des Landesverwaltungsgesetzes beseitigt. Um jederzeit und auf schnellstem Wege einen Überblick über die Wohnungsverhältnisse erlangen zu können, werden bei dem Wohnungsamt oder den Polizeirevieren Kartenblätter angelegt, aus denen der Zustand der einzelnen Wohnhäuser in Bezug auf ihre Bewohnbarkeit (Zahl der Familien, Personenzahl, Überfüllung, vorgefundene Mängel, kubischer Inhalt der Räume usw.) zu ersehen ist.

In den drei Saarstädten Saarbrücken, St. Johann und Malstatt-Burbach hatten sich die Gesundheitskommissionen um die Wohnungsaufsicht zwar verdient gemacht, da sich aber immer mehr herausstellte, daß die Gesundheitskommissionen dieser Aufgabe auf die Dauer nicht gewachsen waren, wurde die Handhabung der Wohnungsaufsicht von der Königlichen Polizeibauinspektion wahrgenommen. Wie umfangreich die Wohnungsbeaufsichtigung war, und wie groß und zahlreich die Mißstände sind, erhellt daraus, daß durchschnittlich jährlich 65 Wohnungsbesichtigungen erforderlich waren. Die Polizeidirektion ist bei der dauernden Überlastung ihrer Beamten nunmehr zu der Überzeugung gelangt, daß zur Errichtung eines besonderen Wohnungsamts behufs fortlaufender Beaufsichtigung der Wohnungsverhältnisse die Anstellung eines besonderen Baubeamten erforderlich ist.

B. Die gesundheitlichen Verhältnisse in der Pfalz.

Von

Dr. Demuth,

Regierungs- und Medizinalrat, Speyer.

I.

Das jetzige Gebiet der Rheinpfalz, wie es sich seit nahezu einem Jahrhundert als einheitliche Provinz Bayerns darstellt, war vor dieser Zeit und vor der vorübergehenden französischen Herrschaft in nicht weniger als 45 kleine, zum Teil recht kleine Herrschaftsgebiete geteilt. Von einer einheitlich geregelten Verwaltung, insbesondere in medizinalpolizeilicher Hinsicht, konnte daher bis zum Beginne des vorigen Jahrhunderts nicht die Rede sein.

Landschaftlich zerfällt die Pfalz in zwei ziemlich scharf abgegrenzte Teile, die Vorderpfalz und den Westrich. Als Vorderpfalz wird bezeichnet das östliche Vorland des Hardtgebirges bezw. der Vogesen bis zum Rheine, dessen äußerste Niederungen, etwa 160000 ha des früheren Strombetts, noch teilweise innerhalb des Überschwemmungsgebiets liegen. Dieses ist allerdings durch die in den letzten Jahrzehnten vorgenommene Rheinkorrektion wesentlich eingeengt worden.

Zwischen Rhein und genanntem Gebirgszug dehnt sich in 12 bis 15 km Breite ein großenteils durch diluvialen Löß fruchtbares, leicht zu bebauendes Ackerland; nur im Süden, im Kantone Kandel, ist diese Gegend in größerer Ausdehnung bewaldet. Die sich anschließende Hügelkette, zum Teil jüngere Kalksteinformation, in der Regel als vorderes Gebirge bezeichnet, stellt das eigentliche Weinland, die wirklich „sonnige Pfalz“ dar.

Dieses ganze Gebiet umfaßt etwa 1500 qkm, also ungefähr ein Viertel der gesamten, 5928 qkm betragenden Fläche des Regierungsbezirkes, wird aber von mehr als der Hälfte der pfälzischen Bevölkerung bewohnt. Die Höhenlage dieses Teiles der Pfalz schwankt zwischen 90 und 200 m und ist, abgesehen von dem östlichen Abfall des Gebirges und dem südlichen mehr gewellten Teile, fast durchweg flach.

Das Land westlich vom Hardtgebirge, der Westrich, ist in der Hauptsache ein vielfach zerklüftetes und zerrissenes Sandsteingebirge, das nur in der südwestlichen Ecke von Hornbach und Blieskastel von einer wellenförmigen Muschelkalkplatte überlagert ist. Die höchste Erhebung, die Porphyrkuppe des Donnersberges, erreicht 688 m, die niedrigste Talsohle an der Mündung der Alsenz in die Nahe liegt nur wenig über 100 m. Die Täler sind meist eng, tief eingeschnitten, von steilen Abhängen begrenzt. Eine einzige breitere Einbuchtung zwischen St. Ingbert einerseits und Göllheim andrerseits, bei Landstuhl ein ausgedehntes Torfmoor bildend, scheidet das eigentliche Hardtgebirge mit seinen Ausläufern von dem mehr nördlichen Donnersberger Gebiet und dem nordwestlichen Hügelland um Lauter und Glan. Der mittlere Höhenzug an der Grenze der Vorderpfalz ist sehr spärlich bewohnt und fast nur Wald. An diesem ist die Pfalz überhaupt sehr reich; er bedeckt von der Gesamtfläche von 592796 ha allein 234531 ha, also fast $^2/_5$ (39,6 %), wovon weitaus der größte Teil gerade auf dies Gebiet trifft. Weiter nach Westen wird die Bevölkerung wieder ziemlich dicht; auch ist hier der Boden wieder recht fruchtbar, allerdings, weil vielfach schwerer Tonboden und bei der Lage an Hängen und Bergen mühsam zu bebauen, weniger lohnend als in der Vorderpfalz. Größere, sehr wenig ergiebige Strecken finden sich namentlich an der Südgrenze, in den Kantonen Pirmasens, Dahn und einem Teile von Annweiler.

Mit der Bodenfläche wechseln naturgemäß auch die klimatischen Verhältnisse. Die Blütezeit der Pflanzen beginnt in der Rheinebene und an dem vorderen Gebirge 14 Tage früher als in den Tälern bei Zweibrücken und hier wieder fast 8 Tage früher als bei Kaiserslautern, Landstuhl und in der Nordpfalz. Nach 30jährigem Durchschnitt schwankt die mittlere Jahrestemperatur in der Vorderpfalz zwischen 9,5 und

9,9° (Speyer 9,9; Landau 9,6; Grünstadt 9,5) und im Westrich zwischen 8,7 und 8,9° (Kaiserslautern 8,8; Zweibrücken 8,9; Kusel 8,7). Die mittleren Maxima stiegen im wärmsten Monat Juli auf 23,1 bis 25,3° (Speyer 25,3; Landau 24,9; Grünstadt 25,1; Kusel 23,8; Kaiserslautern 23,9; Zweibrücken 23,1) und die mittleren Minima im kältesten Monat Januar auf —2,0 bis —3,3° (Speyer —2,0; Landau —2,5; Grünstadt —3,3; Kusel —2,8; Zweibrücken —2,6; Kaiserslautern —2,5).

Die jährlichen Niederschläge schwanken in der Vorderpfalz zwischen 560,2 mm in Grünstadt und 788,8 mm in Landau (Speyer 654,2 mm) und in der Hinterpfalz zwischen 799,0 in Kaiserslautern und 912,9 mm in Zweibrücken (Kusel 911,8 mm).

In diesem Ländchen nun, nach Osten begrenzt vom Rheine, nach Süden, Westen und Norden von Elsaß-Lothringen, Preußen und Hessen, wohnen zurzeit rund 900000 Seelen. Im Laufe eines Jahrhunderts hat die Bevölkerung sich fast verdreifacht, trotz ausgedehnter Auswanderung (allein in den Jahren 1847 bis 1855 = 80000 und 1827 bis 1880 nach Ausgleich der meist geringen Einwanderung noch ein Verlust von 234980 Personen). Die Bevölkerungszunahme war verhältnismäßig größer als in Gesamt-Bayern; dies wuchs von 3680671 im Jahre 1818 auf 6524372 im Jahre 1905. Eine Zählung von 1802 ergab für das Gebiet der Pfalz 330797 Seelen; 1819 unter bayerischer Herrschaft waren es trotz Krieg und bösartiger Seuchen in der Zwischenzeit schon 446168; fernerhin 1840 = 579120; 1860 = 608069; dazwischen fielen die größten Auswandererziffern (Mißernten, politische und soziale Verstimmungen); 1875 = 641258; 1885 = 696375; 1895 = 756242; 1905 = 885333. Auf je 1 qkm Fläche kamen in der Pfalz im Jahre 1802 = 55 Einwohner; 1819 = 75; 1840 = 97; 1860 = 102; 1875 = 108; 1885 = 117; 1895 = 128; 1905 = 149; in ganz Bayern im Jahre 1905 = 86.

Daß diese relative Bevölkerungsdichtigkeit nicht ohne Einfluß auf Typhushäufigkeit und Typhusverbreitung ist, ergibt sich nach den jetzigen Anschauungen über die epidemiologische Verbreitung der Krankheit von selbst.

Die Bevölkerung zeigt im ganzen eine große geistige Beweglichkeit mit, wenigstens in der Vorderpfalz, meist lebhaftem Temperament, in einem großen Teile der Hinterpfalz mit einem Einschlag von großer Bedächtigkeit, oft etwas geistiger Langsamkeit und zähem Festhalten am Althergebrachten, sei es in guten oder schlechten Einrichtungen. Beispielsweise werden auch noch so schlechte Brunneneinrichtungen, weil althergebracht, bis aufs äußerste verteidigt und für zweckmäßig gehalten. Verbesserungsvorschlägen, besonders wenn sie als behördliche Anordnungen kommen, wird oft lange und hartnäckig Widerstand geleistet. Um diesen zu brechen, muß man oft große Geduld haben; der nicht Landeskundige kommt erst zum Ziele, wenn er in die Sinnesart dieser Bevölkerung sich eingelebt hat. Es soll aber nicht gesagt sein, daß man diese Erscheinungen nur in der West- und Nordpfalz antrifft; auch die Vorderpfalz nimmt noch ab und zu teil daran.

Entsprechend der Fruchtbarkeit des Bodens war die Bevölkerung lange Zeit vorwiegend eine ackerbautreibende und eine ländliche. Noch im Jahre 1840 waren 68,37% der Bevölkerung ausschließlich landwirtschaftlich. Die Städte waren verhältnismäßig klein und ihrem ganzen Gepräge nach vielfach kaum anders als große

Landgemeinden. Der Aufschwung der Industrie in den letzten 3 bis 4 Jahrzehnten hat aber hier große Änderung gebracht. Mehr und mehr hat diese einen großen Teil der früher ackerbautreibenden Bevölkerung in sich aufgenommen. Im Jahre 1882 betrug die ausschließlich landwirtschaftliche Bevölkerung nur noch 46,77 %; 1907 sogar nur noch 32,15 %. In kleineren Orten ist allerdings der Handwerker in der Regel noch nebenbei Landwirt. Die Stadt Ludwigshafen wuchs in der Zeit von 1857 bis 1905 von 2290 Einwohnern auf 72286 an, und in der gleichen Zeit wuchsen Kaiserslautern von 10076 auf 52306, Pirmasens von 6376 auf 33998, St. Ingbert von 5041 auf 15521, Frankenthal von 5212 auf 18190. Am größten war das Wachstum dieser Städte etwa von 1873 an. Das Land und die kleineren Städte nahmen verhältnismäßig wenig zu; ja manche gingen zurück (Blieskastel von 1645 auf 1587) oder standen still, wie überhaupt das platte Land mit Ausnahme der Orte, die um die Mittelpunkte der Industrie liegen.

Diese Zunahme der gewerblichen Tätigkeit ist ebenfalls nicht ohne Einfluß auf die Typhushäufigkeit geblieben, zumal die Dichtigkeit der Bevölkerung und das zusammengedrängte Wohnen in den Industriegegenden vorzugsweise anzutreffen ist. Es sei hier verwiesen auf die Häufigkeit des Typhus in dem Kohlen-Industriegebiete St. Ingbert und den anliegenden Bezirksämtern Homburg, Kusel, Zweibrücken, denen allerdings, in regem Wechselverkehre mit dem von Typhus gleichfalls durchseucht gewesenen Saar-Industriegebiete stehend, von da auch immer neuer Ansteckungsstoff zugetragen werden konnte.

Zur Verdreifachung der Einwohnerzahl im Laufe des Jahrhunderts trotz großer Auswanderung trugen im wesentlichen drei Umstände bei: verhältnismäßig große Geburtenzahl, geringe allgemeine Sterblichkeit und besonders auch geringe Kindersterblichkeit. Seit 1819 bewegte sich die jährliche Geburtenzahl, mit Ausnahme der Mitte des vorigen Jahrhunderts mit einem vorübergehenden damaligen Tiefstand bis zu 30, zwischen rund 37 und 45 auf je 1000 Einwohner. Der Tiefstand bis zu 30,13 ‰ im Jahre 1854 umfaßte die Zeit von 1851 bis 1856 mit Zahlen von 35,88 ‰, 32,11 ‰, 33,43 ‰, 30,13 ‰, 33,19 ‰, 34,97 ‰; es war das die Zeit, wo Tausende im besten Mannesalter vom Vaterlande sich verabschiedeten, und wo auf die Zurückgebliebenen Mißernten, politische und soziale Verstimmungen in gleicher Weise entmutigend einwirkten. Dann aber ging es rasch wieder aufwärts. Die höchsten Zahlen wurden in den 1870er Jahren erreicht, in der Zeit des nationalen und teilweise auch industriellen Aufschwunges: 1870 = 41,52; 1871 begreiflich nur 36,23; dann aber 1872 = 43,42; 1873 = 43,27; 1874 = 44,31; 1875 = 44,61; 1876 = 45,15 ‰. Von da ab kam wieder stetes, anfangs schnelles, dann doch langsames Fallen: 1886 = 37,3; 1895 = 36,9; 1906 = 35,6 ‰. Mit einigen Schwankungen waren übrigens wenigstens die Durchschnittszahlen von denen im jenseitigen Bayern nicht allzu verschieden, wie dies besonders aus dem Vergleiche der Zahlen im laufenden Jahrzehnte zu ersehen ist:

	1900	1901	1902	1903	1904	1905	1906
Pfalz:	37,5	37,79	37,77	37,0	36,7	35,9	35,6
Gesamt-Bayern:	37,9	38,3	37,9	35,7	35,7	34,6	34,8.

Trotz des langsamen Herabgehens der Geburtenzahl in den letzten Jahren hat aber die Pfalz in einzelnen Bezirken noch recht stattliche Geburtenzahlen, besonders in den Industriegegenden. So ist nach fünfjährigem Durchschnitt (1900 bis 1904) die Zahl der Lebendgeborenen im Bezirke Ludwigshafen 46,5 ‰, also jetzt noch höher als die höchste pfälzische Durchschnittsziffer im Jahre 1872; dann in den Bezirken St. Ingbert 44,0 und Pirmasens 42,7 ‰. Es geht aber die Geburtenzahl in anderen Bezirken ziemlich tief herab (Landau 29,5, Dürkheim 27,5 ‰).

Die allgemeine Sterblichkeit war in der Pfalz durchschnittlich nicht übermäßig hoch; sie war anscheinend immer kleiner als in Gesamt-Bayern. Sie betrug, einschließlich Totgeburten, in der Zeit von 1835 bis 1860 in der Pfalz durchschnittlich jährlich 26 ‰, in Gesamt-Bayern 29,0 ‰; 1847 bis 1856 in der Pfalz 24,9 ‰, in Gesamt-Bayern 28,8 ‰; in der Pfalz weiterhin 1857 bis 1866 = 24,3 ‰; 1867 bis 1876 = 27,8 ‰; die hohe Ziffer des letzten Jahrzehnts ist wesentlich bedingt durch die Kriegsjahre (1870 letztes Vierteljahr 30,38 ‰ und 1871 = 31,47 ‰). 1877 bis 1883 war die Sterbeziffer 25,4 und 1886 bis 1890 = 22,37 ‰. Für die neuere Zeit von 1890 an hatte die Pfalz, verglichen mit Bayern überhaupt, folgende Sterbeziffern (ausschl. Totgeborene):

	1890	1891	1892	1893	1894	1895	1896	1897	
Pfalz:	22,4	21,7	21,2	22,7	20,0	20,5	19,0	19,6	
Gesamt-Bayern:	27,3	27,4	27,2	27,3	25,0	27,8	23,0	24,5	
	1898	1899	1900	1901	1902	1903	1904	1905	1906
Pfalz:	19,4	18,9	19,9	18,7	19,0	18,9	18,8	18,6	18,0
Gesamt-Bayern:	23,8	24,2	25,3	23,2	22,6	23,5	22,5	22,6	21,3.

Auch die Kindersterblichkeit ist im allgemeinen in der Pfalz nicht groß, insbesondere aber wesentlich geringer als in den anderen bayerischen Regierungsbezirken. Die Zahl der Kinder, die, auf je 1000 Einwohner berechnet, das erste Lebensjahr überlebten, schwankte in der Pfalz in dem Zeitraum von 1835 bis 1904 von 31 bis 34. Zum Vergleiche sind hier die diesbezüglichen Zahlen für die jenseitigen Regierungsbezirke in Bayern beigefügt:

Oberbayern . .	20 bis 26;	Niederbayern . .	21 bis 28;	Oberpfalz . .	23 bis 31.
Oberfranken . .	24 „ 31;	Mittelfranken . .	22 „ 30;		
Unterfranken .	24 „ 32;	Schwaben . . .	22 „ 29;		

Es starben von je 100 Lebendgeborenen im ersten Lebensjahre in der Zeit von 1876 bis 1885 in der Pfalz durchschnittlich 17,7, mit Schwankungen von 12,8 bis 24,6, und in Gesamt-Bayern in der gleichen Zeit durchschnittlich 29,3, mit Schwankungen bis zu 48,4. Für die Zeit von 1886 bis 1906 betrugen die Schwankungen in der Pfalz zwischen 12,3 und 24,7, während in Gesamt-Bayern diese Schwankung bis 45,8 hinaufging. Was die neuere Zeit betrifft, so starben von je 100 Lebendgeborenen im ersten Lebensjahre:

	1890	1891	1892	1893	1894	1895	1896	1897	1898
Pfalz:	18,8	17,4	17,5	17,9	15,9	18,2	15,8	18,0	18,4
Gesamt-Bayern:	27,4	27,4	27,4	26,9	26,6	27,8	23,2	26,4	25,9
	1899	1900	1901	1902	1903	1904	1905	1906	1907
Pfalz:	16,3	18,0	15,9	16,9	16,7	16,9	16,6	16,6	15,9
Gesamt-Bayern:	25,1	27,8	23,9	23,3	25,0	23,9	24,1	22,6	22,0.

Es ist hier nicht der Ort, um näher in die Einzelheiten der Kindersterblichkeit in der Pfalz und auf die Gründe der gegenüber Gesamt-Bayern wesentlichen Besserstellung einzugehen; doch dürfte hervorzuheben sein, daß die in der Vorderpfalz liegenden Bezirke Speyer, Ludwigshafen, Germersheim, Frankenthal, Landau, Neustadt und von den in der Hinterpfalz liegenden der Industriebezirk Pirmasens die größte Sterblichkeit haben, die übrige Hinterpfalz durchweg eine niedrige. Nach einem 5 jährigen Durchschnitt (1900 bis 1904) war nämlich die Kindersterblichkeit in den Bezirken Speyer 25,0; Ludwigshafen 22,2; Germersheim 19,3; Frankenthal 18,1; Landau 17,5; Pirmasens 17,3; Neustadt 16,7; Dürkheim 16,6; und weiterhin in der Hinterpfalz in den Bezirken Kirchheimbolanden 16,3; Bergzabern 14,6; Zweibrücken 14,5; Kaiserslautern 14,2; St. Ingbert 13,7; Homburg 13,3; Rockenhausen 12,0; Kusel 10,9. Wenn auch nach neueren Beobachtungen der Typhus im frühen Kindesalter schon öfters vorkommen soll, so dürfte dies doch nach der örtlichen Verteilung der Kindersterblichkeit für die Pfalz nicht zutreffen, weil, auch großenteils unabhängig von der Industriegegend, die geringere Kindersterblichkeit da vorhanden zu sein pflegt, wo eine größere Häufigkeit des Typhus festgestellt worden ist. Übrigens läßt sich die größere Kindersterblichkeit in der Rheinebene und in der Vorderpfalz unschwer durch andere Verhältnisse leicht erklären, auf die hier nicht weiter eingegangen zu werden braucht.

Wenn auch die allgemeine Sterblichkeit sowohl wie die Kindersterblichkeit in der Pfalz nicht ungünstig und fortgesetzt niedriger als in Gesamt-Bayern ist, so ist dies andrerseits nicht in gleicher Weise der Fall bezüglich der Infektionskrankheiten, insbesondere bezüglich zweier Infektionskrankheiten, deren häufigeres oder geringeres Vorkommen gewissermaßen als Gradmesser für gute oder schlechte hygienische Verhältnisse und Einrichtungen angesehen zu werden pflegt, nämlich bezüglich der Tuberkulose und des Typhus. Auf die Verbreitung des letzteren wird ja weiterhin noch genauer einzugehen sein.

Bezüglich der Tuberkulose aber ist gleich zu bemerken, daß sie bis in die jüngste Zeit, trotz erfreulichen Rückganges wie überall so auch in der Pfalz, doch hier noch häufiger vorkommt, als in Gesamt-Bayern und in ganz Deutschland. Das Jahr 1888 wies in der Pfalz eine Sterblichkeit von 37, in Gesamt-Bayern von 33, in ganz Deutschland von 31 auf je 10000 Einwohner auf. Bis zum Jahre 1906 waren diese Zahlen zurückgegangen in der Pfalz auf 29,5, in Gesamt-Bayern auf 26,6, in ganz Deutschland auf 19. Vergleicht man von 1888 an die Jahresziffern der Pfalz und von Gesamt-Bayern, so steht erstere durchweg über Gesamt-Bayern. Die einzelnen Ziffern sind folgende:

	1888	1889	1890	1891	1892	1893	1894
Pfalz:	37,1	35,9	39,30	36,95	33,12	34,97	34,24
Gesamt-Bayern:	33,4	31,54	33,53	32,91	30,97	31,45	31,16
	1895	1896	1897	1898	1899	1900	1901
Pfalz:	35,37	31,91	33,28	30,19	29,9	30,75	31,24
Gesamt-Bayern:	31,13	29,52	30,23	28,14	28,40	28,87	28,70
	1902	1903	1904	1905	1906	1907	1908
Pfalz:	31,13	30,60	30,24	29,78	29,56	25,50	25,40
Gesamt-Bayern:	27,9	27,8	27,31	28,42	26,65		

Die Verteilung dieser Krankheit auf die einzelnen Bezirke und Städte der Pfalz gestaltet sich etwas anders wie dies beim Typhus sich zeigen wird. In dem 5jährigen Zeitraum von 1904 bis 1908 war die durchschnittliche Beteiligung der Bezirke in der Pfalz folgende:

Es starben auf je 10000 Einwohner an Tuberkulose in diesem Zeitraume:

Im Bezirke	Kusel	34,4	im Bezirke	Germersheim	30,1
„ „	Frankenthal	33,2	„ „	Speyer	30,01
„ „	St. Ingbert	30,1	„ „	Ludwigshafen	29,7
„ „	Dürkheim	29,4	„ „	Kaiserslautern	27,2
„ „	Bergzabern	28,5	„ „	Kirchheimbolanden	26,9
„ „	Neustadt	28,3	„ „	Landau	25,6
„ „	Rockenhausen	28,2	„ „	Zweibrücken	23,8
„ „	Pirmasens	27,7	„ „	Homburg	22,0

und in den Städten von mehr als 10000 Einwohnern:

In der Stadt	St. Ingbert	39,0	in der Stadt	Neustadt	29,1
„ „ „	Frankenthal	37,4	„ „ „	Kaiserslautern	24,1
„ „ „	Ludwigshafen	31,8	„ „ „	Zweibrücken	22,6
„ „ „	Pirmasens	31,0	„ „ „	Landau	18,2
„ „ „	Speyer	30,02			

Wenn man die Häufigkeit des Vorkommens der beiden Krankheiten Typhus und Tuberkulose gewissermaßen als Gradmesser der hygienischen Verhältnisse und Einrichtungen bezeichnen kann, so dürfte dies einigermaßen auch für die Pfalz Anwendung finden, wo bis vor einigen Jahrzehnten nach dieser Richtung noch manches gemangelt hat, wie aus den nachfolgenden Abschnitten hervorgeht.

II.

Die Ernährung der pfälzischen Bevölkerung kann fast durchweg, in der Vorderpfalz wie im Westrich, als gut bezeichnet werden. Die Zubereitung der Nahrungsmittel ist selbst in einfachen Verhältnissen, zum Teil dank der seit einigen Jahren überall in Stadt und Land eingeführten Wanderkochkurse, in der Regel zweckmäßig. Auch das durch Erfahrung gewonnene Verhältnis der Nährstoffe in der Nahrung ist bei der arbeitenden Bevölkerung nicht allzu unrichtig. Vielfach überwiegen die Kohlenhydrate und ersetzen das meistens etwas spärlicher vertretene Fett. Durchschnittlich ist das Eiweiß mehr als genügend vorhanden, und verhältnismäßig selten findet man nach dieser Richtung hin eine Unterernährung. Bei einer großen Anzahl vom Verfasser vor 2 Jahrzehnten jahrelang analysierter Nahrung bei der arbeitenden Bevölkerung fanden sich Brutto-Kalorienwerte bis zu 4006 (netto 3712); in einzelnen Fällen allerdings auch nur bis zu brutto 2474 (netto 2293) Kalorien. Die prozentuale Beteiligung des Eiweißes am Kalorienwerte fand sich netto bei der meist guten Ernährung schwankend zwischen 13,1 und 18,3%, des Fettes zwischen 14 und 27%, der Kohlenhydrate zwischen 58 und 71%. Die Fälle mit geringen Eiweißmengen unter 90 g brutto (resorbierbar unter 75 g) waren bei geringem Fleisch- und gleichzeitig geringem Milchgenuß unter Gebrauch fast ausschließlich vegetabilischer Nahrung relativ selten. Waren in letzterem Falle die Kalorienwerte der Nahrung groß, wenigstens über 3000 netto, so konnte, besonders wenn am Kalorienwerte das Fett keinen zu geringen Anteil hatte, eine Unterernährung nicht festgestellt werden. Es kann somit die Ernährungsweise der Pfälzer nicht als unzweckmäßig oder ungenügend bezeichnet werden, insbesondere auch mit Rücksicht auf das Verhältnis der in der Nahrung aufgenommenen Nährstoffe. Wohl ist der durchschnittliche Fleischverbrauch nicht besonders groß und scheint sogar in der letzten Zeit noch niedriger geworden zu sein. Er schwankt, soweit die nicht ganz vollständigen Ausweise dies ergeben, in einzelnen Bezirken zwischen 35 und 61,6 kg für das Jahr auf den Kopf der Bevölkerung; er belief sich im Jahre 1897 durchschnittlich auf 48,1 kg, im Jahre 1907 aber nur auf 38,99 (in ganz Bayern auf 47,50). Aber das notwendige Eiweiß der Nahrung wird zumeist in übergenügender Menge durch reichlichen Genuß von gutem Brote und sonstiger mehlhaltiger Nahrung, auch von Leguminosen, und durch den reichlichen Gebrauch von Milch und deren Erzeugnissen (Käse, Sauermilch, Buttermilch) ersetzt. Selbst in denjenigen Gegenden des Westrichs, wo die Kartoffelnahrung vorherrschend ist, wird auf diese Weise eine bezüglich des Stickstoffbedarfs noch genügende Ernährung erzielt. Dies ist möglich, weil die Gepflogenheit herrscht, daß nicht nur auf dem Lande, sondern selbst zum Teil bis in die Industriezentren hinein die einzelnen Familien, was sie an Milch brauchen, im Haushalt selbst erzeugen, und wäre es auch nur durch das Halten einer Ziege. Auch ist das Molkereiwesen mit Anlieferung der Milch aus kleinen Haushaltungen mit den notwendigen Folgen der Einschränkung im eigenen Verbrauch und der so häufigen Gepflogenheit, das so gewonnene Geld in Alkohol umzusetzen, in der Pfalz noch wenig im Gebrauche. Außer vereinzelten Molkereien in den Bezirken Germersheim, Frankenthal, Landau, Speyer bestehen solche hauptsächlich in den Bezirken Homburg, St. Ingbert, Kusel, Kirchheimbolanden, Rockenhausen, aber auch da nicht in großer Zahl. Im Jahre 1908 gab es in der Pfalz für solche Molkereien 1381 Lieferanten mit 65662 l angelieferter Milch, wovon 36666 l zur Butter- und Käsebereitung und 28996 l zum Verkaufe benutzt worden sind, gegenüber ganz Bayern mit 78210 Lieferanten und 6779562 l angelieferter Milch, wovon 6427651 l verarbeitet und 351911 l verkauft wurden. Dagegen ist der Milchversand in der Pfalz nicht klein, er betrug 1908 in Bayern überhaupt 218331 l, wovon innerhalb der Pfalz 152866 l.

Die Behandlung der Milch, besonders bei der Gewinnung im Stalle und auch weiterhin bei der Beförderung, läßt noch manches zu wünschen übrig. Zwar bestehen allenthalben Vorschriften wenigstens über die Aufbewahrung, den Transport und den Verkauf der Milch, und es wird auch die Kontrolle an vielen Orten gut gehandhabt; aber an Vorschriften über die Gewinnung der Milch, die Stallbehandlung und die Beobachtung der erforderlichen Reinlichkeit mangelte es noch durchweg. Doch ist auch nach dieser Richtung wie überhaupt auf die ganze Behandlung der Milch im Verkehre seit Beginn der Typhusbekämpfung, zum Teil durch besondere eingehende polizeiliche Vorschriften nach dem Vorgange Ludwigshafens und zumal durch schärfere Kontrolle, ein wesentlicher Fortschritt zu verzeichnen.

Die Fleischbeschau wird in der Pfalz auf Grund der Bestimmungen des Reichs-Fleischbeschaugesetzes vom 3. Juni 1900[1]) und der hierzu gehörigen Vollzugsvorschriften

---

[1]) Veröff. d. Kaiserl. Gesundheitsamts 1900 S. 699.

sowie der erlassenen Ministerialentschließungen ausgeführt. Der Vollzug ist im allgemeinen befriedigend; in den Städten und Gemeinden, in denen Tierärzte wohnen, wird sie von diesen ausgeführt; auf dem platten Lande sind meist Laien bestellt, die genügende Kenntnisse nachzuweisen haben und, soweit nicht einige Zweige den Tierärzten verordnungsgemäß vorbehalten sind, im übrigen die Fleischbeschau in ihrem ganzen Umfang ausüben. In den Städten Bergzabern, Dürkheim, Frankenthal, Grünstadt, Germersheim, Homburg, Landstuhl, St. Ingbert, Kaiserslautern, Landau, Ludwigshafen, Neustadt, Pirmasens, Speyer und Zweibrücken sind öffentliche Schlachthäuser, für die, mit Ausnahme von Grünstadt, Tierärzte als Fleischbeschauer angestellt sind. Überall sonst in der Pfalz bestehen nur einzelne Hausschlachtstätten, die natürlich sehr der Überwachung bedürfen.

Besondere Mißstände bezüglich der Fleischbeschau während der Zeit der gemeinsamen Typhusbekämpfung ergaben sich nicht. Jedoch mangelte es hier und da an Reinlichkeit, besonders auch bei der Aufbewahrung des Fleisches und der Fleischerzeugnisse. In L. wurde eine Erkrankung gemeldet (Paratyphus), die auf den Genuß von verdorbener Wurst zurückgeführt werden mußte. Drei Personen hatten von der gleichen Wurst gegessen; zwei davon bekamen bald Erbrechen und vorübergehendes Unwohlsein; bei der dritten kam es nicht zum Erbrechen, sie fühlte sich aber bald nach dem Genuß unwohl, und das Gefühl des Unwohlseins verließ sie nicht mehr bis zum nachweislichen Eintritt der Paratyphuserkrankung, die schließlich einen tödlichen Ausgang nahm.

Seit Beginn der Typhusbekämpfung ist für die Beaufsichtigung und die Überwachung der Reinlichkeit im gesamten Nahrungsmittelwesen viel geschehen. Mit Regierungs-Entschließung vom 2. November 1906 wurden oberpolizeiliche Vorschriften über die Errichtung und den Betrieb von Bäckereien und solchen Konditoreien erlassen, in denen neben den Konditorwaren auch Bäckereiwaren hergestellt werden. Die vorgenommenen Ermittlungen und Beobachtungen hatten ergeben, daß solche Bestimmungen sehr notwendig waren.

Die öffentliche Untersuchungsanstalt für Nahrungs- und Genußmittel für die Pfalz zu Speyer übt in ausgedehnter Weise eine ambulante Lebensmittelkontrolle aus. So wurden im Jahre 1909 von 4 (1908 von 2) Beamten an 140 Tagen (1908 an 101 Tagen) in 446 (1908 in 340) Gemeinden insgesamt 6668 (1908 4797) Geschäfte untersucht. Von den Besichtigungen trafen auf Bier- und Weinwirtschaften 2229 (1908 1595), auf Flaschenbiergeschäfte 55 (65), auf Spezereigeschäfte 2194 (1664), auf Bäckereien 1153 (808), auf Metzgereien 773 (562), auf Milchgeschäfte 57 (27), auf sonstige Geschäfte 207 (76). Untersuchungen von Nahrungs- und Genußmitteln und Gebrauchsgegenständen sowie von Eß-, Trink- und Kochgeschirren wurden 1909 (1908) in genannter Anstalt im ganzen 14935 (10028) vorgenommen, wobei in 13054 Fällen (8043) durch Beamte der Anstalt die Gegenstände unmittelbar entnommen und solche sonst von Behörden oder Privaten zur Untersuchung eingeliefert waren. Beanstandungen ergaben sich 673 (1158).

Besondere Untersuchungen durch Zweiganstalten wurden noch ausgeübt in Ludwigshafen. Hier wurden im Jahre 1908 insgesamt 3772 Proben untersucht, wovon 3134 von Beamten der Anstalt entnommen, die übrigen von Behörden oder Privaten zur Untersuchung eingeschickt waren; die Zahl der Beanstandungen betrug 247.

In Kaiserslautern wurden während der Typhusbekämpfung von 1904 bis 1909 in 1459 Nahrungsmittelgeschäften (Bäckereien, Metzgereien, Spezereihandlungen usw.) Untersuchungen vorgenommen.

Diese jetzt in sachgemäßer Weise ausgeübte Kontrolle der Nahrungs- und Genußmittel und Gebrauchsgegenstände darf als ein nicht unwesentliches Hilfsmittel in der Typhusbekämpfung angesehen werden. Selbst wenn man annähme, daß unmittelbare Übertragungen des Typhuserregers durch Nahrungs- und Genußmittel nicht oder nur selten vorkämen, so wurde doch durch die scharfe Kontrolle und Beaufsichtigung die in der Typhusbekämpfung so notwendige allgemeine Reinlichkeit gefördert und, was nicht gering anzuschlagen ist, verhütet, daß durch verdorbene oder gefälschte Nahrungsmittel mit nachfolgender Erkrankung der Verdauungsorgane dem Eindringen und der Festsetzung von Typhuserregern im menschlichen Körper Vorschub geleistet wurde.

Die scharfe Beaufsichtigung wird aber nicht bloß in den größeren Städten, sondern auch in den kleineren Gemeinden und überall auf dem Lande ausgeübt und erscheint auch da nicht minder notwendig, wenn auch hier ein beträchtlicher Teil der Nahrungsmittel im eigenen Haushalt gewonnen und hergestellt zu werden pflegt und nicht erst im Zwischenhandel gekauft zu werden braucht. Es ist zwar in der Pfalz die rein landwirtschaftliche Bevölkerung, die das zum Lebensunterhalte Notwendige fast durchweg selbst erzeugt, mit der Zeit stark zurückgegangen, von 68,37 % im Jahre 1840 auf 32,15 % im Jahre 1907. Allein in allen kleineren Orten, teilweise auch in größeren, treibt ein Teil der Bevölkerung neben dem eigentlichen Beruf immer noch ein wenig Landwirtschaft für den eigenen Bedarf (Milch, Gemüse u. dergl.). Ohne Frage fällt hier, weil die Gegenstände dann frisch benutzt werden, ein Teil der im Zwischenhandel durch Aufbewahrung und Beförderung sich ergebenden Gefahren weg; um so mehr aber bedürfen in der Regel auch die ländlichen Verkaufsstellen fortgesetzter und eingehender Überwachung.

Die Gefahren, die durch den Versand beispielsweise von Gemüsen entstehen können, wurden in dem Orte Z. während des Vorkommens von Typhuserkrankungen deutlich vor Augen geführt. Dieser Ort, durch den ein kleiner Bach fließt, in den so manche Unreinlichkeit gelangte durch Zufluß aus Haus und Hof, durch Waschen und ferner durch Abschwenken von landwirtschaftlichen und häuslichen Geräten, treibt ausgedehnten Gemüsehandel. Vielfach wurde das Gemüse vor der Fortschaffung zum Verkauf in dem Bachwasser gewaschen. Es liegt klar zu Tage, wie leicht auf diese Weise eine Ansteckung und Krankeitsübertragung stattfinden kann. Selbstverständlich wurde dieser Mißbrauch alsbald abgestellt und vor allem das Gemüsewaschen in solchen Gewässern verboten, was nur mit einigem Widerstreben, weil „das von je so der Brauch gewesen sei", befolgt wurde. Ähnliche Mißstände fanden sich noch in einigen anderen Orten. Das gründlichste Abhilfemittel wäre, solche Wasserläufe zu überdecken oder zu überbauen; das konnte jedoch bis jetzt nicht erreicht werden.

Zum Beweise, wie übrigens auch durch selbstgebautes Gemüse eine Erkrankung erworben werden kann, dürfte folgendes anzuführen sein: Durch D., einen Ort der

Vorderpfalz mit besonders früher häufigen Typhuserkrankungen, fließt ein Gewässer, das auch durch Abortgruben vielfach verunreinigt wurde. Ein Teil dieses Abwassers geht, unterbrochen durch eine Absitzgrube zur Ansammlung willkommener Dungmassen, durch den Garten, in dem es zur Düngung verwertet wird. In der Familie vorgekommene Typhuserkrankungen wurden beim Fehlen anderer Ursachen vom Arzte auf den Genuß der so gedüngten Gemüse aus dem eigenen Garten zurückgeführt.

Die scharfe Nahrungsmittelkontrolle der letzten Jahre kam insbesondere auch der Versorgung der Bevölkerung mit einem der wichtigsten Nahrungsmittel, der Milch, zugute. Übrigens dürfte eine noch so gute Überwachung des Milchhandels nicht immer verhüten können, daß gelegentlich Typhuserkrankungen durch die Milch verbreitet werden, wenn das weitere Rüstzeug der Typhusbekämpfung, nämlich die Anzeige, Absonderung und Überwachung der Kranken und der Typhusbazillenträger, ganz oder teilweise versagt. Das lehrt folgendes Vorkommnis: Im August 1908 begann zu Schn. eine Typhusepidemie, die mit Unterbrechungen bis zum März 1909 und einem Nachzügler im September 1909 zu 20 Erkrankungen (5 im Jahre 1908 und 15 im Jahre 1909) führte. Die Erkrankungen waren heftig; sie konnten während der Epidemie als Milchinfektionen festgestellt werden. Die zuerst erkrankte Person war eine Milchhändlerin in Schn., die ihre Milch von auswärts, von einem Milchproduzenten in D., bezog. Die Händlerin hatte die Gewohnheit, die Milchreste der Kanne selbst zu trinken; sie erkrankte zuerst und mit ihr 3 Personen im gleichen Hause und in der nächsten Nachbarschaft. Im Januar 1909 folgten explosionsartig 12 weitere Erkrankungen. Da es auffiel, daß nur Personen erkrankten, die zum Kundenkreise der Milchhändlerin gehörten, wurde nach vergeblicher Untersuchung sämtlicher Familienangehörigen der Händlerin der Herkunft der Milch nachgeforscht, und es gelang der bakteriologischen Außenstation, nach anfänglichen negativen Befunden festzustellen, daß die Mutter des oben erwähnten Milchproduzenten in D., eine nicht sehr reinliche alte Frau, die in der Küche und mit Melken im Stalle beschäftigt war, eine Typhusträgerin war. Nach ihrer Entfernung aus dem Hause wurden weitere Ansteckungen nicht mehr beobachtet.

Auf Ansteckung durch Milchbezug aus Typhushäusern dürfte in der Pfalz noch eine Reihe von Erkrankungen zurückzuführen gewesen sein. In der Regel handelte es sich um den Bezug von Milch aus Häusern, in denen das Vorhandensein von Typhuskranken nicht schon vorher festgestellt war.

Eines der wichtigsten Hilfsmittel im Kampfe gegen den Unterleibstyphus ist die Sorge für gutes Wasser, nicht allein zur Verhütung der tatsächlich, wenn auch nicht so häufig, vorkommenden Übertragung der Krankheit durch Trinkwasser, als vielmehr auch aus der Erwägung, daß stets einwandfreies Nutzwasser in genügender Menge vorhanden und bequem zu erreichen sein muß; je reichlicher und bequemer die Wasserversorgung, je mehr werden die Reinlichkeit gefördert und so die mannigfaltigsten Übertragungsmöglichkeiten des Typhus ausgeschaltet.

Von einem eigentlichen Mangel oder einer besonders erschwerten Beschaffung des Wassers kann in der Pfalz im allgemeinen nicht die Rede sein, mit Ausnahme einiger Strecken im Porphyrgebiete der Donnersberger Gegend. In der vorderpfälzischen Rheinebene, auch an den Gebirgshängen, sowie in den Tälern des Westrichs, selbst an den ansteigenden Höhen hat man in der Regel nicht lange nach Wasser zu suchen. Vielfach bewegt sich hier das Grundwasser nahe an der Oberfläche oder kommt an vielen Stellen als Quellen zu Tage und ist in beiden Fällen, wenn nicht in der Nähe von menschlichen Ansiedlungen gewonnen, und bei guter Anlage der Brunnen und Leitungen fast stets von einwandfreier Beschaffenheit. Innerhalb der Ortschaften aber verliert das Wasser gar häufig durch Bodenverunreinigung und schlechte Brunnenanlage seine ursprüngliche Reinheit. Vielfach, besonders auch in selbst wohlhabenden Dörfern der Vorderpfalz, trifft man einfache Schalenbrunnen, nicht oder mangelhaft gedeckt, aus denen das Wasser mit Schöpfeimern oder Schöpfkübeln, teils zum allgemeinen Gebrauche vorhandenen teils mitgebrachten, außerdem auch zu allen möglichen anderen Zwecken im Haushalt dienenden, entnommen wird. In der ausgedehntesten Weise kann so das Wasser verunreinigt werden. Aber auch wo Pumpbrunnen vorhanden sind, mangelt es gar häufig an der genügenden Abdeckung und an genügender seitlicher Dichtung gegen unreine Zuflüsse. Solche Verunreinigungen sind gar leicht möglich durch die Lage vieler Brunnen an Ecken und Winkeln zwischen den Häusern oder in der Nähe von Aborten und Dunggruben, fernerhin durch die bis vor einigen Jahren noch nicht so selten angetroffene Gewohnheit, an solchen Brunnen auch Wäsche oder verunreinigte Gebrauchsgegenstände aus dem Hause und der Landwirtschaft zu reinigen, Schlachtungen vorzunehmen usw. Wo Quellwasserleitungen bestehen, mangelte es oft an der richtigen Fassung des Sammelbeckens, oder es waren auch manchmal recht schlecht gewordene Leitungsröhren vorhanden; so fand man einmal in H., im Bezirksamte Frankenthal, eine undicht gewordene hölzerne Leitung vor, die, um einen Umweg zu sparen, durch den Kirchhof gelegt war.

Schon lange vor der Zeit der gemeinsamen Typhusbekämpfung wurden seitens der maßgebenden Behörden alle Gelegenheiten, insbesondere vorhandene oder drohende Epidemien, benutzt, um bezüglich der Wasserversorgung von Stadt und Land Besserung zu schaffen oder örtliche Mißstände zu beseitigen. Bei der so häufig gegebenen Durchseuchung des Bodens konnte diese Besserung oft nur durch eine zentrale Wasserleitung herbeigeführt werden. Aber hierfür und für die Reinhaltung des Wassers überhaupt hatte lange Zeit die Bevölkerung viel zu wenig Sinn; sie unterschätzte in oft recht leichtfertiger Weise die hier drohenden Gefahren. Selbst bis in die jüngste Zeit konnte man hier ab und zu noch den hartnäckigsten Widerstand gegen die Anordnungen der Behörden erleben, der sich zu förmlicher Auflehnung oder zu Beschwerden bis zur höchsten Stelle gestaltete, so in D., im Bezirke Bergzabern, oder in H., im Bezirke Zweibrücken.

Die erste zentrale Wasserversorgung in der Pfalz kam in Neustadt im Jahre 1869 zustande. Die übrigen folgten in der Zeit seit 1879. Im Jahre 1900 waren im ganzen 124 vorhanden. Von da ab mehrten sie sich etwas rascher. Es wurden vollendet im Jahre 1901 21; 1902 30; 1903 22; 1904 11; 1905 22; 1906 bis 1909 insgesamt 80. Es bestanden also bis zum Jahre 1903, in welchem die gemeinsame

Typhusbekämpfung begann, im ganzen erst in 175 Ortschaften zentrale Wasserversorgungen. Seit dieser Zeit sind in weiteren 135 Ortschaften zentrale Leitungen errichtet worden, so daß am Schlusse des Jahres 1909 von den 708 Ortschaften der Pfalz insgesamt in 310, d. h. 43,8 % aller Orte, Wasserleitungen bestanden. Zu dieser Zeit waren aber 10 weitere Leitungen in Ausführung und 59 in Vorbereitung; rechnet man diese, die jetzt wohl fertig sind, hinzu, so sind dann 53,5 % der Ortschaften der Pfalz in einwandfreier Weise mit Wasser versorgt, davon seit 1903 allein 135 + 69 = 204 = 28,8 %, also unter Hinzurechnung der in Angriff genommenen mehr als die Hälfte aller überhaupt, seit 1869, hergestellten Leitungen.

Zentrale Wasserleitungen.

Bezirksamt	Zahl der Ortschaften	Am 31. Dezember 1909 waren im Betriebe	Hiervon wurden errichtet in der Zeit von 1903-1909	Am 31. Dezember 1909 waren in		Aufwand für zentrale Wasserversorgung in der Zeit von 1903—1909
				Ausführung	Vorbereitung	
		in Ortschaften				
Bergzabern	53	21	4	2	2	111 345 M.
Dürkheim	22	6	3	1	4	200 000 „
Frankenthal	44	19	7	—	10	241 000 „
Germersheim	37	2	1	—	—	300 000 „
Homburg	78	52	26	—	16	973 700 „
St. Ingbert	29	10	5	2	1	263 500 „
Kaiserslautern	43	12	5	1	5	264 000 „
Kirchheimbolanden	37	20	7	—	8	229 838 „
Kusel	98	51	35	1	2	932 730 „
Landau	49	24	2	1	—	103 000 „
Ludwigshafen	16	2	—	—	—	—
Neustadt	19	13	1	—	1	64 000 „
Pirmasens	62	44	26	—	4	1 159 300 „
Rockenhausen	65	9	3	2	3	47 000 „
Speyer	10	4	—	—	—	139 000 „
Zweibrücken	46	21	10	—	3	256 380 „
Summe	708	310	135	10	59	5 284 793 M.

Die vorstehende Übersicht gibt Auskunft über die Zahl und Verteilung der Wasserleitungen in den einzelnen Bezirken, mit besonderer Hervorhebung der in der Zeit von 1903 ab errichteten sowie mit der Angabe der in dieser Zeit für solche Anlagen gemachten Aufwendungen.

Man sieht, daß die meisten Wasserleitungen seit 1903 in den Bezirken Homburg, Kusel und Pirmasens errichtet worden sind, in den beiden erstgenannten Bezirken fast ausschließlich unter dem Drucke der Typhusbekämpfung, bei Pirmasens zum Teil auch infolge des schwierigen Wasserbezugs in den Höhenorten; hier umfaßt die sogenannte Felsalbgruppe nicht weniger als 27 Ortschaften.

In den Ortschaften mit Wasserleitungen sind die Anschlüsse nur ausnahmsweise obligatorisch, so in 11 Gemeinden des Bezirkes Neustadt. Aber wo auch der Anschluß nicht obligatorisch ist, sind in der Regel doch fast alle Anwesen angeschlossen, und nur ausnahmsweise werden noch Pump- oder andere Brunnen benutzt. Solche bestehen allerdings in einigen größeren Orten noch verhältnismäßig zahlreich, so in Speyer, wo nur 81,3 % der Anwesen angeschlossen sind. In Kaiserslautern ergab eine Untersuchung im Jahre 1904 noch das Vorhandensein von 250 Pumpbrunnen mit fast durchweg nicht einwandfreiem Wasser. Mit Rücksicht auf die damalige Typhusgefahr wurden die schlechtesten, 47 an der Zahl, vor allem solche in Nahrungsmittelgeschäften, Metzgereien, Bäckereien, geschlossen.

Nicht so selten waren in der Bekämpfungszeit kleinere oder größere Epidemien auf verunreinigtes Wasser zurückzuführen. Es seien hier zwei solche Fälle angeführt, wo die Verunreinigung nachgewiesenermaßen auf die am Brunnen gereinigte Typhuswäsche zurückzuführen war. Dies war der Fall in W., im Bezirke Landau, wo eine kleine umgrenzte Epidemie mit der größten Wahrscheinlichkeit auf den Genuß schlechten Wassers zurückzuführen war; es war erwiesen, daß eine Frau am Brunnen die Wäsche ihres an Typhus erkrankten Kindes gewaschen hatte und daß bei der schlechten Abdeckung das Schmutzwasser ungehindert in den Brunnen fließen konnte. Ähnlich war der Fall in O., im Bezirke Rockenhausen. Hier war die Wäsche eines über 8 Wochen lang an „Lungenentzündung" behandelten Kindes auf dem nicht schließenden Deckel eines Brunnens gewaschen worden. Fast gleichzeitig erkrankten alsdann 9 Personen an Typhus; von diesen hatten 4 ihr Trinkwasser aus dem fraglichen Brunnen bezogen, während die 5 anderen ihr Trinkwasser einem Brunnen des zweitnächsten, tiefer gelegenen Hauses, zu dem das Schmutzwasser vom ersten Brunnen hinlaufen konnte, entnommen hatten. Schon durch Ausschließung anderer Ursachen mußte man auch hier mit der größten Wahrscheinlichkeit eine Wasserinfektion annehmen.

Es sei gestattet, hier noch auf eine deutliche Trinkwasserepidemie in der Pfalz in dem etwas entlegenen Dorfe A., im Bezirke Frankenthal, im Jahre 1888 hinzuweisen. Damals war der „enteritische" Typhus nur anzuzeigen, wenn er „in auffallender Verbreitung und Heftigkeit" auftrat. Als die Epidemie bekannt wurde, konnten von den im ganzen vorgekommenen 70 Fällen über 35 ermittelt werden, und zwar waren diese mit Ausnahme der ersten Fälle im Hause Nr. 35 ganz explosiv aufgetreten. Sie waren begrenzt auf die Wohnungen, die das Wasser aus einem gefaßten Quell-Sammelbecken bezogen, das durch Typhusdejektionen verunreinigt wurde. Dieses Sammelbecken lag einige Meter unterhalb des Hauses Nr. 35, in welches 2 Monate vorher ein auswärts erkranktes Familienglied zur Pflege gekommen war; bald nachher war die ganze Familie bis auf 1 Person erkrankt. Die Typhusdejektionen waren undesinfiziert in eine unmittelbar am Hause liegende durchlässige Grube entleert worden. Von hier aus konnte das nicht ganz dichte Wassersammelbecken in leichter Weise infiziert werden.

Bemerkt sei hier noch, daß selbstverständlich bei der Typhusbekämpfung von der Schließung undichter Brunnen in ausgedehnter Weise Gebrauch gemacht wurde, und daß vor etwaiger Wiedereröffnung eine ausgedehnte Reinigung der Brunnen und ihrer Umgebung und eine Instandsetzung der ganzen Wasserentnahmestelle angeordnet wurden.

Wohnungen. Die Wohnungsverhältnisse in der Pfalz können, soweit nur ländliche Verhältnisse und kleinere städtische Gemeinden in Betracht kommen, im allgemeinen nicht als schlecht bezeichnet werden. Es trifft dies sowohl für die Vorderpfalz als auch für einen großen Teil der Westpfalz zu. Zwar sind hier, besonders in den älteren Gebäuden, die Wohn- und vornehmlich die Schlafräume in der Regel klein, schlecht belichtet, auch entbehren sie oft der genügenden Luftzufuhr; nicht selten sind sie feucht und modrig, weil sie meist zu ebener Erde liegen und vielfach nicht unterkellert sind oder, falls sie sich im Obergeschosse befinden, unmittelbar über dem Stalle liegen. Allein sie haben gegenüber den Wohnungen in den größeren Städten meist den wesentlichen Vorzug, daß sie von einer Familie allein bewohnt werden und daß sie besonders in den Westricher Dörfern, auch im Süden der Vorderpfalz, meist freistehen, von Hof und Garten umgeben (Gewannendörfer). Der Typhusübertragung durch Kontakt und durch den erleichterten Verkehr ist auf diese Weise wenigstens eine geringe Einschränkung gegeben. In der Ostpfalz, besonders in den größeren Dörfern, werden die Häuser vielfach reihenweise aneinander gebaut (Straßendörfer). An etwas mangelt es fast immer, selbst bei guten Wohnungen und in wohlhabenden Dörfern, nämlich an einem Raume zur Aufbewahrung von Nahrungsmitteln, wie Milch u. dergl.; ein Schutz gegen Nahrungsmittelinfektion ist daher weniger gegeben. Daß der früher meist sehr mangelhaft eingerichtete und gegen die Umgebung schlecht verwahrte Abort vom Hause abliegt, kann für dieses nur vorteilhaft sein. Aber an etwas Weiterem mangelt es gar oft auch jetzt noch auf dem Lande: an der genügenden Reinlichkeit in Haus und Hof und auf den Straßen. Damit soll aber nicht gesagt werden, daß in den städtischen Kleinwohnungen die Reinlichkeit durchweg über jeden Zweifel erhaben wäre, ebensowenig wie die Reinhaltung der Straßen in den Städten, die nur ausnahmsweise und dann zweckentsprechender von den Gemeindeverwaltungen übernommen wird, meist aber für seinen Teil jedem Privaten überlassen bleibt. Übrigens darf man wohl sagen, daß mit Zunahme der Wasserleitungen in den letzten Jahren und infolge der seit Beginn der Typhusbekämpfung mit mehr Nachdruck betriebenen Fürsorge für eine richtigere Verwahrung und Beseitigung der Abfallstoffe die Reinlichkeit in Haus, Hof und Straße überall, auch auf dem Lande, einen erfreulichen Aufschwung genommen hat und weiterhin nehmen wird, wenn der Druck nicht nachläßt.

Wenn oben gesagt ist, daß die ländlichen Wohnungen meist nicht als schlecht zu bezeichnen sind, insbesondere bezüglich des Raumes und der Lage, so muß dies doch eine wesentliehe Einschränkung erfahren bezüglich der Orte, die in der Nähe der Industriezentren liegen, besonders wenn die Häuser noch vor dem Jahre 1901, dem Inkrafttreten der Bauordnung für die Pfalz, entstanden sind; hier sind die Häuser nur zu häufig überfüllt und räumlich zu klein. Dasselbe gilt aber auch von denjenigen Orten und Städtchen, welche früher die Aufgabe einer Festung hatten, den Burgdörfern und Burgstädtchen, in ihrer Anlage eingeschränkt, mit schmalen, oft winkligen Gäßchen und eingeengten Häusern ohne Höfe. Als Beispiel der letzten Art sei nur O., im Bezirke Kusel, hervorgehoben, das schwer von Typhus heimgesucht wurde, oder H., im Bezirke Zweibrücken; und für die erstere Art sei besonders verwiesen auf die Ortschaften bei den Städten Homburg und St. Ingbert, auch bei Zweibrücken und zum Teil bei Ludwigshafen. Ähnliches gilt auch für die eigentlichen Industriestädte, besonders für diejenigen, in welchen, wie fast überall in der Pfalz, die Industrie sich im letzten Viertel des vorigen Jahrhunderts rascher entwickelte, als daß sich diesem schnellen Wachstum die Bautätigkeit hätte anpassen können, zumal da alles dies sich vollzog, bevor die Bauordnung und die Wohnungsaufsicht in Kraft getreten waren. So ist es in den Städten Frankenthal, Ludwigshafen, St. Ingbert, Zweibrücken, Kaiserslautern, Lambrecht usw. Da trifft man vielfach Wohnungen, in denen eine mehr oder minder zahlreiche Familie auf zwei Räume angewiesen ist, nämlich auf eine Küche zum Kochen, Essen und Wohnen und auf einen Schlafraum für alle, alt und jung. Ja man fand einmal, daß nur ein einziger Raum einer sechsgliedrigen Familie zum Kochen, Essen, Wohnen und Schlafen zur Verfügung stand.

Seit der im Jahre 1901 in Kraft getretenen Bauordnung und Wohnungsaufsicht und insbesondere seit Einführung der Typhusbekämpfung ist es ja nach vieler Richtung hierin besser geworden; dies bewirkten vor allem auch die überall eingesetzten Wohnungskommissionen und ihre eingehende Aufsicht. Nur ist leider in der letzten Zeit die Beobachtung zu machen, daß in dieser Besserung ein gewisser Stillstand eingetreten ist, insofern als manche nicht einwandfreie Wohnung weiter bewohnt werden muß, weil mit dem fortwährenden Anwachsen der Bevölkerung in den Industriegegenden die Bautätigkeit infolge der Schwierigkeiten im Bauhandwerke nicht gleichen Schritt halten kann. Die günstige Wirkung der Verordnung über die Wohnungsaufsicht machte sich aber nicht bloß in den Industriezentren geltend, sondern auch vielfach in Bezirken mit rein ländlicher Bevölkerung, wo z. B. selbst bei sonst guten Wohnungsverhältnissen die Unterbringung der Dienstboten oder der in der Landwirtschaft beschäftigten Arbeiter nicht selten viel zu wünschen übrig ließ.

In Industriegegenden ist eine Besserung der Wohnungsverhältnisse vielfach auch dadurch zustande gekommen, daß größere und kleinere Fabriken in mehr oder minder ausgedehnter Weise einwandfreie Wohnungen für ihr Personal errichteten; fernerhin, daß private Baugenossenschaften nach dieser Richtung hin zu wirken suchten, allerdings bis jetzt nicht mit allzu vielem Erfolge; dann aber besonders auch dadurch, daß die Versicherungsanstalt der Pfalz den bei ihr Versicherten gegen billige Verzinsung und sehr erleichterte Rückzahlung Gelder zur Errichtung von Kleinwohnungen überließ. Die von der Versicherungsanstalt zu diesem Zwecke aufgewendeten Gelder erreichten bis zum 31. Dezember 1909 den stattlichen Betrag von 3982107 Mark.

Es versteht sich von selbst, daß durch solche Förderung des Wohnungswesens der Typhusbekämpfung sehr in die Hände gearbeitet wurde. Sind gute Wohnungen in genügender Zahl vorhanden, so kann auch leichter einem Hauptgrundsatze der Typhusbekämpfung entsprochen werden, nämlich der wirksamen Absonderung der Kranken in der Familie, wenn ihre Überführung in ein Krankenhaus nicht möglich war. Denn nicht überall läßt sich diese Überführung so leicht durchführen, wie z. B. in Ludwigshafen, wo von 133 Kranken während der Bekämpfungszeit nicht weniger als 109 aus der Familie ins Krankenhaus verbracht werden konnten. Es blieb diese

Stadt darum auch trotz oft beschränkter Wohnungsverhältnisse von öfteren Familien- und Hausepidemien verschont, die anderswo in engen Räumlichkeiten aufgetreten sind, oft allerdings unter diesen Verhältnissen schon aufgetreten waren, ehe Absonderungs- und Desinfektionsmaßnahmen einsetzen konnten.

Aber nicht nur im Gebiete des privaten Wohnungswesens, auch bei den öffentlichen Gebäuden ist in den letzten Jahren mancher Fortschritt zu verzeichnen. Bei neuerbauten Schulhäusern wurde besonders darauf gesehen, daß Lehrer- oder Schuldienerwohnungen, wenn solche mit den Schulgebäuden verbunden wurden, von diesen abgeschlossen und mit besonderen Eingängen versehen wurden. Wo, wie so häufig, auf dem Lande von Ordensschwestern Hauskrankenpflege ausgeübt und gleichzeitig Schulen (in der Regel Kleinkinderschulen) geleitet werden, wurde darauf hingewirkt, daß diese Arten gemeinnütziger Tätigkeit getrennt wurden, und daß Schul- und Krankenschwestern besondere Wohn- und Schlafräume hatten.

Fernerhin wurde in die neue Schul- und Lehrordnung für die Pfalz die Bestimmung aufgenommen, daß in jedem Schulsaal Wasser und Handtücher zur Reinigung der Hände der Kinder vorhanden seien. Wenn auch der Vollzug dieser Bestimmung manchmal zu wünschen übrig ließ, so wurde beim Vorkommen von Typhus hierauf und auf die Reinigung der Hände der Kinder besonders nach dem Verlassen des Aborts gesehen, so z. B. in Sp., als der Verdacht auftauchte, daß dort vorgekommene Typhuserkrankungen im Zusammenhange mit der Schule stehen könnten. Hier dürfte auch zu erwähnen sein, daß behufs Verhütung der Übertragung von Krankheiten in den Schulen Lehrer und Schulvorstände durch Regierungsentschließung angewiesen wurden, Krankheit oder Krankheitsverdacht sofort zur Anzeige zu bringen.

Auch der Anstellung von Schulärzten, nicht zuletzt aus der Erwägung, Verbreitung übertragbarer Krankheiten und somit auch des Typhus durch die Schule zu verhüten, wurde in den letzten Jahren nähergetreten, insbesondere mit Erfolg in in den zwei größten Städten der Pfalz, Ludwigshafen und Kaiserslautern, während in Bezug auf die anderen Schulen einstweilen den Bezirksärzten eine gegen bisher etwas erhöhte Aufmerksamkeit nahe gelegt ist.

Zum Schlusse ist noch hervorzuheben, daß unter dem Einfluß der Typhusbekämpfung nicht minder als unter demjenigen eines in den letzten Jahren etwas schärfer betriebenen Kampfes gegen die Tuberkulose in der Pfalz in allen öffentlichen Gebäuden und privaten Versammlungslokalen einer allerdings oft recht notwendigen größeren Reinlichkeit in erhöhtem Maße Aufmerksamkeit geschenkt wird.

Die Behandlung der festen und flüssigen Abfälle entspricht in der Pfalz vielfach noch nicht den gesundheitlichen Anforderungen. Neuzeitliche Schwemmkanalisation mit Fäkalienabfuhr besteht bis jetzt noch in keiner pfälzischen Gemeinde, auch nicht in den großen städtischen Gemeinwesen, wie Ludwigshafen und Kaiserslautern. Nur für einzelne Anstalten (Heil- und Pflegeanstalt Homburg, Garnisonlazarett Landau, Realschule Marnheim) sind solche Einrichtungen mit biologischer Klärung geschaffen. Auf Andrängen der Behörden ist man übrigens in allen größeren Städten der Pfalz dieser Frage nähergetreten, wie in Speyer, Ludwigshafen, Frankenthal, Neustadt, Kaiserslautern, Zweibrücken. Besonders ein Umstand macht auch den Stadtverwaltungen diese Frage immer dringlicher, nämlich die zunehmende Einführung der Wasserspülung der Aborte. Grubensystem und modernes Wasserklosett vertragen sieh eben schlecht zusammen. Verbotenerweise, weil polizeilich nicht gestattet, suchen sich die Hauseigentümer einstweilen durch sogenannte Überläufe zu helfen. Gelangt der Inhalt solcher Überläufe in eine große Vorflut, wie in den Rhein (Speyer, Ludwigshafen), so dürften die hygienischen Bedenken nicht so groß sein. Aber Städte wie Kaiserslautern, Zweibrücken, Neustadt, Dürkheim haben nur kleinere Wasserläufe als Vorfluter; Typhuserkrankungen, die entlang der Isenach bei Dürkheim vorgekommen sind, dürften hinsichtlich ihrer Entstehung nicht ganz ohne Verbindung stehen mit solchen Überläufen oder, wie dies früher daselbst öfter noch vorkam, mit dem Einlauf des ganzen Abortinhalts.

Kanalisationen, kunstgemäße, unterirdische, zur Abführung der Küchen-, Haus- und Straßenwässer, bestehen in vielen Orten der Pfalz, auch in den kleineren, wenn auch vielfach nur als Teilkanalisationen. Solche Kanalisationen sind auch während der Zeit der Typhusbekämpfung in nicht geringer Anzahl zur Ausführung gekommen, bereits bestehende sind erweitert worden. Eine Reinigung solcher Abwässer in Sammelbecken durch Sedimentierung vor ihrem Weiterlauf in kleine Bäche wird in Frankenthal und Kaiserslautern vorgenommen, jedoch besonders in letzterer Stadt bei der Kleinheit des Sammelbeckens im Vergleiche zu der Menge der zuströmenden Schmutzwässer in keiner befriedigenden und genügenden Weise.

Nachfolgende Zusammenstellung gibt eine Übersicht über die Bezirke und Orte, wo solche Kanalisationen bestehen. Was seit 1904 geschehen ist, und der dabei entstandene Kostenaufwand sind durch Sperrdruck besonders kenntlich gemacht.

Im Bezirke Bergzabern: Annweiler, eine Straße, 654 Mark.
„ „ Dürkheim: Bad Dürkheim.
„ „ Frankenthal: Frankenthal, Grünstadt, Oppau (teilweise), Oppau, 175 000 Mark.
„ „ Germersheim: Germersheim, Erweiterung, 100 000 Mark.
„ „ Homburg: Homburg und Landstuhl (Teilstrecken, Vervollständigung in Instruktion). Homburg, Landstuhl, Erweiterungen; Waldmohr, 34 000 Mark.
„ „ St. Ingbert: Ensheim. St. Ingbert, Teilkanalisation.
„ „ Kaiserslautern: Kaiserslautern. Erweiterungen in Kaiserslautern, 250 000 Mark.
„ „ Kirchheimbolanden: Kirchheimbolanden, Kriegsfeld (zwei ältere Anlagen), Eisenberg (eine Straße), Mörsfeld, Göllheim, Oberwiesen, Dannenfels, Morschheim. Kirchheimbolanden (Erweiterung), Bolanden, Dreisen, Einselthum, Mörsfeld (Erweiterung), Zell, 178 000 Mark.
„ „ Kusel: Kusel.
„ „ Landau: Landau, Edenkoben und teilweise weitere fünf Gemeinden. Edenkoben, Rhodt, Erweiterungen; 50 800 Mark.
„ „ Ludwigshafen: Ludwigshafen (größtenteils), Oggersheim (teilweise). Rheingönheim, Mutterstadt, Böhl, Oggersheim (Erweiterung); 75 000 Mark.
„ „ Neustadt: Neustadt (teilweise); Elmstein (eine Straße).
„ „ Pirmasens: Pirmasens (36 Straßen = 2/3); Nünschweiler, Höheischweiler, Rodalben, 21 000 Mark.
„ „ Rockenhausen: . . . . .
„ „ Speyer: Speyer (teilweise); Waldsee (teilweise); Speyer, Teilkanalisation; 29 600 Mark.
„ „ Zweibrücken: . . . . Kanalisation in Zweibrücken in Vorbereitung.

Während der Zeit der Typhusbekämpfung ist also für die Ausführung von Kanalisationen die Summe von 914054 Mark aufgewendet worden, die, wenn sie auch stattlich erscheint, doch gegenüber den Aufwendungen für Wasserleitungen in dieser Zeit (5284793 Mark) noch gering ist. Mit der Ausführung von Schwemmkanalisationen wird wegen der großen Kosten von den Städten immer noch gezögert, zumal da solche Kanalisationen nicht wie die Wasserleitungen eine Rente abwerfen, sondern durch Unterhaltungskosten in der Regel noch fortlaufend die städtische Kasse belasten.

In Frankenthal sind die Vorarbeiten zur Ausführung der geplanten Schwemmkanalisation mit Fäkalienabfuhr soweit vorgeschritten, daß die Ausführung bald bevorsteht. Ein drängendes Moment war die zunehmende Verunreinigung des dem Staate gehörenden alten Schiffahrtskanals durch die Abwässer der Stadt. Ludwigshafen und Speyer dürften wohl bald folgen; wenigstens macht man jetzt in letzterer Stadt, für die es besonders dringlich erscheint und die schon länger als 20 Jahre einen ausgearbeiteten Plan besaß, ernstliche Anstalten hierzu. In Kaiserslautern, Neustadt und Zweibrücken scheint es noch recht langsam zu gehen. Landau, wo wenigstens am längsten eine ziemlich vollkommene Schmutzwasser-Kanalisation besteht, scheint sich vorerst noch mit dieser genügen zu lassen. Pirmasens ist durch seine hohe Lage bei fast ganz durchgeführter Schmutzwasser-Kanalisation nicht ungünstig daran.

Wo das Schmutzwasser aus Haus und Hof nicht auf obengenannte Weise durch Kanäle fort- und weitergeführt wird, geschieht der Ablauf in Stadt und Land einfach in offene Straßenrinnen mit oft recht schlechtem Gefälle, bis irgendwo, oft in den schadhaften Rinnen innerhalb der Ortschaft selbst, die Versickerung erfolgt; nicht so selten läuft das Schmutzwasser ziemlich unvermittelt in die durch manche Ortschaften ziehenden kleinen offenen Gewässer und Gräben, die nebenbei noch zur Reinigung aller möglichen Gegenstände dienen. Besondere Mißstände ergaben sich nach letzter Richtung hin z. B. in den Orten Z., O. und N. im Bezirke Germersheim; in die durch diese Dörfer ziehenden Bäche ergießen sich, wie dies aber auch sonst vielfach, besonders in der Vorderpfalz anzutreffen war, außer dem Straßenwasser auch überfließende Jauche aus den Düngergruben, in die meist die Aborte münden, und Schmutzwasser der verschiedensten Art aus Haus und Hof, und in diesen Gewässern wurde oft nicht nur Leibwäsche gewaschen, wurden Haus- und landwirtschaftliche Geräte abgeschwenkt, sondern es wurde dort auch, wie bereits erwähnt, Gemüse vor dem Verkaufe gereinigt (vgl. S. 374). Auch in der Hinterpfalz wurden ab und zu wenn auch nicht so auffallende Mißstände festgestellt; in L. scheint ein den Ort durchziehender Bach, in den außer dem gewöhnlichen Schmutzwasser mancher Abortinhalt eingeleitet wurde, an der Verbreitung des dort längere Zeit herrschenden Typhus nicht ganz schuldlos gewesen zu sein.

Die Verwahrung der Fäkalien bis zur Abfuhr geschieht meist in mehr oder minder gut gegen den Untergrund und die Umgebung abgeschlossenen Gruben. Vielfach sind oder waren diese Gruben nicht zementiert, das Mauerwerk schlecht, so daß die flüssigen Bestandteile unschwer in die Umgebung dringen konnten. Solche

Gruben mit Abortanlagen sind nun vielfach in nächster Nähe von Küchen und Wohnzimmern oder, was noch schlimmer ist, in fast unmittelbarer Nähe von gleichfalls schlecht verwahrten Brunnen. Auch fand man Aborte, deren gesamter Inhalt sich direkt in den engen Raum zwischen den Häusern ergoß und einstweilen dort liegen blieb, bis ein Regenguß die nicht in den Boden gedrungenen Stoffe in die offenen Straßenrinnen weiterführte (O. im Bezirke Kusel). In den Dörfern und auch in kleineren Städten sind selten innerhalb des Hauses Aborte eingerichtet. Man konnte zufrieden sein, einigermaßen entsprechend eingerichtete im Hofe an richtiger Stelle vorzufinden. Oft hatte nicht jedes Haus einen eigenen Abort; und nicht selten fehlten jegliche diesbezügliche Vorkehrungen, oder man hatte sich begnügt mit einer einfachen offenen Sitzvorrichtung auf freier Erde oder über einem in die Erde gegrabenen Loche, bestenfalls über einer in die Erde eingelassenen hölzernen Tonne. Eine Eigentümlichkeit in manchen hinterpfälzischen Orten, besonders in der Nähe der lothringischen Grenze, ist es, daß Dünger- und Pfuhlgruben, auf und in die auch die menschlichen Abgänge gelangen oder entleert werden, zu beiden Seiten der Straße vor den Häusern angelegt sind. Wenn, was allerdings nicht immer der Fall ist, die Straßen breit und die Gruben dicht sind, dann sind diese Einrichtungen hygienisch jedenfalls weniger zu beanstanden, als die Aufstapelung zwischen den Häusern in oft beengtem Raume.

Den beschriebenen Mißständen wurde schon lange vor der gemeinsamen Typhusbekämpfung durch polizeiliche Vorschriften entgegenzuwirken gesucht, und es waren ortspolizeiliche Vorschriften über die Anlegung von Aborten und Dunggruben für sehr viele Orte erlassen worden. Allerdings mangelte es vielfach an richtigem Vollzuge. Während der Zeit der Typhusbekämpfung wurden nun nicht nur die alten Bestimmungen fast durchweg zeitgemäß verbessert, sondern auch Vorschriften für Orte, die noch keine solche hatten, neu aufgestellt. Wo, wie im Bezirke St. Ingbert, Gemeinden gegen die Aufstellung ortspolizeilicher Bestimmungen sich widerspenstig verhielten, wurden distriktspolizeiliche Bestimmungen für die Gemeinden erlassen.

Dafür, daß bei Neubauten ordnungsgemäße Anlagen von Aborten und Gruben zustande kommen, sorgt jetzt auch die Bauordnung vom Jahre 1901.

Die Abfuhr des Grubeninhalts geschieht auf dem Lande und in den kleinen Orten einfach durch Aufladen auf Wagen und Verbringen auf die Felder. Um Verschleppungen von Typhuskeimen zu verhüten, wurde für Typhushäuser mit schlecht eingerichteten Abortanlagen, besonders da, wo ihr Inhalt unmittelbar in die Mistgruben gelangte, in der Regel angeordnet, die Typhusstühle einige Stunden nach erfolgter Desinfektion im Boden zu vergraben.

In den Städten geschieht die Entleerung der Abortgruben jetzt vielfach auf pneumatischem Wege in gut geschlossene eiserne Fässer.

Die Abfuhr und Beseitigung von Hausmüll (Asche, Speisereste, Scherben, Lumpen, Kehricht usw.), dessen gesundheitliche Gefährlichkeit ja auch in Betracht kommt bezüglich Verunreinigung der Wohnungen, des Bodens, des Grundwassers, der Verschlechterung der Luft durch Fäulnisgase und nicht zuletzt durch gelegentlichen Gehalt an Ansteckungsstoffen, geschieht in Dörfern und kleinen Städten nicht anders als die Beseitigung der Dung- und Abortgrubenstoffe, nämlich durch einstweilige Aufstapelung im Hofe und Fortschaffen auf gewöhnlichen Wagen. In den größeren Städten (mit Ausnahme der Badeorte Dürkheim und Bergzabern und des Garnisonorts Germersheim) besteht überall eine städtische oder wenigstens unter städtischer Aufsicht geregelte Müllabfuhr. In Frankenthal, Landau, Neustadt, Ludwigshafen mit seinen Vorstädten ist der Anschluß obligatorisch. Die Sammlung geschieht hier in verschlossenen Behältern, die vor die Haustür gestellt und mittels eines Sammelwagens mit selbsttätigem Verschlusse mehrmals in der Woche zu bestimmter Stunde abgeholt werden. Ähnlich ist die Einrichtung, wenn auch nicht obligatorisch, in Kaiserslautern. Nicht vorgeschrieben ist der Anschluß auch in den Städten Speyer, Zweibrücken, Pirmasens, St. Ingbert; in letztgenannter Stadt sind die Anschlüsse wenig zahlreich, in Speyer jedoch sind solche für mehr als 1000 Familien erfolgt. Nur sind in den vier zuletzt genannten Städten weder die Sammelwagen, noch die Sammelkästen, weil sie offen sind, als einwandfrei zu bezeichnen.

Von großer Bedeutung für die Bekämpfung des Typhus in einem Bezirke sind dessen ausreichende Versorgung mit gut und zweckmäßig eingerichteten Krankenhäusern und das Vorhandensein von geschultem Krankenpflegepersonal und ausreichender ärztlicher Hilfe.

Die Zahl der Krankenhäuser in der Pfalz — die öffentlichen Irrenanstalten sind nicht mitgerechnet — betrug im Jahre 1902 38 mit 1700 Betten, 8000 im Jahre verpflegten Kranken und 291056 Verpflegungstagen. Im Jahre 1904 gab es 44 Krankenanstalten mit 1911 Betten, 9893 verpflegten Kranken und 345543 Verpflegungstagen, im Jahre 1908 48 Krankenanstalten mit 2191 Betten, 14158 verpflegten Kranken und 455857 Verpflegungstagen. Neu errichtet wurden seit 1904 — außer dem Garnisonlazarett in Landau, in dem sich auch die bakteriologische Untersuchungsanstalt für die Pfalz befindet, und außer der für vorläufig 1000 Geisteskranke bestimmten Heil- und Pflegeanstalt Homburg, die beide auch hier außer Zählung bleiben — ein Distriktskrankenhaus in Dahn (Bezirk Pirmasens) mit einem Aufwand von 50000 M, das Krankenhaus der Diakonissenanstalt in Speyer (317400 M), das Vinzentiuskrankenhaus in Speyer (161400 M) und eine Lungenheilanstalt in Ramberg für Minderbemittelte (900000 M). Erweiterungen und Verbesserungen bestehender Krankenhäuser wurden seit 1904 vorgenommen im Krankenhause zu Bergzabern (416 M), im Elisabethenspitale zu Frankenthal durch Schaffung einer genügenden Isolierabteilung, im städtischen Krankenhause St. Ingbert durch Aufstellung einer Isolierbaracke für ansteckende Kranke (12000 M), im Distriktskrankenhause Kaiserslautern durch Erbauung eines großen Pavillons (200000 M), im Distriktskrankenhause Kirchheimbolanden (1500 M), im Vinzentiuskrankenhause in Landau durch Schaffung einer Isolierabteilung usw. (100000 M), desgleichen in Herxheim (32000 M), im städtischen Krankenhause Ludwigshafen durch Schaffung eines Isolierpavillons usw. (58000 M), im Krankenhause der armen Franziskanerinnen in Zweibrücken (125000 M). Hierher kann auch gerechnet werden die Errichtung einer Typhusbaracke (12000 M) in der Kreis-Kranken- und -Pflegeanstalt zu Frankenthal. Teils begonnen, teils zum Baue vorbereitet sind eine Isolierabteilung im städtischen Spitale zu Speyer und ein neues Distriktskrankenhaus in Rockenhausen (80000 M). In die Zeit seit 1904 fallen ferner die Schaffung eines Erholungsheims für weibliche minderbemittelte Genesene im Waldhaus bei Edenkoben (156000 M), desgleichen eines solchen nahezu fertigen Heimes in Landstuhl für männliche Personen (350000 M) und die Erweiterung der Kinderheilstätte zu Dürkheim (50000 M).

Soweit nicht bereits vorhanden, wurden seit dem Jahre 1904 in allen Krankenhäusern genügende Absonderungsräume für übertragbare Krankheiten eingerichtet; auch wurde auf die Beschaffung einwandfreier Desinfektionsapparate hingewirkt.

Man darf wohl sagen, daß zurzeit eine hinreichende Zahl zweckmäßig eingerichteter Krankenhäuser in der Pfalz vorhanden ist; nur die Nordpfalz, insbesondere die Bezirke Kusel und Rockenhausen, muß man hierbei ausnehmen, denn hier hat sich das Fehlen von leicht erreichbaren pfälzischen Krankenhäusern besonders in den Epidemien zu Odenbach und Odernheim unangenehm bemerkbar gemacht. Nachdem in Rockenhausen mit dem lange erstrebten Baue eines Distriktskrankenhauses nunmehr begonnen worden ist und die Errichtung eines Krankenhauses für Lauterecken (Kusel) in Aussicht genommen wurde, dürfte auch in diesem Teile der Pfalz bald Abhilfe geschaffen sein.

Wie aus obengenannten Zahlen hervorgeht, hat in erfreulicher Weise in den letzten 7 Jahren der Zugang zu den Krankenhäusern stark zugenommen (1902 8000 und 1908 bereits 14158 Kranke). Mit den zunehmenden besseren Einrichtungen und mit der Bereitstellung klinisch gut geschulter und auch spezialistisch ausgebildeter Ärzte verliert sich die Scheu der Bevölkerung vor dem „Spitale“ immer mehr. Dazu kommen allerdings auch die wirtschaftlichen Rücksichten. Das Publikum sieht ein, daß es im Erkrankungsfalle billiger und zugleich zweckentsprechender im Krankenhause verpflegt wird, und daß insbesondere bei übertragbaren Krankheiten auf diese Weise die Gefahr von Übertragungen auf Familienmitglieder in Wegfall kommt und ebenso die Schädigung und Belästigung im Geschäftsbetrieb infolge der notwendigen gesundheitspolizeilichen Maßnahmen. Das ist besonders für die Typhusbekämpfung bedeutsam. Die Überführung von Typhuskranken in Krankenhäuser gelang:

a) im Gebiete der Bakteriologischen Station Landau:

im Jahre 1905 in 42,5 % der Erkrankungsfälle,
„ „ 1906 „ 41,6 % „ „ ,
„ „ 1907 „ 32,5 % „ „ ,
„ „ 1908 „ 44,2 % „ „ ,
„ „ 1909 „ 51,6 % „ „ ;

bei der Verbringung in ein Krankenhaus befanden sich im Jahre 1908 in der 1. Woche der Erkrankung 72,0 % der Kranken, in der 2. Woche 17,8 %, die übrigen in der 3. bis 6. Woche; im Jahre 1909 in der 1. Woche 77,4 %, in der 2. Woche 16,0 %, die übrigen in der 3. und 4. Woche;

b) im Gebiete der Außenstation Kaiserslautern:

im Jahre 1905 in 35,4 % der Erkrankungsfälle,
„ „ 1906 „ 23,7 % „ „ ,
„ „ 1907 „ 30,7 % „ „ ,
„ „ 1908 „ 77,1 % „ „ ,
„ „ 1909 „ 43,9 % „ „ ;

bei der Verbringung in ein Krankenhaus befanden sich im Jahre 1908 in der 1. Woche der Erkrankung 32,1 % der Kranken, in der 2. Woche 47,1 %, die übrigen in den folgenden Wochen bis zum 60. Tage; im Jahre 1909 in der 1. Woche 27,6 %, in der 2. Woche 41,4 %, die übrigen in der 3. bis 5. Woche.

Von denjenigen Kranken, welche nicht in Krankenhäusern untergebracht waren, konnte im Bezirke der Außenstation Kaiserslautern bloß 1/7 von Berufskrankenpflegerinnen gepflegt werden. Nur in solchen Fällen war eine gewisse Gewähr nicht allein für eine gute Verpflegung gegeben, sondern auch gegen eine Verschleppung des Typhusgifts und gegen eine Übertragung in der Familie. Im übrigen lag die Pflege in der Regel in den Händen der Mutter oder eines Familiengliedes mit allen Gefahren der weiteren Übertragung. Nicht anders war es in der Vorderpfalz im Gebiete der Station Landau. Auch hier fehlte es in den meisten Fällen an geschultem Pflegepersonal im Privathause. In B. (Germersheim) erkrankten der Reihe nach fast alle (6) Glieder einer Familie, ohne daß eine sachkundige Pflege zur Verfügung stand; von einer Durchführung der angeordneten Maßnahmen konnte hier natürlich nicht die Rede sein. Der Mangel an geeignetem Pflegepersonale war ohne Frage in vielen Fällen schuld an der Entstehung ausgedehnter Hausepidemien.

Die Zahl der Berufskrankenpflegerinnen für Privatpflege ist bedauerlicherweise in der Pfalz durchweg zu gering und selbst bei nicht außergewöhnlichen Vorkommnissen ungenügend, während die Krankenhäuser fast ausnahmslos mit guter Berufspflege versehen sind (barmherzige Schwestern, Niederbronner Schwestern, Diakonissen, Schwestern vom Roten Kreuz). Besonders die letztgenannten Pflegerinnen trifft man nur sehr selten außerhalb des Krankenhauses in Privatpflege, mehr noch die anderen Gruppen. Die nicht Verbänden angehörenden geschulten Privatpflegerinnen sind für die meisten Familien zu teuer und übrigens auch nur in geringer Zahl vorhanden. Nützlich erweisen sich die in der Kreis-Kranken- und Pflegeanstalt in dreimonatigem Kursus notdürftig ausgebildeten Landkrankenpflegerinnen. Vom Standpunkt der Typhusbekämpfung wäre es sehr zu wünschen, wenn diese Einrichtung sich regeren Zuspruchs erfreute, zumal da die Pflegerinnen ganz besonders in den vorbeugenden Maßnahmen geschult werden und namentlich als Fürsorgeschwestern (Gemeindeschwestern) in der Bekämpfung der übertragbaren Krankheiten sehr Nützliches leisten könnten.

Pflegerinnenschulen im Sinne des Bundesratsbeschlusses vom 22. März 1906[1]) bestehen in der Pfalz noch nicht. Doch ist hiermit insofern der Anfang gemacht, als mit ministerieller Genehmigung bis zur allgemeinen landesrechtlichen Regelung

[1]) Veröff. d. Kaiserl. Gesundheitsamts 1906 S. 492.

den barmherzigen Schwestern die Erlaubnis erteilt wurde, eine solche Schule in ihrem neuen Gebäude in Speyer zu errichten; es findet dort eine einjährige theoretische und praktische Schulung durch einen approbierten Arzt, vorerst im städtischen Krankenhause zu Speyer, statt mit einer Prüfung durch eine staatliche Kommission am Schlusse des Kursus. Es wäre sehr zu wünschen, wenn nicht nur diese Pflegeschule starken Zugang hätte, sondern daß auch noch weitere ähnliche Pflegeschulen in der Pfalz eröffnet würden, damit dem Mangel an genügend geschultem Pflegepersonal abgeholfen würde.

Die Stellung der Amtsärzte, deren dienstliche Tätigkeit infolge der gemeinsamen Typhusbekämpfung insbesondere durch das Ermittlungsverfahren wesentlich vermehrt wurde, ist beim Inkrafttreten des neuen bayerischen Beamtengesetzes am 1. Januar 1909 bedeutend verbessert worden. Sie sind infolgedessen in den Stand gesetzt, ihre Zeit in ausgedehnterer Weise der Bekämpfung sowohl des Typhus als auch der übertragbaren Krankheiten überhaupt zu widmen. In anerkennenswerter Weise hat die gesamte Ärzteschaft der Pfalz im Zusammenwirken mit den Amtsärzten und den Ärzten der bakteriologischen Station sich die Bekämpfung des Typhus angelegen sein lassen, obwohl ihnen durch die Neuheit des Verfahrens mancherlei Schwierigkeiten und Unannehmlichkeiten bei ihrer Klientel und bei der Bevölkerung überhaupt erwachsen sind. Vereinzelte, meist auf Mißverständnis beruhende Mißhelligkeiten in der Hinterpfalz zwischen Ärzten einerseits und Station und Amtsärzten andrerseits waren vorübergehender Art und wurzelten eben im wesentlichen auf der Neuheit der Verfahrens. Zu einem gedeihlichen Zusammenwirken trug viel das in der Pfalz sehr entwickelte ärztliche Vereinsleben bei. Bei den Versammlungen der Bezirksvereine, wie auch insbesondere bei den Versammlungen des Gesamtvereins der pfälzischen Ärzte sowie in dem Organe des Vereins, dem Vereinsblatt der pfälzischen Ärzte, brachten die Stationsleiter und auch einige Mitglieder des Vereins Aufklärungen über das notwendige Zusammenwirken und die gemachten Erfahrungen. Gerade dem letzteren Umstand ist in der Pfalz ein rasches Sicheinleben der neuzeitlichen Typhusbekämpfung und ein gedeihliches Zusammenwirken aller berufenen Kräfte zu verdanken.

An sachentsprechender ärztlicher Hilfe hat es nirgends gefehlt. Die Zahl der Ärzte in der Pfalz beträgt 337 oder 1 auf 2628 Einwohner. Ihre Verteilung ist ziemlich gleichmäßig und nirgends, auch in abgelegeneren Orten nicht, ist ärztliche Hilfe schwer zu erreichen. Wenn auch hier, wie überall in Deutschland, das Kurpfuschertum sich neuerdings etwas breit gemacht hat, so wird die Hilfe der Kurpfuscher doch mehr bei äußeren Schäden und bei chronischen Erkrankungen in Anspruch genommen und nur vereinzelt, und alsdann auch meist nur vorübergehend, bei offensichtlich akut verlaufenden Krankheiten wie bei Typhus. Der Schaden, den diese Personen hier anrichten können, ist anscheinend nicht groß.

Von wie großer Bedeutung körperliche Reinlichkeit und H a u t p f l e g e überhaupt für die Bekämpfung des Typhus ist, braucht nicht näher ausgeführt zu werden. Der Reinlichkeitssinn bei den Bewohnern der Pfalz ist, soweit er die Hautkultur betrifft, im allgemeinen nicht schlecht entwickelt. Gewiß gibt es auch hier noch Gegenden und Personen, die in dieser Beziehung zu wünschen übrig lassen, aber diese sind doch als Ausnahmen zu betrachten. Fast durchweg wird von jeder Gelegenheit zur Hautreinigung gern Gebrauch gemacht; wo nur ein größerer Bach oder ein Flüßchen in der Nähe sind, werden solche fleißig benutzt, so daß wenigstens im Sommer die Haut ordentlich gepflegt wird. Die zunehmenden Wasserleitungen haben nebenbei das Gute zur Folge, daß auch zu anderer Jahreszeit in selbst kleinen Wohnungen eine Badegelegenheit leicht zu beschaffen ist und auch beschafft wird.

Vielfach ist ferner in der Öffentlichkeit für Badegelegenheit das ganze Jahr hindurch gesorgt. An 21 Orten der Pfalz befanden sich im Jahre 1906 im ganzen 29 öffentliche Warmwasserbadeanstalten mit 192 Badewannen und 120 Brausen, in Neustadt auch mit einem Schwimmbassin. Badeanstalten mit Schwimmbassins sind auch für Ludwigshafen und Kaiserslautern geplant. Von diesen Warmwasserbadeanstalten befinden sich 5 (je 1 in Frankenthal, Kaiserslautern, Ludwigshafen, Speyer, Zweibrücken) in Gemeindeverwaltung, die übrigen sind in Privatbesitz, und zwar in Annweiler (1), Bergzabern (1), Dürkheim (2), Frankenthal (1), Grünstadt (1), Germersheim (1), St. Ingbert (1), Blieskastel (1), Ensheim (1), Kusel (1), Ludwigshafen (3), Oggersheim (1), Rheingönheim (1), Neustadt (1), Haßloch (1), Lambrecht (1), Pirmasens (1), Winnweiler (1), Speyer (2), Zweibrücken (1).

Orte in der Pfalz mit mehr als 3000 Seelen ohne öffentliche Warmwasserbadeanstalten gibt es 19.

Der Preis schwankte für die Warmwasserbäder zwischen 30 Pf. (St. Ingbert) und 2 M (Pirmasens), für die Brausebäder zwischen 5 Pf. (Zweibrücken) und 50 Pf. (Bergzabern).

Eine ganze Reihe von Fabriken stellt ihren Arbeitern Bäder und Brausen frei zur Verfügung, z. B. die Badische Anilin- und Sodafabrik in Ludwigshafen, die Adtsche Fabrik in Ensheim, das Kohlenbergwerk St. Ingbert.

Auch in den neuen Schulhäusern wird häufig auf die Errichtung von Schulbrausebädern Bedacht genommen; solche bestehen u. a. in Ludwigshafen und Kaiserslautern.

Als Beispiel, wie notwendig die Reinhaltung der zum Baden dienenden Bäche und Flüßchen ist, sei nachstehendes Vorkommnis erwähnt: In einer Badeanstalt in einem an der Isenach gelegenen Orte erkrankten kurz nacheinander mehrere jugendliche Personen an Typhus; als Ursache der Erkrankungen konnte mit Recht das Baden in der Isenach (Verschlucken von Badewasser) angesehen werden, nachdem in einem oberhalb gelegenen Orte, von dem bekannt war, daß dem Flüßchen Verunreinigungen zugeführt werden, zur gleichen Zeit das Auftreten von Typhus festgestellt war.

Im Jahre 1875 wurde durch Ministerialentschließung für Städte und Landgemeinden die Aufstellung von Gesundheitskommissionen empfohlen, die im allgemeinen die Aufgabe haben sollten, gesundheitliche Mißstände in den Gemeinden und im Bezirke zu erforschen und die Mittel zu ihrer Beseitigung zu beraten und zu begutachten. Es wurde empfohlen, zunächst die dringendsten Aufgaben der öffentlichen Gesundheitspflege in Angriff zu nehmen und allmählich auf minder dringende Übelstände zu kommen. Für die Mitwirkung der Gesundheitskommissionen bei der Ausführung der durch die Medizinalpolizei beim Ausbruch von Epidemien angeordneten Maßnahmen müßten jedoch die Weisungen der zuständigen Behörden maßgebend bleiben. Die Kommissionen sollten sich zusammensetzen aus amtlichen und nichtamtlichen approbierten Ärzten, Vertretern der ärztlichen Vereine, Bausachverständigen, Lehrern, Geistlichen, Apothekern, Tierärzten, Ingenieuren, Fabrikanten, Gewerbetreibenden, Landwirten sowie anderen intelligenten Persönlichkeiten aus den übrigen Schichten der Bevölkerung. Die Errichtung solcher Kommissionen war den Distriktsverwaltungen anzuzeigen. Die Zuständigkeit der Amtsärzte sollte durch die Bildung der Kommissionen keine Änderung erleiden.

Solche Kommissionen wurden nun damals in vielen Orten der Pfalz gebildet. Von einer besonders ersprießlichen Tätigkeit ihrerseits ist lange Zeit nur ausnahmsweise etwas bekannt geworden. Die meisten sind nach ihrer Bildung nie in Tätigkeit getreten. Im Jahre 1892 haben anläßlich der von Hamburg aus drohenden Choleragefahr wenigstens in den größeren Städten Beratungen dieser Körperschaften über die etwa zu treffenden Maßnahmen stattgefunden, so besonders in Frankenthal, Speyer, Kaiserslautern, Ludwigshafen. Wiederholte Anregung hierzu gab eine Ministerialentschließung vom 3. September 1892 [1]), die in eingehender Weise Maßregeln gegen die Verbreitung der Cholera behandelte, deren Inhalt sich im wesentlichen mit den Aufgaben deckt, die nach den allgemeinen Leitsätzen für die Verwaltungsbehörden bei der Bekämpfung des Typhus den Amtsärzten, Stationsleitern und Distriktspolizeibehörden zukommen.

Viele dieser Gesundheitskommissionen gingen in der Folge nach Erlaß der Bauordnung und Verordnung über die Wohnungsaufsicht im Jahre 1901 in die sogenannten ständigen Bau- und Wohnungskommissionen über und entfalteten hier eine, weil auch mehr innerhalb des Gebiets ihres Wissens und Könnens liegende, wesentlich gedeihlichere Tätigkeit. In nachstehender Tabelle (S. 391) sind die Bezirke und Orte aufgeführt, in welchen zurzeit in der Pfalz solche Kommissionen bestehen unter besonderer Hervorhebung (durch gesperrten Druck) derjenigen, welche während der Zeit der Typhusbekämpfung seit 1904 zusammengetreten sind, insbesondere auch mit Rücksicht auf die Typhusbekämpfung.

Solche Gesundheitskommissionen könnten zu dauernder Assanierung einer Gegend ganz wesentlich beitragen, wenn sie in allen Städten und Gemeinden nicht nur vorhanden wären, sondern auch die Pflicht hätten, etwa als Subkommissionen von Gemeinderäten, in gewissen Zeitabschnitten regelmäßig zu tagen, wo möglich unter jedesmaliger Beiziehung der Amtsärzte. Wenn, wie für Bayern in Aussicht steht, die Amtsärzte in Zukunft alle Orte ihres Bezirkes in gewissen Zeitabschnitten regelmäßig zu bereisen und in gesundheitlicher Beziehung zu untersuchen haben, dürfte die Vorschrift einer Mitwirkung solcher Gesundheitskommissionen zu recht erfolgreicher Tätigkeit führen.

Das Desinfektionswesen ist in der Pfalz zurzeit gut geregelt. Die gesamte jetzige Einrichtung kann als eine Errungenschaft der gemeinsamen Typhusbekämpfung angesehen werden. Vor dieser Zeit waren wohl in einzelnen größeren Kranken-

---

[1]) Veröff. d. Kaiserl. Gesundheitsamts 1892 S. 653.

im Bezirke	Es bestehen Gesundheitskommissionen in den Orten; mit Angabe der Sitzungen, wo solche seit 1904 stattgefunden haben.
Bergzabern	Bergzabern, Birkenhördt, Blankenborn, Böllenborn, Ingenheim, Dernbach, Gossersweiler; sie sind gleichzeitig Wohnungskommissionen und kommen jährlich 1 bis 2mal zusammen.
Dürkheim	Dürkheim, Deidesheim, Freinsheim; diese jährlich 1mal; Wachenheim seit 1904 2mal; Weisenheim a. S. seit 1904 3mal.
Frankenthal	bestehen in 25 Orten: in 17 war seit 1904 kein Anlaß zum Zusammentritt; in den übrigen Orten erfolgte ein solcher nicht wegen Typhus, sondern in der Regel wegen Wohnungen.
Germersheim	—
Homburg	Homburg, Landstuhl.
St. Ingbert	2 distriktive Gesundheitskommissionen. Zusammentritt 1906, 1907, 1908.
Kaiserslautern . . .	Kaiserslautern, seit 1904 3mal, 1mal wegen Typhus; Otterberg (seit 1904 dreimal), Hochspeyer, Weilerbach.
Kirchheimbolanden .	Kirchheimbolanden seit 1904 3mal, 1mal wegen Typhus.
Kusel	Kusel seit 1904 wiederholt, Wolfstein seit 1904 7mal und Lauterecken 6mal.
Landau	In Landau besteht ein Gesundheitsausschuß, der öfter zusammentritt; außerdem bestehen dem Namen nach in allen Gemeinden Kommissionen.
Ludwigshafen . . .	Ludwigshafen 1905 und 1906 wegen Typhus; hier besteht eine ständige Unterkommission des Stadtrats für alle sanitären Fragen. Altrip, Dannstadt, Böhl, Mutterstadt, Oggersheim.
Neustadt	in allen Gemeinden. In Elmstein, Haardt, Hambach, Gimmeldingen, Lambrecht, Lindenberg, Mußbach, Neidenfels, Neustadt 1 bis 2mal jährlich.
Pirmasens	In Pirmasens besteht ein städtischer Ausschuß, im wesentlichen nur für Wohnungsfragen.
Rockenhausen . . .	Rockenhausen, Obermoschel, Winnweiler, Dielkirchen, Höringen, Imsbach, Gaugrehweiler, Langmeil, Münsterappel.
Speyer	Speyer, seit 1904 1mal; Schifferstadt, seit 1904 1mal.
Zweibrücken	Zweibrücken, Bubenhausen, Contwig, Dellfeld, Einöd, Hornbach, Ixheim, Mittelbach, Nieder- und Oberbexbach.

häusern mehr oder minder vollkommene Dampf-Desinfektionsapparate vorhanden; für Private aber waren diese nicht oder nur schwer zu erreichen, und man begnügte sich hier vorkommendenfalls vielfach mit älteren unvollkommenen Verfahren, sofern ein Auskochen der Gegenstände nicht möglich war, insbesondere mit Ausschwefeln oder der Entwicklung von Formaldehyddämpfen aus einfachen Äskulaplampen. Die Handhabung lag zudem meist in den Händen von ungeschulten Personen. Von einer allgemeinen, gründlichen, zielbewußten Desinfektion konnte daher nicht die Rede sein. Die Neuordnung begann im Jahre 1903. Die Durchführung war nicht leicht; sie stieß anfänglich vielfach auf Widerstände. Die Schwierigkeiten erhoben sich nicht allein bei Privaten, sondern auch bei den Distrikten und innerhalb dieser bei einzelnen maßgebenden Persönlichkeiten; denn die Beschaffung der Apparate, der Ausrüstungsgegenstände und die Bereitstellung der Desinfektionsmittel brachten den Distrikten und Gemeinden außergewöhnliche Kosten. Weniger Schwierigkeiten machte die Bestellung geschulter Desinfektoren, zumal ihre Ausbildung in erleichterter Weise in der Pfalz selbst, bei den bakteriologischen Untersuchungsstationen in Landau und Kaiserslautern, in mehrtägigen Kursen erfolgen konnte. Die vorhandenen approbierten Bader, denen wohl bei ihrer Ausbildung das Desinfektionsverfahren einigermaßen beigebracht worden war, erwiesen sich in der Regel nur dann als Desinfektoren tauglich, wenn sie noch einmal einen besonderen Desinfektionskursus mitgemacht hatten. Im übrigen ließen sich die Bader häufig nicht gern als Desinfektoren bestellen, weil sie befürchteten, durch diese Beschäftigung bei ihrer Kundschaft in Mißkredit zu kommen und so Einbuße in ihrem Geschäft als Barbiere und Friseure zu erleiden.

Behördlicher Anregung zufolge wurden auch die in der berufsmäßigen Krankenpflege beschäftigten Personen, so besonders die evangelischen Diakonissen und barmherzigen Schwestern, in dem Desinfektionsverfahren unterwiesen. Gleicher Anregung folgend wurden ferner bei den Pflegekursen des bayerischen Frauenvereins vom Roten Kreuz die Teilnehmerinnen und ebenso die Sanitätskolonnen in den Desinfektionsmaßnahmen einigermaßen unterrichtet.

Die Bereitwilligkeit der Gemeinden, Desinfektoren zu bestellen, war anfänglich nicht groß; schließlich aber wollte fast jede Gemeinde ihren eigenen Desinfektor haben. Diesem Bestreben war indes einigermaßen entgegenzuwirken. Denn zur Erhaltung der Berufsfreudigkeit und Schulung des Desinfektionspersonals kann es nicht beitragen, wenn der Desinfektionsbezirk zu klein und damit die Beschäftigung zu gering wird.

Oberdesinfektoren für größere Bezirke sind in der Pfalz nicht bestellt worden; dagegen liegt die Bedienung der größeren Apparate, und zwar nicht bloß der feststehenden, sondern auch der fahrbaren Apparate, meist nur in den Händen einzelner bestimmter Desinfektoren.

Die eigentliche Oberaufsicht über das gesamte Desinfektionswesen seines Bezirkes liegt dem Bezirksarzt ob. Zu seinen Aufgaben gehören auch die fortlaufende Überwachung der Desinfektoren, ihre gelegentliche Nachprüfung, die Überwachung der Apparate und Ausrüstungsgegenstände sowie die Sorge für die Auswahl und Heranbildung des Ersatzes an Desinfektoren. Die Bezirksärzte selbst haben sich, soweit nötig, bei den bakteriologischen Untersuchungsanstalten mit dem gesamten Desinfektionswesen vollkommen vertraut zu machen gesucht. Sie werden außerdem der Reihe nach gemäß Ministerialentschließung vom 16. Juli 1908[1]) zu mehrtägigen Desinfektionskursen an dem hygienischen Institute der Hochschule Würzburg einberufen.

Zur technischen Überwachung der Dampf-Desinfektionsapparate ist vielfach von den Bezirken eine Vereinbarung mit dem pfälzischen Dampfkesselrevisionsvereine herbeigeführt.

---

[1]) Veröff. d. Kaiserl. Gesundheitsamts 1908 S. 961.

Von den 708 pfälzischen Ortschaften ist jede einem Desinfektionsbezirke zugeteilt. Für jeden Desinfektionsbezirk ist neben dem Desinfektor ein Ersatzmann aufgestellt, in der Regel der Desinfektor des nächsten Bezirkes. Die Gesamtzahl der Desinfektoren beträgt zurzeit 191, wovon in den bakteriologischen Untersuchungsanstalten Landau und Kaiserslautern 188 ausgebildet sind. Gemeindedesinfektionsanstalten befinden sich in Ludwigshafen (mit einem praktischen Arzte als Oberleiter) und in Neustadt a. H., dann in 13 Gemeinden des Bezirkes Homburg mit gemeinsamen, vom Bezirksamt entworfenen Satzungen. Eine äußerst günstige Wirkung auf die Zuverlässigkeit und Berufsfreudigkeit der Desinfektoren haben in vielen Orten ihre Anstellung und eidliche Verpflichtung als Gemeindebeamte erzielt. Von den 191 Desinfektoren sind öffentlich angestellt von Gemeinden 150, von Distrikten 7 und zwar 3 mit festen Bezügen; gegen Bezug von Gebühren nach amtlich festgestelltem Tarif 166; auf Grund einer amtlichen Desinfektionsordnung (Dienstanweisung) 59 (von diesen sind 46 schon in den vorhergehenden Ziffern enthalten).

Von den 32 Distrikten der Pfalz, deren Einwohnerzahl im einzelnen zwischen 9966 (Rockenhausen) und 103641 (Ludwigshafen) schwankt, sind

in	2	Distrikten	je	2	ausgebildete	Desinfektoren,
„	7	„	„	3	„	„
„	5	„	„	4	„	„
„	3	„	„	5	„	„
„	5	„	„	6	„	„
„	1	„	„	7	„	„
„	2	„	„	8	„	„
„	2	„	„	9	„	„
„	2	„	„	10	„	„
„	1	„	„	11	„	„
„	2	„	„	13	„	„

Dampf-Desinfektionsapparate, teils fahrbare, teils stationäre, stehen den Distrikten im ganzen 32 zur Verfügung, und zwar haben 23 Distrikte je einen, 3 Distrikte je zwei und 1 Distrikt drei solcher Apparate. In 5 Distrikten sind bis jetzt noch keine Dampf-Desinfektionsapparate beschafft worden; in zwei von diesen wird dem Mangel in Kürze abgeholfen sein durch Bereitstellung eines städtischen Apparats. In einem Bezirke wird die Anschaffung eines Apparats auch für die 3 dazu gehörigen Distrikte und seine Aufstellung in dem alsbald zu erbauenden Bezirkskrankenhaus erfolgen.

Formaldehyd-Desinfektionsapparate sind in allen Distrikten vorhanden, im ganzen 55; hierunter befinden sich nur noch 19 Äskulapapparate (davon 15 im Bezirke Landau); ihr Ersatz durch zweckentsprechende größere Apparate unter gleichzeitiger Zusammenlegung mehrerer Desinfektionsbezirke steht in Aussicht.

Geeignete Transportwagen für infizierte Wäsche, Kleider u. dergl. sind 23 vorhanden; es fehlen solche also noch in 9 Distrikten; auf ihre Beschaffung nach Maßgabe des Bedürfnisses ist hingewirkt.

Die Entlohnung der Desinfektoren ist im allgemeinen gut geregelt. Bis vor kurzem hatten sich nur noch in 3 Bezirksämtern Schwierigkeiten ergeben. Soweit keine anderweitige zufriedenstellende Regelung (feste Anstellung, Bezahlung durch die Gemeinde) erfolgt ist, haben sich jetzt fast alle Gemeinden vertraglich verpflichtet oder wenigstens bereit erklärt, die festgesetzten Gebühren vorbehaltlich des Rückersatzes von Zahlungspflichtigen an die Desinfektoren zu bezahlen. Die Kosten der im öffentlichen Interesse vorgenommenen Desinfektionen sind von den Gemeinden überhaupt schon bestimmungsgemäß als Kosten der örtlichen Gesundheitspolizei aufzubringen. Einschlägig wären hier auch die Kosten der ersten Desinfektion, der Anleitung zur laufenden, der, soweit nötig, zeitweisen Beaufsichtigung der letzteren und dann der Schlußdesinfektion, sowie auch die Kosten der Entnahme des nach der klinischen Genesung zur bakteriologischen Untersuchung notwendigen Materials. Die sächlichen Kosten für die Ausrüstungsgegenstände und die Apparate werden im weitesten Umfang von den Gemeinden und Distrikten getragen.

In mehreren Bezirken sind die Desinfektoren teils auf Gemeinde-, teils auf Distriktskosten gegen Berufsunfälle versichert; die übrigen Bezirke sind hierwegen in Unterhandlung getreten.

Bestimmungen, in denen die Befugnisse der Desinfektoren, ihre Rechte und Pflichten, ihr dienstliches Verhalten und ihre Entlohnung geregelt sind, und in denen teilweise auch polizeiliche Vorschriften über Benutzung und Vornahme der Desinfektion enthalten sind, bestehen in einer Reihe von Bezirken; in anderen sind sie in Vorbereitung.

Die Desinfektionseinrichtungen in der Pfalz, die ursprünglich zur Bekämpfung des Typhus getroffen wurden, sind inzwischen vielfach von der Bevölkerung teils freiwillig, teils auf Grund polizeilicher Anordnung auch bei anderen übertragbaren Krankheiten benutzt worden. So wurden in der Stadt Ludwigshafen im Jahre 1908 insgesamt 209 Zimmer, 1 Schiffswohnung und 15 Aborte desinfiziert, und zwar 17 mal wegen Typhus, 2 mal bei Kindbettfieber, 110 mal wegen Tuberkulose, 30 mal wegen Scharlach, 15 mal wegen Diphtherie, 5 mal wegen Gesichtsrose und Sepsis, usw. Hierbei sind nicht inbegriffen die vielen Desinfektionsvornahmen im Krankenhause, bei dem Personale der Badischen Anilin- und Sodafabrik und eine Reihe der von der freiwilligen Sanitätskolonne ausgeführten, freiwillig verlangten Desinfektionen. Die von der Stadt zu diesem Zwecke aufgewendeten Kosten betrugen 2223 M.

In den obenerwähnten distriktspolizeilichen Desinfektionsordnungen ist außer für den Typhus noch für eine Reihe anderer, nicht unter das Reichsgesetz vom 30. Juni 1900 [1]) fallender übertragbarer Krankheiten Desinfektionszwang eingeführt, namentlich auch für Tuberkulose im Falle des Todes oder des Wohnungswechsels.

Das Desinfektionswesen in der Pfalz kann als nahezu völlig ausgebaut bezeichnet werden. Dies ist um so wichtiger, als durch die Bekanntmachung der Staatsministerien des Innern beider Abteilungen und des Staatsministeriums für Verkehrsangelegenheiten über die Bekämpfung übertragbarer Krankheiten vom 9. Mai 1911 [2]) die Anzeige und Bekämpfung dieser Krankheiten geregelt ist und ein geordnetes Desinfektionswesen eine Voraussetzung zum richtigen Vollzug einer solchen Ver-

---

[1]) Reichs-Gesetzblatt S. 306.

[2]) Veröff. d. Kaiserl. Gesundheitsamts 1911 S. 616.

ordnung bildet. Eine ausführliche Desinfektionsanweisung, durch welche auch die zur Bekämpfung des Typhus für die Pfalz mit Regierungs-Entschließung vom 12. Dezember 1903 erlassene Anweisung ersetzt ist, wurde bereits durch Entschließung des Staatsministeriums vom 31. März 1909 [1]) für ganz Bayern erlassen.

In der Pfalz, wie in Gesamt-Bayern, besteht obligatorische Leichenschau; in Bayern allgemein ist sie seit der Ministerial-Entschließung vom 6. August 1839 eingeführt, in der Pfalz laut Dekrets der französischen Regierung vom 5. März 1803. Die Leichenschau ist zuletzt neugeregelt für Gesamt-Bayern durch die Oberpolizeilichen Vorschriften vom 20. November 1885 [2]). Als Leichenschauer können fungieren: Ärzte, Bader, vormalige Sanitätssoldaten, in Ermangelung von solchen auch Laien, die vom Bezirksarzt gehörig zu unterweisen sind. In der Pfalz wird die Leichenschau vielfach von Ärzten ausgeübt; der allgemeinen Ausübung durch solche steht öfters die schlechte Bezahlung entgegen; doch kann anerkannt werden, daß mancher Arzt aus einem gewissen hygienischen Interesse dies Amt übernimmt und fortführt. Auf solche Weise ist in der Pfalz schon lange eine einigermaßen befriedigende Todesursachen-Statistik möglich, indem die Todesart auch dann genauer bekannt wird, wenn ärztliche Behandlung nicht stattgefunden hat. Akute Erkrankungen wie Typhus bleiben allerdings selten ohne ärztliche Hilfe. Immerhin kommt dies vor, und es kann so mit Hilfe der Leichenschau, besonders wenn sie von einem Arzte ausgeführt wird, ein bis dahin unbekannter Typhusherd entdeckt werden.

Nach den allgemeinen Leitsätzen für die Verwaltungsbehörden bei der Bekämpfung des Typhus in der Pfalz sind die Typhusleichen tunlichst ohne vorheriges Waschen und Umkleiden in mit einer desinfizierenden Flüssigkeit getränkte Tücher zu hüllen, ehe sie in den mit einer reichlichen Schicht Sägemehl, Torfmull oder einem anderen aufsaugenden Stoffe am Boden bedeckten Sarg gelegt werden. Wo möglich, ist sodann die Leiche in ein Leichenhaus oder in einen besonderen abschließbaren Raum bis zur Beerdigung, die möglichst bald zu erfolgen hat, zu verbringen. Ausstellung der Leiche im Leichenhaus und Eintritt des Leichengefolges in die Wohnung ist zu vermeiden. Die Absonderung der Leiche in der vorgeschriebenen Weise ist, wenn der Tod in der Privatwohnung erfolgt, bei den räumlich oft mangelhaften Wohnungen manchmal schwer. Leichenhäuser sind bis jetzt in der Pfalz nicht allzu viele vorhanden. Ausgenommen bei den Krankenhäusern, fehlen sie ganz in den Bezirken Bergzabern, Germersheim, Homburg, Kirchheimbolanden, Kusel, Landau, Rockenhausen, St. Ingbert, Zweibrücken. Sie sind vorhanden in den Bezirkshauptstädten Kaiserslautern, Neustadt, Pirmasens, Dürkheim; dann im Bezirke Frankenthal in Frankenthal, Edigheim, Grünstadt; im Bezirke Ludwigshafen in Ludwigshafen und seinen Stadtteilen Friesenheim und Mundenheim, dann in Mutterstadt, Oggersheim, Rheingönheim; im Bezirke Speyer in Speyer, Schifferstadt und Waldsee. Die Verbringung der Leichen in die vorhandenen Leichenhäuser ist nirgends obligatorisch; sie werden überhaupt wenig benutzt mit Ausnahme von Ludwigshafen, wo 95 % aller Leichen in ein solches verbracht werden. Doch besteht in Kaiserslautern,

[1]) Veröff. d. Kaiserl. Gesundheitsamts 1909 S. 800.

[2]) Desgl. 1886 S. 282.

Ludwigshafen, Pirmasens in der Leichenordnung die Bestimmung, daß auf Anordnung des Bezirksarztes nicht nur bei ansteckenden Krankheiten wegen Übertragungsgefahr, sondern auch bei anderen Krankheiten erforderlichenfalls die Leichen in das Leichenhaus verbracht werden müssen.

In manchen Orten bestand der Mißbrauch, Leichen, insbesondere Kindsleichen, ohne Rücksicht darauf, ob die vorausgegangene Krankheit zu den übertragbaren zu rechnen ist oder nicht, in Wagen, die dem öffentlichen Verkehre dienen, fortzuschaffen oder die bei den Beerdigungsfeierlichkeiten im Sterbezimmer gebrauchten Trauergeräte undesinfiziert wieder bei anderen Sterbefällen zu benutzen. Aus Anlaß der Typhusbekämpfung wurde solche Ausschmückung verboten, ebenso wurde auch anderen Mißbräuchen entgegengetreten, wie den Zusammenkünften im Sterbezimmer nach der Beerdigung zu dem althergebrachten Leichenschmause. Übrigens muß bemerkt werden, daß Ansteckungen im Gefolge der erwähnten Umstände nicht bekannt geworden sind.

III.

Der Typhus scheint in der Pfalz von jeher sehr verbreitet gewesen zu sein. Nach den älteren, allerdings nicht ganz zuverlässigen und bezüglich der Diagnose der Erkrankung nicht ganz einwandfreien Aufzeichnungen starben in den 1860er und zu Anfang der 1870er Jahre, also in der Zeit vor und nach dem großen Kriege, jährlich 447, d. h. 72 von je 100000 Einwohnern in der Pfalz an Typhus; in den Jahren 1872/75 waren es 61,8 $^{0}/_{0000}$. Zuverlässigere Angaben über Morbidität und Mortalität sind erst seit 1875 vorhanden. Die Zahlen für die einzelnen Jahrgänge und ebenso für die Verbreitung in den einzelnen Orten der Pfalz während dieser Zeit sind in den beiden nachfolgenden Tabellen enthalten (vgl. S. 400).

An Maßnahmen zur Bekämpfung der Krankheit hat es wohl nie gefehlt. Bezüglich der Art der Bekämpfung sind aber zwei Zeiträume zu unterscheiden, welche durch das Jahr 1903 voneinander getrennt werden.

Eine erfolgreiche Bekämpfung epidemischer Erkrankungen setzt vor allem die Kenntnis der einzelnen Fälle und ihrer zeitlichen und örtlichen Verbreitung voraus. Nun war wohl nach dem organischen Edikt über das Medizinalwesen im Königreiche Bayern vom 8. September 1808, einer für die damalige Zeit hochbedeutsamen, medizinalpolizeilichen Verordnung, und nach den auf Grund genannten Edikts ergangenen Verfügungen eine Kenntnisnahme der Medizinalbehörden von den häufig vorkommenden Erkrankungen, „vorzüglich contagiöser Art", und auch von den polizeilichen Maßnahmen allgemeiner Natur schon möglich. Auch hatten die Leichenschauer in der Pfalz nach der Regierungs-Entschließung vom 5. Januar 1832 (Instruktion für die Totenbeschauer im Rheinkreis), wenn es sich zeigte, „daß eine Krankheit epidemisch zu werden drohe" — namentlich war „Faul- und Nervenfieber" erwähnt —, der Behörde Anzeige zu erstatten. Eine wirkliche Verpflichtung der Medizinalpersonen zur Anzeige ansteckender Krankheiten erfolgte erst durch die Kgl. Allerhöchste Verordnung vom 13. Juli 1862. Nach dieser Verordnung gehörte der „enteritische" Typhus — im Gegensatze zu dem „exanthematischen", wo jeder einzelne Fall binnen 24 Stunden anzuzeigen war — zu denjenigen Krankheiten, zu deren Anzeige die Medizinalpersonen erst dann verpflichtet waren, „wenn diese Krankheit in auffallender Verbreitung und Heftigkeit auftrat". Auf diese Weise konnte, besonders wenn mehrere Ärzte, die keine Fühlung miteinander hatten, sich in die Behandlung der Erkrankten teilten, unter Umständen eine Typhusepidemie schon recht erheblichen Umfang angenommen haben, ehe sie zur Kenntnis der Behörden kam. So ist in der im Abschnitt Wasserversorgung erwähnten Epidemie des Jahres 1888 mit 70 Erkrankungsfällen (vgl. S. 378) schon weit mehr als die Hälfte erkrankt gewesen, ehe die Behörde davon erfuhr und eingreifen konnte; und doch hätten damals bei rechtzeitiger Kenntnis die allermeisten Erkrankungen verhütet werden können.

Erst zufolge der Königlichen Verordnung vom 22. Juli 1891[1]) war der „Typhus abdominalis" in jedem einzelnen Falle innerhalb 24 Stunden zur Anzeige zu bringen.

Die vor dem Jahre 1891 in der Anzeigepflicht befindliche Lücke wurde in der Pfalz wenigstens einigermaßen dadurch ausgefüllt, daß seit dem Jahre 1875 auf Anregung des damaligen Kreis-Medizinalrats der Pfalz mit Hilfe der Bezirksärzte und der dem Vereine pfälzischer Ärzte angehörenden Ärzte der Pfalz durch freiwillige Anzeige soviel wie möglich den einzelnen Typhuserkrankungen nachgegangen wurde. Von einer wirklichen Bekämpfung des Typhus in der Pfalz dürfte man daher auch erst seit dieser Zeit sprechen können. Daß übrigens auch damals bei weitem nicht alle Erkrankungen bekannt wurden, zeigt in der Übersicht schon das in so manchem Jahre etwas auffallende Verhältnis der bekannt gewordenen Erkrankungen zu der Zahl der Todesfälle. Die letzteren sind durch die Leichenschau doch genauer bekannt geworden und waren bezüglich der Zahl als ziemlich zuverlässig anzusehen. Das oben Gesagte wird auch durch die Tatsache bestätigt, daß, als 1891 die Anzeigepflicht für jede einzelne Erkrankung festgesetzt wurde, die Zahl der Erkrankten in dem der obligatorischen Anzeigepflicht folgenden Jahre 1892 fast um das Doppelte anstieg.

Die Maßregeln, die in den Jahren 1875 bis 1903 zur Bekämpfung des Typhus angeordnet wurden, beruhten großenteils und anfangs ausschließlich auf der herrschenden lokalistischen, durch die Pettenkofersche Schule vertretenen Auffassung über die Epidemiologie der Krankheit. Zwar ist in der Pfalz in Wort und Schrift schon frühzeitig die Ansicht geäußert worden, daß durch jene Anschauung allein die Verbreitung des Typhus sich nicht erklären lasse, und insbesondere wurde an der Hand von Epidemien zu Ende der 1880er Jahre ziemlich scharf dafür eingetreten, daß der Typhus in nicht wenigen Fällen auch durch Kontakt sich zu übertragen scheine. Aber die Annahme, daß das Typhusgift nicht oder wenigstens nur ausnahmsweise reif und zur Ansteckung tüchtig den erkrankten Menschen verlasse und so zur unmittelbaren Ansteckung Anlaß gäbe, daß es vielmehr eine ektogene Umwandlung zur virulenten Reife durchmachen müsse, war doch zu stark verbreitet und eingewurzelt und ließ durchgreifende Maßnahmen im jetzigen Sinne nicht aufkommen. Übrigens nahm man auch schon frühzeitig an, daß das Typhusgift aus verunreinigtem Boden oder sonstwie in das Brunnenwasser gelangen und von da aus den Menschen infizieren könne; vor allem aber glaubte man, daß die Reifung des Giftes am ehesten da sich

[1]) Veröff. d. Kaiserl. Gesundheitsamts 1891 S. 584.

vollziehe, wo Darmentleerungen vom Menschen hingelangen und sich festsetzen können, in Aborten, in Düngerstätten, in Jauchegruben, im Untergrunde der Häuser, in schadhaftem Mauerwerke, Zimmerzwischenfüllungen u. dergl. Die Maßnahmen waren daher auch in erster Linie gerichtet auf Verbesserung der Wohnungen, der Abort- und Abwasserverhältnisse, auf die Sorge für gutes Trink- und Nutzwasser, und nach dieser Richtung war ja, wie in den betreffenden Abschnitten angeführt ist, in der Pfalz schon vor dem Jahre 1903 so manches geschehen. Im wesentlichen unter diesen allgemeinen Assanierungsbestrebungen schon allein, in Verbindung mit dem gleichzeitigen Einfluß der Besserung aller Lebensverhältnisse und der gesamten Lebenshaltung während des letzten Viertels des vorigen Jahrhunderts und mit dem nach dieser Richtung auch nicht gering anzuschlagenden Einfluß der sozialen Gesetzgebung und der Krankenfürsorge mit der erleichterten Möglichkeit der Unterbringung der Erkrankten in gut eingerichtete Krankenhäuser, hat, wie dies auch die Zahlen der Morbidität und Mortalität in der Übersicht zeigen, schon vor dem Jahre 1903 der Typhus in der Pfalz einen stetigen, ja schon ziemlich starken Rückgang erfahren, ohne besondere polizeiliche Maßnahmen im engeren Sinne. Soweit derartige Maßnahmen überhaupt angeordnet wurden, waren sie bei der unsicheren und noch geringen Kenntnis von dem wirklichen Wesen des Ansteckungsstoffs und weiterhin auch nach Entdeckung des Eberthschen Bazillus mangels genaueren Einblicks in die Biologie des Pilzes und besonders in sein Verhalten in epidemiologischer Beziehung keineswegs systematisch, zielbewußt und durchgreifend. So wagten sich lange Zeit Vorschriften über die Absonderung der Typhuskranken entsprechend der herrschenden Ansicht über die Nichtkontagiosität der Erkrankung nur schüchtern an das Tageslicht. Sah man doch in damaliger Zeit nicht so selten sogar in Krankenhäusern und Kliniken die von Typhus Befallenen mit anderen Kranken in gleichem Raume untergebracht. Etwa geübte Desinfektionsmaßnahmen waren jedenfalls äußerst unvollkommen. Eine Vernichtung des Typhusgifts an der Quelle, am Orte seiner Entstehung, konnte übrigens schon um deswillen nicht durchgeführt werden, weil man diese Quellen anderswo wähnte, als wo sie allein waren, bei dem infizierten Menschen und dessen Abgängen. Immerhin waren die damaligen Assanierungsbestrebungen und Verbesserungen der gesundheitlichen Verhältnisse überhaupt großenteils auf das Bestreben zurückzuführen, das Typhusgift wenigstens vom Menschen fern zu halten.

Im Laufe der Zeit hatte sich übrigens auch bei unseren Ärzten die Erkenntnis der von R. Koch als richtig erkannten Tatsache durchgerungen, daß nur im Menschen das Typhusgift gedeihe, und zwar bis zur virulenten Reife, ohne noch weiterhin eines ektogenen Reifungsprozesses zu bedürfen, und daß nur vom Menschen die Verbreitung des Typhus ausgehe, sei es durch unmittelbaren Kontakt, sei es mittelbar erst auf dem Umweg durch infizierte Nahrungsmittel, Wasser, Milch, Gebrauchsgegenstände usw. Als daher im Jahre 1903 die Typhusbekämpfung in der Pfalz durch den Anschluß an die gemeinsame Bekämpfung in eine neue Phase trat, in der nicht nur die allgemeinen Assanierungsbestrebungen betrieben wurden, sondern vor allem auch das Typhusgift am Orte seiner Entstehung vernichtet werden sollte, gab es unter den Ärzten der Pfalz nur noch wenige eingefleischte Vertreter der älteren Pettenkoferschen Anschauung über die Epidemiologie der Erkrankung. Die angeordnete moderne Bekämpfungsweise, deren Angriffspunkt also in erster Linie der infizierte Mensch ist, seine Umgebung und alles, wohin auf irgend eine Weise die nur vom Menschen herrührenden Krankheitserreger gelangen, fand somit trotz einiger Schwierigkeiten in der Durchführung im ganzen rasch Anklang bei den Ärzten. Die sich ergebenden Schwierigkeiten lagen nur noch bei einem Teile der Bevölkerung, besonders auf dem Lande, wo man früher, was medizinalpolizeiliche Angelegenheiten betrifft, mehr an ein Gehenlassen oder wenigstens an eine sehr gelinde Handhabung gewöhnt war und gegenüber den jetzt durchgreifenden, manchmal recht tatkräftig betriebenen Maßnahmen hie und da störrisch und ungehalten wurde und diese Maßnahmen anfänglich nur ungern über sich ergehen ließ. Es dauerte aber nicht lange, bis man, die Segnungen des Verfahrens anerkennend, willig nachgab.

Schwierigkeiten, die sich anfangs durch eine nicht immer vorhandene Übereinstimmung in den Ansichten des behandelnden Arztes, des Amtsarztes und der Ärzte der Station ergaben, waren bald beseitigt, hauptsächlich, wie bereits erwähnt, mit Hilfe des in der Pfalz sehr entwickelten ärztlichen Vereinslebens. Ohne Frage ist der auf diese Weise erfolgten gegenseitigen Aussprache und Aufklärung die eifrige Mitarbeit der Ärzte und somit ein großer Teil des erzielten Erfolges zu danken.

Was sind nun in der Pfalz die Erfolge der systematischen gemeinsamen Typhusbekämpfung seit dem Jahre 1903?

Der Haupterfolg liegt ohne Frage darin, daß die jetzt geübte Typhusbekämpfung ganz wesentlich dazu beigetragen hat, das schon vorher begonnene Werk der allgemeinen Besserung in den hygienischen Verhältnissen der Pfalz mit größerer Geschwindigkeit vorwärts zu bringen. Das nach erfolgter Anzeige der Erkrankung oder des Krankheitsverdachts nach den „Leitsätzen“ (vgl. Anlage II) vorgeschriebene Ermittlungsverfahren an Ort und Stelle brachte dem Amtsarzt vielfach Kenntnis von hygienischen Mißständen der verschiedensten Art, die vorher nicht oder vielfach erst später bekannt geworden sind und deren Beseitigung unter dem Hochdruck der getroffenen Anordnungen jetzt viel leichter möglich war als früher und zu deren Abstellung die maßgebenden Persönlichkeiten in den einzelnen Orten und Private, wenn auch vielfach nach anfänglichem Widerstreben, sich jetzt leichter bewegen ließen.

Die jetzige Typhusbekämpfung, die sich nicht wie die frühere im wesentlichen damit begnügt, bessere gesundheitliche Verhältnisse zu schaffen, sondern darauf ausgeht, den Krankheitserreger am Orte der Entstehung zu vernichten, um, was auch meist erreicht wurde, die Krankheit auf ihren Herd zu beschränken und das Aufflammen zur Epidemie zu verhindern — sicher einer der größten Erfolge —, hat auch in der Pfalz als ganz neue Errungenschaft ein jetzt auf das beste eingerichtetes Desinfektionswesen gebracht, so daß der Regierungsbezirk nach dieser Richtung hin gerüstet ist zur Bekämpfung auch der übrigen übertragbaren Krankheiten. Die Bevölkerung hat sich inzwischen daran gewöhnt, freiwillig Desinfektionsmaßnahmen auch bei solchen Krankheiten vornehmen zu lassen, wo die Desinfektion nicht reichsgesetzlich und auch noch nicht landesgesetzlich vorgeschrieben ist; es sei beispielsweise nur an die in der Pfalz noch ziemlich verbreitete Tuberkulose gedacht.

Zahl der Typhuserkrankungen und der Typhusortschaften in den einzelnen Bezirken der Pfalz.

Bezirke	Einwohnerzahl	Zahl der Ortschaften	Zahl der von Typhus befallenen Orte				Zahl der Erkrankungen an Typhus		
			1875 bis 1909	1904 bis 1909	1904	1909	1904 bis 1909	1904	1909
Bergzabern	39 257	53	43	15	2	5	117	19	10
Dürkheim	28 893	22	21	6	3	3	52	8	3
Frankenthal	64 491	44	40	11	6	1	92	26	2
Germersheim	55 183	37	36	23	9	4	124	19	13
Homburg	67 384	78	74	36	23	3	287	100	3
St. Ingbert	40 081	29	29	28	26	6	336	163	42
Kaiserslautern	87 633	43	40	17	8	3	205	83	6
Kirchheimbolanden	26 742	37	26	14	19	2	102	63	5
Kusel	45 835	98	94	44	39	2	361	232	5
Landau	71 681	49	48	18	6	2	120	12	2
Ludwigshafen	103 641	16	15	8	3	5	166	20	17
Neustadt	52 235	19	19	8	1	2	34	3	6
Pirmasens	78 217	62	53	16	7	1	136	32	3
Rockenhausen	38 768	65	56	24	14	6	127	27	11
Speyer	40 713	10	10	7	3	3	80	11	9
Zweibrücken	45 079	46	42	21	16	1	172	106	1
Summe	885 833	708	646	296	185	49	2511	924	138

Abnahme der Erkrankungen und Todesfälle an Unterleibstyphus in der Pfalz.

Jahr	Angezeigte oder sonst bekannt gewordene Typhuserkrankungen	Auf je 100000 Einwohner in der Pfalz sind erkrankt	Auf je 100000 Einwohner in der Pfalz sind gestorben		Jahr	Angezeigte oder sonst bekannt gewordene Typhuserkrankungen	Auf je 100000 Einwohner in der Pfalz sind erkrankt	Auf je 100000 Einwohner in der Pfalz sind gestorben	
1876	421	66	38,0		1893	720	99	18,6	
1877	560	87	36,0		1894	547	75	13,9	1891/95 = 14,9
1878	657	103	25,0	1876/80 = 32,9	1895	505	65	11,5	
1879	767	114	38,0		1896	312	40	9,2	
1880	833	122	29,0		1897	297	38	7,5	
1881	546	80	23,0		1898	572	73	8,5	1896/1900 = 8,0
1882	414	62	23,0		1899	363	47	6,5	
1883	622	92	26,0	1881/85 = 22,9	1900	372	45	7,6	
1884	606	89	24,0		1901	296	37	7,6	
1885	510	75	19,0		1902	197	24	7,0	
1886	736	106	19,0		1903	381	46	6,2	1901/05 = 6,6
1887	761	109	18,5		1904	924	104	7,4	
1888	539	77	14,0	1886/90 = 15,6	1905	577	65	4,8	
1889	733	105	17,0		1906	385	45	3,8	
1890	560	78	10,1		1907	253	28	3,2	
1891	567	78	13,9	1891/95 = 14,9	1908	234	26	3,3	
1892	1017	139	18,5		1909	138	15	1,8	

Typhuserkrankungen in der Pfalz, berechnet auf je 100000 Einwohner für die Zeit von 1876 bis 1909.

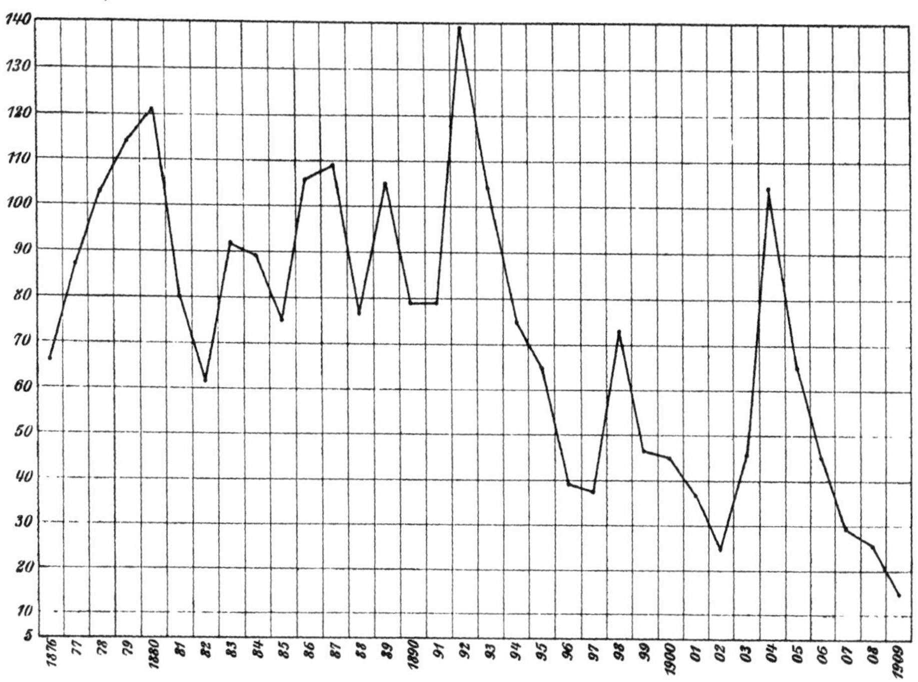

Typhussterblichkeit in der Pfalz, berechnet auf je 100000 Einwohner für die Zeit von 1876 bis 1909.

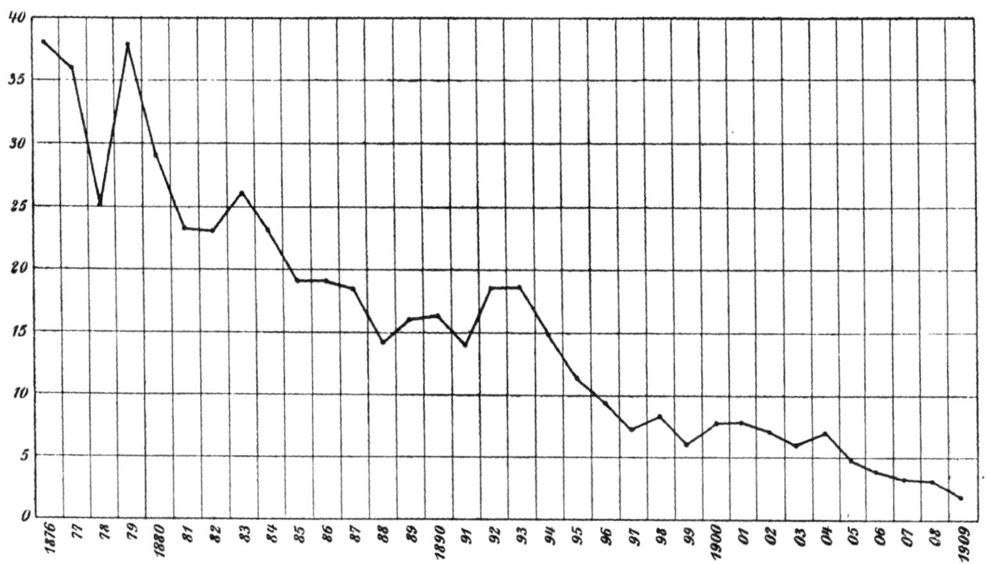

Die Typhusbekämpfung hat ferner in praktischer Verwertung der in dieser Zeit gewonnenen wissenschaftlichen Erfahrungen, wie hinsichtlich der Bazillenträger, gelehrt, in einfacher Weise neue Erkrankungen zu verhüten. Sie hat dabei klar vor Augen geführt, daß die früher in der Pfalz endemisch weit verbreitete Erkrankung nicht in der Beschaffenheit der Gegend und der Örtlichkeit, sondern in der Regel in dem Zustand einzelner Menschen lag, die, ohne noch krank zu sein, durch Beherbergung und Ausscheidung des Krankheitserregers in ihrer Umgebung zu neuen Erkrankungen Veranlassung gaben. Infolge dieser Erkenntnis ist es gelungen, die großen Irren- und Pflegehäuser Klingenmünster und Frankenthal, in denen früher fortgesetzt Typhuserkrankungen vorkamen, von Typhus frei zu machen und frei zu erhalten, während dies unter der Herrschaft der lokalistischen Anschauung, die den Ausgangspunkt der Erkrankung in dem Boden, dem Untergrunde der Gebäude, im Gebäude selbst, in Zwischenfüllungen usw. suchte, trotz oft recht kostspieliger Maßnahmen nicht gelungen war. Seitdem daselbst die Ansteckungsquellen sich in den chronischen Bazillenträgern fanden, seitdem diese abgesondert und auch alle neu aufgenommenen Kranken auf Bazillenfreiheit bakteriologisch untersucht werden, sind wohl noch alte Bazillenträger, aber keine Typhen mehr in den genannten Anstalten vorhanden.

Betrachtet man die Erfolge mit Bezug auf den Rückgang der Typhuserkrankungen in dem Zeitraum von 1904 bis 1909, so kann man bei aller Zurückhaltung den Rückgang als sehr bedeutend bezeichnen. Die Zahl der Typhuserkrankungen ist von 924, d. i. 104 auf je 100000 Einwohner, im Jahre 1904 auf 138, d. i. 15 ‱, im Jahre 1909 zurückgegangen. Aber selbst wenn die Zahl 924, wie vielfach nicht mit Unrecht hervorgehoben wird, als etwas zu hoch angesehen werden muß, weil damals den Erkrankungen noch so mancher wahrscheinlich längst abgelaufene Fall, in welchem einfach nur eine positive Widalreaktion vorlag, auch manche zweifelhafte Erkrankung, abgesehen von Bazillenträgern, zugerechnet wurde, und wenn man demgemäß selbst 150 Fälle abrechnet, so ist die Abnahme, die seitdem in den nächsten Jahren nicht sprungweise, sondern stetig sich vollzog, dennoch ganz bedeutend. Noch deutlicher tritt diese Abnahme zu Tage bei den Todesfällen, wo jene Fehlerquellen nicht vorliegen. Das Jahr 1904 hatte noch eine Sterblichkeit von 7,4, berechnet auf je 100000 Einwohner; das Jahr 1909 nach ebenfalls stetigem Abfall in den Vorjahren nur noch eine solche von 1,8 ‱. Solche Zahlen beruhen nicht mehr auf bloßem Zufall, da bei dem geübten Ermittlungsverfahren nicht mehr so leicht wie vor dem Jahre 1904 so manche Erkrankungsfälle unbekannt bleiben konnten.

Der Rückgang zeigt sich aber nicht nur in der Zahl der Erkrankungen, sondern auch ganz wesentlich in der Zahl der befallenen Orte. Von 1875 bis 1909 waren von den 708 Ortschaften der Pfalz nur 62, d. i. 8,8 %, freigeblieben. In den Jahren 1904 bis 1909 waren im ganzen befallen 296 Orte, freigeblieben also 412, d. i. 58,2 %. Im ersten Jahre dieses Zeitraums, im Jahre 1904, waren befallen 185 Orte, d. i. 26,1 %; dagegen waren im Jahre 1909 nur 49, d. i. 6,9 %, Ortschaften vom Typhus heimgesucht. Mit der strengen Beaufsichtigung der Kranken und soweit möglich auch der Typhusträger schwand auch die Möglichkeit des Auftretens vieler neuer Herde. Am stärksten war der Rückgang in der Zahl der befallenen Orte in den Bezirken Homburg, Kusel, St. Ingbert, Zweibrücken, also in den Bezirken, wo der Typhus früher am hartnäckigsten sich eingenistet zu haben schien.

Als hochwichtige Errungenschaft der Typhusbekämpfung ist zu bezeichnen, daß die für die Bekämpfungszeit eingerichtete Bakteriologische Untersuchungsanstalt Landau voraussichtlich dauernd beibehalten werden wird. Sie brachte und bringt den Ärzten stets Beihilfe und Aufklärung in der bakteriologischen sowie auch oft der pathologisch-anatomischen Diagnosestellung in zweifelhaften Fällen auch bei anderen Krankheiten. Durch dieses Entgegenkommen wurden auch anfänglich weniger willige Ärzte der Pfalz gewonnen nicht allein für die Ziele der Typhusbekämpfung, sondern auch für sanitäre Betätigung im allgemeinen, und es wuchs das Interesse der gesamten Ärzteschaft für gesundheitspolizeiliche und vorbeugende Bestrebungen. Ja noch mehr, wenn auch anfänglich die Bevölkerung vielfach nur mit Widerwillen, in manchmal recht stark zu Tage tretender Gegnerschaft, dem Drucke der neuen Anordnungen nachgab, so gewann auch sie, von Station und Ärzten in Ruhe aufgeklärt, allmählich großes Verständnis für die neuen, auf wissenschaftlicher Unterlage beruhenden, zielbewußten und zuversichtlichen Bestrebungen.

Nachdem so Ärzte und Bevölkerung gewonnen sind für die neuzeitlichen Bestrebungen auf dem Gebiete der öffentlichen und privaten Gesundheitspflege, und nachdem nun inzwischen auch noch die Stellung der Amtsärzte in Bayern eine andere geworden ist, vielleicht nicht zuletzt in Würdigung der großen Inanspruchnahme durch die Typhusbekämpfung, und nachdem die beamteten Ärzte jetzt eher in den Stand gesetzt sind, unbehelligt durch früher notwendige allzu große Rücksichtnahme auf den ihren Unterhalt sichernden Erwerb durch Privatpraxis ihre Zeit in ausgedehnterer Weise der Bekämpfung sowohl des Typhus als auch der übertragbaren Krankheiten überhaupt zu widmen, darf man wohl hoffen und sagen, daß durch und mit der modernen Typhusbekämpfung eine neue Ära für die öffentliche Gesundheitspflege in der Pfalz angebrochen und geschaffen worden ist.

C. Die gesundheitlichen Verhältnisse im Fürstentume Birkenfeld.

Von

Dr. Schmidt,

Landesarzt, Medizinalrat, Idar.

Das zum Großherzogtume Oldenburg gehörige Fürstentum Birkenfeld wird von der Rheinprovinz umgrenzt. Es hat einen Flächeninhalt von rund 503 qkm und liegt südlich vom Hunsrück. Das Land ist sehr gebirgig und weist großen Waldreichtum auf. Durchflossen wird es von der Nahe, die in seinem südwestlichen Teile beim Orte Selbach entspringt. Links und rechts zweigen sich Seitentäler von ihr ab, welche ihre Gewässer der Nahe zusenden. Das Fürstentum hat eine Bevölkerungszahl von 46 484 Seelen, von denen sich $^{3}/_{10}$ mit Land- und Forstwirtschaft, $^{6}/_{10}$ mit Industrie, Handel und Gewerbe befassen, während $^{1}/_{10}$ als Staats- und Gemeindebeamte oder in freien Berufen tätig ist. Drei Städte besitzt das Fürstentum: Birkenfeld mit 2258, Oberstein mit 9686 und Idar mit 5673 Einwohnern. Die übrige Bevölkerung lebt in 85 teils größeren teils kleineren Orten. Die Industrie herrscht im Amtsgerichtsbezirk Oberstein-Idar vor. Sie befaßt sich mit der Bearbeitung von Achat- und Edelsteinen zu Schmucksachen und mit der Herstellung echter und unechter Bijouteriewaren. Außerdem leben im südlichen Teile des Fürstentums viele Arbeiter, die in den Kohlenbergwerken, Eisenhütten und Glasbläsereien des Saarreviers tätig sind. Die Regierungsgeschäfte des Landes werden von dem Regierungskollegium zu Birkenfeld, das aus einem Präsidenten und 2 ordentlichen Mitgliedern besteht, besorgt. Medizinalbehörden sind die Regierung und der Landesarzt.

Was die Bewohner des Fürstentums betrifft, so handelt es sich bei ihnen um einen Menschenschlag, der in geistiger Beziehung durchgehends recht aufgeweckt und unternehmend ist, in körperlicher Hinsicht aber sich nicht durch besonders kräftige Gestalt und gute Gesundheit auszeichnet. Namentlich ist die Tuberkulose im Fürstentume weit verbreitet. Auch die anderen ansteckenden Krankheiten, wie z. B. Diphtherie und Typhus, finden bei der wenig widerstandsfähigen Bevölkerung einen gut vorbereiteten Boden und treten recht häufig auf. Zur Bekämpfung der Infektionskrankheiten wurde die Meldepflicht durch eine Regierungsbekanntmachung vom 8. Januar 1898 [1]) geregelt, dann den heutigen Verhältnissen entsprechend durch die Regierungsverordnung vom 12. Dezember 1904 [2]) abgeändert, welche zur Zeit noch in Kraft ist und auch die Anzeigepflicht schon beim Verdacht einiger übertragbarer Krankheiten, wie Kindbettfieber, Unterleibstyphus und anderer, vorschreibt.

Von nicht geringer Bedeutung für die hygienischen Verhältnisse des Fürstentums war die behördliche Regelung der Trinkwasserversorgung. Im Jahre 1905 am 17. Juli veröffentlichte die Großherzogliche Regierung eine Bekanntmachung, die sich mit der Anlage der dem öffentlichen Gebrauche dienenden Wasserleitungen und Brunnen befaßt und als Richtschnur für die Errichtung solcher dienen soll. Erbaut wurden seit dem Jahre 1904 neben den bereits in Idar und Oberstein vorhandenen Wasserleitungen 22 weitere, die einen Kostenaufwand von rund 700 000 M erforderten. Der frühere Widerstand der Bevölkerung gegen die Errichtung von Wasserleitungen beginnt allmählich nachzulassen, und es macht sich jetzt mehr Stimmung für solche bemerklich. Durch schlechte Wasserverhältnisse zeichnen sich aus die Orte Schwarzenbach, Bosen, Gonnesweiler, Nohfelden, Wolfersweiler (Bürgermeisterei Nohfelden); Hoppstädten, Ellenberg, Gollenberg, Buhlenberg, Abentheuer (Bürgermeisterei Birkenfeld); Schmißberg, Hambach, Kronweiler (Bürgermeisterei Niederbrombach); Enzweiler (Bürgermeisterei Idar Land); Fischbach, Bergen, Griebelschied, Breitenthal, Wickenrodt, Bundenbach (Bürgermeisterei Herrstein). In Aussicht und teilweise auch schon in Angriff genommen sind zentrale Wasserleitungen für alle die genannten Orte der Bürgermeisterei Nohfelden, für Hoppstädten und Abentheuer in der Bürgermeisterei Birkenfeld, für Kronweiler (Bürgermeisterei Niederbrombach). Für die Ortschaften Breitenthal, Wickenrodt, Bundenbach ist eine Gruppenwasserleitung geplant.

---

[1]) Veröff. d. Kaiserl. Gesundheitsamts 1899 S. 1148.

[2]) Desgl. 1905 S. 52.

Was die Milchversorgung anlangt, so sind von den Städten Idar und Oberstein Milchverkehrsordnungen schon seit mehreren Jahren eingeführt. Der Provinzialrat des Fürstentums hat dem Regierungsentwurf einer Milchverkehrsordnung für das ganze Land zugestimmt, die am 1. Januar 1911 in Kraft getreten ist. Sammelmolkereien befinden sich in Leisel, Hintertiefenbach, Herrstein, Bergen, Berschweiler, Griebelschied. Keine von ihnen besitzt bisher einen Pasteurisierungsapparat. Als Stelle für die Nahrungsmittelkontrolle wird eine Untersuchungsanstalt in Birkenfeld, die mit derjenigen in Saarbrücken in Verbindung steht, benutzt; ihr werden Proben zur Untersuchung von den Bürgermeisterämtern zugesandt.

Hinsichtlich der Beseitigung der Abwässer und Abfallstoffe besteht im Fürstentume gegenwärtig noch überall das Abortgrubensystem. Pneumatisch entleert wird der Inhalt der Gruben in den Städten Oberstein und Idar und dann auf außerhalb gelegene Abladeplätze gefahren. Auf dem Lande wird er in der Landwirtschaft verwertet. Geduldet werden wie in anderen Orten so in Idar und Oberstein Klosetts mit Wasserspülung und Klärgruben in der Voraussicht, daß von den beiden Städten gemeinsam eine Kanalisation in Verbindung mit dem Abwässerungsverfahren angelegt wird. Zu dem Zwecke sind bereits zwischen diesen Städten Verhandlungen im Gange, jedoch sind sie noch nicht zum Abschluß gelangt. Bisher wurden die Abwässer durch Kanäle in den Idarbach und die Nahe abgeleitet. Im übrigen ist die Anlage von Aborten, Dungstätten und Jauchegruben durch die Regierungsbekanntmachung vom 18. Juli 1905 mit Abänderung vom 28. November 1908 für das ganze Land geregelt. Es sind zwar hier noch mancherlei Mißstände vorhanden, doch bessern sich die Verhältnisse stetig, wenn auch nur langsam. Seit dem Inkrafttreten der Vorschriften sind im Fürstentume für Neuerrichtungen und Umänderungen bereits bestehender derartiger Anlagen etwa 500 000 M verausgabt worden.

Größere Waschanstalten weist das Fürstentum nicht auf; die Wäsche wird von den Familien selbst besorgt.

Über die Wohnungsverhältnisse ist zu bemerken, daß ein Wohnungsgesetz nicht besteht. Im großen und ganzen sind die Wohnungen auf dem Lande nicht schlecht, insofern durchschnittlich jede Familie ein eigenes Wohnhaus besitzt. Nur in den Industriestädten Idar und Oberstein, namentlich aber in letzterem Orte, lassen sie viel zu wünschen übrig. Oberstein hat infolge seiner eigenartigen Lage für seine sich fortwährend vermehrende Arbeiterbevölkerung zu wenig Bauland zur Verfügung; dadurch wird das vorhandene, das wegen seiner felsigen Beschaffenheit sehr schwierig zu verwerten ist, zu stark ausgenutzt. Ansätze zur Besserung zeigen sich zwar, indem gemeinnützige Baugenossenschaften die Errichtung zweckentsprechender Kleinwohnungen in die Hand genommen haben, jedoch vermochten sie bei ihren beschränkten Mitteln bisher keine durchgreifenden Erfolge zu erzielen.

Plätze zum Baden im Freien, freilich recht dürftiger Art, sind von Oberstein und Idar in der Nahe angelegt worden. Sie werden bei geeigneter Witterung viel aufgesucht. Außerdem hat man in je einer Volksschule beider Städte Schulbäder mit Wannen und Brausen erbaut; sie dienen zugleich als Volksbäder und erfreuen sich großen Zuspruchs. Die weitere Einrichtung solcher Bäder ist in Oberstein in

Aussicht genommen. Besonders starker Gebrauch wird von der Badeeinrichtung zu Idar gemacht, die in einem der letzten Jahre 5020 Wannenbäder und 2518 Brausebäder verabfolgte. Eine Badeanstalt, die gleichfalls sehr stark benutzt wird, besitzt auch der Ort Sötern; in ihr werden zahlreiche Bäder mit Kreuznacher Mutterlauge an skrofulöse Kinder verabfolgt. In den in letzter Zeit erbauten Schulhäusern wurden überall Schulbäder errichtet, auch soll damit in Zukunft fortgefahren werden.

Das Leichenwesen ist so geordnet, daß die Gestorbenen bis zu ihrer Beerdigung in den Wohnungen verbleiben. Die Errichtung von Leichenhallen für die Städte Idar und Oberstein wäre bei den in ihnen herrschenden üblen Wohnungsverhältnissen ein dringendes Bedürfnis. In den Orten Oberstein, Idar, Birkenfeld und Wolfersweiler werden die Leichen mittels Leichenwagen zum Friedhof gebracht. Am 1. April 1911 wurde die ärztliche obligatorische Leichenschau im Fürstentum eingeführt. Versorgt ist das Land mit 15 Ärzten.

An Berufskrankenpflegern sind vorhanden 26 Diakonissen, 16 katholische Krankenschwestern, 12 freie Krankenschwestern, 2 Tuberkulose-Fürsorgeschwestern und 3 Heilgehilfen, insgesamt also 59 Krankenpflegerinnen und -pfleger.

Der Vertrieb von Geheimmitteln und auch die Kurpfuscherei kommen wohl im Fürstentume vor, jedoch mehr bei äußeren Erkrankungen.

Desinfektoren besitzt das Fürstentum 4; sie werden in der Desinfektorenschule zu Trier ausgebildet und machen auch dort ihre Wiederholungskurse durch. Sie sind mit dem Flüggeschen Formaldehyd-Verdampfungsapparat und einem Ammoniakentwickler sowie mit allen Geräten und Mitteln für die laufende und Schlußdesinfektion ausgerüstet. Die Beförderung der Sachen geschieht durchweg mit Handkarren. Einen feststehenden Dampf-Desinfektionsapparat besitzt das städtische Krankenhaus zu Oberstein. Für die nächste Zeit in Aussicht genommen ist die Anschaffung zweier weiterer derartiger Apparate für die Krankenhäuser zu Idar und Birkenfeld. Das Desinfektionswesen wurde durch Bekanntmachung der Regierung, betr. Zwangsdesinfektionen, vom 20. Dezember 1905 [1]) geregelt.

Im Fürstentume befinden sich 4 Krankenhäuser und zwar ein städtisches zu Oberstein mit 64 Betten, ein katholisches zu Oberstein mit 10 Betten, ein städtisches zu Idar mit 28 Betten, ein dem Vaterländischen Frauenverein gehörendes zu Birkenfeld mit 32 Betten. Den Krankenhäusern mit Ausnahme des katholischen Krankenhauses zu Oberstein sind Baracken zur Aufnahme von Infektionskranken angegliedert. Sämtliche Krankenhäuser, abgesehen von dem katholischen zu Oberstein, dem die Benutzung des städtischen Krankentransportwagens freisteht, sind mit solchen versehen.

Im allgemeinen entsprechen die Schulgebäude und ihre Einrichtung den an sie zu stellenden hygienischen Anforderungen; wo sich Mißstände zeigen, werden sie abgeändert, oder es wird zur Erbauung gesundheitlich einwandfreier geschritten. Für die Handhabung einer ordnungsmäßigen Schulhygiene ist die staatliche Bestellung von Schulärzten an sämtlichen Schulen des Fürstentums ins Auge gefaßt.

Die Gewerbeinspektion im Fürstentume wird von einem Gewerbeinspektor

---

[1]) Gesetzblatt für das Fürstentum Birkenfeld 1905 S. 481.

aus Oldenburg ausgeübt, der die Beseitigung etwa vorgefundener hygienischer Mängel bei den in Frage kommenden Behörden veranlaßt. Es ist beabsichtigt, den Landesarzt zu den Besichtigungen des Gewerbeaufsichtsbeamten regelmäßig zuzuziehen.

Zur Bekämpfung der im Fürstentume so überaus schlimm auftretenden Tuberkulose sind in den Städten Oberstein und Idar Tuberkulose-Fürsorgestellen seit dem 1. April bezw. 1. Juli 1910 ins Leben gerufen worden. Außerdem sind an 12 anderen Orten des Fürstentums solche Fürsorgeeinrichtungen im Entstehen begriffen, nach deren Eröffnung für die Tuberkulosebekämpfung im ganzen Fürstentume gesorgt sein wird.

Bei dem Vorgehen gegen die Infektionskrankheiten, auch abgesehen von Typhus, war die Bakteriologische Untersuchungsanstalt Idar dem Fürstentume von großem Nutzen. Sie hat durch ihre Tätigkeit ungemein fördernd auf die Hebung der allgemeinen sanitären Verhältnisse gewirkt. Auch hat sie auf die Gesamtbevölkerung einen aufklärenden und erzieherischen Einfluß auf dem Gebiete der Gesundheitspflege ausgeübt. Besonders wissen auch die Ärzte ihre Leistungen zu würdigen, da sie ihnen durch die bakteriologischen Feststellungen auch bei sonstigen übertragbaren Krankheiten zu einer raschen und frühzeitigen Diagnose verhalf. Von nicht geringem Werte für das Fürstentum war die Untersuchung sämtlicher Trinkwasserproben durch die bakteriologische Anstalt.

Wie endlich die Tätigkeit der Anstalt auf die Häufigkeit der Typhusfälle im Fürstentume gewirkt hat, erhellt daraus, daß ihre Zahl von 44 im Jahre 1904 auf 26 im Jahre 1909 heruntergegangen, mithin in diesem Zeitraum um ein Drittel gesunken ist.

D. Die gesundheitlichen Verhältnisse in Elsaß-Lothringen.

Von

Dr. Pawolleck,

Geheimem Ober-Medizinalrat,

Landesmedizinalrat im Ministerium für Elsaß-Lothringen, Straßburg i. E.

Wenn die Häufigkeit des Typhus in einem Lande oder an einem Orte als ein Gradmesser seiner gesundheitlichen Zustände und Einrichtungen angesehen werden darf, so verlohnt sich ein Rückblick auf die Ergebnisse der Statistik bis zum Jahre 1874, von wo ab regelmäßige Aufzeichnungen der Sterblichkeit nach Todesursachen in Elsaß-Lothringen vorliegen.

Die Sterblichkeit an Typhus zeigt von 1874 bis 1909 im ganzen fünf Perioden, die in ihren Ziffern wesentlich voneinander abweichen. Die 1. Periode umfaßt die Jahre 1874 bis 1877 mit einer durchschnittlichen Typhus-Sterbeziffer von **820**; die 2. Periode von 1878 bis 1886 zeigt einen Rückgang auf durchschnittlich **540**; die 3. Periode von 1887 bis 1895 einen Abfall auf durchschnittlich **350**; die 4. Periode von 1896 bis 1902 einen weiteren Rückgang auf durchschnittlich **280**. Die 5. Periode, in der die systematische Typhusbekämpfung einsetzt, von 1903 bis 1909 zeigt eine durchschnittliche Sterbeziffer von **168** in Elsaß-Lothringen, im Bekämpfungsgebiete von nur **130**.

Setzt man die Typhustodesfälle in ein Verhältnis zu den bekannt gewordenen Typhuserkrankungen, so findet man in der 4. Periode, die mit dem Jahre 1896 beginnt, in welchem die Meldepflicht übertragbarer Krankheiten, darunter die des Typhus, eingeführt wurde, noch eine durchschnittliche Sterblichkeit von 19,6 %. Diese hohe Ziffer läßt erkennen, daß das Meldewesen noch ungenügend war und daß leichte Fälle als Typhus nicht erkannt wurden.

In der 5. Periode der Typhusbekämpfung, in der die Meldepflicht schärfer gehandhabt wurde und durch die Ermittlungen der beamteten Ärzte und der bakteriologischen Anstalten auch ziemlich alle sonst unbekannt gebliebenen Erkrankungsfälle aufgedeckt und so sicherere Zahlen gewonnen wurden, findet man für das Bekämpfungsgebiet und auch für Elsaß-Lothringen eine Sterblichkeit von 10,6 %. Diese Ziffer stimmt mit der alten Annahme überein, daß von 100 Typhuserkrankungen durchschnittlich 10 tödlich verlaufen. Legt man dieses Verhältnis zugrunde, so kann man in der 1. Periode auf jährlich durchschnittlich 8200, in der 2. auf 5400, in der 3. auf 3500, in der 4. auf 2800 Typhuserkrankungen schließen. Welch ein erstaunlicher Abschlag der Ziffern der 5. Periode der Typhusbekämpfung gegenüber den Ziffern der Jahre 1874 bis 1877, in denen mehr Todesfälle jährlich gezählt wurden als das Jahr 1909 Krankheitsfälle aufwies (807)!

Erwähnt sei hier noch, daß auch die allgemeine Sterblichkeit in Elsaß-Lothringen von 30,2 ‰ im Jahre 1875 allmählich auf fast die Hälfte, nämlich auf 17,8 ‰, im Jahre 1909 gesunken ist.

Unter Berücksichtigung der Einwohnerzahl, welche von 1 531 804 im Jahre 1875 auf 1 814 564 im Jahre 1905 gestiegen ist, ergibt sich, daß in der 1. Periode 53,5, in der 5. Periode 9,2 und im Jahre 1909 nur 4,2 Typhustodesfälle auf je 100 000 Einwohner kamen.

Die Frage, ob die früher so hohe allgemeine Sterblichkeit und Typhushäufigkeit durch einen gewissen Tiefstand der hygienischen Zustände in Stadt und Land wenigstens teilweise erklärt wird, dürfte zu bejahen, im folgenden zu begründen und dabei zu zeigen sein, wie eine Besserung der Verhältnisse eingetreten ist.

Bebauung in Stadt und Land.

Wenn man zunächst die großen Städte im Typhusbekämpfungsgebiete, Straßburg und Metz, betrachtet, so zeigt sich, daß beide alte, mit Mauern, Gräben, Umwallungen umgebene Festungen sind und in ihren alten Teilen bezüglich der ganzen Bebauung und Anlage von Straßen und Plätzen als wohlangelegte Städte nicht angesehen werden können. Die Bebauung wurde mit der Zunahme der Bevölkerung immer enger, die Häuser wurden höher, die Wohnungen überfüllter; die Gärten verschwanden, es wurden Hinterhäuser angelegt und enge Höfe bildeten nur mangelhafte Luftschächte. Gleichzeitig suchte man sich nach der Straße auszudehnen, um von dem kostbaren Grund und Boden möglichst viel zu erhalten. Es entstanden schmale Gassen, enge

Schlüpfe und Winkel, die häufig als Lagerstätte von allerlei Unrat dienten. Ähnliche Zustände bieten viele der kleinen alten Städte, die früher mit Mauern und Gräben umgeben waren oder, wie Diedenhofen, zur Zeit noch Festungen sind.

Diese Verhältnisse haben nun eine wesentliche Verbesserung erfahren durch die mit dem Hinausschieben der Umwallungen möglichen Stadterweiterungen. Die durch das Reichsgesetz vom Jahre 1875 genehmigte und im Jahre 1880 begonnene Erweiterung von Straßburg war die 7. der Stadt im Laufe der Jahrhunderte.

Die Innenstadt, deren Gesamtfläche 230 ha betrug, hat durch das vom Fiskus erworbene Gelände einen Zuwachs von 650 ha erfahren, so daß da, wo 1879 bei einer Einwohnerzahl der Innenstadt von 71842 noch 312 Köpfe auf den ha kamen, die Ziffer auf 81 sank. Nach der Zunahme der Bevölkerung der Innenstadt auf 113892 im Jahre 1905 entfallen auf den ha noch 118 Köpfe. Ein nicht richtiges Bild der Bevölkerungsdichtigkeit der Stadt würde man gewinnen, wenn man ohne weiteres die Gesamtbevölkerung von 167678 einschl. Militär mit der Gesamtgemarkungsfläche der Stadt in Beziehung bringen würde, die mit den mehr ländlich bebauten Vororten 7828 ha beträgt. Es kämen alsdann nur 21 Köpfe auf den ha oder auf jeden Kopf 4,76 a.

Die Stadt Metz hat bis zum Jahre 1901 auf die Befreiung von den sie eng umschließenden Umwallungen warten müssen; die Stadterweiterung konnte nach Lage der örtlichen Verhältnisse nur in der Westfront der Festung in der Richtung auf die Vororte Plantières, Sablon und Montigny erfolgen.

Die Gemarkungsfläche der Stadt beträgt 728 ha[1]), wovon nach Abzug der militärfiskalischen Gelände 196 ha als Bebauungsfläche übrig blieben. Diese ist durch die Stadterweiterung auf 273 ha vergrößert worden, so daß nunmehr 255 Köpfe auf 1 ha entfallen gegen 303 vordem. Zu berücksichtigen ist hierbei, daß in der Altstadt die Dichtigkeit der Bevölkerung bedeutend größer war und teilweise noch ist.

Die Stadterweiterung von Diedenhofen wurde 1902 genehmigt mit einem Geländezuwachse von 7,57 ha für die Innenstadt.

Anderen kleinen Städten, die ihre alten Umwallungen früher längst abgelegt hatten, standen Hindernisse für die bauliche Ausdehnung nicht entgegen. Trotzdem findet man auch dort noch vielfach enge Gassen und Winkel und dichte Bebauung.

Bei Betrachtung der Bauweise auf dem Lande zeigt sich, wie auch in so vielen anderen Dingen, ein wesentlicher Unterschied zwischen Elsaß und Lothringen. Im Elsaß stehen die Häuser meistens einzeln, nicht aneinandergebaut. Der Bauernhof bildet in der Regel dergestalt ein abgeschlossenes Ganzes, daß um einen Hof herum die Wohnungs- und getrennt davon die Wirtschaftsgebäude, Stallungen und Scheunen stehen und die freien Seiten von der Straße durch Mauern abgeschlossen sind. Im Hofe befinden sich dann, häufig in hygienisch bedenklicher Weise angeordnet, Aborte, Düngerhaufen, Jauchegruben und in der Nähe vielleicht noch ein Brunnen. In Lothringen dagegen besteht die in Frankreich übliche Bauart, die in der früher gebräuchlichen Tür- und Fenstersteuer teilweise ihren Grund haben soll, daß die Häuser

[1]) Eingerechnet sind hier nicht die jüngst eingemeindeten Vororte Sablon, Devant-les-Ponts und Plantières-Queuleu.

eines Dorfes mit den Stallungen und Scheunen aneinandergebaut sind und eine einzige langgestreckte Reihe bilden. Hinter den Häusern befinden sich Gärten und kleine Höfe, welche zur Ablagerung von Gebrauchsgegenständen, Holz und dergl. dienen, während die Ablagerung von Dünger auf einer zwischen der Häuserreihe und der Dorfstraße gelegenen, mehr oder weniger breiten Zone, dem sogenannten Usoir, stattfindet, wo sich auch vielfach die Brunnen befinden. Der Verkehr zwischen Wohnung und Stallung, Straße und Hof wird durch einen langen Hausgang vermittelt. Selten findet sich zwischen den Häusern ein enges Gäßchen, durch welches man direkt von der Straße in Garten und Feld gelangen kann.

Wohnungswesen.

Mit der Bebauungsart in Stadt und Land hängen die Wohnungsverhältnisse eng zusammen.

Diese waren früher in den größeren Städten recht unbefriedigend und sind es teilweise noch, trotz aller auf Besserung verwendeten Mühe.

Das französische noch gültige Gesetz vom 13. April 1850 bestimmt, daß in jeder Gemeinde, woselbst der Gemeinderat dies für notwendig erklärt, eine Kommission zur Untersuchung ungesunder Mietswohnungen und zur Bezeichnung der sanitären Mißstände ernannt werden soll; es bezeichnet die Zahl der Kommissionsmitglieder, die Art und Weise der Besichtigung und das Vorgehen gegen den betreffenden Vermieter. Wichtig ist, daß die Kommission auch Wohnungen und ganze Häuser als unbewohnbar erklären kann. Das Verfahren gegen widerspenstige Hauseigentümer ist aber sehr umständlich, die Strafe — 16 bis 100 Fr. — gering.

Solche Kommissionen als ständige Einrichtung hatten Straßburg und Metz seit Anfang der 1880er Jahre. In anderen Städten wurden nur Kommissionen gebildet anläßlich des Ausbruchs von Seuchen in Nachbarländern, wie 1884, als die Cholera von Frankreich aus drohte. Sie stellten ihre Tätigkeit aber bald wieder ein.

In den Hauptstädten war wohl ein gewisser Erfolg der Bemühungen der Kommissionen zu verzeichnen; jedoch die nur ehrenamtliche Tätigkeit der Mitglieder konnte auf die Dauer zu befriedigenden Ergebnissen nicht führen. Diese wurden erst durch Bildung einer Wohnungsinspektion mit Wohnungsinspektoren im Hauptamt herbeigeführt, wie solche in Straßburg 1898 eingerichtet wurde. Bis zum 31. März 1909 setzte sie 21 370 Verbesserungsarbeiten an Wohnungen durch und entwickelte sich schließlich aus der bloßen Inspektion ungesunder Wohnungen zu einem Wohnungsamte mit einem umfangreichen Systeme der Wohnungsfürsorge mit Wohnungsnachweis und Rechtsauskunft. Die Straßburger Einrichtungen des Wohnungsamts haben im Jahre 1905 auf dem Internationalen Wohnungskongresse, der anläßlich der Weltausstellung in Lüttich dort stattfand, sowie bei Abordnungen anderer Städte und der deutschen Zentralstelle für Volkswohlfahrt nach Straßburg uneingeschränkte Anerkennung gefunden. Von der Stadt wurden für Verbesserungen und den Abbruch von Häusern u. dergl. bisher etwa 1 Million M aufgewendet. Ein großer Straßendurchbruch durch Teile der Altstadt mit sehr engen Gassen und Winkeln, der auf 12 Millionen M veranschlagt ist, steht bevor. Seine Durchführung wird nicht nur dem Verkehre, sondern auch der Wohnungshygiene zugute kommen.

In Metz wurde die Wohnungsinspektion nach dem Muster von Straßburg am 1. Oktober 1905 eingerichtet. Die Wohnungsverhältnisse in Metz waren in den von der Arbeiterbevölkerung bewohnten Stadtteilen die denkbar schlechtesten, weshalb der Wohnungsinspektor hier ein dankbares Feld der Betätigung fand. Es wurden vom 1. Oktober 1905 bis 31. März 1909 2907 Häuser mit 11088 Wohnungen untersucht und die notwendigen Verbesserungen durchgeführt, wobei nicht verbesserungsfähige Wohnungen und Häuser geräumt wurden. Die Verbesserung der Aborte mit Anschlüssen der Häuser an die Wasserleitung und die Kanalisation wurde allenthalben durchgesetzt. Seit dem Anfang der 1890er Jahre wurden von der Stadt Metz für Ankauf und Abbruch von Häusern, Straßendurchbrüche, Anlage von Spiel- und Rasenplätzen rund 1200000 M aufgewendet.

In Diedenhofen haben sich seit der Stadterweiterung die Wohnungsverhältnisse wesentlich verbessert.

Auf dem Lande liegen die sanitären Mißstände zum großen Teil in den Wohnungsverhältnissen. Bei einem Vergleiche zwischen Elsaß und Lothringen müssen, allgemein betrachtet, diese Verhältnisse in Lothringen als gesundheitlich schlimmer bezeichnet werden.

Bei der Bauart in Lothringen sind zwar, weil die Häusereingänge und Düngerstätten unmittelbar an der Straße liegen, die Übelstände leichter zu übersehen und zu kontrollieren als im Elsaß, wo die Anwesen für sich abgeschlossen sind; dafür sind aber die Wohnungen in Lothringen im ganzen unzulänglicher und, schon weil die Stallungen so eng damit verbunden sind, vielfach sehr unreinlich. Sehr viele Wohnungen bestehen nur aus einem Vorder- und Hinterzimmer, zwischen denen ein dunkler Raum liegt, der oben einen Schornstein bildet und als Küche dient.

Bei der ländlichen Bauart im Elsaß sind die Wohnungen im ganzen sauberer, weniger veraltet, und es sind auch die Mißstände in den einzelnen Wohnungen von geringerer gesundheitlicher Bedeutung, als dies bei den kaum voneinander getrennten Wohnungen Lothringens der Fall ist. Übertragungen von Krankheiten geschehen leichter, und es sind deshalb Kontaktepidemien von Typhus in Lothringen häufiger als im Elsaß aufgetreten.

Besonders schlimme Wohnungsverhältnisse haben sich im Nordwesten von Lothringen mit dem lebhaften Aufschwung der Eisenindustrie und des Bergbaues entwickelt. Trotz aller Anstrengungen konnte die Bautätigkeit der ungemein raschen Zunahme der Bevölkerung in diesem Industriegebiete, wobei die Einwanderung von meist italienischen Arbeitern die Hauptrolle spielte, nicht folgen. Speicher, Stallungen, Scheunen, Keller wurden geräumt, dürftige Bretterbuden als Wohnungen hergerichtet. Räume, kaum so groß, um als Aufenthalt für eine einzelne Person zu dienen, wurden mit einem halben Dutzend Leuten belegt. Lüftung dieser Gelasse durch die etwa vorhandenen Fenster fand zur Vermeidung des geringsten Wärmeverlustes kaum statt.

Am bedenklichsten waren die Zustände in den Massenquartieren und Schläferherbergen, wo oft nicht nur 30 bis 40 Mann — je 2 bis 3 in demselben Bette —

schliefen, sondern auch morgens, wenn die einen sich vom Lager erhoben, sofort ebensoviele sich in die eben erst freigewordenen Betten hineinlegten. Dazu kam noch, daß Aborte entweder gar nicht oder nur in einem unbeschreiblichen Zustand der Verschmutzung vorhanden waren und von den als Aborte benutzten Löchern oder Misthaufen die dicht daneben liegenden Wohnungen förmlich verpestet wurden.

Bei diesen Wohnungsverhältnissen ist es nicht zu verwundern, daß im Industriegebiete Lothringen der Typhus die bekannte große Ausbreitung fand.

Allmählich haben sich diese Zustände, namentlich durch Anlage von gut eingerichteten Arbeiterkolonien und Logierhäusern seitens der großen Werke, wesentlich gebessert. Das System der Kost- und Logierhäuser ist überall durch Ortspolizeiverordnungen geregelt und dauernder Überwachung unterstellt worden.

Wasserversorgung.

Die Versorgung mit einwandfreiem Trinkwasser war früher in Stadt und Land im ganzen nur mangelhaft. Wie aus einer von dem Berichterstatter im Jahre 1889 gemachten Aufnahme und Beschreibung aller im Lande vorhandenen Wasserleitungen hervorgeht, bestanden solche von größerem oder geringerem Umfang, zentrale oder mehr Einzelversorgungen, nur in 477 oder in 28 % der damals vorhandenen 1699 Gemeinden des Landes (jetzt 1706), Städte und Dörfer.

Wie früher, so weist auch jetzt noch, wie die Zusammenstellung auf Seite 415 zeigt, die weitaus größte Zahl der Wasserleitungen die Lothringer Hochebene auf; ein kleiner Teil entfällt auf die Gebirgsgegenden und das Hügelland und nur eine verhältnismäßig geringe Zahl auf die Rheinebene. Es ist dieses Verhältnis in der geologischen und hydrologischen Beschaffenheit des Landes begründet.

In der Rheinebene finden sich in geringer Tiefe unter der Erdoberfläche wasserführende Kiesschichten, aus denen fast immer brauchbares Trinkwasser durch Brunnenanlagen gewonnen werden kann. Das Bedürfnis nach besonderen Wasserleitungen ist demgemäß für die kleineren Ortschaften in der Rheinebene gering. In den Gebirgsgegenden tritt ein solches Bedürfnis schon mehr hervor. Der Untergrund besteht hier meist aus gewachsenem Fels; es bilden sich daher nur vereinzelt in Klüften und Rissen des Gesteins unterirdische Wasseransammlungen, welche schließlich als Quellen zu Tage treten. Solche sind es denn auch, welche in der Regel zur Wasserversorgung der Gebirgsorte und der unweit davon gelegenen Gemeinden benutzt werden.

Der Untergrund des lothringischen Hügellandes besteht, im allgemeinen betrachtet, ebenfalls aus wasserundurchlässigen Gesteinmassen. Diese Undurchlässigkeit des Untergrundes in Verbindung mit der geringen Wasseraufnahmefähigkeit des hier meist schweren Lehmbodens bewirken die Bildung der vielen Weiher in Lothringen und die so häufig schon bei verhältnismäßig nicht bedeutenden Regengüssen auftretenden Überschwemmungen gewisser Wiesentäler, denen man durch umfangreiche Flußregulierungen abhelfen mußte. Da der Abfluß der atmosphärischen Niederschläge also hauptsächlich oberirdisch stattfindet in Rinnsalen und Wasserläufen, weniger dagegen unterirdisch in Gestalt von Grundwasser, sind die Quellen wenig zahlreich und zeigen sich namentlich dort, wo undurchlässige Erd- und Gesteinschichten zu

Tage treten, welche aufwärts von mehr durchlässigem Boden überlagert werden. Diese Quellen, welche unter solchen Verhältnissen oft das einzige Hilfsmittel sind, um eine dauernde Speisung von Wasserleitungen zu ermöglichen, müssen häufig auf große Entfernungen zugeleitet und durch weitläufige Fassungen gesammelt werden. Hieraus erklärt sich die größere Zahl der Wasserleitungen in Lothringen, das starke Bedürfnis nach ihrer Vermehrung und die häufige Schwierigkeit ihrer Herstellung. Neuerdings werden in Lothringen große, im Gebirge gefundene, unterirdische Wasserbecken zu Gruppenwasserleitungen benutzt, an denen manchmal 10 bis 15 Ortschaften beteiligt sind.

Vor 1870 besaßen von größeren Städten nur Metz seit 1865, von den kleinen Städten nur Bolchen seit 1858 zentrale Wasserversorgungen. Solche erhielten Straßburg erst 1879, Colmar 1884, Mülhausen 1884, Hagenau 1885, Weißenburg 1885, Saargemünd 1885, Diedenhofen 1886; es folgten alsdann in schnellerem Tempo mittlere und kleine Städte nach.

Bis zum Jahre 1878 war der Bau von Wasserleitungen den Gemeinden überlassen, die nicht immer fachkundige Personen zum Baue heranzogen. Von 1878 an übernahm die Meliorationsbauverwaltung, die über ein großes technisch geschultes Personal verfügt, die Anlage aller mit staatlicher Beihilfe zu errichtenden Wasserleitungen.

Aus dem vorerwähnten Grunde sind die aus älterer Zeit stammenden Wasserleitungen nicht immer technisch vollkommen und namentlich nicht hygienisch einwandfrei angelegt.

Ein Beispiel bietet die Wasserleitung von Metz, deren Quellgebiet dicht bei dem Orte Gorze liegt. Wegen des mangelhaften baulichen und hygienisch bedenklichen Zustandes der Quellanlagen mußte sie anläßlich einer Typhusepidemie im Orte Gorze im Jahre 1903 aus Vorbeugungsgründen geschlossen werden, wodurch die Wassersnot in Metz entstand und die sogenannten Bouillon-Quellen der Gorzer Leitung zu einer gewissen traurigen Berühmtheit gelangten. Unter dem Hochdruck der damaligen Verhältnisse wurden die notwendigen baulichen Verbesserungen im Quellgebiete zwar in kürzester Frist vorgenommen; die Sanierung der Leitung jedoch hat sich bis in das Jahr 1909 erstreckt. Die ganze Leitung ist 14400 m lang, wovon 12300 m einen gemauerten Kanal bilden, 2040 m aus gußeisernen Röhren bestehen, in denen das Wasser unter natürlichem Drucke der Stadt Metz zufließt. Der Leitungsstollen ist teils von höherem Gebirge, teils bei dem Übergange durch einige Täler von nur geringen Erdschichten überlagert.

Bei den Untersuchungen und Begehungen des Stollens, dessen Mauerwerk undicht ist, hatte sich nun herausgestellt, daß in seinen hochüberlagerten Teilen nur wenige Zuflüsse vorhanden waren, deren Wasser sich als gut filtriertes Grundwasser und bakteriologisch einwandfrei erwies, während die gering überlagerten Teile von der Bergseite her, namentlich nach starken Regengüssen und bei der Schneeschmelze, zahlreiche, geradezu jauchige Zuflüsse mit ganz hohem Keimgehalte darboten.

Vor einigen Jahren vorgenommene Abdichtungen des Stollens schienen eine Zeit lang von Erfolg zu sein. Die bei den regelmäßigen bakteriologischen Wasseruntersuchungen gewonnenen sehr hohen Keimzahlen nach starken Niederschlägen im Jahre 1909 lassen keinen Zweifel darüber, daß die Sanierung durch die vorgenommenen Dichtungsarbeiten nicht gelungen ist. Eiserne Rohrleitungen an den erwähnten Talübergängen werden allein, wie schon früher vorgeschlagen worden ist, imstande sein, die bestehenden Mißstände zu beseitigen.

Sonst ist die Wasserversorgung von Metz durch die Anlage eines neuen großen Hochbehälters mit größerem Drucke, als ihn der frühere Wasserturm aufwies, und durch die Anlage zweier Grundwasserleitungen aus dem Moseltal innerhalb des Festungsgürtels verbessert und erweitert worden.

Außer der Wasserleitung in Metz seien hier nur 2 besonders schlimme Beispiele unhygienischer Anlagen aus nicht weit zurückliegender Zeit erwähnt, welche die Notwendigkeit des hygienischen Beirats bei der Errichtung von Wasserversorgungen erkennen lassen. Bei Typhusermittlungen stellte sich heraus, daß in einer Gemeinde dicht an den Hochbehälter eine Abtrittsgrube angebaut war, in einer anderen Gemeinde der Behälter in einem stark gedüngten Privat-Blumen- und -Gemüsegarten ohne jeden sicheren Schutz vor Verunreinigung angelegt war.

Die Brunnenanlagen in Stadt und Land waren früher in hygienischer Beziehung ebenso schlecht wie überall sonst. Die Mängel bestanden hauptsächlich in der Undichtigkeit der Wandungen und der Bedeckungen wie in der zu geringen Entfernung von undichten Aborten und Düngergruben. Die Verhältnisse in den engen Städten waren oft noch bedenklicher als auf dem Lande.

Die Medizinalverwaltung hat der hygienischen Seite der Gemeindewasserversorgungen seit 1894 besonderes Interesse dadurch entgegengebracht, daß regelmäßige Untersuchungen mit Aufstellung von Wasserfragebogen für jede Gemeinde angeordnet wurden. Das Ergebnis dieser Untersuchungen war jedoch deshalb unbefriedigend, weil sie in der Hauptsache den Kantonalärzten übertragen waren, die nach Lage der Verhältnisse, mit wenigen rühmlichen Ausnahmen, diesen sanitären Dienst nicht versehen konnten. Deshalb wurde zunächst im Gebiete der Typhusbekämpfung durch den Ministerialerlaß vom 14. Mai 1905 die Untersuchung der Wasserversorgungen unter Zugrundelegung neuentworfener Fragebogen den Kreisärzten allein übertragen, denen jedoch bei Typhusermittlungen die bakteriologischen Anstalten beizustehen haben.

Endlich erfolgte in Gemäßheit des Beschlusses des Bundesrats vom 16. Juni 1906[1]), betreffend Anleitung für die Einrichtung, den Betrieb und die Überwachung öffentlicher Wasserversorgungsanlagen, welche nicht ausschließlich technischen Zwecken dienen, am 12. Juli 1909[2]) der Erlaß von besonderen Vorschriften, welche die chemische und bakteriologische Prüfung des Wassers und die hygienische Mitwirkung des Kreisarztes vor der Errichtung der Anlage, während derselben, vor der Inbetriebsetzung und bei der Überwachung regeln. Diese Bestimmungen wurden auch auf den Bezirk Ober-Elsaß ausgedehnt. Es ist nunmehr die Möglichkeit gegeben, daß Technik und Hygiene mehr Hand in Hand gehen und die Forderungen letzterer besser zur Geltung kommen als es früher leider mitunter geschehen ist.

---

[1]) Veröff. d. Kaiserl. Gesundheitsamts 1906 S. 777.

[2]) Desgl. 1909 S. 1074.

Für die Anlage von Brunnen wurden 1905 im Unter-Elsaß, 1906 in Lothringen[1]) und 1907 im Ober-Elsaß durch Bezirkspolizeiverordnung Brunnenordnungen erlassen, welche bestimmen, daß Brunnen, gleichviel ob sie öffentliche oder private sind, bei der Neuanlage oder, wenn sie geschlossen werden mußten, vor ihrer Wiederbenutzung vom Kreisarzt in hygienischer Beziehung zu begutachten sind. In allen Bezirken wurden durch den Landesgesundheitsinspektor und einen technischen Beamten der Meliorationsbauverwaltung Kurse für Brunnenmacher abgehalten.

Welche Fortschritte auf dem Gebiete der Gemeindewasserversorgung gemacht worden sind, zeigt die folgende Zusammenstellung. Vom Jahre 1878 bis zum 31. März 1908 sind unter der Leitung der Meliorationsbauinspektoren insgesamt in 822 Gemeinden 1664 Wasserleitungen zum Teil neu angelegt oder erweitert, zum Teil ausgebessert worden, welche zusammen eine Ausgabe von 18547000 M verursacht haben.

Unter diesen 1664 Bauausführungen befinden sich 1157 Neuanlagen bezw. Umbauten und Erweiterungen mit einem Aufwand von 15025400 M, durch welche 459107 Einwohner mit gutem Trink- und Gebrauchswasser versehen wurden. Diese Leitungen enthalten 1226 öffentliche Laufbrunnen, 1494 öffentliche Ventilbrunnen, 24784 Privatbrunnen und 5201 Stück Hydranten. Die Länge der neugelegten Wasserleitungen beträgt 1608739 m und 302 von ihnen sind mit Sammelbehältern von insgesamt 31857 cbm Inhalt versehen.

Auf die einzelnen Bezirke verteilen sich die durch Wasseranlagen versorgten Gemeinden in folgender Weise:

Unter-Elsaß	161	Gemeinden
Ober-Elsaß	141	„
Lothringen	520	„
	822	Gemeinden.

(Eingerechnet sind hier nicht die Gemeinden, welche schon vor 1878 Wasserleitungen hatten.)

Außerdem waren am 31. März 1908 in 124 Gemeinden von Elsaß-Lothringen unter Leitung der Meliorationsbauinspektoren 100 Wasserversorgungen im Baue begriffen, darunter 88 Neuanlagen bezw. Umbauten und Erweiterungen. Durch letztere, deren Anschlagsumme sich auf 4275470 M beläuft, werden 68044 Einwohner mit Wasser versorgt werden. Die Länge dieser Leitungen beträgt 310884 m. Sie erhalten zusammen 52 Sammelbehälter mit 11112 cbm Inhalt, 950 Hydranten, 61 Laufbrunnen, 189 Ventil- und 4323 Hausbrunnen.

Die Kosten aller zur Zeit in Ausführung begriffenen Wasserleitungsanlagen (Neuanlagen, Erweiterungen und Ausbesserungen) sind zu 4284890 M veranschlagt.

---

[1]) Veröff. d. Kaiserl. Gesundheitsamts 1906 S. 899.

Abflußwesen in Stadt und Land.

Kanalisationen, Beseitigung der Abfälle, Aborte, Düngergruben, Reinhaltung der Ortschaften.

In Straßburg waren schon in früheren Jahrhunderten Kanäle (Dohlen) vorhanden. Seit 1768 wurden neue Dohlen systematisch und zweckmäßig angelegt, die teilweise noch im Anfang der 1890er Jahre in Gebrauch waren und allmählich eine Länge von 39 km erreicht hatten. Diese Dohlen waren aber ausschließlich zur Ableitung von Regen-, Gebrauchs- und gewerblichen Abwässern bestimmt. Die Fäkalien mußten in Gruben untergebracht werden, deren Anlage durch eine Verordnung des Bürgermeisters vom Jahre 1857 in eingehender und zweckmäßiger Weise, namentlich auch bezüglich ihrer Dichtigkeit, geregelt war. Es bestanden im ganzen erträgliche Zustände namentlich durch die Tätigkeit der Sanitätspolizei seit 1870 und der obenerwähnten Kommission für ungesunde Wohnungen. Erst Mitte der 1890er Jahre wurde zum Baue einer Kanalisation geschritten, welche die unterirdische Ableitung der Fäkalien berücksichtigte. Zur Zeit hat diese Schwemmkanalisation eine Länge von etwa 125 000 m. In der Innenstadt sind sämtliche (5429) Häuser für Regen- und Gebrauchswässer, 4472 Häuser mit den Aborten angeschlossen. Auch in den Vororten schreitet die Kanalisation gut vorwärts, und es sind bereits 1061 Häuser, davon 276 mit Aborten, angeschlossen.

Ähnliche Verhältnisse wie Straßburg bietet Metz, wo in der auf einem Hügel gelegenen Altstadt ein teilweise uraltes und vielfach begehbares Kanalsystem von etwa 15 km Länge vorhanden ist. Es diente aber zur Aufnahme nicht nur flüssiger, sondern auch fester Abfallstoffe. In den undichten Kanälen fand teils Versickerung des Inhalts statt, teils floß er der Mosel zu. Sanitäre Mißstände bedenklicher Art waren in der Altstadt namentlich in den am Seillekanale — Gerbergraben — gelegenen Häusern vorhanden, in denen Abortanlagen meistens nicht vorhanden waren. Die Seille diente als Kloake für alle Abgänge. Auch von den Häusern, die in der Nähe des durch die Stadt fließenden, sich mehrfach teilenden Moselarms liegen, wurden vielfach menschliche Abgänge aller Art durch unkontrollierte Kanäle dem Wasser zugeführt. In den besseren Häusern waren Abortgruben im ganzen gut angelegt; in vielen anderen Häusern jedoch bestanden Schwindgruben, aus welchen die flüssigen Bestandteile entweder durch Überläufe in die Straßenkanäle gelangten oder im Boden versickerten, während die festen Bestandteile Jahre und Jahrzehnte lang liegen blieben.

Auch in den Vororten von Metz fanden sich ähnliche Zustände. Durch die in den Jahren 1902/3 in Angriff genommene Schwemmkanalisation, an welche auch die Vororte Anschluß finden, sind diese Zustände teilweise schon beseitigt und werden mit Beendigung des Baues der Kanalisation in einigen Jahren ganz verschwunden sein. Der erwähnte berüchtigte Gerbergraben ist durch Zuschüttung und Abbruch von Häusern in eine Straße verwandelt worden, durch welche ein Hauptstrang der Kanalisation geht, an den die Häuser angeschlossen sind.

Gute Kanalsysteme sind in den letzten 10 bis 15 Jahren auch in anderen größeren und kleineren Städten teils ausgeführt, so in Colmar, Mülhausen, Diedenhofen, Bolchen und anderen, teils im Bau begriffen. In manchen kleinen städtischen Gemeindewesen lassen allerdings die Abfluß- und Abortverhältnisse noch viel zu wünschen übrig, und es steht Metz mit dem früheren Zustand des Gerbergrabens leider nicht vereinzelt da.

In den Landgemeinden sind die Abflußverhältnisse noch wenig geregelt. Hier kommt es hauptsächlich zur Verschmutzung der Höfe und Straßen durch das Überlaufen der Jauche aus den Düngerstätten, die vielfach auf bloßem Boden ohne Umfassung, ohne Grube für die Jauche lagern. In dieser Beziehung steht es in Lothringen wegen der Bauweise der Dörfer schlimmer als im Elsaß, zumal dort die Jauche als Dungmittel wenig geschätzt wird und die schwer zu bekämpfende Ansicht besteht, daß sie für den schweren Boden Lothringens belanglos sei.

Daher hat die am 15. Juni 1885 für Lothringen erlassene Bezirkspolizeiverordnung, betreffend die Erhaltung der Reinlichkeit in den Ortschaften behufs Fernhaltung gesundheitschädlicher Einflüsse, die eingehend die Anlage von Düngerstätten berücksichtigte, im ganzen nur wenig Fortschritte gebracht. Eine gründliche Besserung dieser Verhältnisse ist auch schwer möglich. Man wird sich mit der allgemeinen Durchführung und Erhaltung einer sicheren Umsteinung der Düngerstätten, der Anlage von dichten Jauchegruben und eines guten Rinnenpflasters auf den Straßen begnügen müssen.

Nebenbei sei hier zur Richtigstellung geäußerter Ansichten bemerkt, daß die Herstellung guter Rinnsteine mit starkem Gefälle zur schnellen Abführung überlaufender Jauche zur Sanierung der Ortschaften allein nicht genügt. Für die Reinhaltung der Ortschaften sind solche Rinnen wohl erforderlich, jedoch sind sie geeignet, Keime ansteckender Krankheiten weiterzuführen und Wasserläufe zu verunreinigen. Jedenfalls müßten den Dungstätten an den Straßen die menschlichen Entleerungen fernbleiben.

Im Elsaß sind die Verhältnisse in dieser Beziehung etwas besser; im Unter-Elsaß hauptsächlich auf Grund der Bezirkspolizeiverordnung vom 3. März 1890, die den Gemeinden den Erlaß von Ortspolizeiverordnungen im Sinne der Reinhaltung der Ortschaften auferlegte. Hierin sind besonders im Kreise Zabern große Fortschritte erzielt worden. Im Ober-Elsaß besteht über die Reinlichkeitspolizei in den Ortschaften eine Verordnung des Präfekten vom 31. Juli 1854.

Daß es übrigens auch in Lothringen möglich ist, die Anlage guter Düngerstätten mit Jauchegruben durchzuführen, zeigt das Beispiel der Gemeinde Spichern (Kreis Forbach), wo die Polizeiverordnung alsbald scharf gehandhabt wurde und die Leute allmählich deren Wert erkannten.

Durch die Meliorationsbauverwaltung wurden in den Jahren 1889 bis 1908 wirkliche Kanalisationsarbeiten in 55 Gemeinden ausgeführt, davon im Unter-Elsaß in 12, in Lothringen in 35, im Ober-Elsaß in 8.

Sonstige Entwässerungsarbeiten, wie Herstellung oder Verbesserungen von offenen oder überdeckten Rinnen, Räumung, Verlegung und Verbesserung von Dorfgräben, wurden in 68 Gemeinden vorgenommen, davon im Unter-Elsaß in 11, in Lothringen in 41, im Ober-Elsaß in 16.

Zu bemerken ist, daß die großen Städte diese Arbeiten selbständig durch ihre Bauämter ohne Mitwirkung der Meliorationsbauverwaltung ausführen lassen. Das gleiche gilt von ihren Wasserversorgungen.

Die Abortverhältnisse sind auf dem Lande noch recht übel. In Lothringen fehlen Aborte in vielen Häusern gänzlich. Stuhl und Harn werden dem Düngerhaufen übergeben und mit dem Dünger verstreut. In vielen Fällen besteht die Abortanlage aus einem im Garten ausgehobenen Loche, das ein dürftiger Verschlag umgibt und in dem ein Sitzbrett angebracht ist. Die Reinigung und Entleerung wird selten vorgenommen, so daß die Kotmassen manchmal die Höhe des Sitzes erreichen. Im Elsaß fehlen selten Aborte bei einem Hause, auch sind sie reinlicher als in Lothringen. Um hier Besserung zu erzielen, ist viel Zeit und Geduld erforderlich. Die Schule sollte auch hierin erzieherisch wirken, und die Schulaborte müßten Muster von praktischer Anlage und größter Reinlichkeit sein. Leider fehlt hierin noch viel.

Die Abortfrage auf dem Lande ist deshalb schwierig zu lösen, weil nach Lage der Gesetzgebung ein Zwang zur Abortanlage für bestehende Wohnhäuser nicht ausgeübt werden kann. Nur bei Neubauten oder beim Auftreten ansteckender Krankheiten ist ein Zwang möglich.

Die Reinhaltung der Straßen und Plätze in den großen Städten, deren Verwaltungen diesen mit Kehren, Besprengen der Straßen, Abfuhr des Mülls auf geeignete Plätze verbundenen Dienst übernommen haben, ist nicht zu beanstanden. In Metz gab es vor der Regelung des Abfuhrwesens im Jahre 1903 über 50 vor der Stadt verstreute Ablagerungsplätze, ein hygienischer Mißstand, der durch Ankauf eines hinreichend großen, weit vor der Stadt gelegenen und gut umzäunten Geländes beseitigt worden ist. In den kleinen Städten, in denen die Reinigung der Straßen, die Abfuhr des Kehrichts und des Mülls noch den Bewohnern überlassen sind, bleibt noch manches zu wünschen übrig. Der in unzweckmäßigen Wagen aufgeschüttete Müll wird oft unterwegs in den Straßen teilweise wieder verstreut. Im allgemeinen besteht aber auch in den ländlichen Ortschaften das Bestreben, mindestens am Ende der Woche die Straßen für den kommenden Sonntag zu reinigen.

Reinhaltung der Flüsse und Wasserläufe.

Für dieReinhaltung der Flüsse war und ist noch nicht in genügender Weise gesorgt.

Straßburg besitzt eine zur Abfangung aller festen Bestandteile der Abwässer mit einer Grobrechenanlage und einem Geigerschen Siebschaufelrade versehene und hier zum ersten Male ausgeführte Kläranlage, von der die Abwässer in die Ill gelangen, die einige Kilometer unterhalb der Stadt in den Rhein mündet.

In Mülhausen werden die Abwässer der Schwemmkanalisation in einem 12 km langen, teils gedeckten teils offenen Kanale der von der Landesverwaltung hergestellten Bewässerung eines Ödlandes von 1500 ha, der Haard, zugeführt, wo die Abwässer je nach Bedarf, nach ihrem Konzentrationsgrade, mit dem Wasser des Hauptbewässerungskanals, der von einem Arme des Rheines herkommt, gemischt werden. Der Erfolg dieser Berieselung der Haard ist ausgezeichnet. Aus dem Ödland sind bereits gute Erträge gebende Wiesen geworden.

In Colmar besteht eine zentrale Kläranlage nicht; jedoch ist Fabriken, Anstalten, Kasernen, Lazaretten und Privathäusern, deren Aborte an die Kanalisation angeschlossen sind, auferlegt, ihre Abwässer vor der Einleitung in die Kanäle einer Klärung nach einem bewährten Systeme zu unterziehen. Die Abwässer gelangen alsdann in die Ill. Der Inhalt der Gruben wird durch Abfuhr der Landwirtschaft nutzbar gemacht.

In Metz sind zentrale Kläranlagen noch nicht vorhanden, aber mit dem Fortschreiten der Kanalisation in Aussicht genommen. Das gleiche gilt von Diedenhofen.

Kläranlagen, teilweise mit biologischem Klärverfahren, sind für mehrere Anstalten, z. B. für die drei Bezirksirrenanstalten und die drei Lungenheilstätten, eingerichtet.

Einen genaueren Überblick über die vorhandenen Einrichtungen zur Reinhaltung der Wasserläufe zu geben, ist zur Zeit leider nicht möglich, weil das Material dazu unvollständig ist.

Verunreinigungen der Wasserläufe durch gewerbliche Abwässer und durch menschliche Entleerungen bei unmittelbarem Einmünden von Aborten findet man noch in kleinen Städten und den Dörfern, die am Ufer von Flußläufen liegen. So wurden noch vor einigen Jahren in der Kreisstadt Rappoltsweiler im Ober-Elsaß 110 Aborte gezählt, welche unmittelbar in den die Stadt durchfließenden Arm der Streng mündeten. In diesem wurde Wäsche gewaschen.

Besonders bedenklich sind hinsichtlich der Flußverunreinigung die Zustände bei den im Sommer nur wenig Wasser führenden Nebenflüssen der Mosel im Industriegebiete des Kreises Diedenhofen West mit den vielen stark bevölkerten Gemeinden.

Desinfektionswesen.

Während früher das Desinfektionswesen nur in den größeren Städten einigermaßen geordnet war, hat die Typhusbekämpfung zu einer Neuregelung dieses Zweiges der Krankheitsbekämpfung geführt.

In Anbetracht dessen, daß die Darstellung des Desinfektionswesens im Gebiete der Typhusbekämpfung von anderer Seite erfolgt ist (vgl. III. Teil Nr. 10), sei hier nur sein derzeitiger Stand in Elsaß-Lothringen kurz wiedergegeben.

Im ganzen sind 271 Desinfektoren vorhanden, von denen auf die Bezirke Unter-Elsaß 109, Lothringen 113, Ober-Elsaß 49 entfallen. Der größte Teil von ihnen ist in den im Jahre 1905 in Straßburg und in Metz bei den Typhusstationen eingerichteten Desinfektorenschulen ausgebildet worden; einige andere haben ihre Ausbildung vorher an den Zweigstationen erhalten.

Die Bildung von Desinfektionsgenossenschaften — mangels eigenen Vermögens der Kreise in Elsaß-Lothringen das beste Mittel, das Desinfektionswesen zu fördern und die einzelnen Gemeinden vorkommendenfalls bei Ausbruch von Epidemien zu entlasten — ist erfolgt in den Kreisen Saarburg, Saargemünd, Château-Salins, Diedenhofen Ost, Metz Land, Forbach und steht in Bolchen bevor. Im Kreise Diedenhofen West ist die Bildung eines solchen Zweckverbandes deshalb weniger notwendig, weil die großen Gemeinden des Industriegebiets für sich leistungsfähiger sind. Im Bezirk Unter-Elsaß ist bisher nur im Kreise Zabern ein Desinfektionsverband zustande gekommen.

Die Beschaffung von Dampf-Desinfektionsapparaten für Städte, Krankenhäuser und die Desinfektionsverbände hat Fortschritte gemacht. Es wurden im Juni 1910 im Unter-Elsaß 22, in Lothringen 20, im Ober-Elsaß 12 gezählt. 4 der Apparate in Lothringen sind fahrbar.

Krankentransportwesen.

Bezüglich des Krankentransportwesens und der Einrichtungen für erste Hilfeleistung in Elsaß-Lothringen, die im Jahrbuch der Medizinalverwaltung für das Jahr 1908 eingehend dargestellt sind, muß auf die Wiedergabe von Einzelheiten verzichtet werden. Es sei nur erwähnt, daß durch die Beschaffung von guten Räderbahren und namentlich von bespannbaren großen Krankenwagen, die für den Ferntransport von Typhuskranken in die Krankenhäuser von großer Wichtigkeit sind, erhebliche Fortschritte gemacht sind. Solche sind vorhanden in Metz, Château-Salins, Diedenhofen Ost und West, Saargemünd und Straßburg, wo im Jahre 1909 zwei Automobile mit elektrischem Antrieb eingestellt worden sind.

Nahrungsmittel.

Für die technische Untersuchung der Nahrungs- und Genußmittel sind drei den staatlichen Polizeidirektionen der Städte Straßburg, Mülhausen und Metz beigegebene Anstalten vorhanden.

Eines wichtigen Nahrungsmittels, der Milch, ist hier besonders zu gedenken, welches bei der Übertragung von Typhus von erheblicher Bedeutung werden kann und auch in Elsaß-Lothringen Epidemien veranlaßt hat. Hinsichtlich der Wertprüfung der Milch findet in den größeren Städten eine regelmäßige, polizeiliche Kontrolle, in Straßburg eine sogenannte verschärfte Kontrolle statt, die um das Doppelte bis Dreifache bessere Ergebnisse aufweist als die früher übliche. Die verschärfte Kontrolle besteht in der Bestimmung des spezifischen Gewichts, des Fettgehalts vermittels des Feserschen Laktodensimeters, in der Beachtung von Verschmutzung und, bei Verdacht auf Zersetzung, in Ausführung der Alkoholprobe. Diese Untersuchungsmethode wird auch den anderen Städten zur Einführung empfohlen werden.

Wünschenswert bleibt es aber, mit der Überwachung des Milchhandels schon bei den Produktionsstätten einzusetzen, Genossenschaften zu gründen, die besondere Lieferungsbedingungen an die Lieferanten zu stellen hätten, und an Ort und Stelle der Milchproduktion eine häufigere tierärztliche Kontrolle einzurichten. Auch eine ärztliche Überwachung des Personals größerer Molkereien scheint geboten.

Die durch infizierte Milch übertragenen Typhuserkrankungen waren entweder auf Typhusfälle im Hause des Milchhändlers, auf verdächtige Brunnen oder auf Bazillenträger zurückzuführen.

Krankenpflegewesen.

Für die Pflege von Kranken werden in Elsaß-Lothringen 103 allgemeine, öffentliche Krankenhäuser mit rund 7500 Betten und 33 Privatkrankenhäuser mit rund 1000 Betten gezählt. Nicht eingerechnet sind Spezialanstalten für Augenkranke, Schwangere, Sieche, Geisteskranke, Lungenkranke und dergl.

Eine große Anzahl der öffentlichen Anstalten sind kleine Gemeinde- oder Kantonspitäler gemischten Charakters, die gleichzeitig der Pflege von Kranken und von armen alten Leuten dienen. Für die Aufnahme von Personen, die an übertragbaren Krankheiten leiden, sind diese kleinen Spitäler wegen Mangels an Absonderungsräumen meistens nicht geeignet. Hierin fehlte es aber auch früher vielfach bei den größeren Anstalten. Nur zur Unterbringung von Pockenkranken waren auf Anordnung des Ministeriums seit Anfang der 1880er Jahre besondere Räume vorgesehen, auch waren in einigen Städten, als im Jahre 1884 die Cholera von Frankreich aus drohte, Baracken errichtet worden. Während früher Typhuskranke in vielen Spitälern in den allgemeinen Krankensälen verpflegt wurden, weil man sich der Übertragung von Person zu Person nicht genügend bewußt war, hat hierin die Typhusbekämpfung Wandel geschaffen, und es sind jetzt in allen größeren Krankenanstalten Isolierräume vorhanden, vielfach in Form von Baracken nach bewährten Systemen.

Noch andere Zweige der Hygiene hier zu berühren, dürfte sich erübrigen, weil sie mit der Typhusbekämpfung nicht in näherem Zusammenhange stehen. Erwähnt sei nur noch, daß für die hygienische Beaufsichtigung der gewerblichen, industriellen, bergbaulichen Anlagen und Einrichtungen in Elsaß-Lothringen, der Gesundheits-, Wohnungs- und Wohlfahrtsverhältnisse der Arbeiter der dem Ministerium zugeteilte, zuerst für die Seuchenbekämpfung bestellte Landesgesundheitsinspektor seit April 1908 hauptsächlich als Landesgewerbearzt erfolgreich tätig ist und bei der ausgedehnten Industrie und dem bedeutenden Bergbau des Landes durch Vorschläge zu hygienischen Verbesserungen an der Seuchenbekämpfung mittelbar sich beteiligt.

12. Mitwirkung der praktischen Ärzte und des Publikums bei der Typhusbekämpfung.

Von

Dr. Symanski,
Kreisarzt in Gostyn,
früherem Leiter der Bakteriologischen Untersuchungsanstalt Metz.

Die Erfahrungen der Seuchenbekämpfung der letzten Jahrzehnte haben gezeigt, daß zu einer wirksamen Abwehr und Unterdrückung der übertragbaren Krankheiten eine Mitwirkung der praktischen Ärzte unerlässlich ist. Dem entspricht auch die Bestimmung im § 7 Abs. 2 des Reichsgesetzes, betr. die Bekämpfung gemeingefährlicher Krankheiten, vom 30. Juni 1900, daß der behandelnde Arzt berechtigt ist, gelegentlich der Krankheitsermittlung den Untersuchungen beizuwohnen. Sein Beisein bei den Ermittlungen ist auch in jedem Falle wünschenswert, einmal schon um etwaigen Mißverständnissen, die in Abwesenheit des behandelnden Arztes zwischen dem Kranken, seiner Umgebung und den amtlichen Bekämpfungsorganen entstehen könnten, vorzubeugen und zweitens auch deswegen, weil bei der Anordnung einer Überführung des Kranken in das Krankenhaus auf das Urteil des behandelnden Arztes großes Gewicht zu legen sein wird. Es ist nicht zu bestreiten, daß nicht selten dem von der Bevölkerung abhängigen behandelnden Arzte aus der Anzeigepflicht und den sich daran anschließenden Maßnahmen Schwierigkeiten erwachsen können, ja daß es Fälle geben kann, in denen er in einen Widerstreit seiner Pflichten gerät. Deshalb ist es geboten, daß die staatlichen Organe dem Arzte die Mitarbeit erleichtern. Eine Hauptaufgabe wird es daher sein — und das ist wesentlich eine Frage des persönlichen Taktes —, unter keinen Umständen das Vertrauen des Kranken und seiner Umgebung zu dem behandelnden Arzte zu erschüttern, da ja gerade das Vertrauensverhältnis zwischen dem Arzte und dem Publikum in der Heilkunst eine sehr wichtige Beziehung darstellt.

Was nun die Mithilfe des praktischen Arztes zur Stellung der bakteriologischen Diagnose, namentlich in den ersten Krankheitstagen, anbelangt, so war man in Lothringen, abgesehen von den in den Metzer Spitälern untergebrachten Fällen, fast ausschließlich auf die Agglutinationsprüfung angewiesen, da die Entnahme einer größeren Blutprobe, wie solche zu einer Bakterienzüchtung in der Mehrzahl der Fälle notwendig ist, außerhalb des Krankenhauses in der Regel auf Widerstand stößt. Diese Erfahrung ist von fast allen Stationen bestätigt worden. Daß natürlich auch gelegentlich vor der Übersendung einer Blutprobe Stuhl- und Urinproben eingesandt werden und zuweilen schon durch ihre Untersuchung eine bakteriologische Diagnose gestellt werden kann, braucht wohl kaum erwähnt zu werden, wenn freilich auch die

Prozentzahl der positiven Ergebnisse aus letzteren Untersuchungen eine geringere zu sein pflegt. Daneben darf ein anderes Verfahren, das zwar der bakteriologischen Untersuchung nicht gleichwertig ist, nicht außer Acht gelassen werden, nämlich die Feststellung der Leukocytenzahl. Eine Vermehrung der Leukocyten, insbesondere im Beginn einer akuten Infektionskrankheit, spricht mit einer fast an Gewißheit grenzenden Wahrscheinlichkeit gegen das Vorhandensein von Unterleibstyphus. Die Herstellung des hierzu erforderlichen Objektträgerausstrichs neben der Einsendung der Blutkapillare dürfte für die Mehrzahl der Ärzte keine zu große Anforderung an ihre Geschicklichkeit und Zeit stellen. Um noch einmal die Frage der Bazillenzüchtung aus Blutproben zu streifen, so ist zu bemerken, daß es ein leichtes ist, größere Mengen von Blut zu erhalten, wenn man die Ärzte eines Bezirkes von Anfang an um Einsendung größerer Blutmengen ersucht. Eine Änderung freilich an einem jahrelang geübten Verfahren nachträglich herbeizuführen, stößt meist auf ziemlich große Schwierigkeiten.

Nach der bakteriologischen Feststellung des Krankheitsfalls ist nun die Mitarbeit des Arztes nicht erschöpft, selbst dann nicht, wenn kein Zweifel an der klinischen Diagnose mehr besteht. Die verschiedenen Verfahren der bakteriologischen Feststellung und die Untersuchungen der verschiedenen Materialien lassen die mannigfaltigen Wege der Bazillenausscheidung erkennen und weisen darauf hin, auf welche Dinge bei Unschädlichmachung der ausgeschiedenen Keime ein besonderes Augenmerk zu richten ist; es sei hier außer der Darmentleerungen namentlich des früher als harmlos angesehenen Harnes und der bei Typhus durchaus nicht selten vorkommenden leichten und schweren Bronchialkatarrhe und Lungenentzündungen gedacht, bei denen der Ansteckungsstoff auch im Auswurf enthalten sein kann. Eine andere Frage von großer praktischer Wichtigkeit, bei der auf die Mithilfe der praktischen Ärzte großes Gewicht gelegt werden muß, ist die Feststellung der Dauer der Bazillenausscheidung. Weiß man doch, daß in etwa 2 bis 3 % aller Typhusfälle ein zeitweiliges oder selbst dauerndes Ausscheiden von Krankheitskeimen beobachtet wird. Ein Aufschluß über dies Verhalten ist nur durch häufige Stuhl- und Urinuntersuchungen zu gewinnen. Daß aber die Umgebung des Kranken während der eigentlichen Krankheitsdauer, also schon in der Fieberperiode, und nicht erst nach der Entfieberung veranlaßt wird, wiederholt Stuhl- und Urinproben einzusenden, wäre ohne die Mithilfe und den überredenden Einfluß des behandelnden Arztes kaum erreichbar. Diese frühzeitige Abgabe von Stuhl- und Urinproben erleichtert außerdem beträchtlich die späteren Materialeinsendungen, da ohne diese Angewöhnung dem Publikum die Einsendungen nach erfolgter klinischer Genesung oder Entfieberung vielfach unnötig erscheinen. Daß gelegentlich bei einzelnen, der Typhusbekämpfung weniger freundlich gesinnten Ärzten die Hergabe von Material in der Frühperiode auf Schwierigkeiten stieß, soll als ein nur seltenes Vorkommnis hier Erwähnung finden; jedoch sind derartige Meinungsverschiedenheiten durch die Unterstützung und das Entgegenkommen der Behörden alsbald beigelegt worden. Mehr und mehr brach sich doch auch in der Ärzteschaft und in der Bevölkerung die Erkenntnis Bahn, daß dank dem Zusammenarbeiten von Bakteriologen und praktischen Ärzten nicht bloß den letzteren die Erkennung der Krankheit erleichtert wird, sondern daß auch der Arzt frühzeitiger als sonst von den die Allgemeinheit gefährdenden Krankheiten Kenntnis erhält und hiernach seine Maßnahmen zum Schutze der engeren und weiteren Umgebung des Kranken treffen kann. So hat sich beispielsweise die Zahl der Ärzte, welche die Bestrebungen der Typhusbekämpfung gerne unterstützen, nach den Erfahrungen der Saarbrücker Anstalt in der Zeit des Bestehens der gemeinsamen Bekämpfung ohne Zweifel vergrößert.

In einzelnen Fällen wurde die Unterlassung der Anzeige seitens des praktischen Arztes bemerkt, als bei mehreren Erkrankungsfällen in einer Familie oder in einem Hause ein anderer Arzt mit herangezogen wurde, der diese Fälle meldete. Auch bei örtlichen Ermittlungen durch den Kreisarzt und die bakteriologische Anstalt, die auf Grund von Anzeigen des Publikums[1]) erfolgten, wurden zuweilen noch nicht gemeldete Typhusfälle vorgefunden. Im allgemeinen ist aber die Meldepflicht bei Typhusfällen im Verlaufe der systematischen Typhusbekämpfung immer mehr zur Erfüllung gelangt, und es erfolgte in vielen Bezirken selbst bei dem leisesten Verdacht auf Unterleibstyphus Materialeinsendung, während dies früher meist nur beim Vorliegen des klassischen Bildes der Krankheit der Fall war. So standen beispielsweise nach einer Aufstellung der bakteriologischen Anstalt in Saarlouis den 260 Typhusfällen der letzten 3 Jahre 428 Erkrankungsfälle gegenüber, von denen nur wegen verdächtiger Krankheitszeichen der Arzt Untersuchungsmaterial eingesandt hatte, das einen negativen Befund ergab. Erwünscht wäre es, wenn der Arzt das zur Untersuchung nötige Material in jedem Falle selbst entnehmen und mitnehmen würde, sodaß die Angehörigen von der Mitwirkung eines anderen Sachverständigen bei der Feststellung der Krankheit gar nichts zu erfahren brauchten. Andrerseits klärt die Kenntnis von dem Zusammenarbeiten des praktischen Arztes mit dem Bakteriologen das Publikum über die Schwierigkeit der ärztlichen Diagnose auf und lehrt die Fürsorge eines Arztes, der alle gebotenen Hilfsmittel der Neuzeit verwertet, höher einschätzen. Nicht wünschenswert ist es, daß der Kranke jedes Untersuchungsergebnis erfährt; hier wird der Arzt nach bestem Ermessen von Fall zu Fall zu entscheiden haben. Es ist nicht selten vorgekommen, daß Angehörige von Kranken sich mit der bakteriologischen Untersuchungsanstalt unmittelbar in Verbindung gesetzt haben, um Auskünfte über den festgestellten Befund zu erlangen. Doch ist hierbei stets darauf geachtet worden, daß, sofern nicht Gründe besonderer Art vorlagen, Auskünfte in rein ärztlichen Fragen nie unmittelbar an Laien, sondern immer nur durch Vermittlung des behandelnden Arztes erteilt wurden. Bei der Anzeige von Typhusfällen gingen die Ärzte meist so vor, daß sie in Verdachtsfällen Material einsandten und alsdann das Ergebnis der Untersuchung, das ihnen in der Regel in 24 bis 36 Stunden, unter Umständen noch früher (z. B. bei unzweideutiger Widalscher Reaktion) mitgeteilt wurde, abwarteten, um danach die Meldung zu erstatten. In anderen Fällen

[1]) Die Wahrnehmung, daß ferner eine sehr wertvolle Unterstützung, namentlich bei der Feststellung der vielfach nicht in ärztliche Behandlung kommenden „Kindertyphen“, die Lehrer leisten können, hat Verfasser zu wiederholten Malen gemacht, zumal wenn man diese Organe in geeigneter Weise dazu heranzieht. Es sollte die Mitwirkung der Lehrer hierbei in jeder möglichen Weise gefördert werden.

wurde die Erkrankung sofort mit oder ohne gleichzeitige Einsendung von Untersuchungsmaterial als „Typhus“ oder „Typhusverdacht“ gemeldet. Eine Verweigerung der Meldung trotz positiver Widalscher Reaktion ist nur in seltenen Ausnahmefällen vorgekommen; sie wurde damit begründet, daß eine solche positive Reaktion allein nicht entscheidend sei. Das ist an sich wohl richtig; doch darf nicht übersehen werden, daß diese Reaktion dann entscheidend wird, wenn sie zu einem, wenn auch noch so geringen, klinischen Verdachte hinzukommt und wenn der Kranke nachweislich in den letzten Monaten vor seiner Erkrankung nicht an Typhus gelitten hat und besonders, wenn der Agglutinationstiter während der Krankheit steigt.

An jede Meldung (Typhus oder Typhusverdacht) schloß sich eine möglichst sofortige örtliche Ermittlung an, um einer Weiterverbreitung der Krankheit nach Möglichkeit vorzubeugen. Dieses während der letzten Jahre stets geübte Verfahren hat nie Mißhelligkeiten ergeben, obwohl verschiedene Verdachtsfälle sich nachträglich als Nichttyphen herausgestellt haben. Mitunter wurde zur Ersparung von Reisekosten zuerst eine Bestätigung des Verdachts auf die eine oder andere Weise abgewartet. Daß bei diesen örtlichen Ermittlungen in der Behausung des Kranken mit der größten Rücksichtnahme vorgegangen und namentlich eine persönliche Belästigung durch Befragen nach nebensächlichen Dingen vermieden wurde, braucht nicht erst erwähnt zu werden.

Die nebenstehende graphische Darstellung sowie einige Übersichten mögen die Mitwirkung der praktischen Ärzte erläutern.

Zeitpunkt der Materialeinsendung

a) nach Beginn der Krankheit (fortlaufende Kurve).

b) nach Beginn der ärztlichen Behandlung (punktierte Kurve).

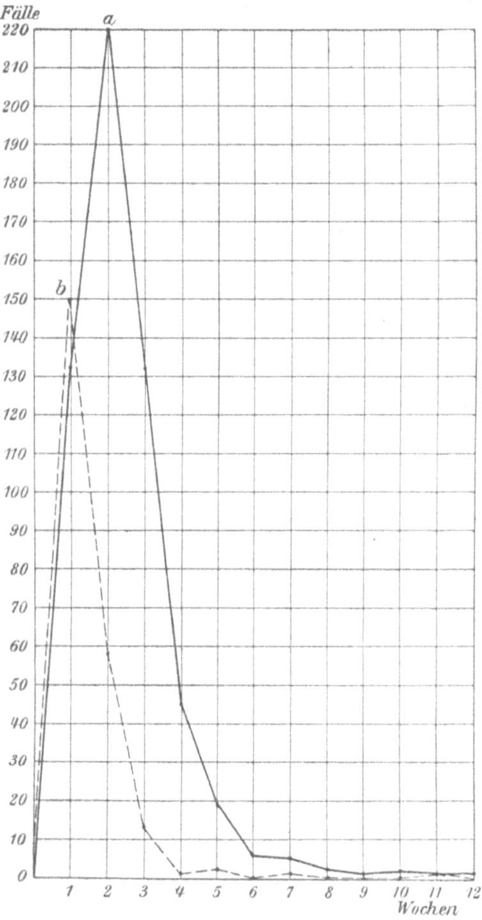

Wie aus der Kurve b hervorgeht, war ein großer Teil der Ärzteschaft bemüht, so früh als möglich, nämlich schon in der ersten Woche der Behandlung, die Diagnose durch Einsendung von Untersuchungsmaterial zu klären. Die Kurve a würde noch günstiger erscheinen, wenn nicht die meisten Kranken den Arzt erst in der zweiten Krankheitswoche zuziehen würden. Bei 256 Typhusfällen, die von der Anstalt zu Saarlouis untersucht wurden, erfolgte die Materialeinsendung nach den in der nachstehenden Tabelle angegebenen Zahlen in der Mehrzahl der Fälle gleichfalls erst in der zweiten Woche der Erkrankung.

Zeitpunkt der ersten Materialeinsendung bei 256 Typhusfällen der Anstalt Saarlouis:

in der Woche	bei % der Fälle	in der Woche	bei % der Fälle
1.	31,6	6.	0,3
2.	34,7	7.	1,1
3.	20,3	8.	0,3
4.	6,2	9.	—
5.	3,5	10.	1,1

Auch von der Anstalt Trier ist angegeben, daß die Typhusmeldungen durchschnittlich am 8. bis 9. Erkrankungstage erstattet wurden.

Daß ferner die Hilfe der Anstalt zur Stellung der Diagnose in erheblichem Maße schon vor einer amtlichen Meldung in Anspruch genommen wird, ist aus der folgenden Aufstellung (Seite 427) ersichtlich.

Nicht unerwähnt möge bleiben, daß in den letzten Jahren bei jeder Ermittlung der größte Wert auch darauf gelegt worden ist, die leisesten Prodromalerscheinungen durch die Anamnese genau festzustellen und von diesem Zeitpunkt an auch den Beginn der Erkrankung zu erfahren. Der Erfolg der Ermittlungen würde noch größer sein, wenn der Arzt nicht bloß bei ausgesprochenem Verdachte, sondern bei allen Fällen von fieberhaften Erkrankungen, in denen eine andere Krankheit bestimmt nicht vorliegt, die Möglichkeit, daß es sich um Typhus handle, berücksichtigen und dementsprechend handeln würde.

Daß es hieran einzelne Ärzte noch zuweilen fehlen lassen, ist eine wohl allerwärts gemachte Beobachtung. Um so erfreulicher wirken dann solche Tatsachen, die geeignet sind, das wünschenswerte und richtige Verhältnis zwischen dem Bakteriologen und dem Praktiker herbeizuführen. So ist ein Metzer Krankenhaus dazu übergegangen, in jedem diagnostisch nicht vollkommen geklärten Falle Material „zur eigenen Information" behufs Untersuchung zu überweisen und so sich selbst alle für die Behandlung und Vorbeugung notwendigen Maßnahmen zu erleichtern. Daß der Kliniker einer Ergänzung seiner Untersuchungsmethoden durch die Bakteriologie bedarf und in vielen Fällen sich diese zunutze macht, beweisen manche am Krankenbette nur schwer zu klärende Fälle, wie Meningotyphen, gewisse Bronchopneumonien und septische Erkrankungen, in denen wiederholt die Hilfe der bakteriologischen Anstalt in Anspruch genommen wurde.

Besondere Erwähnung verdient die Mitwirkung der Kreisärzte bei der Typhusbekämpfung. Sie üben zum Teil ihr gesundheitspolizeiliches Amt sozusagen nur im Nebenberuf aus, sind aber im Hauptberufe praktische Ärzte, die auf diese Tätigkeit angewiesen sind, mithin nicht ihre ganze Kraft und Zeit der Seuchenbekämpfung widmen können. Was diese Beamten aber bisher auf diesem Gebiete geleistet haben, ist höchster Anerkennung wert. Nur sollte man nicht vergessen, daß ein staatlich unabhängig gestellter Kreisarzt nach vielen Richtungen hin leistungsfähiger sein würde. Die sehr wichtige Überwachung der Umgebung des Erkrankten,

Beteiligung der Bakteriologischen Untersuchungsanstalt Metz, der beamteten Ärzte und der praktischen Ärzte an der Feststellung der Typhusfälle.

		Ohne Zutun der Anstalt amtlich gemeldete Fälle	Durch die Anstalt allein oder gemeinschaftlich mit dem beamteten Arzte festgestellte Fälle	Mit Zutun der Anstalt durch die Ärzte gemeldete Fälle (hierunter sind begriffen alle als „Verdacht" gemeldeten Fälle, die durch die bakteriologische Untersuchung bestätigt wurden, oder solche, die nach vorheriger Materialeinsendung und nachfolgender Bestätigung gemeldet wurden)
Jahr	Vierteljahr	Zahl	Zahl	Zahl
1906	III.	18	7	20
	IV.	29	5	27
		Summe: 47 = 44,34 %	Summe: 12 = 11,32 %	Summe: 47 = 44,34 %
1907	I.	6	4	12
	II.	8	3	16
	III.	11	2	25
	IV.	48	9	55
		Summe: 73 = 36,68 %	Summe: 18 = 9,05 %	Summe: 108 = 54,27 %
1908	I.	10	—	22
	II.	14	3	23
	III.	26	10	39
	IV.	9	1	20
		Summe: 59 = 33,33 %	Summe: 14 = 7,91 %	Summe: 104 = 58,76 %
1909	I.	—	—	6
	II.	5	10	9
	III.	14	1	14
	IV.	21	2	13
		Summe: 40 = 42,11 %	Summe: 13 = 13,68 %	Summe: 42 = 44,21 %
1906 bis 1909		Summe: 219 = 37,95 %	Summe: 57 = 9,88 %	Summe: 301 = 52,17 % Gesamtsumme = 577 Typhusfälle.

der Genesenen, die Durchführung hygienischer Verbesserungen u. dergl. konnte der Kreisarzt sehr häufig nicht in gewünschtem Umfang vornehmen und war hier vielfach auf die Mithilfe der Station angewiesen. In Elsaß-Lothringen kann eine Heranziehung der Kantonalärzte, die ja nicht beamtete Ärzte sind, nur erbeten, nicht gefordert werden und wird außerdem von ihnen mit Rücksicht auf ihre Praxis nicht gewünscht.

In welcher Weise die systematische Typhusbekämpfung die Mithilfe der praktischen Ärzte sich sichern und fördern konnte, ist schon mehrfach erwähnt worden. Es gab aber noch andere Mittel, um dies zu erreichen und um das dringend erwünschte Zusammenarbeiten mit den Ärzten herbeizuführen. Für den praktischen Arzt ist von großem Werte die unentgeltliche Ausführung von bakteriologischen und anderen Untersuchungen, abgesehen von solchen typhösen Materials. In der Erkenntnis dieser Tatsache hat der Verfasser als erster seit Bestehen der systematischen Typhusbekämpfung stets die Hilfsmittel der ihm unterstellten Station in möglichst weitem Umfang den Praktikern nutzbar zu machen gesucht. Von der Forderung einer Vergütung hierfür muß freilich abgesehen werden, da nach den an anderen Orten gemachten Erfahrungen die Erhebung eines, wenn auch noch so bescheidenen, Entgelts die Menge des Eingangsmaterials in ungünstigem Sinne beeinflußt. In dieser Hinsicht muß man vielmehr den Ärzten nach Möglichkeit entgegenkommen und ihnen die Einsendung durch Bereitstellung geeigneter Versandgefäße so bequem wie möglich machen.

Ein weiteres wirksames Mittel, um die guten Beziehungen zwischen Ärzteschaft und bakteriologischer Untersuchungsanstalt zu fördern, bildet das gesprochene Wort in Form von Vorträgen in ärztlichen und sonstigen Vereinen sowie die Teilnahme am ärztlichen Vereinsleben überhaupt. Verfasser hat im Interesse der Typhusbekämpfung auf einen regen persönlichen Verkehr zwischen den praktischen Ärzten und den Bakteriologen bei Übernahme der Metzer Anstalt im April 1907 das größte Gewicht gelegt und die Ernennung zum Schriftführer des Metzer Ärztevereins sowie die Wahl zum Delegierten des Kartells der Lothringer Ärztevereine bei der Beschickung des deutschen Ärztetages in Lübeck mit Freuden angenommen. Dem gleichen werbenden Zwecke dienten die zahlreichen Vorträge, die sowohl der Verfasser als auch die Leiter der übrigen bakteriologischen Untersuchungsanstalten in ärztlichen, hygienischen, naturwissenschaftlichen und Beamten-Vereinen gehalten haben. Diese hygienische Belehrung hat reiche Früchte getragen. Jedenfalls haben die bisherigen Erfahrungen gezeigt, daß schon ein gut Teil Belehrung und Aufklärung über das Wesen der Infektionskrankheiten, insbesondere des Unterleibstyphus, in die Bevölkerung gedrungen ist, und daß somit die Erkenntnis von der Notwendigkeit und Nützlichkeit der geschaffenen Maßnahmen sich auch hier Bahn gebrochen hat. Wenn dieses Ziel auch noch nicht überall und in allen Fällen in dem wünschenswerten Maße erreicht worden ist, so darf dies schließlich bei einer noch verhältnismäßig jungen Einrichtung, wie es die gemeinsame Typhusbekämpfung ist, nicht wundernehmen. Das bisher Gewonnene ermuntert aber, auf dem eingeschlagenen Wege fortzufahren.

---

13. Beziehungen des Typhus zur Industrie.

Von

Dr. P. Neumann,

Kreisarzt in Westerburg,

früherem Leiter der Bakteriologischen Untersuchungsanstalt Idar.

In ganz ähnlicher Weise wie bei dem gehäuften Auftreten der Genickstarre in Oberschlesien (1905/6) und im Ruhrkohlengebiete (1906/7) zeigte sich auch in dem Gebiete der gemeinsamen Typhusbekämpfung im Südwesten des Reichs, daß der Hauptsitz der Seuche die großen Industriezentren sind, von denen aus der Ansteckungsstoff infolge des Zu- und Abganges der Arbeiterbevölkerung in die nähere und weitere Umgebung verschleppt wird. Es geht dies aus der Kartenskizze auf Seite 430 hervor, in welcher unter der Kreis- (bzw. Bezirksamts-) Bezeichnung links die absoluten Zahlen der in den Jahren 1904, 1905, 1906 vorgekommenen Typhuserkrankungen und rechts die Anzahl der Typhusfälle, auf je 10000 Einwohner auf das Jahr berechnet, eingetragen sind. Die vier Industriekreise Saarbrücken, Saarlouis, Ottweiler, Diedenhofen West und die beiden bayerischen Bezirksämter St. Ingbert und Homburg weisen nicht nur absolut eine außerordentlich hohe Typhusfrequenz auf, sondern stehen auch mit ihren Verhältnisziffern weit über dem Durchschnitte. Ferner zeigen recht hohe Zahlen die Kreise Forbach und Saargemünd, die ihr starkes Befallensein fast lediglich ebenfalls ihren Industriebezirken verdanken[1]). Auch der preußische Kreis St. Wendel und das bayerische Bezirksamt Kusel sind mit hohen Zahlen beteiligt, obgleich große Industriebetriebe hier nicht vorhanden sind. Jedoch ist hier ein großer Teil der in den Bergwerken und Hütten des Saarreviers beschäftigten Arbeiter ansässig, die allwöchentlich in ihre Familien heimkehren und so zur Verschleppung des Krankheitsstoffs in diese Kreise beitragen.

Die Gründe für die höhere Erkrankungsziffer unter der Industriebevölkerung sind in erster Linie in der weitaus häufigeren Ansteckungsmöglichkeit zu suchen, wie sie das Zusammenströmen großer Menschenmassen auf einem verhältnismäßig geringen Raume stets mit sich bringt. Es kommt noch hinzu, daß unter den Industriearbeitern ein ewiges Kommen und Gehen stattfindet, so daß Einschleppung der Krankheit aus anderen Industriebezirken des In- und Auslandes sicher nicht selten

---

[1]) Vgl. **Klinger**, Epidemiol. Beobachtungen bei der Typhusbekämpfung, Arb. a. d. Kaiserl. Gesundheitsamte Bd. 30 S. 584.

ist, wenn auch die angestellten Ermittlungen oft versagten. Wie bereits erwähnt, entnehmen die großen Industriezentren ihr Arbeitermaterial nicht nur der nächsten, sondern auch der weiteren Umgegend, so daß von und zur Arbeitsstätte oft längere Eisenbahnfahrten erforderlich sind. Für die Gruben und Hütten des Saarreviers

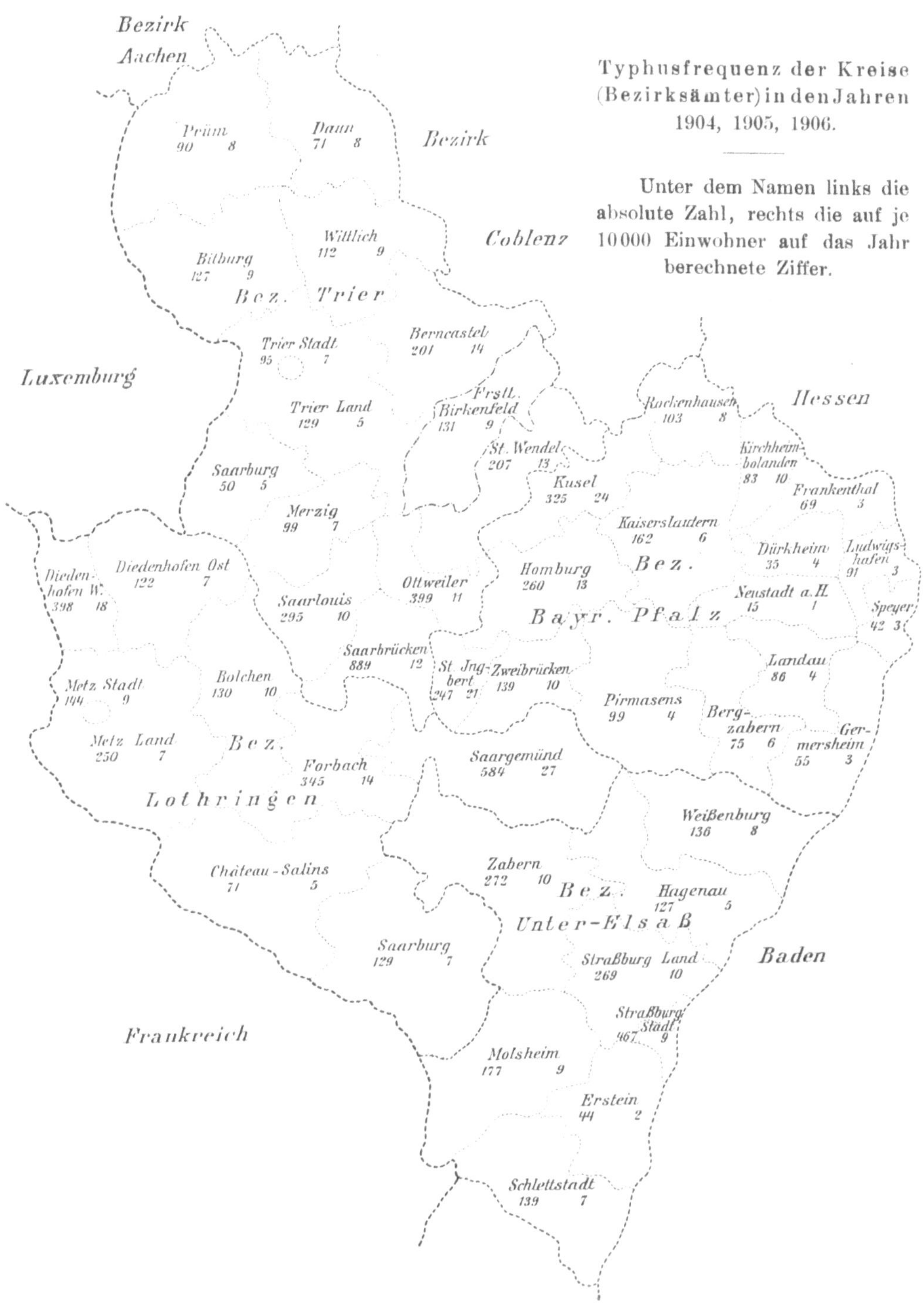

stellen z. B. noch der südliche Teil des Fürstentums Birkenfeld wie der Kreis St. Wendel und die Bezirksämter Kusel, Homburg, Zweibrücken einen großen Stamm Arbeiter. Die weiter von ihrer Arbeitsstätte entfernt Wohnenden sind genötigt, sich im Industriegebiete während der Woche in Kost und Logis zu geben, und besitzen, indem sie gewöhnlich über Sonntag bei ihren Angehörigen daheim sind, gewissermaßen zwei Wohnorte, ein Umstand, der die Gelegenheit zu Ansteckungen mehrt und die Verschleppung der Krankheitserreger begünstigt.

Vielfach ist zu beobachten, daß Ortschaften inmitten einer außerordentlich rasch aufgeblühten Industriegegend, an welche das starke Anwachsen der Bevölkerung und die Unterbringung großer Arbeitermassen gewisse hygienische Anforderungen stellen, in dieser Hinsicht weit hinter dem Notwendigsten zurückgeblieben sind. Ganz besonders hat sich dies in dem lothringischen Industriegebiete des Kreises Diedenhofen West gezeigt, wie des öfteren in den Berichten der Diedenhofener Anstalt erwähnt ist. Einem dieser Berichte ist die nachstehende Beschreibung der allgemeinen hygienischen Verhältnisse des Ortes Gr. M. entnommen. „Auf den Straßen fließen die Abwässer in offenen Rinnen. Öffentliche und private Aborte stehen über dem fast trockenen Flußbette. Öffentliche Waschstellen finden sich an Bächen und Kanälen unmittelbar unterhalb der Einmündungsstellen von Abwässerrinnen oder unterhalb von Aborten, welche auf den Wasserläufen stehen.“ Bei anderen Ortschaften wurde über die unzureichende Wasserversorgung geklagt. Wasserleitungen fehlen noch vielfach, und die mangelhaften Einzelwasserversorgungen waren oft in so geringer Anzahl vorhanden, daß das Wasser der die Orte durchfließenden, stark verunreinigten Bäche als Trink- und Gebrauchswasser herangezogen werden mußte.

Die meist sehr rasch entstandenen Fabrik- und Arbeiterviertel sind gewöhnlich eng gebaut, ohne daß Platz für genügend große Höfe gelassen ist. Infolgedessen fehlt es häufig an der genügenden Zahl von Abortanlagen, so daß mehrere Häuser auf eine derartige Einrichtung angewiesen sind. Auch wird infolge der mangelhaften Beseitigung der Abwässer und festen Abfallstoffe — Kanalisation fehlt meist — Hof und Straße durch allerhand Unrat verunreinigt. Die Häuser sind vielfach übermäßig belegt. Große Familien, die womöglich noch Schlafburschen oder Kostgänger halten, sind auf viel zu wenige und meist ganz kleine Räume zusammengedrängt, wobei stets mehrere Personen ein Bett benutzen. Bei derartig engen Verhältnissen pflegt namentlich in kinderreichen Familien die nötige Sauberkeit im Haushalt außer acht gelassen zu werden. Der Reinigung der Zimmer, insbesondere des Fußbodens, mit dem die Kinder in enge Berührung kommen, der Reinlichkeit des Körpers, der Besorgung der Wäsche, der Beseitigung der Abfallstoffe, auch der menschlichen Entleerungen, wird hier weniger Beachtung geschenkt.

Besonders zu erwähnen sind noch die namentlich in den lothringischen Industriebezirken viel verbreiteten Herbergen für auswärtige, häufig wechselnde Arbeiter.

Es hat sich gewöhnlich gezeigt, daß zwischen mißlichen Wohnungsverhältnissen und Typhushäufung enge Beziehungen bestehen. Das enge Zusammenwohnen, das, wie beschrieben, allerhand andere hygienische Mißstände mit sich bringt und viel Gelegenheit zur unmittelbaren Übertragung des Krankheitsstoffs von Mensch zu

Mensch bietet, ist in erster Linie für die starke Weiterverbreitung des Typhus in den Industriebezirken verantwortlich zu machen. Weitere Übertragungsmöglichkeiten sind gegeben durch das enge Zusammenarbeiten in den Arbeitsstätten sowie dadurch, daß auf den großen Werken viele Einrichtungen allen Arbeitern zugute kommen. Gemeinsam werden benutzt die Kleiderablagen, die Bäder, die Abortanlagen, die Wasserentnahmestellen und die Frühstücksräume sowie die Tee- und Milchküchen. Es liegt auf der Hand, daß die Möglichkeit der Weiterverbreitung des Typhus außerordentlich wächst, wenn in diesen zentralen Anlagen ein Ansteckungsstoff vorhanden ist. Die Verhältnisse liegen dann ähnlich wie bei der Verseuchung von zentralen Wasserversorgungsanlagen oder von Molkereien.

Ebenso können die in Industrieplätzen befindlichen Gastwirtschaften, die oft große Arbeitermassen beköstigen, zu einer Krankheitsgefahr werden. Dazu kommt noch, daß in den reinen Industriebezirken sämtliche in die Gastwirtschaften sowie in die Haushaltungen gelangenden Nahrungsmittel, wie Milch, Gemüse u. dergl., vom Produzenten bis zum Verbraucher infolge des Zwischenhandels erst durch zahlreiche Hände wandern und daher in einer mit Typhus verseuchten Gegend vielfach Gelegenheit haben, den Infektionsstoff aufzunehmen und zur Weiterverbreitung der Krankheit beizutragen.

Ferner sind bei der Ausbreitung des Typhus oft rein persönliche Verhältnisse von großer Bedeutung. Häufig ist die Ernährung sowohl der Erwachsenen als auch der Jugend, wenn nicht gerade ungenügend, so doch unzweckmäßig. So kommen die jungen Arbeiter dann bereits wenig widerstandsfähig in die Fabriken, Bergwerke oder Hütten, wo die anstrengende Arbeit und sonstige Umstände schon an sich geeignet sind, selbst einen ganz gesunden Körper zu schwächen und dadurch gegen Ansteckung widerstandsunfähiger zu machen.

Sind hier in erster Linie die Verhältnisse der ganz großen Industriezentren, wie sie die Bergwerks- und Hüttenbetriebe mit sich bringen, berücksichtigt, da diese auch auf entferntere Bezirke von Einfluß sind, so finden sich ähnliche Zustände auch an kleineren Industrieplätzen. Hat doch jede Art von Industrie die Ansammlung größerer Arbeitermassen und die sich hieraus entwickelnden ungünstigen hygienischen Verhältnisse zur Folge.

Es ist klar, daß in einem Gebiete, wo der Typhus seit geraumer Zeit endemisch ist, und wo durch die starke Entwicklung der Industrie noch mehrere seine Ausbreitung begünstigende Umstände hinzugekommen sind, immer wieder Gelegenheit zu Neuinfektionen und damit auch zur Entstehung von Epidemien gegeben ist. Mehrfach konnten in den Industriebezirken daher größere oder kleinere Epidemien beobachtet werden. Daß bei diesen infolge der vielen Gelegenheiten zur unmittelbaren Übertragung des Krankheitsstoffs die Kontaktinfektionen eine große Rolle spielten, liegt auf der Hand. So sind verschiedene größere Epidemien aufgetreten, deren starke Ausdehnung lediglich auf Kontakt zurückzuführen war. Zu erwähnen sind hier die Epidemien in zwei Bergmannsdörfern des Kreises Ottweiler (Reg.-Bez. Trier) mit 63 und 51 Fällen (1906 und 1907) und die Epidemie in einem lothringischen Bergmannsdorfe mit 52 Erkrankungen. Auch konnten andere Infektionswege, wie gemeinsam benutzte Aborte (Epidemie von 33 Fällen in V.), Nahrungsmittel, z. B. Milch (Epidemie in S. in Lothringen), oder Trinkwasser, ermittelt werden. Bei der großen Epidemie in der lothringischen Stadt S. (1904/5) mit ihren etwa 100 Fällen war in 77 Fällen die Erkrankung mit Sicherheit auf den Genuß von infiziertem Trinkwasser zurückzuführen. Bei anderen Epidemien, die mehrere Orte des Fentschtals im lothringischen Industriegebiete betrafen, lag eine Infektion durch das verseuchte Bachwasser nahe, was durch die oben geschilderten Verhältnisse leicht seine Erklärung findet. Konnten nun auch gelegentlich derartige Infektionsvermittler für die Entstehung von Epidemien verantwortlich gemacht werden, so lief doch in diesen dichtbevölkerten Bezirken meist eine recht erhebliche Zahl von Kontaktinfektionen nebenher und hat noch zu einem weiteren Umsichgreifen der Seuche beigetragen.

Durch diese fortgesetzten Infektionen, sei es, daß sie vereinzelt oder gehäuft auftreten, kann hie und da wohl eine gewisse regionäre Typhusimmunität erzeugt werden. Meist liegt jedoch die Gefahr einer Vermehrung der Bazillenträger vor, denen eine große Bedeutung für das endemische Fortbestehen des Typhus zukommt. In den bevölkerten Industriekreisen werden solche Personen verhältnismäßig zahlreich vorhanden sein und gerade hier infolge des engen Zusammenwohnens und sonstiger ungünstiger Verhältnisse eine bedeutend größere Gefahr bilden als in den weniger stark bewohnten Gegenden mit rein ländlicher Bevölkerung. Tatsächlich sind auch von den Untersuchungsanstalten gelegentlich der Umgebungs- und Nachuntersuchungen in den Industriegegenden im Verhältnis zur Einwohnerzahl bedeutend mehr Bazillenträger festgestellt worden als in den ländlichen Bezirken, wie dies die nachstehende Übersicht zeigt, welche die Zahlen der in den Jahren 1905 bis 1909 in den Gebieten der vier Stationen Saarbrücken, Trier, Neunkirchen und Saarlouis ermittelten Bazillenträger und Dauerausscheider enthält. Zu bemerken ist hierbei allerdings, daß die Zahlen sich auf Typhus- und Paratyphusbazillenträger beziehen, da in den meisten Vierteljahrsberichten, denen sie entnommen sind, eine Trennung nachträglich nicht möglich war.

Station	Einwohnerzahl in dem Stationsgebiet am 1. 12. 1905	Es wurden Bazillenträger und Dauerausscheider festgestellt in den Jahren					
		1905	1906	1907	1908	1909	zus.
Saarbrücken	etwa 350000[1])	19	39	23	48	59	188
Trier.	364550	18	22	12	8	19	79
Neunkirchen	143440	46	22	32	50	68	218
Saarlouis	149203	6	5	6	4	29	50

Aus den angegebenen Zahlen ist zu ersehen, daß in dem Gebiete der Saarbrückener Station, welches fast nur eine Industriebevölkerung hat, weit mehr Bazillenträger festgestellt wurden als in dem eine größere Einwohnerzahl aufweisenden Bezirke der Station Trier mit ausschließlich Landwirtschaft treibender Bevölkerung, die sich auf

[1]) Da das Gebiet der Saarbrückener Station in dem betr. Zeitabschnitte sich geändert hat, so konnte hier nur die durchschnittliche Einwohnerzahl angegeben werden.

einen ganz wesentlich größeren geographischen Bezirk verteilt. Sehr verschieden groß sind auch die Zahlen für die Gebiete der Stationen Neunkirchen und Saarlouis, obwohl diese Gebiete annähernd die gleiche Einwohnerzahl besitzen. Während in dem Bezirke Neunkirchen jedoch vorwiegend Industriebevölkerung lebt, besitzt in dem Gebiete Saarlouis der Kreis Merzig einen ländlichen Charakter.

Berücksichtigt man, daß die ermittelten Bazillenträger immer nur einen geringen Teil — und in dicht bevölkerten Gegenden sicher einen noch geringeren als in wenig bevölkerten — der tatsächlich vorhandenen bilden, so lassen die hier mitgeteilten Zahlen schon darauf schließen, wie dicht gesät die Bazillenträger in den Industriebezirken sein müssen. Indem sie den Infektionsstoff immer lebensfähig und virulent erhalten, würden sie allein schon das erneute Aufflackern der Seuche in solchen Gegenden nach mehr oder weniger typhusfreien Zeiten erklären. Abgesehen von Einschleppungen kommt in Betracht, daß der Krankheitsstoff bereits in der Inkubationszeit, in welcher der Arbeiter noch seiner Beschäftigung nachgeht (Frühkontakte), oder durch ambulant verlaufene Krankheitsfälle, die niemals in ärztliche Behandlung und zur Anzeige gelangen, weiterverbreitet wird.

Infolge dieser Umstände ist es begreiflich, wie schwer und oft ganz unmöglich es ist, in Industriebezirken die Infektionsquelle zu ermitteln, deren Feststellung für eine wirksame Typhusbekämpfung so wichtig ist. Der erste Bericht der Neunkirchener Anstalt, der diese Frage behandelte, sagte hierüber folgendes: „Die Nachforschungen nach dem Ursprung der Typhuserkrankungen sind auf unerwartete Schwierigkeiten gestoßen. Von ihrer Bewältigung hängt der Erfolg der Typhusbekämpfung im Bereiche des Stationsgebiets ab. Die bisherigen Mißerfolge trotz energischer Bekämpfungsmaßnahmen finden vielleicht darin ihre Erklärung, daß die früheren Aufklärungsversuche von irrtümlicher Voraussetzung ausgingen. Nach den gemachten Beobachtungen ist es nämlich verfehlt, den Ausgangspunkt der nach längeren Pausen vereinzelt auftretenden Typhuserkrankungen am Seuchenorte selbst zu suchen und örtliche Ursachen, wie Brunneninfektion, mangelhafte Abortanlagen, anzuschuldigen. Vielmehr gehen die Ursprünge der zahlreichen, weit über die Kreise ausgestreuten Typhusfälle häufig auf eine oder mehrere außerhalb des Erkrankungsorts gelegene Ansteckungsquellen zurück. Die Typhuszentren sind in den Bergwerken, Hütten und sonstigen industriellen Anlagen zu suchen.“ In demselben Berichte hieß es weiter: „So bot sich dann in zahlreichen Typhusfällen das nämliche Bild. Sobald wir dem Ursprung der ersten Erkrankung innerhalb einer Ortschaft nachgingen, führte die Fährte vom Erkrankungsorte weg bis an das Bergwerk heran, verlor sich aber dann in dem Menschengewirre der Belegschaft. Hier sind wir vor die Aufgabe gestellt, unter etwa 3000 Menschen den Infektionsträger herauszufinden.“

Führen unter solchen Verhältnissen die Versuche zur Aufklärung der einzelnen Typhusfälle vielfach auch nicht zum Ziele und bleibt damit die Forderung einer wirksamen Typhusbekämpfung unerfüllt, die Infektionsquelle weiterhin unschädlich zu machen, so ist andrerseits immerhin viel gewonnen, wenn bei den zur Kenntnis gelangenden Erkrankungen sofort tatkräftige Bekämpfungsmaßnahmen getroffen und damit weitere Ansteckungen verhütet werden. Gerade in dieser Beziehung bieten die

Industriebezirke wesentliche Vorteile gegenüber den ländlichen Gegenden. Denn es ist den Leitern und Besitzern der Bergwerke und Hütten die infolge der Massenansammlungen erhöhte Ansteckungsgefahr nicht unbekannt geblieben, und sie haben daher stets das größte Entgegenkommen in allen die Typhusbekämpfung betreffenden Angelegenheiten gezeigt, indem sie leicht von der Wichtigkeit der Sache und den Vorteilen für den eigenen Betrieb zu überzeugen waren. Ebenso haben die Bergbehörden die Bestrebungen der Typhusbekämpfung stets aufs eifrigste unterstützt. So wurde in einem Berichte der Neunkirchener Anstalt die tatkräftige Beihilfe der Bergbehörde bei den Nachforschungen nach der Infektionsquelle rühmend hervorgehoben. In einem anderen Falle, wo es sich um die Auffindung von Bazillenträgern unter Grubenarbeitern handelte, gab die Bergbehörde bereitwillig die Zusicherung, daß durch Belehrung in Form von Anschlägen und durch Verlesung kurz gefaßter aufklärender Mitteilungen auf den in Betracht kommenden Gruben die Belegschaft zu dem nötigen Entgegenkommen veranlaßt werden solle und daß im äußersten Falle auch nicht davor zurückgeschreckt werden würde, widerspenstige Leute im Interesse der durch sie gefährdeten Belegschaft zeitweise auszusperren.

Dem lebhaften Interesse der Großindustrie an einer energischen Typhusbekämpfung entsprach es, daß die Knappschafts- und Hüttenärzte alle irgendwie verdächtigen Fälle zur Anzeige brachten und mit den Bekämpfungsorganen die engsten Beziehungen pflegten. Infolgedessen konnten auch die anderen in den Industriegegenden tätigen Ärzte allmählich immer mehr zur Mitarbeit an der Typhusbekämpfung herangezogen werden, und aus den Berichten der betreffenden Stationen geht hervor, wie diese immer mehr zur Sicherung der Typhusdiagnose in verdächtigen Fällen von den Ärzten in Anspruch genommen wurden.

Infolge der Zugehörigkeit fast aller Industriearbeiter zu Krankenkassen, die ihnen das Recht auf freie ärztliche Behandlung einräumen, wird der Arzt bei Erkrankungen meist frühzeitig hinzugezogen, da hier die Kostenfrage wegfällt, während in ländlichen Bezirken im Hinblick auf die entstehenden Ausgaben häufig die Zuziehung des Arztes hinausgeschoben wird. Nach den Angaben der Station Saarlouis begann die ärztliche Behandlung bei typhuskranken Kassenangehörigen im Durchschnitt fünf Tage früher als bei Nichtkassenangehörigen.

Einen ganz unschätzbaren Vorteil für die Typhusbekämpfung bieten die Krankenkassen ferner durch die freie Krankenhausverpflegung ihrer Mitglieder. Immer wieder hat sich gezeigt, daß beim Verbleiben der Typhuskranken in ihrer Behausung eine genügende Absonderung und Desinfektion, selbst bei gut geschultem Berufspflegepersonale, nicht gewährleistet werden kann und dies um so weniger, als das nahe Zusammenwohnen die Durchführung dieser Maßnahmen ganz besonders erschwert. Die wirksamste Absonderung, nämlich die Entfernung des Kranken aus seiner Umgebung durch Überführung in eine Krankenanstalt, kann bei den gegen Krankheit Versicherten stets leicht und, was wesentlich ist, schon frühzeitig vorgenommen werden. Meist wird die Überführung sofort nach Feststellung der Diagnose oder auch schon auf den bloßen Verdacht hin durch den Kassenarzt angeordnet. Ganz im Gegensatze zu der Landbevölkerung, bei der vielfach große Vorurteile gegen das

Krankenhaus herrschen, hat sich das Publikum in den Industriebezirken vollkommen an die Überführung gewöhnt und ihre Vorteile kennen gelernt, so daß sie in den preußischen Industriegegenden fast die Regel bildete. Es kommt hierbei noch in Betracht, daß in den Industriebezirken infolge der im allgemeinen größeren Nähe der Krankenhäuser die in ländlichen Kreisen oft beschwerlichen und lange dauernden Krankentransporte vermieden werden. In einzelnen Fällen, wo seitens der Kranken oder ihrer Angehörigen Widerspruch erhoben wurde, konnte die vom Kreisarzt als notwendig erachtete Verlegung in eine Krankenanstalt durch Androhung der Arbeitsentlassung erzwungen werden. Nach den Berichten der in Industriegegenden tätigen Untersuchungsanstalten kamen durchschnittlich 67 % der Typhuskranken in Krankenhäuser. Bedenkt man, daß sich das Gebiet dieser Stationen zum Teil auch auf ländliche Bezirke erstreckte, so dürfte sich der Prozentsatz für die Industriebezirke allein wohl mindestens auf 75 erhöhen; so z. B. sind im Gebiete der Anstalt Neunkirchen, das den Kreis Ottweiler und den von Bergleuten dichtbewohnten südlichen Teil des Kreises St. Wendel umfaßt, durchschnittlich 77 % der Fälle in Krankenhäuser übergeführt worden.

Aber nicht nur bezüglich der Erkrankten selbst haben die Verwaltungen der Werke stets das größte Entgegenkommen bewiesen, sondern auch hinsichtlich der Beobachtung ansteckungsverdächtiger Personen und ihrer Fernhaltung von der Arbeitsstätte, so daß sich hier niemals irgend welche Schwierigkeiten ergeben haben. Eine große Anzahl von Werken behandelte ansteckungsverdächtige Arbeiter bis zum Abschluß ihrer bakteriologischen Untersuchung ebenso wie Kranke; in verschiedenen Fällen wurde für diese Zeit sogar der volle Lohn ausgezahlt.

Während das Desinfektionswesen in den preußischen Bezirken und der bayerischen Pfalz behördlich geregelt ist und zu Klagen niemals Anlaß gegeben hat, lag es in der ersten Zeit der Typhusbekämpfung in Elsaß-Lothringen noch recht im argen. Um so mehr ist es anzuerkennen, daß hier in den Industriebezirken die Werke zum Teil selbst für die Durchführung dieser wichtigen Maßregel Sorge trugen. Ein Bericht der Diedenhofener Anstalt hob anerkennend hervor, daß einige große Industriebetriebe in bereitwilligster Weise die Desinfektoren und ihre Tätigkeit unterstützten und ergänzten. Des öfteren begegnete man in dem lothringischen Industriegebiete der Klage, daß bei Krankenhausüberführungen die Schlußdesinfektion erst sehr spät zur Ausführung gelangte. Verschiedene Werke haben diesem Übelstande dadurch abzuhelfen verstanden, daß sie dem die Überführung anordnenden Arzte auch das Recht der sofortigen Veranlassung der Schlußdesinfektion zuerkannten. Mehrfach haben auch die Werke die dem Kassenarzt unterstellten Heilgehilfen in der Desinfektion ausbilden lassen, so daß hierdurch in dieser Beziehung ebenfalls eine möglichste Beschleunigung erzielt werden konnte.

Ebenso wie die Bergbehörden und Industriebetriebe sich die einen Typhusfall betreffenden unmittelbaren Maßnahmen (direkte Bekämpfung) stets haben angelegen sein lassen, so haben sie andrerseits auch der Hebung der allgemeinen hygienischen Verhältnisse (indirekte Bekämpfung) immer das größte Interesse entgegengebracht und sind auf Verbesserungsvorschläge seitens der Medizinalbeamten, sei es in Bezug auf die Wasserversorgung oder in Bezug auf die Abfallstoffbeseitigung oder sonstige Einrichtungen, stets in bereitwilligster Weise eingegangen.

Es liegen also gerade in den Industriebezirken trotz der großen Schwierigkeiten für die Bekämpfung übertragbarer Krankheiten verschiedene Verhältnisse vor, welche der Bekämpfung in hohem Maße förderlich sind; wesentlich ist dabei, daß die großen industriellen Unternehmungen für gesundheitliche Zwecke erhebliche Mittel aufzuwenden bereit und imstande sind und so ihren Arbeitern Unterstützungen in jeder Hinsicht gewähren können, während der Bauer auf dem Lande bei den Bekämpfungsmaßnahmen oft erhebliche Unkosten selbst zu tragen hat und sich daher ablehnend verhält.

Infolge der tatkräftigen Unterstützung, welche die Industrie der Typhusbekämpfung stets entgegengebracht hat, konnte auch in jenen Gegenden, wo sie hauptsächlich ihren Sitz hat, ein Erfolg nicht ausbleiben. Betrachtet man die kartographischen Darstellungen auf der Anlage XI, in welchen die jährliche Typhusfrequenz der einzelnen Kreise (Bezirksämter), auf je 10000 Einwohner berechnet für die einzelnen Jahre 1904 bis 1909, durch Schraffierung zum Ausdruck gebracht ist, so ersieht man aus der Aufhellung der schraffierten Gebiete einen deutlichen Rückgang des Typhus in den Industriekreisen. Wie nach den eingangs erwähnten Verhältnissen begreiflich ist, konnte dieser Rückgang des Typhusvorkommens in den Industriebezirken auch auf die nähere und weitere Umgegend nicht ohne guten Einfluß bleiben.

14. Besonderheiten der Typhusbekämpfung in den größeren Städten.

Von

Dr. Klinger,

Stabsarzt an der Kaiser Wilhelms-Akademie zu Berlin,
früher kommandiert zur Dienstleistung beim Reichskommissare für die Typhusbekämpfung im Südwesten des Reichs.

Von den großen Städten des Gebiets sind bei den folgenden Ausführungen hauptsächlich 3 berücksichtigt: Straßburg mit 167678, Saarbrücken-St. Johann mit 89638 und Metz mit 60419 Einwohnern.

Die Zusammendrängung derartiger Menschenmassen auf einem verhältnismäßig engen Raume forderte gebieterisch eine straffe Organisation der Verwaltung und brachte es gleichzeitig mit sich, daß diese Verwaltung von jeher den sozialen und hygienischen Fragen der Zeit die regste Aufmerksamkeit zuwenden mußte. Infolgedessen waren die großen Errungenschaften hygienischer Erkenntnis, die während der zweiten Hälfte des 19. Jahrhunderts gewonnen wurden, auch den 3 Städten in hervorragendem Maße zugute gekommen; vor allem war die Aufgabe einer einwandfreien Wasserversorgung und Kanalisation in ihren Grundzügen gelöst.

Der offenbare Vorteil, der den 3 Städten aus diesen Einrichtungen erwachsen war, machte die Verwaltungsbehörden auch den weiteren Forderungen der Hygiene geneigt, mit denen jetzt die Typhusbekämpfung an sie herantrat, zumal da die Bereitstellung der dazu nötigen Geldmittel — natürlich innerhalb gewisser Grenzen — auf keine erheblicheren Schwierigkeiten stieß.

So gelang es verhältnismäßig leicht, in den 3 Städten das Desinfektionswesen, das in seinen Anfängen bereits vorhanden war, binnen kurzer Zeit auf eine allen Anforderungen genügende Höhe zu bringen. Straßburg stellte z. B. 4 weitere Desinfektoren an und gab aus Gemeindemitteln statt des bisherigen Jahresdurchschnitts von wenigen tausend Mark das Drei- bis Vierfache für Desinfektionen aus. Dieselbe Stadt legte 2 große Sammelbassins an, um darin den mit Typhusstühlen infizierten Grubeninhalt bis zur wahrscheinlichen Vernichtung der Krankheitserreger lagern zu lassen und so der Gefahr vorzubeugen, daß ansteckendes Material auf das Land hinaus verschleppt wurde.

Hie und da fanden sich in den Stadtbezirken noch vereinzelte Brunnen vor, die mit Rücksicht auf den als verseucht anzusehenden Untergrund von den bakteriologischen Untersuchungsanstalten beanstandet werden mußten. Auch wenn sie nicht in nachweisbarem Zusammenhange mit der zeitweiligen Erkrankung standen und ihre äußere Beschaffenheit zu Bedenken keinen Anlaß gab, sorgten die Behörden doch bereitwilligst für ihre Schließung, so daß im Laufe der Jahre eine ganz erhebliche Anzahl verdächtiger Wasserbezugsquellen in den 3 Städten ausgeschaltet wurde.

In ähnlicher Weise bemühte sich die Typhusbekämpfung mit Erfolg um die Abstellung von Mängeln, die bei der Beseitigung der Abfallstoffe zu Tage traten. Einzelne Häuser und ganze Vororte der 3 Städte waren noch nicht an die Kanalisation angeschlossen und entleerten ihre Hausabwässer zum Teil nach der Straßenrinne oder unmittelbar nach dem nahe gelegenen Flusse. In Metz kam es sogar noch vor, daß ältere Gebäude ihren Abortinhalt unmittelbar in die Mosel ableiteten. Durch solche Verhältnisse war die Möglichkeit einer höchst gefährlichen Massenaussaat von Typhuskeimen auf die verkehrsreichen Straßen und in die zum Baden, Waschen und zur Eisgewinnung benutzten Wasserläufe gegeben. Wenn nun auch nicht in jedem einzelnen Falle die nötigen Mittel zur Abhilfe aufzutreiben waren, so gelangte die Typhusbekämpfung bei dem Entgegenkommen der städtischen Verwaltung doch recht oft zu ihrem Ziele.

Nicht minder zugänglich erwiesen sich die Behörden für alle weiteren Vorschläge, die ihnen zur Eindämmung der Typhusgefahr von den Untersuchungsanstalten gemacht wurden. Vor allem in Straßburg gelang es, eine Reihe solcher Maßregeln durchzusetzen: so das Verbot der Verwendung nicht genügend ausgebildeter Pfleger zur berufsmäßigen Besorgung ansteckender Kranken, Ausbildungskurse mit praktischen Übungen für solche Pflegepersonen, regelmäßige Belehrung der Schulkinder über die Benutzung und Reinhaltung von Brunnen, über die Gefahren des Trinkens roher Milch und des Eisgenusses, wiederholte öffentliche Warnungen vor der Gesundheitsschädigung durch rohe Milch, auch Sauermilch, Buttermilch und Rahm, ortspolizeiliche Vorschriften über das Arbeiten in und an Abortgruben von Typhushäusern und von Häusern, in denen Bazillenträger wohnen, und das Verbot für eine Bazillenträgerin, im Verkaufsraum der eignen Bäckerei tätig zu sein [1]).

Neben dieser wirkungsvollen Unterstützung durch die Behörden fand die Typhusbekämpfung im allgemeinen auch bei der städtischen Bevölkerung ein verständnisvolles Entgegenkommen. Vorträge und Zeitschriften hatten zur Aufklärung der breiteren Schichten in hygienischen Fragen viel geleistet, und es war manchmal bei den Ermittlungsbesuchen erstaunlich, welche Kenntnisse selbst der gewöhnliche Mann über die Grundzüge der Seuchenverhütung entwickelte. Die Folge davon war in vielen Fällen ein bereitwilliges Eingehen auf die für erforderlich erachteten Maßnahmen, ein besserer persönlicher Schutz besonders auch der Umgebung von Dauerausscheidern, ein größeres, durch die bequeme Wasserversorgung gefördertes Reinlichkeitsbedürfnis und die Geneigtheit zur Krankenhausbehandlung. Nur selten kam es vor, daß Kranke oder Bazillenträger sich den Anordnungen der Typhusbekämpfung zu entziehen bestrebt waren, Untersuchungsmaterial verweigerten oder sonstige Schwierigkeiten be-

[1]) Zit. nach H. Kayser, Über die Art der Typhusausbreitung in einer Stadt, Münch. Med. Wochenschr. 1909 S. 1066 und 1130.

reiteten. Freilich wurde diese Fügsamkeit der Bevölkerung durch andere Umstände nicht unwesentlich unterstützt.

Nicht selten gaben die Wohnungsverhältnisse der ärmsten Bevölkerung zu Beanstandungen Veranlassung. Die gröbsten Mängel wurden dann — in Straßburg und Metz mit Hilfe einer Wohnungskommission — zwar beseitigt, aber im allgemeinen war die Wohnungsfrage in den 3 Städten noch nicht so weit geklärt, daß eine durchgreifende Besserung des Wohnungselendes zu erzielen gewesen wäre. Die Typhusbekämpfung mußte sich daher meist darauf beschränken, den Gefahren unzulänglicher Wohnungen mit anderen Mitteln entgegenzutreten. Dabei kam ihr die reichliche Versorgung der 3 Städte mit Krankenhäusern außerordentlich zustatten. Straßburg hatte die neuzeitlich eingerichtete medizinische Universitätsklinik, Saarbrücken war im Begriffe, den Bau eines neuen Krankenhauses zu vollenden, und Metz besaß 2 zwar ältere, aber doch billigen Anforderungen entsprechende Hospitäler. Alle diese Anstalten waren jederzeit imstande, eine größere Anzahl von Typhuskranken aufzunehmen. Erleichtert wurde die Krankenhausbehandlung der weniger bemittelten Bevölkerungsschichten außerdem noch durch das weit ausgedehnte Krankenkassenwesen und durch die geregelte Armenpflege. So war es ohne größere Schwierigkeiten zu erreichen, daß in den 3 Städten 80 bis 90 % der Typhuskranken dem Krankenhaus überwiesen und damit als Infektionsquellen unschädlich gemacht wurden.

Als weiterer Vorzug der großen Städte verdient die gute Versorgung mit Ärzten hervorgehoben zu werden. Saarbrücken hatte auf je 1270, Straßburg auf je 640 und Metz auf je 570 Einwohner einen Arzt aufzuweisen. Es war also die Gelegenheit zu ärztlichem Beistand derart erleichtert, daß schon bei geringeren Gesundheitsstörungen sachgemäße Hilfe in Anspruch genommen wurde, und infolgedessen gelangten auch die Typhuskranken verhältnismäßig früh in ärztliche Behandlung. Die meisten Ärzte standen aber in regem Verkehre mit den ortsansässigen Typhusstationen und schickten von den verdächtigen Fällen ihrer Praxis so bald als möglich Untersuchungsmaterial ein. Durch diese enge Verbindung der Ärzteschaft mit den Untersuchungsanstalten gelang die Sicherung der Diagnose meist innerhalb einer verhältnismäßig kurzen Frist nach dem Beginne der Erkrankung, und nur ausnahmsweise ereignete es sich, daß ein oder mehrere Fälle längere Zeit hindurch unerkannt blieben. Damit war aber für die Typhusbekämpfung viel gewonnen, denn je früher die Diagnose gestellt wurde, um so früher setzten auch die Schutzmaßnahmen ein.

In praktischer und wissenschaftlicher Beziehung gleichbedeutend war schließlich das enge Zusammenarbeiten der Straßburger Typhusstation mit den Universitätskliniken und dem hygienischen und pathologischen Institute. Nur dadurch war es möglich, eine ganze Reihe diagnostisch und epidemiologisch wichtiger Erfahrungen zu sammeln, die weiterhin der gesamten Typhusbekämpfung von Nutzen waren.

Wenn nun trotz dieser günstigen Verhältnisse die Zahl der Typhuserkrankungen in den 3 großen Städten auf einer relativen Höhe stehen blieb, so sind dafür vor allem drei Umstände verantwortlich zu machen: Immer noch vorhandene hygienische Mißstände, der rege Verkehr und endlich die Verseuchung der näheren und weiteren Umgebung.

Die Mängel der Abfallbeseitigung und die schlechten Wohnungsverhältnisse der ärmeren Bevölkerung sind bereits erwähnt. Ihre völlige Beseitigung wird, soweit sie überhaupt in menschlicher Macht liegt, noch viele Jahrzehnte erfordern.

Der rege Verkehr gehört zum Wesen einer Stadt und ist die Vorbedingung für ihre gedeihliche Entwicklung. Er bringt aber auch die Gefahr der Seuchenverbreitung mit sich. Das haben die furchtbaren Erfahrungen früherer Jahrhunderte noch deutlicher gelehrt als unsere Zeit. Die meisten Stadtbewohner kommen durch ihren Beruf tagtäglich mit einer größeren Anzahl von teils ortsansässigen teils zugereisten Personen in Berührung, und diese können, als ambulante Typhuskranke oder als Bazillenträger, den Ansteckungsstoff auf sie übertragen. Weit gefährlicher als der unmittelbare Kontakt erwies sich jedoch die Art der Nahrungsmittelversorgung, auf die der einzelne Stadtbewohner angewiesen ist. Er erzeugt wenig oder gar nichts von seiner täglichen Nahrung selbst, sondern kauft das erforderliche Rohmaterial, nachdem es vorher durch zahlreiche Hände gegangen ist und sich auf diesem Wege gelegentlich mit Typhuskeimen beladen hat. Werden solche infizierten Nahrungsmittel hinreichend gekocht oder gebraten, so bringt ihr Genuß weiter keinen Nachteil mit sich. Werden sie aber ohne vorhergehende Erhitzung verzehrt, so ist eine Erkrankung an Typhus in vielen Fällen die notwendige Folge. Neben rohem Obste und Gemüse war es vor allem die ungekochte Milch, die großes Unheil anrichtete. In Straßburg hatten beispielsweise von 505 Kranken 135 oder 26,7 Prozent ihren Typhus mit größter Wahrscheinlichkeit dem Genusse roher Milch zu verdanken[1]). Freilich war es bei der Vielgestaltigkeit von Handel und Wandel und bei der langen Inkubationszeit des Typhus nicht immer möglich, einen derartigen Zusammenhang nachzuweisen; vielmehr stellten sich besonders der Aufklärung des Einzelfalls oft unüberwindliche Schwierigkeiten entgegen. Aber auch ganze Epidemien blieben zuweilen in Dunkel gehüllt, wie z. B. die fast gleichzeitige Erkrankung von 16 Soldaten eines Straßburger Infanterie-Regiments im Juli 1906, obwohl man annehmen sollte, daß in einer Kaserne die Verhältnisse leicht zu durchschauen gewesen wären.

Gelang es aber, eine Epidemie oder einen Einzelfall lückenlos bis zum Ursprung zu verfolgen, so führten die Spuren verhältnismäßig häufig aus der Stadt hinaus. Die Milch, die zu den eben erwähnten 135 Erkrankungen in Straßburg Veranlassung gab, war ausnahmslos an ihrer Gewinnungs- oder Sammelstelle auf dem Lande infiziert worden. Ebenso wird Obst und Gemüse bereits vor seiner Einfuhr, also auf dem Lande, die Typhusbazillen aufgenommen haben, wenn auch der strenge Beweis dafür aus leicht ersichtlichen Gründen bisher nicht geführt worden ist. Neben diesen Nahrungsmitteln brachten zahlreiche Zuzügler, die entweder bereits erkrankt waren oder sich noch im Inkubationsstadium befanden, den Typhuskeim vom Lande nach der Stadt. Von den 505 Straßburger Fällen Kaysers waren 66 eingeschleppt. Nimmt man die 135 Milchinfektionen hinzu, so kommt man auf rund 200 Typhuserkrankungen, die Straßburg in 4 Jahren seiner näheren oder weiteren Umgebung zu verdanken hatte; mit anderen Worten: mindestens 40 Prozent aller Typhusfälle

[1]) H. Kayser a. a. O.

waren eingeschleppt. Aus dieser Zahl geht zur Genüge hervor, in wie hohem Maße die Typhusmorbidität einer großen Stadt von der mehr oder minder starken Durchseuchung ihrer ländlichen Umgebung abhängig ist, und daß eine erfolgreiche Bekämpfung des Typhus in den großen Städten nur dann zu erwarten ist, wenn der Verbreitung dieser Krankheit auf dem Lande mit gleicher Strenge entgegengetreten wird.

Zum Schlusse sei darauf hingewiesen, daß alle die erörterten Besonderheiten mehr oder minder auch für die kleineren Stüdte und vor allem auch für die großen Industriezentren zutreffend sind.

15. Besonderheiten der Typhusbekämpfung auf dem Lande.

Von

Dr. Klinger,

Stabsarzt an der Kaiser Wilhelms-Akademie zu Berlin, früher kommandiert zur Dienstleistung beim Reichskommissare für die Typhusbekämpfung im Südwesten des Reichs.

Während in den großen Städten der Typhus endemisch herrschte und nur selten einmal ein Monat ohne Typhusmeldung zu verzeichnen war, gab es auf dem Lande eine große Anzahl von Ortschaften, die jahrelang von der Krankheit frei blieben[1]). Meist handelte es sich dabei um kleine, abgelegene Gemeinden, die keinen irgendwie nennenswerten Verkehr aufzuweisen hatten und wo die Bewohner ihre Nahrung auch weitaus zum größten Teil selbst erzeugten. Diese ländliche Abgeschlossenheit erschwerte die Einschleppung von Typhuskeimen außerordentlich. Aber nicht nur mit der Außenwelt, auch untereinander kamen die Dorfbewohner im allgemeinen weniger in Berührung als die Städter. Daraus erklärt es sich, daß trotz der Ungunst aller übrigen Verhältnisse eine ganze Reihe von Erkrankungen auf dem Lande vereinzelt blieb[2]). Freilich war dies nicht immer und nicht überall der Fall. In manchen Orten gewann die Seuche, einmal eingeschleppt, eine nicht unbeträchtliche Ausdehnung. Ihr Weg ließ sich dann, bei der Durchsichtigkeit der ländlichen Verhältnisse, oftmals Schritt für Schritt verfolgen, ja man kann behaupten, daß die Erweiterung unserer epidemiologischen Kenntnisse über den Typhus zur Hauptsache dem Studium seiner Verbreitungsweise auf dem Lande zu verdanken ist.

Die wohlhabenden Dörfer wurden nur selten stärker vom Typhus heimgesucht. Dagegen kam es in den ärmlichen Gemeinden der Eifel, des Hochwaldes, der Vogesen und der lothringischen Hochebene häufig zu kleineren oder größeren Epidemien. Hier führten in erster Reihe die schlechten Wohnungsverhältnisse besonders während der kalten Jahreszeit, wo die ganze Familie dauernd in dem einzigen heizbaren Zimmer zusammenhockte, zu zahlreichen Kontaktinfektionen, die sich nicht immer auf das Haus beschränkten, sondern auch auf die Nachbarschaft übergriffen. Da-

[1]) In den Jahren 1904 bis 1908 waren 58,8 % sämtlicher Ortschaften des Bekämpfungsgebiets typhusfrei. (Fornet, Beiträge zur Physiologie der Typhusverbreitung, Zeitschr. f. Hyg. u. Inf. Bd. 64 S. 365.)

[2]) Nach Fornet a. a. O. überwogen in den rein ländlichen Bezirken die Orte mit nur einem Typhusfall in der Jahreseinheit.

neben trugen die oft unglaublichen Zustände bei der Beseitigung der Abfallstoffe das ihrige zur Weiterverbreitung der Krankheit bei. Die menschlichen Entleerungen gelangten in diesen Orten nur höchst selten in einen „ordnungsmäßig" hergestellten Abtritt, sie wurden vielmehr gewöhnlich auf dem Misthaufen oder im Stalle abgesetzt. Da Düngergruben meistens auch nicht vorhanden waren, so floß die Jauche von den Misthaufen und aus den Ställen nach der Straße zu ab, staute sich hier bei der oft mangelhaften Beschaffenheit der Straßenrinnen zu großen Pfützen an und gelangte schließlich in den Dorfbach. Mit der Jauche aber wanderten die Typhusbazillen auf die Straße, in die Wasserläufe und unter Umständen auch in die meist schlecht gelegenen und noch schlechter geschützten Brunnen. Wenn trotz einer solchen Massenaussaat das Unheil vielfach in engen Grenzen blieb, so lag das daran, daß in dem kleinen Orte an und für sich nur wenige Personen mit dem Infektionsstoff in Berührung treten konnten. Wuchs deren Zahl aber plötzlich an, etwa während einer Kirmesfeier oder durch den Zuzug einer größeren Arbeitermenge infolge eines Bahnbaues, dann bestand die Gefahr des Ausbruchs umfangreicherer Epidemien in erhöhtem Maße, und diese Gefahr war dauernd vorhanden in den allmählich zu Industriezentren sich entwickelnden Dörfern, falls die Verbesserung der Abfallbeseitigung und Wasserversorgung mit der steigenden Bevölkerungsziffer und dem immer mächtiger werdenden Verkehre nicht gleichen Schritt hielt.

So stand die Typhusbekämpfung in manchem Orte vor Verhältnissen, deren Umgestaltung in einer den Anforderungen der Hygiene entsprechenden Weise über ihre Machtmittel ging. Sie mußte sich daher meist darauf beschränken, die Beseitigung der gröbsten Schäden anzustreben. Auf Grund der bestehenden Rechtslage und mit Hilfe von Sonderverfügungen, die vor allem auf die Angaben der Typhusfragebogen sich stützten, gelang es, eine große Menge von Düngerstätten und Wasserversorgungsanlagen in einen einwandfreieren Zustand zu versetzen. Freilich erfolgten diese Verbesserungen nicht ebenso bald wie in den großen Städten, und manche Vorschläge mußten unausgeführt bleiben. In den Reichslanden erwies sich besonders das Fehlen einer ländlichen Bauordnung, welche die zwangsweise Herrichtung ordnungsmäßiger Abtritte gestattet hätte, als ein bedenkliches Hemmnis. Viel häufiger machte sich freilich der Mangel an Geld bemerkbar. In der großen Stadt ist sowohl die Allgemeinheit wie der einzelne Grundstücksbesitzer wohlhabend genug, um ohne zu große finanzielle Belastung für die Beseitigung hygienischer Mißstände sorgen zu können. Die Dorfgemeinde und der einzelne Dorfbewohner waren nicht selten selbst für kleinere Verbesserungen, wie die Instandsetzung eines Brunnens oder die Anlegung einer Jauchegrube, zu arm.

Der Mangel an hinreichenden Geldmitteln bildete auch eine der Hauptursachen, daß die Ausgestaltung des Desinfektionswesens auf dem Lande viel langsamer vor sich ging als in den großen Städten. Während hier sowohl die laufenden wie die Schlußdesinfektionen sehr bald von sachkundiger Hand geleitet wurden, kam es auf dem Dorfe immer wieder vor, daß die gesamte Desinfektion den vollständig ungeschulten Angehörigen der Kranken überlassen werden und eine Dampfdesinfektion überhaupt unterbleiben mußte, weil weder ein Desinfektor noch ein Dampf-Desinfektionsapparat in erreichbarer Nähe vorhanden war.

Unter diesen Umständen war es selbstverständlich, daß die Staatsbehörden nicht nur mit amtlichen Verfügungen vorgingen, sondern auch durch Gewährung finanzieller Beihilfen eine Abstellung der offenbarsten Mängel erleichterten. Manches Dorf wurde dadurch in den Stand gesetzt, sich eine gute Wasserleitung zu bauen, seine Straßenrinnen, Brunnen und Düngerhaufen in Ordnung zu bringen. Für die Organisation des Desinfektionsdienstes flossen die öffentlichen Quellen allerdings nur spärlich, vor allem in den Reichslanden, wo der Kreisverband als solcher kein selbständiges Einkommen hat. Hier erwies sich die durch den Saarburger Kreisdirektor eingeleitete Gründung von Gemeinde-Genossenschaften mit dem ausgesprochenen Zwecke, die Durchführung der Desinfektions- und Absonderungsmaßregeln bei ansteckenden Krankheiten zu gewährleisten, als höchst förderlich.

Den größten Schwierigkeiten begegnete die Absonderung der Typhuskranken auf dem Lande. Nur in den wenigsten Fällen stand ein dafür geeigneter Raum und eine geeignete Pflegerin zur Verfügung; meist blieb nichts anderes übrig, als das gesamte Haus nach Möglichkeit vom Verkehr abzuschließen, wenn der Kranke sich weigerte, ins Krankenhaus zu gehen. Solche Weigerungen bildeten aber die Regel. Ein großer Teil der ländlichen Bevölkerung hatte eine unüberwindliche Abneigung gegen das „Spital“, das nicht selten gleichzeitig als Armenhaus diente, andere scheuten die Kosten. Oft mußte freilich von einer Krankenhausüberführung schon deshalb Abstand genommen werden, weil die Entfernungen viel zu groß waren und geeignete Beförderungsmittel fehlten. Aus allen diesen Gründen kam es vor, daß in manchen Gegenden nur wenig über 10 % der Typhusfälle im Krankenhause behandelt wurden.

Schwere Erreichbarkeit und Scheu vor den Kosten brachten den weiteren Nachteil mit sich, daß der Arzt auf dem Lande viel seltener geholt wurde als in der Stadt. Infolgedessen blieb dauernd eine ganze Reihe von Typhusfällen ohne ärztliche Behandlung. Aber selbst wenn ein Arzt zugezogen wurde, unterblieb bisweilen die Meldung, teils weil die wahre Natur der Krankheit nicht erkannt wurde, teils aus Rücksicht auf den Patienten. Je tatkräftiger aber die Behörden vorgingen, um so mehr wuchs die Gefahr der Verheimlichung von Typhusfällen auch von seiten der Landbevölkerung selbst, die schließlich in manchen, durch Erfahrung gewitzigten Gegenden nur noch im äußersten Notfall einen Arzt zu Rate zog. Die Folge dieser Verhältnisse war, daß auf dem Lande immer wieder Epidemien beobachtet wurden, die in letzter Linie auf unerkannte oder verheimlichte Fälle zurückzuführen waren.

Das oft mangelhafte Verständnis der Landbevölkerung für die Bestrebungen der Typhusbekämpfung bildete auch sonst ein nicht unerhebliches Hindernis. Manche Bauern und selbst Bürgermeister wollten oder konnten nicht verstehen, daß Einrichtungen, die ihre Eltern und Großeltern angeblich ohne Schaden benutzt hatten, jetzt plötzlich gesundheitsgefährlich sein sollten, und weigerten sich lediglich aus diesem Grunde, ihre Ziehbrunnen umzubauen oder ihren über dem Dorfbach stehenden Abtritt an einer geeigneteren Stelle anzulegen. Andere wieder empfanden es als persönliche Benachteiligung, daß sie zu den Kosten, die ihnen der Typhus in der Familie verursacht hatte, auch noch solche für die Instandsetzung ihrer Düngergrube und ihres Brunnens übernehmen sollten, während die von der Krankheit nicht heimgesuchten Nachbarn unbehelligt blieben, obgleich sich bei ihnen die gleichen hygienischen Mängel vorfanden. Bisweilen verdichtete sich die Mißstimmung in einer ganzen Gemeinde zu offenem Widerstande gegen die Maßnahmen der Typhusbekämpfung, so daß in solchen Fällen ein sehr geschicktes und entschlossenes Vorgehen im Vereine mit den Behörden nötig war, um die erregten Gemüter wieder zu beruhigen.

So zeigt es sich, daß der Typhusbekämpfung auf dem Lande eine ganze Reihe von Schwierigkeiten entgegentrat, die in den großen Städten entweder gar nicht vorhanden waren oder doch nur in geringem Maße zur Geltung kamen. Trotzdem blieb die Gesamtsterbeziffer vieler ländlicher Bezirke dauernd niedriger als diejenige der großen Städte, eine Erscheinung, die sich zwanglos aus der eingangs erwähnten Abgeschlossenheit und wirtschaftlichen Selbständigkeit des Landbewohners erklärt.

16. Aktive und passive Schutzimpfungen.

Von

Professor **Dr. Otto Lentz,**

Vorsteher der Seuchenabteilung beim Königlichen Institute für Infektionskrankheiten Robert Koch in Berlin.

Die Gelegenheit, eine aktive Schutzimpfung vorzunehmen, bot sich bei der Typhusbekämpfung nur sehr selten. Nur in 2 Fällen, je 1 in Saarbrücken und Hagenau, wurden Typhusbazillenträger nach dem Pfeiffer-Kolleschen Verfahren (Injektion einer Öse = 2 mg abgetöteter Typhusbazillen unter die Haut) immunisiert, ohne daß indessen der gewünschte Erfolg eintrat; die Bazillenträger schieden nach wie vor Typhusbazillen aus.

Dagegen wurden mehrfach an den Ärzten und den Dienern der Untersuchungsanstalten Schutzimpfungen vorgenommen und zwar teils ebenfalls nach dem Pfeiffer-Kolleschen, teils nach dem Bassenge-Rimpauschen Verfahren (Injektion kleinerer Dosen, $^1/_{30}$ bis $^1/_{15}$ Öse, subkutan), in einer Anstalt auch nach dem Verfahren von Levy-Blumenthal (subkutane Injektion trockener, durch Galaktose abgetöteter Typhusbazillen).

Die Erscheinungen nach den Impfungen glichen den auch anderwärts beobachteten und mehrfach beschriebenen (erhöhte Temperatur, Kopfschmerz, Abgeschlagenheit und mehrere Tage dauernde schmerzhafte Schwellung an der Injektionsstelle). Erkrankungen solcher geimpften Personen sind nicht vorgekommen.

Passive Schutzimpfungen konnten mangels eines wirksamen Typhusheilserums nicht vorgenommen werden. Der Versuch des Verfassers, von Chantemesse eine Probe des von diesem 1906 entdeckten Typhusheilserums zu erhalten, schlug leider fehl.

Ein der passiven Schutzimpfung im Prinzip analoges Behandlungsverfahren wurde von Lentz [1]) an einer Bazillenträgerin angewandt. Die Frau erhielt innerlich Jezsches Antityphusextrakt [2]), das von dem Schweizerischen Serum-Institut in Bern in entgegenkommender Weise zur Verfügung gestellt war. Leider blieb aber auch hier der erhoffte Erfolg aus. Die Bazillenausscheidung hörte nicht auf.

---

[1]) Klin. Jahrb. Band 14 S. 492.

[2]) Wien. Med. Wochenschr. 1899 S. 346.

17. Statistisches über den Typhus und die Typhusbekämpfung im Südwesten des Reichs.

Von

Dr. W. Fornet,

Stabsarzt an der Kaiser Wilhelms-Akademie zu Berlin,
früher kommandiert zur Dienstleistung beim Reichskommissare für die Typhusbekämpfung im Südwesten des Reichs.

Die nachstehenden Angaben stützen sich auf 11007 Typhus- und Paratyphusfälle, die vom 1. Januar 1904 bis zum 31. Dezember 1909 im Regierungsbezirke Trier, dem Fürstentume Birkenfeld und den Bezirken Unter-Elsaß und Lothringen auftraten. Ein Teil des Materials ist bereits von Schneider[1]), Klinger[2]) und Fornet[3])[4]) veröffentlicht worden.

Die Bearbeitung der Fälle erfolgte in der Weise, daß, abgesehen von ganz wenigen Ausnahmen, bei jedem einzelnen Kranken durch die zuständige Untersuchungsanstalt oder durch den Kreisarzt eingehende Ermittlungen an Ort und Stelle vorgenommen und deren Ergebnisse in besondere Fragebogen (vgl. Anlage VII) eingetragen wurden. Aus diesen Fragebogen angelegte Auszüge bilden das Urmaterial der vorliegenden Statistik. Seit 1908 werden zu den Auszügen Zählkarten mit folgendem Vordruck benutzt (s. S. 449).

Bei der Aufbereitung der Jahresstatistik dienen diese Karten gleichzeitig als Zählblättchen, und außerdem wird die Auszählung noch durch ausgiebige Verwendung von Buntstiften bei den verschiedenen Rubriken der Karte wesentlich erleichtert. Zur Kontrolle werden neben den losen Karten noch fortlaufende, nach Ortschaften und Kreisen geordnete Listen geführt.

---

[1]) Schneider, G., Moderne Typhusbekämpfung, Referat a. d. XIV. Intern. Kongreß für Hygiene und Demographie, Berlin 1907, Bericht Bd. II S. 1131—1139.

[2]) Klinger, P., Epidemiologische Beobachtungen bei der Typhusbekämpfung im Südwesten des Reichs, Arb. a. d. Kaiserl. Gesundheitsamte Bd. 30 S. 584.

[3]) Fornet, W., Beiträge zur Physiologie der Typhusverbreitung, Zeitschr. f. Hyg. u. Inf. Bd. 64 S. 365.

[4]) Fornet, W., Zur Epidemiologie des Typhus und Paratyphus, Münch. Med. Wochenschr. 1910 S. 218.

Januar	Februar	März	April	Mai	Juni	Juli	August	Septbr.	Oktober	Novbr.	Dezbr.
10 | 20	10 | 20	10 | 20	10 | 20	10 | 20	10 | 20	10 | 20	10 | 20	10 | 20	10 | 20	10 | 20	10 | 20

Ort:	Kreis:	Lfd. №	
1. Durchgang.	1) Name:		
	2) Alter:	4a (7—13)	Tage
2. Durchgang.	3) Wohnung:	b (13—6)	„
	4) Stand:	c (7—16)	„
Aufnahme:	5) Beschäft.-Stelle:	d (7—15)	„
te Woche	6) Meldung:	e (7—14)	„
Streichung:	7) erkrankt: (te Woche)	5. (7—18)	Wochen
te Woche	8) Inf.-Quelle:	6. (7—19)	„
19) genesen klinisch: bakter.:	9) Hausstand:	Bemerkungen:	
gestorben:	10) Wohnung:	Isol.:	
Baz.-Tr. gebl.	11) Hausgenossen:		
Nichttyphus	12) Nahrungsmittelbetr.?		
verzogen.	13) ärztliche Beh.	(Dr.:)	
18) entfiebert:	14) Hospital: von	bis	
Auszug vorhanden?	15) Desinfektion L:	Schl.	
	16) Ermittl.: Anst.	Kr.-A.	
Bakt. Aggl.	Bl.	St.	U.

Häufigkeit und örtliche Verbreitung des Typhus. Krankheitsfälle.

Die Zahl der zur Beobachtung gelangten Typhusfälle ist aus der nachstehenden Tabelle 1 (S. 450) ersichtlich.

In den Zahlen der Tabelle 1 sind die Paratyphusfälle mit eingerechnet, um einen Vergleich der letzten Jahre mit den ersten Jahren zu ermöglichen, in denen Paratyphuserkrankungen nicht als solche gemeldet wurden, so daß angenommen werden muß, daß sie als richtige Typhusfälle angesehen worden sind. Erst seit dem Jahre 1906 wurde von den verschiedenen Untersuchungsanstalten alljährlich eine größere Anzahl Paratyphusfälle als solche erkannt; diese sollen später im Zusammenhange besprochen werden.

Die Typhusmorbidität betrug für das Beobachtungsgebiet im Durchschnitt der letzten sechs Jahre 8,03, berechnet auf je 10000 Einwohner; während der Jahre 1904 bis 1909 fiel sie von 11,2 auf 4,77, was einer Abnahme von 58 % entspricht. Mit Ausnahme des Jahres 1906, in welchem ein unerheblicher Anstieg zu verzeichnen war, hat der stetige Rückgang der Typhusfrequenz keine Unterbrechung erfahren. Trotzdem ist die Typhushäufigkeit im Bekämpfungsgebiet auch jetzt noch wesentlich höher als etwa im ganzen Königreiche Preußen oder im Königreiche Württemberg.

Die einzelnen Teile des Bekämpfungsgebiets weisen in dem Verhalten der Typhusfrequenz nicht unwesentliche Unterschiede untereinander auf; der stärkste Rückgang ist im Bezirke Lothringen zu verzeichnen, wo die Abnahme 68 % betrug, ihm folgt der Bezirk Unter-Elsaß mit 59 % und der Regierungsbezirk Trier mit 50 %. Im

Tabelle 1.

Kreise und Bezirke	Ortsanwesende Bevölkerung am 1. 12. 1905[1]	Zahl der Typhus-Erkrankungen (einschl. Paratyphus)[2] a) in absoluten Zahlen 1904	1905	1906	1907	1908	1909	1904 bis 1909	b) auf je 10 000 Einw. berechnet 1904	1905	1906	1907	1908	1909	Durchschnitt 1904 bis 1909
Bernkastel . . .	48 311	126	38	37	64	32	56	353	**26**	8	8	13	7	**11,59**	12,2
Bitburg	45 553	48	48	31	28	26	19	200	11	11	7	6	6	4,17	7,3
Daun	29 881	9	46	16	9	4	8	92	3	15	5	3	1	2,68	5,1
Merzig	48 419	19	54	26	37	28	30	194	4	11	5	8	6	6,20	6,7
Ottweiler	117 407	143	126	130	196	112	73	780	12	11	11	**17**	10	6,22	11,1
Prüm	35 270	24	29	37	44	17	15	166	7	8	10	12	5	4,25	7,8
Saarbrücken Stadt .	89 638	385	238	266	228	253	64	1 544	16	10	11	9	**10**	7,14	10,6
„ Land .	152 263						110							7,22	
Saarburg (Trier) .	33 686	29	12	9	7	19	14	90	9	4	3	2	6	4,16	4,5
Saarlouis	100 784	120	76	99	93	35	52	475	12	8	10	9	3	5,16	7,9
Trier Stadt . . .	48 450	49	27	19	39	27	17	178	10	6	4	8	6	3,51	6,1
„ Land . . .	89 399	58	30	41	30	37	22	218	6	3	5	3	4	2,46	4,1
St. Wendel . . .	51 624	78	79	50	63	47	47	364	15	15	10	12	9	**9,10**	11,8
Wittlich	42 113	28	41	43	34	18	36	200	7	10	10	8	4	8,55	7,9
Reg.-Bez. Trier . . .	932 798	1116	844	804	872	655	563	4 854	12,0	9,0	8,6	9,3	7,0	6,04	8,7
Fürstentum Birkenfeld	48 484	44	44	43	56	51	26	264	9	**9**	9	12	**11**	5,36	9,1
Erstein	64 036	28	9	7	29	29	13	115	4	1	1	5	5	2,03	3,0
Hagenau	80 244	38	26	63	44	64	51	286	5	3	8	5	8	6,36	5,9
Molsheim	67 734	58	70	49	53	16	17	263	9	10	7	8	2	2,51	6,5
Schlettstadt . . .	67 840	55	49	35	17	50	15	221	8	7	5	3	7	2,21	5,4
Straßburg Stadt .	167 678	136	152	179	85	56	49	657	8	9	11	5	3	2,92	6,5
„ Land . .	94 354	149	46	74	34	23	32	358	16	5	8	4	**2**	3,39	6,3
Weißenburg . . .	56 743	37	69	30	36	17	30	219	7	12	5	6	3	5,29	6,4
Zabern	88 066	79	61	132	57	64	30	423	9	7	15	6	7	3,41	8,0
Bez. Unter-Elsaß . .	686 695	580	482	569	355	319	237	2 542	8,4	7,0	8,3	5,2	**4,6**	3,45	6,2
Bolchen	42 585	28	35	67	24	27	10	191	7	8	**16**	6	6	2,35	7,5
Château-Salins . .	46 588	39	15	17	20	10	11	112	8	3	4	4	2	2,36	4,0
Diedenhofen Ost .	57 289	57	33	32	23	52	22	219	10	6	6	4	9	3,84	6,4
„ West .	75 097	197	129	72	168	79	67	712	**26**	**17**	10	**22**	**11**	8,92	**15,8**
Forbach	82 157	121	106	118	68	47	32	492	15	13	14	8	6	3,89	10,0
Metz Stadt . . .	60 419	73	44	27	23	16	15	198	12	7	4	4	3	2,48	5,5
„ Land . . .	112 081	115	57	78	77	66	50	443	10	5	7	7	6	4,46	6,6
Saarburg i. L. . .	66 307	44	37	48	49	49	11	238	7	6	7	7	7	1,66	6,0
Saargemünd . . .	73 267	153	226	205	52	61	45	742	**21**	**31**	**28**	7	8	6,14	**16,9**
Bez. Lothringen . .	615 790	827	682	664	504	407	263	3 347	13,4	11,1	10,8	8,2	6,6	4,27	9,1
Elsaß-Lothringen . .	1 302 485	1407	1164	1233	859	726	500	5 889	10,8	8,9	9,5	6,6	5,6	3,84	7,5
Gebiet des Reichskommissariats . .	2 283 767	2567	2052	2080	1787	1432	1089	11 007	11,2	9,0	9,1	7,8	6,27	4,77	8,03

[1]) Zusammengestellt aus den einzelnen Amtsblättern.

[2]) Eine kartographische Darstellung der Typhusfrequenz nach Kreisen findet sich am Schlusse des Werkes (Anlage XI).

Tabelle 2.

Übersicht der von Typhus befallenen Ortschaften.

Kreise und Bezirke	Ortschaften										
	a	b	c	d	e	f					
	Überhaupt vorhandene¹)	Von Typhus befallene			1909 erstmalig von Typhus befallene	Wiederholt von Typhus heimgesuchte Ortschaften (1904 bis 1909)					
		1904	1909	1904 bis 1909		alljährl.	5 mal	4 mal	3 mal	2 mal	1 mal
Bernkastel	112	26	16	55 = 49 %²)	3	2	3	5	9	15	21
Bitburg	167	24	8	55 = 33 „	5	—	—	1	8	10	36
Daun	101	3	7	22 = 22 „	3	—	—	—	4	7	11
Merzig	70	11	10	43 = 61 „	1	1	1	1	7	8	25
Ottweiler	67	25	17	45 = 67 „	—	5	6	5	7	13	9
Prüm	162	20	3	47 = 29 „	2	—	1	2	3	10	31
Saarbrücken Land .	91	41	31	70 = 77 „	4	8	7	8	12	12	23
Saarburg (Trier) . .	90	13	9	29 = 32 „	1	—	1	—	2	9	17
Saarlouis	83	30	15	50 = 60 „	2	3	3	7	12	12	13
Trier Land . . .	171	18	6	50 = 29 „	2	—	2	2	5	12	29
St. Wendel . . .	97	19	17	50 = 52 „	2	3	4	6	4	11	22
Wittlich	88	14	9	37 = 42 „	3	2	—	1	4	8	22
Trier Stadt . . .	1	1	1	1	—	1	—	—	—	—	—
Saarbrücken Stadt	1	1	1	1	—	1	—	—	—	—	—
Reg.-Bez. Trier . . .	1301	246	150	555 = 43 %	28	26	28	38	77	127	259
Fürstentum Birkenfeld	97	16	7	35 = 36 %	2	2	2	—	3	10	18
Erstein	56	23	8	33 = 59 %	3	1	1	—	6	8	17
Hagenau	77	19	11	38 = 49 „	1	2	2	2	5	10	17
Molsheim	94	28	8	51 = 54 „	1	1	2	3	10	7	28
Schlettstadt . . .	72	18	7	37 = 51 „	1	2	3	4	1	5	22
Straßburg Land . .	105	40	8	59 = 56 „	—	2	1	1	8	15	32
Weißenburg . . .	97	23	11	42 = 43 „	3	—	1	3	3	13	22
Zabern	130	35	14	74 = 57 „	3	3	4	4	9	17	37
Straßburg Stadt . .	1	1	1	1	—	1	—	—	—	—	—
Bez. Unter-Elsaß . .	632	187	68	335 = 53 %	12	12	14	17	42	75	175
Bolchen	147	17	5	36 = 24 %	2	—	—	2	6	8	20
Château-Salins . .	143	21	3	34 = 24 „	1	—	—	1	7	5	21
Diedenhofen Ost .	140	23	6	50 = 36 „	2	1	1	1	5	10	32
„ West .	52	21	15	34 = 65 „	2	7	3	3	5	6	10
Forbach	118	31	14	57 = 48 „	3	5	—	7	6	11	28
Metz Land . . .	196	44	13	79 = 40 „	4	5	1	1	8	15	49
Saarburg i. L. . .	130	19	7	44 = 34 „	4	1	1	3	8	6	25
Saargemünd . . .	101	17	10	44 = 44 „	1	2	2	3	8	8	21
Metz Stadt . . .	1	1	1	1	—	1	—	—	—	—	—
Bez. Lothringen . .	1028	194	74	379 = 37 %	19	22	8	21	53	69	206
Elsaß-Lothringen . .	1660	381	142	714 = 43 %	31	34	22	38	95	144	381
Gebiet des Reichskommissariats . .	3058	643	299	1304 = 43 %	61	62	52	76	175	281	658
						1304					

¹) Nach Landkarten ausgezählt. ²) Aller Ortschaften.

Fürstentume Birkenfeld endlich war 1909 überhaupt zum erstenmal eine wesentliche Abnahme der Typhusfälle zu verzeichnen.

Noch größere Verschiedenheiten treten bei einem Vergleiche der einzelnen Kreise untereinander zu Tage. Den höchsten Durchschnitt der Typhusmorbidität zeigen die beiden lothringischen Kreise Saargemünd und Diedenhofen West mit 16,9 und 15,8 auf je 10000 Einwohner. Diesen vorwiegend industriellen Gegenden stehen die rein ländlichen Kreise Erstein und Château-Salins mit einer Durchschnittsmorbidität von nur 3,0 und 4,0 vorteilhaft gegenüber.

Der stärkste und regelmäßigste Rückgang der Typhusfrequenz findet sich in der Stadt Metz, wo er 79 % ausmachte. Fast den umgekehrten Entwicklungsgang der Typhushäufigkeit zeigte der Kreis Merzig, in welchem im Jahre 1909 eine Zunahme von 58 % gegen das Jahr 1904 eingetreten ist. (Vgl. hierzu die Tafel Anlage XI.)

Die gleichen Unterschiede wie zwischen den verschiedenen Kreisen finden sich auch, nur noch in höherem Maße, zwischen den verschiedenen Ortschaften ein und desselben Kreises wieder. Wie aus der vorstehenden Tabelle 2 Spalte d hervorgeht, traten in der Zeit von 1904 bis 1909 nur in 1304 = 43 % der überhaupt vorhandenen Ortschaften Typhusfälle auf; die übrigen 57 % der Orte sind während der vergangenen sechs Jahre dauernd typhusfrei geblieben. In dieser Richtung erscheinen am stärksten verseucht die einen vorwiegend industriellen Charakter tragenden Kreise Saarbrücken Land, Ottweiler und Diedenhofen West, in denen 77, 67 und 65 % aller Ortschaften von Typhus heimgesucht wurden, während in rein ländlichen Kreisen, wie Daun, Château-Salins und Bolchen, 78 %, 76 % und 76 % aller Orte ununterbrochen typhusfrei gewesen sind.

Zwischen der Zahl der beobachteten Typhusfälle und der von Typhus befallenen Ortschaften besteht insofern ein bemerkenswerter Zusammenhang, als beide während der Jahre 1904 bis 1909 einen fast gleich starken Rückgang aufzuweisen haben. Vergleicht man das Jahr 1909 mit dem Jahre 1904, so beträgt die Abnahme der Typhusfrequenz, wie schon oben erwähnt, 58 %; in der gleichen Zeit ist die Anzahl der „Typhusorte“ um 53 % zurückgegangen, und ebenso wie bei den einzelnen Krankheitsfällen ist auch bei den Typhusortschaften die jährliche Verminderung in Elsaß-Lothringen bedeutend stärker ausgesprochen als im Regierungsbezirke Trier (vgl. die nachstehende Tabelle 3 — S. 453 — und die vorstehende Tabelle 2 Spalten b und c).

Es braucht nicht erst besonders hervorgehoben zu werden, daß die einzelnen Typhusortschaften in ihrer Bedeutung für die Verbreitung der Krankheit nicht gleichwertig sein können. Wie die Tabelle 4 (S. 453) zeigt, hatte über die Hälfte aller Typhusorte während der Zeit von 1904 bis 1909 nur in einem Jahre Krankheitsfälle aufzuweisen.

Entsprechend der höheren Typhusfrequenz finden sich demnach im Regierungsbezirke Trier auch mehr Orte, die wiederholt von Typhus heimgesucht wurden, als in den Bezirken Unter-Elsaß und Lothringen. (Vgl. Tabelle 2 Spalte f.)

Tabelle 3.

Zahl der Typhusortschaften in den verschiedenen Bezirken.

	Ortschaften, in denen Typhus auftrat					
	1904	1905	1906	1907	1908	1909
	Regierungs-Bezirk Trier					
Grundzahlen	246	220	210	219	195	150
In wievielen von 100 vorhandenen Orten?	19 %	17 %	16 %	17 %	15 %	12 %
Verhältnis zum Vorjahr	.	— 11 „	— 5 „	+ 4 „	— 11 „	— 23 „
	Bezirke Unter-Elsaß und Lothringen					
Grundzahlen	381	258	257	217	216	142
In wievielen von 100 vorhandenen Orten?	23 %	16 %	15 %	13 %	13 %	9 %
Verhältnis zum Vorjahr	.	— 32 „	— 0,4 „	— 16 „	— 0,5 „	— 34 „
	Amtsbezirk des Reichskommissariats					
Grundzahlen	643	489	476	445	429	299
In wievielen von 100 vorhandenen Orten?	21 %	16 %	16 %	15 %	14 %	10 %
Verhältnis zum Vorjahr	.	— 24 „	— 3 „	— 7 „	— 4 „	— 30 „

Tabelle 4.

Wiederholt befallene Typhusortschaften.

	Von 1904 bis 1909 traten Typhusfälle auf in						Summe
	6 Jahren	5 Jahren	4 Jahren	3 Jahren	2 Jahren	1 Jahre	
	Regierungs-Bezirk Trier						
In wievielen Typhusorten?	26	28	38	77	127	259	555
Verhältniszahl	4 %	5 %	7 %	14 %	23 %	47 %	100 %
	Bezirke Unter-Elsaß und Lothringen						
In wievielen Typhusorten?	34	22	38	95	144	381	714
Verhältniszahl	5 %	3 %	5 %	13 %	20 %	54 %	100 %
	Amtsbezirk des Reichskommissariats						
In wievielen Typhusorten?	62	52	76	175	281	658	1304
Verhältniszahl	5 %	4 %	6 %	13 %	22 %	50 %	100 %

Die Zahl der alljährlich von Typhus bedrohten Orte beträgt danach 62, d. i. 5 % aller Typhusortschaften und 2 % aller überhaupt im Beobachtungsgebiete vorhandenen Orte; wegen ihrer großen Bedeutung für die Typhusbekämpfung seien sie nachstehend namentlich aufgeführt (s. Tabelle 5 S. 454).

Auch hier tritt der schon wiederholt bemerkte Unterschied zwischen den stark belasteten Industriekreisen, wie Ottweiler, Saarbrücken Land oder Diedenhofen West, und den weniger durchseuchten Landkreisen, wie Bitburg, Daun, Prüm usw., sehr deutlich zu Tage.

Abgesehen von diesen namentlich aufgeführten Orten zeigt der Typhus auch sonst eine gewisse Beständigkeit, indem er mit Vorliebe immer wieder die gleichen, aber nur selten neue Orte heimsucht. Von den 79 % Ortschaften, welche 1904 typhusfrei waren, traten alljährlich nur wenige Prozent (1905 bis 1909: 8, 5, 4, 3 und 5 %) zu den „Typhusorten“ über; eine auf der Entstehungsweise des Typhus beruhende Erscheinung, die ein planmäßiges Vorgehen gegen die Seuche wesentlich erleichtert.

Tabelle 5.

Verzeichnis der von 1904 bis 1909 alljährlich von Typhus heimgesuchten Ortschaften.

Kreise	Ortsnamen
Bernkastel	Rhaunen, Stipshausen.
Bitburg	—
Daun	—
Merzig	Merzig.
Ottweiler	Merchweiler, Neunkirchen, Ottweiler, Schiffweiler, Wiebelskirchen.
Prüm	—
Saarbrücken Land	Bildstock, Bischmisheim, Brebach, Dudweiler, Friedrichsthal, Sulzbach, Völklingen, Wehrden.
„ Stadt	Saarbrücken.
Saarburg (Trier)	—
Saarlouis	Dillingen, Roden, Saarlouis.
Trier Land	—
„ Stadt	Trier.
St. Wendel	Baumholder, Erzweiler, Urexweiler.
Wittlich	Cröv, Wittlich.
Fürstentum Birkenfeld	Bundenbach, Oberstein.
Erstein	Oberehnheim.
Hagenau	Hagenau, Reichshofen.
Molsheim	Dorlisheim.
Schlettstadt	Barr, Scherweiler.
Straßburg Land	Bischheim, Schiltigheim.
„ Stadt	Straßburg.
Weißenburg	—
Zabern	Dettweiler, Ingweiler, Zabern.
Bolchen	—
Château-Salins	—
Diedenhofen Ost	Nieder-Jeutz.
„ West	Algringen, Aumetz, Deutsch-Oth, Groß-Moyeuvre, Hayingen, Kneuttingen, Nilvingen.
Forbach	Forbach, Klein-Rosseln, Merlenbach, Mörchingen, Oberhomburg.
Metz Land	Maizières, Montigny, Rombach, Sablon, Stahlheim.
„ Stadt	Metz.
Saarburg i. L.	Saarburg.
Saargemünd	Neunkirchen, Saargemünd.

Zur Vervollständigung des Bildes der örtlichen Typhusverbreitung seien endlich noch die verschiedenen Typhusorte je nach der innerhalb eines Jahres beobachteten Anzahl von Typhusfällen in verschiedene Klassen eingeteilt; der besseren Übersichtlichkeit wegen soll nur das erste und das letzte Jahr einander gegenübergestellt werden. Dies erscheint um so eher zulässig, da die ebenfalls vorliegenden Berechnungen für die dazwischen liegenden Jahre ein ganz ähnliches Verhalten aufweisen.

Tabelle 6.

Zahl der Typhusortschaften und der in ihnen festgestellten Erkrankungen.

Kreise und Bezirke	Zahl der Ortschaften mit 1 oder mehr Typhusfällen innerhalb eines Jahres									
	1904					1909				
	1 Fall	2—4 Fälle	5—10 Fälle	11—20 Fälle	21 u. mehr Fälle	1 Fall	2—4 Fälle	5—10 Fälle	11—20 Fälle	21 u. mehr Fälle
Bernkastel . . .	10	6	5	3	2	10	3	2	1	—
Bitburg	11	6	5	2	—	5	3	—	—	—
Daun	1	1	1	—	—	6	1	—	—	—
Merzig	6	4	1	—	—	6	1	3	—	—
Ottweiler	9	8	1	5	2	6	8	2	1	—
Prüm	15	2	2	1	—	—	2	1	—	—
Saarbrücken Land .	13	16	5	3	4	14	9	6	2	—
Saarburg (Trier) .	7	5	1	—	—	7	1	1	—	—
Saarlouis	13	10	1	5	1	4	7	4	—	—
Trier Land . . .	5	7	4	2	—	3	2	1	—	—
St. Wendel . . .	7	3	7	2	—	9	6	1	1	—
Wittlich	7	3	3	1	—	7	1	—	—	1
Trier Stadt . . .	—	—	—	—	1	—	—	—	1	—
Saarbrücken Stadt .	—	—	—	—	1	—	—	—	—	1
Reg.-Bez. Trier . . .	104	71	36	24	11	77	44	21	6	2
Fürstentum Birkenfeld	8	2	3	1	2	2	4	1	—	—
Erstein	12	8	3	—	—	3	5	—	—	—
Hagenau	7	7	3	2	—	3	6	—	2	—
Molsheim	14	6	7	—	1	6	1	1	—	—
Schlettstadt . . .	5	6	4	1	2	3	4	—	—	—
Straßburg Land . .	17	13	3	4	3	5	1	1	1	—
Weißenburg . . .	12	8	2	—	1	7	3	1	—	—
Zabern	15	11	7	1	1	9	5	—	—	—
Straßburg Stadt . .	—	—	—	—	1	—	—	—	—	1
Bez. Unter-Elsaß . .	82	59	29	8	9	36	25	3	3	1
Bolchen	10	5	2	—	—	2	3	—	—	—
Château-Salins . .	10	8	1	1	1	2	—	1	—	—
Diedenhofen Ost .	10	7	3	1	2	3	2	1	—	—
„ West .	5	6	5	—	5	4	6	4	1	—
Forbach	14	4	8	2	3	6	7	1	—	—
Metz Land . . .	26	10	3	1	4	4	5	3	1	—
Saarburg i. L. . .	7	5	3	3	1	4	3	—	—	—
Saargemünd . . .	5	6	3	1	2	8	—	—	2	—
Metz Stadt . . .	—	—	—	—	1	—	—	—	1	—
Bez. Lothringen . .	87	51	28	9	19	33	26	10	5	—
Elsaß-Lothringen . .	169	110	57	17	28	69	51	13	8	1
Gebiet des Reichs-kommissariats . .	281	183	96	42	41	148	99	35	14	3
	643					299				

Nach Tabelle 6 beschränkte sich das Auftreten des Typhus in einer Ortschaft bei etwa der Hälfte der Fälle auf 1 Person, während 21 und mehr Erkrankungen in einer Ortschaft und innerhalb eines Jahres die Ausnahme bildeten. Die meisten derartig stark verseuchten Orte fanden sich wiederum in dem Industriebezirke Diedenhofen West.

Vergleicht man, wie in der nachstehenden Tabelle 7, die Jahre 1909 und 1904 miteinander, so ergibt sich, daß die Ortschaften mit 5 und mehr Fällen im Jahre abgenommen, dagegen die Orte mit 4 und weniger Erkrankungen verhältnismäßig zugenommen haben.

Tabelle 7.

		Zahl d. Typhusfälle in einer Ortschaft u. innerh. eines Jahres					Summe
		1 Fall	2—4 Fälle	5—10 Fälle	11—20 Fälle	21 u. mehr Fälle	
		Regierungs-Bezirk Trier					
1904	Zahl der Typhusorte	104	71	36	24	11	246
	Verhältniszahl . . .	42 %	29 %	15 %	10 %	4 %	100 %
1909	Zahl der Typhusorte	77	44	21	6	2	150
	Verhältniszahl . . .	52 %	29 %	14 %	4 %	1 %	100 %
		Bezirke Unter-Elsaß und Lothringen					
1904	Zahl der Typhusorte	169	110	57	17	28	381
	Verhältniszahl . . .	44 %	29 %	15 %	5 %	7 %	100 %
1909	Zahl der Typhusorte	69	51	13	8	1	142
	Verhältniszahl . . .	48 %	36 %	9 %	6 %	1 %	100 %
		Amtsbezirk des Reichskommissariats					
1904	Zahl der Typhusorte	281	183	96	42	41	643
	Verhältniszahl . . .	44 %	28 %	15 %	7 %	6 %	100 %
1909	Zahl der Typhusorte	148	99	35	14	3	299
	Verhältniszahl . . .	50 %	33 %	12 %	4 %	1 %	100 %

Es hat also mit dem seit 1904 beobachteten Sinken der Typhusfrequenz nicht nur, wie vorher erwähnt, die Zahl der „Typhusorte", sondern auch die Heftigkeit der Durchseuchung bei den einzelnen Typhusorten wesentlich abgenommen. Während 1904 noch 2,6 Orte mit 1 bis 4 Fällen auf eine Typhusortschaft mit mehr als 4 Erkrankungen kamen, hat sich 1909 dieses Verhältnis derartig verschoben, daß erst auf 4,8 Typhusortschaften mit wenigen Erkrankungen eine solche mit gehäuften Typhusfällen zu rechnen ist.

Typhus-Todesfälle.

So wichtig naturgemäß die unmittelbare Betrachtung der Erkrankungsfälle für eine richtige Erkenntnis der Typhusverbreitung in einer bestimmten Gegend ist, so bedarf sie doch der Ergänzung durch die Heranziehung der gleichzeitig beobachteten Typhustodesfälle; geradezu notwendig wird aber eine derartige Kontrolle in einem Gebiete, wo, wie bei der Typhusbekämpfung im Südwesten Deutschlands, jeder Typhuskranke Gegenstand besonderer behördlicher Fürsorge ist oder doch sein soll. Wie noch später zu erörtern bleibt, gelangt auch im Bekämpfungsgebiet ein gewisser Teil aller Typhuserkrankungen nicht zur amtlichen Kenntnis, und es ist leicht verständlich, daß es sich hierbei vorzugsweise um klinisch milde verlaufende Fälle handelt, sei es nun, daß diese überhaupt nicht ärztlich behandelt werden, sei es, daß absichtlich vermieden wird, für sie die ganzen Einrichtungen der Typhusbekämpfung in Bewegung zu setzen.

Die durchschnittliche Typhusmortalität von 1905 bis 1909 beträgt im Beobachtungsgebiete 0,81, auf je 10000 Einwohner berechnet, und ist von 1,00 im Jahre 1905 auf 0,52 im Jahre 1909 gesunken, was einer Abnahme um 48 % der Todesfälle entspricht.

Tabelle 8.

Abnahme der Typhus-Erkrankungen und -Todesfälle.

Bezirke	Beobachtete Abnahme			Festgestellte Durchschnitts-			
	a) der Krankheitsfälle		b) der Todesfälle	c) Morbidität		d) Mortalität	e) Letalität
	1904 bis 1909	1905 bis 1909	1905 bis 1909	1904 bis 1909	1905 bis 1909	1905 bis 1909	1905 bis 1909
Regierungsbezirk Trier .	50 %	33 %	34 %	8,7 [1]	8,0 [1]	0,86 [1]	10,7 % [2]
Bezirk Unter-Elsaß . .	59 „	51 „	70 „	6,2	5,7	0,66	11,5 „
„ Lothringen . .	68 „	61 „	52 „	9,1	8,2	0,94	11,5 „
Gebiet des Reichskommissariats	58 „	47 „	48 „	8,03	7,39	0,81	11,0 „

Wie aus Spalte b der Tabelle 8 hervorgeht, war der Bezirk Unter-Elsaß am stärksten an diesem Rückgang beteiligt, dagegen haben im Regierungsbezirke Trier die Todesfälle nur um 34 % abgenommen.

Ebenso wie die Morbidität war auch die auf je 10000 Einwohner berechnete Mortalität im Bezirke Lothringen am höchsten, dagegen im Unter-Elsaß am niedrigsten. Um so bemerkenswerter ist es, daß gerade diese beiden Bezirke eine gleich große, und zwar über dem Durchschnitt liegende, Typhusletalität aufweisen, d. h., daß in einem Bezirk, in welchem von je 10000 Einwohnern die wenigsten Personen an Typhus erkranken, auf je 100 Typhuskranke ebensoviel Todesfälle kommen wie im Bezirke Lothringen, wo im Verhältnis zur Einwohnerzahl die meisten Krankheitsfälle von Typhus beobachtet wurden. Hieraus ergibt sich mit Notwendigkeit, daß zwar tatsächlich im Unter-Elsaß die Typhusfrequenz erheblich niedriger war als in Lothringen, daß aber in beiden Bezirken entweder die Krankheit einen besonders bösartigen Charakter trug oder aber ein Teil der leicht verlaufenden Erkrankungen gar nicht zur Anzeige gelangte; ein Punkt, der noch später bei Besprechung der eigentlichen Bekämpfungsmaßregeln erörtert werden soll.

Verfolgt man den in Tabelle 9 (S. 458) wiedergegebenen Gang der auf je 10000 Bewohner berechneten Typhusmortalität während der Jahre 1905 bis 1909, so ergibt sich ebenso wie schon früher für die Morbidität ein regelmäßiges, durch keinen Rückschlag unterbrochenes Herabsinken dieser Ziffer; dies trifft sowohl für das ganze Gebiet des Reichskommissariats, als auch für seine einzelnen Abschnitte zu; nur hat im Bezirke Lothringen diese Abnahme erst ganz allmählich und zögernd eingesetzt. Greift

[1]) Auf je 10000 Einwohner berechnet.

[2]) Auf je 100 Typhuskranke bezogen.

Tabelle 9.

Mortalität und Letalität nach Kreisen und Bezirken.

Kreise und Bezirke	Typhustodesfälle (einschließlich Paratyphus) a) in absoluten Zahlen					b) auf je 10000 Einwohner berechnet						c) auf je 100 Krankheitsfälle berechnet					
	1905	1906	1907	1908	1909	1905	1906	1907	1908	1909	Durchschnitt 1905 bis 1909	1905	1906	1907	1908	1909	Durchschnitt 1905 bis 1909
Bernkastel . . .	3	4	8	5	4	0,6	0,8	**1,7**	1,0	0,8	1,0	8%	11%	13%	16%	7%	11%
Bitburg	2	2	2	1	5	0,4	0,4	0,4	0,2	1,1	0,5	—[1])	—	—	—	—	8 „
Daun	4	12	1	1	2	1,3	**4,0**	0,3	0,3	0,7	1,3	—[1])	—	—	—	—	**24** „
Merzig	5	2	5	6	6	1,0	0,4	1,0	1,2	**1,2**	1,0	—[1])	—	—	—	—	14 „
Ottweiler . . .	17	9	15	9	6	1,4	0,8	1,3	0,8	0,5	1,0	13%	7%	8%	8%	8%	9 „
Prüm	3	2	4	2	4	0,9	0,6	1,1	0,6	1,1	0,9	—[1])	—	—	—	—	11 „
Saarbrücken Stadt	26	31	13	25	4	1,1	**1,3**	0,5	1,0	0,4	0,9	11%	12%	6%	10%	6%	10 „
„ Land					12					0,8						11%	
Saarburg (Trier) .	1	1	2	4	1	0,3	0,3	0,6	1,2	0,3	0,5	—[1])	—	—	—	—	15 „
Saarlouis	9	11	8	4	7	0,9	1,1	0,8	0,4	0,7	0,8	12%	11%	9%	11%	**13%**	11 „
Trier Stadt . . .	3	—	2	5	3	0,6	—	0,4	1,0	0,6	0,5	—[1])	—	—	—	—	10 „
„ Land . . .	7	7	1	2	1	0,8	0,8	0,1	0,2	0,1	0,4	—[1])	—	—	—	—	11 „
St. Wendel . . .	14	9	12	3	6	**2,7**	1,7	2,3	0,6	**1,2**	**1,7**	**18%**	**18%**	**19%**	6%	**13%**	15 „
Wittlich	1	3	6	2	2	0,2	0,7	1,4	0,5	0,5	0,7	—[1])	—	—	—	—	8 „
Reg.-Bez. Trier . .	95	93	79	69	63	1,02	1,00	0,85	0,74	0,68	0,86	11,3%	11,6%	9,1%	10,5%	11,2%	10,7%
Fürstent. Birkenfeld	2	3	3	3	3	0,4	0,6	0,6	0,6	0,6	0,6	5%	7%	5%	6%	12%	6%
Erstein	2	1	7	5	2	0,3	0,2	1,1	0,8	0,3	0,5	—[1])	—	—	—	—	**20%**
Hagenau	6	10	—	11	4	0,7	1,2	—	**1,4**	0,5	0,8	**23%**	16%	—	17%	8%	13 „
Molsheim . . .	10	3	6	2	1	1,5	0,4	0,9	0,3	0,1	0,6	14 „	6 „	11%	13 „	6 „	11 „
Schlettstadt . . .	5	9	2	2	2	0,7	1,3	0,3	0,3	0,3	0,6	10 „	**26** „	12 „	4 „	13 „	12 „
Straßburg Stadt .	19	20	8	7	4	1,1	1,2	0,5	0,4	0,2	0,7	13 „	11 „	9 „	13 „	8 „	11 „
„ Land .	8	5	7	4	3	0,8	0,5	0,7	0,4	0,3	0,6	17 „	7 „	**21** „	17 „	9 „	13 „
Weißenburg . .	8	2	5	—	1	1,4	0,4	0,9	—	0,2	0,6	—[1])	—	—	—	—	9 „
Zabern	8	15	6	3	3	0,9	1,7	0,7	0,3	0,3	0,8	13%	11%	11%	5%	10%	10 „
Bezirk Unter-Elsaß	66	65	41	34	20	0,96	0,95	0,60	0,50	0,29	0,66	13,7%	11,4%	11,5%	10,7%	8,4%	11,5%
Bolchen	4	8	2	3	—	0,9	1,9	0,5	0,7	—	0,8	—[1])	—	—	—	—	10%
Château-Salins . .	—	3	2	2	2	—	0,6	0,4	0,4	0,4	0,4	—[1])	—	—	—	—	12 „
Diedenhofen Ost .	—	5	5	7	2	—	0,9	0,9	1,2	0,3	0,7	—[1])	—	—	—	—	12 „
„ West	16	4	24	12	5	2,1	0,5	**3,2**	**1,6**	0,7	1,6	12%	6%	14%	15%	7%	12 „
Forbach	9	12	7	10	3	1,1	1,5	0,9	1,2	0,4	1,0	8 „	10 „	10 „	**21** „	9 „	11 „
Metz Stadt . . .	5	5	3	3	3	0,8	0,8	0,5	0,5	0,5	0,6	—[1])	—	—	—	—	**15** „
„ Land . . .	5	5	10	14	8	0,4	0,4	0,9	1,2	0,7	0,7	9%	6%	13%	21%	16%	13 „
Saarburg i. L. .	1	4	8	2	3	0,2	0,6	1,2	0,3	0,5	0,5	—[1])	—	—	—	—	9 „
Saargemünd . .	26	22	4	6	6	**3,5**	3,0	0,5	0,8	**0,8**	**1,7**	12%	11%	8%	10%	13%	11 „
Bezirk Lothringen	66	68	65	59	32	1,07	1,10	1,06	0,96	0,52	0,94	9,7%	10,2%	12,9%	14,5%	12,2%	11,5%
Elsaß-Lothringen .	132	133	106	93	52	1,01	1,02	0,81	0,71	0,40	0,79	11,3%	10,8%	12,3%	12,8%	10,4%	11,5%
Gebiet des Reichskommissariats . .	229	229	188	165	118	1,00	1,00	0,82	0,72	0,52	0,81	11,2%	11,0%	10,5%	11,5%	10,8%	11,0%

[1]) Wegen Kleinheit der absoluten Zahlen ist hier nur der 5jährige Durchschnitt berechnet.

man auf noch kleinere Gebietsabschnitte, nämlich auf die einzelnen Kreise zurück, so findet sich in manchen Jahren stellenweise ein ganz außerordentlich starkes Emporschnellen der Mortalitätsziffer, z. B. im Jahre 1905 beim Kreise Saargemünd auf 3,5 und 1907 bei Diedenhofen West auf 3,2, was auf das Auftreten von Epidemien zurückzuführen ist. Dagegen beruhte die hohe Ziffer von 4,0 beim Kreise Daun auf einem mehr zufälligen Zusammentreffen in einer Jahreseinheit, bedingt durch die Kleinheit der absoluten Zahlen.

Im Gegensatze zur Mortalitätsziffer zeigt die auf je 100 Typhuskranke berechnete Zahl der Todesfälle, d. h. die Letalitätsziffer, keine regelmäßige Abnahme im Laufe der Jahre, sondern ein ziemlich regelloses Schwanken, das sich allerdings für größere Gebietsabschnitte innerhalb enger Grenzen hält; so bewegte sich beispielsweise für das Gebiet des Reichskommissariats die Letalität nur zwischen 10,5 und 11,5 %. Bei den einzelnen Kreisen sind die absoluten Zahlen der innerhalb eines Jahres beobachteten Typhusfälle so klein, daß eine prozentuale Berechnung der Todesfälle unzulässig erscheint. Dagegen verdienen dauernd hohe Werte, wie beim Kreise St. Wendel und Straßburg Land, oder große Durchschnittsletalitätsziffern, wie in Daun, Erstein und Metz Stadt, volle Beachtung, mag man sie nun als Zeichen des bösartigen örtlichen Charakters der Krankheit oder als Hinweis auf unerkannte leichte Krankheitsfälle auffassen.

Hierbei ist noch zu berücksichtigen, daß in diesen Zahlen der Tabelle auch die ja nur ausnahmsweise zum Tode führenden Paratyphuserkrankungen mit eingerechnet wurden, um einen Vergleich mit früheren oder anderwärts aufgestellten Statistiken zu ermöglichen; ein Blick auf die Tabelle 10, in der nur die reinen Typhusfälle des Jahres 1909 zusammengestellt sind, zeigt, daß sich hierbei die Typhusletalität überall noch höher stellt, so daß sie beispielsweise in Metz Stadt sogar 20 % erreichte.

Wohnweise und Typhus.

Leider gestattet das vorliegende Material kein näheres Eingehen auf die Wohnungsverhältnisse der einzelnen Typhuskranken, da die Ortsbesichtigungen von vielen verschiedenen Persönlichkeiten vorgenommen wurden und ein einheitlicher Maßstab zur Beurteilung des Wohnwesens fehlt. Ein gewisser Aufschluß über den Einfluß dieses Faktors auf die Typhusfrequenz konnte jedoch immerhin dadurch gewonnen werden, daß man alle Typhusfälle in zwei Gruppen teilte, je nachdem ob sie in Städten und städtisch gebauten Orten oder in Dörfern aufgetreten sind. Diese Einteilung in „Stadt“ und „Land“ ist in nachstehender Tabelle 10 (S. 460) durchgeführt.

Danach war, für größere Bezirke wenigstens, die Morbidität in der „Stadt“ größer als auf dem „Lande“, wenn auch der Unterschied nicht so erheblich ist, wie dies früher auf Grund einer vorläufigen Zusammenstellung[1]) über das Jahr 1908 angenommen wurde. Bei kleineren Bezirken und Kreisen dagegen finden sich einzelne Ausnahmen, ohne daß ein bestimmter Grund hierfür ersichtlich wäre. Die hohe Morbidität von Wittlich Stadt (43,3 auf je 10000 Einwohner) war durch eine Wasserepidemie bedingt. Die im „Stadt“-Bezirke des Bekämpfungsgebiets 4,50 betragende

[1]) Fornet, W., Beiträge zur Physiologie der Typhusverbreitung, Zeitschr. f. Hyg. u. Inf. Bd. 64 S. 375 Tabelle 3.

Tabelle 10.

Typhus-Erkrankungen und -Todesfälle in Stadt und Land.

Kreise und Bezirke	Einwohnerzahl[1])		Krankheitsfälle 1909		Todesfälle 1909		Morbidität auf je 10000 Einw.		Mortalität auf je 10000 Einw.		Letalität auf je 100 Kranke	
	Stadt	Land	Stadt	Land	Stadt	Land	Stadt	Land	Stadt	Land	Stadt	Land
Bernkastel . . .	4 538	43 773	4	48	—	4	8,8	11,0	—	0,9	—	8,3 %
Bitburg	4 749	40 804	2	10	—	5	4,2	2,5	—	1,2	—	50,0 „
Daun	1 170	28 711	—	8	—	2	—	2,8	—	0,7	—	25,0 „
Merzig	9 553	38 866	6	22	1	5	6,3	5,7	1,0	1,3	16,7 %	22,7 „
Ottweiler	38 956	78 451	19	32	3	1	4,9	4,1	0,8	0,1	15,8 „	3,1 „
Prüm	2 738	32 532	—	15	—	4	—	4,6	—	1,2	—	26,7 „
Saarbrücken Land .	36 831	115 432	17	85	3	9	4,6	7,4	0,8	0,8	17,6 %	10,6 „
„ Stadt .	89 638	—	48	—	4	—	5,4	—	0,4	—	8,3 „	—
Saarburg (Trier) .	2 186	31 500	1	13	—	1	4,6	4,1	—	0,3	—	7,7 %
Saarlouis	20 558	80 226	14	29	2	4	6,8	3,6	1,0	0,5	14,3 %	13,8 „
Trier Land . . .	—	89 399	—	17	—	—	—	1,9	—	—	—	—
„ Stadt . . .	48 450	—	16	—	3	—	3,3	—	0,6	—	18,8 %	—
St. Wendel . . .	9 227	42 397	3	42	—	6	3,3	9,9	—	1,4	—	14,3 %
Wittlich	5 548	36 565	24	11	—	2	43,3	3,0	—	0,5	—	18,2 „
Reg.-Bez. Trier . . .	274 142	658 656	154	332	16	43	5,6	5,0	0,6	0,7	10,4 %	13,0 %
Fürstentum Birkenfeld	7 931	40 553	1	20	—	3	1,3	4,9	—	0,7	—	15,0 %
Erstein	9 773	54 263	6	7	1	1	6,1	1,3	1,0	0,2	16,7 %	14,3 %
Hagenau	27 016	53 228	6	38	1	3	2,2	7,1	0,4	0,6	16,7 „	7,9 „
Molsheim	10 151	57 583	4	11	—	1	3,9	1,9	—	0,2	—	9,1 „
Schlettstadt . . .	14 721	53 119	4	8	1	1	2,7	1,5	0,7	0,2	25,0 %	12,5 „
Straßburg Land . .	8 377	85 977	—	30	—	3	—	3,5	—	0,3	—	10,0 „
„ Stadt . .	167 678	—	48	—	4	—	2,9	—	0,2	—	8,3 %	—
Weißenburg . . .	6 788	49 955	—	30	—	1	—	6,0	—	0,2	—	3,3 %
Zabern	13 753	74 313	5	18	1	2	3,6	2,4	0,7	0,3	20,0 %	11,1 „
Bez. Unter-Elsaß . .	258 257	428 438	73	142	8	12	2,8	3,3	0,3	0,3	11,0 %	8,5 %
Bolchen	2 202	40 383	—	9	—	—	—	2,2	—	—	—	—
Château-Salins . .	8 285	38 303	—	10	—	2	—	2,6	—	0,5	—	20,0 %
Diedenhofen Ost .	11 948	45 341	6	10	1	1	5,0	2,2	0,8	0,2	16,7 %	10,0 „
„ West .	75 097	—	67	—	5	—	8,9	—	0,7	—	7,5 „	—
Forbach	25 728	56 429	6	21	—	3	2,3	3,7	—	0,5	—	14,3 %
Metz Land . . .	—	112 081	—	49	—	8	—	4,4	—	0,7	—	16,3 „
„ Stadt . . .	60 419	—	15	—	3	—	2,5	—	0,5	—	20,0 %	—
Saarburg i. L. . .	9 809	56 498	3	8	1	2	3,1	1,4	1,0	0,4	33,3 „	25,0 %
Saargemünd . . .	19 677	53 590	14	22	4	2	7,1	4,1	2,0	0,4	28,6 „	9,1 „
Bez. Lothringen . .	213 165	402 625	111	129	14	18	5,2	3,2	0,7	0,4	12,6 %	14,0 %
Elsaß-Lothringen . .	471 422	831 063	184	271	22	30	3,9	3,3	0,5	0,4	12,0 %	11,0 %
Gebiet des Reichskommissariats . .	753 495	1 530 272	339	623	38	76	4,50	4,07	0,50	0,50	11,2 %	12,2 %

[1]) Nach den Angaben der Amtsblätter zusammengestellt.

Morbidität sank im „Land“-Bezirk auf 4,07 auf je 10000 Bewohner. Würden diese Zahlen tatsächlichen Verhältnissen entsprechen und nicht etwa darauf beruhen, daß sich auf dem „Lande“ viel eher Typhuserkrankungen der amtlichen Kenntnis entziehen als in der „Stadt“, so müßte sich derselbe Unterschied auch in den beiden Werten der Mortalität, und zwar zu Ungunsten der „Stadt“ wiederfinden. Tatsächlich starben aber von je 10000 Stadtbewohnern 0,50 und von ebenso viel Landbewohnern 0,50 an Typhus, also die gleiche Anzahl. Dementsprechend ist auch die auf je 100 Typhuskranke bezogene Letalität auf dem „Lande“ mit 12,2 % erheblich höher als in der „Stadt“ mit 11,2 %. Der Typhus ist demnach auf dem Lande ebenso häufig wie in der Stadt, nur gelangen die Typhusfälle in der Stadt leichter zu unserer Kenntnis als auf dem Lande.

Alter und Geschlecht.

Die Bevölkerung des Bekämpfungsgebiets zeigt in ihrer Zusammensetzung nach Altersklassen insofern eine Besonderheit, als sich, im Gegensatze zu allen anderen Altersklassen, in der das 20. bis 24. Lebensjahr umfassenden ein sehr erheblicher Zahlenunterschied zwischen den beiden Geschlechtern zu Gunsten der männlichen Personen bemerkbar macht. Diese auf Tafel 1 (S. 465) graphisch wiedergegebene Differenz ist auf die starke militärische Belegung der Gegend, besonders der Bezirke Unter-Elsaß und Lothringen, zurückzuführen. Im übrigen zeigt sich hier wie auch anderwärts bis zum 49. Lebensjahr eine geringe numerische Überlegenheit der Männer und von da ab ein ausgesprochenes Überwiegen der weiblichen Personen (vgl. Tabelle 11 Spalte 1—3 auf S. 462).

Unter den Typhuskranken war das männliche Geschlecht ebenfalls stärker vertreten als das weibliche, und zwar nicht nur der größeren Anzahl männlicher Einwohner entsprechend, sondern in bedeutend höherem Maße. So erkrankten beispielsweise in den beiden Jahren 1908 und 1909 von je 10000 männlichen Personen 5,27, dagegen von ebensoviel weiblichen nur 4,46. Der gleiche Gegensatz zwischen den beiden Geschlechtern findet sich, wenn auch nicht so ausgesprochen, bei der Mortalität wieder, die in dem genannten Zeitraum jährlich 0,61 auf je 10000 männliche und nur 0,57 auf gleichviel weibliche Einwohner betrug. Es erscheint jedoch nicht zulässig, hieraus den Schluß zu ziehen, daß das männliche Geschlecht an und für sich mehr zum Typhus neigt als das weibliche; man muß vielmehr annehmen, daß die höhere Morbidität und eine entsprechend gesteigerte Mortalität zum Teil auf die bei den Männern vermehrte Gelegenheit zur Ansteckung zurückzuführen ist. Nach dem vorliegenden Material ist es sogar nicht ausgeschlossen, daß gerade Frauen dem Typhus gegenüber weniger widerstandsfähig sind als Männer; denn es starben in den Jahren 1908 und 1909 von je 100 männlichen Kranken durchschnittlich nur 11,6 %, dagegen von je 100 kranken Frauen 12,8 %. Diese geringere Letalität unter den männlichen Typhuskranken mag zum Teil wenigstens durch den schon vorher kurz erwähnten Umstand herbeigeführt sein, daß von den wirklich vorhandenen Kranken unter den Männern, wegen ihrer häufigeren Zugehörigkeit zu Krankenkassen usw., auch die Leichtkranken öfter gemeldet wurden als unter den vorwiegend im eigenen Haushalt tätigen Frauen.

Tabelle 11.
Typhus-Erkrankungen und -Todesfälle nach Alter und Geschlecht.

Altersklassen	1908 und 1909																				
	Einwohner[1]			2225 Typhus-Erkrankungen[2]			270 Todesfälle[3]			Morbidität für das Jahr und auf je 10000 Einwohner			Mortalität für das Jahr und auf je 10000 Einwohner			**Letalität auf je 100 Kranke**		
	Männlich	Weiblich	Männlich u. weiblich	Männlich	Weiblich	Männlich u. weiblich	Männlich	Weiblich	Männlich u. weiblich	Männlich	Weiblich	Männlich u. weiblich	Männlich	Weiblich	Männlich u. weiblich	Männlich %	Weiblich %	Männlich u. weiblich %
1 Jahr	33396	32333	65729	8	9	17	3	1	4	1,2	1,4	1,3	0,4	0,2	0,3	37,5	11,1	23,5
2—4 Jahre	101339	99891	201230	63	50	113	2	3	5	3,1	2,5	2,8	0,1	0,2	0,1	3,2	6,0	4,4
5—9 „	141845	**139670**	**281515**	170	**163**	333	10	6	16	6,0	5,8	5,9	0,4	**0,2**	0,3	5,9	3,7	4,8
10—14 „	114992	112928	227920	144	115	259	7	10	17	6,3	5,1	5,7	0,3	0,4	0,4	4,9	8,7	6,6
15—19 „	105846	98194	204040	**199**	143	**342**	22	**21**	**43**	**9,4**	**7,3**	**8,4**	1,0	**1,1**	**1,1**	11,1	**14,7**	12,6
20—24 „	**153242**	92462	245704	175	131	306	18	15	33	5,7	7,1	6,2	0,6	0,8	0,7	10,3	11,5	10,8
25—29 „	99710	87324	187034	161	116	277	**23**	14	37	8,0	6,6	7,4	1,2	0,8	1,0	14,3	12,1	13,4
30—34 „	83104	76071	159175	111	81	192	**24**	10	34	6,7	5,3	6,0	**1,4**	0,7	**1,1**	**21,6**	12,3	**17,7**
35—39 „	68922	65253	134175	77	62	139	7	12	19	5,6	4,8	5,2	0,5	0,9	0,7	9,1	19,4	13,7
40—44 „	61432	59361	120793	48	41	89	10	11	21	3,9	3,5	3,7	0,8	0,9	0,9	20,8	26,8	23,6
45—49 „	52638	52252	104890	43	26	69	6	8	14	4,1	2,5	3,3	0,6	0,8	0,7	14,0	30,8	20,3
50—54 „	38708	44412	83120	23	19	42	5	6	11	3,0	2,1	2,5	0,6	0,7	0,7	21,7	31,6	26,2
55—59 „	38419	41352	79771	8	12	20	2	4	6	1,0	1,5	1,3	0,3	0,5	0,4	25,0	33,3	30,0
60—64 „	33282	35735	69017	8	5	13	1	1	2	1,2	0,7	0,9	0,2	0,1	0,1	12,5	20,0	15,4
65—69 „	24090	26816	50906	5	6	11	3	3	6	1,0	1,1	1,1	0,6	0,6	0,6	60,0	50,0	54,5
70 u. mehr „	29724	35242	64966	1	2	3	1	1	2	0,2	0,3	0,2	0,2	0,1	0,2	100	50,0	66,6
Summe	1180689	1099296	2279985	1244	981	2225	144	126	270	5,27	4,46	4,88	0,61	0,57	0,59	11,6	12,8	12,1

Tabelle 12.
Bevölkerung nach Alter und Geschlecht.

	Einwohner					
	Grundzahlen			Prozentuale Zusammensetzung		
	Männliche Personen	Weibliche Personen	Männliche u. weibliche Personen	Männliche Personen %	Weibliche Personen %	Männliche u. weibliche Personen %
Kinder (bis zu 14 Jahren)	391572	384822	776394	33	35	34
Erwachsene . . .	789117	714474	1503591	67	65	66
Summe	1180689	1099296	2279985	100	100	100

Die nachstehenden Tabellen 13 und 14 zeigen, daß sowohl absolut als auch auf die vorhandene Bevölkerung berechnet mehr Erwachsene an Typhus erkrankten und starben als Kinder. Zum Teil muß diese seltenere Erkrankung der Kinder auf der beschränkten Infektionsgelegenheit beruhen, da die auf je 10000 Lebende berechnete Morbidität bei Kindern mit 4,6 derjenigen der weiblichen Erwachsenen mit 4,5 fast gleich kommt, dagegen hinter derjenigen der männlichen Erwachsenen mit 5,4 sehr

[1]) Zusammengestellt aus Angaben des Königlich Preußischen Statistischen Landesamts in Berlin, des Statistischen Amts für das Großherzogtum Oldenburg in Oldenburg und des Statistischen Bureaus für Elsaß-Lothringen in Straßburg i. E.

[2]) Bei den übrigen 15 und 5 Typhuskranken der Jahre 1908 und 1909 fehlen genaue Altersangaben.

[3]) Bei den übrigen 2 Typhus-Todesfällen des Jahres 1908 fehlen genaue Altersangaben.

weit zurückbleibt, und da andrerseits wohl die Annahme zu Recht besteht, daß im allgemeinen Erwachsene häufiger als Kinder und wiederum unter den Erwachsenen Männer wesentlich öfter als Frauen der Möglichkeit einer Typhusinfektion ausgesetzt sind; ein Punkt, auf den noch später bei Erörterung der Infektionswege des Typhus zurückzukommen ist.

Mag nun die Empfänglichkeit der Kinder für Typhus in der Tat geringer sein als die der Erwachsenen oder nicht, so findet doch die allgemein beobachtete Tatsache, daß bei Kindern die Krankheit leichter verläuft als bei Erwachsenen, auch in dem vorliegenden Material ihre Bestätigung. Während von je 100 erwachsenen Typhuskranken durchschnittlich 15 starben, trat bei je 100 typhuskranken Kindern nur in 6 Fällen der Tod ein. Bei Kindern bis zu 14 Jahren kommt ferner der für die Erwachsenen charakteristische Unterschied beider Geschlechter in der Mortalität und Letalität gar nicht, für die Morbidität aber auch nur andeutungsweise zum Ausdrucke. Eine Ausnahme macht nur das erste Lebensjahr, während dessen der Typhus zwar bei beiden Geschlechtern einen gefährlichen, aber bei den männlichen Kindern einen noch erheblich bedrohlicheren Charakter zu tragen scheint; wobei allerdings zu berücksichtigen bleibt, daß bei der Kleinheit der absoluten Krankheitszahlen hier auch ein rein zufälliges Zusammentreffen vorliegen kann.

Tabelle 13.

Morbidität, Mortalität und Letalität nach Alter und Geschlecht.

	1908 und 1909								
	Morbidität auf je 10000 Einwohner			Mortalität auf je 10000 Einwohner			Letalität auf je 100 Kranke		
	Männlich	Weiblich	Männlich und weiblich	Männlich	Weiblich	Männlich und weiblich	Männlich %	Weiblich %	Männlich und weiblich %
Kinder (bis zu 14 Jahren)	4,9	4,4	4,6	0,3	0,3	0,3	6	6	6
Erwachsene	5,4	4,5	5,0	0,8	0,7	0,8	14	16	15
Summe	5,27	4,5	4,9	0,6	0,6	0,6	11,6	12,8	12,1

Tabelle 14.

Typhus-Erkrankungen und -Todesfälle nach Alter und Geschlecht.

	1908 und 1909											
	Typhus-Erkrankungen						Typhus-Todesfälle					
	Grundzahlen			Prozentuale Beteiligung			Grundzahlen			Prozentuale Beteiligung		
	Männlich	Weiblich	Männlich und weiblich	Männlich %	Weiblich %	Männlich und weiblich %	Männlich	Weiblich	Männlich und weiblich	Männlich %	Weiblich %	Männlich und weiblich %
Kinder (bis zu 14 Jahren)	385	337	722	31	34	32	22	20	42	15	16	16
Erwachsene	859	644	1503	69	66	68	122	106	228	85	84	84
Summe	1244	981	2225	100	100	100	144	126	270	100	100	100

Tabelle 15.
Typhuserkrankungen nach Alter und Geschlecht.

Altersklassen	1908						1909					
	Absolute Zahlen			%			Absolute Zahlen			%		
	Männlich	Weiblich	Männlich und weiblich	Männlich	Weiblich	Männlich und weiblich	Männlich	Weiblich	Männlich und weiblich	Männlich	Weiblich	Männlich und weiblich
1 Jahr	3	5	8	0,4	0,9	0,6	5	4	9	0,9	1,0	1,0
2— 4 Jahre	40	30	70	5,7	5,3	5,5	23	20	43	4,2	4,8	4,5
5— 9 „	102	89	191	**14,6**	**15,7**	**15,1**	68	74	142	12,5	**17,9**	**14,8**
10—14 „	90	69	159	12,8	12,2	12,6	54	46	100	9,9	11,1	10,5
15—19 „	104	79	183	**14,8**	13,9	**14,5**	95	64	159	**17,5**	**15,5**	**16,6**
20—24 „	97	82	179	13,8	**14,5**	**14,1**	78	49	127	**14,4**	11,8	13,3
25—29 „	90	70	160	12,8	12,3	12,6	71	46	117	**13,1**	11,1	12,2
30—34 „	56	43	99	8,0	7,6	7,8	55	38	93	10,1	9,2	9,7
35—39 „	46	36	82	6,6	6,3	6,5	31	26	57	5,7	6,3	6,0
40—44 „	30	28	58	4,3	4,9	4,6	18	13	31	3,3	3,1	3,3
45—49 „	22	17	39	3,1	3,0	3,0	21	9	30	3,9	2,2	3,1
50—54 „	9	10	19	1,3	1,8	1,5	14	9	23	2,6	2,2	2,4
55—59 „	6	4	10	0,9	0,7	0,8	2	8	10	0,4	1,9	1,0
60—64 „	4	4	8	0,6	0,7	0,6	4	1	5	0,7	0,2	0,5
65—69 „	2	1	3	0,3	0,2	0,2	3	5	8	0,6	1,2	0,8
70 „ und mehr	—	—	—	—	—	—	1	2	3	0,2	0,5	0,3
	701	567	1268[1])	100	100	100	543	414	957[2])	100	100	100

Tabelle 16.
Typhustodesfälle nach Alter und Geschlecht.

Altersklassen	1908						1909					
	Absolute Zahlen			%			Absolute Zahlen			%		
	Männlich	Weiblich	Männlich und weiblich	Männlich	Weiblich	Männlich und weiblich	Männlich	Weiblich	Männlich und weiblich	Männlich	Weiblich	Männlich und weiblich
1 Jahr	2	1	3	2,5	1,4	1,9	1	—	1	1,6	—	0,9
2— 4 Jahre	2	1	3	2,5	1,4	1,9	—	2	2	—	3,9	1,8
5— 9 „	6	3	9	7,3	4,0	5,8	4	3	7	6,5	5,7	6,1
10—14 „	3	9	12	3,7	12,1	7,7	4	1	5	6,5	1,9	4,4
15—19 „	14	10	24	**17,1**	**13,5**	**15,4**	8	11	19	12,9	**21,1**	**16,7**
20—24 „	12	10	22	14,6	**13,5**	**14,1**	6	5	11	9,7	9,6	9,6
25—29 „	11	10	21	13,4	**13,5**	13,5	12	4	16	**19,4**	7,7	14,0
30—34 „	13	4	17	**15,9**	5,4	10,9	11	6	17	**17,7**	11,5	**14,9**
35—39 „	5	5	10	6,1	6,8	6,4	2	7	9	3,2	**13,4**	7,9
40—44 „	7	7	14	8,5	9,4	9,0	3	4	7	4,8	7,7	6,1
45—49 „	2	6	8	2,4	8,1	5,1	4	2	6	6,5	3,9	5,3
50—54 „	2	4	6	2,4	5,4	3,8	3	2	5	4,8	3,9	4,4
55—59 „	1	2	3	1,2	2,7	1,9	1	2	3	1,6	3,9	2,6
60—64 „	1	1	2	1,2	1,4	1,3	—	—	—	—	—	—
65—69 „	1	1	2	1,2	1,4	1,3	2	2	4	3,2	3,9	3,5
70 „ und mehr	—	—	—	—	—	—	1	1	2	1,6	1,9	1,8
	82	74	156[3])	100	100	100	62	52	114	100	100	100

[1]) Bei den übrigen 15 Typhuskranken des Jahres 1908 fehlen genaue Altersangaben.
[2]) Bei den übrigen 5 Typhuskranken des Jahres 1909 fehlen genaue Altersangaben.
[3]) Bei den übrigen 2 Typhustodesfällen des Jahres 1908 fehlen genaue Altersangaben.

Tafel 1.
Zahl der Einwohner, der Typhuskranken und an Typhus Gestorbenen nach Altersklassen.

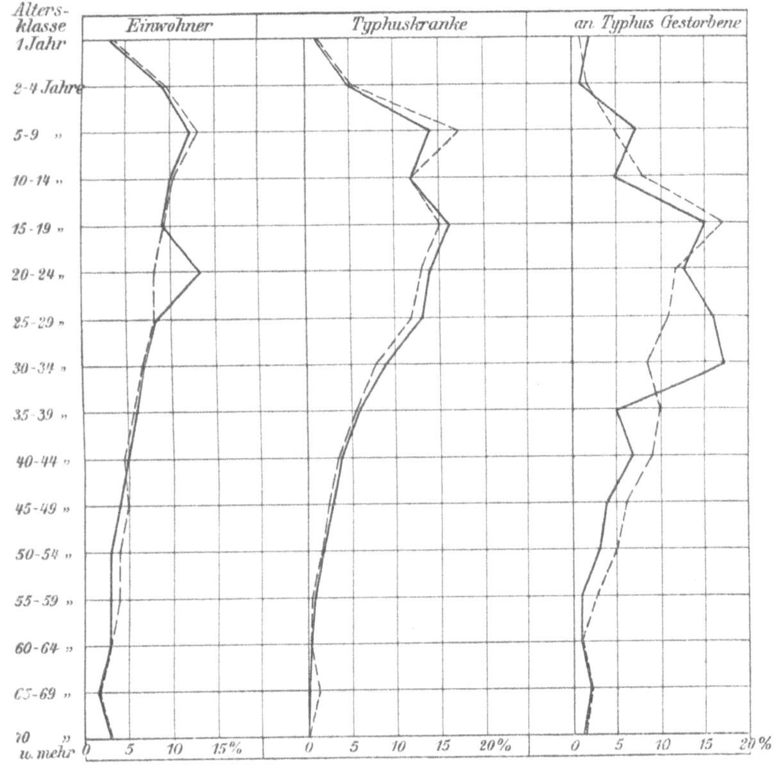

Männliche Personen: ——— Weibliche Personen: — — —

Kurvenzahlen zu Tafel 1.

Altersklassen	Einwohner		Typhuskranke		an Typhus Gestorbene	
	männlich	weiblich	männlich	weiblich	männlich	weiblich
1 Jahr	3	3	1	1	2	1
2—4 Jahre	9	9	5	5	1	2
5—9 "	12	13	14	17	7	5
10—14 "	10	10	12	12	5	8
15—19 "	9	9	16	15	15	17
20—24 "	13	8	14	13	13	12
25—29 "	8	8	13	12	16	11
30—34 "	7	7	9	8	17	8
35—39 "	6	6	6	6	5	10
40—44 "	5	5	4	4	7	9
45—49 "	4	5	3	3	4	6
50—54 "	3	4	2	2	3	5
55—59 "	3	4	1	1	1	3
60—64 "	3	3	1	1	1	1
65—69 "	2	2	—	1	2	2
70 " und mehr	3	3	—	—	1	1

Tafel 2.

Typhus-Morbidität, -Mortalität und -Letalität bei den verschiedenen Altersklassen in den Jahren 1908 und 1909.

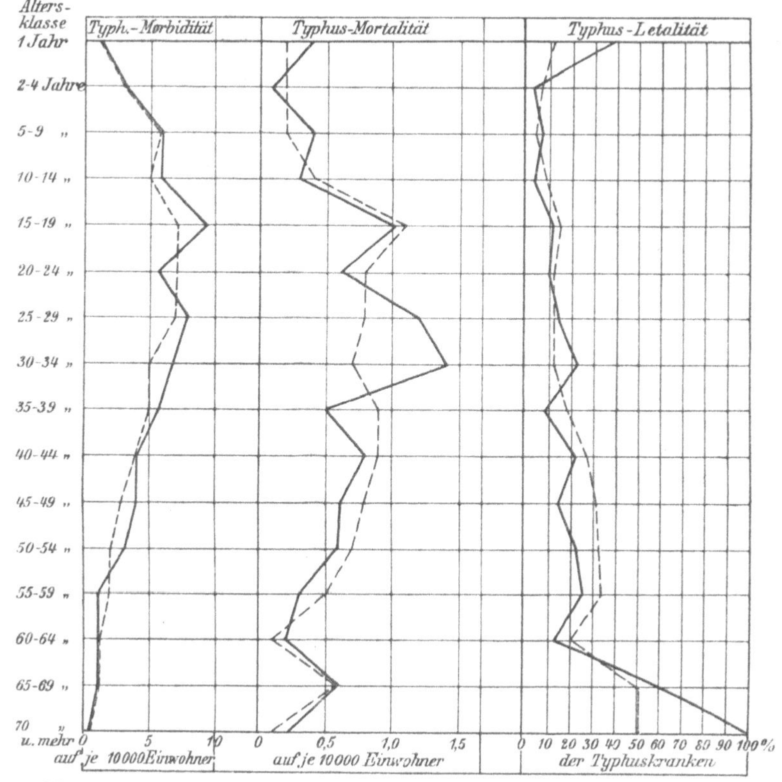

Männliche Personen: ——— Weibliche Personen: — — —

Kurvenzahlen zu Tafel 2.

Altersklassen	Typhus-Morbidität		Typhus-Mortalität		Typhus-Letalität	
	männlich	weiblich	männlich	weiblich	männlich	weiblich
1 Jahr	1	1	0,4	0,2	38	11
2—4 Jahre	3	3	0,1	0,2	3	6
5—9 „	6	6	0,4	0,2	6	4
10—14 „	6	5	0,3	0,4	5	9
15—19 „	9	7	1,0	1,1	11	15
20—24 „	6	7	0,6	0,8	10	12
25—29 „	8	7	1,2	0,8	14	12
30—34 „	7	5	1,4	0,7	22	12
35—39 „	6	5	0,5	0,9	9	19
40—44 „	4	4	0,8	0,9	21	27
45—49 „	4	3	0,6	0,8	14	31
50—54 „	3	2	0,6	0,7	22	32
55—59 „	1	2	0,3	0,5	25	33
60—64 „	1	1	0,2	0,1	13	20
65—69 „	1	1	0,6	0,6	60	50
70 „ und mehr	0,2	0,3	0,2	0,1	100	50

Vergleicht man die Beteiligung der verschiedenen Altersklassen an der Gesamtzahl der Typhus-Erkrankungen und -Todesfälle, so ergibt sich, wie aus Tabelle 15 und 16 sowie Tafel 1 und 2 hervorgeht, daß diese Verhältnisse in den beiden beispielsweise aufgeführten Jahren 1908 und 1909 ziemlich gleich liegen und daß die das 5. bis 9. Lebensjahr (1908) und das 15. bis 19. Lebensjahr (1909) umfassenden Altersklassen verhältnismäßig die meisten Typhuserkrankungen und die Altersklasse vom 15. bis 19. Lebensjahre in beiden Jahren die meisten Todesfälle aufzuweisen haben. Auffälligerweise entspricht der schon erwähnten starken Besetzung der Klasse vom 20. bis 24. Jahre in der männlichen Bevölkerung weder bei den Typhuskranken noch bei den an Typhus Gestorbenen eine gleichsinnige Vermehrung der Fälle; es kommt dadurch die auch aus anderen Berichten ersichtliche Tatsache deutlich zum Ausdruck, daß die Morbidität und Mortalität an Typhus bei der Militärbevölkerung geringer ist als bei der Zivilbevölkerung. Wie die Tafel 1 zeigt, weist dagegen unter den männlichen an Typhus verstorbenen Personen die Altersklasse von 30 bis 34 Jahren eine unverhältnismäßig starke Besetzung auf, und zwar sowohl 1908 wie 1909, ohne daß es jedoch möglich wäre, eine ausreichende Erklärung für diese auffällige Tatsache zu geben.

Wenn auch Typhus-Erkrankungen und -Todesfälle sowohl bei Kindern von wenigen Monaten als auch bei mehr als 70 Jahre alten Personen beobachtet wurden, so befand sich doch die Hauptmasse der Typhuskranken in einem Alter zwischen 15 und 49 Jahren, also gerade in dem Lebensalter, bei welchem Krankheit und Tod volkswirtschaftlich die größte Schädigung bedeuten.

Die stärkere Beteiligung gerade der im erwerbstätigen Alter stehenden Personen kommt noch deutlicher zum Ausdruck, wenn man nicht wie eben die Typhusfrequenz der einzelnen Altersklassen untereinander, sondern mit der vorhandenen Bevölkerung vergleicht, wie dies in Tafel 2 und Tabelle 11 durchgeführt ist; auch hier fällt für das 15. bis 19. Lebensjahr eine gesteigerte Morbidität und Mortalität beider Geschlechter und für das 30. bis 34. eine besonders hohe Mortalität der Männer allein auf.

Die Mortalitätskurve der Frauen kulminiert früher (15.—19. Jahr) als die der Männer (30.—34. Jahr), eine Erscheinung, die bereits früher von Westergaard[1]) an anderem Materiale beobachtet ist.

Endlich macht sich noch, wie aus der Letalitätskurve auf Tafel 2 hervorgeht, außer, wie schon erwähnt, bei Kindern unter einem Jahre, bei Personen über 60 Jahre eine größere Gefährlichkeit der Krankheit bemerkbar, die bei Frauen sogar schon etwas früher einzusetzen scheint.

Familienstand.

Über etwaige Beziehungen des Familienstandes zur Typhusfrequenz konnte bis jetzt nur eine das Jahr 1909 betreffende Zusammenstellung versucht werden, deren Wert noch dadurch beeinträchtigt wird, daß mangels statistischer Unterlagen die im Beobachtungsgebiete vorhandene Bevölkerung hier nicht zum Vergleiche herangezogen

[1]) Westergaard, H., Die Lehre von der Mortalität und Morbidität. Jena 1901, 2. Auflage, S. 218.

werden konnte. Aus der nachstehenden Tabelle 17 ergibt sich immerhin, daß absolut die meisten Typhuskranken unter den verheirateten Frauen im Alter von 25 bis 34 Jahren, dagegen bei den ledigen im Alter von 15 bis 24 Jahren standen. Die auf je 100 Erkrankungen berechnete Letalität betrug bei den Verheirateten 19 %, dagegen bei den Ledigen 15 %. Von Typhuskranken starben verheiratete Frauen verhältnismäßig am häufigsten im Alter von 40 bis 44 Jahren (36 %), ledige dagegen im Alter von 15 bis 19 Jahren (18 %), was sich wohl ungezwungen auf die verschiedene Besetzung dieser beiden Altersklassen durch verheiratete und ledige weibliche Personen zurückführen läßt.

Tabelle 17.
1909: Typhus bei ledigen und bei verheirateten Frauen.

Altersklassen	Erkrankungen		Todesfälle	
	Verheiratet	Ledig	Verheiratet	Ledig
15—19 Jahre	2	62	—	11
20—24 „	15	34	1	4
25—29 „	31	15	3	1
30—34 „	34	4	6	—
35—39 „	21	5	6	1
40—44 „	11	2	4	—
45—49 „	8	1	1	1
50—54 „	9	—	2	—
55—59 „	7	1	1	1
60—64 „	1	—	—	—
65—69 „	4	1	2	—
70—74 „	1	—	—	—
75—79 „	1	—	1	—
80—90 „	—	—	—	—
Summe	145	125	27	19

Von verschiedenen Seiten ist die Behauptung aufgestellt worden, daß Schwangerschaft und Kindbett eine gewisse Immunität der Frau gegen Typhus mit sich bringen. Dazu steht in einem gewissen Gegensatze, daß sich in dem, hierin allerdings sicherlich unvollständigen, vorliegenden Materiale 12 Fälle finden, bei denen der Typhus „im Anschluß“ an einen Abort oder an eine normale Geburt aufgetreten ist, und 3 Fälle, in denen die Geburt während der Krankheit erfolgte.

Beruf.

Die Bevölkerung des engeren Typhusbekämpfungsgebiets ist vorwiegend eine industrielle. Nur im Bezirk Unter-Elsaß sind, wie aus Tabelle 18 ersichtlich ist, in der Landwirtschaft mehr Personen tätig als in der Industrie. Nimmt man aber zu dieser noch die verhältnismäßig große Zahl der im Handel beschäftigten Personen hinzu, so tritt auch im Bezirk Unter-Elsaß die landwirtschaftliche Bevölkerung numerisch hinter der übrigen zurück.

Diesen Verhältnissen entsprechend traten im Jahre 1909 53,2 % aller Typhusfälle bei zur Industrie gehörenden Personen und nur 21,5 % bei der landwirtschaftlichen Bevölkerung auf. Zieht man aber die in jeder Berufsklasse überhaupt vorhandene Bevölkerung zum Vergleiche heran, so findet sich, daß in häuslichen Diensten beschäftigte Personen vergleichsweise besonders häufig an Typhus erkrankten und starben. Wenn auch abzuwarten bleibt, ob sich diese wichtige, aber bisher unbeachtete Erscheinung auch in den folgenden Jahren wiederholen wird, so würde sie doch gut mit den von Kayser mitgeteilten Beobachtungen der Straßburger Bakteriologischen Anstalt übereinstimmen.

Leider verbietet sich ein weiteres Eingehen auf die einzelnen Berufe dadurch, daß zwar die erforderlichen statistischen Unterlagen für Elsaß-Lothringen bereits mustergültig zusammengestellt vorliegen [1]), nicht aber für die übrigen Teile des Bekämpfungsgebiets. Es sei daher nur für 1908 und 1909 die Beteiligung einiger Berufe an der Typhusfrequenz in absoluten Zahlen wiedergegeben und im übrigen auf die eingangs erwähnte ausführliche Arbeit Klingers [2]) verwiesen. Im Gegensatze zu der in Tabelle 18 und 19 getroffenen Einteilung sind in der Tabelle 20 nur die im bezeichneten Beruf erwerbstätigen Personen, nicht aber auch ihre Haushaltungsgenossen ohne besonderen Hauptberuf eingerechnet.

Tabelle 18.

Typhus-Erkrankungen und -Todesfälle nach Berufsgruppen.

Berufsgruppen	Reg.-Bez. Trier	Birkenfeld	Bezirk Unter-Elsaß	Bezirk Lothringen	Gebiet des Reichskommissariats
I. Berufsbevölkerung (12. Juni 1907)[3]).					
A. Landwirtschaft	293 140	14 799	244 050	181 145	733 134
B. Industrie	451 874	24 999	237 023	253 541	967 437
C. Handel	92 917	4 550	91 892	74 202	263 561
D. Häusliche Dienste	6 277	273	6 645	6 201	19 396
E. Freie Berufe	42 378	1 563	57 212	71 304	172 457
F. Ohne Beruf	73 696	2 020	46 672	39 042	161 430
Summe	960 282	48 204	683 494	625 435	2 317 415
1909. II. Typhus-Erkrankungen (und -Todesfälle) nach Berufsgruppen.					
A. Landwirtschaft	119 (18)	7 (—)	58 (5)	23 (3)	207 (26)
B. Industrie	260 (32)	2 (—)	94 (7)	156 (22)	512 (61)
C. Handel	44 (3)	11 (3)	30 (4)	26 (3)	111 (13)
D. Häusliche Dienste	18 (1)	1 (—)	4 (1)	6 (1)	29 (3)
E. Freie Berufe	33 (2)	—	24 (2)	29 (3)	86 (7)
F. Ohne Beruf	12 (3)	—	5 (1)	—	17 (4)
Summe	486 (59)	21 (3)	215 (20)	240 (32)	962 (114)

[1]) Die Verteilung der landwirtschaftlichen und industriellen Bevölkerung in Elsaß-Lothringen. Nach Dr. Platzer, Nachrichten des Stat. Landesamts für Elsaß-Lothringen 1910 Heft 2.

[2]) Stat. Jahrb. für Elsaß-Lothringen 3. Jahrg., Straßburg 1909.

[3]) Nach einer Mitteilung des Kaiserlichen Statistischen Amts in Berlin.

Tabelle 19.
Typhus-Morbidität, -Mortalität und -Letalität nach Berufsgruppen.

Berufsgruppen	Reg.-Bez. Trier	Birkenfeld	Bezirk Unter-Elsaß	Bezirk Lothringen	Gebiet des Reichskommissariats
			1909.		
			I. Typhus-Morbidität (auf je 10000 Personen).		
A. Landwirtschaft	4,1	4,7	2,4	1,3	2,8
B. Industrie	5,8	0,8	4,0	6,2	5,3
C. Handel	4,7	24,2	3,3	3,5	4,2
D. Häusliche Dienste	28,7	36,6	6,0	9,7	15,0
E. Freie Berufe	7,8	—	4,2	4,1	5,0
F. Ohne Beruf	1,6	—	1,1	—	1,1
Summe	5,1	4,4	3,1	3,8	4,2
			II. Typhus-Mortalität (auf je 10000 Personen).		
A. Landwirtschaft	0,6	—	0,2	0,2	0,4
B. Industrie	0,7	—	0,3	0,9	0,6
C. Handel	0,3	6,6	0,4	0,4	0,5
D. Häusliche Dienste	1,6	—	1,5	1,6	1,5
E. Freie Berufe	0,5	—	0,3	0,4	0,4
F. Ohne Beruf	0,4	—	0,2	—	0,2
Summe	0,6	0,6	0,3	0,5	0,5
			III. Typhus-Letalität (auf je 100 Kranke).		
A. Landwirtschaft	15,1 %	—	8,6 %	13,0 %	12,6 %
B. Industrie	12,3 „	—	7,4 „	14,1 „	11,9 „
C. Handel	6,8 „	27,3 %	13,3 „	11,5 „	11,7 „
D. Häusliche Dienste	5,6 „	—	25,0 „	16,7 „	10,3 „
E. Freie Berufe	6,1 „	—	8,3 „	10,3 „	8,1 „
F. Ohne Beruf	25,0 „	—	20,0 „	—	23,5 „
Summe	12,1 %	14,3 %	9,3 %	13,3 %	11,9 %

Danach sind zwar unter den Typhuskranken der Jahre 1908 und 1909 fast alle Berufe vertreten, es gewinnt aber doch den Anschein, als ob die im allgemeinen wirtschaftlich besser gestellten Berufe nicht nur absolut, sondern auch relativ zu ihrer Besetzung weniger Typhusfälle aufzuweisen haben als die übrigen. Besonders gering ist, wie schon erwähnt, auch die Beteiligung der Militärpersonen, deren Morbidität im Jahre 1908 3,4 und 1909 sogar nur 1,9 auf je 10000 betrug, während die Durchschnittsmorbidität der männlichen Personen von 20 bis 24 Jahren in der gleichen Zeit 5,7 ausmachte.

Jahreszeit.

Wie fast überall, so verteilten sich auch im Bekämpfungsgebiete die Typhuserkrankungen nicht gleichmäßig über das ganze Jahr; alljährlich ereigneten sich auch hier die meisten Typhusfälle im Sommer, die wenigsten im Frühling. Dieses Ver-

Tabelle 20.

Typhuserkrankungen nach Berufen.

Berufe	Zahl der Erkrankungen		Berufe	Zahl der Erkrankungen	
	1908	1909		1908	1909
a) männliche Personen.			20. Pfarrer	2	1
1. in der Landwirtschaft			21. Studenten, Gymnasiasten	20	9
beschäftigte Personen .	51	66	22. Ärzte	1	2
2. Bergleute	84	78	23. Kaufleute	5	9
3. Hüttenarbeiter	61	32	24. Gastwirte	5	3
4. Fabrikarbeiter	28	33	25. Militär-Personen . . .	31	17
5. Tagelöhner	36	23			
6. Krankenwärter . . .	3	—	b) weibliche Personen.		
7. Desinfektoren	1	1	1. Hausfrauen	190	179
8. Schiffer	3	4	2. Dienstmädchen . . .	59	48
9. Schreiner	14	7	3. Fabrikarbeiterinnen . .	13	10
10. Maurer	34	24	4. Näherinnen	10	2
11. Schlosser	22	20	5. Wäscherinnen	2	2
12. Schuster	5	5	6. Tagelöhnerinnen . . .	9	2
13. Bäcker	7	9	7. Ladenmädchen . . .	3	3
14. Schneider	6	1	8. Lehrerinnen	4	3
15. Schmiede	4	1	9. Krankenpflegerinnen .	15	9
16. Eisenbahnangestellte .	16	15	10. in verschiedenen Berufen		
17. Postbeamte	7	6	tätige Frauen	13	22
18. sonst. mittlere Beamte .	14	7	11. ohne Beruf: Geistes-		
19. Lehrer	—	—	kranke	3	6

halten ist auf den dem Abschnitt VI beigegebenen beiden Tafeln graphisch in Form von Kurven dargestellt, wobei jedoch zu bemerken ist, daß dort die einzelnen Krankheitsfälle nach dem Zeitpunkt ihrer Meldung durch die Untersuchungsanstalten gruppiert sind, so daß der Höhepunkt der Kurven um etwa 14 Tage früher gelegt werden muß. Allerdings bereitet die genaue Feststellung des wirklichen Krankheitsbeginns gerade beim Typhus einige Schwierigkeiten, so daß z. B. Rosenau, Lumsden und Kastle[1]) in ihren Jahresberichten über die Typhusbekämpfung in Washington ganz darauf verzichten und die Fälle nach dem Auftreten schwerer Krankheitserscheinungen zeitlich anordnen. Ganz abgesehen aber davon, daß ein nicht geringer Teil der Kranken überhaupt nur ganz leichte Störungen des Allgemeinbefindens zeigt, gibt auch das Auftreten schwererer Erscheinungen, wie z. B. hohen Fiebers, sicherlich nicht allen Typhuskranken Veranlassung, die Arbeit einzustellen und das Bett aufzusuchen; eine Beobachtung, die man ganz besonders häufig bei Kindern machen kann. Daher seien nachstehend (Tafel 3) wenigstens für die Jahre 1908 bis 1911 die Typhusfälle nach dem zeitlichen Auftreten der allerersten Erscheinungen (Kopfschmerz, Mattigkeit usw.) gruppenweise geordnet.

[1]) Rosenau, Lumsden and Kastle: Report on the origin and prevalence of typhoid fever in the District of Columbia. Bull. Nr. 35, 44 and 52. Hyg. Lab. U. S. Publ. Health a. Mar.-Hosp. Serv. Washington 1907, 1908 und 1909.

Tafel 3.
Einfluß der Temperatur auf die Typhusfrequenz.

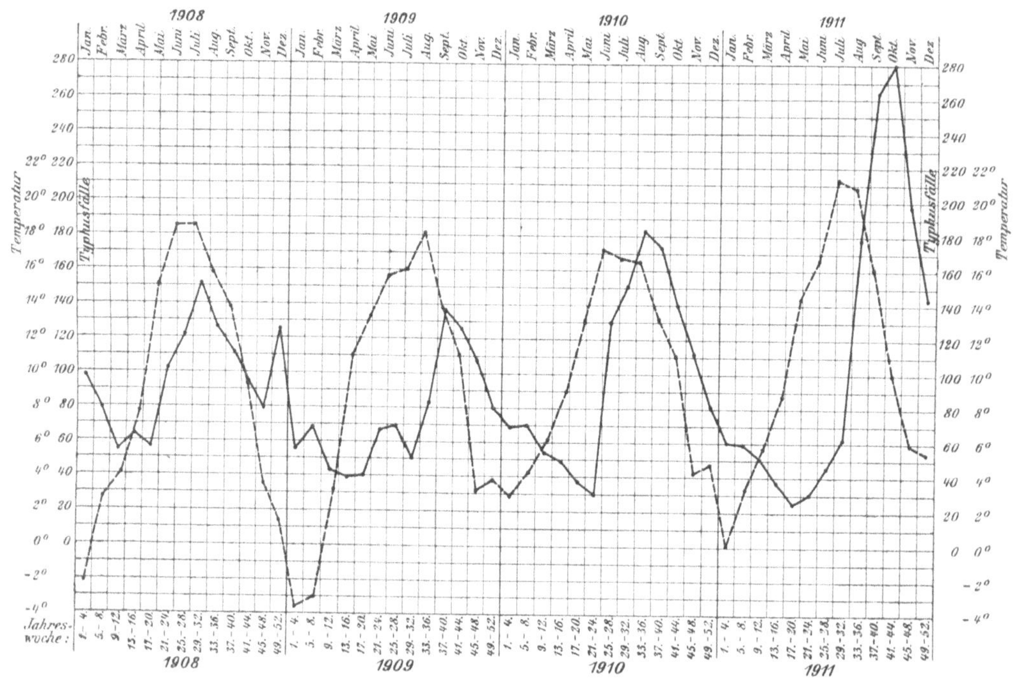

Erkrankungen: ——— Temperaturen: — — —.

Kurvenzahlen zu Tafel 3.

Wochen	1908. Erkrankungen	1908. Temperaturen °	1909. Erkrankungen	1909. Temperaturen °	1910. Erkrankungen	1910. Temperaturen °	1911. Erkrankungen	1911. Temperaturen °
1.—4.	97	— 2,1	55	— 3,6	69	2,9	60	0,1
5.—8.	79	2,7	68	— 3,0	70	4,2	59	3,3
9.—12.	54	4,1	43	4,2	54	6,2	51	5,7
13.—16.	64	7,7	39	11,0	49	9,0	37	8,7
17.—20.	56	15,1	40	13,3	37	13,1	25	14,4
21.—24.	102	18,5	66	15,6	30	17,2	30	16,6
25.—28.	121		69		130		45	
29.—32.	151	18,5	50	16,0	151	16,7	62	21,3
33.—36.	120	15,8	82	18,1	183	16,5	178	20,8
37.—40.	112	13,8	137	13,8	173	13,2	264	16,1
41.—44.	94	9,3	126	11,1	140	11,0	280	10,0
45.—48.	79	3,5	107	3,2	111	4,2	197	5,9
49.—52.	125	1,4	80	3,8	81	4,7	143	5,4

Wie die Kurven der Tafeln 3 und 4 zeigen, ereigneten sich die meisten Typhuserkrankungen in der Zeit von Juli bis September, und zwar im Jahre 1909 etwas später als im Jahre 1908.

Vergleicht man die auf vorstehender Tafel 3 wiedergegebenen Krankheits- und Temperaturkurven miteinander, so fällt sofort auf, daß im Jahre 1908 sowohl die

Zahl der Erkrankungen, als auch die mittlere Temperatur höhere Werte erreichten als im Jahre 1909 und daß weiterhin im Jahre 1908 sowohl die Erkrankungskurve als auch die Temperaturkurve ihren Gipfelpunkt früher erreichten als im Jahre 1909. Innerhalb eines Jahres laufen Erkrankungs- und Temperaturkurve annähernd parallel, jedoch liegt der Höhepunkt der Krankheitskurve jeweils etwa 6 Wochen später als derjenige der Temperaturkurve.

Der Übersichtlichkeit halber ist von der Wiedergabe anderer meteorologischer Daten Abstand genommen worden; es mag aber besonders hervorgehoben werden, daß der Verlauf der relativen Feuchtigkeit in den Jahren 1908 und 1909 keine wesentlichen Unterschiede aufwies, mithin also für das ungleiche Verhalten der Erkrankungskurve in diesen beiden Jahren kaum verantwortlich zu machen sein dürfte.

Den vorstehenden Ausführungen liegen die Angaben der am meisten zentral gelegenen meteorologischen Beobachtungsstation des Bekämpfungsgebiets, Metz, zugrunde, welche von der meteorologischen Landesanstalt für Elsaß-Lothringen zusammengestellt und in der amtlichen „Straßburger Korrespondenz“ veröffentlicht werden.

Tafel 4.

1908 und 1909: Eintritt der Todesfälle nach der Jahreszeit.

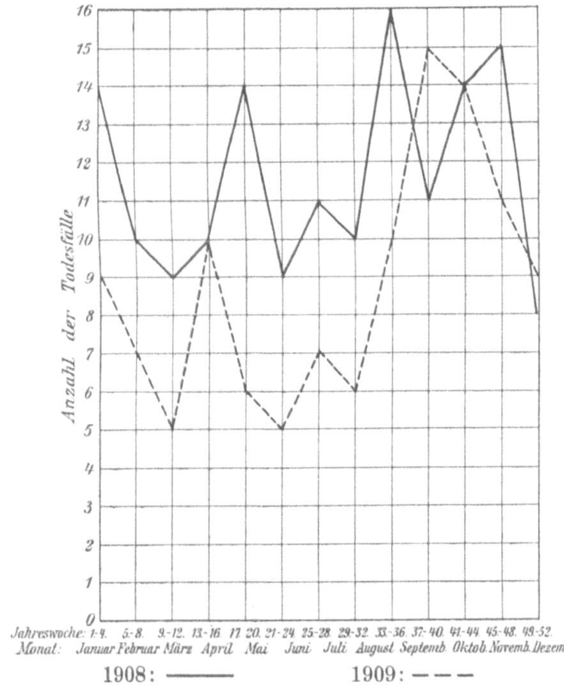

1908: ——— 1909: - - -

Kurvenzahlen zu Tafel 4.

Wochen	1908	1909
1.—4.	14	9
5.—8.	10	7
9.—12.	9	5
13.—16.	10	10
17.—20.	14	6
21.—24.	9	5
25.—28.	11	7
29.—32.	10	6
33.—36.	16	10
37.—40.	11	15
41.—44.	14	14
45.—48.	15	11
49.—52.	8	9

Stellt man ebenso wie die Typhuserkrankungen der Jahre 1908 bis 1911 (Tafel 3) auch die Todesfälle der Jahre 1908 und 1909 (Tafel 4) nach dem Zeitpunkt ihres Eintretens in Form von Kurven dar, so erhält man ein ganz ähnliches Bild; auch hier liegt der Höhepunkt im Spätsommer oder im Anfang des Herbstes, und zwar im Vergleiche zu den Erkrankungen naturgemäß etwas später. Ein sehr bemerkenswerter Unterschied zwischen dem zeitlichen Verlaufe der Erkrankungs- und Todeskurven macht sich jedoch insofern geltend, als sowohl im Jahre 1908 wie auch im Jahre 1909 während des Frühlings eine

Häufung der Todesfälle aufgetreten ist, ohne daß ihr ein Anstieg der Erkrankungsziffer entsprochen hätte. Es bedarf noch weiterer Untersuchungen, um die Ursache dieser merkwürdigen Erscheinung aufzuklären; von vornherein wäre jedoch die Annahme nicht von der Hand zu weisen, daß zwar eine entsprechende Vermehrung der Typhuserkrankungen tatsächlich vorhanden war, aber wegen eines wenig gekennzeichneten klinischen Verlaufs (Verdauungsstörungen usw.) nicht zur amtlichen Kenntnis gelangt ist. Diese Divergenz der Krankheits- und Todeskurven im Frühjahr findet auch darin ihren zahlenmäßigen Ausdruck, daß die auf je 100 Erkrankungen berechnete Letalität mit 25 bezw. 26 % gerade um diese Jahreszeit in beiden Jahren ihren Höhepunkt erreichte.

So gut man auch über die allgemeine Verbreitung des sommerlichen Anstiegs der Typhusfrequenz unterrichtet ist, so wenig sind die eigentlichen Ursachen dieser Erscheinung bekannt. Es scheint ja nach allem und besonders auch nach der oben erwähnten Arbeit von Rosenau, Lumsden und Kastle (Report Nr. 3 Chart 4) und nach dem vorliegenden Materiale hierbei die erhöhte Außentemperatur von ausschlaggebender Bedeutung zu sein; in welcher Weise diese aber ihren Einfluß ausübt, ist noch unaufgeklärt. Jedenfalls liegen aber bisher keine Anhaltspunkte dafür vor, daß die Häufung von Typhusfällen im Spätsommer und Herbste auf eine größere Verbreitung von Typhusbazillen in der Außenwelt zurückgeführt werden muß.

Zur besseren Erkenntnis dieser rätselhaften Erscheinung ist es zweckmäßig, zunächst einmal festzustellen, ob alle Bevölkerungsklassen in gleicher Weise an diesem sommerlichen Anstieg der Typhusfrequenz beteiligt sind.

Tabelle 21.

Krankheitsbeginn bei Erwachsenen und Kindern, Männern und Frauen in „Stadt“ und „Land“.

Wochen	1909																								
	„Stadt“						„Land“						„Stadt“						„Land“						Stadt u. Land
	Reg.-B. Trier u. Birkenfeld		Elsaß-Lothringen		Reichskommissariat		Reg.-B. Trier u. Birkenfeld		Elsaß-Lothringen		Reichskommissariat		Reg.-B. Trier u. Birkenfeld		Elsaß-Lothringen		Reichskommissariat		Reg.-B. Trier u. Birkenfeld		Elsaß-Lothringen		Reichskommissariat		Reichskommissariat
	Erwachs.	Kinder	Erwachs.	Kinder	Erwachs.	Kinder	Erwachs.	Kinder	Erwachs.	Kinder	Erwachs.	Kinder	Männer	Frauen	Männer	Frauen	Männer	Frauen	Männer	Frauen	Männer	Frauen	Männer	Frauen	Summe
1.—4.	6	4	14	3	20	7	18	5	7	2	25	7	3	3	10	4	13	7	11	7	5	2	16	9	59
5.—8.	5	1	4	4	9	5	17	8	4	2	21	10	2	3	4	—	6	3	10	7	1	3	11	10	45
9.—12.	6	4	5	2	11	6	14	10	5	2	19	12	5	1	5	—	10	1	5	9	3	2	8	11	48
13.—16.	4	3	3	1	7	4	17	2	4	2	21	4	2	2	2	1	4	3	11	6	3	1	14	7	36
17.—20.	23	3	7	2	30	5	13	4	6	3	19	7	17	6	5	2	22	8	5	8	4	2	9	10	61
21.—24.	6	2	7	2	13	4	9	7	10	3	19	10	4	2	6	1	10	3	5	4	7	3	12	7	46
25.—28.	8	2	20	8	28	10	9	3	13	2	22	5	5	3	13	7	18	10	6	3	8	5	14	8	65
29.—32.	7	–	14	3	21	3	9	6	14	3	23	9	3	4	8	6	11	10	3	6	13	1	16	7	56
33.—36.	15	5	18	3	33	8	42	12	27	6	69	18	9	6	13	5	22	11	19	23	18	9	37	32	128
37.—40.	7	7	10	4	17	11	38	18	25	4	63	22	4	3	6	4	10	7	19	19	18	7	37	26	113
41. 44.	6	7	12	8	18	15	21	13	33	21	54	34	4	2	10	2	14	4	11	10	17	16	28	26	121
45.—48.	6	6	11	1	17	7	19	10	28	14	47	24	4	2	4	7	8	9	10	9	13	15	23	24	95
49.—52.	8	3	13	5	21	8	16	7	13	10	29	17	6	2	6	7	12	9	10	6	8	5	18	11	75
Summe	107	47	138	46	245	93	242	105	189	74	431	179	68	39	92	46	160	85	125	117	118	71	243	188	948 [1])

[1]) Bei 14 Fällen fehlten genaue Angaben über den Krankheitsbeginn.

In der vorstehenden Tabelle 21 wurde die Bevölkerung wiederum, wie schon bei der Erörterung des Einflusses der Wohnweise auf die Typhusfrequenz, in „Stadt"- und „Land"-Bewohner getrennt. Da zeigt sich nun das überraschende Ergebnis, daß sowohl im Regierungsbezirke Trier, einschließlich des Fürstentums Birkenfeld, als auch in den Bezirken Unter-Elsaß und Lothringen der starke sommerliche Anstieg der Typhusfrequenz fast ausschließlich der „Land"-Bevölkerung zuzuschreiben ist, während bei den „Stadt"-Bewohnern im Laufe des Sommers nur eine allmähliche und viel weniger ausgesprochene Zunahme der Typhuserkrankungen zu bemerken ist. Beispielsweise seien die im Jahre 1909 im ganzen Gebiete des Reichskommissariats in „Stadt" und „Land" beobachteten Typhuserkrankungen dem Zeitpunkt ihres Beginns entsprechend in Form einer Kurve (Tafel 5) dargestellt.

Tafel 5.

1909: Erkrankungsbeginn und Jahreszeit, in „Stadt" und „Land".

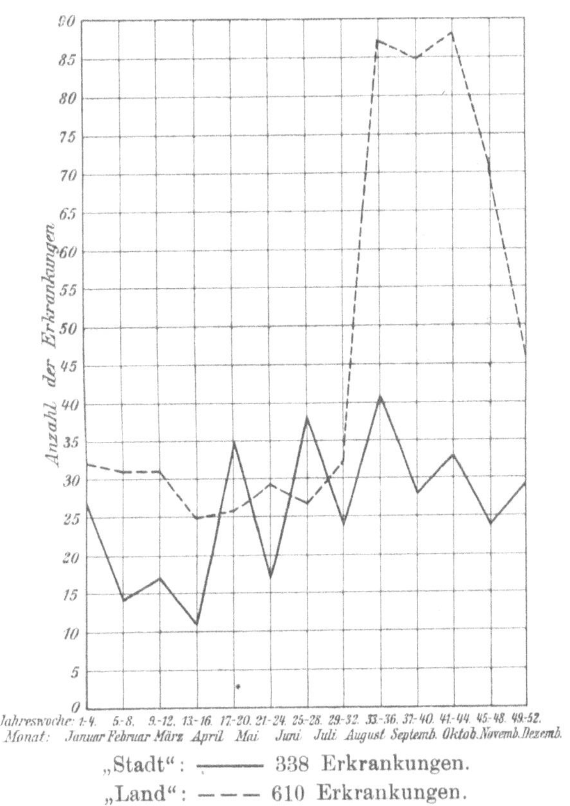

Der bei Tafel 5 auf den ersten Blick auffallende, ganz außerordentliche Unterschied zwischen dem Verhalten der sommerlichen Typhusfrequenz in „Stadt" und in „Land" legt es nahe, gerade auf dem „Lande" den Aufbau des „Sommergipfels" der Typhusmorbidität weiter zu verfolgen. Unterscheidet man daraufhin, wie in Tabelle 21 zahlenmäßig und auf Tafel 6 graphisch wiedergegeben ist, zwischen „Erwachsenen" und „Kindern" auf dem „Lande", so kann man in der Tat feststellen, daß hier wiederum bei den „Erwachsenen" die sommerliche Zunahme der Typhusfälle viel plötzlicher, etwas früher und bei weitem erheblicher einsetzt als bei den „Kindern".

Tafel 6.

1909: Erkrankungsbeginn und Jahreszeit, bei Erwachsenen und Kindern (auf dem Lande).

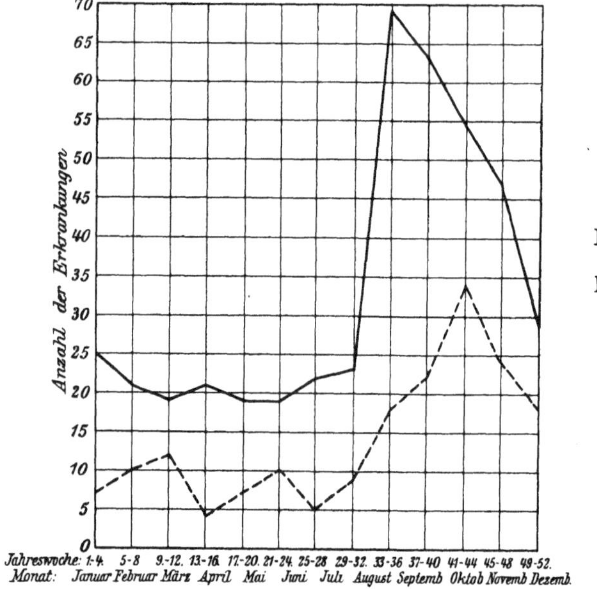

Erwachsene: ——— 431 Erkrankungen.

Kinder: – – – 179 Erkrankungen.

Endlich wurde noch festzustellen versucht, ob auch unter den Erwachsenen auf dem „Lande", welche nach dem Vorhergehenden die Hauptmasse der im Sommer ganz besonders zahlreichen Typhuskranken bilden, noch eine weitere Differenzierung bezüglich der Beteiligung an der Typhusfrequenz möglich wäre; es zeigte sich aber, daß bei einer Trennung der Erwachsenen in männliche und weibliche Personen keine weiteren bemerkenswerten Unterschiede mehr zu Tage treten, wenn auch während dieser Jahreszeit die Männer immerhin etwas zahlreicher als die Frauen erkrankten.

Tafel 7.

1909: Erkrankungsbeginn und Jahreszeit, bei Männern und Frauen (auf dem Lande).

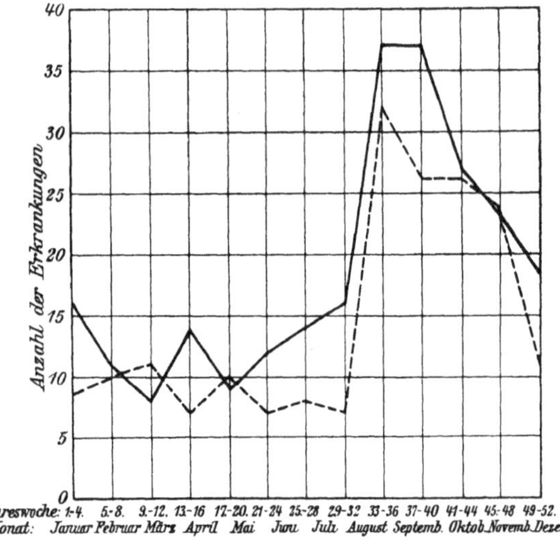

Männer: ——— 243 Erkrankungen.

Frauen: – – – 188 Erkrankungen.

(1909).

Lfd. Nr.	Ansteckende Person Nr.	Ort	Kreis	Name	Alter	Erkrankt	Angesteckte Person Nr.	Ort	Kreis	Name	Alter	Erkrankt	Infektionszeit, ? Krankheitstag
41		Benfeld	Erstein	Sch., Ed.	12 J.	10. 10.		Benfeld	Erstein	Sch., J.	44 J.	4. 11.	12
42		Bitburg	Bitburg	M., Anna	19 J.	7. 12.		Bitburg	Bitburg	R., W.	38 J.	17. 12.	— 4
43		Bous	Saarlouis	M., Kath.	17 J.	27. 1.		Bous	Saarlouis	F., Kath.	52 J.	28. 2.	19
44		Büschfeld	Merzig	W., Wtw.	56 J.	15. 10.		Büschfeld	Merzig	W., Marg.	20 J.	11. 11.	14
45		Ebersheim	Schlettstadt	S., Heinr.	18 J.	1. 7.		Ebersheim	Schlettstadt	M., A.	4 J.	1. 8.	18
46		Frontigny	Metz Land	K., Frau	27 J.	17. 10.		Frontigny	Metz Land	K., Peter	35 J.	12. 11.	13
47		Gindorf	Bitburg	M., Frau[1]	44 J.	7. 5.		Gindorf	Bitburg	R., Barb.	13 J.	26. 5.	6
48		„	„	„	„	„		„	„	R., Frau	50 J.	26. 5.	6
49		Monhofen	Diedenh. O.	D., Chr.	18 J.	1. 9.		Monhofen	Diedenh. O.	D., Frau	53 J.	27. 10.	43
50		Mothern	Weißenburg	H., S.	15 J.	5. 9.		Mothern	Weißenburg	Sch., M.	15 J.	5. 10.	17
51		Oberbronn	Hagenau	B., Phil.	35 J.	20. 8.		Oberbronn	Hagenau	B., Sophie	10 J.	22. 10.	50
52		Quierschied	Saarbrücken	Sch., Jos., Frau	25 J.	25. 4.		Quierschied	Saarbrücken	L., Kath.	7 J.	24. 5.	16
53		Saaraltdorf	Saarburg i. L.	S., Jacob	5 J.	26. 10		Saaraltdorf	Saarburg i. L.	S., Jacob	43 J	19. 11.	11
54		Stahlheim	Metz Land	B., Alb.	22 J.	16. 6.		Stahlheim	Metz L.	K., Karl	.	4. 7.	5
55		Steinbach	St. Wendel	K., Karol.	15 J.	7. 11.		Steinbach	St. Wendel	K., Peter	18 J.	25. 11.	5
56		Sufflenheim	Hagenau	K., Ant.	8 J.	9. 11.		Sufflenheim	Hagenau	K., Aug.	47 J.	3. 12.	11
57		Tholey	Ottweiler	L., Pet. N.	22 J.	31. 1.		Tholey	Ottweiler	L., Elise	20 J.	24. 2.	11
58		„	„	„	„	31. 1.		„	„	L., Kath.	6 J.	4. 3.	19
59		Wallingen	Diedenh. W.	K., Magd.	33 J.	29. 9.		Wallingen	Diedenh. W.	K., Alex.	2 J.	19. 10.	7
60		Neunkirchen	Saargemünd	A., André	23 J.	19. 10.		Neunkirchen	Saargemünd	Sch., M.	18 J.	3. 11.	2
61		„	„	„	„	„		„	„	A., Elis.	22 J.	3. 11.	2
62		Schiltigheim	Straßburg L.	G., Albert.	16 J.	10. 7.		Schiltigheim	Straßburg L.	J., Elise	7 J.	25. 7.	2
63		„	„	„	„	10. 7.		„	„	H., Leo	25 J.	26. 7.	3
64		Alzingen	Bolchen	Sch., Joh.	32 J.	20. 8.		Alzingen	Bolchen	Sch., Frau	29 J.	30. 8.	— 4
65		Auersmacher	Saarbrücken	B., Kath.	15 J.	24. 1.		Auersmacher	Saarbrücken	B., Val.	24 J.	18. 2.	12
66		Castel	Trier Land	B., Jacob	19 J.	2. 10.		Castel	Trier Land	B., Laura	19 J.	24. 10.	9
67		Cölln	Saarbrücken	B. Marg.	20 J.	16. 12. 08		Cölln	Saarbrücken	B., Jacob	19 J.	10. 1.	12
68		„	„	„	„	„		„	„	B., Peter	48 J.	11. 1.	13
69		Deutsch Oth	Diedenh. W.	A., Marie	18 J.	13. 5.		Deutsch Oth	Diedenh. W.	M., Marie	.	20. 6.	25
70		Diedenhofen	Diedenh. O.	M., Frau	40 J.	29. 8.		Diedenhofen	Diedenh. O.	R., Seb.	.	2. 10.	21
71		Dillingen	Saarlouis	Sch., Soph.	20 J.	6. 1.		Dillingen	Saarlouis	K., Joh. J.	26 J.	25. 1.	6
72		Düppenweiler	Merzig	A., Frau	33 J.	10. 9.		Düppenweiler	Merzig	A., Phil.	3 J.	24. 10.	31
73		Freisen	St. Wendel	B., Marie	10 J.	24. 1.		Freisen	St. Wendel	B., Cath.	14 J.	15. 3.	37
74		„	„	B., Cath.	14 J.	15. 3.		„	„	M., Frau[2]	31 J.	5. 4.	8
75		Fürsten-hausen	Saarbrücken	F., Anna	.	1. 9.		Fürsten-hausen	Saarbrücken	O., Joh.	63 J.	3. 11.	50
76		„	„	O., Joh.	63 J.	3. 11.		„	„	M., Hub.	6 J.	12. 11.	— 5
77		Groß Rosseln	„	G., Frau	40 J.	8. 9.		Groß Rosseln	„	G., Nicod.	14 J.	17. 9.	— 5
78		„	„	S., Simon	8 J.	30. 9.		„	„	C., Andr.	4 J.	14. 10.	1
79		Herrensohr	„	R., Joh.	17 J.	21. 10.		Herrensohr	„	M., Peter	18 J.	8. 12.	35
80		Kinderbeuern	Wittlich	M., W.	16 J.	23. 9.		Kinderbeuern	Wittlich	M., Jacob	47 J.	6. 10.	— 1
81		Kneuttingen	Diedenh. W.	B., Rosal.	7 J.	28. 6.		Kneuttingen	Diedenh. W.	B., Lisa	3 J.	18. 7.	7
82		Cölln	Saarbrücken	K., Math.	15 J.	7. 8.		Cölln	Saarbrücken	K., Klara	11 J.	25. 9.	36
83		Marthil	Château-Sal.	L., Frau M.	38 J.	11. 10.		Marthil	Château-Sal.	L., Lucia	17 J.	26. 10.	2
84		St. Médart	Trier Land	F., Frau C.	22 J.	3. 9.		St. Médart	Trier Land	K., Fritz	5 J.	7. 10.	21
85		Metzeresche	Diedenh. O.	Sch., M.	37 J.	22. 12. 08		Metzeresche	Diedenh. O.	Sch., Ros.	.	2. 3. 09	57

[1]) Am 26. 5. gestorben. [2]) Am 16. 4. gestorben.

obwohl dort ähnlich wie hier bei jedem Typhuskranken besondere Ortsbesichtigungen durch einen spezialistisch geschulten Bakteriologen vorgenommen werden und obwohl dort, nach dem Formulare der benutzten Fragekarten zu schließen, sich die Ermittlungen noch auf viel mehr Einzelheiten erstrecken als im deutschen Bekämpfungsgebiete.

Was zunächst die als ätiologisch aufgeklärt zu betrachtenden Typhusfälle anlangt, so machte sich in den verschiedenen Jahren eine derartig weitgehende Übereinstimmung in ihrer Zusammensetzung geltend, daß es genügen mag, hier nur das Jahr 1909 als Beispiel anzuführen.

Von den 962 Typhusfällen dieses Jahres konnten bei 552 (57 %) Anhaltspunkte für die Art der Infektion gewonnen werden. Davon waren 28 (5 %) in das Bekämpfungsgebiet eingeschleppt, weitere 28 innerhalb des Gebiets von Ort zu Ort verschleppt. Bei 70 Fällen (13 %) wurde Wasser, bei 42 (8 %) Milch und in 14 Fällen (3 %) wurden verschiedene Nahrungsmittel und Gebrauchsgegenstände als Infektionsquelle angegeben. Die im Vergleiche zu Beobachtungen früherer Jahre auffällig hohe Anzahl der durch Wasser hervorgerufenen Infektionen ist auf die schon erwähnte, klinisch sehr leicht verlaufene Wasserepidemie in der Stadt W. zurückzuführen. Im Jahre 1908 war Wasser nur für 5 % der ätiologisch aufgeklärten Typhusfälle verantwortlich zu machen.

Die überwiegende Mehrzahl aller aufgeklärten Typhuserkrankungen war auch 1909 wiederum durch mehr oder weniger nahe Beziehungen zu Typhuskranken oder zu gesunden, aber Typhusbazillen ausscheidenden Personen verursacht, nämlich 370 Fälle (67 %); 1908 betrug diese Zahl sogar 76 %. Es sei daher auf die „Kontaktfälle" hier etwas näher eingegangen. Die Bezeichnung „Kontaktfall" oder „Kontaktinfektion" soll nur aussagen, daß diese Typhuserkrankung auf Typhusbazillen ausscheidende Personen der näheren oder weiteren Umgebung des Erkrankten zurückgeführt werden konnte, gleichgültig, ob die Übertragung der Bazillen direkt von Person zu Person oder indirekt durch Nahrungsmittel, Gebrauchsgegenstände, Wasser und dergleichen erfolgte. Diese Bezeichnung ist deswegen besonders zweckentsprechend, weil sie das Wesentliche der Entstehungsursache, nämlich die Nähe der Bazillen ausscheidenden Person, besonders hervorhebt.

64 „Kontaktinfektionen" (12 % der aufgeklärten Fälle) waren durch Bazillenträger hervorgerufen, und zwar 28 (5 %) durch bereits bekannte und 36 (7 %) durch bis dahin unbekannte Bazillenträger. Die übrigen 306 (55 %) Kontaktinfektionen entfielen auf 260 (47 %) amtlich gemeldete und auf 46 (8 %) amtlich nicht zur Kenntnis gebrachte Typhusfälle.

Es ist nun bei der großen Bedeutung, die doch augenscheinlich den „Kontaktinfektionen" für die Typhusverbreitung danach zukommt, auffallend, daß diese Infektionsart sich fast gleichmäßig über das ganze Jahr verteilt und nicht, wie von vornherein zu erwarten wäre, entsprechend der größeren Anzahl der im Spätsommer auftretenden Typhuserkrankungen, ebenfalls in dieser Jahreszeit sehr viel häufiger als Ansteckungsquelle angegeben wird. Diese zuerst von Klinger beschriebene und später vom Verfasser für das Jahr 1908 bestätigte Erscheinung ist auch im Jahre 1909 nicht ganz ausgeblieben, so daß man darin doch eine gewisse Gesetzmäßigkeit erblicken muß.

Tafel 8.

1909: Zeitliche Verteilung der Kontaktinfektionen und der ätiologisch unaufgeklärten Typhusfälle.

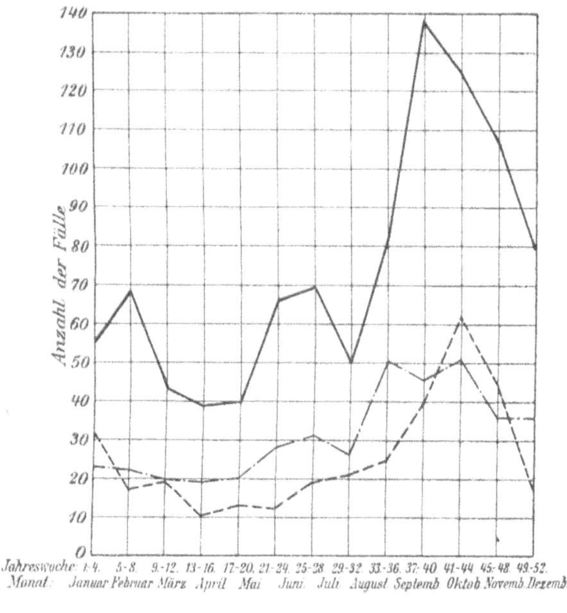

Erkrankungen: ———. Kontaktinfektionen: – – –.
Unaufgeklärte Fälle: —•—•—.

Kurvenzahlen zu Tafel 8.

Wochen	Erkrankungen	Kontaktinfektionen	Unaufgeklärte Fälle
1.—4.	55	32	23
5.—8.	68	17	22
9.—12.	43	19	19
13.—16.	39	10	19
17.—20.	40	13	20
21.—24.	66	12	28
25.—28.	69	19	31
29.—32.	50	21	26
33.—36.	82	25	50
37.—40.	137	39	45
41.—44.	126	62	51
45.—48.	107	44	36
49.—52.	80	17	36

Wie die vorstehende Tafel 8 erkennen läßt, bleibt die Kurve der Kontaktinfektionen mit fortschreitender Jahreszeit immer weiter hinter der Typhusfrequenzkurve zurück und erreicht erst ihren Höhepunkt, wenn die Zahl der Typhuserkrankungen schon wieder im Abnehmen begriffen ist. Im Gegensatze dazu steigt die Kurve, welche die unaufgeklärt gebliebenen Typhusfälle darstellt, gleichzeitig mit der Erkrankungskurve an und hält sich dann auch auf dieser Höhe, so lange die Typhuserkrankungen besonders zahlreich sind. Hieraus folgt ohne weiteres, daß für das Zustandekommen des „Sommergipfels" der Typhusfrequenz nicht so sehr die auf erkannte Kontaktinfektionen zurückgeführten Typhusfälle, als vielmehr die ätiologisch dunkel gebliebenen Erkrankungen ausschlaggebend sind.

Da nun aber vorher gezeigt werden konnte, daß die auf dem „Lande" lebenden Erwachsenen am meisten an dem Aufbau des Sommergipfels der Typhusfrequenz beteiligt sind, müßte sich gerade bei dieser Bevölkerungsgruppe während der warmen Jahreszeit auch eine auffallende Häufung der in ihrem Ursprung unklaren Krankheitsfälle nachweisen lassen, was, wie Tafel 9 zeigt, auch tatsächlich der Fall ist.

Tafel 9.
1909: Zeitliche Verteilung der unaufgeklärten Typhusfälle bei Erwachsenen in „Stadt“ und „Land“.

Tafel 9.

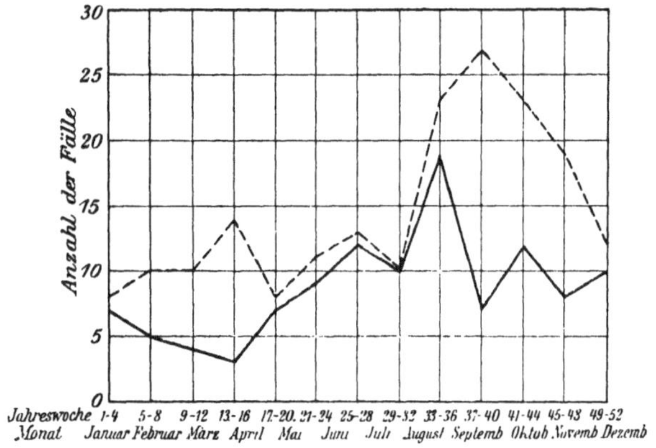

Stadt: ———, Land: — — —.

Kurvenzahlen zu Tafel 9.

Wochen	Stadt	Land
1.—4.	7	8
5.—8.	5	10
9.—12.	4	10
13.—16.	3	14
17.—20.	7	8
21.—24.	9	11
25.—28.	12	13
29.—32.	10	10
33.—36	19	23
37.—40.	7	27
41.—44.	12	23
45.—48.	8	19
49.—52.	10	12

Will man also die eigentliche Entstehungsursache des „Sommergipfels“ der Typhusfrequenz aufklären und gleichzeitig dabei möglicherweise einen wichtigen, aber bisher unbekannten oder doch in seiner Bedeutung bisher nicht genügend gewürdigten Infektionsweg des Typhus aufdecken, so muß man demnach sein Hauptaugenmerk auf die erwachsene Landbevölkerung richten, und zwar auf diejenigen Typhusfälle unter ihnen, deren Entstehungsursache bei unserem heutigen Vorgehen unaufgeklärt bleibt.

In diesem Zusammenhange sei noch einer Ansteckungsart gedacht, welche sich zwar nur ganz ausnahmsweise mit Sicherheit nachweisen läßt, die aber tatsächlich doch verhältnismäßig häufig in Betracht kommen dürfte: die Übertragung von Typhusbazillen durch gesunde Mittelspersonen. Bei einer Durchsicht aller Typhusfälle der Jahre 1905 bis 1909 konnten 29 Fälle festgestellt werden, die auf derartige indirekte Ansteckung zurückgeführt werden müssen. Einen unmittelbaren Beweis für die Möglichkeit dieser Ansteckungsart bildet die Auffindung verhältnismäßig so zahlreicher gesunder Personen, die, in der Umgebung von Typhuskranken oder Bazillenträgern lebend, selbst nie Typhus gehabt haben, aber vorübergehend Typhusbazillen ausscheiden. Auf diese „temporären Typhusträger“ wird noch später zurückzukommen sein.

Die übrigen, nachweislich durch Bazillenträger hervorgerufenen Typhuserkrankungen sind bereits in den 370 Kontaktinfektionen enthalten, ihre Zahl beträgt 64 oder 12 % (1908: 6 %) aller aufgeklärten Fälle. Bekannte Bazillenträger verursachten 1909: 28 (1908: 37) Krankheitsfälle; 36 (8) mal wurde der betreffende Bazillenträger erst nachträglich bei Untersuchungen in der Umgebung des Krankheitsfalls festgestellt.

Es wäre voreilig, aus diesen niedrigen Zahlen den Schluß ziehen zu wollen, daß Bazillenträger verhältnismäßig unschädlich sind und im allgemeinen für die Typhusverbreitung nur wenig in Betracht kommen. Hierbei muß eben berücksichtigt werden, daß alle diese Grund- und Prozentzahlen nur die Hälfte aller Typhusfälle betreffen, daß wir aber vorläufig über die Entstehungsursache der anderen Hälfte der Typhuserkrankungen überhaupt nichts Bestimmtes aussagen können. Aus bereits an anderer Stelle dargelegten Gründen scheint es aber nicht unwahrscheinlich, daß der größte Teil der ätiologisch unaufgeklärten Typhusfälle in letzter Linie ebenfalls auf Bazillenträger zurückzuführen ist (S. 295).

Inkubationsdauer.

Die Kenntnis von der Dauer der Inkubationszeit des Typhus ist nicht nur für die Erforschung der Infektionsquelle, sondern auch für die Verhütung des Unterleibstyphus von weittragender Bedeutung. Leider sind aber diejenigen Typhusfälle außerordentlich selten, bei denen man sowohl die Infektionsquelle und die Infektionszeit, als auch das genaue Datum der ersten Krankheitserscheinungen erfahren kann; meist fehlt die eine oder die andere dieser Angaben, oder es liegen außer der einen wahrscheinlichen auch noch andere Infektionsmöglichkeiten vor. Daher schien es berechtigt, diese wenigen Fälle aus den gesamten seit 1905 beobachteten 8440 Typhuserkrankungen herauszusuchen und in folgender Übersicht zusammenzustellen (s. Tab. 22 S. 482 u. 483).

Danach ergibt sich eine bestimmte Dauer der Inkubation für 8 Fälle, nämlich:

Fall Nr.:	2	3	9	10	38	39	40	45	
Inkubationsdauer:	13	14	8	22	10	12	6	21	Tage

Bei einer durchschnittlichen Inkubationsdauer von 13,3 Tagen finden sich also ein Minimum von 6 und ein Maximum von 22 Tagen.

Nach unten begrenzt war die Inkubationsdauer bei 32 Erkrankungen:

Fall Nr.:	4	6	8	11	13	14	15	16	17	18	19	21	22	23	24	25
Untere Grenze d. Inkubation:	13	12	11	12	14	18	14	27	11	**6**	12	11	10	13	13	9

Fall Nr.:	26	27	28	29	30	31	32	33	34	35	36	37	41	42	43	44	
Untere Grenze d. Inkubation:	8	9	10	10	8	26	13	14	**31**	15	9	17	8	8	25	8	Tage

Hieraus berechnet sich die durchschnittliche Dauer der Inkubationszeit auf 13,3 Tage, während die äußersten Grenzen 6 und 31 Tage waren.

Danach bestätigt sich also an dem vorliegenden Materiale die auch sonst vielfach vertretene Anschauung, daß die Inkubationsdauer des Typhus etwa 14 Tage beträgt, im allgemeinen eher etwas weniger als mehr; diese Übereinstimmung ist deswegen um so wertvoller, weil es sich hier nicht, wie sonst oft bei ähnlichen Betrachtungen über die Inkubationsdauer, um eine in sich abgeschlossene Epidemie handelt, wo die Ansteckungsbedingungen für die verschiedenen Personen mehr oder weniger gleichartig sind.

Ein Beispiel für die verhältnismäßig große Gleichheit der Inkubationsdauer liefert auch die Wasserepidemie im Gefängnis Wittlich aus dem Jahre 1907, wo sich 79 Erkrankungen folgendermaßen verteilten:

Datum:	Erkrankungen:	Datum:	Erkrankungen:
17. August 1907:	13	21. August 1907:	7
18. „ 1907:	1	22. „ 1907:	2
19. „ 1907:	27	23. „ 1907:	3
20. „ 1907:	23	24. „ 1907:	3
	Zusammen:	8 Tage:	79 Erkrank.

Die geringe Anzahl der auf den 18. August 1907 entfallenden Erkrankungen wird durch den Umstand erklärt, daß dieser Tag ein Sonntag war, an dem sich naturgemäß Gefangene weniger leicht krank melden, als an Wochentagen.

Tabelle 22.
Inkubationsdauer bei 42 ausgesuchten Typhusfällen.

Nummer	Ort	Kreis	Name	Alter Jahre	Datum der Erkrankung	Infektionsquelle und -datum	Inkubationsdauer Tage	Bemerkungen
34	Courcelles a. N.	Metz Land	M. J. ♂	63	20. 11. 07	Infiziert in Ars-Laquenexy, wo er vom 20.—23. 10 mit dem typhuskranken Schneider zusammengewohnt hat.	⟩31 u. ⟨34	In Courcelles seit 2 Jahren kein Typhus.
16	Fürstenhausen	Saarbrücken	O. J. ♂	63	3. 11. 09	Infiziert bei A. F. ♀ 8 J., welche am 1. 9. erkrankt und am 7. 10. ins Spital übergeführt worden ist.	27 od. ⟩27	
1	Sellerbach	„	Sch. K. ♀	20	30. 1. 08	Bruder als Bazillenträger am 4. 1. aus dem Spitale nach Hause entlassen.	26 od. ⟨26	
31	Forbach	Forbach	P. J. ♂	19	28. 10. 07	Infiziert in Mainzweiler, zugereist am 2. 10.	26 od. ⟩26	
43	Château-Salins	Château-Salins	L. L. ♂	43	18. 10. 06	Infiziert in Frankreich, zurückgekehrt am 23. 9.	25 od. ⟩25	Starb am 9. 11. 06.
8	Erzweiler	St. Wendel	Sch. C. ♂	25	6. 9. 08	Infiziert durch typhuskranke K. K. 5 J., welche sich vom 13.—26. 8. im Hause aufhielt und vorher und nachher im Hospitale war.	⟨24 u. ⟩11	
10	Bitburg	Bitburg	M. A. ♀	19	7. 12. 09	Am 15. 11. 09 i. Hüttingen a. d. Kirmes.	22	
45	Dambach	Schlettstadt	St. N. ♂	35	6. 9. 05	Hat die Leiche des am 15. 8. an Typhus gestorbenen E. G. gewaschen.	21	
37	Rombach	Metz-Land	B. K. ♂	19	1. 5. 06	Infiziert in Failly; zugereist am 14. 4. 06.	17 od. ⟩17	
14	Cölln	Saarbrücken	B. Fr. ♀	31	12. 3. 09	Infiziert bei der Mutter, welche bereits am 22. 2. ins Spital kam.	18 od. ⟩18	
35	Maizières	Metz Land	C. B. ♂	18	11. 4. 06	Infiziert in Omécourt-Frankreich, wo er sich vom 22.—27. 3. aufgehalten hatte.	⟩15 u. ⟨20	
3	Mommenheim	Straßburg Land	Sch. I. ♂	8	29. 10. 08	Stürzte am 15. 10. in eine Typhusbazillen enthaltende Abortgrube[1]).	14	
13	Mörchingen	Forbach	K. F. ♀	23	24. 7. 09	Am 10. 7. aus Gotha zugereist, wo im betreffenden Hause Typhusepidemie.	14 od. ⟩14	
15	Cölln	Saarbrücken	R. A. ♂	16	6. 4. 09	Infiziert bei Frau B., die am 23. 3. ins Spital gebracht war.	desgl.	
33	Metz	Metz Stadt	St. M. ♀	17	8. 8. 07	Infiziert i. Augny, zugereist a. 25. 7. 07.	desgl.	
2	Holzmühle	Saarbrücken	E. P. ♂	31	28. 12. 07	Entleert am 15. 12. Abortgrube eines Typhushauses.	13	
4	Monhofen	Diedenhofen West	K. F. ♂	29	1. 12. 07	In Hayingen, woher er am 18. 11. in Monhofen eintraf.	⟩13	
23	Saarburg	Saarburg (Trier)	G. I. ♂	8	24. 8. 07	Infiziert in St. Johann; von dort am 11. 8. zugereist.	desgl.	
24	„	„	Sch. K. ♀	26	17. 9. 07	Pflegte in Hayingen typhuskranke W., zugereist am 4. 9. 07.	desgl.	
32	Merlenbach	Forbach	A. Schw. ♀	54	17. 11. 07	Infiziert bei Pflege einer Typhuskranken in Ewingen; war dort bis 4. 11. tätig.	13 od. ⟩13	
39	Achen	Saargemünd	A. Th. ♀	53	8. 3. 06	War am 24. 2. zur Kindtaufe im Hause der Bazillenträgerin Frau I.	12	Starb am 28. 3.
6	Maiweiler	Bolchen	W. C. ♀	20	5. 4. 08	Infiziert in Colmar, zugezogen am 24. 3. 08.	⟩12	
11	Bollingen	Diedenhofen West	L. St. ♂	23	7. 1. 09	Infiziert in Morlingen, dort aufgehalten vom 24.—26. 12. 08.	⟩12 u. ⟨14	
12	Bous	Saarlouis	F. K. ♀	19	26. 5. 09	Infiziert durch Mutter, welche am 14. 5. 09 als Bazillenträgerin aus dem Spital entlassen war.	12 od. ⟨12	
19	Bildstock	Saarbrücken	Sch. M. ♂	26	3. 10. 07	Infiziert im Manöver; vom Militär entlassen am 23. 9. 07.	⟩12	

[1]) Brückner, Typhusinfektion durch Abortgrubeninhalt. Arb. a. d. Kaiserl. Gesundheitsamte Bd. 30. S. 619.

Nummer	Ort	Kreis	Name	Alter Jahre	Datum der Erkrankung	Infektionsquelle und -datum	Inkubationsdauer Tage	Bemerkungen
17	Heinitz	Ottweiler	R. F. ♀	20	9. 4. 07	Infiziert in Göttelborn, wo sie am 29. 3. die Bazillenträgerin Frau F. besuchte.	11 od. 〉11	
21	Malstatt-Burbach	Saarbrücken	Sch. I. ♂	28	6. 11. 07	Infiziert bei Epidemie im Gefängnis Wittlich, von dort entlassen am 26. 10.	〉11	
29	Chambrey	Château-Salins	F. R. ♀	18	22. 11. 07	Infiziert in Hayingen, zugereist am 12. 11.	10 od. 〉10	
38	Weschheim	Saarburg i. L.	Sch. K. ♀	18	20. 11. 06	Infiziert bei Bazillenträgerin Frau K. in Mittelbronn, welche sie am 10. 11. besuchte.	10	Starb am 7. 12. Seit vielen Jahren kein Typhus in W.
22	Saarburg	Saarburg (Trier)	T. Witwe	58	20. 3. 07	Pflegte typhuskranken N. in Sp. bis zum 10. 3.	〉10	
28	Lorenzen	Zabern	A. K. ♀	22	28. 12. 07	Als Dienstmädchen infiziert in Dieuze, von dort am 18. 12. zugereist.	10 od. 〉10	
9	Bildstock	Saarbrücken	K. F. ♀	44	31. 1. 09	Am 23. 1. bei Bazillenträgerin L. in Friedrichsthal.	8	
25	Trier	Trier Stadt	B. N. ♂	31	20. 8. 07	Infiziert bei Epidemie in Wittlich; von dort zugezogen am 11. 8.	〉9	
27	Goxweiler	Erstein	F. E. ♂	27	2. 1. 07	Infiziert in Ballbronn, zugereist am 24. 12.	desgl.	
36	Novéant	Metz Land	W. F. ♀	35	15. 5. 06	Infiziert in Zabern, zugezogen am 6. 5. 06.	9 od. 〉9	Seit 2 Jahren kein Typhus in N.
30	Nilvingen	Diedenhofen West	M. F. ♂	23	18. 3. 07	Infiziert in Kneuttingen, zugezogen am 10. 3.	8 od. 〉8	
41	Merlenbach	Forbach	V. I. ♂	25	17. 8. 06	Infiziert in Österreich, zugereist am 9. 8.	desgl.	
42	Entringen	Diedenhofen Ost	K. K. ♀	20	28. 4. 06	Infiziert in Luxemburg, zugezogen am 20. 4.	desgl.	Ist Bazillenträgerin geblieben.
44	Westhofen	Molsheim	N. Fr. ♀	30	16. 8. 06	Infiziert durch Milchgenuß in Sch., zurückgekehrt am 8. 8.	desgl.	Seit vielen Jahren kein Typhus i. W.
26	Quint	Trier Land	H. K. ♀	7	16. 11. 06	Infiziert i. Orenhofen, zugereist a. 8. 11.	〉8	
18	Merchweiler	Ottweiler	A. M. ♀	19	13. 5. 09	Infiziert bei Bazillenträgerin G., zugezogen aus Hensweiler am 7. 5.	6 od. 〉6	
40	Kaschweiler	Forbach	C. L. ♀	12	21. 5. 06	Infiziert a. 16. 5. beim Leichenschmause für Typhuskranken J. R.	6	Starb am 30. 6.

Infektiosität des Typhuskranken.

Ebenso wichtig wie die Kenntnis der Inkubationsdauer für die Erforschung der Verbreitungsweise und die Verhütung des Typhus ist auch die Feststellung, ob der Typhuskranke während der ganzen Dauer seiner Krankheit für die gesunde Umgebung gleichmäßig gefährlich ist, oder ob und zu welcher Zeit er vielleicht häufiger neue Ansteckungen hervorruft als sonst. Auch zur Beurteilung dieser Frage können aber nur wenige von den wirklich beobachteten Typhusfällen herangezogen werden, da sowohl der ansteckende, als auch der angesteckte Fall bakteriologisch bestätigt sein müssen und da außerdem für die zweite Erkrankung keine andere Infektionsquelle in Betracht kommen darf als der erste der beiden Fälle. Von 2245 Erkrankungen der Jahre 1908 und 1909 ließen sich im ganzen nur die 85 in nachstehender Tabelle 23 (S. 484 u. 485) aufgeführten Fälle für die Beantwortung der aufgeworfenen Frage verwerten.

Tabelle 23.
Infektiosität des Typhuskranken.
Wann steckt der Typhuskranke an?
(1908.)

Lfd. Nr.	Ansteckende Person						Angesteckte Person						
	Nr.	Ort	Kreis	Name	Alter	Erkrankt	Nr.	Ort	Kreis	Name	Alter	Erkrankt	Infektionszeit, ?. Krankheitstag *)
1	1011	Algringen	Diedenh. W.	B., Lina	2 J.	10. 6.	1010	Algringen	Diedenh. W.	B., Frau	30 J.	6. 7.	13
2	1042	Ersingen	„	H., Frau	22 J.	7. 1.	1025	Daspich	„	H., Witwe	50 J.	28. 1.	8
3	1080	Rüssingen	„	M., Leon	27 J.	5. 6.	1028	Deutsch Oth	„	V., Peter	19 J.	14. 7.	26
4	1032	Deutsch Oth	„	H., Frau	27 J.	15. 7.	1030	„	„	K., Theod.	22 J.	5. 8.	8
5	„	„	„	„	„	„	1031	„	„	K., Josef	18 J.	5. 8.	8
6	1031	„	„	K., Josef	18 J.	5. 8.	1034	„	„	K., Frau	38 J.	7. 9.	20
7	1053	Hayingen	„	K., Heinr.	33 J.	18. 9.	1054	Hayingen	„	K., Lucie	26 J.	13.10.	10
8	1056	„	„	K., Karl	22 J.	22. 8.	1055	„	„	K., Marie	16 J.	27. 9.	23
9	1070	Oettingen	„	K., Alex.	12 J.	7. 8.	1071	Oettingen	„	K., Michel	7 J.	17. 8.	— 4
10	1080	Rüssingen	„	M., Leon	27 J.	5. 6.	1081	Rüssingen	„	M., Jacob	.	24. 6.	6
11	1300	Kestenholz	Schlettstadt	M., Xaver	15 J.	8. 7.	1306	Kestenholz	Schlettstadt	S., Emilie	.	16. 7.	— 6
12	1308	„	„	B., Frau	23 J.	1. 8.	1309	„	„	H., Theoph.	29 J.	11. 8.	— 4
13	1312	Markolsheim	„	B., Magd.	25 J.	20. 8.	1313	Markolsheim	„	G., Barb.	49 J.	25. 9.	23
14	560	Fürstenhausen	Saarbrücken	Sch., Joh.	42 J.	4. 1.	561	Fürstenhausen	Saarbrücken	T., Karl	13 J.	1. 2.	15
15	578	Hilschbach	„	W., Jacob	17 J.	17. 5.	572	Guichenbach	„	W., Wend.	9 J.	15. 6.	16
16	417	Dillingen	Saarlouis	L., Anton	20 J.	1. 1.	573	Herrensohr	„	F., Paul	20 J.	12. 4.	88
17	578	Hilschbach	Saarbrücken	W., Jacob	17 J.	17. 5.	579	Hilschbach	„	W., Josef	5 J.	19. 6.	20
18	591	Holz	„	H., Frau	63 J.	16. 2.	589	Holz	„	B., Nicol.	34 J.	14. 3.	14
19	591	„	„	„	„	„	590	„	„	M., Conr.	20 J.	7. 3.	7
20	674	Scheidt	„	N., Wilh.	4 J.	26. 9.	676	Scheidt	„	N., Marg.	20 J.	5. 11.	27
21	442	Wadgassen	Saarlouis	S., Frau	39 J.	17.12.	443	Wadgassen	Saarlouis	St., Stefan	.	14. 1.	15
22	948	Hochwalsch	Saarburg i. L.	Sch., Alb.	12 J.	25. 7.	949	Hochwalsch	Saarburg i. L.	Sch., Aug.	.	23. 9.	47
23	135	Körrig	Saarburg(Trier)	Sch., Nic.	51 J.	4. 9.	136	Körrig	Saarburg(Trier)	Sch., Peter	6 J.	23.10.	36
24	141	Nittel	„	M., Jacob	5 J.	28. 4.	142	Nittel	„	M., Joh.	4 J.	21. 5.	11
25	91a	Trier	Trier St.	B., Elisab.	11 J.	6. 12.	91b	Trier	Trier St.	B., Joh.	8 J.	16.12.	— 4
26	399	Rech	Merzig	H., Nicol.	46 J.	8. 12. 07	400	Rech	Merzig	H., Joh.	19 J.	5. 1.	15
27	1409	Schwindratzheim	Straßburg L.	U., Marg.	29 J.	14. 4.	1410	Schwindratzheim	Straßburg L.	M., Marie	29 J.	10. 5.	13
28	1410	„	„	M., Marie	29 J.	10. 5.	1411	„	„	M., Georg	32 J.	14. 6.	22
29	1146	Dauendorf	Hagenau	D., Josef	30 J.	25.12. 07.	1147	Dauendorf	Hagenau	D., Josef	5 Woch.	9. 2.	33
30	1157	Niederbronn	„	B., Luise	23 J.	18. 6.	1168	Niederbronn	„	B., Karol.	13 J.	26. 7.	25
31	1175	Reichshofen	„	H., Albert	34 J.	19.12. 07.	1177	Reichshofen	„	J., Schwester	59 J.	16. 1.	15
32	1252	Ratzweiler	Zabern	E., Frau	51 J.	12. 1. 08	1255	Ratzweiler	Zabern	B., Selma	31 J.	8. 2.	14
33	11	Stupbacherseif	Prüm	L., Anna	9 J.	24. 9.	12	Stupbacherseif	Prüm	L., Lamb.	52 J.	19.10.	12
34	279	Elversberg	Ottweiler	D., Hedw.	16 J.	25. 7.	280	Elversberg	Ottweiler	D., J. H.	18 J.	28. 8.	21
35	204	Kronweiler	Birkenfeld	K., Rudolf	36 J.	20. 8.	205	Kronweiler	Birkenfeld	K., Emil	12 J.	3. 9.	1
36	870	Maizières	Metz Land	W., Adr.	25 J.	4. 3.	871	Maizières	Metz Land	W., Peter	29 J.	26. 4.	40
37	1129	Monhofen	Diedenh. Ost	K., Franz	29 J.	1. 12. 07	1130	Monhofen	Diedenh. Ost	Sch., Joh.	21 J.	11. 1.	28
38	69	Gillenfeld	Daun	M., Franz	27 J.	19. 4.	20	Gillenfeld	Daun	M., Frau	28 J.	28. 4.	— 5
39	60	Wallendorf	Bitburg	Z., Frau	35 J.	3. 1.	61	Wallendorf	Bitburg	Z., Wilh.	36 J.	26. 2.	41
40	154	Gonzerath	Bernkastel	E., Joh.	32 J.	3. 4.	155	Gonzerath	Bernkastel	E., Kath.	6 J.	4. 5.	18

*) Wo keine besonderen Anhaltspunkte vorliegen, ist die Inkubationsdauer mit 14 Tagen angesetzt; — bedeutet Tage vor Krankheitsbeginn.

Bemerkungen. Zu Lfd. Nr. 11: Infektionsquelle für 1306 unbekannt. Nr. 13, 1313: Krankenpflegerin. Nr. 21, 442: Wurde Bazillenträgerin. Nr. 22, 948: Kam krank aus dem Gymnasium Montigny nach Hause am 30. Juli. Nr. 23, 135: Am 19. 10. gestorben. Nr. 25, 91a: Am 16. 12. gestorben. Nr. 26, 399: Am 10. 1. 08 gestorben. Nr. 31, 1175: Am 9. 1. 08 gestorben. 1177: Pflegte 1175, am 6. 2. gestorben. Nr. 32, 1255: Krankenschwester, pflegte Nr. 33, 11: Am 19. 10. gestorben. Nr. 36, 871: In der 21. Woche gestorben. Nr. 39, 60: In der 16. Woche Bazillenträgerin. Nr. 40, 154: Inf. in Veldenz

(1909).

Lfd. Nr.	Ansteckende Person: Nr.	Ort	Kreis	Name	Alter	Erkrankt	Angesteckte Person: Nr.	Ort	Kreis	Name	Alter	Erkrankt	Infektions-zeit, ? Krankheits-tag
41		Benfeld	Erstein	Sch., Ed.	12 J.	10. 10.		Benfeld	Erstein	Sch., J.	44 J.	4. 11.	12
42		Bitburg	Bitburg	M., Anna	19 J.	7. 12.		Bitburg	Bitburg	R., W.	38 J.	17. 12.	— 4
43		Bous	Saarlouis	M., Kath.	17 J.	27. 1.		Bous	Saarlouis	F., Kath.	52 J.	28. 2.	19
44		Büschfeld	Merzig	W., Wtw.	56 J.	15. 10.		Büschfeld	Merzig	W., Marg.	20 J.	11. 11.	14
45		Ebersheim	Schlettstadt	S., Heinr.	18 J.	1. 7.		Ebersheim	Schlettstadt	M., A.	4 J.	1. 8.	18
46		Frontigny	Metz Land	K., Frau	27 J.	17. 10.		Frontigny	Metz Land	K., Peter	35 J.	12. 11.	13
47		Gindorf	Bitburg	M., Frau[1]	44 J.	7. 5.		Gindorf	Bitburg	R., Barb.	13 J.	26. 5.	6
48		„	„	„	„	„		„	„	R., Frau	50 J.	26. 5.	6
49		Monhofen	Diedenh. O.	D., Chr.	18 J.	1. 9.		Monhofen	Diedenh. O.	D., Frau	53 J.	27. 10.	43
50		Mothern	Weißenburg	H., S.	15 J.	5. 9.		Mothern	Weißenburg	Sch., M.	15 J.	5. 10.	17
51		Oberbronn	Hagenau	B., Phil.	35 J.	20. 8.		Oberbronn	Hagenau	B., Sophie	10 J.	22. 10.	50
52		Quierschied	Saarbrücken	Sch., Jos., Frau	25 J.	25. 4.		Quierschied	Saarbrücken	L., Kath.	7 J.	24. 5.	16
53		Saaraltdorf	Saarburg i. L.	S., Jacob	5 J.	26. 10		Saaraltdorf	Saarburg i. L.	S., Jacob	43 J.	19. 11.	11
54		Stahlheim	Metz Land	B., Alb.	22 J.	16. 6.		Stahlheim	Metz L.	K., Karl	.	4. 7.	5
55		Steinbach	St. Wendel	K., Karol.	15 J.	7. 11.		Steinbach	St. Wendel	K., Peter	18 J.	25. 11.	5
56		Sufflenheim	Hagenau	K., Ant.	8 J.	9. 11.		Sufflenheim	Hagenau	K., Aug.	47 J.	3. 12.	11
57		Tholey	Ottweiler	L., Pet. N.	22 J.	31. 1.		Tholey	Ottweiler	L., Elise	20 J.	24. 2.	11
58		„	„	„	„	31. 1.		„	„	L., Kath.	6 J.	4. 3.	19
59		Wallingen	Diedenh. W.	K., Magd.	33 J.	29. 9.		Wallingen	Diedenh. W.	K., Alex.	2 J.	19. 10.	7
60		Neunkirchen	Saargemünd	A., André	23 J.	19. 10.		Neunkirchen	Saargemünd	Sch., M.	18 J.	3. 11.	2
61		„	„	„	„	„		„	„	A., Elis.	22 J.	3. 11.	2
62		Schiltigheim	Straßburg L.	G., Albert.	16 J.	10. 7.		Schiltigheim	Straßburg L.	J., Elise	7 J.	25. 7.	2
63		„	„	„	„	10. 7.		„	„	H., Leo	25 J.	26. 7.	3
64		Alzingen	Bolchen	Sch., Joh.	32 J.	20. 8.		Alzingen	Bolchen	Sch., Frau	29 J.	30. 8.	— 4
65		Auersmacher	Saarbrücken	B., Kath.	15 J.	24. 1.		Auersmacher	Saarbrücken	B., Val.	24 J.	18. 2.	12
66		Castel	Trier Land	B., Jacob	19 J.	2. 10.		Castel	Trier Land	B., Laura	19 J.	24. 10.	9
67		Cölln	Saarbrücken	B. Marg.	20 J.	16. 12. 08		Cölln	Saarbrücken	B., Jacob	19 J.	10. 1.	12
68		„	„	„	„	„		„	„	B., Peter	48 J.	11. 1.	13
69		Deutsch Oth	Diedenh. W.	A., Marie	18 J.	13. 5.		Deutsch Oth	Diedenh. W.	M., Marie	.	20. 6.	25
70		Diedenhofen	Diedenh. O.	M., Frau	40 J.	29. 8.		Diedenhofen	Diedenh. O.	R., Seb.	.	2. 10.	21
71		Dillingen	Saarlouis	Sch., Soph.	20 J.	6. 1.		Dillingen	Saarlouis	K., Joh. J.	26 J.	25. 1.	6
72		Düppenweiler	Merzig	A., Frau	33 J.	10. 9.		Düppenweiler	Merzig	A., Phil.	3 J.	24. 10.	31
73		Freisen	St. Wendel	B., Marie	10 J.	24. 1.		Freisen	St. Wendel	B., Cath.	14 J.	15. 3.	37
74		„	„	B., Cath.	14 J.	15. 3.		„	„	M., Frau[2]	31 J.	5. 4.	8
75		Fürstenhausen	Saarbrücken	F., Anna	.	1. 9.		Fürstenhausen	Saarbrücken	O., Joh.	63 J.	3. 11.	50
76		„	„	O., Joh.	63 J.	3. 11.		„	„	M., Hub.	6 J.	12. 11.	— 5
77		Groß Rosseln	„	G., Frau	40 J.	8. 9.		Groß Rosseln	„	G., Nicod.	14 J.	17. 9.	— 5
78		„	„	S., Simon	8 J.	30. 9.		„	„	C., Andr.	4 J.	14. 10.	1
79		Herrensohr	„	R., Joh.	17 J.	21. 10.		Herrensohr	„	M., Peter	18 J.	8. 12.	35
80		Kinderbeuern	Wittlich	M., W.	16 J.	23. 9.		Kinderbeuern	Wittlich	M., Jacob	47 J.	6. 10.	— 1
81		Kneuttingen	Diedenh. W.	B., Rosal.	7 J.	28. 6.		Kneuttingen	Diedenh. W.	B., Lisa	3 J.	18. 7.	7
82		Cölln	Saarbrücken	K., Math.	15 J.	7. 8.		Cölln	Saarbrücken	K., Klara	11 J.	25. 9.	36
83		Marthil	Château-Sal.	L., Frau M.	38 J.	11. 10.		Marthil	Château-Sal.	L., Lucia	17 J.	26. 10.	2
84		St. Médart	Trier Land	F., Frau C.	22 J.	3. 9.		St. Médart	Trier Land	K., Fritz	5 J.	7. 10.	21
85		Metzeresche	Diedenh. O.	Sch., M.	37 J.	22. 12. 08		Metzeresche	Diedenh. O.	Sch., Ros.	.	2. 3. 09	57

[1]) Am 26. 5. gestorben. [2]) Am 16. 4. gestorben.

Tabelle 24.
Wann steckt der Typhuskranke an?

Krankheitstage, an welchen die nebenstehend bezeichneten Typhusfälle weitere Personen ansteckten	Laufende Nummer der Tabelle 23	Zahl der angesteckten Fälle	Summe der angesteckten Fälle in der Krankheitswoche
— 14. bis — 7.	—	—	10 Fälle
— 6.	11	1	
— 5.	38, 76, 77	3	
— 4.	42, 64, 9, 12, 25	5	
— 3.	—	—	
— 2.	—	—	
— 1.	80	1	
+ 1.	35, 78	2	1. Krankheitswoche 16 Fälle
2.	60, 61, 62, 83	4	
3.	63	1	
4.	—	—	
5.	54, 55	2	
6.	47, 48, 71, 10	4	
7.	59, 81, 19	3	
8.	74, 2, 4, 5	4	2. Krankheitswoche 21 Fälle
9.	66	1	
10.	7	1	
11.	24, 53, 56, 57	4	
12.	65, 67, 41, 33	4	
13.	27, 46, 68, 1	4	
14.	18, 32, 44	3	
15.	26, 21, 14, 31	4	3. Krankheitswoche 16 Fälle
16.	15, 52	2	
17.	50	1	
18.	45, 40	2	
19.	43, 58	2	
20.	17, 6	2	
21.	34, 70, 84	3	
22. bis 28.	37, 69, 3, 8, 13, 20, 28, 30	8	4. Krankheitswoche 8 Fälle
29. bis 35.	72, 79, 29	3	5. Krankheitswoche 3 Fälle
36. bis 42.	36, 39, 73, 82, 23	5	6. Krankheitswoche 5 Fälle
43. bis 49.	49, 22	2	7. Krankheitswoche 2 Fälle
50. bis 56.	51, 75	2	8. Krankheitswoche 2 Fälle
57.	85	1	9. Krankheitswoche 1 Fall
88.	16	1	13. Krankheitswoche 1 Fall

Nach den vorstehenden Tabellen 23 und 24 würden sich also 100 durch Typhuskranke verursachte weitere Typhusinfektionen, wie folgt, auf die einzelnen Inkubations- oder Krankheitswochen verteilen:

Krankheitswoche:	— I	+ I	II	III	IV	V	VI	VII	VIII	IX	XIII
Zahl der Fälle:	12 %	19 %	25 %	19 %	9 %	4 %	6 %	2 %	2 %	1 %	1 %

Dis meisten Ansteckungen ruft also danach ein Typhuskranker in der 2. Krankheitswoche hervor, dann folgen gleichwertig die 1. und 3. Krankheitswoche; ein nicht unbeträchtlicher Teil (12 %) der Erkrankten steckt schon vor dem Ausbruch der ersten Krankheitserscheinungen andere Personen an. Es bestätigt sich also die von Conradi mit dem Namen „Frühkontakte" bezeichnete Erscheinung vollkommen, wenn auch vielleicht bei einigen der unter diesen 12 % mitgerechneten Typhusfälle die Inkubationszeit nicht, wie angenommen, 14 Tage, sondern kürzer gedauert hat und deswegen die Zahl der während des Inkubationsstadiums gesetzten Kontaktinfektionen nicht mit 12 %, sondern etwas niedriger anzunehmen wäre. Unmittelbar bewiesen wird die Möglichkeit der Infektiosität eines noch im Inkubationsstadium des Typhus befindlichen Menschen unter anderem auch durch die von Battlehner in seiner Dissertation „Über Latenz von Typhusbazillen im Menschen" auf Veranlassung des Berichterstatters zusammengestellten Typhusfälle, in denen lange (bis 117 Tage) vor Ausbruch der klinischen Erscheinungen Typhusbazillen in den Ausscheidungen nachgewiesen worden sind.

Tafel 10.

1908—1909.

Wann steckt der Typhuskranke an?

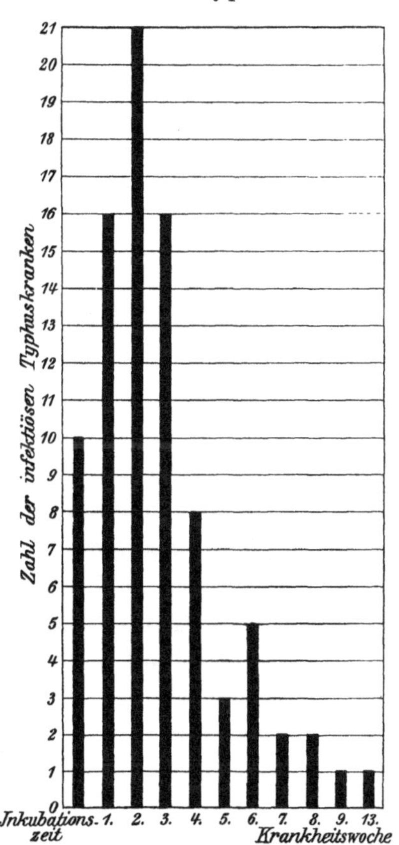

Eine graphische Darstellung (Tafel 10) zeigt, daß die Mehrzahl (55 %) aller durch Typhuskranke hervorgerufenen Kontaktinfektionen vor Ablauf der zweiten Krankheitswoche erfolgt, eine Tatsache, die für die Beurteilung der Wirksamkeit vorbeugender Maßnahmen besonders wichtig erscheint.

Es liegt naturgemäß kein Grund zu der Annahme vor, daß Typhuskranke nicht auch noch viel später als etwa in der 13. Krankheitswoche weitere Infektionen hervorrufen können; dies trifft z. B. schon für die zu Bazillenträgern werdenden Typhuskranken zu. Abgesehen davon kommt es aber doch nicht allzu selten vor, daß Kranke auf Grund wiederholter bakteriologischer Untersuchungen als bazillenfrei aus dem Krankenhaus oder der sonstigen Absonderung entlassen werden und trotzdem bald nach der Rückkehr in ihre Familie neue Typhusfälle hervorrufen. Diese besonders bei den exanthematischen Kinderkrankheiten bekannten und von den Engländern als „return cases" bezeichneten Fälle ereigneten sich in den letzten drei Jahren im Gebiete der

Typhusbekämpfung nachweislich viermal, außerdem wurden noch bei 6 anderen angeblich völlig genesenen Personen später wieder Typhusbazillen in den Ausscheidungen nachgewiesen. Ähnliche Erfahrungen haben bekanntlich in der indischen Armee dazu geführt, alle Typhusgenesenen unterschiedslos in eine Garnison, Naini Tal, zusammenzuziehen, wodurch denn auch bald ein Herabsinken der Typhusmorbidität in allen übrigen Garnisonen um 9 % und deren Ansteigen um 26,6 % in Naini Tal hervorgerufen wurde.

Abgesehen von den doch immerhin zur Ausnahme gehörenden Fällen, in denen die Ausscheidung von Typhusbazillen noch lange nach Eintritt klinischer Genesung fortdauert, verschwinden die Bazillen frühzeitig und, wie nachstehende Tabelle 25 (S. 489) erkennen läßt, zu einem ziemlich gleichmäßigen Zeitpunkt wieder aus den Darmentleerungen. Am Ende der 8. bis 9. Krankheitswoche ist danach der Typhusgenesene im allgemeinen für seine Umgebung nicht mehr gefährlich. Der Tod trat, wenn überhaupt, meistens am Ende der 3. oder 4. Woche ein. Innerhalb eines Jahres stimmen die Durchschnittszahlen der verschiedenen Gebietsabschnitte ganz überraschend gut miteinander überein. Daher ist es wahrscheinlich, daß tatsächlich der Zeitpunkt der völligen Genesung oder des Todes im allgemeinen nur wenig wechselt und daß die in Tabelle 25 zwischen den beiden Jahren 1908 und 1909 zu Tage tretenden Unterschiede viel mehr durch eine verschiedene Berechnungsweise als durch eine Änderung der wirklichen Verhältnisse hervorgerufen sind. Zur Klärung dieser nicht unwichtigen Frage wird es sich empfehlen, in Zukunft die Genesung nicht wie bisher nach Wochen, sondern nach Tagen zu berechnen.

Typhuswirte.

Da die Frage der Bazillenträger an anderer Stelle zusammenfassend erörtert ist (vgl. S. 276 ff.), seien hier nur einige Zahlen aus dem im Reichskommissariate gesammelten Materiale kurz wiedergegeben.

Bis zum 31. Dezember 1909 wurden im ganzen 520 gesunde Personen festgestellt, die kürzere oder längere Zeit Typhusbazillen ausschieden („Typhuswirte"); somit kamen 2,3 Typhuswirte auf je 10000 Einwohner; unter ihnen befanden sich 147 (28,3 %) männliche und 373 (71,7 %) weibliche Personen, 72 (13,8 %) Kinder und 448 (86,2 %) Erwachsene.

Sowohl vom praktischen als auch vom theoretischen Standpunkt aus ist es nun wichtig, zu wissen, welche von diesen mit Typhusbazillen behafteten gesunden Personen früher bereits Typhus überstanden haben und welche nicht; man unterscheidet daher zweckmäßig, ähnlich wie bei den anderen Infektionskrankheiten[1]), so auch beim Typhus diese beiden Gruppen von Personen durch besondere Bezeichnungen, indem gesunde Personen, welche Typhusbazillen entleeren, „Typhus(bazillen)-Träger" genannt werden, wenn sie noch keinen Unterleibstyphus durchgemacht haben; dagegen „Typhus(bazillen)-Ausscheider", falls sie bereits Typhus überstanden haben. Je nach der Dauer des

[1]) Vgl. Kirchner, M., Die Verbreitung übertragbarer Krankheiten durch sogenannte „Dauerausscheider" und „Bazillenträger". Klin. Jahrb. Bd. 19 S. 473.

Tabelle 25.

Zeitpunkt für den Eintritt der Genesung oder des Todes (1908 und 1909).

Kreise und Bezirke	Genesung				Tod			
	Zahl der Fälle		Durchschnitt in Wochen		Zahl der Fälle		Durchschnitt in Wochen	
	1908	1909	1908	1909	1908	1909	1908	1909
Bernkastel . . .	22	48	9,1	7	3	4	3,3	3,5
Bitburg	18	7	6,6	6	1	5	2	4
Daun	3	6	7	5,3	1	2	2	2
Merzig	18	22	7,1	7,3	5	6	3	3,5
Ottweiler	76	47	9,7	9,2	8	4	6,5	4
Prüm	5	11	9,4	7,5	1	4	3	4
Saarbrücken Land .	202	90	9,2	8	25	12	5,8	5,5
„ Stadt .		44		7,7		4		3,2
Saarburg (Trier) .	14	13	8,2	7	3	1	6,3	5
Saarlouis	24	37	8,2	7	4	6	5	3
Trier Land . . .	28	17	8,9	7	2	—	4,5	5
„ Stadt . . .	18	13	8,1	5,2	4	3	4,5	2
St. Wendel . . .	37	39	9,1	8,2	2	6	3	3
Wittlich	15	33	7,1	4	2	2	4	1,5
Reg.-Bez. Trier . . .	480	427	8,8	7,8	61	59	5,1	4
Fürstentum Birkenfeld	37	18	9,1	6,7	3	3	4,7	3,6
Erstein	25	11	8,7	8	4	2	4	4
Hagenau	43	40	7,4	8	10	4	4,8	3
Schlettstadt . . .	42	10	8,2	7,3	4	2	7	2
Molsheim	13	14	9,9	11	2	1	5,5	3
Straßburg Land . .	12	27	8,8	10,2	4	3	5,5	3
„ Stadt . .	48	44	8,7	7	6	4	3,8	3,2
Weißenburg . . .	10	29	6,6	6,7	—	1	—	2
Zabern	22	20	9,5	6,8	3	3	7	3
Bez. Unter-Elsaß . .	215	195	8,6	7,9	33	20	5,1	3
Bolchen	22	9	7,7	8,8	3	—	6,3	—
Château-Salins . .	7	8	9,7	9,2	1	2	8	4,5
Diedenhofen Ost .	32	14	8,8	9,3	7	2	3,9	3
„ West .	60	62	7,3	7,5	12	5	3,9	3,4
Forbach	34	24	9,1	9	8	3	5,4	2
Metz Land . . .	52	41	9,9	6,8	14	8	4,6	4
„ Stadt . . .	11	12	7,6	7,2	3	3	4,6	2,6
Saarburg i. L. . .	27	8	8,2	8	2	3	2	4
Saargemünd . . .	48	30	8,6	7	6	6	7	3,6
Bez. Lothringen . .	293	208	8,5	7,1	56	32	4,8	4,2
Elsaß-Lothringen . .	508	403	8,5	7,2	89	52	4,9	3,8
Gebiet des Reichskommissariats . .	1025	848	8,7	7,6	153	114	5	3,8

Tabelle
520 Typhuswirte und 246 Paratyphus-
1904 bis

Altersklassen	Typhuswirte			Typhusausscheider			Typhusträger			Chronische Typhuswirte			Temporäre Typhuswirte			Chronische Typhusausscheider			Temporäre Typhusausscheider		
	Männlich	Weiblich	Männlich u. weiblich	Männlich	Weiblich	Männlich u. weiblich	Männlich	Weiblich	Männlich u. weiblich	Männlich	Weiblich	Männlich u. weiblich	Männlich	Weiblich	Männlich u. weiblich	Männlich	Weiblich	Männlich u. weiblich	Männlich	Weiblich	Männlich u. weiblich
1 Jahr	2	—	2	—	—	—	2	—	2	—	—	—	2	—	2	—	—	—	—	—	—
2—4 Jahre	6	8	14	4	4	8	2	4	6	1	—	1	5	8	13	1	—	1	3	4	7
5—9 „	15	17	32	7	9	16	8	8	16	1	2	3	14	15	29	1	2	3	6	7	13
10—14 „	10	14	24	6	9	15	4	5	9	—	3	3	10	11	21	—	2	2	6	7	13
15—19 „	11	18	29	4	12	16	7	5	12	4	5	9	7	12	19	3	4	7	1	8	9
20—24 „	15	23	38	8	13	21	7	10	17	3	10	13	12	13	25	2	6	8	6	7	13
25—29 „	9	29	38	6	19	25	3	10	13	4	15	19	5	14	19	4	10	14	2	9	11
30—34 „	11	45	56	7	27	34	3	18	21	6	25	31	4	20	24	5	16	21	2	11	13
35—39 „	13	41	54	8	27	35	5	13	18	6	29	35	7	11	18	6	19	25	2	8	10
40—44 „	13	45	58	8	29	37	5	16	21	6	32	38	7	13	20	5	23	28	3	6	9
45—49 „	13	41	54	8	30	38	4	11	15	7	30	37	5	11	16	5	23	28	3	7	10
50—54 „	10	25	35	6	18	24	3	7	10	4	17	21	5	8	13	3	13	16	3	5	8
55—59 „	6	23	29	3	15	18	3	8	11	1	16	17	5	7	12	—	9	9	3	6	9
60—64 „	5	24	29	4	16	20	1	6	7	5	19	24	—	3	3	4	14	18	—	2	2
65—69 „	4	6	10	2	4	6	2	2	4	2	6	8	2	—	2	1	4	5	1	—	1
70—74 „	1	5	6	1	2	3	—	3	3	1	4	5	—	1	1	1	1	2	—	1	1
75—79 „	2	6	8	2	5	7	—	1	1	2	5	7	—	1	1	2	4	6	—	1	1
80—90 „	1	3	4	1	2	3	—	1	1	1	1	2	—	2	2	1	1	2	—	1	1
Summe	147	373	520	85	241	326	59	128	187	54	219	273	90	150	240	44	151	195	41	90	131

Auftretens von Typhusbazillen in den Ausleerungen wird dann außerdem zwischen chronischen und temporären Typhusträgern oder Typhusausscheidern zu unterscheiden sein. Zusammengefaßt, ohne Rücksicht auf eine etwa vorhergegangene spezifische Erkrankung, sollen derartige Personen als „Typhuswirte" angesprochen werden. — Die von mancher Seite gebrauchte und von der bei allen anderen Infektionskrankheiten allgemein eingebürgerten Bezeichnung abweichende Benennung der Typhuswirte als Bazillenträger und Dauerausscheider ausschließlich nach der unter oder über 3 Monate betragenden Dauer des Typhusbazillennachweises in den Ausleerungen gibt nur zu Verwirrung Anlaß und trägt auch den tatsächlichen Verhältnissen nicht genügend Rechnung. Kommt es doch nur allzu häufig vor, daß sich der Krankheitsverlauf infolge von Rückfällen oder anderweitigen Komplikationen länger als gewöhnlich hinzieht, so daß auch noch 3 Monate nach Beginn der Erkrankung Typhusbazillen in den Ausleerungen enthalten sind. Derartige Personen müßten nun nach dieser eigenartigen Benennung „Dauerausscheider" genannt werden, während in den allermeisten Fällen die Bazillenausscheidung sehr bald wieder aufhört, so daß diese Personen dann eigentlich „temporäre" oder gar „vorübergehende Dauerausscheider" heißen müßten!

26.

wirte nach Alter und Geschlecht.

1909.

Chronische Typhusträger			Temporäre Typhusträger			Temporäre oder chronische						Paratyphuswirte			Chronische Paratyphuswirte			Temporäre Paratyphuswirte			Temporäre oder chronische Paratyphuswirte		
						Typhusausscheider			Typhusträger														
Männlich	Weiblich	Männlich u. weiblich	Männlich	Weiblich	Männlich u. weiblich	Männlich	Weiblich	Männlich u. weiblich	Männlich	Weiblich	Männlich u. weiblich	Männlich	Weiblich	Männlich u. weiblich	Männlich	Weiblich	Männlich u. weiblich	Männlich	Weiblich	Männlich u. weiblich	Männlich	Weiblich	Männlich u. weiblich
—	—	—	2	—	2	—	—	—	—	—	—	2	2	4	—	—	—	2	2	4	—	—	—
—	—	—	2	4	6	—	—	—	—	—	—	8	9	17	1	1	2	6	8	14	1	—	1
—	—	—	8	8	16	—	—	—	—	—	—	16	15	31	1	—	1	15	15	30	—	—	—
—	1	1	4	4	8	—	—	—	—	—	—	14	17	31	1	4	5	13	12	25	—	1	1
1	1	2	6	4	10	—	—	—	—	1	1	11	19	30	1	1	2	10	18	28	—	—	—
1	4	5	6	6	12	—	—	—	—	—	—	6	12	18	1	3	4	5	9	14	—	—	—
—	5	5	3	5	8	—	—	—	—	—	—	14	9	23	1	1	2	13	8	21	—	—	—
1	9	10	2	9	11	1	—	1	—	—	—	9	12	21	—	4	4	8	8	16	1	—	1
—	10	10	5	3	8	—	—	—	—	1	1	9	8	17	—	3	3	8	5	13	1	—	1
1	9	10	4	7	11	—	—	—	—	—	—	4	12	16	—	3	3	4	8	12	—	1	1
2	7	9	2	4	6	1	—	1	—	—	—	4	10	14	1	4	5	3	5	8	—	1	1
1	4	5	2	3	5	1	—	1	—	—	—	3	4	7	—	3	3	3	1	4	—	—	—
1	7	8	2	1	3	—	—	—	—	—	—	5	2	7	1	1	2	3	1	4	1	—	1
1	5	6	—	1	1	—	1	1	-	1	1	2	2	4	—	—	—	1	2	3	1	—	1
1	2	3	1	—	1	—	—	—	—	—	—	—	3	3	—	2	2	—	1	1	—	—	—
—	3	3	—	—	—	—	—	—	—	—	—	—	3	3	—	2	2	—	—	—	—	1	1
—	1	1	—	—	—	—	—	—	—	—	—	—	—	—	—	—	—	—	—	-	—	—	—
—	—	—	—	1	1	—	—	—	—	—	—	—	—	—	—	—	—	—	—	—	—	—	—
10	68	78	49	60	109	3	1	4	—	3	3	107	139	246	8	32	40	94	103	197	5	4	9

Von den oben erwähnten 520 Typhuswirten hatten 330 (63 %) früher Typhus überstanden, sind also als Typhusausscheider zu bezeichnen, bei den übrigen 190 (37 %) war keine frühere Typhuserkrankung nachzuweisen, sie sind also als Typhusträger anzusehen. Unter den Typhuswirten schieden 273 Personen (53 %) chronisch, dagegen 240 (46 %) nur temporär Typhusbazillen aus; bei 7 (1 %) ist es bisher noch unentschieden, ob es sich um chronische oder um temporäre Typhuswirte handelt.

Unter den Typhusausscheidern war die Mehrzahl, nämlich 195 (59 %), chronische Ausscheider, dagegen unter den Typhusträgern die größere Anzahl, nämlich 109 (57 %), temporäre Träger.

Die weiblichen Typhuswirte verhielten sich zu den männlichen wie 3 : 1; am stärksten war der Unterschied der beiden Geschlechter unter den chronischen Typhusträgern, wo sich die weiblichen zu den männlichen wie 7 : 1 verhielten. Bei den Kindern unter 14 Jahren waren diese Unterschiede nur angedeutet. Wegen weiterer Einzelheiten sei auf die vorstehende Tabelle 26 verwiesen.

Ähnlich wie bei der Einwohnerschaft, den Typhuserkrankungen und den Typhustodesfällen, wiesen auch bei den Typhuswirten die einzelnen Altersklassen eine verschieden starke Besetzung auf. Zwischen den beiden Geschlechtern machte sich hierin ein fast bei jeder Gruppe wiederkehrender Unterschied insofern geltend, als die weiblichen Typhuswirte durchschnittlich älter waren als die männlichen. Außerdem fällt auf, daß die Hauptmasse der chronischen Typhuswirte älter als 34 Jahre, dagegen die Mehrzahl der temporären Typhuswirte jünger als 34 Jahre war. Sind also die Entstehungsbedingungen dieses auf dem Grenzgebiete zwischen Gesundheit und Krankheit liegenden Zustandes einmal gegeben, so wird danach ein junger Organismus viel mehr Aussicht haben, sich in absehbarer Zeit wieder der Typhusbazillen zu entledigen, als ein älterer.

Als bemerkenswert sei ferner noch die auch aus nachstehender Tafel 11 ersichtliche Übereinstimmung der beiden Geschlechter bezüglich der Altersbesetzung bei den chronischen Typhuswirten hervorgehoben; gewiß gibt es viel mehr weibliche chronische Typhuswirte als männliche, aber bei beiden befinden sich relativ die meisten in einem Alter von 29 bis 54 Jahren.

Tafel 11.

Typhus-Wirte, -Ausscheider und -Träger nach Alter und Geschlecht.

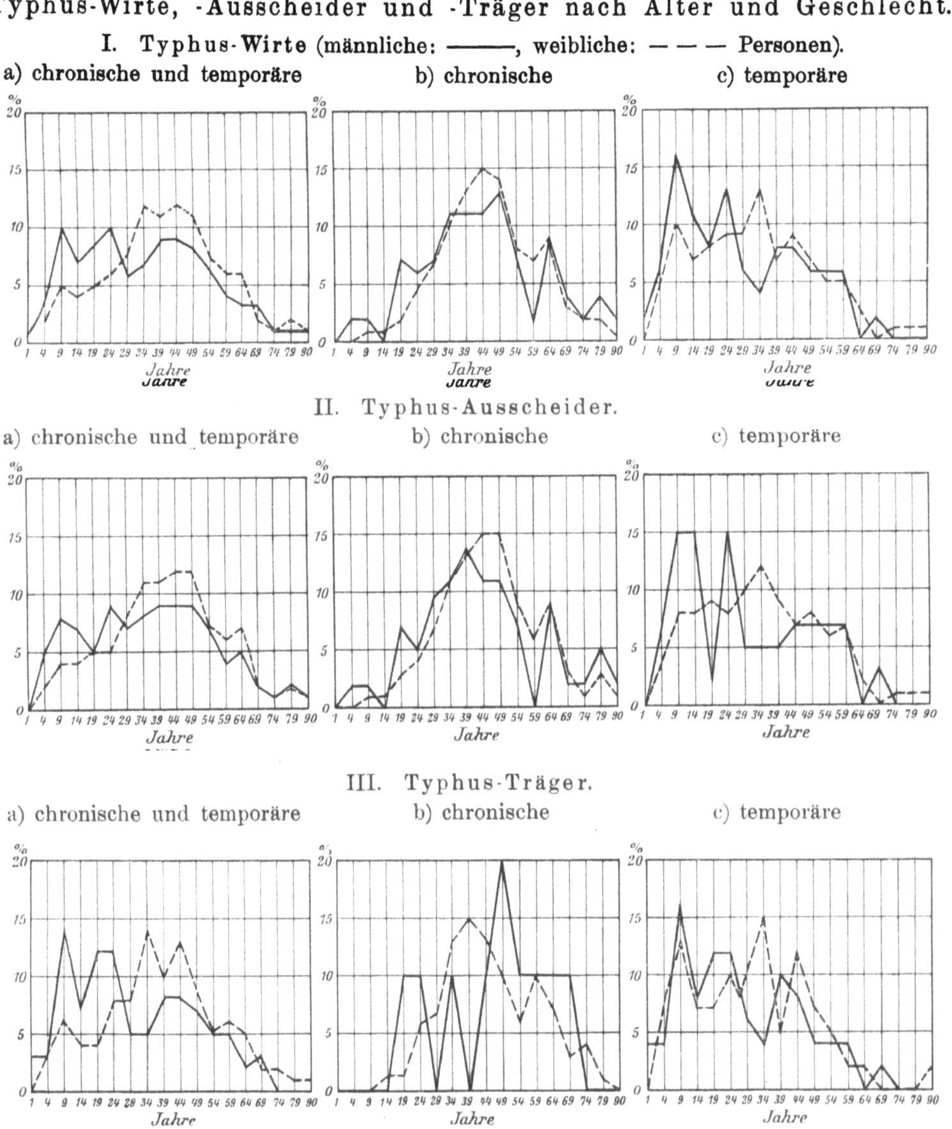

Kurvenzahlen zu Tafel 11, I.

I. Typhus-Wirte (%).

Alter	a) chronische u. temporäre		b) chronische		c) temporäre	
	männlich	weiblich	männlich	weiblich	männlich	weiblich
1	1	—	—	—	2	—
4	4	2	2	—	6	5
9	10	5	2	1	16	10
14	7	4	—	1	11	7
19	8	5	7	2	8	8
24	10	6	6	5	13	9
29	6	8	7	7	6	9
34	7	12	11	11	4	13
39	9	11	11	13	8	7
44	9	12	11	15	8	9
49	8	11	13	14	6	7
54	6	7	7	8	6	5
59	4	6	2	7	6	5
64	3	6	9	9	—	2
69	3	2	4	3	2	—
74	1	1	2	2	—	1
79	1	2	4	2	—	1
90	1	1	2	0,5	—	1

Kurvenzahlen zu Tafel 11, II.

II. Typhus-Ausscheider (%).

Alter	a) chronische u. temporäre		b) Chronische		c) temporäre	
	männlich	weiblich	männlich	weiblich	männlich	weiblich
1	—	—	—	—	—	—
4	5	2	2	—	7	4
9	8	4	2	1	15	8
14	7	4	—	1	15	8
19	5	5	7	3	2	9
24	9	5	5	4	15	8
29	7	8	9	7	5	10
34	8	11	11	11	5	12
39	9	11	14	13	5	9
44	9	12	11	15	7	7
49	9	12	11	15	7	8
54	7	7	7	9	7	6
59	4	6	—	6	7	7
64	5	7	9	9	—	2
69	2	2	2	3	3	—
74	1	1	2	1	—	1
79	2	2	5	3	—	1
90	1	1	2	1	—	1

Kurvenzahlen zu Tafel 11, III.

III. Typhus-Träger (%).

Alter	a) chronische u. temporäre		b) chronische		c) temporäre	
	männlich	weiblich	männlich	weiblich	männlich	weiblich
1	3	—	—	—	4	—
4	3	3	—	—	4	7
9	14	6	—	—	16	13
14	7	4	—	1	8	7
19	12	4	10	1	12	7
24	12	8	10	6	12	10
29	5	8	—	7	6	8
34	5	14	10	13	4	15
39	8	10	—	15	10	5
44	8	13	10	13	8	12
49	7	9	20	10	4	7
54	5	5	10	6	4	5
59	5	6	10	10	4	2
64	2	5	10	7	—	2
69	3	2	10	3	2	—
74	—	2	—	4	—	—
79	—	1	—	1	—	—
90	—	1	—	—	—	2

Tabelle

Typhus- und Paratyphus-Ausscheider

183 Typhus-, 27 Paratyphus-Ausscheider, welche während ihrer

1904 bis

Altersklassen	Ausscheider						Chronische Ausscheider					
	Typhus	Paratyphus	Typhus		Paratyphus		Typhus	Paratyphus	Typhus		Paratyphus	
			Männlich	Weiblich	Männlich	Weiblich			Männlich	Weiblich	Männlich	Weiblich
1 Jahr	—	1	nicht nach Geschlecht getrennt				—	1	nicht nach Geschlecht getrennt			
2—4 Jahre	4	2					—	1				
5—9 „	12	1					2	—				
10—14 „	6	2					—	1				
15—19 „	23	4	8	15	1	3	7	2	4	3	—	2
20—24 „	13	2	6	7	1	1	5	—	2	3	—	—
25—29 „	20	4	6	14	—	4	10	3	2	8	—	3
30—34 „	22	3	4	18	—	3	14	2	1	13	—	2
35—39 „	19	4	5	14	1	3	8	2	2	6	1	1
40—44 „	20	1	5	15	1	—	17	1	5	12	1	—
45—49 „	13	2	3	10	1	1	11	1	3	8	—	1
50—54 „	10	—	3	7	—	—	8	—	2	6	—	—
55—59 „	9	—	2	7	—	—	5	—	—	5	—	—
60—64 „	7	1	—	7	1	—	7	1	—	7	1	—
65—69 „	2	—	1	1	—	—	2	—	1	1	—	—
70—74 „	1	—	—	1	—	—	—	—	—	—	—	—
75—79 „	2	—	1	1	—	—	2	—	1	1	—	—
80—90 „	—	—	—	—	—	—	—	—	—	—	—	—
Summe	183	27	44	117	6	15	98	15	23	73	3	9

Alle diese und ähnliche Zusammenstellungen über Typhuswirte machen in gewissem Maße den Eindruck des Willkürlichen, da es sich bei ihnen eigentlich nur um einige zufällig aufgefundene, keineswegs aber um alle in einem gegebenen Gebiete wirklich vorhandenen Typhuswirte handelt. Von vornherein wäre es nicht ausgeschlossen, daß etwa die stärkere Beteiligung des weiblichen Geschlechts oder etwa die größere Belastung der reiferen Jahre in Wirklichkeit gar nicht vorliegt, sondern nur durch die Einseitigkeit des Untersuchungsmaterials vorgetäuscht wird. Kein triftiger Grund würde beispielsweise die Möglichkeit ausschließen, daß die als chronische Typhuswirte ermittelten älteren Frauen schon seit ihrer Jugend Typhusbazillen beherbergen.

Es erscheint daher notwendig, diejenigen Typhuswirte noch einmal besonders zu betrachten, welche im Anschluß an den Typhus zu Typhusausscheidern geworden sind und während ihrer Krankheit unter bakteriologischer Beobachtung gestanden haben (Tabelle 27); bei ihnen kann man, von ganz seltenen Ausnahmen abgesehen, sicher sein, daß sie vor ihrer Erkrankung noch keine Typhuswirte gewesen sind.

Ihre Zahl beträgt 183, d. i. 1,8 % der etwa 10000 seit 1904 beobachteten reinen Typhusfälle (in den ersten Jahren wurden Paratyphus- und Typhuserkrankungen nicht besonders unterschieden).

27.
nach Alter und Geschlecht.
Erkrankung unter Beobachtung gestanden haben.
1909.

Temporäre Ausscheider						Chron. od. tempor. Ausscheider?						Weibl. erwachsene Typhus-Ausscheider						Altersklassen
		Typhus		Paratyphus				Typhus		Paratyphus				Chronisch		Temporär		
Typhus	Paratyphus	Männlich	Weiblich	Männlich	Weiblich	Typhus	Paratyphus	Männlich	Weiblich	Männlich	Weiblich	Verheir.	Ledig	Verheir.	Ledig	Verheir.	Ledig	
—	—	nicht nach Geschlecht getrennt				—	—	—	—	nicht nach Geschlecht getrennt		nicht nach Geschlecht getrennt						1 Jahr
3	1					1	—	—	1									2—4 Jahre
9	1					1	—	—	1									5—9 „
6	1					—	—	—	—									10—14 „
15	2	3	12	1	1	1	—	1	—	—	—	1	14	—	3	1	11	15—19 „
7	1	4	3	—	1	1	1	—	1	1	—	1	6	1	2	—	3	20—24 „
10	1	4	6	—	1	—	—	—	—	—	—	8	6	6	2	2	4	25—29 „
8	1	3	5	—	1	—	—	—	—	—	—	14	4	9	4	5	—	30—34 „
10	2	3	7	—	2	1	—	—	1	—	—	5	9	4	2	1	6	35—39 „
2	—	—	2	—	—	1	—	—	1	—	—	13	2	12	—	1	1	40—44 „
2	1	—	2	1	—	—	—	—	—	—	—	9	1	7	1	2	—	45—49 „
2	—	1	1	—	—	—	—	—	—	—	—	6	1	6	—	—	1	50—54 „
3	—	1	2	—	—	1	—	1	—	—	—	5	2	4	1	1	1	55—59 „
—	—	—	—	—	—	—	—	—	—	—	—	6	1	6	1	—	—	60—64 „
—	—	—	—	—	—	—	—	—	—	—	—	1	—	1	—	—	—	65—69 „
1	—	—	1	—	—	—	—	—	—	—	—	1	—	—	—	1	—	70—74 „
—	—	—	—	—	—	—	—	—	—	—	—	1	—	1	—	—	—	75—79 „
—	—	—	—	—	—	—	—	—	—	—	—	—	—	—	—	—	—	80—90 „
78	11	19	41	2	6	7	1	2	5	1	—	71	46	57	16	14	27	Summe

Nach Tabelle 27 zeigen also die 183 während ihrer Krankheit unter Beobachtung der bakteriologischen Anstalten gehaltenen Typhuswirte folgende Gliederung:

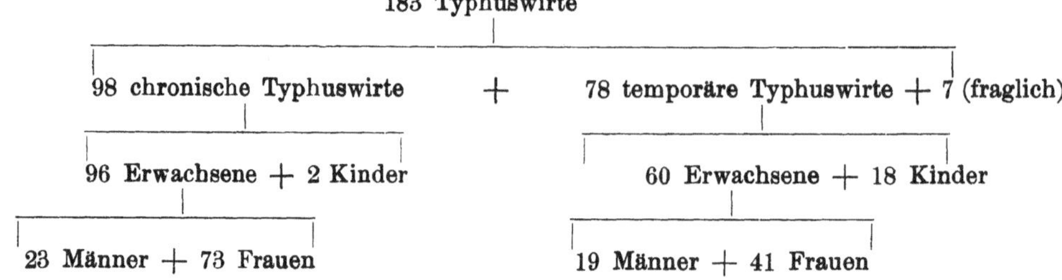

also annähernd dasselbe Bild wie die Zusammenstellung aller überhaupt ermittelten Typhuswirte; auch hier ein Vorwiegen der chronischen Typhuswirte, der Erwachsenen und besonders der Frauen.

Eingangs konnte dargetan werden, daß bei weiblichen Personen der Familienstand zwar keinen Einfluß auf die Morbidität ausübt, daß dagegen die Letalität unter verheirateten Frauen größer ist als unter ledigen. Eine noch viel weiter gehende Beeinflussung durch den Familienstand findet sich aber bei den weiblichen Typhuswirten. Von 219 weiblichen chronischen Typhuswirten waren 179 (82 %) verheiratet und nur 40 (18 %) ledig, dagegen war von 150 weiblichen temporären Typhuswirten die Minderzahl, nämlich 69 (46 %), verheiratet und die Mehrzahl, nämlich 81 (54 %), ledig, gewiß ein auffälliger Gegensatz, der mit der eigentlichen Entstehungsursache dieses Zustandes in engstem Zusammenhange stehen dürfte.

Zum Schluß sei von den Typhuswirten noch kurz erwähnt, daß bei ihnen nicht selten ein familienweises Auftreten beobachtet wird. Es hängt dies unzweifelhaft damit zusammen, daß Mitglieder einer und derselben Familie oder eines und desselben Haushalts häufiger unter den gleichen Bedingungen der Ansteckung und der klinischen Immunität gegen Typhus stehen, als andere Personen. Bis jetzt konnten 31 Familien gefunden werden, in denen 2 oder mehr Mitglieder kürzere oder längere Zeit Typhusbazillen ausschieden, ohne selbst zu erkranken. Die sehr bemerkenswerte Tatsache, daß von den immerhin als Ausnahme anzusehenden Typhuswirten 2,3 und sogar 4 in einer und derselben Familie aufgefunden werden konnten, ist nicht als Spiel des Zufalls anzusehen. Sie weist darauf hin, daß ganz bestimmte, wenn auch bisher noch unbekannte Bedingungen zur Entstehung von Typhuswirten führen. Eine dieser Bedingungen ist, wie Verfasser an anderer Stelle[1]) ausgeführt hat, eine zweizeitige Ansteckung mit Typhusbazillen (Re-Infektion).

Paratyphus.

Von den beiden Schottmüllerschen Arten des Paratyphusbazillus kann der Paratyphus A wegen seiner großen Seltenheit hier außer Betracht bleiben. Das Nachstehende bezieht sich demnach nur auf den Paratyphus B.

Der erste Paratyphusfall wurde im Jahre 1905 aus dem Kreise Ottweiler gemeldet. Die örtliche Verteilung und die Anzahl der in den folgenden Jahren beobachteten Fälle sind aus der nachstehenden Tabelle 28 (S. 497) ersichtlich. Danach schwankte die Zahl

[1]) W. Fornet, Zur Epidemiologie des Typhus und Paratyphus. Münch. Med. Wochenschrift 1910 S. 218.

Tabelle 28.

Paratyphus-Erkrankungen (und -Todesfälle) in den Jahren 1906 bis 1909.

Kreise und Bezirke	1906	1907	1908	1909
Bernkastel	1	7	3	4
Bitburg	9	10	5	7
Daun	2	—	—	—
Merzig	1	1	3	2
Ottweiler	17	10	21 (2)	22 (2)
Prüm	8	15	1	—
Saarbrücken Land . . .	26	12	8	8
„ Stadt . . .				16
Saarburg (Trier)	1	—	2 (1)	—
Saarlouis	6	5	3	9 (1)
Trier Land	1	3	1	5 (1)
„ Stadt	5	17	2 (1)	1
St. Wendel	3	4	3 (1)	2
Wittlich	3	1	—	1
Reg.-Bez. Trier	83	85	52 (5)	77 (4)
Fürstentum Birkenfeld . .	14	4	8	5
Erstein	—	—	—	—
Hagenau	1	2	6	7
Molsheim	2	2	2	2
Schlettstadt	2	3	2	3
Straßburg Land	—	1	—	2
„ Stadt	13	3	1	1
Weißenburg	—	13	4	—
Zabern	11	21	33	7
Bez. Unter-Elsaß	29	45	48 (—)	22 (—)
Bolchen	4	2	2	1
Château-Salins	—	—	2 (1)	1
Diedenhofen Ost	—	2	7	6
„ West . . .	15	9	2	—
Forbach	—	3	3	5
Metz Land	2	2	—	1
„ Stadt	—	2	1	—
Saarburg i. L.	—	2	20	—
Saargemünd	4	—	4	9
Bez. Lothringen	25	22	41 (1)	23 (—)
Elsaß-Lothringen	54	67	89 (1)	45 (—)
Gebiet des Reichskommissariats	151	156	149 (6)	127 (4)

der Paratyphuserkrankungen zwischen 8 bis 13 % der gleichzeitig aufgetretenen Typhusfälle. Hierbei ist zu bemerken, daß nur die typhusähnlich verlaufenden Paratyphen berücksichtigt sind. Trotzdem traten verhältnismäßig selten Todesfälle ein, so daß die auf je 100 Erkrankungen berechnete Letalität in den Jahren 1906 bis 1909 nur 4, 6, 4 und 3 % betrug.

Während dieser Jahre verteilten sich die Paratyphusfälle auf 209 verschiedene Ortschaften, d. i. 7 % der vorhandenen.

Meistens kamen Paratyphuserkrankungen nur in solchen Orten zur Beobachtung, in denen auch Typhus herrschte; unabhängig vom Typhus traten nur in 35 Ortschaften, d. i. 17 % aller Paratyphusorte, Erkrankungen auf.

In der „Stadt" kamen bemerkenswerterweise häufiger Paratyphusfälle vor als auf dem „Lande", nämlich 0,9 auf je 10000 Einwohner in der „Stadt" zu 0,4 auf dem „Lande"

Ähnlich wie beim Typhus war auch beim Paratyphus die Morbidität für Männer (0,6 auf je 10000) etwas höher als für Frauen (0,4 auf je 10000 Einwohner).

Die Disposition der verschiedenen Altersklassen scheint ungefähr die gleiche zu sein, nur vom 15. bis 24. Lebensjahre wurden etwas häufiger Paratyphuserkrankungen beobachtet.

Von den verschiedenen Berufsgruppen wiesen die freien Berufe mit 1,6 auf je 10000 die höchste Morbidität auf, denen sich die in häuslichen Diensten tätigen Personen mit 1,03 anschlossen; die wenigsten Paratyphuserkrankungen wurden bei Leuten ohne Beruf (0,31 auf je 10000) beobachtet.

Bezüglich der Übertragungsweise blieb, ebenso wie beim Typhus, der größere Teil der Fälle (62 %) unklar. Bei den übrigen wurde ebenfalls meistens (69 %) Kontaktinfektion als Ursache angegeben. Wasser oder Nahrungsmittel wurden nur bei 12 % aller Paratyphusfälle als Ansteckungsquelle angeschuldigt.

Die Genesung trat beim Paratyphus in der Regel etwas früher ein als beim Typhus, nämlich vor Ablauf der 8. Krankheitswoche, und der Tod bereits im Laufe der 4. Woche.

Von allen 583 beobachteten Paratyphuskranken blieben 27 (4,6 %) Paratyphuswirte, und zwar 15 chronische, 11 temporäre und 1 noch fraglich, ob chronisch oder temporär.

Unter den 15 chronischen Paratyphuswirten befanden sich 12 Erwachsene und 3 Kinder, unter den 11 temporären 8 Erwachsene und ebenfalls 3 Kinder. Auch unter den erwachsenen Paratyphuswirten überwogen die Frauen (15 gegen 6 Männer). Unter den erwachsenen chronischen Paratyphuswirten war das Verhältnis der Männer zu den Frauen wie 1 : 3 (vgl. Tabelle 27).

Aus der vorstehenden Tabelle 26 (S. 490 u. 491) ist ersichtlich, daß die Zusammensetzung der übrigen Paratyphuswirte, die während ihrer Krankheit nicht unter Beobachtung gestanden oder überhaupt keine Paratyphuserkrankung durchgemacht hatten, eine ganz ähnliche war. Nur bleibt zu bemerken, daß unter den temporären Paratyphuswirten die Kinder in der Mehrzahl waren.

Typhusbekämpfung.

Die Waffen der Typhusbekämpfung sind in erster Linie die Aufspürung und die bakteriologische Feststellung der Fälle, die Ermittlung der Ansteckungsquelle und daran anschließend die Unschädlichmachung der vom Kranken und, wenn möglich, auch der von seiner Ansteckungsquelle ausgestreuten Typhusbazillen durch Desinfektions-

und Isolierungsmaßnahmen. Bei der Größe des Bekämpfungsgebiets war es selbst den zahlreichen bakteriologischen Anstalten unmöglich, etwa das Land planmäßig auf das Vorhandensein und Auftreten von Typhuserkrankungen abzusuchen. Von wenigen Stichproben abgesehen, sind sie vielmehr auf den Eingang der von den praktischen Ärzten ausgestellten und durch die Kreisärzte und Ortspolizeibehörden weitergereichten amtlichen Meldungen angewiesen, welche ihnen als Richtungspunkte für ihre Bekämpfungstätigkeit dienen müssen.

Es ist daher von Wichtigkeit, festzustellen, wie spät nach Beginn der Erkrankung durchschnittlich die amtliche Meldung erfolgt und ob oder wie sich diese Zeit in den verschiedenen Jahren und in den verschiedenen Bezirken des Gebiets änderte; das gleiche gilt für den Zeitpunkt der örtlichen Ermittlung durch die Anstalt, für den Beginn einer zuverlässigen Desinfektion und für die Überführung ins Krankenhaus; endlich entbehrt es nicht des Interesses, festzustellen, wann der Kranke im allgemeinen den Arzt ruft, wenn auch eine behördliche Einwirkung hierbei kaum möglich ist.

Nachstehend (Tabelle 29 auf S. 500 u. 501) sei für diese Verhältnisse das Jahr 1909 beispielsweise angeführt und die früheren Jahre nur insoweit berücksichtigt, als sie etwa auffällige Abweichungen aufzuweisen hatten.

1909.

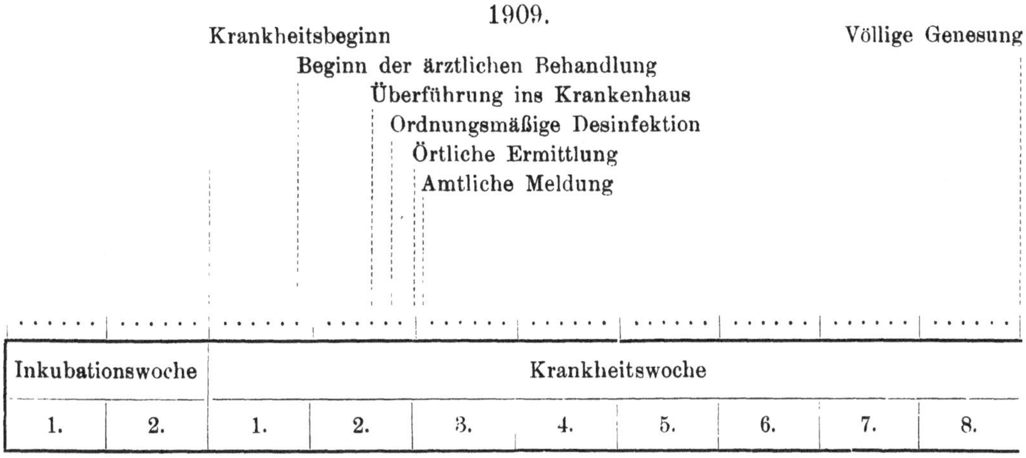

Krankheitsbeginn

Völlige Genesung

Beginn der ärztlichen Behandlung

Überführung ins Krankenhaus

Ordnungsmäßige Desinfektion

Örtliche Ermittlung

Amtliche Meldung

Inkubationswoche		Krankheitswoche							
1.	2.	1.	2.	3.	4.	5.	6.	7.	8.

Im Jahre 1908 betrug die durchschnittlich zwischen Krankheitsbeginn und Anfang der ärztlichen Behandlung liegende Zeit 7 Tage, 1909 nur 6 Tage. Ein Vergleich zwischen „Stadt“ und „Land“ zeigt zahlenmäßig, daß der Landbewohner im allgemeinen später den Arzt ruft als der Stadtbewohner, und daß auch die übrigen die Weiterverbreitung der Krankheit hindernden Momente auf dem „Lande“ meist später einsetzen als in der „Stadt“. Nur zwischen Beginn der ärztlichen Behandlung und der Meldung ist auf dem „Lande“ die Frist kürzer als in der „Stadt“. Die von der Erkrankung bis zur Ortsbesichtigung verstreichende Zeit betrug noch 1908 durchschnittlich $14^1/_2$ Tage, 1909 nur 14 Tage. Die Zeit von der Erkrankung bis zur Aufnahme ins Krankenhaus hat sich gegen das Vorjahr von 13 auf 11 Tage verkürzt.

Über den Umfang der Verpflegung im Krankenhause gibt endlich die nachstehende Tabelle 30 (S. 502) Aufschluß; danach wurden im Jahre 1909 64% aller Kranken ins Spital übergeführt, während dies in den Jahren 1906 bis 1908 nur für 51, 54 bezw. 61% der Fälle zutraf. Daß nicht etwa nur klinisch schwere Typhusfälle dem Spital überwiesen wurden, geht ferner aus dem Umstand hervor, daß inner- und außerhalb der Krankenhäuser die auf je 100 Typhuskranke berechnete Letalität im wesentlichen gleich war.

Tabelle

1909: Wieviel Zeit vergeht

Kreise und Bezirke	Wieviel Tage														
	Erkrankung (7)[1] bis zur														
	Meldung (6)			ärztlichen Behandlung (13)			Überführung ins Krankenhaus (14)			Desinfektion (15)			Ermittlung (16)		
	Stadt	beides	Land	Stadt	beides	Land	Stadt	beides	Land	Stadt	beides	Land	Stadt	beides	Land
Bernkastel	4,5	9,6	9,7	0,6	5,8	6	—	11	11	2	8,5	8,8	4,6	9	9
Bitburg	4,5	8,5	10	1	3,5	4	0,5	5,5	10,5	6	15	10,3	7,5	12	13
Daun	—	—	8	—	—	6	—	—	6	—	—	8	—	—	11
Merzig	6,5	14	15,5	3,5	8	8,5	5	9,6	11	4	9,4	10,5	7	10,2	12
Ottweiler	14	16	14,6	6	6,2	6,3	11,7	13	13,7	16,2	16	15,7	17	17,5	18
Prüm	—	—	13,5	—	—	6,2	—	—	7,4	—	—	11	—	—	14,7
Saarbrücken Land	—	—	13,3	—	—	6,4	—	—	13	—	—	15	—	—	16,8
„ Stadt	12	—	—	6,5	—	—	12,3	—	—	14	—	—	13,8	—	—
Saarburg (Trier)	12	14,5	14,6	3	6,5	7	14	11	10	13	12	12	13	15,8	16
Saarlouis	10	11,2	11,7	6,8	6,5	6	10,6	10,2	10	11,4	11,6	12	12,5	13	13
Trier Land	—	—	12,8	—	—	6,6	—	—	13,6	—	—	16,6	—	—	14
„ Stadt	12,5	—	—	5,3	—	—	12,5	—	—	11,5	—	—	10,3	—	—
St. Wendel	10,5	14,5	14,6	5	6,8	7	10	13	13	11	14,5	14,6	12,5	14	14
Wittlich	6	7,6	12	1,5	2,8	5,6	3	4	8,2	2,6	5,8	13	3	5,7	12,7
Reg.-Bezirk Trier	**10,6**	**12**	**12,6**	**5**	**6**	**6,4**	**9,8**	**11,2**	**12**	**10,9**	**12,4**	**13**	**11,8**	**13,4**	**14,3**
Fürstentum Birkenfeld	18	12,3	12	6	9,2	9,5	18	12,4	12	17	14,6	14,4	17	14,8	14,6
Erstein	15	19	20,8	5	8,5	10,7	12,5	15	16,6	9,6	14	16,5	13,2	19	22,7
Hagenau	11	10	9,7	6,8	3	1,3	10,7	8	2	10,8	6	3,8	14,4	11	9,7
Molsheim	11,5	17,4	20,4	4,6	8,7	9,8	6,3	7,2	9,5	3	14,9	18	13,6	19,7	20,8
Schlettstadt	13,6	12,7	12,3	2,7	5	6	6	7,4	9,3	8,7	9,8	10,6	12	13	13,6
Straßburg Land	—	—	14	—	—	7	—	—	10,5	—	—	11	—	—	13
„ Stadt	20	—	—	8	—	—	12,4	—	—	12,5	—	—	16	—	—
Weißenburg	—	—	15	—	—	7,5	—	—	13,4	—	—	9	—	—	15
Zabern	13,4	17,5	18,8	3,8	6,4	7	15	15,6	15,7	4,8	7,6	8,8	16	20,6	21,6
Bez. Unter-Elsaß	**17,3**	**16,3**	**14**	**7**	**6,7**	**7,4**	**11,5**	**11,6**	**11,7**	**11**	**11**	**10,8**	**13,6**	**14,5**	**15,7**
Bolchen	—	—	21,2	—	—	4,6	—	—	9,2	—	—	13,7	—	—	16,8
Château-Salins	—	—	5,6	—	—	5,8	—	—	17	—	—	10,7	—	—	12
Diedenhofen Ost	12,6	13,6	14,2	3	6,5	8,4	5,8	12,3	18,8	7	10	21,1	12	13,5	14,4
„ West	14,4	—	—	3,7	—	—	10	—	—	13,4	—	—	13,8	—	—
Forbach	14,8	13,9	13,6	3	5	6	5,4	10,2	13,2	8,6	12	13,2	11,5	14	14,9
Metz Land	—	—	14	—	—	5,1	—	—	11,2	—	—	15,2	—	—	16
„ Stadt	11,7	—	—	7	—	—	6,8	—	—	11,6	—	—	13,4	—	—
Saarburg i. L.	18,3	17,9	17,7	8	10	11	14	—	—	20,3	20,5	20,5	23	20,6	20
Saargemünd	11,3	11,3	11,2	6	5,2	4,8	10,3	10,4	10,5	13,4	11,6	10,5	12,7	12,8	13
Elsaß-Lothringen	**14,7**	**17,8**	**20**	**4,6**	**5,3**	**5,7**	**10,1**	**11,7**	**12,8**	**13,6**	**14,4**	**15**	**13,6**	**14,4**	**15**
Gebiet des Reichskommissariats	**13,5**	**14,4**	**15**	**5,3**	**6**	**6,5**	**10,2**	**11**	**12,2**	**11,5**	**12,6**	**13**	**12,8**	**14**	**14,8**

[1]) Die Klammerzahlen beziehen sich auf die entsprechenden Rubriken der Zählkarten

29.

zwischen Erkrankung, Meldung usw.

vergingen von der

Meldung (6) bis zur									ärztl. Behandlung (13) bis zur						Ermittlung (16) bis zur		
Überführung ins Krankenhaus (14)			Desinfektion (15)			Ermittlung (16)			Meldung (6)			Überführung ins Krankenhaus (14)			Desinfektion (15)		
Stadt	beides	Land	Stadt	beides	Land	Stadt	beides	Land	Stadt	beides	Land	Stadt	beides	Land	Stadt	beides	Land
—	11	11	—	3	3	1,6	1,3	1,3	3,6	4	4	—	3	3	—	2	2
—	—	2	1,5	3,4	4,2	3	3	3,5	3,5	4,3	4,6	—	—	—	—	—	0,3
—	—	—	—	—	2,6	—	—	3	—	—	4,6	—	—	—	—	—	—
—	—	3	—	—	3	0,5	1,3	1,3	6	8,5	8,6	—	1,7	2	—	1,2	1,3
0,7	1,4	2	1,1	2	2,9	4	4	3,7	7,4	8,3	9	1	0,4	0,2	—	1	1,2
—	—	1	—	—	2,6	—	—	4,8	—	—	7,6	—	—	—	—	—	1
—	—	1,6	—	—	1,8	—	—	2,6	—	—	8	—	—	3,8	—	—	1,4
1,4	—	—	2	—	—	2,3	—	—	6	—	—	0,9	—	—	0,07	—	—
2	2	2	1	1,6	1,7	2	3,2	3,6	9	7,6	7,5	1	2,3	3	—	—	—
1,3	0,9	0,5	1,7	1,1	0,8	2,3	1,3	1	3,7	5,3	6	—	0,6	1	0,3	0,5	0,6
—	—	5	—	—	5,5	—	—	4	—	—	11,4	—	—	6,6	—	—	3,3
1,6	—	—	1,8	—	—	1,3	—	—	8	—	—	1,5	—	—	1,4	—	—
1	1,5	1,6	0,5	1,4	1,5	2	2	2	5,5	7,8	8	—	—	1	—	—	1,4
2	1,5	0,6	0,8	1,6	2,4	0,6	1	1,5	5	5	6,4	1	1	0,3	0,1	0,4	1
1,4	**1,9**	**2**	**1,6**	**2,2**	**2,5**	**2,3**	**2,4**	**2,5**	**5**	**6,4**	**7,1**	**1**	**2**	**2,4**	**0,3**	**1**	**1,5**
—	1,2	1,3	—	—	1,9	—	—	3,2	12	5	4,4	1	0,8	0,6	—	1	1
—	—	1	2	1	1	1	2,6	3,3	8,7	9,7	10,2	—	—	—	1	3,2	5,5
—	—	—	5,5	4,3	2	3,5	3,2	3	4,2	6,4	7,5	—	—	—	4	16	22
—	—	1	—	—	19,3	1,6	7,7	9,7	8,7	8	7,7	—	—	—	—	—	27
—	—	1	—	2	3	0,5	2	2,6	11,3	7,7	6	—	—	—	—	0,5	1
—	—	0,2	—	—	1,5	—	—	1,3	—	—	9	—	—	0,8	—	—	1
7	—	—	6	—	—	5,2	—	—	12,8	—	—	0,4	—	—	0,7	—	—
—	—	1	—	—	3	—	—	3,5	—	—	7	—	—	1,2	—	—	0,4
—	—	0,5	—	—	0,5	5,5	5	4,8	9,8	11,5	12	—	—	—	1	0,5	—
5,2	**1,7**	**0,7**	**5**	**4**	**3,5**	**3,6**	**3,7**	**3,7**	**11,5**	**8,2**	**6,6**	**0,5**	**0,6**	**0,7**	**0,8**	**2**	**2,7**
—	—	—	—	—	1,5	—	—	2,2	—	—	5,5	—	—	—	—	—	1
—	—	—	—	—	11	—	—	5,5	—	—	6	—	—	—	—	—	—
—	12,6	19	—	—	—	—	0,7	1	6,5	6,2	5,9	—	7,4	12,3	0,5	0,3	—
2	—	—	1,7	—	—	1	—	—	10	—	—	3	—	—	1,6	—	—
—	2,3	3,2	1	0,8	0,8	—	1,9	2	9,2	8	7,8	—	1	1,2	—	—	1,2
—	—	1	—	—	3	—	—	1,9	—	—	9	—	—	0,7	—	—	1,5
0,5	—	—	1,7	—	—	1,4	—	—	5	—	—	—	—	—	1	—	—
—	—	—	9	6,5	6	4,5	5	5,3	10,3	7,9	7	—	—	—	1	1,8	2
0,5	0,8	1	1,7	2,3	3	2,4	2	2	6,2	6,4	6,5	1	1	1	0,2	1	1,5
1,3	**1,9**	**2,2**	**2,7**	**2,2**	**2**	**1,5**	**2,3**	**2,8**	**11**	**5,5**	**1,6**	**2,2**	**2**	**2**	**0,1**	**1**	**1,4**
1,7	**1,8**	**2**	**2,3**	**2,4**	**2,4**	**2,2**	**2,3**	**2,9**	**8,5**	**6,5**	**5,5**	**1,1**	**1,6**	**2**	**0,3**	**1,2**	**1,7**

(vgl. S. 449).

Tabelle 30.

Krankenhausaufnahme nach Häufigkeit, Dauer usw. im Jahre 1909 (nur Typhusfälle).

Kreise und Bezirke	Im Krankenhause wurden verpflegt: Grundzahl	Im Krankenhause wurden verpflegt: % der Kranken	Dauer des Krankenhausaufenthalts in Tagen	Letalität: aller Fälle %	Letalität: der im Krankenhause verpflegten Fälle %
Bernkastel	15 (2)[1]	29	159 : 5 = 32	7	13
Bitburg	4 (—)	33	101 : 2 = 51	42	—
Daun	2 (—)	25	24 : 1 = 24	25	—
Merzig	23 (5)	82	147 : 4 = 37	21	22
Ottweiler	40 (3)	78	145 : 3 = 48	8	8
Prüm	4 (2)	27	43 : 1 = 43	27	50
Saarbrücken Land	78 (8)	76	1456 : 33 = 44	12	10
„ Stadt	35 (3)	73	883 : 21 = 42	8	9
Saarburg (Trier)	6 (—)	43	227 : 5 = 45	7	—
Saarlouis	33 (5)	77	190 : 5 = 38	14	15
Trier Land	12 (—)	71	.	—	—
„ Stadt	16 (3)	100	148 : 6 = 25	19	19
St. Wendel	35 (2)	78	536 : 15 = 36	13	6
Wittlich[2]	28 (—)	80	257 : 14 = 18	6	—
Reg.-Bez. Trier	331 (33)	68	4316 : 115 = 38	12	10
Fürstentum Birkenfeld	9 (—)	43	97 : 2 = 49	14	—
Erstein	5 (1)	38	38 : 1 = 38	15	20
Hagenau	18 (3)	41	158 : 6 = 26	9	17
Molsheim	5 (—)	33	91 : 2 = 46	7	—
Schlettstadt	7 (2)	58	107 : 3 = 36	17	29
Straßburg Land	24 (3)	80	392 : 7 = 56	10	13
„ Stadt	37 (2)	77	221 : 6 = 37	8	5
Weißenburg	15 (1)	50	186 : 5 = 37	3	7
Zabern	7 (2)	30	11 : 1 = 11	13	29
Bez. Unter-Elsaß	118 (14)	55	1204 : 31 = 39	9	12
Bolchen	3 (—)	33	.	—	—
Château-Salins	1 (1)	10	.	20	100
Diedenhofen Ost	11 (—)	69	334 : 6 = 56	13	—
„ West	49 (4)	73	638 : 17 = 38	7	8
Forbach	13 (1)	48	201 : 4 = 50	11	8
Metz Land	39 (7)	80	549 : 12 = 46	16	18
„ Stadt	11 (2)	73	308 : 5 = 62	20	18
Saarburg i. L.	3 (—)	27	55 .	27	—
Saargemünd	25 (4)	69	385 : 9 = 43	17	16
Bez. Lothringen	155 (19)	65	2470 : 53 = 47	13	12
Elsaß-Lothringen	273 (33)	60	3674 : 84 = 44	11	12
Gebiet des Reichskommissariats	613 (66)	64	8087 : 201 = 40	12	11
				1908 : 12	12

[1]) = gestorben.

[2]) In Wittlich herrschte 1909 eine auffallend leicht verlaufende Wasserepidemie.

IV. Teil.

A. Bazilläre Ruhr bei der systematischen Typhusbekämpfung.

Von

Dr. med. W. Rimpau,

II. Direktor der Königlichen Bakteriologischen Untersuchungsanstalt zu München, früherem Leiter der Bakteriologischen Untersuchungsanstalt Hagenau i. E.

Die Untersuchungsanstalten waren angewiesen, ihre Aufmerksamkeit bei der Bekämpfung des Typhus und Paratyphus auch auf das Vorkommen von Ruhrfällen zu richten. Denn einerseits war es von Wert, nähere Kenntnis über die Verbreitung der Ruhr im Typhusbekämpfungsgebiete zu bekommen, andrerseits war es wichtig, die Methode der Kochschen Typhusbekämpfung auch bei der Ruhr zu erproben. Von vornherein erschien es nicht ausgeschlossen, daß diese Maßnahmen gleichfalls bei der Ruhr mit Erfolg angewandt werden konnten, denn nach unseren Kenntnissen war der Ruhrbazillus allein auf den Menschen als Vegetationsort angewiesen.

Die gesetzliche Voraussetzung eines gesundheitspolizeilichen Einschreitens war in den beteiligten Bundesstaaten dadurch gegeben, daß eine Anzeigepflicht bestand und daß die Maßnahmen in Bezug auf die Desinfektion usw. entweder, wie in Preußen, auf Grund des Gesetzes, betreffend die Bekämpfung übertragbarer Krankheiten, vom 28. August 1905 oder, wie in Elsaß-Lothringen, durch Ortspolizei-Verfügung getroffen werden konnten.

Es sind drei Arten der bazillären Ruhr zu unterscheiden, je nach ihrem kulturellen und serologischen Verhalten: Flexner-Bazillen, Shiga-Kruse-Bazillen und Y-Bazillen.

Während die Bazillen des Flexner- und des Shiga-Kruse-Typus häufig schwere und schwerste Erkrankungen mit oft großer Sterblichkeit verursachten, verlief die durch Bakterien des sogenannten Y-Typus hervorgerufene Infektion fast allgemein überaus leicht.

Diese Unterschiede in der krankmachenden Wirkung liegen in dem verschiedenen Giftbildungsvermögen der einzelnen Arten begründet. Der Shiga-Kruse-Stamm ist überaus giftreich, der Y-Ruhr-Stamm sehr wenig, während der Flexner-Stamm eine mittlere Stellung zwischen beiden einnimmt.

Während die drei Ruhrbazillenarten serologisch und kulturell sich unterscheiden lassen und auch in ihrem toxischen Verhalten Unterschiede zeigen, können sie in ihrem epidemiologischen Verhalten als eine einheitliche Gruppe aufgefaßt werden.

Zahl der Untersuchungen auf Ruhr und Zahl der Ruhrerkrankungen in den Jahren 1905 bis 1909.

Untersuchungs-anstalten	Stuhl	davon positiv	Gruber-Widalsche Reaktion	davon positiv	Erkran-kungs-fälle	Bemerkungen
Saarbrücken .	264	49	95	59	59	Epidemie von 19 Fällen in Saarbrücken (s. Lentz, Klin. Jahrb. Bd. 17 S. 521).
Trier	113	7	46	22	31	
Saarlouis. . .	5	—	2	—	—	
Idar	15	2	17	8	8	
Metz	38	6	19	5	79	Epidemie von 70 Fällen in Metz (s. Conradi, Festschrift zum 60. Geburtstag von Robert Koch, S. 555).
Straßburg . .	248	3	—	—	2	
Diedenhofen .	26	3	10	6	3	
Hagenau. . .	2548	215	1075	318	207	Epidemie von 188 Fällen in Hagenau (s. Veröff. a. d. Geb. d. Mil. San.-Wes. 1910. Heft 43. „Die Hagenauer Ruhrepidemie des Sommers 1908“).
Landau . . .	11	2	4	3	2	
Kaiserslautern .	16	2	3	1	5	
Summe	3284	289	1271	422	396	

Es werden daher im folgenden die während der Typhusbekämpfung gewonnenen Erfahrungen über Verbreitung und Bekämpfung der Ruhr zusammengefaßt werden, ohne besondere Trennung der verschiedenen Unterarten des Ruhrerregers.

Wie aus der vorstehenden Tabelle hervorgeht, sind im Typhusbekämpfungsgebiet, ausschließlich der Anstaltsgebiete Landau und Kaiserslautern, 389 Ruhrerkrankungen seit 1904 von den Untersuchungsanstalten festgestellt worden; davon entfielen 277 auf 3 Epidemien (19 in Saarbrücken, 70 in Metz, 188 in Hagenau), 112 traten sporadisch auf. Die bayerischen Anstalten berichten über 7 Erkrankungen.

Wollte man die Zahl der vereinzelten Fälle der Beurteilung über die Verbreitung der Ruhr zugrunde legen, so könnte man zu der Auffassung kommen, daß die Ruhr keine große Verbreitung in der Bevölkerung hat. Dieser Schluß ist aber, wie wir sehen werden, nicht berechtigt. Die gemeldeten sporadischen Fälle sind nur zufällig bekannt gewordene Glieder aus mehr oder weniger langen Kontaktketten, deren übrige Glieder ebenso wie ihr Zusammenhang sich in der Regel der Kenntnis entzogen haben. Die Bedeutung eines vereinzelten Falles ist aber nur dann richtig zu erkennen, wenn man ihn nicht als Einzelfall, sondern als im Zusammenhange mit anderen, nicht erkannten Fällen stehend betrachtet. Die Kenntnis, wie der einzelne Fall sich als Glied in die Kette einschiebt, wird gefördert durch das Studium von Häufungen solcher Erkrankungsfälle, von Epidemien. Gerade in dieser Beziehung ist durch die Bearbeitung der drei oben genannten Epidemien für die Erkenntnis der Verbreitungsart der Ruhr besonders wertvolles Material herbeigeschafft worden.

Die im Jahre 1903 von Conradi festgestellte und beschriebene Ruhrepidemie betraf 70 Zivilpersonen in Metz und in 6 seiner Vorstädte, in deren einer, der Vorstadt Moulins, die Erkrankungszahl auf 44 stieg. Es wurde eine Reihe von Beobachtungen gemacht, die den bekannten Tatsachen der Epidemiologie des Typhus entsprachen. Der klinische Verlauf der Epidemie war im ganzen leicht. Der größte Teil der Fälle zeigte die für Ruhr typischen Krankheitserscheinungen: Tenesmus, Diarrhöen mit blutigen, schleimigen Beimengungen, gelindes Fieber. Epidemiologisch neu und überaus wichtig war jedoch die Feststellung einer Reihe ganz leichter, besonders unter den Kindern auftretender Darmerkrankungen, die sich nur in mäßigen, wenige Tage anhaltenden Leibschmerzen und geringem Durchfall äußerten und nur durch ihren Zusammenhang mit klinisch ausgesprochenen Fällen den Ruhrverdacht erweckten. Die epidemiologische Bedeutung dieser leichten Erkrankungen liegt darin, daß sie infolge ihres leichten Verlaufs der ärztlichen und gesundheitspolizeilichen Feststellung häufig, als Einzelfälle wohl fast immer, entgehen. Berücksichtigt man ferner, daß auch ernstlicher Erkrankte, welche die Art ihrer Erkrankung wohl erkannt haben, aus Scheu vor den Kosten der ärztlichen Behandlung und vor den Unannehmlichkeiten und Kosten der Desinfektion usw. ihre Erkrankung nicht selten absichtlich verheimlichen, so wird man Conradi zustimmen müssen, wenn er annimmt, daß die wirkliche Zahl der Erkrankungen weit größer war, als die der bekannt gewordenen Krankheitsfälle.

Die Umgebungsuntersuchungen anläßlich dieser Epidemie deckten nun ferner die epidemiologisch wichtige Tatsache auf, daß auch bei Ruhr, ebenso wie bei Typhus, die Erreger den Darm durchwandern können, ohne gesundheitliche Störungen hervorzurufen. Conradi stellte fünf derartige gesunde Ruhrwirte (Bazillenträger) fest, die vorübergehend Ruhrbazillen in ihren Entleerungen hatten.

Daß die Ruhrerreger nicht immer bei der klinischen Genesung aus dem Stuhle verschwinden, war schon früher hauptsächlich anläßlich der Döberitzer Ruhrepidemie durch die Untersuchungen Pfuhls, der bis zum 36. Krankheitstage Ruhrbazillen in den Ausscheidungen fand, erwiesen. Conradi beobachtete nun gleichfalls, daß 1 bis 2 Wochen nach der Erkrankung die Ruhrbazillen noch im Darme nachweisbar sein können. Er erwähnt besonders einen Dauerausscheider, der bis in die 9. Krankheitswoche Ruhrbazillen ausschied und dabei seiner Arbeit bis auf wenige Tage regelmäßig nachgehen konnte.

Diese beiden Arten von Keimträgern, nämlich solche, die es im Anschluß an eine Ruhrerkrankung werden (Dauerausscheider), und solche, die, ohne zu erkranken, die Erreger aufnehmen und vorübergehend ausscheiden (Bazillenträger), sind, ebenso wie bei Typhus, auch bei Ruhr vorhanden und als eine besondere Gefahr für die Verbreitung der Krankheit anzusehen.

Die Mehrzahl der Erkrankungen kam in ärmlichen, dicht bevölkerten Häusern vor; doch wurden auch wohlhabende Familien nicht verschont.

Als Ursache der Epidemie konnte entweder das Aufflackern eines endemischen Herdes oder eine Einschleppung aus dem ruhrverseuchten, angrenzenden französischen Gebiet angenommen werden. Schon während der französischen Herrschaft war Metz endemisch ruhrverseucht. Die Belagerung der Stadt im deutsch-französischen Kriege gab bekanntlich zu einer epidemischen Verbreitung der Ruhr und einer Durchseuchung der einheimischen Bevölkerung Anlaß. In den folgenden Jahrzehnten blieb es bei vereinzelten Fällen, bis im Jahre 1888 die von Meinel mitgeteilte Ruhrepidemie von 99 bekannt gewordenen Fällen ausbrach und offenbar zu einer erneuten Durchseuchung führte. Dieses frühere endemische Vorkommen der Ruhr scheint zu einer gewissen Ruhrimmunität bei einzelnen Altersklassen der einheimischen Bevölkerung geführt zu haben. Eine regionäre Ruhrimmunität glaubt Conradi deshalb annehmen zu müssen, weil unter den 70 Erkrankten diejenigen, welche über 25 Jahre alt waren, aus ruhrfreien Gegenden eingewandert waren. Für die noch nicht 25 Jahre alte Bevölkerung war dagegen eine allgemeine Immunität nicht nachzuweisen, denn von ihr erkrankten 6 Personen im Alter von 16 bis 22 Jahren und 25 Kinder.

Hatte die Metzer Ruhrepidemie auch zu wertvollen und teilweise neuen Feststellungen geführt, so war sie doch hinsichtlich ihres Ursprunges unaufgeklärt geblieben. Die zweite, von Lentz beschriebene Epidemie in Saarbrücken war demgegenüber hauptsächlich wegen der Ermittlung ihrer Ursache lehrreich, denn es gelang hier, eine Reihe von Fällen auf einen chronischen Ruhrträger, einen Ulanen, zurückzuführen, der offenbar seit einem Jahre Ruhrbazillen ausschied. Er hatte im Jahre vorher, zugleich mit anderen Ulanen seines Regiments, einen Ruhranfall gehabt und litt seit dieser Zeit gelegentlich an Kolikanfällen und schied vorübergehend Ruhrbazillen aus. Er infizierte zunächst seinen Stubennachbar, bei dessen Pflege sich dann ein anderer Ulan ansteckte. Ein anderer Fall war gleichfalls auf den Ruhrträger, der in seiner Eigenschaft als Regimentsschreiber mit vielen Soldaten in Berührung kam, zurückzuführen. Durch diesen Erkrankten, der Offiziersbursche war, erfolgten dann zwei Ansteckungen in Zivilkreisen. Insgesamt sind 19 Erkrankungen festgestellt, davon 9 unter dem Militär und 10 im Zivil.

Auch hier wird vermutlich nur ein kleiner Teil der wirklich vorhanden gewesenen Erkrankungen zur Kenntnis gekommen sein, denn wie Lentz schreibt, ist ihm nachträglich bekannt geworden, daß in der Bevölkerung in der Umgebung der Kaserne gleichzeitig einige Fälle von akuten Magen-Darmstörungen mit blutig schleimigen Stühlen aufgetreten seien. Die klinischen Erscheinungen waren auch bei diesen Erkrankungen zum größten Teil recht leicht. Nach 3 bis 5 Tagen war der Anfall abgelaufen, nur in zwei Fällen dauerte er 8 bis 10 Tage.

War durch die Beobachtung dieser kleinen Epidemie die Bedeutung der chronischen Ruhrträger für die Verbreitung der Ruhr erwiesen, so lieferte sie außerdem noch einen Beitrag zu der Frage der Dauer der Ausscheidung. Bei Nachuntersuchungen, die militärischerseits bei den erkrankt gewesenen Soldaten angeordnet waren, wurde noch nach einem halben Jahre ein Ulan als chronischer Ruhrträger festgestellt. Er hatte in der Zwischenzeit gelegentlich Durchfälle und Leibschmerzen gehabt, also offenbar leichte Rückfälle. Bei ihm wurden noch 14 Tage hindurch Ruhrbazillen gefunden, dann hörte die Ausscheidung auf.

Die Ruhrepidemie, die im Jahre 1908 unter der Garnison der Stadt Hagenau und auf dem nahe gelegenen Truppenübungsplatze herrschte, bestätigte nicht nur die Befunde, die bei der vorigen Epidemie gemacht waren, sondern erweiterte noch die bisherigen Kenntnisse über die Verbreitung der Krankheit. Auch bei dieser Epidemie war der klinische Verlauf im ganzen überaus leicht. Von den 171 Ruhrkranken und Ruhrverdächtigen der Garnison waren nur 30 bis 35 als mittelschwer und 1 als schwer zu bezeichnen. Dieser leichte Verlauf verhinderte indes die frühzeitige Feststellung der Ruhr bei der Truppe, weil die Erkrankten wegen ihrer leichten Beschwerden sich nicht krank meldeten. Die Herkunft der ersten Fälle ließ sich daher nicht aufklären. Auch bei dieser Epidemie wurde eine länger dauernde Bazillenausscheidung nach Eintritt der klinischen Genesung festgestellt.

In einem Falle dauerte sie sogar über ein Jahr, von August 1908 bis September 1909. Die Ausscheidung erfolgte oft schubweise, häufig bei Gelegenheit leichter Rückfälle. Neu war aber die Beobachtung, daß in der Umgebung der Kranken sich eine überraschend große Anzahl von gesunden Ruhrträgern befindet. Diese wichtige Wahrnehmung konnte nur dadurch gemacht werden, daß die befallenen Truppenteile systematisch mehrmals auf Ruhrbazillen durchuntersucht wurden, eine Maßregel, die in der Umgebung von Ruhrkranken in der Zivilbevölkerung in größerem Maßstab kaum durchführbar sein würde. Die von seiten der Militärbehörde in mustergültiger Weise veranstalteten Umgebungsuntersuchungen ergaben das Vorhandensein von 139 Bazillenträgern, die, bei völliger Gesundheit und ohne vorher Ruhrerscheinungen nachweisbar gehabt zu haben, in der Mehrzahl vorübergehend, teilweise aber auch wochen- oder monatelang, Ruhrbazillen in ihren Stuhlentleerungen hatten. Diese im Vergleiche zu den Erkrankten große Zahl von gesunden Ruhrträgern war im vorliegenden Falle zum Teil durch das enge Zusammenleben und vor allem auch, wie man annehmen darf, durch die gemeinsame Verpflegung bedingt. Daher darf man die Befunde nicht ohne weiteres auf die Verhältnisse in der Zivilbevölkerung übertragen. Aber auf Grund der auch anderweit gemachten Erfahrungen ist als sicher zu betrachten, daß in der Umgebung von Ruhrkranken auch in der Zivilbevölkerung durchaus nicht selten gesunde Ruhrträger zu finden sind.

Wie aus der Veröffentlichung der Medizinalabteilung des Preußischen Kriegsministeriums über die Hagenauer Ruhrepidemie hervorgeht, ist die bakteriologische Feststellung der Bazillenträger im ganzen leicht gewesen. Nur bei zehn von den 139 war eine mehr als zweimalige Untersuchung für den Bazillennachweis nötig geworden.

Die Zahl der ausgeschiedenen Ruhrbazillen war, wie der Verfasser auch aus eigener Erfahrung bei der Hagenauer Epidemie bestätigen kann, im ganzen recht gering. Nur bei den im Anschluß an eine Erkrankung zu chronischen Ausscheidern gewordenen Personen, die meistens auch Schleimfetzen in dem sonst festen und normal aussehenden Stuhle hatten, ließen sich Reinkulturen von Ruhrbazillen züchten.

Da bei den gesunden Trägern die Menge der ausgeschiedenen Krankheitskeime in der Regel nur gering ist und die Ausscheidung meistens schnell vorübergeht, so ist anzunehmen, daß, trotz der anscheinend nicht geringen Zahl solcher Träger in der Umgebung von Ruhrkranken, diesen Trägern im allgemeinen eine erhebliche Bedeutung für die Verbreitung der Ruhr nicht zukommt. Daß die Ruhr-Bazillenträger aber unter besonders unhygienischen Verhältnissen durch Infizierung von Nahrungsmitteln usw. zu einer wesentlichen Gefahr werden können, soll nicht bestritten werden.

Die sorgfältige bakteriologische und epidemiologische Bearbeitung der Ruhrepidemien in Metz, Saarbrücken und Hagenau hat den Nachweis erbracht, daß die Ruhrinfizierten, die unter klinischen Ruhrerscheinungen erkranken, an Zahl zurücktreten gegenüber den Ruhrinfizierten, die nur leicht oder sehr leicht oder überhaupt nicht erkranken. Der ärztlichen klinischen Diagnose sind nur die klinisch Ruhrkranken zugänglich. Nur diese werden vom Arzte gemeldet werden, falls nicht zu Epidemiezeiten besondere Sorgfalt auf die Feststellung leichter Erkrankungen gelegt wird. Diese gemeldeten, klinisch sicheren Ruhrerkrankungen sind die „sporadischen Fälle" der Statistiken. Auf Grund der Lehren, die aus dem Studium von Ruhrepidemien zu ziehen sind, ist aber als sicher anzunehmen, daß ein solcher „sporadischer Fall" niemals ein „Einzelfall" ist, sondern nur eine vereinzelte, festgestellte Infektion von mehr oder weniger zahlreichen, gleichzeitig bestehenden oder bereits abgelaufenen Infektionen.

Von solchen „sporadischen Fällen" sind im Bekämpfungsgebiete nur 112 zur Feststellung gekommen. Jedoch auf Grund der oben dargelegten Erfahrungen darf man sagen, daß die wirkliche Zahl der Ruhrinfizierten erheblich größer gewesen sein muß. Es ist kaum zu erwarten, daß die Krankheitsanzeigen nach einer Aufklärung der Ärzte und der Bevölkerung erheblich zunehmen werden. Denn die Erkrankungen sind meistens so leicht, daß sie teilweise den Kranken selbst nicht zum Bewußtsein kommen und infolgedessen auch nicht ärztlich behandelt, erkannt und gemeldet werden.

Eine in dieser Hinsicht lehrreiche Beobachtung machte die Anstalt Idar im Herbste 1907.

Bei Beginn einer Typhusepidemie in B. wurde festgestellt, daß 1 bis 2 Monate vorher in fast sämtlichen Haushaltungen etwa 3 bis 4 Tage dauernde Durchfälle, häufig zugleich mit Erbrechen, aufgetreten waren. Anfangs dachte man, daß es sich um leichte Typhusfälle gehandelt hätte, die nicht in ärztliche Behandlung gekommen waren. Weitere Ermittlungen und Untersuchungen von Blut, Stuhl, Harn von solchen kürzlich unter Erbrechen und Durchfällen erkrankten Personen ergaben jedoch, daß es sich um eine ruhrähnliche Erkrankung gehandelt hatte, als deren Erreger der Y-Ruhrbazillus anzusehen war. Bei einem Arbeiter konnte dieser Erreger noch etwa 6 Wochen nach der Erkrankung, die nur drei Tage gedauert hatte, nachgewiesen werden. „Bemerkt muß hier werden," fügte der Berichterstatter Dr. Neumann hinzu, „daß alljährlich in dortiger Gegend derartige Epidemien vorkommen und weitere Nachforschungen ergaben, daß auch die sämtlichen Dörfer der Umgegend in diesem Jahre von der Seuche heimgesucht waren." Die Verbreitung war offenbar hauptsächlich durch die Milch einer Molkerei veranlaßt.

Die kulturelle Unterscheidung führte Lentz mit Hilfe der Maltose und des Mannit durch. Die Unterscheidung ist aber, wie schon Lentz betonte und wie auch der Verfasser sich bei der Prüfung von etwa 70 Stämmen der Hagenauer Epidemie überzeugen konnte, nur bei frisch gezüchteten Stämmen möglich, da ältere, häufig fortgezüchtete Stämme ihr Verhalten gegenüber den Zuckernährböden ändern können.

Nach Lentz zeigen die drei Arten der Ruhrerreger auf Mannit- und Maltose-Lackmus-Nährböden folgendes Verhalten:

	Mannit	Maltose
Flexner	rot	rot
Shiga-Kruse	blau	blau
Y-Ruhr	rot	blau

Der kulturelle Nachweis der Ruhrbazillen im verdächtigen Stuhle entsprach dem, wie er für Typhus und Paratyphus geschildert ist. Von allen Anstalten, die zahlreiche Ruhruntersuchungen auszuführen hatten, wurde der Drigalski-Conradi-Nährboden, teilweise mit vermindertem Kristallviolettzusatz, angewandt. Sehr wichtig für das Untersuchungsergebnis war, daß der Stuhl möglichst frisch zur Untersuchung kam und daß besonders Schleimpartikel, in denen hauptsächlich die Ruhrbazillen vorhanden sind, bakteriologisch untersucht wurden. Zu diesem Zwecke wurden aus dem verdächtigen Stuhle zunächst Schleim und Epithelfetzen hervorgesucht, diese mehrfach in physiologischer Kochsalzlösung ausgewaschen und dann mit einem sterilen Glasspatel auf der Drigalski-Conradi-Platte verteilt. Daß in der Regel nur wenige Ruhrbazillen sich nachweisen ließen, liegt daran, daß gewöhnlich zu viel Zeit zwischen der Erkrankung und der Zusendung von Material vergeht. Der Höhepunkt der Krankheit, d. h. die günstigste Zeit für die Untersuchung, ist meist vorüber, wenn die Materialeinsendung erfolgt. Dazu kommt, daß die Ruhrbazillen, die sehr empfindlich sind, infolge der oft einen ganzen Tag in Anspruch nehmenden Beförderung geschädigt werden und deshalb kulturell nicht mehr nachgewiesen werden können. Bei der Hagenauer Epidemie dagegen, wo die Stühle wenige Stunden nach der Entleerung zur Verarbeitung kamen, sind 82 % positive Befunde erzielt worden.

Die kulturelle Identifizierung der verdächtigen Kolonien erfolgte durch Kultur auf Traubenzuckerbouillon, Lackmusmolke und den oben angegebenen Zuckernährböden.

Die serologische Identifizierung wurde in bekannter Weise durch Agglutination mit hochwertigem Immunserum durchgeführt.

Die Gruber-Widalsche Reaktion ist bei der Feststellung der akuten Fälle nicht von Bedeutung, da sie zu spät, oft erst 1 bis 2 Wochen nach der Erkrankung, auftritt, dagegen ist sie mit Erfolg anwendbar zum Nachweis abgelaufener Fälle in der Umgebung von Ruhrkranken. Eine Agglutination in der Verdünnung 1 : 50 bezw. 1 : 100 wurde als beweisend angesehen. Es mußte aber berücksichtigt werden, daß auch zuweilen normale menschliche Seren in dieser Verdünnung Ruhragglutionation zeigten, ohne daß eine Infektion vorgelegen hatte.

Im Bekämpfungsgebiete wurden Erkrankungen infolge Infektion mit Flexner-Ruhrbazillen nur ganz vereinzelt festgestellt. Der Shiga-Kruse-Ruhrbazillus ist als Ursache der Metzer Epidemie von Conradi nachgewiesen worden, auch die Anstalt Kaiserslautern hat derartige Stämme bei fünf sporadischen Fällen, von denen einer aus Mannheim eingeschleppt war, beobachtet. Der weitaus größte Teil der Ruhrfälle war aber durch „Y“-Ruhrbazillen hervorgerufen worden. So waren die Infektionen der Saarbrückener sowie der Hagenauer Ruhrepidemie, wie auch der größte Teil der in der Berichtszeit beobachteten sporadischen Fälle, durch Bazillen des Y-Typus verursacht.

Die Mitteilungen der einzelnen Untersuchungsanstalten mögen hier angeführt werden.

Im Tätigkeitsgebiete der Anstalt Landau kamen Ruhrfälle nur selten zur Beobachtung. Ein an Ruhr erkrankter Soldat hatte bereits vor seinem Dienstantritt in Amerika an Ruhr gelitten, sich aber seitdem ganz wohl gefühlt. Bei der Neuerkrankung enthielt sein Stuhl wieder Ruhrbazillen vom Typus Shiga-Kruse. Es darf wohl angenommen werden, daß er trotz seiner völligen Genesung von der ersten, über zwei Jahre zurückliegenden, Erkrankung Dauerträger geworden war. Im Stuhle einer an Ruhr erkrankten jungen Frau fanden sich Flexnerbazillen; $4^1/_2$ Monate später erkrankte ihr Vater ebenfalls an Flexnerruhr. Ob die Frau seit ihrer Erkrankung Dauerausscheiderin geblieben ist, entzog sich der Feststellung.

Die Anstalt Saarbrücken beobachtete außer der von Lentz beschriebenen, oben besprochenen Ruhrepidemie noch eine Gruppenerkrankung mit zwölf Fällen im Jahre 1906. Auch bei dieser wurde als Erreger der „Y"-Ruhrbazillus festgestellt. Die Kranken waren sämtlich Gefängnisinsassen. Die Entstehungsursache für die ersten Fälle blieb unklar. Die klinischen Erscheinungen und bakteriologischen Befunde boten keine Besonderheiten. Ganz vereinzelte Fälle von Y-Ruhr traten auch alljährlich in den Saarstädten auf, ohne daß es gelang, ihre Herkunft aufzuklären. Die Annahme, daß solche Fälle häufiger vorkommen, aber unbekannt bleiben, wird durch die klinische Beobachtung insofern gestützt, als es sich in den oben erwähnten Fällen fast ausnahmslos um ganz leichte, schnell vorübergehende Erkrankungen handelte. Aber auch bei den unter schweren klinischen Erscheinungen Erkrankten sind die stürmisch mit Temperaturen bis 39,5 ° C und mit Durchfällen einsetzenden Krankheitserscheinungen nach 3 bis 8 Tagen völlig geschwunden, die mit Schleimfetzen und Blut vermischten, wässerigen Stühle haben wieder feste Form angenommen. Häufig werden die Kranken nicht bettlägerig und ziehen den Arzt nicht zu Rate, so daß sie erst bei Umgebungsuntersuchungen oder überhaupt nicht als Bazillenausscheider festgestellt werden.

Bei einem Anstaltsdiener, der über leichte Durchfälle klagte, wurden im Stuhle Reinkulturen von Flexner-Ruhrbazillen gefunden. Fieber bestand nicht, subjektive Beschwerden fehlten gänzlich, so daß er seinen Dienst ungestört weiter versehen konnte. Woher die Infektion stammte, war nicht zu ermitteln. In der Anstalt selbst war seit drei Monaten nicht mit Ruhrbazillen gearbeitet worden, unter seinen Verwandten und Bekannten war niemand krank gewesen, die Umgebungsuntersuchungen verliefen ergebnislos. Außer bei diesem Falle wurden Flexnerbazillen nur noch bei einem Chinakrieger und bei einem früheren Fremdenlegionär gefunden. Dauerausscheidung von Ruhrbazillen wurde nur einmal beobachtet.

Von der Anstalt Straßburg wird nur von einem im Jahre 1909 beobachteten Ruhrfall berichtet, dessen Erreger der Y-Bazillus war.

Im Tätigkeitsgebiete der Anstalt Idar traten alljährlich ruhrähnliche Erkrankungen auf, die jedoch meist nur wenige Tage lang Erscheinungen machten. Der Erreger war, soweit festgestellt, der Y-Bazillus.

Über das Vorkommen der Ruhr im Anstaltsgebiete Trier liegen eingehendere Beobachtungen vor. Im August 1905 trat in der Agnetenkaserne zu Trier eine kleine Epidemie von zehn Fällen auf, an die sich einige Erkrankungen in der Zivilbevölkerung anschlossen. Bei demselben Regimente zeigten sich im Sommer 1906 wiederum Ruhrfälle, ferner zu der gleichen Zeit zwei solche in der Zivilbevölkerung. Bei dem einen der letzteren fanden sich neben einer positiven Gruber-Widalschen Reaktion Ruhrbazillen im Stuhle. Als Krankheitsursache wurde der Genuß von Melonen, die aus Südfrankreich bezogen waren, vermutet. Die Untersuchung der Melonen fiel negativ aus. Im Sommer 1907 trat nur ein vereinzelter Fall auf, bei welchem die Gruber-Widalsche Reaktion positiv war und Y-Ruhrbazillen im Stuhle nachgewiesen wurden. Auf welche Weise die Infektion erfolgt war, blieb unbekannt. Ein gehäufteres Auftreten wies sodann der Sommer 1908 auf. Es wurden acht Fälle festgestellt, davon sechs in Trier, darunter zwei bei Militärpersonen (bei einem Hauptmann und bei einem Musketier, letzterer vom Regiment 69, wo schon öfter Ruhr vorgekommen war). Die übrigen zwei Fälle ereigneten sich in Schönecken, Kreis Prüm. Sämtliche Fälle wurden bakteriologisch nachgewiesen als Y-Ruhr, und zwar 6 durch positive Gruber-Widalsche Reaktion, 1 durch positiven Bazillenbefund im Stuhle, 1 durch beides.

Das Zustandekommen der Infektion bei diesen Fällen blieb wiederum völlig unaufgeklärt. Die klinischen Erscheinungen bestanden hauptsächlich in schleimig-eitrigen, blutigen Darmentleerungen, körperlicher Schlaffheit, belegter Zunge, Kopfschmerzen. Einige Fälle verliefen ganz fieberlos. Der Krankheitsverlauf war überhaupt leicht und kurz. Es gelang nie, in der Umgebung einen Bazillenausscheider festzustellen, obwohl man besonders in dem einen Regiment in Trier, bei welchem die Ruhr endemisch herrschte, das Vorhandensein eines solchen annehmen konnte.

Die Anstalt Hagenau stellte im Jahre 1906 bei 15 Militärpersonen und 1 Zivilperson des Truppenübungsplatzes Ruhr bakteriologisch fest. Bei genauer Prüfung des Erregers anläßlich der großen Epidemie vom Jahre 1908 ergab sich, daß es sich schon damals um Y-Ruhr gehandelt hatte. Aus der Zivilbevölkerung kamen sonst bis zum Jahre 1908 keine Erkrankungen zur amtlichen Kenntnis. Erst zur Zeit der Epidemie unter dem Militär im Jahre 1908 wurden 12 Fälle aus der Stadt gemeldet. Die Beobachtung von Lentz bei der Saarbrückener Epidemie, daß zugleich mit den Erkrankungen in der Kaserne auch Erkrankungen in deren Nähe unter der Zivilbevölkerung auftraten, wurde in gleicher Weise auch vom Verfasser in Hagenau gemacht. Zwei der Erkrankten hatten in regelmäßigem Verkehre mit der ruhrdurchseuchten Dragonerkaserne gestanden (die Kantinenköchin und eine Kartoffelschälerin), bei drei Erkrankten war ein direkter Verkehr mit der Kaserne nicht nachweisbar, doch erfolgte auch bei ihnen die Infektion wahrscheinlich vom Militär, bei 7 Infektionen, davon bei 3 Gruppenerkrankungen zu je zwei Fällen und bei 1 Einzelerkrankung, war die Übermittlung unklar. Gelegentlich einer Ermittlung in einer Volksschule mit 250 Kindern konnte der Verfasser 17 Kinder feststellen, die zur Zeit der Epidemie Durchfall gehabt hatten, davon 8 Kinder nur 1 bis 2 Tage, 9 Kinder länger als 8 Tage. Drei Kinder gaben an, daß sie an blutigen Stuhlgängen gelitten hätten. Auf jeden Fall war also während der Epidemie auch in der Zivilbevölkerung die Ruhr verbreiteter als sonst. Nur ein geringer Teil ist zum Arzte gegangen, wenige sind als ruhrkrank erkannt und nur ein ganz geringer Teil ist gemeldet worden.

Im Jahre 1909 erkrankte im Kreise Zabern eine Schwangere unter schweren ruhrähnlichen Erscheinungen und starb. Ihr Vater hatte im Jahre 1870 Ruhr gehabt und litt öfter an Koliken. Wiederholte Untersuchungen der beiden Ruhrverdächtigen blieben ergebnislos. Ein bemerkenswerter Fund von Y-Ruhrbazillen sei noch erwähnt. Der Nachweis gelang nur dadurch, daß grundsätzlich alle irgendwie als Krankheitserreger verdächtigen Kolonien der Probeagglutination mit Typhus-, mit verschiedenen Paratyphus- und Ruhr-Seren unterzogen wurden. In einer Ortschaft, in der nie Ruhr während der Berichtszeit festgestellt war, erkrankte eine in ärmlichen Verhältnissen abseits vom Orte und allein wohnende ältere Frau unter Fieber. Der Arzt schickte wegen Typhusverdacht den etwas dünnen Stuhl zur Untersuchung ein. Er enthielt Paratyphusbazillen. Der Fall klärte sich klinisch inzwischen als Blasenkatarrh auf. Bei einer zweiten Stuhluntersuchung wurden Ruhrbazillen nachgewiesen, die sich kulturell wie bei Y-Ruhr verhielten. Von dem Flexnerimmunserum, das die anderen gezüchteten Y-Stämme stets bis zur Titergrenze 1 : 8000 agglutinierte, wurde der Stamm bis 1 : 2000 agglutiniert. Das Serum eines mit diesem Stamme vorbehandelten Kaninchens mit dem Titer 1 : 12000 agglutinierte die Y- und Flexner-Stämme des Laboratoriums nur bis zur Hälfte (1 : 6000). Die Gruber-Widalsche Reaktion fiel bei der Frau, die angeblich früher nie ruhrähnliche Erscheinungen gehabt hatte und in deren Umgebung auch keine Ruhrinfektion sich nachweisen ließ, beständig negativ aus sowohl für die Ruhr-, Typhus- und Paratyphus-Stämme des Laboratoriums, als auch für den eigenen Ruhr- und Paratyphus-Stamm. Offenbar war die Frau seinerzeit Paratyphus- und Ruhrbazillenträgerin gewesen.

Die sanitätspolizeilichen Maßnahmen, die gegen die Verbreitung der Ruhr durch Ruhrkranke zu ergreifen sind, entsprechen denen bei Typhus. Man wird die Kranken isolieren und die Abgänge und die mit den Kranken in Berührung gekommenen Gebrauchsgegenstände zu desinfizieren haben.

Besonderer Wert wird auch auf die bakteriologische Untersuchung der Umgebung des Erkrankten zu legen sein, um Leichterkrankte und Bazillenträger herauszufinden.

Als Infektionsvermittler scheinen Nahrungs- und Genußmittel eine große Rolle zu spielen. Milch und Wasser kommen hier offenbar in erster Linie in Betracht. Für die Verschleppung der Ruhrkeime sind sicherlich sehr häufig Fliegen verantwortlich zu machen. Das auffallend häufige Befallensein von berittenen Truppen, deren Pferdeställe Lieblingsplätze von Fliegen sind, spricht für diese Vermutung.

Schutz der Nahrungs- und Genußmittel vor Verunreinigung wird als weitere wichtige Maßnahme gegen die Verbreitung der Ruhr zu fordern sein.

Ein Urteil über die Erfolge, die mit den Bekämpfungmaßnahmen erzielt sind, läßt sich auf Grund der Erfahrungen bei den Ruhrerkrankungen in der Zivilbevölkerung nicht fällen, denn dazu sind die vorliegenden Zahlen der Erkrankungen zu gering. Die Hagenauer Militärepidemie hat aber bewiesen, daß es gelingt, Truppenteile nach Feststellung der ersten Erkrankungen durch tatkräftige Durchführung der Kochschen Bekämpfungsweise, insbesondere durch Isolierung der Erkrankten sowie durch Ermittlung und Absonderung der gesunden Keimträger, vor einer allgemeinen Durchseuchung zu bewahren und das Überspringen der Seuche auf nicht infizierte Truppen zu verhindern.

Bei der sicherlich nicht geringen Verbreitung der Ruhrerreger unter den Menschen und bei dem überaus leichten Verlaufe vieler Ruhrinfektionen, besonders wenn es sich um Infektion mit dem Y-Ruhr-Stamme handelt, wird bei der Zivilbevölkerung von gesundheitspolizeilichen Maßnahmen gegenüber den Einzelfällen ein großer Erfolg nicht zu erwarten sein.

Bei den klinisch schwer verlaufenden Infektionen, die eher gemeldet werden, als die leicht verlaufenden, müssen die Bekämpfungsmaßnahmen streng durchgeführt werden, besonders da diese Erkrankten große Mengen von Infektionskeimen mit ihren Stuhlentleerungen ausscheiden.

Im allgemeinen muß aber auch bei der Bekämpfung der Ruhr, ebenso wie bei der des Paratyphus, das Schwergewicht sowohl auf hygienische Verbesserungen, als auch auf die Erziehung der Bevölkerung zur persönlichen Reinlichkeit und Sauberkeit gelegt werden.

B. Der Paratyphus in der organisierten Typhusbekämpfung.

Von

Dr. med. W. Rimpau,

II. Direktor der Königlichen Bakteriologischen Untersuchungsanstalt zu München, früherem Leiter der Bakteriologischen Untersuchungsanstalt Hagenau i. E.

Von den Typhusbazillen, die durch ihr kulturelles und serologisches Verhalten wohl charakterisiert sind, ist die Gruppe der Paratyphusbazillen sowohl bakteriologisch als epidemiologisch streng zu trennen. Diese Gruppe steht in ihrem kulturellen und serologischen Verhalten zwischen Typhus und Bakterium coli und zerfällt, ähnlich wie das Bacterium coli, offenbar in eine größere Anzahl von Untergruppen, die sich teils kulturell, teils serologisch voneinander unterscheiden, teils aber auch Übergänge nach dem Bact. typhi und dem Bakt. coli und auch Übergänge zwischen den einzelnen Untergruppen zeigen. Drei Untergruppen sind es, die als Erreger menschlicher Krankheiten bisher festgestellt sind: der Bac. paratyphi A, der Bac. paratyphi B und der Bac. enteritidis Gärtner. Der Bac. paratyphi A, der als Erreger von typhusähnlichen Erkrankungen gelegentlich gezüchtet ist, und der Bac. enteritidis Gärtner, der als Erreger von Fleischvergiftungen in Betracht kommt, die hauptsächlich im Anschluß an Notschlachtungen auftreten, stehen auch im Typhusbekämpfungsgebiet in ihrer Bedeutung als Krankheitserreger fast völlig zurück gegenüber dem Bac. paratyphi B. Von diesem wußte man bei Beginn der organisierten Typhusbekämpfung, daß er der Erreger von Fleischvergiftungsepidemien sein kann und daß er Erkrankungen, die typhusähnlich verlaufen, gelegentlich hervorruft. Auch daß die Bazillenarten, die als Erreger der Schweinepest, als Erreger des seuchenhaften Sterbens der Mäuse und Papageien angesprochen werden, vom Paratyphus B-Bazillus nicht zu unterscheiden sind, war bekannt. Daß er aber eine große epidemiologische Bedeutung deshalb besitzt, weil er als Erreger von Magen-Darmkrankheiten recht verbreitet ist, hat sich zuerst durch Beobachtungen bei der Typhusbekämpfung, die ein reiches Material bezüglich des Paratyphus lieferte, erweisen lassen. Aber nicht nur als Erreger von Krankheiten, sondern auch als harmloser Darmpassant kommt er häufiger vor, als man anfangs annehmen konnte, und zwar nicht nur bei Menschen, sondern auch bei Tieren. Das Vorkommen bei Tieren ist die Ursache seiner außerordentlichen Verbreitung auch sonst in der Außenwelt, in Schlachtprodukten und überall da, wohin paratyphushaltiger Kot von Tieren gelangt.

Die Kochsche Typhusbekämpfung, die ihre Maßnahmen gegenüber den infizierten Menschen trifft, muß bei der Bekämpfung des Paratyphus B versagen, da bei ihm die Vorbedingung, daß als Ansiedlungsort des Erregers nur der Mensch, wie beim Typhus, in Betracht kommt, nicht vorhanden ist. Da die Weiterverbreitung des

Paratyphus vielmehr in anderer Weise als beim Typhus erfolgt, muß auch das Bekämpfungsverfahren beim Paratyphus ein anderes sein.

Der Nachweis, daß der Paratyphus B erhebliche epidemiologische Bedeutung im Bekämpfungsgebiete besitzt, und daß er epidemiologisch scharf vom Typhus zu trennen ist, wurde durch die organisierte Typhusbekämpfung in den wenigen Jahren ihres Bestehens in einwandfreier Weise erbracht. Es ist in verhältnismäßig kurzer Zeit die Paratyphusfrage in den Hauptumrissen geklärt und zu einem gewissen vorläufigen Abschluß gebracht worden. Ohne die Erfahrungen und Forschungen im Gebiete der Typhusbekämpfung hätte es sicherlich einer bedeutend längeren Zeit bedurft, um überhaupt nur einigermaßen Einblick in die Verbreitungsart der Paratyphusbazillen zu bekommen.

Die von den Stationen gezüchteten und als Paratyphus B-Bazillen diagnostizierten Krankheitserreger haben sich weder serologisch, kulturell noch in anderer Weise voneinander unterscheiden lassen, mag das Material, aus dem sie gezüchtet wurden, auch noch so verschiedener Herkunft gewesen sein, mochte es von Menschen, von Tieren oder aus der Außenwelt stammen. Der Stand der derzeitigen Forschung muß also ihre Identität annehmen, und von diesem Standpunkt aus ist der Verfasser an die Bearbeitung des während der Typhusbekämpfung von den einzelnen Stationen gesammelten Materials über das Vorkommen des Paratyphus B im Bekämpfungsgebiete herangetreten.

I. Epidemiologische Verbreitung des Paratyphus B.

Auf Grund der Vierteljahrsberichte lassen sich im Bekämpfungsgebiete von 1903 bis 1909 1014 durch Paratyphusbazillen hervorgerufene Erkrankungen feststellen. Nachfolgende Tabelle 1 gibt die Beteiligung der einzelnen Staatsgebiete an dieser Ziffer.

Tabelle 1.

Paratyphuserkrankungen im Bereiche der bakteriologischen Untersuchungsanstalten für die Typhusbekämpfung und Zahl der von diesen festgestellten positiven bakteriologischen Untersuchungsbefunde in den Jahren 1903 bis 1909.

Staatsgebiete	Gesamtzahl der Paratyphuserkrankungen	Zahl der positiven bakteriologischen Untersuchungen				Gesamtzahl der positiven Untersuchungsbefunde
		Stuhlgang	Urin	Blutkultur	Gruber-Widalsche Reaktion	
1.	2.	3.	4.	5.	6.	7.
Preußen und Fürstentum Birkenfeld	526	1369	534	76	871	2850
Bayern	185	481	49	8	346	884
Elsaß-Lothringen	303	623	129	19	361	1132
Insgesamt	1014	2473	712	103	1578	4866

Eine weitere Tabelle (2) zeigt die Verteilung der Fälle auf die einzelnen Untersuchungsanstalten.

Tabelle 2.

Verteilung der Paratyphuserkrankungen und der positiven Untersuchungsbefunde auf die verschiedenen Untersuchungsanstalten in den Jahren 1903 bis 1909.

Staatsgebiete	Bakteriologische Untersuchungsanstalten	Gesamtzahl der Paratyphuserkrankungen	Zahl der positiven bakteriologischen Untersuchungen				Gesamtzahl der positiven Untersuchungsbefunde
			Stuhlgang	Urin	Blutkultur	Gruber-Widalsche Reaktion	
1.	2.	3.	4.	5.	6.	7.	8.
a) Preußen und Fürstentum Birkenfeld	Saarbrücken	145	376	201	10	204	791
	Trier	134	323	46	2	111	482
	Saarlouis	92	177	27	1	408	613
	Neunkirchen	100	338	238	61	101	738
	Idar	64	155	22	2	47	226
	Insgesamt	535	1369	534	76	871	2850
b) Bayern	Landau	14	176	6	—	220	402
	Kaiserslautern	171	305	43	8	126	482
	Insgesamt	185	481	49	8	346	884
c) Elsaß-Lothringen	Straßburg	55	218	9	—	145	372
	Metz	49	51	8	2	49	110
	Hagenau	133	290	97	17	111	515
	Diedenhofen	57	64	15	—	56	135
	Insgesamt	294	623	129	19	361	1 132
	Zusammen	1 014	2 473	712	103	1 578	4 866

Die Höchstzahl an Paratyphuserkrankungen hatte die Anstalt Kaiserslautern mit 171, es folgten dann die Anstalten Saarbrücken mit 145, Trier mit 134, Hagenau mit 133 und Neunkirchen mit 100 Erkrankungen. Diese 5 Untersuchungsanstalten zusammen haben 67,4 % sämtlicher Paratyphusfälle gemeldet. Es erscheint nicht berechtigt, aus diesen nicht sehr bedeutenden Unterschieden der Zahlen weitgehende Schlüsse über die Verbreitung des Paratyphus in den Anstaltsgebieten zu ziehen. Den folgenden Tabellen (3—18) liegen Berichte der Untersuchungsanstalten zugrunde, die einen von dem Verfasser aufgestellten Fragebogen beantworteten. Es sind die Angaben über ungefähr 500 Paratyphuskranke verwertet. Es handelte sich um Kranke, die unter Typhus- oder typhusähnlichen Erscheinungen bezw. mit fieberhaftem Magen-Darmkatarrh erkrankt waren. Typische Fleischvergiftungsfälle sind nicht aufgenommen. Nicht sämtliche erbetenen Angaben konnten in jedem Falle gemacht werden. Daher sind die Zahlen der für die einzelnen Tabellen verwerteten Fälle verschieden. Immerhin sind die Zahlen, die diesen Tabellen zugrunde liegen, so groß, auch ist die Bearbeitung der einzelnen Fälle von so verschiedenen Beobachtern und in so verschiedenen Gegenden vorgenommen worden, daß zuverlässige Durchschnittswerte zu erwarten sind. Eine genügend sichere Unterlage für die Schlußfolgerungen ist also vorhanden. Es haben hier nur die Fälle des Reg.-Bez. Trier und der Bezirke Unter-Elsaß und Lothringen berücksichtigt werden können, da nur über diese Gebiete entsprechende Angaben zur Verfügung standen.

Die Zahl der gemeldeten Erkrankungen, die durch Paratyphusbazillen hervorgerufen sind, ungerechnet die typischen Fleischvergiftungsfälle, ist, wie aus Tabelle 3 hervorgeht, seit 1906 in den 3 Bezirken Trier, Unter-Elsaß und Lothringen von Jahr zu Jahr gestiegen.

Tabelle 3.

Zahl der Paratyphuserkrankungen im Regierungsbezirke Trier und in den Bezirken Unter-Elsaß und Lothringen in den Jahren 1906 bis 1909.

Bezirke	Zahl der Paratyphuserkrankungen			
	1906	1907	1908	1909
Trier	61	63	96	175
Unter-Elsaß	16	19	50	33
Lothringen	21	30	63	38
Zusammen	98	112	209	246

Die Beteiligung der einzelnen Kreise in den Jahren 1905 bis 1909 ist aus Tabelle 4 (S. 518) ersichtlich.

Die Unstimmigkeiten der Gesamtzahlen der Tabellen 1, 2 und 4 ergeben sich daraus, daß den Tabellen 1 und 2 die Zahlen von 1903 an, der Tabelle 4 die von 1905 an zugrunde gelegt sind, und daß Teile der lothringischen Kreise Forbach und Saargemünd zeitweise dem Anstaltsgebiete Saarbrücken zugeteilt waren.

Von den 30 Kreisen sind in 29 Kreisen Erkrankungen an Paratyphus festgestellt. Die höchste absolute Erkrankungsziffer zeigten die Kreise Ottweiler mit 169, Saarbrücken mit 122, Zabern mit 86. Weit geringere Erkrankungszahlen wiesen die anderen Kreise auf. Die höchste durchschnittliche relative Erkrankungszahl, auf je 10000 Einwohner berechnet, hatten die Kreise Ottweiler (2,88), Bitburg (1,45) und Prüm (1,36) im Reg.-Bezirke Trier, Zabern (1,95), Saarburg i. L. (0,90) und Diedenhofen West (0,77) in den Bezirken Unter-Elsaß und Lothringen. Auf je 10000 Einwohner entfielen im Reg.-Bez. Trier durchschnittlich in jedem Jahre 0,98, in den Bezirken Unter-Elsaß und Lothringen 0,47 Paratyphus-Erkrankungen, die zur amtlichen Meldung kamen. Rechnet man durchschnittlich 8 bis 9 Typhuserkrankungen auf je 10000 Einwohner im gleichen Gebiet und gleichen Zeitraum, so kam 1 Paratyphusfall im Bezirke Trier ungefähr auf 8 bis 9 Typhusfälle, in den Bezirken Unter-Elsaß und Lothringen auf 17 bis 19.

Tabelle 4.

Zahl der Paratyphuserkrankungen im Regierungsbezirke Trier und in den Bezirken Unter-Elsaß und Lothringen absolut und im Verhältnis zur Einwohnerzahl in den Jahren 1905 bis 1909.

a) Regierungsbezirk Trier

Kreise	Einwohnerzahl nach der Volkszählung vom 1. 12. 05	Paratyphuserkrankungen 1905—1909		Durchschnittlich im Jahre auf je 10000 Einw.
		absolut	auf je 10000 Einw.	
Bernkastel	48 311	14	2,9	0,58
Bitburg	45 553	33	7,2	1,45
Daun	29 883	2	0,7	0,13
Merzig	48 421	8	1,7	0,33
Ottweiler	117 407	169	14,4	2,88
Prüm	35 270	24	6,8	1,36
Saarbrücken	241 901	122	5,0	1,01
Saarburg(Trier)	33 686	3	0,9	0,18
Saarlouis	100 739	27	2,7	0,54
Trier Stadt	46 709	25	5,4	1,07
Trier Land	89 399	12	1,3	0,27
St. Wendel	51 624	14	2,7	0,54
Wittlich	42 113	5	1,2	0,24
Insgesamt	931 016	458	4,9	0,98

b) Bezirke Unter-Elsaß und Lothringen

Kreise	Einwohnerzahl nach der Volkszählung vom 1. 12. 05	Paratyphuserkrankungen 1905—1909		Durchschnittlich im Jahre auf je 10000 Einw.
		absolut	auf je 10000 Einw.	
I. Unter-Elsaß				
Erstein	64 036	—	—	—
Hagenau	80 244	16	2,0	0,40
Molsheim	67 734	10	1,5	0,30
Schlettstadt	67 840	10	1,5	0,29
Straßburg Stadt	167 678	31	1,8	0,37
Straßburg Land	94 354	9	1,0	0,19
Weißenburg	56 743	20	3,5	0,70
Zabern	88 066	86	9,8	1,95
II. Lothringen				
Bolchen	42 585	9	2,1	0,42
Château-Salins	46 588	3	0,6	0,13
Diedenhofen Ost	57 289	15	2,6	0,52
Diedenhofen West	75 097	29	3,9	0,77
Forbach	82 157	11	1,3	0,27
Metz Stadt	60 419	4	0,7	0,13
Metz Land	112 081	3	0,3	0,05
Saarburg i. L.	66 307	30	4,5	0,90
Saargemünd	73 267	17	2,3	0,46
Insgesamt	1 302 485	303	2,3	0,47

Wie verteilten sich nun die Fälle in den Kreisen? Gab es nur wenige Ortschaften, in denen Erkrankungen vorkamen, oder war eine Beteiligung vieler Ortschaften festzustellen?

Es sind im Reg.-Bez. Trier von 1905—1909 aus insgesamt 137 Ortschaften Paratyphusfälle gemeldet worden, und zwar 1905 aus 18, 1906 aus 22, 1907 aus 25, 1908 aus 33 und 1909 aus 39 (vgl. Tabelle 5a). In Elsaß-Lothringen kamen

Tabelle 5a.

Zahl der Ortschaften in den einzelnen Kreisen des Regierungsbezirkes Trier, in denen in den Jahren 1905 bis 1909 1, 2, 3, 4, 5 und mehr Paratyphuserkrankungen festgestellt wurden.

Kreise	Gesamtzahl der in die Berechnung aufgenommenen Ortschaften	1905						1906						1907						1908						1909					
		Zahl der Ortschaften mit																													
		1	2	3	4	5	üb. 5	1	2	3	4	5	üb. 5	1	2	3	4	5	üb. 5	1	2	3	4	5	üb. 5	1	2	3	4	5	üb. 5
		Erkrankungen																													
Bernkastel .	7	1	—	—	—	—	—	—	—	—	—	—	—	1	—	—	1	—	—	—	2	—	—	—	—	2	—	—	—	—	—
Bitburg .	16	3	—	—	—	—	—	—	—	—	—	—	1	2	1	—	—	—	—	6	—	—	—	—	—	1	1	—	—	—	1
Daun . .	2	1	—	—	—	—	—	1	—	—	—	—	—	—	—	—	—	—	—	—	—	—	—	—	—	—	—	—	—	—	—
Merzig .	4	—	—	—	—	—	—	—	—	—	—	—	—	—	—	—	—	—	—	2	—	—	—	—	—	2	—	—	—	—	—
Ottweiler	39	5	—	—	—	—	—	4	—	—	—	1	—	7	—	—	—	—	—	7	3	—	1	—	—	8	2	—	—	—	1
Prüm . .	7	1	—	—	—	—	—	1	1	—	—	—	—	1	—	1	1	—	—	1	—	—	—	—	—	—	—	—	—	—	—
Saarbrücken.	30	3	—	—	—	—	2	4	—	1	—	—	1	2	—	1	—	—	1	1	—	—	1	—	3	5	1	3	—	—	1
Saarburg (Trier) .	3	—	—	—	—	—	—	1	—	—	—	—	—	—	—	—	—	—	—	2	—	—	—	—	—	—	—	—	—	—	—
Saarlouis . .	6	—	—	—	—	—	—	—	—	—	—	—	—	—	—	—	—	—	—	2	—	—	—	—	—	1	—	2	1	—	—
Trier Stadt. .	5	—	1	—	—	—	—	—	1	—	—	—	—	—	—	—	—	—	1	—	—	1	—	—	—	1	—	—	—	—	—
Trier Land. .	11	1	—	—	—	—	—	1	—	—	—	—	—	3	—	—	—	—	—	1	—	—	—	—	—	4	1	—	—	—	—
St.Wendel	4	—	—	—	—	—	—	2	—	—	—	—	—	2	—	—	—	—	—	—	—	—	—	—	—	—	—	—	—	—	—
Wittlich .	3	—	—	—	—	—	—	2	—	—	—	—	—	—	—	—	—	—	—	—	—	—	—	—	—	1	—	—	—	—	—
Zusammen	137	15	1	—	—	—	2	16	2	1	—	1	2	18	1	2	2	—	2	22	5	1	2	—	3	25	5	5	1	—	3

insgesamt in 128 Ortschaften Paratyphuserkrankungen vor, und zwar waren in den einzelnen Jahren 13, 14, 34, 36, 31 Ortschaften befallen (vgl. Tabelle 5b auf S. 520).

Die Zahl der Ortschaften, in denen Paratyphuserkrankungen festgestellt wurden, hat sich also von Jahr zu Jahr vermehrt, so daß im Jahre 1909 gegenüber 1905 etwa doppelt so viele Ortschaften Paratyphuskranke aufzuweisen hatten.

Wie aus Tabelle 6 (S. 521) hervorgeht, sind von 182 infizierten Ortschaften des Reg.-Bez. Trier und der Bezirke Unter-Elsaß und Lothringen 134 = 73,6 % nur einmal, 168 = 92,3 % nur ein- oder zweimal in den 5 Jahren 1905—1909 befallen gewesen. Bei der Zunahme der Zahl der befallenen Orte von 1905—1909 hat es sich also hauptsächlich darum gehandelt, daß immer neue Ortschaften infiziert wurden. Zu den Ortschaften, die jedes Jahr befallen waren und in denen 99 = 17,8 % der Erkrankungen vorgekommen sind, gehörten die größeren Städte der Bezirke, nämlich Trier, Saarbrücken und Straßburg. Bei der großen Einwohnerzahl dieser Städte kann man sie indes nicht als

Tabelle 5a.

Zahl der Ortschaften in den einzelnen Kreisen des Regierungsbezirkes Trier, in denen in den Jahren 1905 bis 1909 1, 2, 3, 4, 5 und mehr Paratyphuserkrankungen festgestellt wurden.

Kreise	Gesamtzahl der in die Berechnung aufgenommenen Ortschaften	1905						1906						1907						1908						1909					
		Zahl der Ortschaften mit																													
		1	2	3	4	5	üb. 5	1	2	3	4	5	üb. 5	1	2	3	4	5	üb. 5	1	2	3	4	5	üb. 5	1	2	3	4	5	üb. 5
		Erkrankungen																													
Bernkastel .	7	1	—	—	—	—	—	—	—	—	—	—	—	1	—	—	1	—	—	—	2	—	—	—	—	2	—	—	—	—	—
Bitburg .	16	3	—	—	—	—	—	—	—	—	—	—	1	2	1	—	—	—	—	6	—	—	—	—	—	1	1	—	—	—	1
Daun . .	2	1	—	—	—	—	—	1	—	—	—	—	—	—	—	—	—	—	—	—	—	—	—	—	—	—	—	—	—	—	—
Merzig .	4	—	—	—	—	—	—	—	—	—	—	—	—	—	—	—	—	—	—	2	—	—	—	—	—	2	—	—	—	—	—
Ottweiler	39	5	—	—	—	—	—	4	—	—	—	1	—	7	—	—	—	—	—	7	3	—	1	—	—	8	2	—	—	—	1
Prüm . .	7	1	—	—	—	—	—	1	1	—	—	—	—	1	—	1	1	—	—	1	—	—	—	—	—	—	—	—	—	—	—
Saarbrücken .	30	3	—	—	—	—	2	4	—	1	—	—	1	2	—	1	—	—	1	1	—	—	1	—	3	5	1	3	—	—	1
Saarburg (Trier) .	3	—	—	—	—	—	—	1	—	—	—	—	—	—	—	—	—	—	—	2	—	—	—	—	—	—	—	—	—	—	—
Saarlouis . .	6	—	—	—	—	—	—	—	—	—	—	—	—	—	—	—	—	—	—	2	—	—	—	—	—	1	—	2	1	—	—
Trier Stadt . .	5	—	1	—	—	—	—	—	1	—	—	—	—	—	—	—	—	—	1	—	—	1	—	—	—	1	—	—	—	—	—
Trier Land . .	11	1	—	—	—	—	—	1	—	—	—	—	—	3	—	—	—	—	—	1	—	—	—	—	—	4	1	—	—	—	—
St. Wendel	4	—	—	—	—	—	—	2	—	—	—	—	—	2	—	—	—	—	—	—	—	—	—	—	—	—	—	—	—	—	—
Wittlich .	3	—	—	—	—	—	—	2	—	—	—	—	—	—	—	—	—	—	—	—	—	—	—	—	—	1	—	—	—	—	—
Zusammen	137	15	1	—	—	—	2	16	2	1	—	1	2	18	1	2	2	—	2	22	5	1	2	—	3	25	5	5	1	—	3

insgesamt in 128 Ortschaften Paratyphuserkrankungen vor, und zwar waren in den einzelnen Jahren 13, 14, 34, 36, 31 Ortschaften befallen (vgl. Tabelle 5b auf S. 520).

Die Zahl der Ortschaften, in denen Paratyphuserkrankungen festgestellt wurden, hat sich also von Jahr zu Jahr vermehrt, so daß im Jahre 1909 gegenüber 1905 etwa doppelt so viele Ortschaften Paratyphuskranke aufzuweisen hatten.

Wie aus Tabelle 6 (S. 521) hervorgeht, sind von 182 infizierten Ortschaften des Reg.-Bez. Trier und der Bezirke Unter-Elsaß und Lothringen 134 = 73,6 % nur einmal, 168 = 92,3 % nur ein- oder zweimal in den 5 Jahren 1905—1909 befallen gewesen. Bei der Zunahme der Zahl der befallenen Orte von 1905—1909 hat es sich also hauptsächlich darum gehandelt, daß immer neue Ortschaften infiziert wurden. Zu den Ortschaften, die jedes Jahr befallen waren und in denen 99 = 17,8 % der Erkrankungen vorgekommen sind, gehörten die größeren Städte der Bezirke, nämlich Trier, Saarbrücken und Straßburg. Bei der großen Einwohnerzahl dieser Städte kann man sie indes nicht als

Tabelle 6.

Häufigkeit der Feststellung von Paratyphuserkrankungen in den Ortschaften des Regierungsbezirkes Trier und der Bezirke Unter-Elsaß und Lothringen in den Jahren 1905 bis 1909.

a) Zahl der befallenen Ortschaften,

b) Zahl der Erkrankungen.

Bezirke	Gesamtzahl der in die Berechnung aufgenommenen a) Ortschaften u. b) Erkrankungen		in 1 Jahre		in 2 Jahren		in 3 Jahren		in 4 Jahren		in allen 5 Jahren	
	a	b	a	b	a	b	a	b	a	b	a	b
Trier . . .	91	282	66	100	20	83	2	22	1	4	2	73
Unter-Elsaß u. Lothringen	91	275	68	145	14	46	4	16	4	42	1	26
Zusammen	182	557	134	245	34	129	6	38	5	46	3	99

„Paratyphusherde“ bezeichnen. Andrerseits hatten diejenigen Ortschaften, welche während 4 Jahre befallen waren, eine so geringe Erkrankungsziffer, daß auch sie nicht als „Paratyphusherde“ gelten konnten.

Eine Lokalisation des Paratyphus in bestimmten Ortschaften war also im allgemeinen nicht festzustellen. Einzelbeobachtungen, die auf das gelegentliche wiederholte Vorkommen von Paratyphuserkrankungen in denselben Gegenden schließen lassen, haben einige Anstalten gemacht. Die Anstalt Idar berichtete in diesem Sinne über die Stadt B.:

„Auffallend ist, daß seit nunmehr 3 Jahren alle dort auftretenden typhusähnlichen Erkrankungen sich als Paratyphusfälle herausstellten. Zu zeitlich gehäuften Erkrankungen ist es bisher nicht gekommen, stets handelte es sich nur um vereinzelte Fälle, für deren Entstehung jeder Anhaltspunkt fehlte. Vielleicht handelte es sich um Nahrungsmittelinfektionen aus einer gemeinsamen Quelle, möglicherweise durch einen Bazillenträger.“

Entsprechende Beobachtungen machte die Anstalt Trier in 6 Ortschaften: so oft dort bisher typhusverdächtige Erkrankungen vorkamen, wurden sie als Paratyphus festgestellt. Auch die Anstalt Hagenau konnte in einem bestimmten Teile des Kreises Zabern Ortschaften ermitteln, wo nur Paratyphus, fast nie Typhus vorkam.

Der Umstand, daß die Mehrzahl der befallenen Ortschaften frisch ergriffen war, läßt auf den ersten Blick vermuten, daß von Jahr zu Jahr eine Ausbreitung des Paratyphus stattgefunden hat. Beweiskräftiges Material, ob diese Ausbreitung in den letzten Jahren wirklich anzunehmen ist, liegt jedoch nicht vor. Die Zunahme der Zahl der Erkrankungen und der befallenen Ortschaften kann auch zum Teil damit erklärt werden, daß bei dem wechselnden und leichten Verlaufe der Paratyphuserkrankungen erst ein Einarbeiten der Untersuchungsanstalten und der Ärzte auf die klinischen Bilder erfolgen mußte, und daß alsdann von Jahr zu Jahr immer mehr Fälle als verdächtig angesehen wurden, zur bakteriologischen Untersuchung und damit zur Feststellung kamen.

Es ist aber auch nicht unmöglich, daß zeitliche Verschiedenheiten und Schwankungen in der Verbreitung des Paratyphus bestehen. Wie wir später sehen werden, haben die Paratyphusbazillen eine große Verbreitung in der Außenwelt, besonders unter dem Schlachtvieh. In wie weit bei diesem nun Änderungen in dem Vorkommen dieser Erreger entstehen können, und welchen Einfluß diese Verhältnisse wieder auf die Erkrankungen der Menschen haben, ist noch unbekannt. Daß aber Zusammenhänge solcher Art bestehen, scheinen Beobachtungen der Anstalt Hagenau zu zeigen, wonach eine Ausscheidung dieser Bakterien durchaus nicht immer gleichmäßig erfolgte. Bei sonst gleichen Verhältnissen fanden sich längere Zeit, beispielsweise mehrere Monate, Paratyphusbazillenträger nicht oder nur selten, dann gab es wieder Monate, wo sie häufiger festgestellt wurden. Andere Anstalten (Neunkirchen, Saarbrücken), die auch über ein reiches Material in dieser Hinsicht verfügten, haben allerdings derartige Unterschiede nicht gefunden. Die Wahrnehmungen der Anstalt Saarlouis bezüglich der Paratyphuserkrankungen sprechen aber gleichfalls dafür, daß für begrenzte Gebiete das Vorhandensein zeitweiliger Zu- und Abnahme anzunehmen ist. Die Anstalt berichtete: „Es kamen auch noch in der Rheinischen Provinzial-Heil- und Pflegeanstalt zu Merzig 6 Paratyphuserkrankungen Ende 1909 und Anfang 1910 vor. Hier wurde bei den regelmäßigen Untersuchungen der Neuaufnahmen die bemerkenswerte Erscheinung festgestellt, daß bei einem nicht unerheblichen Bruchteil dieser Untersuchten die Gruber-Widalsche Reaktion mit Paratyphusbazillen positiv ausfiel, was früher nicht beobachtet war. Es ist hiernach wohl anzunehmen, daß die Paratyphuserkrankungen im Regierungsbezirke Trier in allmählichem weiteren Vordringen begriffen sind. Da die Krankheitserscheinungen zumeist leichterer Natur sind und oft ohne Zuziehung des Arztes ablaufen, kommen diese Paratyphusfälle offenbar nur zum kleinsten Teile zur amtlichen Kenntnis."

Erst weitere Beobachtungen können die Frage der zeitlichen und örtlichen Schwankungen der Verbreitung der Paratyphus B-Bazillen und ihrer Ursachen klären.

Aus Tabelle 6 (S. 521) ist ferner ersichtlich, daß von den berücksichtigten 557 Fällen sich 245 (44,0 %) in Ortschaften, die nur einmal befallen waren, und 129 (23,2 %) in solchen, die zweimal befallen waren, gezeigt haben.

Sind diese Fälle nun in den Ortschaften gehäuft aufgetreten? Von den 265 berücksichtigten Ortschaften der Tabellen 5a und 5b hatten 171 (64,5 %) in den betreffenden Jahren nur 1 Erkrankung und 45 (17,0 %) nur 2 Erkrankungen; aus 216 Ortschaften (81,5 %) wurden also Einzelfälle in den betreffenden Jahren gemeldet.

Auf Grund vorstehender Statistik läßt sich sonach sagen, daß die Zahl der gemeldeten Paratyphuserkrankungen in den einzelnen Jahren zugenommen hat, daß einige Kreise besonders zahlreich befallen waren, daß die Einzelfälle überwogen, und daß der größte Teil der befallenen Ortschaften in den letzten 5 Jahren nur ein- bis zweimal befallen gewesen ist.

Tabelle 7.

Zahl der bei den einzelnen Untersuchungsanstalten zur Feststellung gekommenen Erkrankungen an Paratyphus nach Alter und Geschlecht in den Jahren 1903 bis 1909.

Unter-suchungs-anstalten	Gesamtzahl der in die Berechnung aufgenommenen Erkrankungen	Geschlecht	Es waren erkrankt im Alter von														
			1 bis 4	5 bis 9	10 bis 14	15 bis 19	20 bis 24	25 bis 29	30 bis 34	35 bis 39	40 bis 44	45 bis 49	50 bis 54	55 bis 59	60 bis 64	65 bis 69	70 bis 74
			Jahren														
Saarbrücken	61	m.	6	8	4	7	17	8	2	5	—	1	1	2	—	—	—
	72	w.	8	7	6	10	9	7	7	7	5	5	—	—	1	—	—
Neunkirchen	34	m.	2	4	3	4	6	2	1	2	3	3	2	—	—	—	2
	33	w.	5	3	6	3	1	5	3	3	2	1	—	1	—	—	—
Trier	56	m.	2	8	5	8	18	3	3	1	2	3	2	—	1	—	—
	42	w.	2	1	2	8	9	5	2	3	2	3	2	1	1	—	1
Metz	31	m.	1	4	5	8	8	—	2	2	—	—	—	—	1	—	—
	14	w.	2	1	—	3	1	—	—	2	1	1	1	2	—	—	—
Straßburg	31	m.	1	3	7	4	6	3	2	1	—	3	—	1	—	—	—
	27	w.	1	3	5	5	10	1	—	1	1	—	—	—	—	—	—
Hagenau	45	m.	1	5	5	4	8	5	4	7	1	—	1	2	1	—	1
	36	w.	—	6	9	8	3	1	3	1	1	1	—	3	—	—	—
Diedenhofen	28	m.	—	4	2	10	5	2	1	3	1	—	—	—	—	—	—
	18	w.	1	1	1	—	—	3	3	1	2	3	2	—	1	—	—
In allen Untersuchungsanstalten zusammen	286 = 54 %	m.	13	36	31	45	68	23	15	21	7	10	6	5	3	—	3
	242 = 46 %	w.	19	22	29	37	33	22	18	18	14	14	5	7	3	—	1
Gesamtzahl	528	—	32	58	60	82	101	45	33	39	21	24	11	12	6	—	4
Auf je 100 der Gesamtzahl der Erkrankten kamen Erkrankte	—	—	6,1	11,0	11,3	15,5	19,1	8,5	6,3	7,4	4,0	4,5	2,1	2,3	1,1	—	0,8

Von 528 in Betracht gezogenen Erkrankten waren, wie Tabelle 7 zeigt, 54 % männlichen und 46 % weiblichen Geschlechts. Eine wesentliche Begünstigung des einen oder anderen Geschlechts scheint danach nicht vorzuliegen. Das Prozentverhältnis der Beteiligung der Geschlechter entspricht fast genau dem von Klinger[1]) für Typhus festgestellten. Aber auch die Beteiligung der Altersklassen stimmt auffallend mit derjenigen bei Typhus überein. In Tabelle 8 (S. 524) sind beide Krankheiten einander gegenübergestellt. Klinger berechnete bei Typhus die Be-

[1]) Arb. a. d. Kaiserl. Gesundheitsamte Bd. 30 S. 587.

Tabelle 8.

Beteiligung der Altersklassen an Typhus- und Paratyphuserkrankungen.

Von je 100 Erkrankungen kamen bei	auf die Altersklasse von													
	0 bis 1	2 bis 4	5 bis 9	10 bis 14	15 bis 19	20 bis 24	25 bis 29	30 bis 34	35 bis 39	40 bis 44	45 bis 49	50 bis 54	55 bis 59	60 bis 80
	Jahren													
Typhus (nach Klinger), in Betracht gezogen sind 3867 Fälle	0,8	5,2	12,7	12,9	14,7	15,6	11,9	9,2	5,4	4,1	3,0	1,9	0,9	1,4
Paratyphus, in Betracht gezogen sind 528 Fälle	0,1	6,0	11,0	11,3	15,5	19,1	8,5	6,3	7,4	4,0	4,5	2,1	2,3	1,9

teiligung der Kinder bis zu 15 Jahren auf 31,6 %, für Paratyphus ließ sich eine solche mit 28,4 % nachweisen. Die beiden Altersklassen von 15—24 Jahren sind mit 34,6 % an der Gesamtzahl der gemeldeten Paratyphuserkrankungen beteiligt, die Altersklassen von 0—24 Jahren stellen 63 % der Fälle dar. Es liegen hier dieselben Verhältnisse vor, wie bei manchen anderen endemischen Krankheiten, bei denen das späte Kindesalter und das Alter des ersten Erwerbslebens vor allem ergriffen sind.

Die Verteilung der Erkrankungen auf die einzelnen Monate zeigt folgende Tabelle.

Tabelle 9.

Verteilung der Gesamtzahl der von den verschiedenen Untersuchungsanstalten beobachteten Paratyphuserkrankungen auf die einzelnen Monate.

Untersuchungsanstalten	Gesamtzahl der in die Berechnung aufgenommenen Erkrankungen	Von der Gesamtzahl der Paratyphuserkrankungen wurden beobachtet im											
		Januar	Februar	März	April	Mai	Juni	Juli	August	September	Oktober	November	Dezember
Saarbrücken	133	1	4	2	10	10	29	21	13	20	13	7	3
Trier	90	4	4	5	6	10	14	6	9	9	14	7	2
Neunkirchen	67	8	5	11	6	6	1	2	5	5	—	10	8
Straßburg	58	2	1	—	3	5	6	5	9	8	8	10	1
Metz	42	—	—	—	—	12	4	8	5	8	4	—	1
Hagenau	81	—	—	2	7	11	7	8	16	7	10	6	7
Diedenhofen	46	—	—	—	3	1	1	6	8	13	8	1	5
Insgesamt	517	15	14	20	35	55	62	56	65	70	57	41	27
		49			152			191			125		
Von 100 der beobachteten Erkrankungen		1. Vierteljahr = 9,5 %			2. Vierteljahr = 29,4 %			3. Vierteljahr = 36,9 %			4. Vierteljahr = 24,2 %		

Die wenigsten Erkrankungen fielen in die kalten, die meisten in die warmen Monate, der September zeigte den Gipfel der Jahreskurve. Das 3. Quartal stand mit 36,9 % der Erkrankungen an erster, das 1. Quartal mit 9,5 % an letzter Stelle.

Die Ursache dieser Verteilung wird dieselbe sein wie beim Typhus, nämlich: erhöhte Krankheitsempfänglichkeit und erhöhte Gelegenheit zur Ansteckung in dieser Jahreszeit. Die Beteiligung der einzelnen Berufsarten zeigte keine Besonderheiten; eine Bevorzugung des einen oder des anderen Berufs (z. B. der Schlächter) war nicht festzustellen.

2. Die angewandten bakteriologischen Untersuchungsverfahren zum Nachweis der Paratyphusinfektion und die damit erzielten Erfolge.

Die zum Nachweis der Paratyphusbazillen angewandten Verfahren entsprachen denen für den Nachweis der Typhusbazillen. Vor allem kamen der v. Drigalski-Conradische und Endosche Nährboden in Betracht. In den letzten Jahren wurden in einzelnen Untersuchungsanstalten das Padlewskische und das Kindborgsche Verfahren nachgeprüft, von denen sich der Padlewski-Nährboden besonders bewährte (Anstalt Landau). In der Neunkirchener Anstalt stellte Conradi einen auch den Paratyphus-Nachweis günstiger gestaltenden Nährboden her. Von allen Anstalten ist außer diesen Nährböden der Malachitgrünnährboden nach Lentz-Tietz zur Züchtung der Paratyphusbazillen als Vorkultur angewandt worden.

Die Urteile der Untersuchungsanstalten über den Wert der Nährböden für den Nachweis der Paratyphusbazillen im Blute, Stuhle und Urine waren untereinander verschieden und wechselten auch bei einzelnen Anstalten. Dies liegt daran, wie Neufeld [1]) früher hervorhob, „daß es bei der Untersuchung der Typhusausleerungen nicht so sehr auf die Methode, als vielmehr auf die Übung, die man in ihr besitzt, und die Geduld, die man verwendet, ankommt" und — möchte der Verfasser hinzufügen — darauf, daß man den Diener bei Herrichtung des zu verwendenden Nährbodens genauestens beaufsichtigt und sich vor der Anwendung des fertigen Nährbodens durch Anlegung von Probeplatten mit Typhus- bezw. Paratyphusbazillen von der Brauchbarkeit des hergestellten Nährbodens überzeugt. Mit der Person der Anstaltsleiter wechselten auch nicht selten die angewandten Methoden und daraus lassen sich die verschiedenen Urteile erklären. Im allgemeinen lieferten aber wohl sämtliche, oben angeführten Verfahren gleich gute Ergebnisse beim Paratyphus-Nachweise. Das ist auch erklärlich, da der Paratyphusbazillus weniger anspruchsvoll an den Nährboden zu sein scheint und in vielen Fällen die übrigen Bakterien noch zu überwuchern vermag, in denen der Typhusbazillus unter gleichen Verhältnissen im Kampfe unterliegt. Aber ein Nachweisverfahren, das Malachitgrünverfahren nach Lentz-Tietz, hat sich nach den Urteilen fast aller Stationen ganz besonders bewährt. Lentz-Tietz [2]) gaben an, daß ihnen bei 44 Paratyphuskranken in 100 %

[1]) Kolle-Wassermann I. Aufl. 2. Bd. S. 245.
[2]) Klin. Jahrb. Bd. 14 S. 495.

der Nachweis von Paratyphusbazillen gelang, und daß bei 56,8 % der Paratyphuskranken die Diagnose lediglich mit Hilfe der Malachitgrünplatte gesichert wurde; in 41,7 % der positiven Stuhlbefunde und in 25 % der positiven Urinbefunde wurde das positive Resultat nur mit Hilfe des Malachitgrünverfahrens erzielt. Sämtliche Anstalten bis auf eine haben sich dahin ausgesprochen, daß für den Nachweis von Paratyphusbazillen das Malachitgrünverfahren Lentz-Tietz alles leistet, was man von einem guten Nährboden erwarten kann. Ganz hervorragend bewährte sich das Lentz-Tietzsche Verfahren auch beim Nachweis von Gärtnerbazillen, wie der Verfasser bei einer Fleischvergiftungsepidemie in St. Johann feststellen konnte.

Es sei jedoch auch die Angabe der Anstalt Landau angeführt, die ihr Urteil über das Malachitgrünverfahren dahin zusammenfaßt, daß eine Überlegenheit dieses Verfahrens über den v. Drigalski-Conradischen Nährboden nicht festzustellen sei.

Auch das Nachweisverfahren der Paratyphusbazillen im Blute war das gleiche wie das bei Typhus. Die Anreicherung der Paratyphusbazillen im Blute nach Conradi[1]) und Kayser[2]) mittels Galle, beziehungsweise nach der von Fornet[3]) angewandten Abänderung des Verfahrens (Einbringen des eingesandten Blutgerinnsels in Galle), wurde allgemein angewandt.

Die Untersuchung von anderen Ex- und Sekreten des menschlichen Körpers und von menschlichen Organen auf Paratyphusbazillen entsprach, ebenso wie die Untersuchung auf Paratyphusbakterien außerhalb des menschlichen Körpers in der belebten und unbelebten Natur, dem Verfahren ihres Nachweises in Blut, Stuhl oder Urin. Erwähnenswert ist aber das von Conradi[4]) ausgearbeitete Verfahren zum Nachweis spärlicher Keime in Fleischproben und im Innern von Organen von Schlachttieren. Nach Desinfektion der Oberfläche im Ölbad kommen die Proben für 24 Stunden in den Brutschrank, erst nach dieser Zeit erfolgt die Anlage von Kulturen aus dem Innern der Probe. Gleichfalls aus der Neunkirchener Anstalt ist zur Erleichterung der Anreicherung und des Nachweises von Keimen in Fleischproben deren Verdauung durch Zusatz von Papajotin angegeben worden (Rommeler[5])).

Die Gruber-Widalsche Reaktion[6]) wurde fast bei allen Untersuchungsanstalten stets sowohl mit einem Typhus- als auch mit einem Paratyphus B-Stamme, bei einigen Anstalten außerdem noch mit einem Paratyphus A-Stamme angesetzt. Die Reaktion galt als positiv bei makroskopisch oder mit Hilfe schwacher Lupenvergrößerung sichtbarer Agglutination in einer Serumverdünnung von 1:100. Die Beurteilung des Ergebnisses war in gewissen Fällen dadurch erschwert, daß Typhus- und Paratyphusstämme in gleicher oder fast gleicher Verdünnung des Serums agglutiniert wurden, und es war dann zweifelhaft, ob Typhus oder Paratyphus vorlag. Wie später noch auseinandergesetzt werden soll, tritt im weiteren Verlaufe der Erkrankung diese Erscheinung

---

1) Deutsche Med. Wochenschr. 1906 S. 58.
2) Münch. Med. Wochenschr. 1906 S. 823.
3) Münch. Med. Wochenschr. 1906 S. 1053.
4) Zeitschr. f. Fleisch- u. Milchhygiene 1909 S. 341.
5) Zentralbl. f. Bakt. Orig. Bd. 50 S. 501.
6) Die Methoden der Anstellung der Gruber-Widalschen Reaktion sind die gleichen wie bei Typhus.

der Mitagglutination zurück, und es kann daher im weiteren Verlaufe der Krankheit durch Wiederholung der Untersuchung die Diagnose allein mittels der Blutuntersuchung gestellt werden. Die Verschiedenheit des zeitlichen Ablaufs der Agglutination bei Typhus und Paratyphus gibt ferner, worauf Lentz [1]) 1906 aufmerksam machte, die Möglichkeit, in solchen Fällen die Differentialdiagnose schon bei der ersten Untersuchung zu stellen. Die Agglutination der Typhusbazillen hat bei solchen Paratyphusfällen erst nach Ablauf von 2 Stunden annähernd ihre Endwerte erreicht, die der Paratyphusbazillen bereits nach einer halben Stunde. Liegt also eine Typhuserkrankung vor und ergibt die Gruber-Widalsche Reaktion gleich hohen Titer für Typhus- und Paratyphusbazillen, so ist nach einer halben Stunde der Endtiter der Mitagglutination der Paratyphusbazillen noch nicht erreicht, liegt aber eine Paratyphusinfektion vor, so wird auch ein längeres als halbstündiges Verweilen der Proben im Brutschrank den Agglutinationstiter für Paratyphus nicht erhöhen. Diese Methode der Differenzierung ist auch von anderen Untersuchungsanstalten mit Erfolg angewandt worden. Ein drittes Verfahren, die Diagnose trotz gleich hoher Mitagglutination zu stellen, ist durch den Castellanischen Absättigungsversuch gegeben. Über die erfolgreiche Anwendung dieses Verfahrens liegen vereinzelte Angaben vor.

Auch das von dem Verfasser [2]) vorgeschlagene Verfahren, bei derartigen Fällen den Bac. enteritidis Gärtner zur Agglutination heranzuziehen, ist zu empfehlen. Agglutiniert ein Serum Typhus- und Paratyphusbazillen und außerdem Gärtnerbazillen, so liegt mit größter Wahrscheinlichkeit eine Typhusinfektion vor, während das Fehlen der Mitagglutination der Gärtnerbazillen für eine Paratyphusinfektion sprechen würde.

Die Angaben der Anstalten über die Schwierigkeit der Diagnosenstellung bei gleich hoher Agglutination für Typhus und Paratyphus sind recht spärlich und beweisen, daß diese Mitagglutination in der Praxis von keiner Bedeutung ist.

Die mit den obigen Verfahren erzielten Ergebnisse der Untersuchungen der eingesandten Stuhl-, Harn und Blutproben sind in den Vierteljahrsberichten der einzelnen Stationen niedergelegt. Während der Typhusbekämpfung sind in den Jahren 1903 bis 1909 im ganzen Bekämpfungsgebiete 4866 positive Befunde bei Paratyphusinfizierten erzielt worden, davon waren 1578 (32,43 %) positive Gruber-Widalsche Reaktionen und 3288 (67,57 %) Paratyphusbazillenbefunde. Die Verteilung der Befunde und der festgestellten Paratyphuskranken auf die bei der Typhusbekämpfung beteiligten Staatsgebiete ist aus Tabelle 1 (S. 515) zu ersehen. Eine Übersicht darüber, auf wieviel negative Untersuchungen diese positiven Befunde kommen, läßt sich nicht geben, da eine Trennung der eingesandten Proben in solche, die auf Typhusbazillen, und in solche, die auf Paratyphusbazillen zu untersuchen waren, nicht hat durchgeführt werden können.

Aus Tabelle 2 (S. 516) ist die Beteiligung der einzelnen Untersuchungsanstalten an den positiven Befunden und an den Erkrankungsfällen ersichtlich. In den Zahlen der positiven Befunde sind sowohl die bei Kranken, als auch die bei Genesenden und Bazillenträgern festgestellten enthalten.

---

[1]) Zentralbl. f. Bakt. Ref. Bd. 38 S. 63.

[2]) Münch. Med. Wochenschr. 1909 S. 1843.

Für die Beurteilung der praktischen Verwendbarkeit der bakteriologischen Methoden ist es wichtig zu wissen, bei wie vielen Paratyphuskranken der bakteriologische Nachweis der Krankheitserreger gelang, d. h. eine „bakteriologische Bestätigung“ des Falles erfolgte. Eine Statistik der „Bestätigung“ der Fälle ist ganz allgemein insofern Fehlern ausgesetzt, als solche Fälle, die klinisch zweifelhaft sind und bakteriologisch nicht bestätigt werden, obwohl sie tatsächlich Infektionen des Infektionserregers sind, in der Regel nicht als Infektionen gemeldet, daher auch nicht in die Statistik einbezogen werden. Infolgedessen wird das Zahlenverhältnis der bestätigten zu den nicht bestätigten Fällen ein zu günstiges.

Tabelle 10.
Zahl der bakteriologischen Bestätigungen verdächtiger Paratyphuserkrankungen.

Untersuchungsanstalten	Gesamtzahl der in die Berechnung aufgenommenen Erkrankungen	Von diesen Erkrankungen wurden bestätigt durch							Anzahl der nicht bestätigten Erkrankungen
		a Gruber-Widalsche Reaktion allein	b Blutkultur allein	c Gruber-Widalsche Reaktion und Blutkultur	d Stuhl- oder Urinuntersuchung allein	e Stuhl- oder Urinuntersuchung und Gruber-Widalsche Reaktion	f Stuhl- oder Urinuntersuchung und Blutkultur	g Stuhl- oder Urinuntersuchung, Gruber-Widalsche Reaktion und Blutkultur	
Saarbrücken	133	54	—	4	7	59	1	4	4
Trier	104	14	1	—	28	55	—	5	1
Neunkirchen	67	6	8	2	13	26	4	7	1
Straßburg	58	6	1	2	14	31	1	3	—
Metz	48	16	1	1	12	17	—	—	1
Hagenau	81	6	—	1	3	60	2	8	1
Diedenhofen	46	14	1	—	3	25	—	1	2
Insgesamt	537	116	12	10	80	273	8	28	10

In der Tabelle 10 haben nur solche Erkrankte Berücksichtigung gefunden, bei denen sämtliche bakteriologischen Untersuchungen ausgeführt sind. Wie aus dieser Tabelle hervorgeht, sind von 537 Fällen 527 (98,1 %) bestätigt worden. Die 10 nicht bestätigten Fälle betrafen Erkrankungen, die wegen ihres Verlaufs und ihres Zusammenhanges mit anderen Paratyphuserkrankungen als Paratyphus anzusprechen waren. Der Ausfall von 1,9 % ist, soweit ersichtlich, nicht den angewandten Nachweisverfahren zuzuschreiben. Er ist verschuldet durch manche Zufälligkeiten, z. B. durch die nachträgliche Feststellung des Falles, als bereits die Genesung eingetreten war und die Bazillenausscheidung aufgehört hatte, oder durch den Umstand, daß die anfangs negative Blutuntersuchung später nicht wiederholt wurde und daß die Schlußuntersuchungen erst in einem späteren Stadium einsetzten.

Da der Nachweis der Paratyphusbazillen dank dem Malachitgrünverfahren so überaus zuverlässig ist, kann man bei etwa 100 % der Paratyphusinfektionen mit typhusähnlichem Verlauf auf bakteriologische Bestätigung rechnen.

Die Frage, welches Untersuchungsmaterial in der Praxis am geeignetsten für die bakteriologische Bestätigung der Krankheit ist, beantwortet gleichfalls die Tabelle 10. Unter den 527 bestätigten Fällen hatte bei 116 (22,0 %) die Gruber-Widalsche Reaktion allein zum positiven Ziele geführt. Zieht man zur Beurteilung des Wertes der Blutuntersuchung auch noch den Bazillenbefund im Blute mit heran, so steigt die Zahl der Fälle auf 138 (26,2 %), bei denen allein durch die Blutuntersuchung die Art der Erkrankung aufgeklärt wurde. Ihre Zahl ist bei Paratyphus also erheblich geringer als beim Typhus.

Aus den Spalten a, c, e und g der Tabelle 10 ergibt sich, daß bei 427 Erkrankten (81,0 %) die Gruber-Widalsche Reaktion positiv war. Rechnet man die Zahlen der Spalten b und f hinzu, so zeigt sich, daß bei 447 Erkrankungen (84,8 %) durch die Blutuntersuchung ein positives Ergebnis erzielt wurde. Daß bei 19,0 % der Fälle die Gruber-Widalsche Reaktion nicht positiv ausfiel, liegt in der Hauptsache wohl daran, daß die Blutuntersuchungen wegen anderweitiger Bestätigung der Diagnose oder wegen Materialverweigerung nicht wiederholt wurden, zum kleineren Teile wohl auch daran, daß diese Reaktion während der Erkrankung überhaupt nicht positiv wurde.

Der Bazillennachweis im Stuhle oder Urin erfolgte in 389 Fällen (73,8 %). 80 Erkrankungen (15,2 %) wurden allein durch die Stuhl-Urinuntersuchungen festgestellt, bei 309 Erkrankten (58,6 %) war die Stuhl-Urin- und Blutuntersuchung positiv.

Das positive Ergebnis der Blutuntersuchung in 81,0 % bezw. 84,8 % der Fälle ist demnach höher als das der Stuhl-Urinuntersuchung (73,8 %). Die Prozentziffern sind aber bei beiden Verfahren annähernd so gleich, daß man nicht das eine vor dem andern bevorzugen darf. Man wird vielmehr die Stuhl-Urin- und Blutuntersuchung in der Praxis als gleichwertig zu erachten haben und zweckmäßig nebeneinander anwenden, denn auf diese Weise wurden 98,1 % der Erkrankungen bestätigt.

Ein anschauliches Bild von dem Werte der einzelnen Untersuchungsmethoden für die ärztliche Praxis und die Seuchenbekämpfung wird man ferner erhalten, wenn man das Material dahin sichtet, durch welche Methode — ob durch die Stuhl-Urin- oder durch die Blutuntersuchung — und an welchem Erkrankungstage die bakteriologische Feststellung des Falles erfolgte, d. h. der erste positive Befund erzielt wurde.

Wie sich aus Tabelle 11 a—c und e—g (S. 530) ergibt, war bei 323 (70,2 %) Fällen bereits bei der ersten positiv ausgefallenen Untersuchung die Gruber-Widalsche Reaktion positiv, bezw. es befanden sich Paratyphusbazillen im Blute. In 51,5 % der Fälle wurden bei der ersten positiv ausgefallenen Untersuchung Paratyphusbazillen im Stuhl-Urine nachgewiesen. Durch die Stuhl-Urinuntersuchungen allein wurde in 29,8 %, durch die Gruber-Widalsche Reaktion allein in 40,9 %, durch die Blutkultur allein in 4,8 % der Erkrankungsfälle der erste positive bakteriologische Befund erhoben.

Auch hier wiederum ist zu erkennen, daß durch die Blutuntersuchung mehr Erkrankungsfälle festgestellt wurden, als durch die Stuhl-Urinuntersuchung. Es ist dabei aber hervorzuheben, daß in den Untersuchungsgebieten mancher Anstalten die Ärzte in Verdachtsfällen erst eine Blutprobe einsandten, um die Stuhl-Urineinsendung dann später nachfolgen zu lassen, daß also in erster Linie die Blutuntersuchung zur Sicherung der Diagnose herangezogen wurde. Die Anstalt Kaiserslautern berichtete, daß von 233 Paratyphuserkrankungen bei 30 % der Fälle die Diagnose durch den Nachweis der Bazillen, bei 70 % aber durch die Gruber-Widalsche Reaktion gestellt wurde.

Tabelle 11.
Anteil der verschiedenen bakteriologischen Untersuchungsmethoden an der Gesamtzahl der ersten positiven Untersuchungen von paratyphusverdächtigen Erkrankungen.

Untersuchungsanstalten	Gesamtzahl der in die Berechnung aufgenommenen Erkrankungen	Der erste positive Untersuchungsbefund (bakteriologische Feststellung der Erkrankung) erfolgte durch						
		a Gruber-Widalsche Reaktion allein	b Blutkultur allein	c Gruber-Widalsche Reaktion und Blutkultur	d Stuhl- oder Urinuntersuchung allein	e Stuhl- oder Urinuntersuchung und Gruber-Widalsche Reaktion	f Stuhl- oder Urinuntersuchung und Blutkultur	g Stuhl- oder Urinuntersuchung, Gruber-Widalsche Reaktion und Blutkultur
Trier	102	37	1	2	30	30	—	2
Neunkirchen .	66	29	14	3	18	—	2	—
Idar	63	8	—	—	23	32	—	—
Straßburg . .	58	22	2	2	25	5	—	2
Metz	48	27	—	2	13	6	—	—
Hagenau . . .	79	35	4	3	21	14	1	1
Diedenhofen .	44	30	1	1	7	5	—	—
Insgesamt	460	188	22	13	137	92	3	5

Es ist ferner von Interesse zu wissen, in welcher Zeit der Erkrankung die erste bakteriologische Feststellung erfolgte, der erste positive Befund erhoben wurde. Auch hier muß man berücksichtigen, daß der Zeitpunkt der Untersuchung von äußeren Umständen — Hinzuziehung eines Arztes und Stellung der Verdachtsdiagnose — abhängig ist. Die Tabelle 12 (S. 531) gibt wieder, nach welcher Erkrankungsdauer positive bakteriologische Diagnosen gestellt wurden.

In 39,5 % der Fälle erfolgte die bakteriologische Feststellung in der 2. Krankheitswoche, in 32,2 % in der 1., in 16,5 % bezw. in 11,8 % in der 3. bezw. in einer späteren Krankheitswoche. Daß etwa ein Drittel der Fälle bereits in der 1. Krankheitswoche festgestellt wurde, erklärt sich einmal daraus, daß beim Paratyphus die klinischen Erscheinungen im Gegensatze zu Typhus recht häufig stürmisch einsetzen und daher frühzeitig ein Arzt hinzugezogen wurde, und zweitens daraus, daß die Verfahren zum Nachweis der Paratyphusbazillen verhältnismäßig sicher arbeiten.

Von 115 Kranken, bei denen die bakteriologische Feststellung ihrer Erkrankung in der 1. Krankheitswoche gelang, hatten 56 (48,7 %) Paratyphusbazillen im Stuhle und Urine, 59 (51,3 %) bereits eine positive Gruber-Widalsche Reaktion. Bei 11 Erkrankten war diese Reaktion sogar schon am 1. oder 2. Krankheitstage positiv. Mit Einrechnung des Blutkulturverfahrens betrug die Zahl der Erkrankten mit positiven Blutbefunden in der 1. Woche 73 (63,5 %).

Tabelle 12.

Feststellung der ersten bakteriologischen Untersuchungsbefunde durch die verschiedenen Untersuchungsverfahren nach dem Zeitpunkt der Erkrankungen.

Untersuchungsverfahren	Gesamtzahl der in die Berechnung aufgenommenen Untersuchungsergebnisse	Von diesen ersten positiven Untersuchungen erfolgten nach einer Erkrankungsdauer von																					
		1	2	3	4	5	6	7	8	9	10	11	12	13	14	15	16	17	18	19	20	21	mehr als 3 Wochen
		Tagen																					
Gruber-Widalsche Reaktion allein . . .	172	2	7	7	2	7	9	9	15	5	13	8	13	12	11	3	3	5	6	7	3	3	22
Blutkultur allein . .	23	1	—	3	—	3	4	1	1	1	2	1	1	—	2	1	—	—	1	—	—	—	1
Gruber-Widalsche Reaktion und Blutkultur	11	—	1	—	1	1	—	1	1	1	1	1	—	2	—	—	—	—	—	—	—	—	1
Stuhl- oder Urinuntersuchung allein . .	100	1	7	4	10	4	6	10	6	8	4	3	3	4	3	2	1	4	—	—	2	3	15
Stuhl- oder Urinuntersuchung und Gruber-Widalsche Reaktion	43	—	1	—	1	4	1	1	4	4	1	2	3	3	—	5	1	2	3	2	1	1	3
Stuhl- oder Urinuntersuchung und Blutkultur	3	—	—	—	—	1	—	1	—	1	—	—	—	—	—	—	—	—	—	—	—	—	—
Stuhl- oder Urinuntersuchung, Gruber-Widalsche Reaktion und Blutkultur . .	5	—	—	—	1	1	1	1	—	—	—	1	—	—	—	—	—	—	—	—	—	—	—
Ingesamt	357	4	16	14	15	21	21	24	27	20	21	16	20	21	16	11	5	11	10	9	6	7	42
		115							141							59							
Auf je 100 der Gesamtbefunde		32,2							39,5							16,5							11,8

Einwandfreie Beobachtungen haben sonst ergeben, daß die Gruber-Widalsche Reaktion in der Regel erst in der 2. Krankheitswoche nachweisbar zu werden beginnt. Der Umstand nun, daß man unter Umständen auch schon bei den ersten objektiven Krankheitserscheinungen, die den Verdacht auf eine typhöse Infektion erwecken, auf einen positiven Ausfall der Reaktion rechnen kann, ist insofern von Wichtigkeit, als er lehrt, daß man auch bei Beginn der Erkrankung die Untersuchung des Blutes vornehmen lassen soll. Diese Forderung muß auch aus dem Grunde erhoben werden, weil in der ersten Zeit der Erkrankung der Nachweis der Bazillen im Blute besonders häufig gelingt.

In 23 von 357 Fällen ist die Feststellung allein durch die Blutkultur erfolgt, in 19 weiteren Fällen war diese zugleich mit der Gruber-Widalschen Reaktion bezw. der Stuhl-Urinuntersuchung positiv. Die Erwartungen, die man in die Blutkultur, hauptsächlich auf Grund von Krankenhausbeobachtungen, gesetzt hatte, haben sich in Wirklichkeit nicht erfüllt. Die Ursache dafür ist, daß die von den praktischen Ärzten zur Untersuchung eingesandten Blutmengen bedeutend geringer zu sein pflegen, als die in Krankenhäusern durch Venenpunktion entnommenen. Man darf aber trotzdem behaupten, daß die Blutkultur auch in der Praxis der Untersuchungsanstalten ein weiteres, nicht zu entbehrendes Hilfsmittel zur Diagnosenstellung ist und daher ihre Einführung durch Conradi[1]), Kayser[2]), Fornet[3]), Müller und Gräf[4]) einen Fortschritt auch bei der Paratyphusdiagnose bedeutet.

Von 141 in der 2. Krankheitswoche festgestellten Kranken schieden 50 (35,5%) Paratyphusbazillen aus und hatten 110 (78,5%) eine positive Gruber-Widalsche Reaktion oder Paratyphusbazillen im Blute. Die entsprechenden Zahlen für die 59 in der 3. Krankheitswoche festgestellten Kranken sind 27 (45,8%) und 47 (79,7%). Es geht daraus hervor, daß der positive Ausfall der Blutuntersuchungen den der Stuhl-Urinuntersuchungen in allen 3 Wochen überwog, besonders erheblich in der 2. und 3. Krankheitswoche. In den 3 ersten Krankheitswochen zusammengenommen stehen bei den Feststellungsuntersuchungen 230 (73,0%) positive Blutbefunde und 133 (42,2%) positive Stuhl-Urinbefunde einander gegenüber. Die größere Zahl der positiven Blutuntersuchungen wird zum Teil auf die — wenigstens nach der 1. Krankheitswoche — größere Wahrscheinlichkeit des Erfolges der angewandten Methode, zum Teil auf die Bevorzugung der Einsendung von Blutproben seitens der praktischen Ärzte zurückzuführen sein. Wie auf die Frage, durch welche Untersuchungsmethode die bakteriologische Bestätigung der Verdachtsfälle am sichersten zu erreichen sei, geantwortet werden mußte, daß dies durch die gleichzeitige Untersuchung von Blut und Stuhl-Urin der Fall sei, so hat auch die gleiche Antwort aus den obigen Tabellen abgeleitet werden müssen hinsichtlich der aussichtsreichsten Untersuchungsmethode für die bakteriologische Feststellung.

In der ärztlichen Praxis ist also die Blutuntersuchung möglichst frühzeitig und gleichzeitig mit der Stuhl-Urinuntersuchung zum bakteriologischen Nachweis des Paratyphus heranzuziehen.

Tabelle 12 ergibt weiter, daß 71,7% der berücksichtigten Fälle in der 1. und 2. Krankheitswoche, also im Fieberstadium, bereits bakteriologisch festgestellt wurden.

Wenn auch in den ersten Krankheitswochen die positiven Blutuntersuchungen die gleichen Befunde der Stuhl-Urinuntersuchungen an Zahl übertrafen, so bedeutet das doch keinen schlechten Erfolg der Stuhl-Urinuntersuchungen dieses Zeitraums. Wie Tabelle 13 (S. 533) zeigt, waren 52,7% aller vor der Entfieberung ausgeführten Stuhluntersuchungen positiv. Es ist also die Aussicht, beim Fehlen einer Gruber-

---

[1]) a. a. O.

[2]) a. a. O.

[3]) a. a. O.

[4]) Münch. Med. Wochenschr. 1906 S. 69.

Tabelle 13.

Zahlen der vor und nach der Entfieberung ausgeführten bakteriologischen Stuhl- und Urinuntersuchungen.

Untersuchungsanstalten	Gesamtzahl der in die Berechnung aufgenommenen Erkrankungen	Von der Gesamtzahl der in die Berechnung aufgenommenen Untersuchungen waren							
		Stuhluntersuchungen				Urinuntersuchungen			
		im Fieberstadium		nach Abfall des Fiebers		im Fieberstadium		nach Abfall des Fiebers	
		überhaupt	davon positiv	überhaupt	davon positiv	überhaupt	davon positiv	überhaupt	davon positiv
Saarbrücken	131	97	56	466	47	105	19	424	33
Trier	64	70	46	325	95	63	7	320	13
Neunkirchen	67	105	32	412	69	89	15	381	51
Metz	46	60	27	97	17	51	6	96	—
Straßburg	58	82	43	189	32	79	2	167	1
Hagenau	81	90	56	248	68	81	17	243	11
Diedenhofen	46	27	20	132	29	20	5	123	5
Insgesamt	493	531	280	1869	357	488	71	1754	114
Von je 100 aller Untersuchungen	—	—	52,7	—	19,1	—	14,5	—	6,5

Widalschen Reaktion die Diagnose durch die Stuhl-Urinuntersuchung zu stellen, nicht unbeträchtlich. Zur Beurteilung der Frage des Bazillennachweises im Stuhle nach der Entfieberung dürfen die in Tabelle 13 enthaltenen positiven Befunde (357) nicht auf die Gesamtzahl dieser Untersuchungen (1869) bezogen werden. Diese Berechnung ergäbe nur 19,1 % positive Befunde und diese Zahl ist zu gering. Da jeder Fall nur dann aus der Aufsicht der Anstalt entlassen wurde, wenn 2 Untersuchungen negativ ausgefallen waren, so sind von der Gesamtzahl diese bei den 493 in Frage kommenden Kranken vorgenommenen je 2 negativen Schlußuntersuchungen abzurechnen. Unter Berücksichtigung dieses Umstandes ergibt sich, daß 40,4 % der nicht als Schlußuntersuchung anzusehenden Untersuchungen positiv ausgefallen sind, daß also **bei einer nicht unerheblichen Zahl der Untersuchungen auch nach der Entfieberung sich Paratyphusbazillen haben nachweisen lassen.** Es sind dies hauptsächlich die Untersuchungen, die in den ersten beiden Wochen nach der Entfieberung vorgenommen worden sind (s. Tab. 14 auf S. 534).

Das Vorkommen von Paratyphusbazillen in den eingesandten Urinproben ist einmal bedingt durch Ausscheidung der im Blute kreisenden Erreger mit dem Urine. Daß die Paratyphusbazillen bis in die dritte Krankheitswoche im Blute nachweisbar sein können, zeigt Tabelle 12. Es ergibt sich daraus die Lehre, **die Urinuntersuchung nicht zu unterschätzen und sie stets mit heranzuziehen.** Eine Ausscheidung der Paratyphusbazillen mit dem Urine kann aber vorgetäuscht werden durch Verunreinigung des letzteren mit bazillenhaltigem Kote bei der Entnahme der Untersuchungsproben. Es findet dann in dem, einen guten Nährboden darstellenden Urine während des Transports eine starke Vermehrung der Bakterien statt. In dem Harne von mit Gärtnerbazillen infizierten Kranken hatte der Verfasser mehrmals diese Erreger in großen Mengen nachweisen können, obwohl nach dem augenblicklichen Stande unseres Wissens ein Kreisen derselben im Blute und ihre Ausscheidung mit dem Urine nicht anzunehmen ist. Es mußte also eine Verunreinigung des Urins mit Kot stattgefunden haben.

Auch bei den Urinuntersuchungen leistete das Malachitgrünverfahren zum Nachweis der Paratyphusbazillen vorzügliche Dienste.

Tabelle 14.

Zeitpunkt des Paratyphusbazillennachweises nach Krankheitswochen.

Untersuchungsanstalten	Gesamtzahl der in die Berechnung aufgenommenen Erkrankungen	Gesamtzahl der positiv. Bazillenbefunde im		Von der Gesamtzahl der positiven Bazillenbefunde wurden erhoben zur Zeit der Krankheitswoche im																			
				1.		2.		3.		4.		5.		6.		7.		8.		9.		10.	
		Stuhlgang	Urin	Stuhlgang	Urin	Stuhlgang	Urin	Stuhlgang	Urin	Stuhlgang	Urin	Stuhlgang	Urin	Stuhlgang	Urin	Stuhlgang	Urin	Stuhlgang	Urin	Stuhlgang	Urin	Stuhlgang	Urin
Saarbrücken	69	100	40	23	4	24	11	21	4	10	6	7	6	8	3	4	2	1	1	1	2	1	1
Trier	72	168	22	8	2	21	2	35	4	28	3	27	4	17	3	19	4	7	—	3	—	3	—
Neunkirchen	49	92	50	5	4	11	5	6	7	18	11	14	7	11	6	8	2	7	2	8	6	4	—
Metz	22	32	6	4	1	9	1	8	2	6	1	3	—	1	—	1	1	—	—	—	—	—	—
Straßburg	47	74	1	20	—	20	1	17	—	6	—	7	—	2	—	1	—	1	—	—	—	—	—
Hagenau	76	135	27	17	4	33	5	25	6	21	4	15	4	6	3	5	—	7	1	4	—	2	—
Diedenhofen	29	49	10	2	2	14	2	9	2	8	1	4	1	6	1	1	—	2	—	2	—	1	1
Insgesamt	364	650	156	79	17	132	27	121	25	97	26	77	22	51	16	39	9	25	4	18	8	11	2
Von 100 positiven Bazillenbefunden	—	—	—	12,2	10,9	20,3	17,3	18,6	16,0	14,9	16,7	11,8	14,1	7,8	10,3	6,0	5,8	3,8	2,6	2,8	5,1	1,7	1,3

51,1 % Stuhl-, 44,2 % Urin- } befunde (1.–3. Woche); 77,8 % Stuhl-, 75,0 % Urin- } befunde (1.–5. Woche)

Nach Tabelle 13 ist der Nachweis von Paratyphusbazillen im Urine vor der Entfieberung 71 mal, also in 14,5 % der überhaupt vorgenommenen Untersuchungen, nach der Entfieberung 114 mal, demnach, unter Berücksichtigung der Schlußuntersuchungen, in 14,8 % der Untersuchungen gelungen. Die Untersuchung des Urins bei den Schlußuntersuchungen ist notwendig, um Dauerausscheider festzustellen, sie ist aber auch vor der Entfieberung bei allen Erkrankten dringend erwünscht, einmal als diagnostisches Hilfsmittel, sodann um bei vorhandener Ausscheidung von Paratyphusbazillen mit dem Urine rechtzeitig durch geeignete innerliche Arzneimittel (Urotropin, Borovertin) die Abtötung der durch die Harnorgane ausgeschiedenen Erreger anzustreben.

Die positiven Befunde bei Stuhl- (bezw. Urin-)Untersuchungen verteilten sich, wie aus Tabelle 14 ersichtlich ist, auf die einzelnen Krankheitswochen in der Art, daß in den ersten drei Krankheitswochen bei 51,1 (44,2) % der positiven Bazillenbefunde der Nachweis gelang. In den späteren Krankheitswochen erfolgte ein gleichmäßiger Abfall in der Zahl der Befunde. Auf die fünf ersten Krankheitswochen entfielen 77,8 (75,0) % der positiven Bazillennachweise in Stuhl (Urin). In der ersten Krankheitswoche sind nur 79 (17) positive Befunde erhoben worden, eine im Verhältnis zu der Gesamtzahl der positiven Befunde von 650 (156) geringe Zahl [= 12,2 (10,9) %]. Es liegt dies daran, daß in der ersten Krankheitswoche im Vergleiche zu der nachfolgenden Zeit nur wenig Stuhl-Urinproben eingesandt wurden, und es dürfen deshalb daraus keine Schlußfolgerungen auf die Wahrscheinlichkeit des Bazillennachweises in der ersten Krankheitswoche gezogen werden. Zur Beurteilung, was die gleichzeitige Stuhl-(Urin-)Untersuchung leistet, ist dagegen die Tabelle 12 heranzuziehen, aus der hervorgeht, daß von 115 in der ersten Krankheitswoche bakteriologisch festgestellten Erkrankungen 56 = 48,7 % im Stuhle (Urine) Paratyphusbazillen hatten.

Zusammenfassend kann man sagen, daß vor dem Abfall des Fiebers jede zweite Untersuchung von Stuhl und Urin ein positives Ergebnis hat.

Tabelle 15.

Dauer der Bazillenausscheidung der Paratyphuskranken nach Krankheitswochen.

Untersuchungs-anstalten	Gesamtzahl der in die Berechnung aufgenommenen Erkrankungen	Von der Gesamtzahl der Erkrankten schieden Paratyphusbazillen aus für die Dauer von									
		1	2	3	4	5	6	7	8	9	10
		Wochen nach der Erkrankung									
Saarbrücken	67	11	17	14	8	4	6	2	2	2	1
Trier	72	1	9	12	11	11	8	13	4	1	2
Neunkirchen	45	3	5	1	9	8	4	3	4	7	1
Metz	20	5	7	2	2	2	—	2	—	—	—
Straßburg	47	13	14	8	6	3	2	1	—	—	—
Hagenau	75	5	16	10	17	9	3	4	5	4	2
Diedenhofen	29	2	12	3	6	—	2	1	2	—	1
Insgesamt	355	40	80	50	59	37	25	26	17	14	7
Auf 100 Erkrankte	—	11,3	22,5	14,1	16,6	10,4	7,0	7,3	4,8	3,9	2,0

Tabelle 15 bezieht sich auf die Dauer der Bazillenausscheidung bei den untersuchten Paratyphuskranken, wochenweise eingetragen. Sie zeigt, daß bei 11,3 % der Kranken in der 1. Krankheitswoche, bei 22,5 % bezw. 14,1 % in der 2. bezw. 3.

Woche, also, wie Tabelle 17 (S. 551) lehrt, zur Zeit des Fieberabfalls, die Ausscheidung aufhörte, und daß nach Ablauf der 3. Krankheitswoche bereits 47,9 % der Erkrankten keine Paratyphusbazillen mehr ausschieden. Über die Hälfte der Erkrankten aber war noch nach der Entfieberung Träger der Infektionskeime. Aus dieser Tatsache ist die große Bedeutung ersichtlich, die die Forderung hat, daß auch bei der mit Fieber einhergehenden Paratyphuserkrankung die Aufhebung der sanitätspolizeilichen Maßnahmen nicht von der klinischen Genesung, sondern von dem bakteriologischen Nachweis des Freiseins von Paratyphusbazillen abhängig gemacht wird. Bei Feststellung der Ausscheidungsdauer muß berücksichtigt werden, daß es sich bei den vereinzelten Untersuchungen immer nur um Stichproben handelte; immerhin wird die Brauchbarkeit der Angaben dadurch erhöht, daß jeder positiven Untersuchung zwei negative folgen mußten, ehe der Fall als nicht mehr ansteckungsfähig erklärt wurde. Eine weitere Fehlerquelle ergibt sich aber insofern, als in einer geringen Anzahl von Fällen nach der Erkrankung die Bazillenausscheidung zunächst aufhörte, um mehrere Wochen später, als die Ergebnisse der negativen Schlußuntersuchungen bereits vorlagen, erneut einzusetzen.

Tabelle 16.

Zeitpunkt der nach zweimaliger negativer Schlußuntersuchung erfolgten Erklärung der bakteriologischen Genesung.

	Untersuchungsanstalten							Insgesamt
	Saarbrücken	Trier	Neunkirchen	Metz	Straßburg	Hagenau	Diedenhofen	
Gesamtzahl der in die Berechnung aufgenommenen Erkrankungen	120	77	56	32	55	72	43	455
Zahl der Krankheitstage, nach denen durchschnittlich die bakteriologische Genesung erklärt wurde	47	58	57	42	38	49	43	47,7

Der Zeitpunkt der Erklärung der bakteriologischen Genesung, die von dem negativen Ausfall von 2 innerhalb 20 Tage vorgenommenen Untersuchungen abhängig gemacht wurde, war, wie aus Tabelle 16 ersichtlich ist, bei den einzelnen Untersuchungsanstalten verschieden, je nach der Ausscheidungsdauer und der Zeit der Vornahme der Untersuchungen. Er schwankte zwischen dem 38. und 58. Krankheitstage und betrug durchschnittlich 47,7 Tage, fiel also in die 7. Krankheitswoche. Da die Schlußuntersuchungen ungefähr 20 Tage in Anspruch nahmen, ergibt die Durchschnittszahl von 47,7 Tagen, daß etwa mit Abschluß der 4. Krankheitswoche die Ausscheidung der Paratyphusbazillen aufgehört hatte. Damit würden auch die Angaben der Tabelle 15 in Übereinstimmung stehen, nach denen bei 229 = 64,5 % der Erkrankten der letzte positive Stuhl-Urinbefund innerhalb der 4 ersten Krankheitswochen erhoben wurde.

Die Zusammenfassung der für die Praxis wichtigen Ergebnisse der obigen Betrachtung ergibt, daß in etwa 100 % der Fälle bei gleichzeitiger

Anwendung von Blut-, Stuhl-, Urinuntersuchung eine bakteriologische Bestätigung erwartet werden kann. Die Aussichten des Nachweises von Paratyphusbazillen in Stuhl und Urin sind in der Fieberperiode und kurze Zeit nachher am günstigsten. Die Ausscheidung der Krankheitserreger erfolgt bei den unter dem Typhusbilde verlaufenden Paratyphusinfektionen durchschnittlich bis zur vierten Krankheitswoche. Die sanitätspolizeilichen Maßnahmen werden bei diesen Fällen durchschnittlich bis zur 7. Woche nach der Erkrankung durchzuführen sein.

3. Bakteriologische Artbestimmung der Krankheitserreger. Bewertung der Gruber-Widalschen Reaktion.

Der Nachweis der Krankheitserreger war insofern besonders leicht, als in der Mehrzahl der Fälle die Ausscheidung der Paratyphusbazillen während der Erkrankung recht beträchtlich war; vielfach blieb das Vorherrschen der Paratyphusbazillen gegenüber den übrigen Darmbakterien noch nach der Entfieberung im Beginne der Genesungszeit bestehen.

Auf das Wachstum der Paratyphusbazillen bei Anwendung der verschiedenen zum Nachweis angewandten Nährböden soll hier nicht näher eingegangen werden. Hervorzuheben ist aber, daß man sich bei dem Heraussuchen der Paratyphuskolonien aus denen der übrigen Darmbakterien nicht zu sehr an die von den verschiedenen Autoren gegebenen Beschreibungen halten darf, da infolge von Einflüssen der anderen, auf der Untersuchungsplatte gewachsenen, Darmbakterien das für Reinkulturen typische Wachstum verändert sein kann. So kann man nicht selten beobachten, daß die Paratyphuskolonien, die stark säurebildenden Colikolonien benachbart waren, durchaus nicht immer einen blauen, sondern einen rötlichen bis roten Farbenton zeigen. Paratyphuskolonien, die mit Colibazillen verunreinigt sind, haben ebenfalls nicht das für Paratyphusreinkulturen charakteristische Aussehen. Aus diesem Grunde ist es zweckmäßig, falls keine typischen Paratyphuskolonien gefunden werden, auch solche Kolonien zu untersuchen, die von typischen Colikolonien äußerlich durch zarteres Wachstum und helleren Glanz abweichen. Der weitere Gang der Untersuchung ist der, daß von der verdächtigen Kolonie mittels des Platindrahts ein Teil abgenommen und in einem Tropfen 1 : 100 verdünnten spezifischen Serums verrieben wird (orientierende Agglutination). Ist makroskopisch mit der Lupe eine Agglutination zu beobachten, so wird die Kolonie als verdächtig betrachtet. Man reinigt sie am besten gleich, indem man etwas Material von ihr über 2—3 Platten verreibt, so daß gut isolierte Kolonien entstehen, von denen man dann die notwendigen Proben ansetzen und einwandfreie Agarkulturen bekommen kann, die am nächsten Tage zur Prüfung mit einem hochwertigen spezifischen Serum verwandt werden.

Auf den mit dem Ausgangsmateriale beschickten Platten können nun wegen atypischen Wachstums die Kolonien der Typhus-, Paratyphus- und Gärtner-Gruppe sowie der Ruhrbazillen einander ähneln, deshalb ist es nötig, verdächtige Kolonien bei der orientierenden Agglutination mit allen zugehörigen Seren zu prüfen. Zu diesem

Zwecke bringt man reihenweis auf 2 Objektträger nicht zu kleine Tropfen der verschiedenen Seren in der Verdünnung von 1 : 100 und verreibt dann das Material einer verdächtigen Kolonie mit der Platinnadel nacheinander in je einem dieser Tropfen. Dieses Verfahren hat sich gerade beim Nachweis der Paratyphusbazillen bewährt und hat mit dazu geführt, daß eine gelegentlich bei Typhuskranken und Typhusbazillenträgern vorkommende Ausscheidung von Paratyphusbazillen festgestellt wurde. Ebenso hat der Verfasser nur auf diese Weise bei einem Blasenkatarrh-Kranken mit vorübergehendem Durchfall, der gar keinen Verdacht auf Ruhr erweckt hatte, neben vereinzelten Paratyphusbazillen auch ganz vereinzelte Ruhrbazillen nachweisen können. Um die zeitraubende Herrichtung der Objektträger mit den einzelnen Serumtropfen zu vermeiden, hat Fischer in einem Berichte der Anstalt Trier eine Vereinfachung dieses Verfahrens angegeben, indem er eine Mischung der angegebenen Seren in einer Verdünnung von 1 : 100 zur orientierenden Agglutination verwendet; bei eintretender Agglutination erfolgt dann erneute Prüfung mit den einzelnen Seren in der oben angegebenen Weise behufs vorläufiger Feststellung der verdächtigen Kolonie. Die Anstalt Trier hat sich befriedigt über dies Verfahren ausgesprochen.

Die endgültige Feststellung der reinen paratyphusverdächtigen Kolonien erfolgte durch Prüfung ihres Verhaltens gegenüber bestimmten Nährböden und durch Agglutinationsprüfung mit hochwertigem spezifischem Serum.

Die angewandten Seren waren teils selbst von den einzelnen Anstalten durch Vorbehandlung von Kaninchen hergestellt, teils vom Kaiserlichen Gesundheitsamte bezogen.

An Differential-Nährböden kamen zur Verwendung: Bouillon, Gelatine, Traubenzuckerbouillon in Gährröhrchen, Lackmusmolke, Milch, Barsieckow-Nährboden I und II, bei vielen Anstalten auch die Löfflerschen Typhus- und Paratyphuslösungen.

Es sind keine Beobachtungen darüber bekannt geworden, daß Stämme, die mit hochwertigen Seren in starken Verdünnungen agglutinierten, ein von den bisherigen Angaben abweichendes Verhalten auf den obigen Nährböden zeigten. Unterschiede in der Schnelligkeit des Farbenumschlags der Lackmusmolke kamen vor, aber er wurde bei Paratyphus B- und Gärtnerstämmen in gleicher Weise beobachtet. Auch das Wachstum auf Gelatine war immer typisch.

An einem reichen Materiale von Paratyphusstämmen, welche die verschiedensten Krankheitsbilder im Anstaltsgebiete Hagenau hervorgerufen hatten, hat der Verfasser niemals irgendwelche Abweichungen bei der Züchtung auf Gelatine beobachten können; insbesondere verhielten sich Stämme, die unter dem klinischen Bilde eines Typhus verlaufende Erkrankungen hervorgerufen hatten, ebenso wie solche, die aus Stühlen von an Fleischvergiftung Erkrankten gezüchtet waren. Diese untersuchten Paratyphusbazillen agglutinierten fast stets bis zur Titergrenze der angewandten Seren, die teilweise einen Titer bis zu 1 : 50000 hatten.

Es gab aber Stämme, die kulturell sich nicht von Paratyphusbazillen unterschieden, aber nicht bis zur Titergrenze agglutiniert wurden, sondern etwa nur bis zur Hälfte oder einem Viertel des Titers. Mit diesen Stämmen hergestellte Seren agglutinierten andere Paratyphusstämme wiederum auch nur halb oder ein Viertel so hoch als ihren homologen Stamm.

Ferner gab es Stämme, die sich kulturell wie Paratyphusbazillen verhielten, aber von Paratyphusseren überhaupt nicht agglutiniert wurden. Derartige Stämme fanden sich bisweilen auf denselben Platten neben solchen Paratyphuskolonien, die bis zur Titergrenze agglutiniert wurden.

Verfasser hat derartige Stämme gelegentlich gefunden und glaubt, daß sie hauptsächlich bei Paratyphuskranken in der Rekonvaleszenz und bei Gesunden in deren Umgebung angetroffen werden.

Nicht von allen Untersuchungsanstalten sind solche Beobachtungen gemacht worden. So berichtete die Anstalt Landau, daß sie Stämme, die sich kulturell wie Paratyphusbazillen verhielten, aber inagglutinabel waren, bei ihren Untersuchungen nicht gesehen hätte. Derartige Stämme kommen aber zweifellos vor und können recht komplizierte Verhältnisse ergeben, wie folgende eigene Beobachtungen des Verfassers beweisen. Es fand sich ein paratyphusähnlich wachsender Stamm, der bei der orientierenden Agglutination nicht agglutinierte. Als dieser Stamm über mehrere Agarplatten verrieben war, stellte es sich heraus, daß die Mehrzahl der Kolonien inagglutinabel war, während vereinzelte Kolonien sofort und, wie sich später herausstellte, bis zur Titergrenze agglutiniert wurden. Die aus den verschiedenen Kolonien gezüchteten Stämme waren kulturell nicht voneinander zu unterscheiden.

In einem anderen Falle wurden kulturell nicht von Paratyphusbazillen zu unterscheidende Bazillen von einem Serum 1 : 20000 nur bis zu einer Verdünnung von 1 : 2000 agglutiniert. Der Stamm wurde nach einiger Zeit völlig inagglutinabel, zeigte aber anderen Paratyphusstämmen gegenüber keine kulturellen Unterschiede.

Die Dauer der Untersuchung auf Paratyphusbazillen, vom Eingang des Materials bis zur Abgabe der endgültigen Diagnose, betrug bei Anwendung des Lentz-Tietzschen Verfahrens, falls keine Paratyphusbazillen gefunden wurden, zwei Tage, bei positivem Befunde zwei bis vier Tage. Konnten gleich in dem Originalausstriche Paratyphusbazillen in reichlicher Menge nachgewiesen und von ihnen Proben angesetzt werden, so lag die Diagnose schon binnen 48 Stunden vor; war dies nicht möglich, z. B. wenn erst durch Abschwemmung der Malachitgrünplatte verdächtige Kolonien gefunden wurden und diese vor dem Ansetzen der Probe erst noch gereinigt werden mußten, so konnte die Diagnosenstellung erst am 4. Tage nach Eingang des Materials erfolgen.

Die Diagnose durch die Gruber-Widalsche Reaktion konnte bedeutend schneller gestellt werden. Da, wie oben angeführt, die Reaktion innerhalb $^1/_2$ Stunde abgelaufen ist, wurde oft schon eine Stunde nach Eingang der Probe der positive Ausfall der Reaktion dem behandelnden Arzte mitgeteilt.

Eine positive Gruber-Widalsche Reaktion beweist an sich bekanntlich noch nicht das Bestehen einer Paratyphusansteckung zur Zeit der Untersuchung, da sie auch auf eine abgelaufene Erkrankung zurückzuführen sein kann. Es müssen daher stets zur Beurteilung der Sachlage die klinischen Erscheinungen mit herangezogen werden. Falls auch diese das Bild nicht klären und der Nachweis der Paratyphusbazillen in den Ausscheidungen nicht gelingt, muß durch Wiederholung nach 1 bis 2 Wochen festgestellt werden, ob die Reaktion stärker geworden ist. Nur so kann dann die Diagnose „Paratyphus" gesichert werden.

Das Blutserum einer Anzahl von Paratyphuskranken agglutinierte nicht nur Paratyphus-, sondern auch Typhusbazillen in einer Verdünnung von mindestens 1:100. Diese Erscheinung der Mit- oder Nebenagglutination ist in sämtlichen Anstalten beobachtet worden. In solchen Fällen wurde häufig derjenige Erreger als Krankheitsursache bezeichnet, welcher von dem betr. Serum in der stärksten Verdünnung agglutiniert wurde.

Schwierigkeiten in der Diagnosenstellung ergaben sich dann, wenn gleichhohe Agglutinationswerte für beide Stämme vorlagen, ja es mußte unter Umständen eine unzutreffende Diagnose gestellt werden, wenn, wie es vorkam, der Agglutinationstiter für die Nebenagglutination höher war als der für die Hauptagglutination. Beides ist tatsächlich beobachtet worden. Die Anstalt Landau berichtete, daß 13 (18 %) unter 71 positiven Gruber-Widalschen Reaktionen von Paratyphuskranken Mitagglutination für Typhusbazillen zeigten, und zwar war 10 mal die Agglutination der Paratyphusbazillen doppelt und mehrfach so hoch als die der Typhusbazillen, zweimal war sie gleich und einmal für Typhusbazillen höher als für die des Paratyphus. Bei zwei der drei letzten Fälle wurden Paratyphusbazillen je einmal im Blute und im Stuhle gefunden, so daß am folgenden Tage die Diagnose gestellt werden konnte. Unter 36 Seren von Typhuskranken, die neben positiver Agglutination von Typhusbazillen Mitagglutination für Paratyphuserreger zeigten, war in 29 Fällen die Agglutination für Typhusbazillen doppelt und mehrfach so hoch als für Paratyphusbazillen, in 6 Fällen waren beide gleich hoch. Hier konnte aber, abgesehen von dem Verlaufe der Agglutination, in 3 Fällen auch dadurch, daß im Blute Typhusbazillen gefunden wurden oder daß in der Umgebung Typhusfälle vorgekommen waren, die Diagnose schnell gesichert werden.

In der Anstalt Hagenau hat der Verfasser seit dem Jahre 1907 unter 450 Blutproben, die Typhusbazillen mindestens in der Verdünnung von 1 : 100 agglutinierten, 132 festgestellt, die neben der Typhusagglutination auch solche für Paratyphusbazillen in einer Verdünnung von 1 : 100 und mehr zeigten. In 37 Fällen von diesen 132 war die Typhusagglutination höher als die Paratyphusagglutination; es handelte sich dabei um 35 Typhus- und um 2 Paratyphuserkrankungen. 85 Blutuntersuchungen mit höherer Reaktion gegenüber Paratyphusbazillen betrafen nur Paratyphuskranke. In 10 Fällen war die Reaktion für Typhus- und Paratyphusbazillen gleich hoch; 6 mal handelte es sich um Typhuskranke, 4 mal um Paratyphuskranke. Bei 10 Fällen (7,6 % dieser Seren), die gleichzeitig eine Agglutination von Paratyphus- und Typhusbazillen zeigten, konnte man aber zweifelhaft sein, welche Erkrankung vorlag, und bei 2 Fällen (1,5 %) konnte der Umstand, daß trotz des Bestehens einer Paratyphuserkrankung die Reaktion für Typhusbazillen höher war als für die des Paratyphus, eine unrichtige Diagnose herbeiführen. Zieht man aber die Gesamtzahl der Blutuntersuchungen (450) in Betracht, so ergibt sich, daß in 2,2 % aller positiven Gruber-Widalschen Reaktionen eine zweifelhafte, in 0,4 % eine unrichtige Diagnose auf Grund der Titerbestimmung der Seren für

Typhus- und Paratyphusbazillen gestellt wurde. Diese Fehlerquellen sind also ziemlich selten und lassen sich häufig dadurch ausgleichen, daß gegebenenfalls durch die Bazillenbefunde oder durch den Zusammenhang des Krankheitsfalls mit anderen gleichartigen Erkrankungen die Diagnose bald geklärt werden kann.

Eine andere Möglichkeit, durch die der Ausfall der Gruber-Widalschen Reaktion eine unrichtige Diagnose veranlassen kann, ist dann gegeben, wenn das Blutserum Paratyphuskranker überhaupt keine Paratyphusbazillen, sondern nur Typhusbazillen, bezw. umgekehrt, wenn das Blut Typhuskranker nur Paratyphusbazillen agglutiniert. Auch derartige Beobachtungen sind an Kranken mehrfach gemacht worden.

Die Anstalt Landau berichtete, daß sie unter 224 Typhusfällen 7 mal feststellen konnte, daß im Beginne der Erkrankung das Serum nur Paratyphusbazillen agglutinierte, und zwar 5 mal in der Verdünnung von 1 : 100, 2 mal in der Verdünnung von 1 : 50; die in Frage kommenden Erkrankungen stellten sich später als Typhusinfektionen heraus.

Die Anstalt Trier teilte mit, daß in einigen Paratyphusfällen die Gruber-Widalsche Reaktion nur für Typhusbazillen positiv war.

Auch die Anstalt Metz beobachtete im 4. Quartal 1905 einen Fall, in welchem die Gruber-Widalsche Reaktion nur für Paratyphusbazillen positiv war, trotzdem im Stuhle sich nur Typhusbazillen fanden.

Aus dem Berichte der Anstalt Diedenhofen für das 4. Quartal 1909 ist zu entnehmen, daß das Serum von 2 Erkrankten nur Typhusbazillen in einer Verdünnung von 1 : 500 agglutinierte, daß jedoch während der Krankheit jedesmal Paratyphusbazillen festgestellt wurden.

Die Anstalt Saarlouis führte folgende Beobachtungen an:

„1. Katharina Z., 5 Jahre, typhusähnlich am 20. Dezember 1909 erkrankt, zeigte positive Gruber-Widalsche Reaktion für Paratyphusbazillen, negative für Typhusbazillen; nachdem sie klinisch genesen und auch nach der Entfieberung mehrmals bakteriologisch negativ untersucht worden war, ließen sich bei ihr am 10. März 1910 Typhusbazillen im Stuhlgang nachweisen.

2. Bei Franz K., nach den klinischen Erscheinungen typhuskrank, war die Gruber-Widalsche Reaktion nur für Paratyphusbazillen positiv; im Stuhle fanden sich Typhusbazillen.“

Diesen aus der letzten Zeit stammenden Fällen könnten noch einige ähnliche Beobachtungen, welche früher bei der Anstalt Hagenau gemacht wurden, angereiht werden.

In allen solchen Fällen braucht nicht stets eine paradoxe Gruber-Widalsche Reaktion vorzuliegen. Es kann sich bei den Fällen mit Gruber-Widalscher Reaktion für Typhusbazillen auch um eine gelegentliche Ausscheidung von Paratyphusbazillen handeln, die mit den Nahrungsmitteln eingeführt waren, oder um Paratyphusbazillenträger; bei positiver Serum-Reaktion für Paratyphusbazillen mit Typhusbazillenausscheidung kann eine Ansteckung mit Typhusbazillen nach einer nicht erkannten Paratyphusinfektion vorhanden sein. Es müssen also bei einer theoretischen Erklärung dieser anscheinenden Widersprüche die verschiedensten Möglichkeiten in Erwägung gezogen werden.

In den meisten Fällen wird es sich aber darum handeln, daß im Beginne der Erkrankung, z. B. an Typhus, bei gewissen Personen erst nach Bildung der heterologen Paratyphusagglutinine die homologen Typhusagglutinine in reichlicher Menge entstehen, während die heterologen Agglutinine in geringer Menge bestehen bleiben oder ganz verschwinden. In diesem Sinne äußerte sich auch die Anstalt Landau:

„In Zweifelsfällen, also da, wo ein positiver Bazillenbefund ausbleibt, wird in der Regel eine Wiederholung der Blutuntersuchung die Klärung bringen, denn nach unseren Erfahrungen macht die Paratyphusagglutination bald der Typhusagglutination Platz oder bleibt nur als Mitagglutination bestehen.“

Ähnlich lauteten die Erfahrungen anderer Stationen. Man kann sich also vorstellen, daß die Bildung der Hauptagglutinine allmählich erfolgt und nur langsam der Endtiter erreicht wird, während die Mitagglutinine frühzeitig gebildet werden, schnell ihren Höchstwert erreichen, um dann bald wieder abzusinken. Ein sicheres Urteil über das Verhalten der Agglutination kann aber erst gefällt werden, nachdem häufigere Wiederholungen der Untersuchungen vorgenommen worden sind.

Wenn berichtet wird, daß eine paradoxe Gruber-Widalsche Reaktion vorliegt oder daß die Mitagglutination die Hauptagglutination übertrifft, so kommt das in der Mehrzahl der Fälle daher, daß nur eine oder höchstens zwei Untersuchungen gemacht sind.

Man muß sich bei der Beurteilung dieser Verhältnisse stets vergegenwärtigen, daß es sich bei der Anstellung der Gruber-Widalschen Reaktion seitens der bakteriologischen Untersuchungsanstalten nur um Stichproben handelt, die noch kein genaues Bild über die spezifischen Veränderungen, die sich im Anschluß an die Infektion im Serum abspielen, geben. Die Untersuchungsergebnisse liefern also nur Material für die Frage, ob der Verlauf der Agglutininbildung Schwierigkeiten für die Krankheitsfeststellung ergibt. Das ist, wie oben gezeigt wurde, nur in geringem Maße der Fall. Durch Beobachtung des zeitlichen Verlaufs der Agglutination nach Lentz (s. o.), durch Wiederholung der Blutuntersuchung, durch Heranziehung des Bac. enteritidis Gärtner zur Agglutination sowie durch den Ausfall der Stuhl-Urin-Untersuchungen, die gerade bei Paratyphus sehr häufig positive Befunde ergeben, schließlich durch Berücksichtigung der Vorgeschichte des Krankheitsfalls wird die Mehrzahl der Erkrankungen mit gleich hoher Mitagglutination sich schnell klären lassen, und nur eine ganz geringe Anzahl von Fällen wird übrig bleiben, in denen die Mitagglutination die Sicherheit der Krankheitsfeststellung störend beeinträchtigt.

Wie beim Typhus gibt es auch beim Paratyphus-Erkrankungen, in deren Verlaufe die Gruber-Widalsche Reaktion überaus spät oder überhaupt nicht auftritt. Die Anstalten Trier, Saarbrücken, Hagenau haben derartige Beobachtungen gemacht. So berichtet z. B. die Anstalt Trier:

„In einigen Fällen blieb die Gruber-Widalsche Reaktion im ganzen Verlaufe der Erkrankung negativ, genau wie beim Typhus.“

Auch außerhalb des Gebiets der organisierten Typhusbekämpfung sind entsprechende Fälle, besonders von Mayer[1]) und Waldmann, beschrieben, so daß an der Tatsache des nicht seltenen Vorkommens derartiger Befunde nicht zu zweifeln ist. Zu berücksichtigen ist allerdings, daß man von einem Nichtauftreten einer Agglutination nicht auf Grund einer, oft im Anfang der Erkrankung vorgenommenen Blutuntersuchung sprechen darf, sondern erst nach wiederholten Untersuchungen, die sich noch weit in die Rekonvaleszenz erstrecken.

Ein besonders spätes Auftreten der Agglutination, nämlich erst in der 6. Krankheitswoche, beobachtete der Verfasser bei einer unter dem Bilde eines leichten Typhus erkrankten Person. Drei Untersuchungen waren negativ gewesen, erst die vierte hatte ein positives Ergebnis.

Wenn nun auch bei Paratyphuskranken die Gruber-Widalsche Reaktion durchschnittlich erst während der zweiten Krankheitswoche positiv wird und demnach in dieser Hinsicht gleiche Verhältnisse wie bei Typhus vorliegen, so gab es, wie Tabelle 12 (S. 531) lehrt, auch Erkrankungen, die schon in den ersten Tagen eine positive Reaktion zeigten. Diese auf den ersten Blick überraschende Erscheinung findet ihre Erklärung in den Schwierigkeiten, die einer genauen Feststellung des ersten Krankheitstags entgegenstehen. Leichte Krankheitserscheinungen, selbst geringes Fieber, werden von den Erkrankten oft gar nicht bemerkt, so daß solche leichten Erkrankungen oft tagelang unerkannt bestehen können und erst später eintretende schwerere Erscheinungen die Aufmerksamkeit auf eine Erkrankung lenken. Wird dann sofort eine Blutuntersuchung vorgenommen, so kann eine positive Gruber-Widalsche Reaktion bereits am anscheinend 1. Krankheitstage festgestellt werden. Daß der behandelnde Arzt schon am ersten Tage der Behandlung, auch wenn es der erste klinische Krankheitstag ist, mit einer erfolgreichen Untersuchung des Blutes rechnen kann und deshalb nicht mit der Einsendung einer solchen Probe warten soll, ist schon früher betont worden.

4. Klinische Beobachtungen. Ergänzung der klinischen Diagnose durch die bakteriologische Untersuchung.

Schon in den ersten Arbeiten von Schottmüller[2]) und Kurth[3]) über die von ihnen beobachteten Paratyphuserkrankungen wurde auf die Verschiedenheit der klinischen Krankheitsbilder aufmerksam gemacht; so stellte z. B. Schottmüller zwei Gruppen auf: akutes Bild der Fleischvergiftung und chronisches Bild des Typhus. Auch im Gebiete der Typhusbekämpfung konnten die Beobachtungen, daß das klinische Bild der Paratyphusinfektion wechselnd ist, bestätigt und die geltenden Anschauungen auf Grund des so reichlich vorliegenden Materials bedeutend erweitert werden.

Conradi sprach sich bereits in einem Vierteljahrsberichte des Jahres 1904 dahin aus, daß Paratyphus ein ätiologischer, kein klinischer Begriff sei.

---

[1]) Klin. Jahrb. Bd. 21 S. 325.

[2]) Zeitschr. f. Hyg. u. Inf. Bd. 36 S. 368.

[3]) Deutsche Med. Wochenschr. 1901 S. 501.

Also nicht eine gewisse Summe mehr oder weniger eng umschriebener, klinischer Erscheinungen kann mit dem Namen Paratyphus belegt werden, ausschließlich die Ansteckung mit Paratyphusbazillen bedingt die Zusammenfassung der vorliegenden, oft überaus verschiedenen Krankheitszeichen unter dem einheitlichen Begriffe „Paratyphus".

Man kann der Übersichtlichkeit halber gewisse Gruppen von Krankheitsbildern aufstellen unter dem Vorbehalte, daß zwischen diesen Gruppen wieder Übergänge mancherlei Art vorkommen. Es sind das nach den Beobachtungen im Gebiete der Typhusbekämpfung folgende 3 Gruppen:

1. Gruppe: Klinisches Bild der Fleischvergiftung,
2. Gruppe: Klinisches Bild der Magen-Darmstörungen und der influenzaähnlichen Erkrankungen,
3. Gruppe: Klinisches Bild des Typhus.

Diesen drei Gruppen, in denen der Paratyphusbazillus als Erreger sicher festgestellt ist, muß man als Anhang noch eine weitere Gruppe von Erkrankungen hinzufügen, bei denen der Paratyphusbazillus ebenfalls zu finden ist, ohne daß man deshalb berechtigt ist, ihn als Erreger des betreffenden Krankheitsfalls anzusprechen. Er kann in diesen Fällen als Begleitbakterium aufgefaßt werden, wobei jedoch die Frage offen gelassen werden muß, ob durch seine Anwesenheit eine Schädigung des Organismus bedingt wird.

Zur ersten Gruppe gehören die Erkrankungen mit plötzlich einsetzenden Erscheinungen, mit häufigen, übelriechenden Durchfällen, Erbrechen, erhöhten oder erniedrigten Temperaturen und mit schweren Störungen des Zentralnervensystems, ferner die Erkrankungen, die nach dem Aussehen der Stühle und den übrigen klinischen Erscheinungen der Cholera gleichen können. In die dritte Gruppe andrerseits sind Krankheitsbilder zu rechnen, die bezüglich des Fieberverlaufs, des Aussehens der Stühle und der übrigen Symptome auf den ersten Blick ganz oder fast ganz dem Typhus gleichen. In der Mitte zwischen beiden Gruppen, auch bezüglich ihrer klinischen Erscheinungen, steht die zweite Gruppe. Sie umfaßt solche Fälle, welche mit Durchfall oder Verstopfung, mit Fieber von längerer oder kürzerer Dauer, namentlich aber mit Erscheinungen von seiten des Zentralnervensystems, mit Muskelschmerzen, Störungen der Herztätigkeit und starkem Mattigkeitsgefühl einhergehen, Krankheitsfälle also, die je nach dem Vorherrschen der Erscheinungen den Erkrankungen sowohl der ersten wie der dritten Gruppe nahekommen können. Hierher müssen auch die Erkrankungen gerechnet werden, die unter ruhrähnlichen Bildern, ferner solche, die als Luftröhrenkatarrhe, als schwere Halsentzündungen mit Durchfall oder Verstopfung, als Gehirnhautentzündungen, oder unter dem Bilde der akuten Miliartuberkulose verlaufen.

Nur die genaue Kenntnis der Mannigfaltigkeit der klinischen Erscheinungen der Paratyphusinfektion kann den praktischen Arzt vor Fehldiagnosen und unrichtigen Prognosen bewahren und ihn veranlassen, in Zweifelsfällen sofort die bakteriologischen Untersuchungen vornehmen zu lassen.

Die Anstalt Diedenhofen teilte im Jahre 1906 einen Krankheitsfall mit, in welchem das Krankheitsbild zu der Annahme einer akuten Miliartuberkulose und damit zur Aufgabe jeder Hoffnung auf Rettung geführt hatte. Erst die allmähliche Besserung erweckte Zweifel an der Richtigkeit der Diagnose; es wurde Untersuchungsmaterial eingesandt, und der Fall stellte sich als Paratyphuserkrankung heraus. Ansteckungsfälle bei Kindern verliefen leicht, vorzugsweise unter der Erscheinung mehrtägiger Durchfälle mit leichtem Fieber.

Eine andere, als Paratyphus nicht erkannte Erkrankung, bei der sogar eine operative Eröffnung der Bauchhöhle gemacht wurde, beobachtete die Anstalt Landau: Eine Frau Fr. erkrankte im August 1907 unter Erscheinungen, die zunächst die Diagnose zwischen Blinddarmentzündung und Gallenblasenentzündung schwanken ließen; eine Eröffnung der Bauchhöhle ergab das Fehlen entzündlicher Erscheinungen am Wurmfortsatz und an der Gallenblase. Das anhaltende, mehr oder weniger gleichmäßig verlaufende Fieber und ein allmählich sich entwickelnder Status typhosus ließen späterhin an Typhus denken. Am 27. August agglutinierte das Blutserum in der Verdünnung von 1 : 100 Paratyphusbazillen und nach drei Monaten fand sich zum ersten Male das Bakterium paratyphi B im Stuhle. Der Fall endete in klinische Genesung, jedoch blieb die Frau Dauerausscheiderin.

Die Berichte der Anstalten Saarlouis, Idar, Hagenau, Saarbrücken und Neunkirchen stimmten in der Beobachtung überein, daß in einigen Fällen nicht Erscheinungen seitens des Magen-Darmkanals vorherrschend waren, sondern solche seitens des Zentralnervensystems, der Gaumenmandeln und der Lungen, so daß Krankheitsbilder entstanden, die vom praktischen Arzte als „Influenza“ gedeutet wurden. Die Anstalt Saarbrücken berichtete im Jahre 1906, daß die klinischen Erscheinungen einiger Paratyphuserkrankungen, besonders im Beginne, denen des Anfangsstadiums der Ruhr glichen, so daß das Untersuchungsmaterial nicht selten als „ruhrverdächtig“ der Anstalt überwiesen wurde. Auch von den Anstalten Kaiserslautern und Hagenau sind gleiche Angaben gemacht worden.

Derartige Beobachtungen beweisen die Verschiedenheit der klinischen Erscheinungen, unter denen Paratyphuserkrankungen verlaufen können. Es liegen hier ähnliche Verhältnisse vor wie beim Typhus, dessen Erreger ebenfalls recht wechselnde klinische Bilder hervorrufen kann, wenn auch nicht in dem Maße, wie der Paratyphusbazillus.

Naturgemäß erfolgten unter diesen Umständen die Meldungen von verdächtigen Fällen nicht selten recht verspätet, oft erst dann, wenn weitere Erkrankungen in der Umgebung des Erkrankten den Verdacht auf Typhus erweckten. Gerade die sogenannten „Influenzaerkrankungen“, unter welcher Bezeichnung sich überaus häufig Typhus- und Paratyphuserkrankungen verbergen, mußten bei den Ermittlungen besonders sorgfältig beachtet und bakteriologisch klargestellt werden. Von den Stationen wurden häufig Fälle gemeldet, die erst nachträglich oder spät zur Kenntnis kamen, da sie vom behandelnden Arzte für Influenza gehalten waren.

Besonders bemerkenswert war, daß Paratyphusbazillen bei Scharlachkranken gefunden wurden, oder daß an eine Scharlacherkrankung eine Paratyphusinfektion sich anschloß. Von den Anstalten Saarlouis, Saarbrücken, Hagenau und Kaiserslautern wurden derartige Beobachtungen gemeldet. Auch die Anstalt Idar berichtete im 3. Quartal 1906 von einem Kinde, welches in unmittelbarem Anschluß an eine Scharlacherkrankung Paratyphus bekam. Auffallend war, daß drei Schwestern, die auch Scharlach überstanden hatten, eine geraume Zeit ebenfalls Paratyphusbazillen ausschieden, ohne ausgesprochene klinische Erscheinungen einer Typhus- oder Paratyphuserkrankung zu zeigen. Die Serumreaktion war nur bei einer der Schwestern in der Verdünnung von 1 : 50 positiv, bei den beiden anderen fehlte sie. Bei den von Scharlach verschont gebliebenen Geschwistern dieser vier Kinder wurden Paratyphusbazillen nicht gefunden. Ob eine gemeinsame Infektion durch eine von den scharlachkranken Kindern verunreinigte Speise vorgelegen hat, konnte nicht ermittelt werden. Die Aufmerksamkeit der Stationen auf diese Zusammenhänge war sicherlich durch die erste hierher gehörende Beobachtung von Jochmann[1]) erweckt worden, der im Blute eines scharlachkranken Kindes Paratyphusbazillen gefunden hatte. Die Berichte der Anstalten waren auf Grund dieser Beobachtungen daher in solchen Fällen besonders eingehend, da man den Zusammenhang nicht klar übersah. Nachdem aber eine Ausscheidung der mit den Nahrungsstoffen aufgenommenen Paratyphusbazillen bekannt geworden ist und da als Tatsache feststeht, daß die Paratyphuserkrankungen durchaus nicht selten sind, ist die Annahme naheliegend, daß es sich bei manchen Befunden von Paratyphusbazillen bei Scharlachkranken um zufällige Ausscheidung alimentär aufgenommener Bazillen gehandelt hat, oder daß das Zusammentreffen von Scharlach und Paratyphusinfektion durch die weite Verbreitung beider Erkrankungen zufällig bedingt gewesen ist. Die Möglichkeit jedoch, daß ein ursächlicher Zusammenhang besteht, kann ohne weitere Forschung in dieser Richtung nicht von der Hand gewiesen werden, da ähnliche Zusammenhänge bestehen können, wie zwischen Scharlach und Diphtherie oder zwischen Schweinepest und Paratyphus. Bezüglich der letztgenannten Krankheiten hat bekanntlich Uhlenhuth[2]) nachweisen können, daß bei Infektion von Schweinen mit dem mikroskopisch nicht sichtbaren und kulturell nicht nachweisbaren Ansteckungsstoffe der Schweinepest eine Anreicherung der bei diesen Tieren normalerweise im Darme befindlichen Paratyphusbazillen stattfindet und daß diese Bazillen sich alsdann in fast allen Organen vorfinden.

Bei der Mehrzahl der in Gruppe 2 (vgl. S. 544) einzureihenden Paratyphuserkrankungen bestanden hauptsächlich Magen-Darmerscheinungen mit mehr oder weniger Fieber. Die Krankheitszeichen seitens des Darmes waren teils Durchfälle, teils Verstopfung, seitens des Magens Appetitlosigkeit, Erbrechen und bisweilen Magenschmerzen, also Krankheitserscheinungen, die, wenn sie in einigen Tagen vorübergingen, von dem Kranken und seinen Angehörigen häufig einem „verdorbenen Magen“ zugeschrieben wurden und die Hinzuziehung eines Arztes nicht zur Folge hatten.

In vereinzelten Fällen, aber auch bei Paratyphusepidemien, wurde ein großes Mattigkeitsgefühl als die den Kranken am meisten quälende Erscheinung beobachtet, die zu dem Grade der Erkrankung oft gar nicht in richtigem Verhältnis stand.

---

[1]) Zentralbl. f. Bakt. Ref. Bd. 33 S. 8.

[2]) Arb. a. d. Kaiserl. Gesundheitsamte Bd. 30 S. 217.

Wenn nach einem Typhus die Kranken sich meistens schnell erholen und sich oft wie „neugeboren" fühlen, hielt dagegen nach der Paratyphuserkrankung die Mattigkeit noch lange in der Genesungszeit an.

Da diese Erscheinung bei Fleischvergiftungs-Epidemien häufig beobachtet wurde, so sind vielleicht auch derartige vereinzelte Fälle als nicht ganz regelrechte Erkrankungen an Fleischvergiftung aufzufassen, zumal da klinisch typische Bilder von Fleischvergiftung, abgesehen von Fleischvergiftungs-Epidemien, auch bei Einzelerkrankungen von den Stationen beobachtet wurden. Es sei hier übrigens darauf hingewiesen, daß während einer und derselben Epidemie ein Teil der Erkrankten unter Fleischvergiftungserscheinungen, ein anderer unter Magen-Darmerscheinungen leichter Art und ein dritter wiederum unter dem Bilde des Typhus darniederlag. Es ist diese Feststellung deshalb wichtig, weil sie dafür spricht, daß trotz der Gleichartigkeit der Paratyphus B-Stämme diese Krankheitserreger auch bei vereinzelt bleibenden Fällen teils klinische Bilder der Fleischvergiftung, teils solche des Typhus hervorrufen können.

Ebenso wie im Verlauf einer Epidemie manchmal die verschiedensten Krankheitsbilder auftreten, können auch bei einem und demselben Erkrankten die anfänglichen Fleischvergiftungserscheinungen in das Bild des Typhus übergehen. So berichtete die Anstalt Trier im Jahre 1908 über eine solche Beobachtung: Eine Person erkrankte in S., wenige Tage nachdem sie von dem Inhalt einer Wurstsendung genossen hatte, zunächst unter dem Bilde der Fleischvergiftung, daran schloß sich ein typhusähnlicher Verlauf der Krankheit; der Fall endete tödlich. Anläßlich einer Fleischvergiftungs-Epidemie in K. (Kreis Zabern) hat Verfassser mehrere derartige Fälle beobachten können.

Wenn auch nicht jeder Fleischvergiftungsfall in den Berichten der Untersuchungsanstalten aufgezählt ist, so beweist doch die geringe Zahl der erwähnten Fälle, daß derartige klinische Bilder bei Einzelerkrankungen nicht sehr zahlreich waren. Die Angaben Mayers über seine Beobachtungen in der Anstalt Kaiserslautern bestätigen diese Annahme. Von 214 Paratyphuskranken zeigten nur 8 das klinische Bild der Fleischvergiftung, 5 choleraähnliche Erscheinungen, zusammen also 13 (6,1 %). Dagegen lagen bei 76 Erkrankten (35,5 %) typhusähnliche Erscheinungen vor, bei 125 (58,4 %) Magen-Darmerscheinungen, und zwar bei 38 Brechdurchfall und bei 87 Darmkatarrh. Aus dem Materiale der übrigen Untersuchungsanstalten lassen sich Krankheitserscheinungen, wie Brechdurchfall und Darmkatarrh, nicht voneinander trennen, wie ja überhaupt derartige Abgrenzungen den verschiedenartigen persönlichen Auffassungen der Beobachter unterworfen sind. Immerhin kann man sagen, daß ungefähr 33 % sämtlicher Paratyphuserkrankungen typhusähnlich, 10 % unter dem Bilde der Fleischvergiftung und 57 % als leichtere Magen-Darmstörungen verliefen.

Gibt es nun Paratyphuserkrankungen, die sich klinisch vom Typhus nicht unterscheiden lassen, und gibt es beim Paratyphus Krankheitserscheinungen, die nur bei dieser Infektion, nicht bei Typhus vorkommen?

Daß es Paratyphuserkrankungen gibt, die klinisch sich vom typischen Bilde des Typhus nicht unterscheiden lassen, geht aus den Berichten der Anstalten hervor. Die Anstalt Saarbrücken berichtete im Jahre 1907 von einem Falle, „bei dem klinisch nicht zu unterscheiden war, ob Typhus oder Paratyphus vorlag“, die Anstalt Saarlouis beobachtete im Jahre 1907 gleichfalls einen Fall, „bei dem klinisch die Differentialdiagnose nicht zu stellen war und erst die bakteriologische Untersuchung die Entscheidung brachte“. Auch später berichtete die Anstalt Saarlouis von drei Fällen, „die ausgesprochene Typhusfieberkurven zeigten“. Auch von dem Anstaltsleiter in Idar wurde im Jahre 1908 ein Fall erwähnt, der völlig einem mittelschweren Typhus glich, ebenso wurde von der Anstalt Diedenhofen im Jahre 1907 ein Paratyphusfall beobachtet, „der unter dem Bilde eines schweren Typhus verlief“. Nach den Berichten der Untersuchungsanstalt Kaiserslautern boten unter den festgestellten Paratyphuserkrankungen einige das ausgesprochene klinische Bild des Typhus dar, ein Fall endete sogar tödlich. Im Untersuchungsgebiete der Anstalt Hagenau hat der Verfasser mehrere Fälle beobachtet, die dem Typhus völlig glichen, und von denen die in der Typhusdiagnose sehr gründlich erfahrenen, behandelnden Ärzte vom „Typhus, wie er im Buche steht“, redeten.

Es kann somit keinem Zweifel unterliegen, daß es Paratyphuserkrankungen gibt, die klinisch nicht vom Typhus zu unterscheiden sind.

Sind nun beim Paratyphus Krankheitserscheinungen zu beobachten, die beim Typhus nicht vorkommen, die also zur Unterscheidung beider Krankheiten zu verwerten sind?

Von Lentz[1]) ist bereits im Jahre 1906 auf Grund des Materials der Untersuchungsanstalt Idar behauptet worden, daß in „ausgesprochenen“ Fällen Paratyphus sich klinisch vom Typhus unterscheiden ließe, und zwar sprächen folgende Erscheinungen für Paratyphus: Plötzlicher, häufig mit Erbrechen und Schüttelfrost einsetzender Beginn, steiler Anstieg der Temperaturkurve, starke tägliche Schwankungen der Temperatur, langsam fortschreitende Entfieberung, schleimige, übelriechende, oft grünliche Stuhlentleerungen, Bläschenausschlag an den Lippen, häufige Nachkrankheiten während der Genesungszeit, derbe Milzschwellung im Gegensatze zur weichen Schwellung der Milz bei Typhus. Die für typhusähnliche Erkrankungen charakteristischen Hautflecken (Roseolen) sind entweder spärlich und groß, oder klein und zahlreich. Die nervösen Symptome treten zurück.

Es gibt Paratyphuserkrankungen, welche diese Besonderheiten mehr oder weniger zeigen, und manche praktischen Ärzte, die mit dem Typhus- und Paratyphusbilde genau vertraut waren, konnten, wie Verfasser mehrfach beobachtet hat, auf die von Lentz angegebenen Krankheitserscheinungen hin die Diagnose Paratyphus in vielen Fällen richtig stellen. Andrerseits kam es auch vor, daß dieselben Ärzte sich auf Grund der beobachteten klinischen Erscheinungen irrten und Paratyphus diagnostizierten in Fällen, die als Typhus bakteriologisch einwandfrei festgestellt wurden. Der plötzliche Beginn der Erkrankung, der damit verbundene Schüttelfrost, auch die anderen Erscheinungen, selbst der Bläschenausschlag an den Lippen, können bei Typhus beobachtet werden und die Fieberkurve kann genau dieselben Eigentümlichkeiten

[1]) Bericht der Tagung der freien Vereinigung f. Mikrobiologie 1906. Zentralbl. f. Bakt. Ref. Bd. 38 S. 63.

aufweisen. Die Krankheitserscheinungen sind zu wechselnd, ihre Beurteilung erfordert oft viel Zeit (Fieberkurve), in der durch die bakteriologische Untersuchung schon längst die Diagnose gestellt wurde, so daß in Wirklichkeit der klinischen Unterscheidung der Krankheitsbilder kein besonderer Wert zukommt. Es muß daher unbedingt der Anschauung zugestimmt werden, die Conradi im Jahre 1906 im 2. Vierteljahrsberichte der Anstalt Neunkirchen ausgesprochen hat. Er hält es für ausgeschlossen, „daß die Trennung zwischen Typhus und Paratyphus auf Grund klinischer Methoden mit Sicherheit auszuführen ist, da bei Typhus und Paratyphus jedwede Konstanz der Krankheitssymptome fehlt".

Die große Verschiedenheit der durch Paratyphus hervorgerufenen Krankheitsbilder, die oft gar nicht wie Typhus, sondern als einfache Magen-Darmstörungen verlaufen, ist die Ursache gewesen, daß unsere Kenntnisse über den Paratyphus und seine Verbreitung im Bekämpfungsgebiete so langsam fortgeschritten sind. Erst als die behandelnden Ärzte auf diese mannigfachen Erkrankungsformen aufmerksam gemacht waren, selbst Erfahrungen gesammelt hatten und von verdächtigen und leichten Fällen Untersuchungsmaterial einsandten, ist fast in allen Untersuchungsgebieten eine von Jahr zu Jahr steigende Zahl von Paratyphuserkrankungen festgestellt worden.

Wenn nun wegen der Vielseitigkeit der durch den Paratyphus hervorgerufenen Krankheitsbilder die bakteriologische Diagnose allein als ausschlaggebend angesehen werden muß, besitzt diese nun auch die Sicherheit, die unter diesen Umständen von ihr zu verlangen ist?

Nach den vorstehenden Ausführungen wurden 98,1 % der typhusähnlichen Fälle bakteriologisch bestätigt (vgl. S. 528). Auf den ersten Blick scheinen hier die Verhältnisse für die Diagnosenstellung günstig zu liegen. In Wirklichkeit bestehen jedoch oftmals nicht unbedeutende Schwierigkeiten.

Wie in den folgenden Abschnitten noch weiter auseinandergesetzt werden wird, können Paratyphusbazillen mit der Nahrung aufgenommen werden und dann in den Stuhlentleerungen erscheinen, ohne irgendwelche Krankheitserscheinungen bei dem Durchwandern des Magen-Darmkanals hervorzurufen. Vom Darme aus kann ebenfalls ohne nachweisbare Schädigungen des Gesamtorganismus die Einwanderung der Erreger in die Blutbahn erfolgen, wie aus dem Nachweis der Bazillen im Blute und Harne gesunder Personen hervorgeht. Wie solche Ausscheidungen bei Gesunden gelegentlich festzustellen sind, so ist dies natürlich auch der Fall bei Kranken, von denen wegen der beobachteten klinischen, vielleicht typhusähnlichen Erscheinungen Material zur bakteriologischen Untersuchung kommt. Aus dem Paratyphusbazillenbefund allein läßt sich demnach ohne weiteres eine Schlußfolgerung auf den ursächlichen Zusammenhang zwischen diesem Befund und den vorliegenden Krankheitserscheinungen nicht ziehen. Dieser Umstand hat aber nicht zur Folge, daß nun bei jedem Nachweis von Paratyphusbazillen völlige Unsicherheit in der Diagnosenstellung herrschen muß. Es werden nach den Erfahrungen der Untersuchungsanstalten im Gebiete der Typhusbekämpfung in Wirklichkeit nur in einem geringen Teile der Fälle Fehldiagnosen für längere Zeit gestellt. In der weitaus größten Zahl war die Krankheitsursache von vornherein bekannt oder konnte doch binnen weniger Tage geklärt werden. Immerhin ist es sehr wichtig, auf die Möglichkeit von Fehldiagnosen hinzuweisen, und es ist den Forschungen der Untersuchungsanstalten zuzuschreiben, daß diese Sachlage aufgedeckt wurde. Die bisweilen recht erheblichen Schwierigkeiten in der Feststellung der Krankheit zeigt folgender, von der Anstalt Trier beobachteter Fall: Bei einer Erkrankung, bei welcher die Gruber-Widalsche Reaktion anfangs nur für Paratyphusbazillen im Verhältnis von 1 : 100 positiv war und bei welcher aus dem Blute sowohl wie aus Stuhl und Urin Paratyphusbazillen gezüchtet waren, wurden in einer zweiten Blutprobe, bei welcher die Agglutination für Paratyphusbazillen in der Verdünnung von 1 : 100, für Typhusbazillen in der Verdünnung von 1 : 50 positiv war, Typhusbazillen nachgewiesen.

Liegt eine Ausscheidung alimentär aufgenommener Paratyphusbazillen vor, so ist in der Regel ihre Zahl im Stuhle nur gering, oft sind sie nur mittels des Malachitgrünverfahrens nachweisbar und meistenteils sind sie nach wenigen Tagen bei Wiederholung der Untersuchung nicht mehr nachzuweisen. Der Paratyphuskranke dagegen scheidet während des Fiebers und in der ersten Zeit der Genesung längere Zeit Paratyphusbazillen in größeren Mengen mit dem Stuhle aus. Dieser Unterschied in der Menge und der Zeitdauer der Bazillenausscheidung mit den Stuhlentleerungen läßt sich für die Frage der Bazillenausscheidung im Urin und ihres Vorkommens im Blute nicht verwerten, da sich auch bei Paratyphuskranken Bazillen in der Regel nur vorübergehend im Urin und Blute finden und die Zahl der gezüchteten Paratyphuskolonien hierbei nicht von Bedeutung ist. Da aber die Gruber-Widalsche Reaktion in fast 100 % der Paratyphuserkrankungen positiv ist, so ist diese Untersuchung in erster Linie zur Stellung der Diagnose und Beurteilung eines etwa vorliegenden Bazillenbefundes in Zweifelsfällen heranzuziehen. Daß in einer geringen Zahl von Fällen durch das Auftreten einer Mitagglutination für Typhus die Diagnose erschwert werden kann, ist oben besprochen, ebenso, daß die Gruber-Widalsche Reaktion mitunter trotz bestehender Erkrankung überhaupt ausbleiben kann.

Vielfach wird aber durch die Vorgeschichte der Erkrankung, durch ihre Beziehungen zu anderen Krankheitsfällen eine Klärung erfolgen, wenn die anderen Hilfsmittel versagen. Eine Darmerkrankung auch mit vorübergehender Paratyphusbazillenausscheidung und negativer Gruber-Widalscher Reaktion in der Umgebung eines Paratyphuskranken wird natürlich von vornherein anders zu bewerten sein, als eine nicht in solchem Zusammenhange beobachtete Erkrankung. Zweifellos gibt es schließlich auch Magen-Darmerkrankungen, die vereinzelt auftreten, keine Gruber-Widalsche Reaktion zeigen, und bei denen die Paratyphusbazillenausscheidung derart ist, daß man zweifelhaft sein kann, ob es sich um eine Ausscheidung nach alimentärer Aufnahme handelt oder nicht; in solchen Fällen muß man die Frage, ob eine Paratyphuserkrankung vorliegt, mit einem „non liquet“ beantworten. Es sollte aber bei diesen Erkrankungen, wie überhaupt bei allen Magen-Darmerkrankungen mit Paratyphusbazillenausscheidung die laufende Desinfektion während der Erkrankung durchgeführt werden, denn wenn auch ein Zusammenhang zwischen Paratyphusausscheidung und Erkrankung nicht nachzuweisen ist, liegt doch die Möglichkeit vor, daß die von dem Darmkranken ausgeschiedenen Paratyphusbazillen sich in dem erkrankten Organismus eine höhere Virulenz erwerben können.

Von etwa 400 Paratyphuserkrankungen, die als klinisch typhusähnlich bezeichnet sind, standen die Daten der Erkrankung und der Entfieberung zur Verfügung. Auffallenderweise war bei einer größeren Anzahl von als „leicht" bezeichneten Fällen die Fieberdauer durchaus keine kurze, wie man vermuten könnte; nicht selten sind Fieberzeiten bis 3 Wochen und mehr angegeben. Da derartige Angaben sich bei allen Stationen fanden, muß dieser Feststellung eine gewisse Gültigkeit zuerkannt werden. Sie weisen darauf hin, daß längere Zeit anhaltendes Fieber ohne besonders schwere Erscheinungen bei Paratyphuserkrankungen nicht selten ist.

Tabelle 17.

Dauer des Fieberstadiums bei typhusähnlichen Paratyphuserkrankungen.

Untersuchungs-anstalten	Gesamtzahl der in die Berechnung aufgenommenen Erkrankungen	Von der Gesamtzahl der Erkrankten waren fieberfrei nach							Die Dauer des Fieberstadiums betrug durchschnittlich Tage
		1—7	8—14	15—21	22—28	29—35	36—42	über 42	
		Krankheitstagen							
Saarbrücken . . .	123	29	37	33	10	8	1	5	16
Trier	58	6	14	15	13	6	3	1	19
Neunkirchen . . .	51	5	11	9	5	14	6	1	23
Metz	30	5	9	8	4	2	2	—	16
Straßburg	50	—	17	30	3	—	—	—	14
Hagenau	71	6	18	22	13	9	3	—	19
Diedenhofen . . .	34	5	14	9	3	3	—	—	15
Insgesamt	417	56	120	126	51	42	15	7	17,4

In Tabelle 17 sind die Fälle nach der Dauer des Fiebers wochenweise geordnet. 72,4 % der Erkrankten waren bis zur 3. Woche einschließlich entfiebert. Die Durchschnittsdauer des Fiebers betrug 17,4 Tage; bei 30,2 % der Kranken sank das Fieber erst in der dritten Woche. 27,6 % aller Paratyphuskranken haben länger als 3 Wochen Fieber gehabt. In dieser Tabelle sind solche Erkrankungen nicht berücksichtigt, die nach den Angaben überhaupt kein Fieber gehabt haben. Da die Ärzte die leicht verlaufenden Erkrankungen oft erst spät oder überhaupt nicht zu Gesicht bekommen, wie daraus hervorgeht, daß ein großer Teil dieser angeblich fieberlosen Erkrankungen erst durch die Anstalt im Anschluß an andere Paratyphuserkrankungen ermittelt wurde, so kann man ohne weiteres von dem Mangel der Feststellung des Fiebers nicht auf seine Abwesenheit schließen, zumal da erfahrungsgemäß leichte Temperatursteigerungen einem großen Teile der Menschen überhaupt nicht zum Bewußtsein kommen. Es ist nicht sehr wahrscheinlich, daß in vielen Fällen Darmkranke, die eine positive Gruber-Widalsche Reaktion und Paratyphusbazillenausscheidung zeigen, ohne Fiebererscheinungen gewesen sind. Einen in dieser Hinsicht typischen Fall, der überaus leicht verlief und bei dem nur durch Zufall Fieber festgestellt wurde, beobachtete der Verfasser im Jahre 1907. Die recht intelligente Pflegerin einer Paratyphuskranken gab bei den Ermittlungen an, daß sie sich bis auf eine geringe Mattigkeit, die offenbar in den Nachtwachen ihre Ursache habe, völlig gesund fühle, und daß sie auch in der letzten Zeit nicht krank gewesen sei. Temperaturmessungen, wie sie auf Grund der Vorschläge der Anstalt Straßburg fast stets in der Umgebung von Typhus- und Paratyphuskranken von dem Verfasser vorgenommen wurden, ergaben bei der betreffenden Frau Nachmittagstemperaturen von 37,4° C. Am gleichen Tage fanden sich im Blute Paratyphusbazillen, die Gruber-Widalsche Reaktion war im Verhältnis von 1 : 500 positiv. Zwei Tage später konnte abends bereits keine erhöhte Temperatur mehr festgestellt werden, auch gab die Frau an, sich bis auf etwas Mattigkeit völlig gesund zu fühlen. Durchfälle bestanden nicht, der Stuhl war etwas weich. Die Gruber-Widalsche Reaktion stieg in der nächsten Zeit auf den Titer 1 : 1000; im Stuhle fanden sich schon bei der ersten Untersuchung Paratyphusbazillen. Die Frau ist jahrelang Dauerausscheiderin gewesen und bekam 1 Jahr nach der Infektion die ersten Gallensteinbeschwerden. Fast alle Anstalten haben gelegentlich derartige leichte Erkrankungen mit vorübergehendem Fieber feststellen können.

Die Dauer der Zeit zwischen Aufnahme der Krankheitserreger und Ausbruch der Erkrankung (Inkubationszeit) hat sich nur in den wenigsten Fällen einigermaßen mit Sicherheit feststellen lassen. Nur bei Ansteckungen durch Berührung mit Erkrankten und bei Erkrankungen mehrerer Personen aus gemeinsamer Ursache konnten die in Frage kommenden Fristen mit einer gewissen Wahrscheinlichkeit bestimmt werden. Neben derartigen Zwischenzeiten (Inkubationsdauer) von wenigen Tagen wurden solche von mehreren Wochen beobachtet. Es scheinen also wie beim Typhus sehr wechselnde Verhältnisse vorzuliegen. In einem Falle konnte die Zeit zwischen Ansteckung und Erkrankungsausbruch von der Anstalt Trier auf 14 Tage berechnet werden. Kürzere Zeiten von wenigen Tagen hatten Erkrankungen, die durch Nahrungsmittel hervorgerufen waren und sich auf mehrere Personen erstreckten.

In einigen wenigen, typhusähnlich verlaufenden Fällen traten, wie bei Typhus, Rezidive auf, dagegen liegen Beobachtungen dafür, daß nachweisbar an Paratyphus erkrankt gewesene Personen nach längerer Zeit zum zweiten Male an der gleichen Krankheit erkrankten, nicht vor. In der Regel scheint also das Überstehen der Krankheit gegen eine Neuerkrankung gleicher Art zu schützen. Gegen eine Ansteckung mit Typhusbazillen schützt jedoch das Überstehen des Paratyphus offenbar nicht. Ein 16jähriges Mädchen erkrankte im Jahre 1906 im Anstaltsgebiete Straßburg an einem leichten Paratyphus, auf den in der Genesungszeit ein tödlich verlaufender Typhus folgte. Dieselbe Anstalt hatte bereits im Jahre 1904 einmal beobachtet, daß auf eine Erkrankung an Paratyphus A eine solche an Typhus folgte. Umgekehrt schützt auch das Überstehen eines Typhus nicht gegen eine nachfolgende Paratyphuserkrankung. So berichtete die Anstalt Neunkirchen, daß mehrmals Paratyphuserkrankungen in solchen Familien vorgekommen sind, deren Mitglieder einige Wochen oder Monate vorher eine durch Typhusbazillen hervorgerufene Erkrankung durchgemacht hatten.

Die Zahl der tödlich verlaufenen Erkrankungen war bei Paratyphus bedeutend geringer als bei Typhus. Von Klinger[1]) wurde eine Sterblichkeit von 4,2% berechnet;

[1]) A. a. O.

nach Fornet (vgl. S. 498) beliefen sich die Todesfälle für die einzelnen Jahre von 1906 bis 1909 auf 4, 6, 4 und 3 %, im Durchschnitt auf 4 %. Der Tod trat durchschnittlich in der 3. bis 4. Krankheitswoche ein. Eingehende Berichte über Leichenöffnungen sind von den Anstalten nicht veröffentlicht worden, die Leichenbefunde entsprachen denen des Typhus. Von den Anstalten Straßburg, Kaiserslautern, Hagenau, Diedenhofen wurde berichtet, daß in Leichenteilen (Dünndarm, Milz, Galle) Paratyphusbazillen nachzuweisen waren.

5. Art und Weise der Übertragung des Paratyphus B.

Erkrankungen, die durch Erreger hervorgerufen werden, welche nur im menschlichen Körper zu vegetieren vermögen, können entweder durch direkten Verkehr von Mensch zu Mensch übertragen werden oder durch Vermittlung von Nahrungsmitteln, Gebrauchsgegenständen usw., die mit infizierten Menschen und dem Infektionsstoff in Berührung gekommen sind. Dabei ist es, wie Beobachtungen bei Typhus und Cholera lehren, gleichgültig, ob der in Betracht kommende Mensch klinische Krankheitserscheinungen aufweist oder nicht. Finden die Erreger aber zugleich auch im Tierkörper geeignete Daseinsbedingungen, wie es bei den Paratyphusbazillen der Fall ist, dann erweitert sich die Möglichkeit der Übertragung in hohem Maße.

Zurzeit sind noch nicht alle Wege festgestellt, auf denen eine Übertragung der Paratyphusbazillen vom Tiere auf den Menschen erfolgt. Mit Sicherheit ist die Übertragung nur bei Fleischvergiftungs-Epidemien bewiesen, für Einzelfälle dagegen fehlt bis jetzt eine genaue Kenntnis der einschlägigen Verhältnisse.

Ebenfalls recht schwierig ist die Feststellung der Übertragungswege der Paratyphusbazillen von Mensch zu Mensch. Sie wird dadurch erschwert, daß die Zeit zwischen Erkrankungsbeginn und Ansteckung häufig wechselt, daß leichteste und leichte Erkrankungen vorkommen, daß Bazillenträger und solche Personen, die nur schubweise Bazillen ausscheiden und daher der Feststellung oft entgehen, bei der Verbreitung der Paratyphusbazillen neben den klinisch schwerer Erkrankten eine wichtige Rolle spielen können.

Die Frage, ob gesunde Bazillenausscheider eine Ansteckungsgefahr bedeuten, soll später beantwortet werden, zunächst soll die Bedeutung der Paratyphuskranken für die Verbreitung der Krankheit auf Grund der Beobachtungen der Untersuchungsanstalten erörtert werden.

Die Anstalt Trier berichtete im Jahre 1908 von drei Kontaktfällen in W. (Kr. Bitburg) und von zwei weiteren in B. im Jahre 1909; auch in N. (Kr. Bernkastel) wurde ein Kontaktfall festgestellt. Die Anstalt Saarbrücken teilte fünf Kontaktfälle in einer Familie mit. Auch aus den Anstalten Idar, Saarlouis, Hagenau, Straßburg und Neunkirchen wurden gleichartige Ansteckungsfälle gemeldet. Die Anstalt Trier berichtete noch von der erfolgten Ansteckung eines Arztes am Krankenbett, eines Anstaltsdieners bei den Laboratoriumsarbeiten und eines Desinfektors bei seinen Dienstgeschäften. In Groß M. sah die Anstalt Diedenhofen 1906 im Anschluß an 6 Paratyphuserkrankungen 8 weitere Kontaktfälle auftreten, teils in Nachbarhäusern, teils in entfernter liegenden Teilen des Ortes.

Von den Anstalten Straßburg, Saarbrücken, Idar, Trier, Hagenau und Metz wurden Paratyphuserkrankungen gemeldet, bei denen die Ansteckung nicht im Anstaltsgebiet erfolgt war, in denen die Erkrankten vielmehr auswärts in der Zeit vor ihrer Erkrankung mit Paratyphuskranken oder Gesunden, die später ebenfalls erkrankten, in Verbindung gewesen waren. Von keiner Anstalt wurden aber Ansteckungen beobachtet, die von diesen eingeschleppten Fällen ausgegangen waren.

Zwei Kontaktketten beschrieb die Anstalt Idar: In der zweiten Hälfte des Jahres 1903 trat in Oberstein eine Kontaktkette von Paratyphuserkrankungen auf, die sich noch bis in das folgende Jahr hinein erstreckte. Die Erkrankungen traten zuerst in einem außerordentlich eng bebauten Stadtteil im Zentrum (am Marktplatz) auf und wurden durch den Umzug einer Familie von hier nach einem anderen Stadtteil verschleppt. Es wurden unter 22 Erkrankungen 2 Todesfälle beobachtet. Von diesen 22 Erkrankungen kamen allein 7 auf eine Hausepidemie. Die klinischen Erscheinungen der Erkrankungen waren außerordentlich verschieden. Neben den zwei tödlich und anderen recht schwer verlaufenen Fällen wurden ganz leichte Fälle festgestellt. Vielfach soll nach Ablauf der Erkrankungen Haarausfall beobachtet worden sein. Zwei der damals erkrankten Personen wurden Dauerausscheider, und bei beiden wurden noch im Dezember 1906 Paratyphusbazillen im Stuhlgang nachgewiesen. Eine weitere Beobachtung war nicht möglich, da die Hergabe von Untersuchungsmaterial verweigert wurde. In dem einen Falle handelte es sich um eine 30jährige Frau, im anderen um einen 6jährigen Knaben. Bei dem letzteren ist eine Weiterausscheidung der Krankheitserreger sehr wahrscheinlich, da sich bei der Untersuchung des Inhalts der von ihm benutzten Abortgruben noch im Juli 1909 Paratyphusbazillen nachweisen ließen. Da Oberstein einen sehr regen Verkehr mit den benachbarten ländlichen Bezirken, besonders im Kreise St. Wendel, unterhält, so ist es mehrfach der Ausgangspunkt für Paratyphuserkrankungen in diesen Gegenden geworden. So war z. B. eine Kontaktkette von 9 Fällen in Heimbach (Kreis St. Wendel) im 4. Quartal 1904 auf eine Einschleppung aus Oberstein zurückzuführen. Klinisch war in diesen Fällen die Erkrankung eines 14tägigen Kindes bemerkenswert, welche nach den äußeren Erscheinungen als ein leichter, jedoch ausgesprochener Brechdurchfall angesehen werden mußte.

Über eine größere Kontaktkette im Anschluß an eine Erkrankung wurde von der Anstalt Kaiserslautern berichtet: Am 15. Juli 1905 erkrankte Paula L. in einem Hause des Bahnhofsviertels, in dem im Juni 1903 zwei Kinder eine typhöse Erkrankung durchgemacht hatten; im gleichen Hause entstanden in der Zeit vom 1. bis 21. August in 2 Familien 4 weitere Fälle, in 2 Nachbarhäusern, in dem einen am 2., in dem anderen am 15. August, ebenfalls je 2 Fälle; weiterhin erkrankte die Schwiegermutter einer Kranken und am 28. August in 2 Häusern der Nachbarschaft je 1 Person. Im Laufe der Untersuchung wurden noch bei 2 gesunden Brüdern einer Kranken Paratyphusbazillen festgestellt. Sämtliche Kranken hatten sich verschiedentlich nach dem Befinden der Paula L. erkundigt, wobei der übliche Besuchskaffee verabreicht wurde. Hier handelte es sich um typische Kontaktinfektionen, bei denen eine Beteiligung von Nahrungsmitteln nicht ausgeschlossen ist.

Auf Grund dieser vielseitigen Beobachtungen ist trotz der oben angeführten Schwierigkeiten bei der Feststellung der Übertragungswege an dem Vorkommen von Kontaktfällen im Anschluß an Paratyphuserkrankungen nicht zu zweifeln. Wichtig erscheint, daß nach den Aufzeichnungen der Untersuchungsanstalten die Kontaktfälle fast ausschließlich von solchen Erkrankungen ausgingen, die mehr oder weniger typhusähnlich verliefen. So berichtete der Leiter der Anstalt Kaiserslautern, daß bis zum Jahre 1906 unter 224 Paratyphusfällen nur 9 mal Kontaktinfektionen beobachtet seien, und zwar nur von solchen Erkrankungen, die typhusähnlichen Verlauf zeigten. Diese Kontakte betrafen 6 mal Familienmitglieder, einmal eine Schulnachbarin und zweimal eine sich etwas weiter ausbreitende Kette von 5 bezw. 4 Fällen.

Von Erkrankungen mit Erscheinungen des Brechdurchfalls und der Fleischvergiftung sind, soweit festgestellt werden konnte, keine Kontakte ausgegangen.

Von 543 Paratyphusfällen, über die dem Verfasser Angaben zur Verfügung standen, waren 94 oder 17 % durch Kontakte hervorgerufen, und zwar 16 % durch Vermittlung kranker Personen, 1 % durch Bazillenträger.

Im Vergleiche zu anderen Infektionskrankheiten ist die Zahl der aufgeklärten Fälle und die Zahl der durch Bazillen ausscheidende Menschen, insbesondere durch Erkrankte bewirkten Ansteckungen auffallend gering. Dies fällt um so mehr auf, da es sich um einen Krankheitserreger handelt, dessen Nachweis leicht gelingt. Es spielen hier offenbar andere Verhältnisse mit, als bei anderen Infektionskrankheiten. Jedenfalls ist dem kranken Menschen eine große Bedeutung für die Verbreitung des Paratyphus nicht zuzuweisen.

Außer den erkrankten Menschen kommen für die Verbreitung des Paratyphus noch die gesunden sog. Dauerausscheider und Bazillenträger in Betracht.

Die bakteriologische Untersuchung der vom Paratyphus Genesenden und der Umgebung von Paratyphuskranken erbrachte schon in den ersten Zeiten der organisierten Typhusbekämpfung den Beweis, daß beim Paratyphus die gleichen Verhältnisse vorlagen, die man eben erst beim Typhus kennen gelernt hatte. Auch beim Paratyphus verschwand unter Umständen die Bazillenausscheidung nicht nach der klinischen Genesung (Dauerausscheider), und in der Umgebung von Paratyphuskranken fand man klinisch gesunde Personen, die Paratyphusbazillen ausschieden, ohne früher nachweisbar paratyphuskrank gewesen zu sein (Bazillenträger).

In beiden Gruppen kann man noch diejenigen, welche nach 3 Monaten ihre Paratyphusbazillen verlieren, die temporären Dauerausscheider bezw. Bazillenträger, von den chronischen abtrennen, d. h. von denen, die länger als 3 Monate, oft jahrelang, Paratyphusbazillen ausscheiden oder sogar, soweit die Beobachtung reicht, sie überhaupt nicht verlieren.

In der Tabelle 18 (S. 556) sind die dem Verfasser zur Verfügung stehenden Aufzeichnungen über Dauerausscheider und Bazillenträger zusammengestellt. Es handelt sich um Paratyphuswirte aus den preußischen und elsaß-lothringischen Anstaltsgebieten. Die mit Sicherheit als gelegentliche Ausscheider von alimentär aufgenommenen Paratyphusbazillen nachgewiesenen Paratyphuswirte der letzten zwei Jahre sind nicht mit berücksichtigt worden.

Die erste Veröffentlichung über gesunde Paratyphuswirte brachte Lentz[1]) im Jahre 1905, der über eine bis zur Dauer von 13 Monaten beobachtete Ausscheidung berichten konnte. Von allen Anstalten wurden dann Bazillenausscheider festgestellt, so daß in dem Zeitraum von 1904 bis 1909 derartige Angaben über 246 Personen aus dem Typhusbekämpfungsgebiete, mit Ausnahme Bayerns, vorlagen. In 9 Fällen ist es ungewiß geblieben, ob es sich um Dauerausscheider oder um Bazillenträger handelte, so daß in nachstehender Übersicht 237 Fälle aufgenommen sind.

Tabelle 18.

Dauerausscheider und Bazillenträger bei Paratyphus.

			Dauer-ausscheider		Bazillen-träger		Summe
Chronische	männliche	Erwachsene	4	18	1	22	40
		Kinder	1		2		
	weibliche	Erwachsene	11		16		
		Kinder	2		3		
Temporäre	männliche	Erwachsene	19	48	39	149	197
		Kinder	7		29		
	weibliche	Erwachsene	16		50		
		Kinder	6		31		
		Summe	66		171		237

Von den Personen, die chronisch Paratyphusbazillen ausschieden, war ungefähr die eine Hälfte nachweisbar paratyphuskrank gewesen, die andere Hälfte nicht. Bei den temporären Ausscheidern war aber ein größerer Unterschied vorhanden, denn bei 149 von 197 beobachteten Personen, also bei 75,6%, konnte eine vorhergegangene Erkrankung nicht festgestellt werden. Die temporären Bazillenträger nehmen also in dieser Hinsicht eine Sonderstellung ein.

Von den 66 Dauerausscheidern standen 27 (40,9%) während der vorausgegangenen Erkrankung unter Beobachtung einer Untersuchungsanstalt, bei 59,1% konnte erst nachträglich festgestellt werden, daß eine Erkrankung vorhergegangen war. Die 27 erstgenannten fanden sich unter 584 beobachteten Paratyphuskranken, von denen also 4,6% Dauerausscheider wurden. Diese Prozentzahl entspricht der für Typhusbazillenausscheider berechneten. Unter Zugrundelegung der Prozentzahl von 4,6% müßten die 66 zur Feststellung gekommenen Dauerausscheider einer Gesamtzahl von 1435 beobachteten Paratyphuskranken entsprechen. Da aber im ganzen nur 584 Paratyphuskranke beobachtet wurden, liegt die Annahme nahe, daß außer den festgestellten noch etwa 851 Paratyphuserkrankungen vorgekommen sind, die sich der Feststellung

[1]) Klin. Jahrb. Bd. 14 S. 475.

entzogen haben. Es kommt demnach anscheinend nur ein kleiner Teil der klinisch Erkrankten zur Kenntnis und Feststellung. Allerdings können diese Zahlen nur ungefähre Anhaltspunkte bieten, da sie auf Feststellungen beruhen, die, wie zum Beispiel die Entscheidung, ob bei den während der Erkrankung nicht beobachteten Paratyphusträgern eine mit dem Paratyphusbazillus in ursächlichen Zusammenhang zu bringende Erkrankung wirklich vorgelegen hat oder nicht, unzuverlässig und vielen Fehlerquellen ausgesetzt sind. Auch bei der Zurechnung zu den „Bazillenträgern" sind Irrtümer nicht ausgeschlossen. Wenn auch eine Erkrankung sich bei diesen Personen nicht hat ermitteln lassen, ist bei dem leichten Verlaufe mancher Paratyphuserkrankungen nicht gesagt, daß nicht doch eine solche bestanden hat.

Ganz besonderes Interesse erwecken die temporären Bazillenträger. Von den 237 Paratyphuswirten waren 149 = 62,9 % temporäre Bazillenträger. Diese stellen also einen hohen Prozentsatz der festgestellten gesunden Paratyphusausscheider dar. Interessant ist aber ferner, daß von den 149 temporären Bazillenträgern 60 = 40,3 % Kinder waren. Die große Beteiligung der Kinder an dieser Klasse der Paratyphuswirte ist um so mehr hervorzuheben, als sonst die Zahl der paratyphusinfizierten Kinder nicht besonders hervortritt. Von den 237 Paratyphuswirten waren 81 = 34,2 % Kinder, und auch an der Gesamtzahl der festgestellten Paratyphuskranken waren sie nur mit 28,4 % beteiligt. Die Rolle, welche die Kinder besonders als temporäre Bazillenträger spielen, wird dadurch erwiesen, daß von den 81 Paratyphuswirten des Kindesalters 60 = 74,1 % temporäre Bazillenträger waren.

Diesen Feststellungen von Paratyphusbazillen entsprechen auch die Beobachtungen, welche von dem Leiter der Anstalt Kaiserslautern G. Mayer gemacht sind. 23 unter leichten klinischen Erscheinungen erkrankt gewesenen Schulkindern mit vorübergehender Paratyphusbazillenausscheidung standen 49 gegenüber, die nicht krank gewesen waren. Mayer schreibt: „Bei Kindern schien mir der Befund so häufig, daß ich bei jeder Schulkontrolle mit Sicherheit auf einige Befunde von Paratyphusbazillen im Stuhle rechnete." Die gleichen Beobachtungen sind vom Verfasser im Anstaltsgebiete Hagenau gemacht. Bei der Durchuntersuchung von Schulklassen und Waisenhäusern wurden durchaus nicht selten temporäre Bazillenträger gefunden.

Auch aus den Arbeiten von Conradi geht die hohe Beteiligung der Kinder an der Zahl der temporären Bazillenausscheider hervor. Von 17 solchen Personen in der Umgebung von Typhuskranken waren 6, von 15 anderweitig festgestellten 4, von 22 in der Umgebung von Paratyphuskranken waren 12 Kinder unter 15 Jahren, also im ganzen von 54 temporären Bazillenausscheidern 22 (40,7 %) Kinder. Diese hohe Beteiligung der Kinder kann entweder dadurch veranlaßt sein, daß eine größere Zahl von Kindern zur Untersuchung gekommen ist, oder dadurch, daß unter den Kindern mehr gelegentliche Bazillenausscheider vorhanden sind und gefunden werden.

Unzweifelhaft sind bei den Untersuchungen in der Umgebung von Erkrankten hauptsächlich Kinder untersucht worden, was darin seine Ursache hatte, daß bei der Anstellung der Ermittlungen stets die Schullisten auf erkrankte Kinder durchgesehen wurden, und daß oft von Kindern leichter Untersuchungsmaterial zu bekommen war als von Erwachsenen, da ein Druck durch die Schule ausgeübt werden konnte. Dieser

Umstand allein erklärt aber die auffallend hohe Beteiligung der Kinder an der Zahl der temporären Träger nicht, es ist anzunehmen, daß sie auch tatsächlich häufiger Paratyphusbazillen vorübergehend ausscheiden. Bei der geringen Sauberkeit der meisten Kinder und der anscheinend weiten Verbreitung der Paratyphusbazillen in der Außenwelt ist die Möglichkeit, daß Paratyphusbazillen in den Darm der Kinder gelangen, eine sehr große. Es ist zu vermuten, daß die Empfänglichkeit im Kindesalter gegen die Paratyphusinfektion eine geringere ist, als im Alter des Erwachsenen.

Die längste bis jetzt beobachtete Dauer der Ausscheidung betrug 5 Jahre. Von den chronischen Paratyphusbazillenausscheidern sind 17 bisher noch nicht bakteriologisch genesen; zwei von diesen scheiden bereits 5 Jahre, sechs 3 bis 4 Jahre und neun weniger als 3 Jahre Paratyphusbazillen aus. Unter den als bakteriologisch genesen Erklärten befand sich ein chronischer Bazillenausscheider, bei dem die Ausscheidung 4 Jahre lang beobachtet wurde. Es ist anzunehmen, daß die Dauer der Ausscheidung jahrzehntelang währen kann. So berichtete die Anstalt Trier, daß bei einem Falle nach dem Zeitpunkt der vorhergegangenen Erkrankung die mutmaßliche Dauer der Ausscheidung 36 Jahre betragen hat. Da erfahrungsgemäß mit der Dauer der Ausscheidung und der fortgesetzten Wiederholung der Untersuchungen oft eine Neigung bei den unter Beobachtung stehenden Personen festgestellt ist, fremdes Material einzusenden, so wird man mit Recht einen Teil der bakteriologisch „Genesenen" noch weiter als Bazillenausscheider ansehen dürfen.

Die bei den chronischen Bazillenausscheidern gemachten Erfahrungen bezüglich Art der Ausscheidung und Zahl der ausgeschiedenen Bazillen sind beim Paratyphus die gleichen wie beim Typhus. Meistens wurden die Paratyphusbazillen in großen Mengen, oft fast in Reinkultur, ständig oder schubweise ausgeschieden. Die Ausscheidung erfolgte bei den chronischen Bazillenausscheidern stets nur im Stuhlgang; gelegentliche Befunde im Urine waren wohl auf Verunreinigung des Urins bei der Entleerung zurückzuführen. Dagegen kamen bei temporären Ausscheidern vereinzelte Fälle zur Beobachtung, in denen die Bazillen nur im Urine sich fanden. Es handelte sich hier meist um temporäre Dauerausscheider, also um Personen, die im Anschluß an eine Paratyphuserkrankung Bazillen ausschieden.

Die Ausscheidungsart und die Zahl der ausgeschiedenen Paratyphusbazillen war bei temporären Bazillenausscheidern verschieden. Die Dauerausscheider hatten anfangs oft fast Reinkulturen im Stuhle, wiederholte Untersuchungen gaben in manchen Fällen plötzlich negative Resultate, in anderen Fällen konnte der Nachweis der Bazillen nur noch mittels der Vorkultur auf der Malachitgrünplatte erfolgen, also eine erhebliche Verminderung der Zahl der ausgeschiedenen Bazillen festgestellt werden.

Wurden die Paratyphusbazillen nur im Urin ausgeschieden, so verschwanden sie von selbst oder auf Behandlung mit Urotropin oder Borovertin.

Bei den temporären Bazillenträgern dagegen lagen verschiedene Arten der Ausscheidung vor. Ein Teil von ihnen wurde in der Umgebung von Paratyphuskranken festgestellt. Hier kam es durchaus nicht selten vor, daß zunächst die Zahl der ausgeschiedenen Paratyphusbazillen recht erheblich war, daß aber schon bei der nach 8 bis 10 Tagen wiederholten Untersuchung Paratyphusbazillen nicht mehr nachzuweisen oder an Zahl stark zurückgegangen waren, um dann bei der weiteren Untersuchung sich überhaupt nicht mehr vorzufinden. Es war auch keine Seltenheit, daß in der Umgebung von Paratyphuskranken mehrere Personen der gleichen Familie sich als temporäre Bazillenträger erwiesen. Auch ohne nachweisbare Krankheitserscheinungen ergab die Blutuntersuchung in solchen Fällen meist positive Gruber-Widalsche Reaktion. Es handelte sich also wahrscheinlich um sehr leichte, ohne subjektive Erscheinungen verlaufende Erkrankungen. Oft war und blieb auch die Gruber-Widalsche Reaktion negativ, trotz der Paratyphusbazillen-Ausscheidung.

Auf eine weitere Gruppe temporärer Bazillenträger ist in den letzten Jahren hauptsächlich durch die Forschungen der Typhusbekämpfung hingewiesen worden, nämlich auf die Ausscheider alimentär aufgenommener Bazillen, d. h. solche Personen, die mit der Nahrung Paratyphusbazillen aufgenommen haben, keine gesundheitlichen Störungen bekommen und diese Bazillen nur ganz vorübergehend, ohne daß es zu einer Vermehrung derselben im Organismus kommt, im Darme beherbergen. Bei dieser Art von Bazillenträgern sind charakteristisch die stets geringe Zahl von Paratyphusbazillen in den Ausscheidungen, die kurze Dauer der Ausscheidung (ein-, höchstens zweimaliger Befund), das Fehlen der Gruber-Widalschen Reaktion und der mangelnde Zusammenhang mit Paratyphuskranken. Als einziges sicheres Unterscheidungsmerkmal bleibt allein die epidemiologische Vorgeschichte, da die anderen Merkmale (geringe Ausscheidung, negative Gruber-Widalsche Reaktion) auch bei den anderen temporären Bazillenträgern vorkommen können. Es liegen hier dieselben Verhältnisse vor, wie sie für Erkrankte mit gelegentlicher Paratyphusausscheidung beschrieben sind.

Befunde von Ausscheidung alimentär aufgenommener Bazillen liegen schon seit 1904 vor, sie wurden aber entweder einfach als Tatsachen mitgeteilt, oder als Mischinfektionen aufgefaßt. Zuerst hat Conradi[1]) im Jahre 1904 diese Beobachtung bei einem Typhusrekonvaleszenten und Bazillenträger gemacht, der neben Typhusbazillen auch Paratyphusbazillen ausschied. Auch im Blute gesunder und typhuskranker Personen wurden von diesem Verfasser Paratyphusbazillen nachgewiesen. Conradi fand damals schon 4 gesunde, mitten unter Gesunden lebende Personen mit vorübergehender Paratyphusbazillenausscheidung. Diese Beobachtungen sind von Mayer, Simon und Dennemark und besonders von Gaehtgens[2]) bestätigt worden. Außerhalb des Gebiets der gemeinsamen Typhusbekämpfung wurden dann auch von Nieter[3]), Beckers[4]), Marmann[5]) u. a. ähnliche Funde gemacht. An dem Materiale der Hagenauer Anstalt konnte der Verfasser[6]) dann im Jahre 1907 an 26 derartigen, gelegentlichen Paratyphusbazillenträgern die weite Verbreitung dieser Bazillen bei gesunden Menschen

[1]) Deutsche Med. Wochenschr. 1904 S. 1165.
[2]) Zentralbl. f. Bakt. Orig. Bd. 40 S. 621; Arb. a. d. Kaiserl. Gesundheitsamte Bd. 25 S. 203.
[3]) Münch. Med. Wochenschr. 1907 S. 1622.
[4]) Hyg. Rundschau 1908 S. 313.
[5]) Hyg. Rundschau 1908 S. 1013.
[6]) Deutsche Med. Wochenschr. 1908 S. 1045.

erweisen und dabei zeigen, daß der von manchen Autoren vermutete Zusammenhang zwischen Typhuserkrankung und Paratyphusausscheidung nicht besteht. Zur Erklärung der Paratyphusausscheidung hat der Verfasser damals den Fund von Paratyphusbazillen in einer einwandfreien Wurst herangezogen, den er gemacht hatte bei Fleischwaren-Untersuchungen, die auf Grund einer Anregung Uhlenhuths vorgenommen wurden.

In einer Konferenz der Leiter der bakteriologischen Untersuchungsanstalten des Typhusbekämpfungsgebiets im Jahre 1908 in Straßburg i. E. wurde von verschiedenen Seiten auf die häufige Feststellung dieser gelegentlichen Paratyphusausscheider und auf ihre Ungefährlichkeit hingewiesen. Conradi[1]) hat dann im Jahre 1909 sein reiches Material über derartige gelegentliche Paratyphusbazillenträger veröffentlicht und nachgewiesen, daß Menschen, die paratyphusbazillenhaltiges, sonst einwandfreies Fleisch genossen hatten, vorübergehend vereinzelte Paratyphusbazillen in ihren Ausscheidungen hatten, ohne irgend welche Krankheitserscheinungen zu zeigen. Im gleichen Jahre veröffentlichte auch Prigge[2]) entsprechende Befunde, die er an einem Materiale von 60 Personen gemacht hatte. Diese Beobachtungen sind in den folgenden Jahren von fast allen Untersuchungsanstalten bestätigt worden.

Bei den temporären Ausscheidern alimentär aufgenommener Bazillen kann die Ausscheidung gelegentlich auch im Urin erfolgen. Daß diese Ausscheidung nicht auf einer Verunreinigung zu beruhen braucht, beweisen die Befunde von Paratyphusbazillen im Blute, ohne daß eine Schädigung der Gesundheit bemerkbar war, ja ohne daß agglutinierende Substanzen auftraten. Conradi hat zuerst dies beobachtet, fast gleichzeitig mit ihm Mayer; auch der Verfasser konnte diese Beobachtungen wiederholt bestätigen.

Weitere gleichartige Wahrnehmungen lagen von den Anstalten Trier, Diedenhofen und Straßburg vor.

Welche Bedeutung bei der Verbreitung des Paratyphus kommt nun den Dauerausscheidern und Bazillenträgern zu? Sind Ansteckungen festgestellt, die auf solche Personen zurückzuführen waren?

Auf einer Konferenz der Anstaltsleiter in Metz im Jahre 1906 teilte Stühlinger folgende Beobachtung der Station Trier mit: In einem Eifeldorfe, fern vom Verkehre gelegen, mit seßhafter ackerbautreibender Bevölkerung, erkrankte ein erwachsenes Mädchen an Paratyphus. Eine gleichartige Erkrankung war seit Bestehen der Anstalt Trier in dem Dorfe und dessen weiterer Umgebung noch nicht zur Feststellung gelangt. Die Untersuchung der Umgebung der Erkrankten stellte in deren jüngerem Bruder einen Paratyphusbazillenträger fest. Klinisch war dieser angeblich nie krank gewesen, es ließ sich dagegen feststellen, daß der ältere Bruder von ihm einer der Kranken der Paratyphusepidemie im 2. Bataillon des Infanterie-Regiments Nr. 70 zu Saarbrücken im Jahre 1902 gewesen war. Mit Wahrscheinlichkeit war deshalb, besonders mangels jeglicher anderen Anhaltspunkte, ein Zusammenhang der Ansteckung der kürzlich erkrankten Schwester mit der Erkrankung des beim Militär erkrankt gewesenen älteren

[1]) Klin. Jahrb. Bd. 21 S. 421.

[2]) Klin. Jahrb. Bd. 22 S. 237.

Bruders durch Vermittlung des zurzeit noch Paratyphusbazillen ausscheidenden jüngeren Bruders anzunehmen.

Im Anstaltsgebiet Idar verursachte im Jahre 1906 ein 13jähriges gesundes Kind, das Paratyphusbazillen ausschied, 5 Paratyphusfälle. In K. (Kr. Wittlich) wurden von der Anstalt Trier im Jahre 1909 bei einer nie typhuskrank gewesenen 44jährigen Frau, die seit 8 Jahren an Gallensteinkoliken zu leiden hatte, Reinkulturen von Paratyphusbazillen gefunden. Es ist möglich, wie die Anstalt Trier berichtet, daß sämtliche Paratyphuserkrankungen in K. von dieser Frau ausgegangen sind. Zur Zeit des Berichts war ihr Sohn, 10 Jahre alt, paratyphuskrank. Ein 38jähriger Mann, der Bazillenausscheider war, übertrug die Erkrankung auf drei Personen. Von einer Übertragung im Krankenhause berichtete die Anstalt Saarbrücken (1909): Es steckte ein chronischer Bazillenausscheider, der wegen einer äußeren Erkrankung im Krankenhause war, den Assistenzarzt an. Über eine weitere Krankenhausübertragung berichtete die Anstalt Straßburg: Es infizierte sich eine Pflegerin an einer Bazillenträgerin, die wegen Entfernung der Gallenblase im Krankenhause war.

In M. (Kr. Straßburg Land) stellte die Anstalt Straßburg eine Bazillenträgerin fest, in deren Umgebung häufig Paratyphuserkrankungen vorgekommen waren. Ein lehrreiches Bild von den Schwierigkeiten, die oft der Aufklärung eines Falles entgegenstehen, aber auch davon, wie notwendig es ist, allen verdächtigen Wegen nachzugehen, lieferte ein weiterer Bericht dieser Anstalt: In dem Dorfe Sch. erkrankte ein Arbeiter unter typhusverdächtigen Erscheinungen. Nachdem durch Agglutination, Blut- und Stuhluntersuchung Paratyphus festgestellt worden war, ergaben die angestellten Ermittlungen, daß in der Gipsfabrik Schw., in welcher der Erkrankte beschäftigt gewesen war, ungefähr 14 Tage vorher noch mehrere andere Arbeiter an vorübergehenden Darmstörungen gelitten hatten. Bei einem von diesen konnte durch die positive Agglutination diese Darmstörung als Paratyphus festgestellt werden. Da die übrigen erkrankten Arbeiter inzwischen längst wieder arbeitsfähig geworden waren, waren eingehendere Untersuchungen unmöglich. Die Stuhluntersuchungen fielen bei ihnen negativ aus. Trotzdem wurden auch diese Erkrankungen als Paratyphus angesehen. Da die Arbeiter der Fabrik in verschiedenen Dörfern der Umgebung wohnten und auch dort ihre Mahlzeiten einnahmen, bildete die Fabrik den einzigen gemeinsamen Berührungspunkt. Als Ansteckungsquelle kam zuerst deren Direktor in Betracht, der am Tage der ersten Ermittlungen wegen Gallensteinkolik das Bett hütete. Wiederholte Untersuchungen fielen jedoch bei ihm negativ aus. Schließlich wurde dann in der Gastwirtschaft S., aus welcher die Arbeiter ihr Bier bezogen, die Frau S. als Bazillenausscheiderin festgestellt. Sie war seit Jahren leberleidend, hatte aber angeblich eine typhusähnliche Erkrankung nie durchgemacht. Auf dieselbe Bazillenträgerin war ein weiterer Paratyphusfall B. zurückzuführen; diese Kranke war vor ihrer Erkrankung einen Tag lang im Dorfe Sch. zu Besuch gewesen und hatte dabei auch die Wirtschaft S. aufgesucht.

In B. (Kr. Schlettstadt) wurden zwei Erkrankungsfälle auf Bazillenträger zurückgeführt.

Eine Häufung von Paratyphusfällen in B. (Kr. Saarburg i. L.) wurde von der Anstalt Metz mit einem Bazillenträger in Verbindung gebracht. Ferner berichtete die Anstalt

Kaiserslautern: Von Paratyphusträgern gingen mit größerer Wahrscheinlichkeit aus 8 Fälle. Im Jahre 1904 infizierte eine Dienstmagd ihren Dienstherrn, in demselben Jahre wurde ferner ein Sohn von seiner Mutter angesteckt. 1905 übertrug eine Frau die Erreger auf ihre Schwägerin; in diesem Falle wurden die Bazillen auch bei zwei männlichen Familienmitgliedern ohne klinische Erscheinungen sowie auch im Brunnenwasser gefunden. Zweimal, 1905 und 1908, wurden 2 Kinder von ihrer Mutter und einmal eine Frau von ihrem Manne infiziert.

Eine weitere Beobachtung der Anstalt Kaiserslautern, die von Lentz auf der Leiterkonferenz in Metz 1905 vorgetragen wurde, sei noch hinzugefügt: Aus dem Kreise M. verzog Anfang Juni 1905 eine seit 2 Jahren Paratyphusbazillen ausscheidende Frau. Ende Juni erkrankte eine ihrer Schwägerinnen an Paratyphus, Anfang August und Mitte September wurden bei 2 Schwägern Paratyphusbazillen festgestellt, ohne daß beide Krankheitserscheinungen gezeigt hatten. Weiter wurden in dem Brunnen des Anwesens am 4. Juli 1905 Paratyphusbazillen gefunden und festgestellt, daß er Zuflüssen von Küche, Waschküche und Dungstätten ausgesetzt war.

Zahlreiche Beobachtungen liegen also vor, die für die Infektiosität der Paratyphuswirte sprechen.

Der Nachweis von Bazillenausscheidern in der Umgebung von Paratyphuskranken berechtigt aber an sich noch nicht zu der Annahme, daß die Ansteckung der letzteren von ersteren ausgegangen ist. Außer der einen Möglichkeit, daß die Ansteckung unabhängig von dem etwa vorhandenen Bazillenausscheider erfolgt sein kann, liegt auch noch die vor, daß beide Personen von derselben Quelle angesteckt wurden, der eine jedoch nur zum Bazillenausscheider wurde, während der andere erkrankte.

Endlich kann der Erkrankte auch schon in der Zeit zwischen Ansteckung und Ausbruch der Erkrankung Bazillen ausgeschieden und auf den Bazillenträger, der vielleicht von einer früheren Erkrankung her gegen diese geschützt war, übertragen haben.

Die Tatsache jedoch, daß in der Umgebung von Bazillenausscheidern immer wieder Paratyphuserkrankungen vorkommen und daß Krankenhausübertragungen beobachtet sind, machen das Vorkommen von Übertragungen durch Paratyphusbazillenausscheider zur Gewißheit.

Welche Gruppen dieser Personen sind nun an der Übertragung hauptsächlich beteiligt?

Unter 19 Bazillenausscheidern, in deren Umgebung vor ihrer Feststellung Paratyphusfälle aufgetreten waren, befanden sich 16 chronische und 3 temporäre Ausscheider. Die Hauptgefahr bilden naturgemäß die chronischen Ausscheider, da bei dem steten Ausscheiden von oft sehr großen Mengen von Erregern die Ansteckungsmöglichkeit für die Umgebung recht nahe liegt.

Unter den 16 chronischen Ausscheidern waren 3 mit Gallensteinleiden behaftet; bei ihnen erfolgte die Bazillenausscheidung in besonders großen Mengen. Es sind auch von den oben angeführten Übertragungen durch Bazillenausscheider mehrere durch gallenblasenkranke Personen hervorgerufen worden.

Neben den hygienischen Verhältnissen, der Menge der ausgeschiedenen Paratyphusbazillen und der Dauer der Ausscheidung wird die Größe der Ansteckungsgefahr weiterhin auch von der Ansteckungstüchtigkeit des in Frage kommenden Bazillenstamms abhängig sein. Unsere Kenntnisse über das Zustandekommen der Ansteckung sind aber derzeit noch zu gering, um sich hierüber im Einzelfall ein Urteil bilden zu können.

Nach den eingehenden Beobachtungen der Untersuchungsanstalten, die sich auf 200 Personen erstrecken, welche alimentär aufgenommene Bazillen ausschieden, konnte bis jetzt in deren Umgebung noch keine Paratyphuserkrankung beobachtet werden, die auf diese Ausscheider zurückzuführen wäre. Wenn auch wahrscheinlich eine nur geringe Virulenz der in Frage kommenden Stämme für den Menschen angenommen werden muß, da sie ja, ohne zu schädigen, den Körper durchwandern, so spielt doch sicherlich bei der anscheinend geringeren Gefährlichkeit der Ausscheider alimentär aufgenommener Bazillen auch der Umstand eine große Rolle, daß die Paratyphusbazillen nur in geringen Mengen im Stuhle und Urin ausgeschieden werden, demnach im Körper keine Anreicherung erfahren. Schließlich erfolgt auch ihre Ausscheidung sehr schnell und ist meist schon nach einigen Tagen beendet. Dadurch ist es für die Umgebung eines solchen Ausscheiders unmöglich, eine große Menge der durch dessen Körper gewanderten Bazillen aufzunehmen. Daß nicht dennoch gelegentlich von diesen Personen Paratyphuserkrankungen ausgehen können, besonders wenn Nahrungsmittel durch sie verunreinigt werden, ist nicht ausgeschlossen. Es muß berücksichtigt werden, daß im weitaus größten Teile der festgestellten Paratyphuserkrankungen die Ansteckungsquelle unaufgeklärt bleibt und daß die nachträgliche Feststellung einer Ausscheidung alimentär aufgenommener Bazillen nicht möglich ist. Die Frage ist daher noch keineswegs geklärt. Man muß sich darauf beschränken, zu sagen, daß von Personen mit reichlicher und länger dauernder Bazillenausscheidung, mögen sie gesund oder krank sein, bestimmt Infektionen ausgehen können, daß aber die Bedeutung der gelegentlichen Bazillenausscheider für die Verbreitung des Paratyphus noch nicht hinreichend geklärt ist, daß ihnen aber voraussichtlich keine große Bedeutung als Ansteckungsquelle zukommt.

Aus dem Umstand, daß die chronischen Bazillenausscheider Ansteckungen hervorrufen können, ergibt sich die Forderung, sie von ihren Paratyphusbazillen zu befreien. Eine Erfolg versprechende Behandlung ist aber bisher noch nicht bekannt. Es liegen bei den chronischen Paratyphusbazillenausscheidern die Verhältnisse genau so wie bei den Typhusbazillen ausscheidenden Personen, es muß auch hier mit Forster[1]) angenommen werden, daß vorzugsweise die Gallenblase bezw. die Lebergänge die Vermehrungsstätten der Paratyphusbazillen sind. Beweisend für diese Auffassung sind die bei einem Teile der Fälle mit der Bazillenausscheidung einhergehenden Beschwerden seitens der Gallenblase sowie der Nachweis der Bazillen in der Galle und die vereinzelten Beobachtungen, daß nach operativer Entfernung der Gallenblase

[1]) Münch. Med. Wochenschr. 1908 S. 1.

die Ausscheidung der Paratyphus- oder Typhusbazillen aufhörte. Von den beobachteten Paratyphusbazillenausscheidern waren 9 gallenblasenleidend, 3 wurden in der chirurgischen Klinik in Straßburg operiert, worüber an anderer Stelle berichtet werden wird.

Die Behandlung der Bazillenausscheider, die mit dem Urine Paratyphusbazillen ausschieden, erfolgte mit guter Wirkung durch innerliche Darreichung von Urotropin oder Borovertin. Auch Hetralin (3mal täglich 0,5 g, in Summa 7,5 g) wurde mit Erfolg von der Anstalt Idar zur Beseitigung der Bazillenausscheidung im Harne angewandt.

6. Das Vorkommen von Paratyphus B-Bazillen in der Außenwelt.

Im menschlichen Körper können Paratyphusbazillen vorübergehend, längere Zeit oder gar dauernd als Krankheitserreger oder als harmlose Schmarotzer zu finden sein. Ihr Vorkommen im Tierreich (bei schweinepestkranken Schweinen, Mäusen, Papageien) war schon vor Beginn der organisierten Typhusbekämpfung bekannt. Sie waren in den Organen von Tieren sowie in solchem Fleische gefunden worden, dessen Genuß Fleischvergiftungen hervorgerufen hatte, wobei es sich meistens um erkrankte und notgeschlachtete Tiere gehandelt hatte. Erst durch die im Jahre 1907 im Kaiserlichen Gesundheitsamte von Uhlenhuth[1]) festgestellte Tatsache, daß Paratyphusbazillen bei etwa 7 % der gesunden Schweine als unschädliche Darmpassanten vorkommen, wurden nähere Aufklärungen über die Verbreitung dieser Erreger in der Außenwelt und die Anregung zu weiteren Untersuchungen in dieser Richtung gegeben. Die Beobachtungen Uhlenhuths wurden von den Anstalten Trier, Saarbrücken, Diedenhofen gelegentlich bestätigt. So konnte z. B. die Anstalt Trier bei einem Schweinebestand, in dem früher Schweinepest geherrscht hatte, Paratyphusbazillen im Schweinekote nachweisen. In der Familie des Besitzers war ein Jahr vor Feststellung dieses Befundes ein Typhusfall vorgekommen. Die Gruber-Widalsche Reaktion war bei den Betreffenden in der Verdünnung von 1 : 100 für Paratyphus positiv, für Typhus negativ. Jetzt ist bekannt, daß Paratyphusbazillen außer beim Schweine auch bei Rindern, Kälbern, Hammeln, Pferden, Ratten und Mäusen gefunden werden können. Wenn sie somit bei fast allen Schlachttieren nachgewiesen wurden, so war anzunehmen, daß sie in den von diesen Tieren gelieferten Nahrungsmitteln und auch überall dort in der Außenwelt zu finden waren, wohin sie durch den Kot der Tiere verbreitet werden konnten.

Es liegt nun eine ganze Reihe von Beobachtungen seitens der Untersuchungsanstalten über das Vorkommen von Paratyphusbazillen in der Außenwelt vor.

Von dem ersten Auffinden von Paratyphusbazillen im Wasser machte im Jahre 1904 Conradi Mitteilung. Er fand neben Typhus- auch Paratyphusbazillen in einem mit Eis bedeckten Springbrunnen. Von dem Eise hatte ein typhuskrankes Kind genossen, das Typhus- und Paratyphusbazillen ausschied. Conradi nahm damals an, daß durch einen mit Entleerungen von Typhus- und Paratyphuskranken verschmutzten Kanal die Verunreinigung des Springbrunnens erfolgt sei. Auch von der Anstalt Kaiserslautern wurden im Jahre 1905 von Mayer in einem Hause, in welchem Paratyphuserkrankungen vorgekommen waren, im Brunnenwasser, welches Zuflüssen von der

---

[1]) Arb. a. d. Kaiserl. Gesundheitsamte Bd. 27 S. 425.

Küche, der Waschküche und den Dungstätten her ausgesetzt war, Paratyphusbazillen nachgewiesen. Derselbe Autor fand im Jahre 1906 solche Bazillen in einem Brunnen in V . . . hof und hatte sie bereits 1904 in einer Quelle festgestellt, die für eine Wasserleitung bestimmt war. In den beiden letzten Fällen wurde das Wasser trotz der Anwesenheit der Bazillen weitergenossen und hat Krankheitserscheinungen nicht zur Folge gehabt.

Auf einer Konferenz der Anstaltsleiter zu Saarbrücken teilte Forster im Jahre 1907 mit, daß die Straßburger Anstalt in der Quelle, dem Filter und dem filtrierten Wasser einer zentralen Wasserversorgung im Ober-Elsaß Paratyphusbazillen gefunden habe. Eingehend ist über diesen Befund von Gaehtgens[1]) zugleich mit der Mitteilung einer zweiten Beobachtung über den Befund von Paratyphusbazillen in einem geschlossenen Brunnen berichtet worden. Konnte man im ersten Falle der Sachlage nach eine Verunreinigung durch Jauche annehmen, so blieb es im zweiten Falle unaufgeklärt, wie die Paratyphusbazillen in den anscheinend einwandfrei hergerichteten Brunnen gelangt waren.

Auch die Anstalt Trier vermochte im Jahre 1905 im Wasser eines Brunnens Paratyphusbazillen nachzuweisen, und von 2 entsprechenden Befunden berichtete im Jahre 1909 auch die Anstalt Landau.

Gelegentlich der Trockenlegung des durch die Stadt Hagenau fließenden Moderbachs hat der Verfasser im Jahre 1908 an 8 verschiedenen Stellen des Baches, vom Eintritt des Baches in die Stadt bis zum Austritt aus derselben, an den Waschplätzen Schlammproben entnommen. Es fanden sich in der Schlammprobe, welche an einer unterhalb des Schlachthauses gelegenen Stelle entnommen war, sehr reichlich Paratyphusbazillen. Das Schlachthaus entwässerte in den Bach, und es ist anzunehmen, daß mit den Abwässern die Paratyphusbazillen in den Bach geschwemmt wurden. Wenn auch nur in dem von Conradi berichteten Falle Paratyphuserkrankungen mit dem als paratyphusbazillenhaltig festgestellten Wasser in ursächliche Verbindung gebracht werden konnten, so liegt doch die Möglichkeit gelegentlicher Übertragung ansteckungsfähiger Paratyphusbazillen auf den Menschen durch Wasser vor. So erklärte die Anstalt Trier das Vorkommen von Paratyphusfällen in 3 Ortschaften, die am Laufe des Balesfelder Baches liegen, in folgender Weise: Neuenweiher, Seffern, Bickendorf liegen am Balesfelder Bache, welcher bei Bickendorf in die Nims mündet. Auf einer Wiese bei Neuenweiher liegt das Quellgebiet dieses Baches und auf dieser Wiese wurde der Inhalt des Aborts einer Paratyphusbazillenträgerin in Neuenweiher entleert. Die in den Ortschaften am Balesfelder Bache auftretenden typhusähnlichen Erkrankungen waren nur Paratyphuserkrankungen. Es war sehr wahrscheinlich, daß die Erkrankungen infolge Genusses von Bachwasser aufgetreten waren, das notgedrungen getrunken werden mußte, weil anderes Trinkwasser fehlte.

Wie sehr gerade durch eine nicht einwandfreie Beseitigung der Fäkalien die Verbreitung der Krankheitserreger begünstigt wird, zeigten Beobachtungen, die Verfasser in W. (Kr. Zabern) anläßlich eines Paratyphusfalls gemacht hat.

[1]) Arb. a. d. Kaiserl. Gesundheitsamte Bd. 30 S. 610.

In dem Hause des Erkrankten, in dem durch Blutuntersuchung noch zwei abgelaufene Paratyphuserkrankungen festgestellt waren, befand sich kein Abort. Die Fäkalien wurden in dem hinter dem Hause gelegenen Hofe abgesetzt. In dem Hofe, der zur Zeit der Untersuchung sehr morastig war, wurden an drei verschiedenen Stellen, ferner in den Abflußrinnen des Hofwassers nach der Straße, an der Einmündungsstelle dieser Abflußrinnen in die Straßenrinnen, und unterhalb des befallenen Hauses in der Straßenrinne vor einem Nachbarhause Paratyphusbazillen in großer Menge nachgewiesen. Weder bei den Schweinen der Haushaltung, noch in den Straßenrinnen oberhalb des infizierten Hauses wurden Paratyphusbazillen gefunden. Es handelte sich also um eine Verunreinigung der Straßenrinnen, veranlaßt durch den Mangel einer Abortanlage.

Von ganz besonderer Bedeutung war ferner der Nachweis, daß lebensfähige Paratyphusbazillen auch im Natureis vorkommen. Die Bedeutung dieser Tatsache liegt darin, daß das Eis oft auf weite Strecken verschickt wird und mit Nahrungs- und Genußmitteln häufig in innige Berührung kommt. Conradi[1]) erbrachte diesen Nachweis im Jahre 1909 durch Untersuchungen von Natureis, das einem Flußlauf des oberen Saargebiets entstammte und in den Kellereien einer Eisgroßhandlung lagerte. In 18 unter 151 Proben waren Paratyphusbazillen vorhanden. Weiterhin hat dann in der gleichen Anstalt Rommeler[2]) im Transporteis von Seefischsendungen, das verschiedenen norddeutschen Städten entstammte, Paratyphusbazillen gefunden und damit bewiesen, daß die Conradischen Befunde nicht von rein örtlicher Bedeutung waren. Von anderen Anstalten liegen ähnliche Beobachtungen nicht vor.

Die von Uhlenhuth veranlaßten Untersuchungen von einwandfreien Nahrungsmitteln auf ihren Gehalt an Paratyphusbazillen hatten im Kaiserlichen Gesundheitsamte zu dem Ergebnis geführt, daß, wie Hübener[3]) berichtete, 7 % der untersuchten Wurstproben diese Bazillen enthielten. Gleichzeitig mit Hübener veröffentlichte der Verfasser[4]) einen Fund von Paratyphusbazillen in einer Leberwurst, die aus Norddeutschland stammte, und von der er ohne gesundheitliche Schädigung gegessen hatte. Auch Hübener hatte ohne Schädigung von einer paratyphusbazillenhaltigen Wurst gegessen. Auf anderen Nahrungsmitteln, Obst, Gemüse, Salat, Kartoffeln, konnte der Verfasser trotz eingehender Untersuchungen keine Paratyphusbazillen finden. Von Conradi ist gleichfalls die Frage der Verbreitung von Paratyphusbazillen in Fleischwaren dann systematisch untersucht worden. Er fand in 65 Wurstsorten 10 mal Paratyphusbazillen, in 11 Hackfleischproben 6 mal, in 24 Schweinefleischproben und in 5 Rindfleischproben je 1 mal. Es handelte sich stets um Proben von sonst einwandfreier Beschaffenheit, deren Genuß keine gesundheitlichen Schädigungen hervorgerufen hatte.

Es liegen drei Möglichkeiten vor, wie Paratyphusbazillen in das rohe und in das verarbeitete Fleisch gesunder Tiere gelangen können, einmal infolge Verunreinigung beim Schlachten durch paratyphushaltigen Kot der Schlachttiere, dann infolge nachträglicher

[1]) Münch. Med. Wochenschr. 1909 S. 909.
[2]) Deutsche Med. Wochenschr. 1909 S. 886.
[3]) Deutsche Med. Wochenschr. 1908 S. 1044.
[4]) Deutsche Med. Wochenschr. 1908 S. 1045.

Verunreinigung bei der Verarbeitung oder beim Verkaufe durch erkrankte Paratyphusbazillenträger oder durch verunreinigtes Wasser, Eis usw. Die dritte Möglichkeit endlich, auf die Conradi[1]) hingewiesen hat, ist die, daß in den Organen und im Fleische gesunder Tiere Paratyphusbazillen vereinzelt vorkommen können. Conradi konnte im Innern von Organen und von Fleisch, die unter allen Vorsichtsmaßregeln nach einem für diese Zwecke besonders ausgearbeiteten Verfahren — möglichst aseptische Entnahme, Sterilisation der Oberfläche im erhitzten Ölbad, Anreicherung der im Innern befindlichen Keime bei 37° — behandelt waren, Paratyphusbazillen nachweisen. Da auch beim gesunden Menschen, wie oben erwähnt, diese Bazillen gelegentlich im Blute vorkommen, so konnte man gleichartige Befunde auch beim Tiere erwarten. Eine gesundheitliche Gefahr ist dadurch gegeben, daß eine Anreicherung der Keime erfolgt, wenn derartiges Fleisch längere Zeit bei warmen Temperaturen aufbewahrt wird. Conradi hat den Vorschlag gemacht, sein Verfahren auch für die bakteriologische Fleischbeschau nutzbar zu machen.

Der Befund der Bazillen im Innern von Organen und im Fleische gesunder Tiere ist deshalb so wichtig, weil dadurch die Möglichkeit der Verbreitung von Paratyphusbazillen durch sonst einwandfreie Fleischwaren erwiesen ist.

Das Auffinden von Paratyphusbazillen in einwandfreien Würsten regte zu folgenden Untersuchungen an: In der Anstalt Saarbrücken wurde von Prigge die Oberfläche von frischgestopften Würsten mit Paratyphusbazillen geimpft und nachgewiesen, daß die Bazillen imstande waren, den Darm zu durchwandern und sich dann im Innern der Würste zu vermehren. Die Infektion der Würste kann also auch nach ihrer Fertigstellung von außen infolge Übertragung der Bakterien durch infizierte Hände erfolgen. Äußerliche, nachträgliche Verunreinigung von Fleischwaren konnte auch Mayer in Kaiserslautern nachweisen, der Paratyphusbazillen auf der Oberfläche von zwei Würsten und einer Fleischprobe, nicht aber im Innern der untersuchten Waren fand.

In Hagenau wurden vom Verfasser eingehende Untersuchungen in der Weise ausgeführt, daß mit Paratyphusbazillen geimpftes Pferdefleisch zu Wurst verarbeitet wurde. Selbst nach 1½stündigem Kochen der Würste bei 97° konnten im Innern der Würste mittels Anreicherung noch Paratyphusbazillen nachgewiesen werden. Die schon früher (z. B. von Fischer[2])) beschriebene große Widerstandsfähigheit der Paratyphusbazillen gegen Hitze kommt hier neben den Schwierigkeiten, die der Fortleitung hoher Temperaturgrade in das Innere der Würste entgegenstehen, in Betracht.

Auch in Milch wurden Paratyphusbazillen nachgewiesen. Conradi fand unter 18 Proben 1 mit Paratyphusbazillen. Mayer in Kaiserslautern hatte bereits 1905 in 4 Milchproben und 1907 in 1 Milchprobe Paratyphusbazillen gefunden. Der Genuß der Milch hatte in diesen Fällen keine Ansteckung hervorgerufen. Bei der Milch liegen, ähnlich wie beim Fleische, die Möglichkeiten vor, daß sie entweder schon im Tierkörper paratyphusbazillenhaltig wird oder daß sie nachträglich durch Berührung mit bazillenhaltigen menschlichen oder tierischen Absonderungen verunreinigt wird.

---

¹) Zeitschr. f. Fleisch- u. Milchhyg. 1909 S. 341.

²) Festschrift z. 60. Geburtstag von Rob. Koch 1903 S. 271.

Auf Grund des reichen Materials, das über die Verbreitung des Paratyphus B. in der Außenwelt von den Untersuchungsanstalten zusammengebracht worden ist, kann man sich jetzt ein Bild davon machen, wie durch die Schlacht- und Milchprodukte Paratyphusbazillen in den menschlichen Organismus gelangen können, wie sie hier bald als Krankheitserreger, bald als harmlose Darmbewohner den Darm durchwandern, bald dauernd in Gallenblase und Lebergängen sich ansiedeln. Es konnte nachgewiesen werden, wie durch die Ausleerungen von Menschen und Tieren Höfe, Straßen, Brunnen, Bäche und Flüsse mit Paratyphusbazillen verunreinigt, wie diese mit Eis auf weite Entfernungen übertragen werden. Wir wissen jetzt, daß und wie auch auf an und für sich paratyphusbazillenfreie Nahrungs- und Genußmittel durch Unsauberkeit Paratyphusbazillen von Mensch oder Tier nachträglich übertragen werden können. Die Paratyphusbazillen des Tieres gelangen in den menschlichen Organismus und die vom Menschen ausgeschiedenen Bazillen können dann wieder in das Tier gelangen, ein ständiges Hin und Her zwischen Mensch und Mensch und zwischen Tier und Mensch auf mannigfachen, meist nicht verfolgbaren Wegen.

Auf eine Frage jedoch konnte die experimentelle Forschung bisher keine zufriedenstellende Antwort geben, nämlich darauf, wie es kommt, daß durch den gleichen Erreger bei dem einen Menschen eine Erkrankung erfolgte, bei dem anderen nicht. Im allgemeinen kann man annehmen, daß die Gefahr schwerer Erkrankungen durch Ansteckung mit den in der Außenwelt vorkommenden Erregern nicht sehr groß ist. Auch die Zahl der mit solchen Erkrankungen in Verbindung zu bringenden Übertragungsfälle pflegt meist gering zu sein. Unter Berücksichtigung dieser Gesichtspunkte und der vielfach verschlungenen Pfade der Übertragungsmöglichkeiten ist es auch verständlich, daß es so wenig gelingt, die vereinzelten Paratyphusfälle in ihrem ursächlichen Zusammenhang aufzuklären.

7. Epidemien von Paratyphus B-Erkrankungen.

Der größte Teil der von den Untersuchungsanstalten festgestellten Paratyphuserkrankungen setzte sich, wie oben erwähnt ist, aus vereinzelten Erkrankungen und aus Gruppenerkrankungen von 2 bis 4 Fällen zusammen. Von größeren Gruppenerkrankungen, nämlich Hausepidemien oder Ortsepidemien, ließen sich im Bekämpfungsgebiet etwa 16 seit 1903, dem Anfangsjahre der organisierten Typhusbekämpfung, feststellen. Auf sie entfielen 334 Erkrankungen mit 8 Todesfällen. Da mit der Zahl der gleichzeitig erkrankten Personen in der Regel auch die Möglichkeit der Aufklärung zunimmt, hat bei der Mehrzahl der Epidemien die gemeinsame Ursache aufgedeckt werden können.

Wie aus Tabelle 19 (S. 570 u. 571) hervorgeht, konnten von den 16 Epidemien 10 auf Nahrungs- oder Genußmittel zurückgeführt werden; in 4 Fällen waren die Epidemien als eine Reihe von Einzelübertragungen (Kontaktketten) ohne nachweisbare gemeinsame Ursache verlaufen, in 2 Fällen blieb der Ursprung dunkel, es war Kontakt oder gemeinsame Ursache anzunehmen.

Ein Teil der Epidemien ist bereits anderweitig eingehend veröffentlicht worden, und es braucht daher auf diese Epidemien hier nur kurz eingegangen zu werden.

Die der Zahl der Erkrankungen nach größte, unter Nr. 1 angeführte, von Conradi, v. Drigalski, Jürgens und Hünermann bearbeitete Epidemie in Saarbrücken ist die bedeutsamste für die Ermittlung der jetzigen Kenntnisse über Paratyphus gewesen. Bei ihr wurde zum ersten Male festgestellt, daß es auch ein epidemisches Auftreten der unter dem Bilde des Typhus verlaufenden Paratyphuserkrankungen gibt. Bis dahin waren in einwandfreier Weise nur Epidemien beschrieben, deren Fälle unter dem klinischen Bilde der Fleischvergiftung verlaufen waren. Es wurden jetzt zum ersten Male an einem großen Materiale klinische und bakteriologische Studien über den unter dem Typhusbilde verlaufenden Paratyphus B gemacht, die für die weitere Forschung und Bearbeitung dieser Erkrankung grundlegend gewesen sind. Das klinische Bild war im ganzen leicht. Anfangs wurde die Diagnose auf Influenza gestellt, dann aber bald in Typhusverdacht geändert. Rachen- und Mandelentzündung, Durchfälle, Bläschenausschlag an den Lippen und Fieber waren die Krankheitszeichen, die das Bild beherrschten. Besondere Aufmerksamkeit erregte das Fieber, das bereits in den ersten Tagen das Höhestadium erreichte, keinen gleichmäßigen, sondern unregelmäßigen Verlauf zeigte und bisweilen schon nach 2 bis 3 Tagen allmählich abfiel. Leichte Erkrankungen, die nur durch die bakteriologische Untersuchung festgestellt werden konnten, wurden zum ersten Male beobachtet. Von weiterem Werte war die Beobachtung, daß man Typhus und Paratyphus klinisch nicht zu trennen vermochte, und die Schlußfolgerung, daß daher in allen Typhusverdachtsfällen auch die Agglutination mit Paratyphusbazillen vorgenommen werden müsse. Ferner wurde zum ersten Male die wichtige Beobachtung gemacht, daß auch beim Paratyphus die Bazillenausscheidung in manchen Fällen nicht mit der klinischen Genesung aufhörte, sondern sich bis 8 Wochen nach Ablauf der Erkrankung nachweisen ließ.

Eine Reihe von anderen typhusähnlich verlaufenden Epidemien ist dann in späteren Jahren noch beobachtet worden.

Massenerkrankungen unter Fleischvergiftungs- oder choleraähnlichen Erscheinungen wurden in 7 Ortschaften festgestellt. Bei mehreren von diesen Epidemien waren aber neben den unter dem klinischen Bilde der Fleischvergiftung verlaufenden Fällen auch solche Erkrankungen, die typhusgleich oder typhusähnlich verliefen, zu beobachten.

In den Nahrungsmitteln, die als Ursache der Erkrankungen ermittelt wurden, ließen sich in 3 Fällen Paratyphusbazillen nachweisen. Einmal in dem Kadaver eines Pferdes (Nr. 2), einmal in einem erbrochenen Stücke eines Schweinekoteletts sowie auf den Würsten der Metzgerei, von der die in Frage kommenden Fleischwaren bezogen waren (Nr. 12), und einmal im Transporteis von Fischsendungen, das denselben Ursprungsort hatte wie die Fische, durch deren Genuß die Erkrankungen hervorgerufen waren (Nr. 6). Bei den unter Nr. 12 angeführten Erkrankungen ist die Infektion des Fleisches erfolgt durch die Metzgerfrau und deren Gesellen, die Paratyphusbazillen im Stuhle und positive Gruber-Widalsche Reaktion besaßen. Eine Übertragung auf Eßwaren durch Paratyphusbazillen ausscheidende Verkäufer nahm Prigge bei der von ihm beobachteten kleinen Epidemie an, die durch Genuß

Tabelle

Paratyphus B. Epidemien im Gebiete

Laufende Nummer	Untersuchungs-anstalten	Jahr	Befallene Ortschaft	Kreis	Anzahl der	
					Krankheits-fälle	Todes-fälle
1	Saarbrücken	.	S.	Saarbrücken	70	—
2	„	1903	N.	Ottweiler	30	2
3	„	1906	F.	Saarbrücken	16	—
4	„	1908	S.	„	25	—
5	„	1909	S.	„	6	—
6	Neunkirchen	1909	N.	Ottweiler	5	—
7	Saarlouis	1909	S.	Saarlouis	65	—
8	Trier	1906	B.	Bitburg	14	—
9	„	1907	T.	Trier	13	—
10	Straßburg	1905	St.	Straßburg Stadt	7	—
11	Kaiserslautern	1905	.	.	5	2
12	„	1907	.	.	8	4
13	Metz	1908	Pf. W. B.	Saarburg i. L.	11	—
14	Hagenau	1908	P.	Zabern	15	—
15	„	1909	K.	„	29	—
16	Diedenhofen	1906	Gr. M.	Diedenhofen West	15	—
				Summe	334	8

von Cremeschnitten hervorgerufen war. In der Familie des Herstellers dieser Schnitten fand sich ein verheimlichter Paratyphusfall. Bei der zweiten von Prigge beobachteten, ebenfalls durch Cremeschnitten verursachten Epidemie ließ sich der Nachweis nicht mehr erbringen, wie die Paratyphusbazillen in die Ware hineingekommen waren.

Für den Träger des Ansteckungsstoffs bei der großen Epidemie in Saarbrücken wurde das Wasserleitungswasser gehalten, das durch Ansaugung von Klosettspülwasser verunreinigt sein sollte. Von der Anstalt Trier wurde in einem anderen Falle gleichfalls Wasser als Ursache angeschuldigt: Es handelte sich um einen Gemeindebrunnen, der durch Zufluß vom Hause eines Paratyphusbazillenausscheiders verunreinigt worden war. Durch Übertragung von Mensch zu Mensch wuchs dann die Epidemie auf 14 Fälle.

In der Mehrzahl der beobachteten Fälle aller erwähnten Epidemien wurde klinisch das Bild eines leichten Typhus festgestellt. Meist waren es klinisch unklare Fälle, häufig auch nur ein fieberhafter Magen-Darmkatarrh. Selten fehlte dabei ein Luftröhrenkatarrh, ja zeitweise war dieser die einzige Krankheitserscheinung.

19.
der organisierten Typhusbekämpfung.

Vorherrschendes klinisches Bild der beobachteten Erkrankung	Die Ansteckung wurde vermittelt durch	Eine wissenschaftliche Veröffentlichung der Epidemie findet sich	Bemerkungen
Typhusähnlich	Wasser	Zeitschr. f. Hyg. u. Inf. Bd. 42 S. 141	
Fleischvergiftung	Pferdefleisch	Festschrift z. 60. Geburtstag v. Rob. Koch S. 409	
15 Fleischvergiftung, 1 typhusähnlich	Schweinefleisch	Klin. Jahrb. Bd. 21 S. 225	
23 Fleischvergiftung	Cremeschnitte		12 Kontaktfälle
Fleischvergiftung	„	—	
Fischvergiftung (Seebarsch)	Fische	Deutsche Med. Wochenschr. 1909 S. 886	
Typhusähnlich	.	—	Kontakt
„	Durch Bazillenträger verunreinigten Gemeindebrunnen	—	
„	.	—	
6 akute Magen-Darmstörung, 1 mittelschwerer Typhus	.	—	
Choleraähnlich	Gemüse?	Zentralbl. f. Bakt. Orig. Bd. 53 S. 257	
Fleischvergiftung	Wurst und Schweinekotelett		
Typhusähnlich	Bazillenträger	—	Kontakt
Typhusähnlich und leichter Magen-Darmkatarrh	Verkehr v. Bazillenträgern in einer Wirtschaft	—	
Fleischvergiftung, typhusähnlich	Fleisch einer notgeschlachteten Kuh	—	
Typhusähnlich		—	Kontakt

Eine der wenigen mit Sicherheit als Kontaktepidemie nachgewiesenen Epidemien von 11 typhusähnlich verlaufenen Fällen, die sich über 3 Ortschaften erstreckte, beschrieb die Anstalt Metz: In B. traten die ersten Erkrankungen in der Umgebung einer chronischen Bazillenausscheiderin auf, von dort wurde der Paratyphus durch Krankenpflege und Krankenbesuche nach W. und Pf. geschleppt. Als weiter mit den Erkrankungen in W. im Zusammenhange stehend wurden dann in Pf. 3 Erkrankungen festgestellt, von denen eine Kranke nach der klinischen Genesung chronische Dauerausscheiderin geworden und bis zur Zeit des vorliegenden Berichts geblieben ist.

Auch die in Saarlouis im Jahre 1909 beobachtete Epidemie scheint auf direkte Übertragung von Mensch zu Mensch zurückzuführen zu sein.

Über die im Jahre 1908 in P. (Kr. Zabern) beobachtete Häufung von 15 Fällen in 9 Haushaltungen berichtete der Verfasser: Zuerst erkrankten am 25. Juli in einer Wirtschaft 2 Geschwister unter schweren Typhuserscheinungen; ungefähr zu gleicher Zeit begannen auch leichte klinische Krankheitserscheinungen (Mattigkeit,

Frösteln, geringes Fieber, Durchfall) bei der Mutter, die aber nicht bettlägerig wurde. Einige Zeit darauf traten auch bei dem Vater Krankheitserscheinungen auf. Der Vater und die Kinder wurden in das Krankenhaus aufgenommen. Die nächsten Erkrankungen folgten am 1., 2., 3., 4., 6., 7., 11., 12., 20., 24. und 25. August. Von diesen Erkrankungen ist zu erwähnen, daß am 2. August in einem der Wirtschaft gegenüberliegenden Hause ein 23jähriger Mann erkrankte, dessen Erkrankung durch Zufall zu der weiteren Ermittlung führte, daß bei einem an Masern erkrankt gewesenen Knaben während der Genesung erneut Fieber aufgetreten war. Die Gruber-Widalsche Reaktion war bei dem Kranken anfangs negativ, im Blute fanden sich Paratyphusbazillen; später war die Blutreaktion positiv und fanden sich auch im Stuhle Paratyphusbazillen. Der Vater dieses Knaben, der ein Buttergeschäft betrieb, in das die Einwohner ihre Milch lieferten, fühlte sich einige Tage matt, auch er wurde bakteriologisch als erkrankt nachgewiesen. Die übrigen 10 Paratyphuserkrankungen verteilten sich über das ganze Dorf. In einer Familie traten 2 Erkrankungen mittelschwerer Natur auf, die übrigen Fälle verliefen leicht. Auf Grund der Schullisten wurden drei Schulkinder festgestellt, die wegen „Mattigkeit“ aus der Schule geblieben waren. Sie fühlten sich nach 1 bis 2 Tagen wieder wohl, hatten aber positive Gruber-Widalsche Reaktion und schieden Paratyphusbazillen aus. Man kann wohl annehmen, daß nur ein geringer Teil der Erkrankungen zur amtlichen Kenntnis gelangt ist. Die Epidemie ist als Kontaktepidemie aufgefaßt worden. Eine gemeinsame Ursache, z. B. die Wirtschaft, in der die ersten Fälle beobachtet wurden, oder das Buttergeschäft eines später Erkrankten, war nicht anzunehmen, da teilweise kein Verkehr in der Wirtschaft und kein Zusammenhang mit dem Buttergeschäfte nachzuweisen war. Daß dagegen für den einen oder anderen einzelnen Fall diese Ansteckungsquellen in Betracht kamen, ist wahrscheinlich. In dem Dorfe waren 1907 ein Typhusfall mit gelegentlichem Paratyphusbefunde während der Genesungszeit und im Jahre 1908 ein Paratyphusfall vorgekommen. Der Paratyphuskranke hatte sich in einem Nachbardorf angesteckt, war nach zweimaliger, negativer Schlußuntersuchung aus dem Krankenhaus entlassen worden und verkehrte nach seiner Rückkehr vielfach in der oben genannten Wirtschaft. Mehrmalige Untersuchungen, die im Anschluß an die Erkrankungen im Dorfe bei ihm vorgenommen wurden, ergaben einmal vereinzelte Paratyphusbazillen (erst nach Anreicherung mit der Malachitgrünplatte) im Stuhle. Es ist nicht unmöglich, daß auf ihn die ersten Erkrankungen zurückzuführen waren. In einem Haushalt, in dem 2 klinisch mittelschwere Erkrankungen und 1 leichter Paratyphusfall vorgekommen waren, wurden 2 gesunde Familienmitglieder als temporäre Paratyphusbazillenträger festgestellt. In einem anderen Hause hatte der 3jährige Bruder eines sehr leicht erkrankten Schulkindes einmal Paratyphusbazillen im Stuhle und Urine bei dauernd negativer Gruber-Widalscher Reaktion.

Eine andere größere Paratyphusepidemie wurde vom Verfasser im Jahre 1909 in K. (Kr. Zabern) beobachtet. Es wurden 29 Erkrankungen festgestellt, die sich über den ganzen Ort verteilten. Da die Erkrankungen im Verlaufe von 8 bis 10 Tagen aufgetreten waren, mußte eine gemeinsame Ursache angenommen werden. Übertragungen durch Milch oder Wasser oder gelegentlich gemeinsamer Festlichkeiten waren auszuschließen. Dagegen war eine Woche vor den ersten Erkrankungen in fast alle Häuser Fleisch einer infolge Geburtsstörung notgeschlachteten Kuh gekommen. Von diesem Fleische war nichts mehr vorhanden, so daß der Zusammenhang der Epidemie mit ihm bakteriologisch nicht sichergestellt werden konnte. Für einen solchen Zusammenhang sprach jedoch die Tatsache, daß Blut-Stuhl-Urin-Untersuchungen bei mehreren Personen, die schon vor der Notschlachtung an Magen-Darmstörungen gelitten hatten, keinen Anhaltspunkt für eine Paratyphusinfektion ergaben. Der größte Teil der Erkrankungen dieser Epidemie zeigte klinisch leichte Fiebererscheinungen, grünliche, stark übelriechende gashaltige Durchfälle, abwechselnd mit Verstopfung, ein stark ausgeprägtes, über mehrere Wochen sich erstreckendes Krankheitsgefühl. Nach vorübergehender Besserung setzten bisweilen die genannten Krankheitserscheinungen von neuem ein. Einige Erkrankungen verliefen unter dem Bilde eines leichten Typhus, auch ein schwerer typhusähnlicher Fall wurde festgestellt. Bei zwei Erkrankten ging das zuerst vorhandene klinische Bild einer akuten Fleischvergiftung nach einigen Tagen Rekonvaleszenz in das eines regelrechten Typhus über. Bei 72 % der Erkrankten wurden Paratyphusbazillen in den Ausscheidungen nachgewiesen.

8. Bekämpfungsmaßnahmen.

Die Bekämpfungsmaßnahmen, die im Gebiete der organisierten Typhusbekämpfung gegen den Paratyphus ergriffen wurden, waren die gleichen, wie die gegen den Typhus: Anzeigepflicht, Absonderung der Erkrankten, Desinfektion der Abgänge bis zur bakteriologischen Genesung, bakteriologische Untersuchung der Umgebung, laufende bakteriologische Beobachtung der Bazillenausscheider, Desinfektion ihrer Abgänge. Außerdem wurden hygienische Verbesserungen in den Häusern und Gemeinden veranlaßt. Diese Maßnahmen setzten also beim angesteckten Menschen ein und bezweckten die Verhütung der Verbreitung der Krankheitserreger vom Menschen aus.

Wie oben gezeigt wurde, ließ sich ein wesentlicher Erfolg dieser Bekämpfungsmaßnahmen beim Paratyphus B nicht feststellen. Die Paratyphuserkrankungen sind in einzelnen Gegenden seltener, in anderen zahlreicher geworden, und im ganzen Gebiet ist eher eine Zunahme als Abnahme aufgetreten.

Die gegen die Ausbreitung des Typhus so wirksamen Maßnahmen haben also offenbar beim Paratyphus versagt.

Daß einzelne Maßnahmen der Typhusbekämpfung beim Paratyphus nicht durchzuführen waren, wurde zum ersten Male durch die Auffindung zahlreicher Ausscheider alimentär aufgenommener Bazillen erwiesen. Auf der Konferenz der Anstaltsleiter zu Straßburg im Jahre 1908 wurde diese Tatsache eingehend erörtert. Es wurde von lalen Seiten darauf hingewiesen, daß es notwendig sei, die gesunden Personen, bei denen nur einmal und ganz vereinzelte Paratyphusbazillen gefunden wurden, nicht sofort gesundheitspolizeilich als Paratyphusbazillenausscheider zu behandeln, sondern sie aus der Beobachtung zu entlassen, wenn sie durch den negativen Ausfall der wiederholten Stuhluntersuchung und der Blutuntersuchung als „gelegentliche“ Ausscheider festgestellt waren.

Die auf Grund der Erfahrungen beim Typhus aufgestellten Bekämpfungsmaßnahmen gegen den Paratyphus waren nicht nur undurchführbar, sondern auch auf falschen Voraussetzungen aufgebaut. Die Voraussetzung für ihren Erfolg wäre gewesen, daß als Vegetationsort der Krankheitserreger nur der Mensch in Betracht kam. Da dies, wie vielfach gezeigt wurde, nicht der Fall ist, da die Paratyphusbazillen in der Außenwelt, besonders im Tierreich weit verbreitet sind, so war mit solchen Bekämpfungsmaßnahmen ein Erfolg nicht zu erzielen.

Die Bekämpfung des Paratyphus mußte daher, wie es auf der Konferenz der Anstaltsleiter zu Landau im Jahre 1909 beschlossen wurde, aus der vom Reiche eingerichteten organisierten Typhusbekämpfung ausscheiden.

Aussicht auf Erfolg hat nur ein Angriff, der bei den paratyphusinfizierten Menschen und Tieren einsetzt, und zwar bei denen, die erfahrungsgemäß eine besondere Gefahr für die Krankheitsübertragung bedeuten. Da in der Regel die unter dem Typhusbild erkrankten Paratyphusinfizierten und die chronischen Dauerausscheider Verbreiter der Erkrankungen sind, so haben sich die Bekämpfungsmaßnahmen gegen diese in erster Linie zu richten.

Diese Paratyphuskranken sind hauptsächlich zu melden, abzusondern und ihre Abgänge zu desinfizieren. Unter den chronischen Paratyphusbazillenausscheidern sind jedoch nur denjenigen geeignete Vorsichtsmaßnahmen aufzuerlegen, die Ansteckungen in ihrer Umgebung hervorgerufen haben oder sich in Nahrungsmittelbetrieben befinden. Aber auch bei den unter dem Bilde der akuten Magen-Darmstörung erkrankten Fällen wird man, falls sie überhaupt gemeldet werden, vor allem die laufende Desinfektion anzuordnen haben, um Übertragung von Mensch zu Mensch und etwa dadurch erfolgende Steigerung der Infektionstüchtigkeit des betreffenden Paratyphusstamms zu verhüten.

Die bei Epidemien zu ergreifenden Maßnahmen werden die gleichen sein, wie bei den Einzelfällen, aber in erster Linie wird die laufende Desinfektion anzuordnen sein.

Die Verbreitung des Paratyphus durch kranke Tiere kann erfolgreich eingeschränkt werden durch eine Fleischbeschau mit gleichzeitiger bakteriologischer Untersuchung. Die Vermittlung der Übertragung der Paratyphusbazillen vom Tiere zum Menschen durch gesunde Tiere, sei es durch ihren Kot, mit dem Wasser, Milch usw. verunreinigt werden kann, sei es durch sonst gesundes Schlachtfleisch, läßt sich nicht dadurch hindern, daß die Bekämpfungsmaßnahmen allein beim Tiere einsetzen. Die Maßnahmen müssen vielmehr so getroffen werden, daß sie die in Frage kommenden Vermittler entweder von der Verunreinigung mit Paratyphusbazillen frei halten oder, wo dies nicht möglich ist, sie vor dem Genusse von den vorhandenen Paratyphusbazillen befreien. Die Sanierung der Wohnstätten, insbesondere die Herrichtung und der zuverlässige Betrieb einer einwandfreien Fäkalienbeseitigung und Wasserversorgung, eines geordneten Schlachthaus- und Molkereiwesens, sind geeignete Maßnahmen, die Verunreinigung der hauptsächlichen Nahrungs- und Genußmittel mit Paratyphusbazillen einzuschränken.

Aber diese allgemeine Prophylaxe allein wird keinen vollen Erfolg haben. Es besteht trotzdem stets die Möglichkeit der Infektion der Nahrungsmittel auf dem Wege von der Produktionsstätte bis zum Verbrauche. Hier versagen gesundheitspolizeiliche Maßnahmen und an ihre Stelle muß die persönliche Prophylaxe treten. Das Schwergewicht dieser Schutzmaßregeln gegen die Paratyphusinfektionen muß in die Küche gelegt werden. Gründliches Kochen und Braten des Fleisches, Abkochen der Milch, peinliche Reinigung des Gemüses, Obstes und Salats mit einwandfreiem Wasser werden etwa vorhandene Krankheitserreger beseitigen. Diese Maßnahmen sind in erster Linie zu fordern. Die zweite Forderung ist die Verhinderung der Übertragung von Krankheitserregern auf fertige Nahrungsmittel, bestehend in einem sicheren Schutze der fertigen Nahrungsmittel vor nachträglicher Infektion. Hier kommt vor allem die Verhütung der Verunreinigung durch Fliegen in Frage, die besonders auf dem Lande zur Sommerszeit eine wahre Plage sind. Sie wechseln ihren Aufenthalt zwischen den Ställen, Dünger- und Abortanlagen und den Wohn- und Küchenräumen fortdauernd. Sie sind sicherlich von hervorragender Bedeutung bei der Krankheitsvermittlung. Ebenso wichtig ist die Verhütung der nachträglichen Verunreinigung der Nahrungsmittel durch beschmutzte Hände, besonders der im Küchenbetriebe beschäftigen Personen. Sowohl die Stadt- als auch die Landbevölkerung muß immer mehr zu der Einsicht erzogen werden, daß das Händewaschen nach der Benutzung des Aborts, ebenso wie beim Betreten der Küche, vor dem Anfassen von Nahrungsmitteln, vor jedem Essen eine sehr wichtige Maßnahme ist, um Darmkrankheiten zu verhüten.

Wenn auch die Zahl der Erkrankungen im Verhältnis zu der weiten Verbreitung der Paratyphusbazillen nur eine geringe ist und offenbar in den meisten Fällen eine Aufnahme von Paratyphusbazillen in den Organismus nicht zu einer Störung der Gesundheit führt, so sind diese Maßnahmen trotzdem deshalb nötig, um die Übertragung der weniger ansteckungsfähigen Stämme von Mensch zu Mensch zu verhindern, denn es ist wahrscheinlich, daß anfangs für Menschen unschädliche Stämme durch häufige Passage durch Menschen ansteckungstüchtig und die Ursache für Erkrankungen werden können.

Anhang.

1. Paratyphus A.

Im Typhusbekämpfungsgebiete wurde neben dem Paratyphusbazillus B auch noch ein zweiter Stamm aus der Paratyphusgruppe als Krankheitserreger festgestellt. Er unterscheidet sich von ersterem in seinem Wachstum dadurch, daß er in Lackmusmolke sich wie ein Typhusbazillenstamm verhält, sie also nicht bläut, daß er Milch unverändert läßt, auf Gelatine fast farblos, auf Kartoffel zarter als der Bazillus Paratyphi B ohne Bildung eines graubraunen, dicken Belags wächst, sowie serologisch dadurch, daß er nur durch das ihm entsprechende Serum agglutiniert wird. Von Brion-Kayser[1]) wurde er im Jahre 1901 zuerst nachgewiesen und von Kayser als Typus A der Paratyphusgruppe bezeichnet.

Er ist epidemiologisch im Bekämpfungsgebiete so gut wie von keiner Bedeutung gewesen. Im Anstaltsgebiete Straßburg sind 5 Erkrankungen festgestellt, die durch

[1]) Münch. Med. Wochenschr. 1902 S. 611.

den Paratyphusbazillus A hervorgerufen waren, außerdem wurden 2 vorübergehende Bazillenträger ermittelt.

In einem Falle war die Ansteckung durch Berührung mit einem Erkrankten erfolgt, in einem anderen angeblich durch Arbeiten mit infiziertem Haare. In einem Falle wurde der Erreger aus der Gallenblase einer wegen Gallenblasenleidens operierten Person gezüchtet. Die Anstalt Kaiserslautern beobachtete im Jahre 1905 eine Paratyphus A-Erkrankung. Die Diagnose wurde durch Züchtung der Bazillen aus den Abgängen und durch positiven Ausfall der Gruber-Widalschen Reaktion gestellt.

Die klinischen Erscheinungen, die der Paratyphus A-Bazillus hervorrief, waren die eines leichten Typhus, wobei der dem Paratyphus B eigentümliche, unregelmäßige (remittierende) Verlauf des Fiebers gelegentlich beobachtet wurde. Die Diagnose ließ sich, wie beim Typus B, auch beim Typus A nur bakteriologisch stellen.

Die Verbreitung des Paratyphus A scheint sehr verschieden sein. Während er in Deutschland nur wenig gefunden ist, liegen mehr Befunde von ihm aus Frankreich und aus außereuropäischen Ländern vor, wo er teilweise dieselbe Rolle spielt wie bei uns der Paratyphus B-Bazillus.

2. Gärtnerbazillen.

Die Gärtnerbazillen, die sich nur serologisch von den Erregern des Paratyphus B abgrenzen lassen, wurden gleichfalls nur als vereinzelte Befunde im Typhusbekämpfungsgebiet angetroffen. Eine größere Epidemie von 98 Fällen trat im Jahre 1909 in St. Johann (Kr. Zabern) infolge des Genusses von Fleisch eines wegen Blasenzerreißung notgeschlachteten Ochsen auf. In dem Fleische wurden nachträglich Gärtnerbazillen nachgewiesen. Die klinischen Erscheinungen waren teils plötzlich einsetzende, schwere Magen-Darmstörungen, teils wurden leichte und leichteste Erkrankungen des Magen-Darmkanals beobachtet. Auch ein Durchwandern der Gärtnerbazillen durch den Darm, ohne daß klinische Erscheinungen auftraten, wurde festgestellt. Bemerkenswert war die Mitagglutination der Typhusbazillen, die die Seren mehrerer Erkrankter zeigten, und die teilweise höher sein konnte als die Hauptagglutination für Gärtnerbazillen. Länger als 8 Wochen nach den Erkrankungen konnten die Gärtnerbazillen nicht im Darminhalte nachgewiesen werden. Direkte Krankheitsübertragungen wurden nicht beobachtet. Ansteckungen von Personen, welche erkrankt waren, Gärtnerbazillen ausschieden und nicht von dem infizierten Fleische gegessen hatten, waren durch Vermittlung von Nahrungsmitteln (Milch), die mit Krankheitskeimen von Erkrankten verunreinigt waren, zu erklären.

Außer dieser Epidemie, die der Verfasser[1]) im Klinischen Jahrbuch ausführlich beschrieben hat, sind Erkrankungen durch Gärtnerbazillen im Typhusbekämpfungsgebiete nicht festgestellt worden. Über die Bedeutung des Gärtnerbazillus als Erregers vereinzelter Erkrankungen ist nicht viel bekannt, offenbar da in der Regel die Infektion so leicht verläuft, daß sie zu keiner bakteriologischen Untersuchung Veranlassung gibt. Auf seine krankmachenden Eigenschaften wird man nur dann aufmerksam gemacht, wenn er Anlaß zu Massenerkrankungen gibt, die teilweise unter

---

[1]) Klin. Jahrb. Bd. 22 S. 499.

sehr schweren Erscheinungen verlaufen können, wie es bei der Epidemie in St. Johann der Fall war.

Die Anstalt Trier berichtete, daß sie Gärtnerbazillen in einem Stücke Speck gefunden habe. In der Anstalt Hagenau wurden vom Verfasser Gärtnerbazillen in einer Wurst nachgewiesen, von der ein Soldat gegessen hatte, der klinisch und bakteriologisch paratyphuskrank war.

Die Maßnahmen, die gegen die Weiterverbreitung der beiden Unterarten der Paratyphusgruppe, des Paratyphus A und des Gärtnerbazillus, ergriffen wurden, waren die gleichen wie beim Paratyphus B. Sie bestanden in der Hauptsache in der Desinfektion der Abgänge und, wenn möglich, in einer Absonderung der Kranken. Da auch der Gärtnerbazillus, wie der Paratyphusbazillus, im Darme unserer Schlachttiere vorkommt, kann die Verhütung seiner Übertragung weniger von sanitätspolizeilichen Maßnahmen gegen den einzelnen infizierten Menschen erwartet werden, sondern auch bei seiner Bekämpfung liegt das Schwergewicht in einem sauberen Arbeiten der Nahrungs- und Genußmittel-Betriebe und in der persönlichen Prophylaxe des einzelnen, wie es oben bei dem Paratyphus auseinandergesetzt ist.

V. Teil.

Anderweitige bakteriologische Untersuchungen.

Von

Oberstabsarzt **Dr. Megele,** Augsburg.

früherem Leiter der Bakteriologischen Untersuchungsanstalt Landau (Pfalz).

Mit der Entdeckung der Typhusbazillen im Jahre 1880 war die Stellung der Typhusdiagnose auf neue Bahnen geleitet worden. Die richtige Erkenntnis von der Entstehung und Übertragung dieser Krankheit eröffnete der bakteriologischen Forschung ein weites Feld der Tätigkeit. Als es weiter gelang, das Verfahren des Typhusbazillennachweises wesentlich zu verbessern und dadurch eine raschere und sicherere Diagnosenstellung zu ermöglichen, wurde es den behandelnden Ärzten durch die Tätigkeit der bakteriologischen Untersuchungsanstalten verhältnismäßig leicht gemacht, aus dem klinischen Wechselbilde des Typhus diesen sicher herauszufinden und die weiteren zweckmäßigen Schritte zu unternehmen. Es war deshalb nicht zu verwundern, wenn es alsbald einem großen Teile der praktischen Ärzte ein Bedürfnis wurde, auch zur Diagnosenstellung anderer Infektionskrankheiten die Hilfe der Anstalten in Anspruch zu nehmen, zunächst bezüglich des Nachweises von Tuberkelbazillen im Auswurf; es folgten dann alsbald andere Untersuchungen der verschiedensten Art. Dies veranlaßte die Bakteriologische Untersuchungsanstalt Saarbrücken im Jahre 1906 zu einem Rundschreiben an sämtliche Ärzte ihres Tätigkeitsgebiets des Inhalts, daß die Anstalt bakteriologische Untersuchungen jeder Art für die Ärzte unentgeltlich auszuführen bereit sei. Auch mündlich wurde diese Aufforderung in Ärztevereinen mehrfach verkündet. In den Bezirken der beiden bayerischen Anstalten Landau und Kaiserslautern wurde in ähnlicher Weise verfahren. Die Station Landau erhielt infolgedessen sogar aus dem rechtsrheinischen Bayern zahlreiche Objekte zur Untersuchung zugesandt. Solche mehrten sich nun an allen Anstalten von Jahr zu Jahr, worüber die folgende Zusammenstellung (S. 579 u. 580) eine Übersicht gewährt.

Alle diese Untersuchungen kamen unentgeltlich zur Ausführung, ein Umstand, der von der größten Bedeutung für die Inanspruchnahme der Anstalten war. Einige wenige Zuwendungen begüterter Kranker wurden wohltätigen Zwecken zugeführt. Mit

Zahl der bakteriologischen Untersuchungen.

1	2	3	4	5	6	7
Stationen	Jahre	Zahl der Untersuchungen auf Typhus und Paratyphus	Zahl der Untersuchungen anderweitigen Materials	Zahl der chemischen und bakteriologischen Wasseruntersuchungen	Summe von 4 und 5	Summe von 3 und 6
Colmar	2. u. 3. Vierteljahr 1909	741	—	143	143	884
Diedenhofen	1904	—	—	—	—	—
	1905	2356	38	211	249	2605
	1906	2614	86	1152	1238	3852
	1907	2959	86	1110	1196	4155
	1908	2943	143	335	478	3421
	1909	2911	190	136	326	3237
Hagenau	1904	580	75	1	76	656
	1905	2328	444	33	477	2805
	1906	3390	566	89	655	4045
	1907	3958	541	73	614	4572
	1908	3801	3331	80	3411	7212
	1909	3842	1253	131	1384	5226
Idar	1904	3860	65	73	138	3998
	1905	2579	64	87	151	2730
	1906	2053	49	55	104	2157
	1907	2834	61	98	159	2993
	1908	1987	54	89	143	2130
	1909	2424	86	78	164	2588
Kaiserslautern	1904	4966	41	56	97	5063
	1905	3971	375	533	908	4879
	1906	5139	348	419	767	5906
	1907	3705	2150	245	2395	6100
	1908	3224	358	325	683	3907
	1909	4187	601	318	919	5106
Landau	1904	4336	530	118	648	4984
	1905	6477	669	173	842	7319
	1906	7403	903	208	1111	8514
	1907	7664	1425	370	1795	9459
	1908	8425	2031	462	2493	10918
	1909	5785	1481	545	2026	7811
Metz	1904	731	25	53	78	809
	1905	2995	42	949	991	3986
	1906	4717	73	1286	1359	6076
	1907	3939	120	1168	1288	5227
	1908	3883	690	790	1480	5363
	1909	3337	587	446	1033	4370
Neunkirchen	1905	3488	39	51	90	3578
	1906	4676	20	29	49	4725
	1907	6500	241	70	311	6811
	1908	9661	270	135	405	10066
	1909	8277	90	92	182	8459

1	2	3	4	5	6	7
Stationen	Jahre	Zahl der Untersuchungen auf Typhus und Paratyphus	Zahl der Untersuchungen anderweitigen Materials	Zahl der chemischen und bakteriologischen Wasseruntersuchungen	Summe von 4 und 5	Summe von 3 und 6
Saarbrücken	1904	5303	144	29	173	5476
	1905	7197	349	53	402	7599
	1906	9316	311	25	336	9652
	1907	5798	694	365	1059	6857
	1908	10536	413	1145	1558	12094
	1909	12670	346	52	398	13068
Saarlouis	1904	1395	30	28	58	1453
	1905	2839	148	3	151	2990
	1906	4163	120	6	126	4289
	1907	3836	80	1	81	3917
	1908	2481	395	11	406	2887
	1909	9322	492	12	504	9826
Straßburg	1904	1211	39	27	66	1277
	1905	7128	16	128	144	7272
	1906	7262	4	80	84	7346
	1907	4471	63	47	110	4581
	1908	4709	37	72	109	4818
	1909	5895	264	126	390	6285
Trier	1904	2582	3	5	8	2590
	1905	5624	157	101	258	5882
	1906	5211	127	54	181	5392
	1907	8528	525	511	1036	9564
	1908	4466	73	118	191	4657
	1909	6995	171	100	271	7266

der fast ständig ansteigenden Anzahl der Untersuchungen wuchs auch die Zahl der einsendenden Ärzte, wobei sich ein gerades Verhältnis zwischen den Einsendungen von Typhusmaterial und von anderen Untersuchungsobjekten erkennen ließ. Die Auftraggeber waren in den allermeisten Fällen die praktischen Ärzte und von diesen am häufigsten die am Sitze der Anstalten wohnenden oder in deren Nähe wirkenden. Von Krankenhäusern und Irrenanstalten ging den Anstalten gleichfalls viel Untersuchungsmaterial zu. Ferner wandten sich die Distriktspolizeibehörden und Bürgermeisterämter in solchen Fällen an die Anstalten, in denen es sich um Beschaffung guten Trinkwassers oder um die Feststellung nicht einwandfreien Wassers, manchmal auch um die Untersuchung von Nahrungsmitteln, handelte. Nur ganz selten wurden Untersuchungen auch von Privatpersonen veranlaßt. Auf diese Weise wurde ein reger wissenschaftlicher Verkehr zwischen den Ärzten und den Untersuchungsanstalten geschaffen; auch traten diese infolgedessen in nahe Fühlung mit den Verwaltungsbehörden. Wenn nun auch die Untersuchung der in Rede stehenden Objekte im allgemeinen in keiner unmittelbaren Beziehung zur eigentlichen Typhusbekämpfung steht, so trug sie doch mittelbar dazu bei, die praktischen Ärzte den Anstalten gegenüber in gewissem Sinne zu verpflichten, wodurch die Typhusbekämpfung wesentlich gefördert wurde; gleichzeitig wurden die Ärzte in ständiger Berührung mit den Anstalten gehalten.

Was die Untersuchungen im einzelnen anbetrifft, so ist es von untergeordneter Bedeutung für die Typhusbekämpfung, wenn es bisweilen gelang, in Material, das auf nichttyphöse Erkrankungen untersucht werden sollte, Typhusbazillen nachzuweisen. So konnte einmal ein schwerer Typhus bei einem Kranken ermittelt werden, der wegen Pyämie bereits wochenlang im Krankenhause lag. Bei einem andern, seit geraumer Zeit hoch fiebernden Kranken fanden sich bei der Untersuchung Paratyphusbazillen im Eiter eines durch Operation eröffneten perirenalen Abszesses.

Dagegen war in gesundheitspolizeilicher Beziehung beispielsweise außerordentlich wichtig der Nachweis des Erregers der übertragbaren Genickstarre, des Meningococcus intracellularis Weichselbaum. Wohl in den meisten Untersuchungsanstalten kamen im Laufe der Jahre Nasen- und Rachensekrete sowie Lumbalflüssigkeiten auf Meningokokken mit positivem oder noch mehr mit negativem Ergebnis zur Untersuchung. Der Umstand, daß die große Mehrzahl davon negativ ausfiel, findet seine Erklärung einerseits darin, daß die Meningokokken bei ihrer Empfindlichkeit gegen Austrocknung während der Zeit der Beförderung in die Laboratorien vielfach abgestorben waren und sich demnach durch das Kulturverfahren nicht mehr nachweisen ließen, andrerseits erstreckten sich die Untersuchungen nicht selten auf Fälle der Umgebung, die nur genickstarreverdächtig waren und sich später als nicht genickstarrekrank erwiesen. So wurde in Saarbrücken die Belegschaft eines Schachtes zweimal mit negativem Ergebnis untersucht, bis sich dann später feststellen ließ, daß es sich in demjenigen Falle, welcher zuerst dazu Veranlassung gegeben hatte, nicht um Genickstarre handelte.

Einer eingehenderen Betrachtung bedarf hier die Genickstarreepidemie in der Pfalz im Frühjahr 1907[1]). Bei der Bekämpfung dieser, sich als reine Bergwerksepidemie darbietenden Krankheit kam zum ersten Male das in sechs Koffern untergebrachte „fliegende Laboratorium“ der Außenstation Kaiserslautern in Anwendung; es hat sich, wie gleich hier vorausgeschickt sei, vollkommen bewährt. Befallen waren hauptsächlich die Belegschaft der staatlichen Grube St. Ingbert und deren Angehörige, gleichzeitig auch Bewohner des preußischen Saarkohlenreviers. Die Stärke der Belegschaft der Grube St. Ingbert betrug 1200 Mann, während im angrenzenden preußischen Saargrubenrevier ungefähr 45 000 Mann beschäftigt waren, unter denen sich etwa 6000 Pfälzer befanden, die sich gewöhnlich am Sonnabend zu ihren Familien begaben, um Montags wieder zur Grube zurückzukehren. Dieser Menschenstrom bewegte sich stets auf dem gleichen Wege. Der erste Fall im bayerischen Gebiete, wo seit langen Jahren die Krankheit nicht mehr aufgetreten war, ereignete sich demgemäß entlang dieser Straße in der Familie eines Bergmanns in Schnappach, der im Saargrubenrevier arbeitete. Das betroffene Kind erkrankte am 4. Januar 1907 und starb tags darauf an epidemischer Genickstarre, wie dem zuständigen Amtsarzt gemeldet worden war. Einen Monat später trat der erste Fall in der Stadt St. Ingbert

[1]) J. M. Huber, Genickstarreepidemie in der Pfalz. Frühjahr 1907. Münch. Med. Wochenschr. 1908 S. 1222.

auf und ihm folgte in den nächsten Tagen eine epidemische Häufung der Fälle. Um dieselbe Zeit verstarb ein 17 jähriger Bergmann im Krankenhaus Ensheim, nachdem er auf dem Wege in seine Heimat Schnappach-St. Ingbert bewußtlos zusammengebrochen war. Die Krankheit schien demnach aus dem preußischen Grubengebiet eingeschleppt zu sein. Bei der Feststellung der Krankheit durch den bakteriologischen Nachweis am 7. März umfaßte die Epidemie 12 Fälle, ausschließlich in Bergmannsfamilien, am 14. März aber schon 23, darunter 18 Angehörige von Bergleuten, während die übrigen in näherer Beziehung zu solchen standen, und stieg dann noch weiter. Die Epidemie erreichte ihre Höhe anfangs April, verharrte hier bis Mitte April und klang dann, nach einem zunächst raschen Abfall, in einem Zeitraum von 3 Monaten allmählich ab, um dann gänzlich zu erlöschen. Die Anzahl der Erkrankten im bayerischen Gebiete betrug vom Januar bis Juli 55, davon sind gestorben 37, d. i. 67,3 %. Nach Altersklassen geordnet, kamen auf die

Altersklassen	Kranke	davon	
		gestorben	genesen
1.—10. Jahr	41	28	13
11.—20. „	11	6	5
21. „ und darüber	3	3	—

Der größte Prozentsatz der Genesenen stand im Alter von 8 bis 16 Jahren.

Die Außenstation Kaiserslautern erhielt am 17. März 1907 von der Regierung in Speyer den telegraphischen Auftrag, die Bekämpfung der Epidemie in St. Ingbert selbst durchzuführen. Tags darauf wurde das Laboratorium zusammengestellt und verpackt; am 19. März traf es am Bestimmungsort ein. Gleichzeitig gingen dorthin ein Hilfsarzt und ein Diener ab. Nachdem in der städtischen Gasanstalt passende Räume gefunden waren und das Bezirksamt St. Ingbert einen Eisschrank, Koch- und Emaillegeschirre gestellt hatte, konnte bereits am 20. März mit den Untersuchungen begonnen werden. Um gleich auf die erzielten positiven Befunde einzugehen, sei erwähnt, daß 22 Fälle durch Kultur der Meningokokken festgestellt werden konnten, darunter 17 aus Punktionsflüssigkeit. Aus Punktionsflüssigkeit ließen sich überhaupt 48 mal der Meningococcus intracellularis Weichselbaum in Reinkultur, 3 mal Paratyphusbazillen, 1 mal Staphylokokken nachweisen. Von der 6. Krankheitswoche an war der Kokkenbefund meist negativ, doch fanden sich Kokken manchmal noch in der 6. und 7. Woche selbst bei vorgeschrittener Genesung kulturell, während sie andrerseits in Fällen schwerster klinischer Erkrankung um diese Zeit oft schon verschwunden waren. Die fast immer angewandte Lumbalpunktion kam mit dem Quinkeschen Apparat oder mit der Bierschen Nadel zur Ausführung; unangenehme Zufälligkeiten traten bei der Vornahme des Eingriffs nicht auf.

Für die Kultur der Meningokokken erwies sich die Zusammensetzung folgenden Nährbodens als am meisten zweckmäßig: 1 % Nutrose oder Pepton zu neutralem Agar, 1 % Glyzerin, dies zu gleichen Teilen Ascites- oder Ovarialflüssigkeit gemischt und in Röhrchen schief erstarrt. Meningokokken, auf Nährböden verbracht, wo an

Stelle von Ascitesflüssigkeit Lumbalflüssigkeit verwendet war, gingen nicht an; erst wenn die Flüssigkeit bei 57° eine Stunde inaktiviert wurde, trat nach 16 Stunden spärliches, nach 42 Stunden reichliches Wachstum ein. Auch H. Conradi hat wegen der oft schwierigen Beschaffung von Ascitesflüssigkeit die Verwendung von 10 bis 20 ccm der unter aseptischen Vorsichtsmaßregeln gewonnenen Spinalflüssigkeit von Genickstarrekranken empfohlen. Sie wird zunächst zentrifugiert und die vom Sediment getrennte klare Flüssigkeit 1 bis 2 Stunden lang bei 60° erhitzt; 1 Teil der letzteren wird zu 3 Teilen auf 40° abgekühlten lackmusneutralen Nähragar hinzugefügt, das Gemisch (12—16 ccm) in Petrischalen ausgegossen und dann der Bodensatz der Punktionsflüssigkeit mittels Glasspatels auf 2 bis 3 Petrischalen ausgestrichen. Jede beimpfte Petrischale stellt man in eine Doppelschale von 20 cm Durchmesser, die mit 1 ‰ Sublimatlösung durchtränkte Watte enthält. In dieser feuchten Kammer gedeihen die Meningokokken auf dem beschriebenen Nährboden genau so üppig und charakteristisch wie auf Ascitesagar.

Als erfolgreichste Behandlung muß die Lumbalpunktion mit nachfolgender Einspritzung von Serum angesehen werden. Erstere darf jedoch, weil der Körper die Flüssigkeit wieder ersetzen muß, nicht zu oft ausgeführt werden. Zu Injektionen wurde Serum Höchst und Merck verwandt, beide dienten auch zur Erkennung der Stämme. Bei Kindern unter 10 Jahren wurde die halbe Dosis, nämlich 12 ccm, bei älteren 1 Dosis oder 25 ccm Höchst oder 1 Dosis Merck unter die Haut eingespritzt und dies Verfahren wiederholt, wenn am folgenden Tage kein Nachlaß der krankhaften Erscheinungen eingetreten war. Die Zahl der notwendigen Einspritzungen ist nach Lage des Falles verschieden; sie bewirken zuweilen eine auffallende Besserung des Allgemeinbefindens, Fiebernachlaß und Aufhellung des Bewußtseins nach ruhigem Schlafe, jedoch läßt sich leider durch sie eine Genesung nicht erzwingen. Die Kranken gehen schließlich nicht selten an Entkräftung zugrunde. Mit Serum Merck wurden 3 Erwachsene behandelt, davon sind 2 gestorben, 1 genesen. Von 9 mit Serum Höchst Injizierten starben 3 und genasen 6. Mit Lumbalflüssigkeit von Genesenen wurden 2 Kranke mit Erfolg behandelt; nach 2tägiger Aufbewahrung der Flüssigkeit im Eisschrank waren etwa darin noch enthaltene Meningokokken sicher zugrunde gegangen, auch war eine völlige Sedimentierung eingetreten. Die abgegossene reine Flüssigkeit wurde den Kindern 2mal in Mengen von 15 ccm und 1mal zu 25 ccm unter die Haut eingespritzt; nach Einverleibung der stärkeren Dosis in der 4. Krankheitswoche war sofortiger Abfall des Fiebers zu bemerken.

Die Biersche Stauungsbinde kam ebenfalls, jedoch ohne nennenswerten Erfolg, in Anwendung, ebenso die Allgemeinbehandlung mit grauer oder Credéscher Salbe, die nur bei Staphylokokken-Meningitis Besserung erzielte.

Als Folgezustand der Krankheit war bei 7,4 % der Befallenen Taubheit aufgetreten, bis auf eine Ausnahme doppelseitig, und zwar immer gleich in den ersten Tagen; nach ausgeführter Lumbalpunktion wurde der Eintritt von Taubheit nicht mehr beobachtet.

Nach den gemachten Beobachtungen beträgt die Inkubation nicht immer 4 bis 5 Tage, sondern kann sich bis zu 3 Wochen erstrecken.

Als Quelle der Ausbreitung der Krankheit kamen vor allem die Kokkenträger in Betracht; von diesen erwiesen sich die temporären Kokkenträger mit Halserkrankungen als besonders befähigt, Übertragungen herbeizuführen, weil nach dem Eintritt der akuten Meningokokken-Pharyngitis, deren Hauptsitz die Rachenmandel bildet, die gewöhnliche Bakterienflora des Rachens verschwindet und die Meningokokken ausschließlich das Feld beherrschen. Huber kam zu der Ansicht, daß es ohne Meningokokken-Pharyngitis keine Meningokokken-Meningitis gibt. Ein bloßes Vegetieren im Rachenschleime mit baldigem Untergange der Meningokokken ohne Gewebserkrankung kam bei älteren Leuten vor. Bei den Genickstarrekranken sind die Erscheinungen im Rachen meist schon im Verschwinden. Durch das ständige Husten und Niesen während der akuten Rachenerscheinungen erfolgt eine Ausstreuung der Kokken, wobei diese gegebenenfalls von anderen Personen durch Einatmung aufgenommen werden. In hervorragendem Maße bot hierzu natürlich das enge Zusammenarbeiten der Bergleute in den Flötzen Gelegenheit.

Bekannt ist, daß außerhalb des menschlichen Körpers die Meningokokken durch Eintrocknen rasch zugrunde gehen. Um diese Tatsache an der St. Ingberter Grube nachzuprüfen, wurden folgende Versuche angestellt. In einem blinden Stollen des 4. Tiefbaues, etwa 180 m unter der Erdoberfläche, wurden ausgelegt

1. Ascites-Nutrose (1 ‰)-Agarplatten und -Röhrchen mit frischer Beimpfung von Meningokokken-Reinkulturen,

2. Wattebäusche in Röhrchen, ein Teil mit Ascitesflüssigkeit befeuchtet und mit Kultur bestrichen, ein Teil trocken mit Kulturabstrich,

3. Wattebäusche in Röhrchen, getränkt mit sterilisiertem Sputum und Meningokokken, ein Teil bestrichen mit fast trockenem Sputum und Meningokokken,

in dreifacher Menge (für 3 Tage), alle halb offen, um dem umgebenden Medium Einwirkungsmöglichkeit zu gewähren, jedoch so geneigt, daß sie vor Besiedlung mit Luftkeimen möglichst geschützt waren. An jedem der drei folgenden Tage wurde je eine Serie zur Prüfung entnommen, wobei sich nun zeigte, daß die Wattebäusche nicht ausgetrocknet waren, sondern daß die trockenen eine bedeutende Menge Feuchtigkeit aus der in St. Ingbert besonders feuchten Grubenluft aufgenommen hatten und sich in ihrem Aussehen von den feucht eingebrachten nicht unterschieden. Die beimpften Platten und Röhrchen waren zwar nicht bewachsen, in den Brutschrank bei 37° gebracht, entwickelten sich aber die Kokken der Serien des 1. und 2. Tages (48 Stunden) stets, die des 3. (72 Stunden) nicht mehr. Ausstriche von den Wattebäuschen wuchsen bei der 1. Serie (24 Stunden Grubenaufenthalt, dann 16 Stunden Wachstum), die als trocken bezeichneten ebenso wie die feuchten; in der 2. Serie (48 Stunden Grubenaufenthalt, dann Ausstrich auf Ascites-Nutrose-Agarplatten und 16 Stunden Brutschranktemperatur) blieb ein Wachstum meist aus; in der 3. Serie war ein Wachstum nicht mehr zu erzielen. Kontrollversuche gleicher Anlage, in einer dunklen Zimmerecke, zeigten schon nach 24 Stunden (1. Serie) ein unsicheres Brutschrankwachstum, nach dieser Zeit aber blieb das Wachstum stets aus; bei weiteren Kontrollversuchen (Wattebauschserien obiger Anlage in halboffenen Röhrchen in den Brutschrank gebracht) zeigte sich kein Wachstum, selbst nicht im ersten Ausstrich wegen völliger Austrocknung.

Die stets gleiche Temperatur — das Thermometer zeigte am Boden $17^{1}/_{2}{}^{0}$ C, in der Luft 18^{0} C ohne nächtliche Schwankung —, die vollkommene Dunkelheit und Windstille, die mit Feuchtigkeit gesättigte Grubenluft bildeten in dem Stollen eine niedriggestellte feuchte Kammer. Nach dem Ergebnis dieser Versuche dürfte es zweifellos sein, daß das Zusammenwirken solcher Umstände, vornehmlich der hohe Feuchtigkeitsgehalt der Grube St. Ingbert, zu dem explosionsartigen Auftreten der epidemischen Genickstarre in den Bergmannsfamilien begünstigend beigetragen hat. Nach der Einschleppung des Erregers war rasch eine große Menge Träger geschaffen und den Familien gerade zu Zeiten allgemeiner Katarrhe (Februar, März) der Krankheitskeim zugeführt worden.

Während der Berichtszeit wurden 955 Rachenabstriche von 398 gesunden Personen untersucht und unter diesen 49, d. i. 12,3 %, als Träger festgestellt. Die Untersuchung gestaltete sich ziemlich zeitraubend, weil ein Kulturnachweis der Kokken erforderlich ist und die Feststellung durch Färbung hauptsächlich nur zur Orientierung diente. Hierzu war das Gramsche Verfahren am geeignetsten. Die Widalsche Probe versagte in manchen sicheren Fällen. Es wurde ferner versucht, analog der Komplementablenkung bei Hämolyse, zur Diagnose als Indikator Nährbodenwachstum an Stelle von Hämolyse zu verwenden, und zu inaktivierter Lumbalflüssigkeit Genickstarrekranker Komplement zugesetzt. Tierkomplement erwies sich als unbrauchbar, mit frischem menschlichem Serum gelang der Versuch nicht immer einwandfrei.

Zur Behandlung der Träger wurde Pyozyanase gewählt, und zwar in der Form von Einsprühungen; 2- bis 3malige Wiederholung genügte, falls die Meningokokken lediglich im Rachenschleime saßen und keine Krankheitserscheinungen verursachten, um die Kokken zum Verschwinden zu bringen. In solchen Fällen jedoch, in denen die Meningokokken anscheinend ins Gewebe eingedrungen waren, gestaltete sich die Behandlung oft sehr langwierig. Wurden die Einspritzungen übertrieben, so entstand leicht Nasenbluten; dieses tritt auch dann leicht auf, wenn die Pyozyanase nicht in den Hals gelangt, sondern durch die Muscheln in der Nase zurückgehalten wird. Sämtliche 1200 Mann der Belegschaft wurden mit 2maliger Pyozyanaseeinsprühung prophylaktisch behandelt. Die erste Einsprühung erfolgte am 4. April, die zweite am 7. April. Von den Vorbehandelten erkrankte am 5. April ein Mann an Genickstarre, doch dürfte bei ihm die Ansteckung schon vorher erfolgt sein. Durch die Behandlung mit Pyozyanase wurden alle Arten Katarrhe äußerst gut beeinflußt, selbst die Meningokokken-Pharyngitis. Sie verursachte eine frische Absonderung und Zellabstoßung. Die akuten Erscheinungen und die Beschwerden nahmen ab, jedoch dürfte sie als eigentliches Spezifikum nicht zu betrachten sein. Um die Wirkungsweise der Pyozyanaseeinsprühung bei Meningokokken-Pharyngitis aufzuklären, wurden Versuche angestellt, bei denen die Nährbodenröhrchen vor ihrer Einbringung in den Brutschrank mit Pyozyanase beschickt wurden. Auf die schräge Agarfläche kamen gleichmäßig verteilt 4 Normalösen, in das Kondenswasser 3 Ösen Kultur, so daß letzteres leicht grünlich war. Am nächsten Morgen waren die Meningokokken sowohl auf dem Agar wie im Kondenswasser gewachsen. Dann wurde bei Herstellung des Nährbodens der zuzusetzenden Ascitesflüssigkeit Pyozyanase beigefügt; bei $^{1}/_{2}$ $^{0}/_{0}$ Zusatz zeigte sich das Wachstum nach 16 Stunden gegenüber unvermischter reduziert, erholte sich aber, so daß es nach 42 Stunden recht kräftig war. Ein Zusatz von weniger als $^{1}/_{2}$ Prozent war ohne Einfluß auf das Wachstum der Meningokokken; 1 $^{0}/_{0}$ Pyozyanase zum Nährboden beigegeben, bewirkte, daß ein Wachstum nach 16 Stunden nicht festzustellen war, nach 42 Stunden waren zuweilen einige Kolonien vorhanden, darüber hinaus unterblieb das Wachstum vollkommen. Versucht man Pyozyanase eine Stunde lang bei 57^{0} zu inaktivieren, so findet man, daß Pyozyanin unbeeinflußt bleibt; nach einer Stunde im Wasserdampfe zeigt sich das Pyozyanin nicht ganz, aber doch größtenteils zerstört.

Zufolge der Ergebnisse einiger Versuche vertragen Meningokokken Malachitgrünzusatz nicht; hierin ähneln sie den übrigen Kokken; 1 : 10000 schädigt sie, bei 1 : 5000 wachsen sie nicht mehr. Mäßiger Glyzerinzusatz befördert das Wachstum der Meningokokken, ein solcher bis zu 2 $^{0}/_{0}$ ist ihnen zuträglich. Bei gleichzeitigem Zusatz von Glyzerin und Malachitgrün überwiegt die Malachitwirkung.

Zur Verhütung der Weiterverbreitung der Epidemie wurden die Genickstarrekranken und Personen mit akuter Meningokokken-Pharyngitis der Stadt St. Ingbert so rasch als möglich in einer Baracke, Kranke von auswärts in dem zunächst gelegenen Krankenhaus abgesondert. Die mit Meningokokken-Pharyngitis Behafteten als Kranke zu behandeln, gelang erst nach anfänglichem Widerstande durch Einschreiten des Bezirksamts. Die Mitarbeiter von Erkrankten und Trägern wurden stets einer Pyozyanasebehandlung unterworfen. Nach Absonderung der Kranken und der Träger, nach der Genesung oder dem Tode des Kranken wurde die Wohnungsdesinfektion mit dem Formaldehydapparate nach Dieudonné vorgenommen, Betten und dergl. wurden in fahrbaren Desinfektionsapparaten desinfiziert.

Die rasche Abnahme der Epidemie war ferner durch die Ausdehnung der Desinfektionsmaßnahmen auf das Bergwerk selbst bedingt, wo Stollen und Flötze, in denen ein Kranker oder Träger gearbeitet hatte, vermittels einer fahrbaren Handfeuerspritze eine tüchtige Benässung mit Kalkmilch erfuhren. Außerdem wurden festgestellte Träger durch das Entgegenkommen der Grubenverwaltung von der übrigen Belegschaft getrennt und gemeinsam bei einem Bahnbau über Tag beschäftigt.

Dem Meningokokkennachweise folgte, was die Häufigkeit der Untersuchungen anbelangt, die Feststellung der Tuberkelbazillen, vor allem im Lungenauswurfe. Die Anzahl aller auf den Nachweis des Erregers der Tuberkulose abzielenden Untersuchungen betrug 7577. Die allenthalben ins Leben gerufenen Tuberkulosefürsorgestellen lieferten einen großen Teil des Materials. Die unentgeltliche Vornahme dieser zahlreichen Untersuchungen, deren Ausführung den meist vielbeschäftigten Ärzten der Fürsorgestellen wohl kaum im vollen Umfang möglich gewesen sein dürfte, unterstützte die Ziele der Tuberkulosebekämpfung wesentlich und stellt somit ein nicht zu unterschätzendes Verdienst der bakteriologischen Anstalten in der Unterdrückung dieser Krankheit dar. Die zu den unangenehmsten täglichen Beschäftigungen eines Bakteriologen zählende Ausführung der Sputumausstriche mit ihrer — sollen sie ein Anrecht

Typhuserkrankungen (einschl. Paratyphus) im Gesamtgebiete der Typhusbekämpfung.

1904 bis 1911.

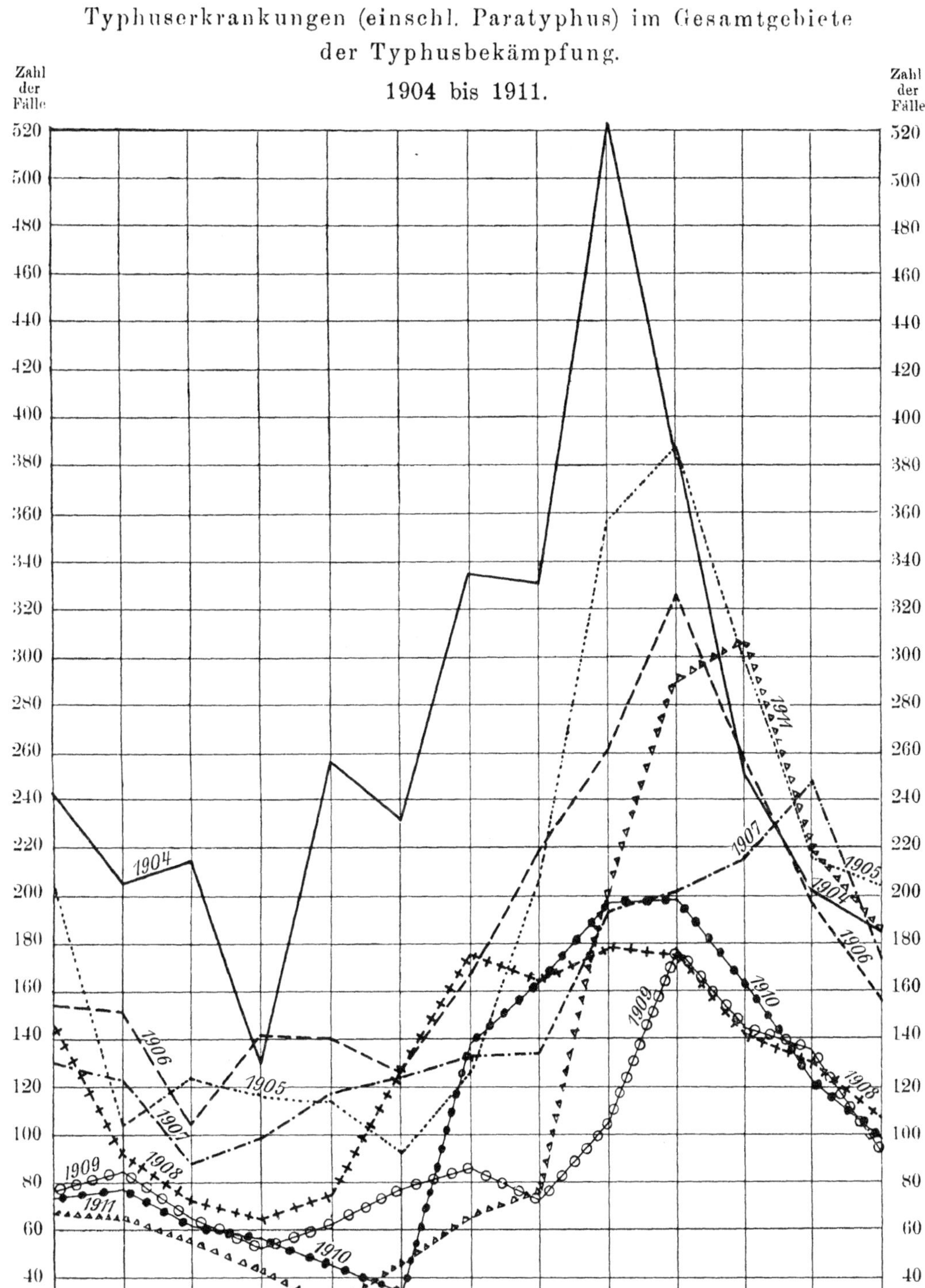

stellung der Zahl der roten und weißen Blutkörperchen im cmm und deren gegenseitiges Mengenverhältnis, ferner die morphologische Veränderung der Blutzellen, wobei es sich meist um eine Feststellung der perniziösen Anämie oder der Leukämie handelte. Es konnte auch der Nachweis der charakteristischen Veränderungen bei beiden Krankheiten erbracht werden. Vergiftungsfälle durch Leuchtgas machten Blutuntersuchungen auf Kohlenoxydhämoglobin notwendig; erbracht wurde der Nachweis sowohl vermittels der chemischen Methoden als auch mit dem Spektralapparate.

Andrerseits galt es den Nachweis von Kleinlebewesen im kreisenden Blute in solchen Fällen zu erbringen, wo das Krankheitsbild auf den Übergang von Bakterien in das Blut hindeutete. So gelang es, Staphylokokken und Streptokokken nachzuweisen, dagegen in einem Falle nicht Milzbrandbazillen; diese waren, wie der weitere klinische Verlauf des Falles bewies, im Blute überhaupt nicht vorhanden gewesen. Ferner fanden sich bei einer Geflügelseuche im Blute mehrerer Enten die Erreger der Geflügelcholera. Viele Versuche dienten auch der Darstellung von Malariaplasmodien, namentlich im Blute von Personen, die längere Zeit in den Kolonien gelebt hatten; die Giemsafärbung leistete hierbei gute Dienste.

Ferner war das Blutserum häufig Gegenstand von Untersuchungen; nicht berücksichtigt seien hier die zum Zwecke der Agglutination von Typhus-, Paratyphus- und Ruhrbazillen ausgeführten, da sie in vorhergehenden Abschnitten ausführlich behandelt wurden. Erwähnt seien hier nur die Versuche, welche an der Anstalt Landau darüber ausgeführt wurden, ob entsprechend den Beobachtungen von Kuhn und Woithe an Ruhrkranken auch bei Typhuskranken und -trägern durch agglutinierendes Typhusserum beeinflußbare Colistämme vorkommen. Die festgestellten Befunde sprechen dafür. Die Agglutininbindefähigkeit derartiger Colistämme scheint eine sehr mannigfaltige zu sein[1]).

Namentlich im letzten Jahre kam die Neißer-Bruch-Wassermannsche Reaktion auf Syphilis oft zur Ausführung, so in der Untersuchungsanstalt Metz allein 329mal. Da die Untersuchungen sehr peinlich ausgeführt werden müssen, nehmen sie viel Zeit in Anspruch. Erwähnt sei hier auch die färberische Darstellung der Spirochaeta pallida in Drüsensaft oder Primäraffekten, wobei das Tuschverfahren gute Bilder lieferte. Ausgeübt wurde ferner in einschlägigen Fällen die serologische Tumorreaktion (Lecithinmethode). Verschiedentlich wurde Frauenmilch auf Streptokokken, Staphylokokken und Tuberkelbazillen untersucht. Auch für gerichtlich-medizinische Zwecke kamen Untersuchungen zur Ausführung, die den Nachweis von Blut und seine Artangehörigkeit zum Zwecke hatten; das gleiche war bei Sperma der Fall.

Abszeß- und Knocheneiter sowie Mittelohreiter bildeten häufige Untersuchungsobjekte behufs Feststellung von Tuberkelbazillen, Staphylokokken, Streptokokken, Pneumokokken, Bakterium coli, Aktinomykose oder Tetanus. Milzbrandbazillen wurden in Karbunkeleiter festgestellt. Ferner konnten in 2 Fällen von Furunkulose, die mit Typhus einhergingen, Typhusbazillen in Reinkultur gefunden werden, einmal

[1]) Vgl. Müller. Über Wechselbeziehungen in der Agglutination zwischen Bakterium coli und typhi. Zentralbl. f. Bakt. Orig. Bd. 55 S. 174.

Paratyphusbazillen im Eiter eines perirenalen Abszesses, der durch Operation geöffnet worden war. Ferner seien hier die zahlreichen Untersuchungen von Harnröhrenausfluß und Vaginalsekret auf Gonokokken angeführt.

Häufig gelangten an die Anstalten auch Rachen- und Mandelbeläge zur Stellung der Diagnose Diphtherie. Um eine möglichst rasche Serumbehandlung der Befallenen zu ermöglichen, erfolgte im positiven Falle meist telegraphische oder telephonische Benachrichtigung an die behandelnden Ärzte über das Untersuchungsergebnis. Gut bewährt haben sich für die Einsendung des Materials die auch von vielen praktischen Ärzten bereit gehaltenen watteumwickelten Drahtstäbchen, die in einem Reagenzglas stecken. Auch das Neißersche Verfahren zur färberischen Darstellung von Diphtheriebazillen erwies sich als zweckmäßig.

Auf Eiweiß, Zucker, Formbestandteile sowie den Gehalt an pathogenen Bakterien war die große Menge Harnproben zu analysieren. Die dabei gemachten Befunde erstreckten sich auf Zylinder und Epithelien der verschiedensten Art, auf die Anwesenheit von weißen und roten Blutzellen, Tuberkelbazillen, Smegmabazillen, Gonokokken und, abgesehen von Typhus- und Paratyphusbazillen, auch von Bakterium coli. Die quantitative Bestimmung von Eiweiß erfolgte nach der Angabe von Esbach. Zur Feststellung von Zucker wurden sowohl die verschiedenen chemischen Methoden als auch der Polarisationsapparat benützt.

Untersuchungen von Darmentleerungen dienten dem Nachweis von pathologischen Beimengungen von Blut- und Eiterkörperchen zum Stuhle, außerdem hauptsächlich von Eingeweidewürmern, wie Ankylostoma duodenale, Oxyuris vermicularis, Ascarus lumbricoides, Trichocephalus dispar, Taenia solium und saginata sowie deren Eiern, mehreremal auch von Amöben. Selten handelte es sich um die Untersuchung choleraverdächtiger Stühle; der Befund war aber negativ. In einem Cysteninhalte konnten die vermuteten Echinokokken nicht gefunden werden. In einem Falle von Herpes tonsurans ließ sich Trichophyton tonsurans in Reinkultur züchten.

Verschiedentlich war ausgeheberter Magensaft quantitativ auf den Gehalt an freier Salzsäure, locker gebundener Salzsäure, auf Gesamtazidität sowie auf das Vorhandensein von Milchsäure zu untersuchen. Interessant ist, daß bei Untersuchungen, die dem Nachweis von Typhusbazillen dienten, diese im Mageninhalt in einem Falle sich wirklich fanden.

Zwei eingeschickte Fleischproben enthielten Rauschbrandbazillen; bei eingesandten Würsten konnte durch das biologische Verfahren Pferdeeiweiß nachgewiesen werden, ferner wurde einmal Bier chemisch und bakteriologisch untersucht, ebenso Limonade und Konserven.

In ausgedehntem Maße waren die Anstalten zu Wasseruntersuchungen herangezogen. Zumeist handelte es sich um Neuanlagen von Wasserleitungen, seltener um den Nachweis von Verunreinigungen von Brunnen, die bei den Typhusermittlungen als verdächtig erschienen. Die Proben wurden meist einer bakteriologischen und chemischen Untersuchung unterworfen. Den Anstalten Trier und Kaiserslautern gelang es hierbei, Typhusbazillen im Wasser nachzuweisen, während in Flußläufen sich öfters Paratyphusbazillen fanden. Die gleichen Untersuchungen wurden auch mit Wasser aus Kanälen, Filteranlagen und Kläranlagen mit biologischem Systeme vorgenommen. Sie erstreckten sich hauptsächlich auf die chemisch-quantitative Analyse und auch auf die Keimzählung und das Vorhandensein pathogener Bakterien. Der Anstalt Saarbrücken lagen auch die ständigen Untersuchungen der Wasserleitung dieser Stadt ob. Da das Wasser der Zentralanlage für den früheren Ortsteil Saarbrücken reichlich Eisen enthielt, plante die Stadt die Einrichtung einer Enteisenungs-Anlage und hatte zwei Systeme (Bock und Breda) zunächst zu Versuchszwecken auf dem Wasserwerk aufgestellt. Die von der Anstalt vorgenommenen Prüfungen ergaben die Überlegenheit des Bredaschen Systems, dessen Einführung, da technische und wirtschaftliche Bedenken nicht vorlagen, der Stadt empfohlen wurde. Die Bakteriologische Anstalt Metz nahm gleichfalls bis zum 30. Mai 1909 die Kontrolle der Metzer Wasserleitung vor, die eine tägliche bakteriologische Untersuchung von 2 bis 3 Proben notwendig machte. Seit dem 1. Juni 1909 zählt diese Aufgabe zu den Obliegenheiten des Stadtarztes.

Über die Haltbarkeit der Typhusbazillen im Wasser kam an der Bakteriologischen Station Landau folgender Versuch zur Ausführung: Im Winter 1907/08 wurde ein in keimfreiem Wasser, dem nur wenige ccm Nährbouillon zugesetzt waren, aufgeschwemmter, von einer frischen Erkrankung herrührender Stamm 9mal im Freien dem Froste bis zum völligen Gefrieren ausgesetzt und dann wieder bei Zimmertemperatur aufgetaut. Trotz dieser Mißhandlung lebte der Stamm in der ursprünglichen, doch recht nährstoffarmen Flüssigkeit noch nach 6 Monaten und zeigte nach dieser Zeit die typischen Kulturmerkmale, ferner gute Agglutinabilität. Nach einigen Wochen noch einmal geprüft, erwies er sich als abgestorben.

Die Untersuchung verschiedener Bodenproben verlief ohne positives Resultat. Die Station Landau stellte auch Versuche an über die Lebensfähigkeit der Typhusbazillen in menschlichen und tierischen Darmentleerungen. Zu diesem Zwecke wurden Typhusbazillen in reichlicher Menge in Abort- und Mistjauche eingesät. Mit Hilfe der Drigalski-Conradi-Platte waren sie noch im 3. Monat in großer Zahl nachzuweisen, uud zwar in den menschlichen Abgängen etwas länger als in den tierischen. Dann verschwanden sie plötzlich vollständig aus den Flüssigkeiten.

Ein bazillenhaltiger Stuhl, der 6 Wochen lang bei einer Temperatur von + 2 bis 4 ^{0} C gehalten wurde, enthielt ebenfalls nach 3 Monaten noch reichliche Bazillen mit allen typischen Kennzeichen. Man darf solche widerstandsfähigen Stämme wohl als vollpathogen ansehen, so daß aus den Versuchen übereinstimmend die Gefährlichkeit auch des von seinem Wirte in die Außenwelt abgesetzten Bazillus hervorgeht.

Auch Prüfungen von Dampf-Desinfektionsapparaten hinsichtlich ihrer keimabtötenden Kraft nahmen die Anstalten vor.

Einer besonderen Erwähnung bedürfen noch die Untersuchungen anderweitigen Materials zum Zwecke des Nachweises von Typhus-, Paratyphus- und Ruhrbazillen. Von diesen nahmen die Untersuchungen von Nahrungs- und Genußmitteln einen größeren Umfang an, vornehmlich die von Milch auf Typhus- und Paratyphusbazillen. Die Anstalten Kaiserslautern und Trier untersuchten allein insgesamt 1059 Milchproben, zum Teil mit positivem Erfolge. Außer diesem Nahrungsmittel kamen noch

Butter, Fleischproben, Schinken, Speck, Wurst und Fische sowie Sauerkraut, Äpfel und Melonen zum Nachweis der oben genannten Bakterienarten in die Anstalten. Häufiges Untersuchungsmaterial bildeten auch Galle, Gallensteine, Gallenblasen, Leber-, Milz- und Darmstückchen, Drüsen sowie Knochenmark. In allen genannten Objekten war es gelungen, Typhusbazillen nachzuweisen. Auch Sputum (+), Mundsekrete (—), Pleuraexsudate (—), erbrochener Mageninhalt (+), Badewässer (—), Stalldung (—) waren auf Typhusbazillen zu untersuchen, desgleichen Mörtelproben, die von einer Hausmauer stammten, die an den Abort angebaut war, jedoch mit negativem Erfolge.

Zum Schluß sei noch erwähnt, daß in der Bakteriologischen Untersuchungsanstalt Landau sämtliche bakteriologischen und zum Teil auch chemischen Untersuchungen für die Königlich Bayerische 3. Division ausgeführt wurden, deren Summe in den letzten Jahren sich zwischen rund 1000 und 1300 im Jahre bewegte.

Aus dem Angeführten ist ersichtlich, daß die Anstalten des Bekämpfungsgebiets neben ihrer eigentlichen Aufgabe, der Erforschung und Bekämpfung des Unterleibstyphus, auch noch auf sonstigen Gebieten der Seuchenbekämpfung und der Hygiene tätig waren und somit an der Förderung und Verbesserung der allgemeinen gesundheitlichen Verhältinsse des Gebiets regen Anteil nahmen.

VI. Teil.

Die Ergebnisse der Typhusbekämpfung im Südwesten des Reichs.

Von

Dr. W. Fornet,

Stabsarzt an der Kaiser Wilhelms-Akademie zu Berlin,
früher kommandiert zur Dienstleistung beim Reichskommissare für die Typhusbekämpfung im Südwesten des Reichs.

Dem Verlauf und den Erfolgen der systematischen Typhusbekämpfung im Südwesten des Reichs hat ihr geistiger Urheber und unermüdlicher Mitstreiter Robert Koch ununterbrochen sein lebhaftes Interesse zugewandt. Kurz vor dem Ausbruch seiner zum Tode führenden Krankheit hat er noch an der am 23. Oktober 1909 in Landau abgehaltenen Konferenz der Leiter aller Typhus-Untersuchungsanstalten und von Vertretern der beteiligten Reichs- und Landesbehörden sowie an der Besichtigungsreise nach dem Bekämpfungsgebiete, die dieser Konferenz unmittelbar vorausgegangen war, lebhaften Anteil genommen und überall zu mutiger Weiterarbeit aufgemuntert.

Auch dieser letzte Berichtsabschnitt, der eine kurze Übersicht über die hauptsächlichsten Ergebnisse und Erfolge der bisher ergriffenen Maßnahmen und der bisher geleisteten wissenschaftlichen Forschungstätigkeit geben soll, verdankt seinen Inhalt zum wesentlichen Teile einer Reihe von Besprechungen, welche Robert Koch noch über diesen Gegenstand mit dem Verfasser abgehalten hat.

Will man darüber unterrichtet werden, welche Erfolge die systematische Typhusbekämpfung im Südwesten des Reichs aufzuweisen hat, so drängt sich in erster Linie die Frage auf, inwieweit die durch Typhus verursachten Erkrankungs- und Todesfälle an Häufigkeit im Bekämpfungsgebiete nachgelassen haben oder ob sie etwa sogar zum Verschwinden gebracht worden sind.

Daß es innerhalb der wenigen Jahre, seitdem das planmäßige und nachdrückliche Vorgehen gegen den Typhus in dem in Frage stehenden Teile des Reichsgebiets stattfindet, gelingen würde, diese Krankheit, die im Laufe der Zeit fest und zähe sich dort eingenistet hat, derart zum Erlöschen zu bringen, daß sich weitere Fälle überhaupt nicht mehr ereignen, war von Anfang an nicht zu erwarten. Ob ein solcher völliger Sieg überhaupt erreichbar ist, muß erst die Zukunft lehren. Es ist immerhin bestimmt zu hoffen, daß sich mit der Zeit der Kampf noch erfolgreicher gestalten lassen wird, wenn mit der wachsenden Einsicht in die Art und Weise der Typhusverbreitung und der Typhusverhütung noch wirksamere Abwehrmittel zur Verfügung stehen werden. Gegenwärtig freilich sind der Erreichung des Zieles, das Bekämpfungsgebiet ein für allemal vom Typhus zu befreien, noch besonders hinderlich die Bazillenträger und Dauerausscheider sowie der Umstand, daß immer wieder von neuem in Ortschaften und Gegenden, in denen der Typhus zum Verschwinden gebracht worden ist, die Erreger der Krankheit durch typhuskranke oder typhusinfizierte Personen, die von auswärts kommen, eingeschleppt werden können.

Wenngleich es deswegen noch nicht gelungen ist, den Typhus für immer aus dem Südwesten des Reichs zu bannen, so ist doch mit dem bisherigen Vorgehen daselbst eine derartige Verringerung der alljährlichen Typhusfälle erreicht worden, daß schon mit Rücksicht hierauf der Erfolg als hochbefriedigend bezeichnet werden muß.

Es betrug in dem gesamten Bekämpfungsgebiete die Zahl der Erkrankungen, berechnet auf je 10000 Einwohner, in den Jahren

1904	1905	1906	1907	1908	1909	1910	1911
11,0	8,3	7,8	6,4	5,3	4,0	4,5	4,8

Vergleicht man in dieser Zahlenreihe das erste und das letzte Jahr, so ergibt sich eine Verminderung der Typhusfrequenz um 56,4 % (vgl. Anlage X). Um mehr als die Hälfte hat also die Zahl der Typhuskranken innerhalb 7 Jahre abgenommen.

Es könnte der Einwand erhoben werden, daß dieser Rückgang nicht unbedingt die Folge der angewandten Bekämpfungsmaßnahmen zu sein braucht, sondern durch das natürliche periodische Schwanken, das die meisten Infektionskrankheiten aufweisen, sich erklären läßt. Demgegenüber ist aber darauf hinzuweisen, daß alsdann auch im übrigen Gebiete des Deutschen Reichs das gleiche Sinken der Kurve bei den Typhusfällen hätte beobachtet werden müssen. Leider läßt sich hier ein Vergleich nur mit dem preußischen Gebiete ziehen. Denn für die Erkrankungsfälle an Typhus mangelt es an statistischen Nachweisen für das gesamte Reichsgebiet. In Preußen sind unter je 10000 Einwohnern an Unterleibstyphus erkrankt in den Jahren

1904	1905	1906	1907	1908	1909	1910	1911
4,3	4,5	4,5	3,9	3,4	3,3	3,1	4,3

Während in den Jahren 1904 bis 1911 also im Bekämpfungsgebiete die Typhusmorbidität um 56,4 % abgenommen hat, ist sie in Preußen gleich geblieben, wobei allerdings zu beachten ist, daß die Verhältniszahl der Erkrankungen an Typhus im Bekämpfungsgebiete selbst jetzt noch größer ist als in Preußen (4,8 : 4,3).

Beim Betrachten der nachstehenden Typhuskurven (S. 594 u. 595) fällt auf, daß die Jahre 1910 und 1911 ungünstigere Verhältnisse aufweisen als das Jahr 1909. Insbesondere läßt die Zunahme der Erkrankungsfälle für die Jahre 1910 und 1911 einen seit Jahren in solcher Höhe nicht mehr beobachteten Sommergipfel der Typhusbewegung ersehen. Dieses Wiederanschwellen berechtigt jedoch nicht zu der Annahme, daß die Typhusbekämpfung versagt habe, denn es handelte sich in diesen beiden Jahren um Ausnahmezustände, die eine Steigerung der Typhushäufigkeit leicht ver-

Typhuserkrankungen (einschl. Paratyphus) im Gebiete des Reichskommissariats.

1904 bis 1911.

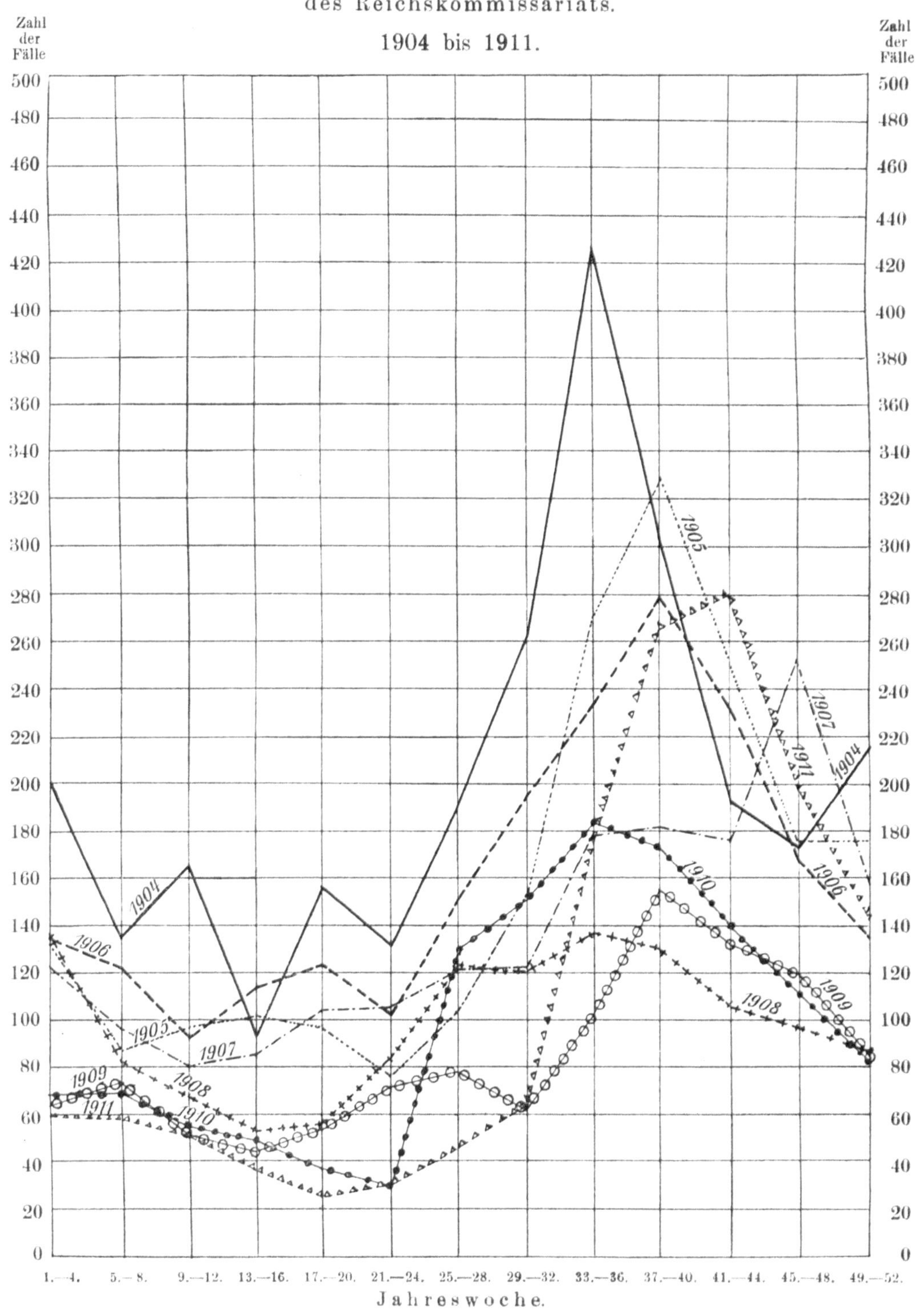

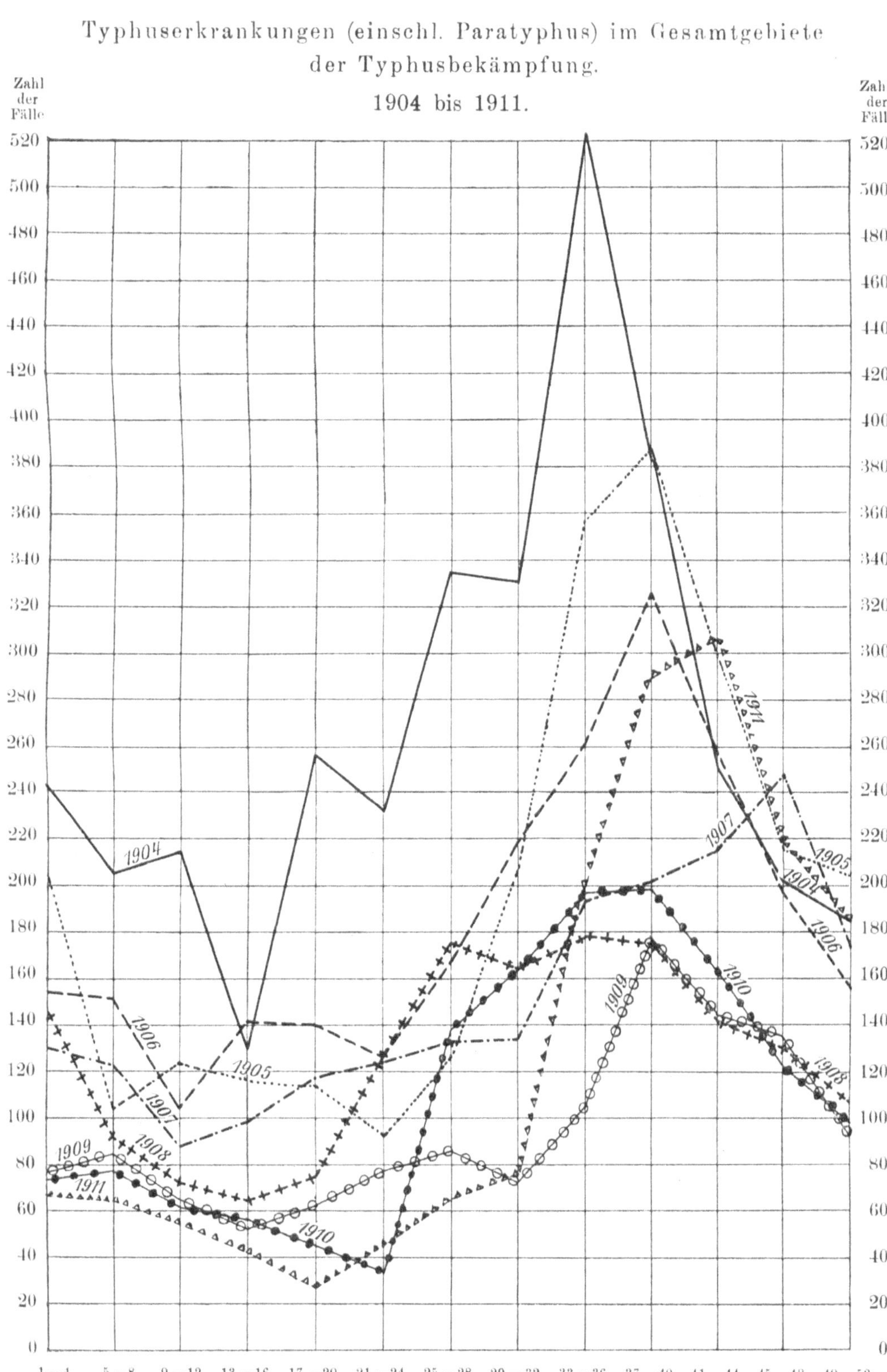

Typhuserkrankungen (einschl. Paratyphus) im Gesamtgebiete der Typhusbekämpfung.
1904 bis 1911.
Zahl der Fälle
Zahl der Fälle
520
500
480
460
440
420
400
380
360
340
320
300
280
260
240
220
200
180
160
140
120
100
80
60
40
20
0
1904
1905
1906
1907
1908
1909
1910
1911
1.—4.
5.—8.
9.—12.
13.—16.
17.—20.
21.—24.
25.—28.
29.—32.
33.—36.
37.—40.
41.—44.
45.—48.
49.—52.
Jahreswoche.

ständlich machen. Ziffermäßig betrug im Jahre 1910 die Gesamtzahl der Typhusfälle im Bekämpfungsgebiet 1419 gegen 1227 im Vorjahr, mithin 192 mehr. Örtlich entfällt dieses Mehr lediglich auf Elsaß-Lothringen, das von 1909 auf 1910 eine Steigerung der Typhushäufigkeit um 251 Fälle aufweist, während das Jahr 1910 für den Regierungsbezirk Trier das günstigste seit Bestehen der gemeinsamen Typhusbekämpfung war. Es müssen also in Elsaß-Lothringen besondere Verhältnisse vorgelegen haben, die der Verbreitung des Unterleibstyphus förderlich waren, während in dem preußischen Gebietsteil diese Einflüsse nicht in gleichem Maße bestanden haben. Gerade in Lothringen bereiten die Lebensgewohnheiten der ländlichen Bevölkerung und die hergebrachte Bauweise in weitem Umfang den Fortschritten auf hygienischem Gebiete nicht unerhebliche Schwierigkeiten. Die Abortverhältnisse liegen dort noch sehr im argen. Vielfach fehlen Aborte auf dem Lande überhaupt; sind solche vorhanden, so stehen sie meist in Verbindung mit der Düngerstätte. In den seltensten Fällen handelt es sich bei letzterer um geschlossene, dichte, zementierte Gruben. Der Sommer des Jahres 1910 trug nun den Charakter einer andauernden Regenperiode. Niederschläge dauerten fast ununterbrochen während des ganzen Monats Juli und in der ersten Hälfte des August an; sie wiederholten sich in gleicher Stärke im Monat September. Die Folge davon war, daß in den Dorfstraßen und in den Höfen stets Wasser stand, daß Typhuskeime, die von Kranken oder Bazillenträgern ausgeschieden und in die Dungstätten gelangt waren, überallhin verbreitet wurden. Die hierdurch bedingte Gefahr war um so größer, je weniger Schutz die Beschaffenheit benachbarter Brunnen gegen ober- oder unterirdische Zuflüsse bot. So ist es wohl zu erklären, daß die außergewöhnliche Nässe des Jahres 1910 in den preußischen Gebietsteilen mit ihren vorgeschritteneren hygienischen Verhältnissen auf dem Lande weniger schädliche Wirkungen auslöste als in Elsaß-Lothringen.

Auch im Jahre 1911 wurde, wie erwähnt, die Typhusziffer des Vorjahrs überschritten. Es ist dies durch den starken Anstieg der Krankheit im Sommer und Herbste zu erklären; die damalige außergewöhnliche Häufung der Fälle muß auf die abnorme Hitze und große Trockenheit des Jahres 1911 zurückgeführt werden. In der heißen Jahreszeit treten bei vielen Menschen infolge von Diätfehlern nicht selten Magenstörungen auf, die eine verringerte Widerstandsfähigkeit gegenüber der Infektion mit Typhusbazillen erzeugen. Dazu kommt, daß bei dem tiefen Grundwasserstand im Jahre 1911 vielfach Wassermangel herrschte, der auf die Reinlichkeit und Ernährungsweise der Bevölkerung nachteilig einwirkte, namentlich zum Genusse weniger einwandfreien Wassers verleitete. Bazillenträger, die im Sommer zu Durchfällen neigen, konnten in ihren Stuhlgängen Typhusbazillen viel reichlicher ausscheiden, als es sonst der Fall ist. Es ist begreiflich, daß derartige allgemeine ungünstige Verhältnisse das Gebiet der gemeinsamen Typhusbekämpfung nicht unberührt ließen; immerhin durfte man verlangen und erwarten, daß die verschärfte Typhusbekämpfung auch unter erschwerten Bedingungen den Typhus stärker einzudämmen vermöge, als es in anderen Gebieten ohne solche weitgehenden Bekämpfungsmaßnahmen ausführbar war. Diese Erwartung hat sich auch erfüllt. Denn während im Jahre 1911 das Gebiet des Reichskommissars eine Steigerung gegenüber dem Vorjahr um 11,4 % und die bayerische Pfalz eine solche um 20,2 % zeigt, ist im ganzen preußischen Staate die Typhusziffer von 12624 im Vorjahr auf 17328 im Jahre 1911, d. h. um 4704 Fälle oder um 37,3 %, gestiegen.

Für den Erfolg der systematischen Typhusbekämpfung ist beweisend die aus der nachstehenden Tabelle ersichtliche Tatsache, daß seit dem verstärkten Vorgehen gegen die Krankheit die alljährlich beim Militär im Anschluß an die Herbstübungen auftretenden Typhusfälle an Zahl wesentlich abgenommen haben.

Typhuserkrankungen

im Jahre	bei dem VIII. Armeekorps	bei dem XV. Armeekorps	bei dem XVI. Armeekorps	Gesamtzahl
1900	110	4	6	120
1901	38	13	2	53
1902	33	4	3	40
1903	7	8	6	21
1904	6	1	7	14
1905	8	—	17	25
1906	2	1	1	4
1907	2	2	1	5
1908	—	3	3	6
1909	2	—	3	5
1910	1	7	4	12
1911	4	2	7	13

Die Zunahme in den Jahren 1910 und 1911 erklärt sich aus den nämlichen Gründen, die vorstehend für das Anwachsen der Krankheit in dem gleichen Zeitraum für die Zivilbevölkerung angegeben worden sind.

Neben dem vorstehend geschilderten praktischen Erfolge der Verminderung der Typhushäufigkeit hat die systematische Typhusbekämpfung auch zu Errungenschaften geführt, die zwar zunächst auf wissenschaftlichem Gebiete zu liegen scheinen, am letzten Ende aber doch auch der Vervollkommnung der gegen die Seuche gerichteten Maßnahmen dienen.

Es würde zu weit führen, hier in ihren Ergebnissen alle diejenigen wissenschaftlichen Arbeiten zu besprechen, welche von den Leitern und Mitarbeitern der einzelnen Typhusuntersuchungsanstalten in Bezug auf die Erforschung der Typhuskrankheit und ihrer Erreger, insbesondere über Fragen aus der Ätiologie und Epidemiologie des Typhus, über die Eigenschaften der Typhusbazillen, die Methoden ihrer Züchtung und Erkennbarmachung, über die Stoffwechselprodukte der Typhusbazillen usw., ausgeführt worden sind. Es sei gestattet, auf die einschlägigen Abschnitte der Denkschrift, die im Inhaltsverzeichnis (S. V) übersichtlich zusammengestellt sind, zu verweisen; soweit die Arbeiten zu abschließenden Ergebnissen geführt haben, sind letztere in den betreffenden Abschnitten zum Teil in Schlußsätzen aufgeführt. Hier mögen hauptsächlich diejenigen Resultate wissenschaftlicher Forschungstätigkeit nochmals Erwähnung finden, die auf die praktische Typhusbekämpfung selbst von unmittelbarer Einwirkung gewesen sind.

Von diesem Gesichtspunkt aus sind zunächst anzuführen die Verbesserungen auf dem Gebiete der bakteriologischen Diagnostik des Typhus. Je rascher und sicherer die Typhusfälle erkannt werden, desto wirksamer können die Maßnahmen für eine richtige Behandlung der Kranken und für die Abwehr der Gefahr einer Weiterverbreitung der Krankheit ergriffen werden. Die bakteriologische Typhusdiagnose hat nun eine wesentliche Beschleunigung erfahren durch die bei den Vorarbeiten zur Typhusbekämpfung gefundenen und erprobten neuen Nährböden für die Anlegung von Typhuskulturen. Insbesondere gilt dies von der durch v. Drigalski und Conradi gemachten Entdeckung des Lackmus-Milchzuckeragars, der eine vordem nicht gekannte äußerst deutliche Entwicklung der Typhuskolonien auf der Kulturplatte ermöglichte und sich für die nicht selten notwendigen Massenuntersuchungen von verdächtigem Material auf Typhusbazillen als besonders geeignet erwiesen hat (vgl. S. 82). Es gilt dies ferner von der Auffindung des eine wertvolle Ergänzung des Züchtungsverfahrens bildenden Lentz-Tietzschen Malachitgrünagars (S. 84) und außerdem von dem durch Conradi angegebenen Verfahren zur Züchtung der Typhusbazillen aus dem Blute, das die Handhabe zu einer besonders frühzeitigen Erkennung des Typhus, und zwar in der Regel zu einer Zeit bietet, in der die sonst so wertvolle Gruber-Widalsche Reaktion meist noch negativ ausfällt (vgl. S. 88). Zu erwähnen ist ferner, daß das Agglutinationsverfahren, das bei der Feststellung des Typhus von großem Werte ist, durch einen Vorschlag von Gaehtgens (Arbeiten aus dem Kaiserlichen Gesundheitsamte Bd. 25 S. 218) eine wesentliche Verbesserung erfahren hat.

Der Vervollkommnung der bakteriologischen Technik haben sich wichtige klinische Wahrnehmungen und Feststellungen angereiht, die für das Vorgehen gegen den Typhus von weittragender Bedeutung geworden sind. So ist durch positive bakteriologische Untersuchungen vor allem festgestellt worden, daß die Typhusinfektion in weit höherem Grade, als man es bisher wußte, zu den mannigfaltigsten Krankheitsbildern führen kann, die von den gewöhnlichen äußeren Erscheinungen des Typhus gänzlich abweichen und das Vorhandensein eines anderen Leidens, beispielsweise einer Influenza, einer Halsentzündung, einer Hirnhauterkrankung usw., vortäuschen können (vgl. S, 237). Die bakteriologischen Untersuchungen führten ferner zu der Erkenntnis, daß Tyhuserkrankungen, insbesondere solche leichter Art, recht häufig unter Kindern sich ereignen und der Weiterverbreitung der Seuche gefährlichen Vorschub leisten.

Von der größten Wichtigkeit aber sind die Erfahrungen und Feststellungen, die bezüglich der Bazillenträger und Dauerausscheider bei der Typhusbekämpfung im Laufe der Jahre gemacht worden sind. Allerdings war schon früher bekannt gewesen, daß zuweilen Personen, die von Typhus befallen waren, nach ihrer Genesung noch längere Zeit Typhusbazillen teils in ihrem Körper beherbergen, teils in die Außenwelt absetzen (Dauerausscheider). Aber daß auch öfter, als man bisher annahm, anscheinend ganz gesunde Personen, die keinerlei Krankheitserscheinungen zeigen und nach ihrer Angabe nie an Typhus erkrankt waren, in ihren Entleerungen vorübergehend oder anhaltend Typhusbazillen ausscheiden (Bazillenträger), und daß beide Arten von Typhuswirten, Dauerausscheider und Bazillenträger, bei der Weiterverbreitung des Typhus eine äußerst gefährliche Rolle spielen, ist erst durch die Beobachtungen und das Studium während der Typhusbekämpfung im Südwesten des Reichs offenkundig geworden.

Wie aus den eingehenden Mitteilungen im Abschnitt „Bazillenträger und Dauerausscheider" (S. 276 ff.) hervorgeht, haben umfangreiche Untersuchungen ergeben, daß von je 100 Kranken 3 bis 6 zu Typhuswirten werden; dazu kommen noch diejenigen Bazillenträger, von denen nicht bekannt ist, daß sie jemals typhuskrank gewesen sind; es sind dies etwa ein Viertel aller Typhuswirte. Daß die Typhuswirte in größerer Zahl vorhanden sind, als die bakteriologischen Feststellungen nachweisen, ergibt sich daraus, daß mit Hilfe selbst der besten Kulturverfahren nur etwa 70 % der Untersuchungen bei den bereits bekannten Typhuswirten positiv ausfallen, daß erfahrungsgemäß bei vielen Typhuswirten tage-, wochen-, ja monatelange Pausen in der Bazillenausscheidung eintreten und daß, wie gleichfalls wiederholt wahrgenommen worden ist, bei Massenuntersuchungen und selbst bei einzelnen Personen es oft schwierig ist, einwandfreie Untersuchungsproben zu bekommen. Bis Ende des Jahres 1909 waren im Typhusbekämpfungsgebiete 501 Typhuswirte, d. s. 0,016 % der Einwohner dieser Landesteile, festgestellt worden; unter ihnen fanden sich nicht weniger als 71,9 % Frauen. Nach den angestellten wissenschaftlichen Forschungen ist diese stärkere Beteiligung des weiblichen Geschlechts am Bazillenträgertume vermutlich darauf zurückzuführen, daß bei den Typhuswirten der Hauptsitz der Bazillen die Gallenblase ist und daß aus denselben Gründen, aus denen die Frauen den Hauptteil der an Gallensteinen Leidenden bilden, sie auch in weitaus der Mehrzahl Typhuswirte sind. Was die Gefährlichkeit der Typhuswirte angeht, so haben sorgfältige Ermittlungen der Untersuchungsanstalten und der beamteten Ärzte ergeben, daß etwa 3 bis 4 % der im Bekämpfungsgebiete vorgekommenen Typhusfälle alljährlich auf eine Ansteckung durch Typhuswirte zurückgeführt werden können. Diese anscheinend unerhebliche Zahl zeigt sich aber in einem wesentlich anderen Lichte, wenn man erwägt, daß bei etwa der Hälfte aller Typhuserkrankungen die Ansteckungsquelle unaufgeklärt bleibt und daß überall dort, wo es unter besonders günstigen Verhältnissen gelingt, alle Ansteckungsquellen ausfindig zu machen, die Zahl der durch Typhuswirte verursachten Erkrankungen sich als wesentlich größer herausstellt. So sind z. B. bei einer durch die Bakteriologische Anstalt Trier vorgenommenen Untersuchung der ganzen Einwohnerschaft eines verseuchten Ortes nicht weniger als 7 neue Dauerausscheider ermittelt worden; auf sie konnten alsdann nahezu sämtliche bis dahin unaufgeklärten Fälle in ihrer Entstehung zurückgeführt werden (vgl. S. 294). Besonders gefährlich werden Typhuswirte dort, wo sie Gelegenheit haben, tagtäglich Nahrungsmittel, die in den allgemeinen Verkehr gelangen, zu infizieren.

Aus dem Nachweis des nicht seltenen Vorkommens von Typhuswirten ergab sich zugleich die Erklärung für die bisher unerkannte Ursache der Gefährlichkeit der sogenannten Typhushäuser und Typhusnester, d. i. derjenigen Stätten, wo fast jede neu zuziehende Person alsbald an Typhus zu erkranken pflegt und wo trotz aller sanitären Verbesserungen der Aborte, der Brunnen usw. die Krankheit nicht verschwindet. Dank der Typhusbekämpfung weiß man jetzt, daß die Typhuswirte es sind, die als Insassen solcher Häuser die Ansteckungskeime um sich verbreiten, und daß es nur notwendig ist, diesen Personen gegenüber die nötigen Vorsichtsmaßnahmen walten zu lassen, um die Entstehung von neuen Erkrankungen zu verhindern. Welche erheblichen Vorteile auch in wirtschaftlicher Hinsicht dadurch erzielt werden, wird ohne weiteres klar, wenn man erwägt, daß früher eine Unschädlichmachung solcher Typhushäuser und Typhusnester nur durch kostspielige Umbauten oder durch teuere Erneuerungen umfassender Gebäudeteile, namentlich der für verseucht gehaltenen Fußböden, Zimmerwände usw., für möglich erachtet wurde, während es jetzt genügt, die Typhuswirte von den betreffenden Stätten wegzubringen oder sie entsprechend überwachen zu lassen.

Unbefriedigend sind bisher die Versuche gewesen, die Typhuswirte dauernd von den Bazillen zu befreien. Zwar ist es in zwei Fällen außerhalb der systematischen Typhusbekämpfung gelungen, die Typhusbazillen durch Gallenblasenoperation zum Verschwinden zu bringen; wegen der Schwere des Eingriffs kann dieses Verfahren jedoch nur ausnahmsweise in Frage kommen. Andrerseits ist die medikamentöse Behandlung der Typhuswirte bis jetzt trotz aller Bemühungen fast ohne jeden Erfolg geblieben. Nur da, wo Typhuswirte Bazillen nicht mit dem Stuhlgang, sondern mit dem Harne ausscheiden, haben die Versuche einige Erfolge gebracht. Immerhin haben die im Bekämpfungsgebiet ausgeführten mannigfaltigen Versuche dazu angeregt, die Frage der Befreiung der Typhuswirte von den Erregern der Krankheit durch systematische experimentelle Arbeit ernstlich weiter zu verfolgen, und es erscheint die Hoffnung nicht unbegründet, daß auf diesem Wege doch noch das gesuchte Ziel sich erreichen läßt. Jedenfalls ist es schon als ein außerordentlich wichtiges Ergebnis der systematischen Typhusbekämpfung zu betrachten, daß die Existenz der Typhuswirte außer Zweifel gestellt wurde, die Häufigkeit ihres Vorkommens sowie ihre Gefährlichkeit für die Weiterverbreitung und Einnistung des Typhus erkannt werden konnte und Wege — wenn auch vorerst noch unvollkommener Art — zur Abwehr der drohenden Gefahr (vgl. S. 304) sich öffneten.

Während die Heilbehandlung der Bazillenträger Gegenstand eifriger Forschungen gewesen ist, hat sich die Typhusbekämpfung mit der ärztlichen Behandlung der Typhuskranken, abgesehen von Maßnahmen zur Verhütung einer Weiterverbreitung der Krankheit, nicht befaßt. Die im Interesse der Kranken selbst zu ergreifenden Maßnahmen sowie die Erforschung der bestmöglichen Behandlungs- und Heilmethoden bei Typhus blieben ausschließlich den behandelnden Ärzten oder, soweit die Verbringung der Typhuskranken in Hospitäler oder Kliniken erfolgte, den Leitern der betreffenden Anstalten überlassen. Auf diese Weise wurde auch eine Gefährdung des guten Einvernehmens mit den praktischen Ärzten vermieden, ohne deren Mitwirkung die ganze Bekämpfungsarbeit aussichtslos gewesen wäre. Die praktischen Ärzte sind es, welche zuerst am Krankenbett erscheinen, und nur dann, wenn sie, die Untersuchungsanstalten und die beamteten Ärzte sich gegenseitig in die Hände arbeiten, gelingt es, den Feind rechtzeitig aufzuspüren und zu überwinden. Es muß als eine erfreuliche Erscheinung im Verlaufe der systematischen Typhusbekämpfung bezeichnet werden, daß es, wenn auch bei der Neuheit des Vorgehens begreiflicherweise erst nach anfänglichen Schwierigkeiten, gelungen ist, ein solches bereitwilliges Zusammenarbeiten der behördlichen Organe mit den praktischen Ärzten zustande zu bringen.

Als ein weiterer Nutzen der systematischen Typhusbekämpfung muß erwähnt werden, daß es in der gemeinsamen Arbeit mit den praktischen Ärzten erreicht worden ist, bei der Bevölkerung das Verständnis für die jeweils zur Ausführung kommenden Maßnahmen und insbesondere mehr Sinn für Reinlichkeit, die bei der Abwehr von Typhus eine ganz besondere Bedeutung besitzt, zu wecken. Durch persönliche Belehrung und in öffentlichen Vorträgen über die Ziele der Typhusbekämpfung wurde immer wieder auf die Gefährlichkeit der unreinen Hände, die das Werkzeug der Übertragung von dem Infizierten auf seine Umgebung sind, hingewiesen. Insbesondere wurde den Typhuswirten die Notwendigkeit einer reinlichen Lebensweise, bei der eine schädliche Verstreuung der in ihren Entleerungen enthaltenen Krankheitserreger vermieden wird, eingeschärft. Ist doch der belehrte Typhuswirt für seine Umgebung eine weit geringere Gefahr als derjenige, der sich der von ihm ausgehenden Ansteckungsmöglichkeit für seine Mitmenschen gar nicht bewußt ist.

Von größter Bedeutung ist, was bei der systematischen Bekämpfung des Typhus durch fortlaufende Beobachtung und Forschung hinsichtlich der Verbreitungsweise der Krankheit erneut hat festgestellt werden können. Die grundlegende Auffassung, von der bei der Einrichtung der systematischen Typhusbekämpfung ausgegangen wurde, nämlich die Annahme Robert Kochs, daß der infizierte Mensch der Beherberger, Ausgangspunkt und gefährlichste Verbreiter des Typhusbazillus sei, hat sich als durchaus zutreffend erwiesen. Es muß als eine der wichtigsten Errungenschaften der systematischen Typhusbekämpfung bezeichnet werden, daß die große, im Laufe der letzten Zeit vielfach unterschätzte Bedeutung, welche der Kontaktinfektion bei der Verbreitung der Seuche zukommt, klar hat erkannt werden können. Die Typhuskranken und die Typhuswirte scheiden die Erreger in großen Mengen in die Außenwelt aus. Von hier aus gelangen die Bazillen durch unmittelbare oder mittelbare Berührung, meist durch Vermittlung der Hände, in den Körper der später Erkrankenden. Von sämtlichen Krankheitsfällen, deren Entstehungsursache überhaupt mit einiger Sicherheit aufgeklärt werden konnte, waren alljährlich über 75 % auf Kontaktinfektionen zurückzuführen, d. h. die Erkrankten hatten sich nachgewiesenermaßen in der Umgebung von Typhusbazillen ausscheidenden Menschen bewegt.

Als besonders bemerkenswert bei der unmittelbaren Übertragung von Mensch zu Mensch haben sich diejenigen Fälle erwiesen, bei welchen die Krankheit soeben erst begonnen hatte und ein ausgesprochenes klinisches Krankheitsbild noch nicht vorlag (Frühkontakte). Ja, es sind sogar Beobachtungen gemacht worden, aus denen hervorgeht, daß schon während der Inkubationszeit von dem Erkrankenden gesunde Personen angesteckt werden können.

Selbst da, wo bei explosionsartigen Typhusausbrüchen als Infektionsvermittler das Trinkwasser, die Milch oder andere Lebensmittel festgestellt wurden, führte immer wieder ein Verbindungsweg auf den infizierten Menschen zurück. Irgendwelche Anhaltspunkte für eine saprophytische Entwicklung der Typhusbazillen in der Außenwelt haben sich nicht ergeben. Obwohl man vielmals in Gegenden, wo Typhus herrschte, Wasser, Boden, Luft, Milch, Fliegen usw. mit zuverlässigen Verfahren auf die Anwesenheit von Typhusbazillen untersucht hat, ist es doch in keinem einzigen Falle gelungen, den Typhuserreger darin aufzufinden, es sei denn, daß die Gegenstände nachweislich kurz vorher von einem Kranken oder Typhusträger verseucht worden waren.

Auf wissenschaftlichem Gebiete liegen auch die Fortschritte, welche in der Erkenntnis des Paratyphus im Verlaufe der systematischen Typhusbekämpfung gemacht worden sind (vgl. S. 514). Im Gegensatze zum Typhusbazillus konnte der Paratyphus B-Bazillus nicht nur bei kranken und gesunden Menschen, sondern auch in Gegenständen, so in Lebens- und Genußmitteln, namentlich in Wurstwaren, in Wasser, Eis, Milch, und außerdem in Jauche, sehr häufig nachgewiesen werden. Diese zahlreichen Befunde in der Außenwelt haben in letzter Zeit sogar hin und wieder zu der Ansicht geführt, daß der Paratyphus B-Bazillus nur ein harmloser Schmarotzer sei, während es doch feststeht, daß er bei klinisch recht schwer verlaufenden Krankheitsfällen vorkommt und alljährlich eine, wenn auch geringe Anzahl von Todesfällen verursacht. Bei der großen Verbreitung des Paratyphus B-Bazillus konnten naturgemäß gegenüber dieser Krankheit die vorwiegend den kranken Menschen und seine Ausscheidungen berücksichtigenden Bekämpfungsmaßnahmen nicht dieselbe Bedeutung gewinnen, wie bei dem Unterleibstyphus, dessen Erreger sich, wie erwähnt, außerhalb des menschlichen Körpers in nennenswerter Weise nicht vermehren.

Überaus erfreuliche Ergebnisse der systematischen Typhusbekämpfung bilden die vielfachen Verbesserungen, welche die allgemeinen hygienischen Einrichtungen in den in Frage kommenden Landesteilen erfahren haben.

Es ist selbstverständlich, daß bei den Maßnahmen zur Ermittlung der Typhuserkrankungen und zur Abwehr bestehender Typhusgefahr die Behörden mehr als früher Kenntnis von dem Vorhandensein gesundheitlicher Mißstände oder dem Fehlen notwendiger Einrichtungen erlangten und Anlaß zur Abhilfe nehmen konnten. Eine außerordentlich große Anzahl segensreicher hygienischer Neueinrichtungen und Verbesserungen ist diesem Umstand zu verdanken. Um die Unterbringung der Typhuskranken in Krankenhäusern zu fördern, wurden an zahlreichen Orten Anstalten dieser Art gebaut oder die Einrichtungen der schon vorhandenen Anstalten vervollkommnet (S. 57). Wo das öffentliche Desinfektionswesen Mängel zeigte, war man bestrebt, diesen durch Ausbildung von Desinfektoren, Gründung von Desinfektionszweckverbänden, Beschaffung von Desinfektionsapparaten und Bereitstellung der nötigen Desinfektionsmittel abzuhelfen (S. 58). In vielen Orten wurden Trinkwasserversorgungen eingerichtet, Mängel an der bestehenden Wasserleitung beseitigt, die Trinkbrunnenverhältnisse verbessert (S. 64); es wurde für einwandfreie Beseitigung der Abwässer, für Einrichtung von Aborten und Dungstätten oder ordnungsmäßige Instandsetzung solcher Anlagen Sorge getragen (S. 62). Es wurden ferner auf dem Gebiete des Wohnungswesens (S. 59) und des Nahrungsmittelverkehrs Verbesserungen eingeführt. Der Beschreibung dieser umfassenden Sanierungsarbeiten sind besondere Abschnitte für die einzelnen Landesgebiete (S. 352, 365, 403, 407) gewidmet. Es sei an dieser Stelle nur darauf hingewiesen, daß die bereits erfolgten Aufwendungen in den in Frage kommenden Landesteilen geschätzt werden bei der Wasserversorgung auf 32 Millionen, bei der Beseitigung von Abfallstoffen auf 22 Millionen und bei Verbesserungen der Wohnungsverhältnisse auf 18 Millionen. An Krankenanstalten wurden neu errichtet 39, erweitert und verbessert 34. Zur Bestreitung der Kosten, welche diese umfassenden Sanierungsunternehmungen verursachten, wurden den Gemeinden vielfach namhafte Zuschüsse aus staatlichen und provinzialen Mitteln geleistet. Obgleich zuzugeben ist, daß eine Reihe der gedachten Schöpfungen und Verbesserungen auch dann würde ausgeführt worden sein, wenn die systematische Typhusbekämpfung nicht eingesetzt hätte, so wird doch jeder Kennner der einschlägigen Verhältnisse zugeben, daß ein erklecklicher Teil des Geschaffenen oder des der Vollendung Entgegengehenden den Anregungen der Organe der systematischen Typhusbekämpfung zuzuschreiben ist und daß manches noch nicht fertig oder noch nicht soweit wie jetzt in der Ausführung vorgeschritten wäre, wenn nicht die genannten Organe vorhanden und durch Rat, Aufmunterung und zeitweise Nachschau behilflich gewesen wären. Gewiß kommen die einschlägigen Sanierungen nicht allein dem Kampfe gegen den Typhus zugute, vielmehr werden sie auch der Abwehr gegenüber anderen ansteckenden Krankheiten treffliche Dienste leisten und zur Hebung der Volksgesundheit sowie zur Vervollkommnung der Krankenfürsorge im allgemeinen beitragen. Das ändert aber nichts an der Tatsache, daß diese nützlichen Schöpfungen und Einrichtungen meist hervorgegangen sind aus den Bemühungen, die Typhusbekämpfung in möglichst wirksamer und erfolgreicher Weise durchzuführen.

Die gewonnenen Erfolge sprechen eine beredte Sprache. Sie zeigen, daß es auf dem von Robert Koch gewiesenen Wege trotz der anfänglichen Schwierigkeiten gelungen ist, die Typhushäufigkeit erheblich herabzudrücken. Es wäre aber verfehlt, nunmehr die Hände in den Schoß zu legen und sich mit dem Erreichten zufrieden zu geben. Gerade die vorübergehende Zunahme des Typhus in den Jahren 1910 und 1911 ist ein Mahnzeichen dafür, daß das eroberte Gebiet noch nachdrücklich verteidigt werden muß, wobei sich sicherlich der Versuch lohnt, auch noch weiteren Boden dieser Krankheit abzugewinnen. Nachdem jetzt allerorts, bei Behörden, Ärzten und der Bevölkerung, der Nutzen und Segen des Vorgehens erkannt worden ist, und da der Aufklärungsdienst von Jahr zu Jahr wirksamer und die Vorbeugungsmaßnahmen immerzu vollkommener werden, muß es gelingen, die Zahl der alljährlichen Typhusfälle noch weiter zu verringern.

Der Gewinn der systematischen Typhusbekämpfung besteht aber nicht nur darin, daß in dem Gebietsteil, wo sie durchgeführt wurde, die Erkrankungen und Todesfälle an Typhus ziffermäßig abgenommen haben; der weit größere Nutzen ist vielmehr darin zu erblicken, daß in einem begrenzten Gebiet an einem Schulbeispiele gezeigt wurde, wie der Typhus sich heutzutage mit Erfolg bekämpfen läßt. Es starben im Deutschen Reiche an Unterleibstyphus in den

Jahren	1906	1907	1908	1909	1910
Personen	3468	3000	2971	2660	2587

Durchschnittlich wurden also in dem Zeitraum von 1906 bis 1910 jährlich 2937 Bewohner des Deutschen Reichs vom Typhus dahingerafft. Zwar ist von Jahr zu Jahr ein Rückgang der Todesfälle erkennbar, die Abnahme ist aber nicht so groß, wie man nach dem heutigen Stande der Wissenschaft wohl erwarten dürfte. Da erfahrungsgemäß von je 100 Tyhuskranken etwa 10 der Krankheit erliegen, so ergibt sich bei Zugrundelegung obiger Durchschnittszahl, daß in Deutschland jährlich rund 30000 Menschen 6 Wochen lang durch Unterleibstyphus an das Krankenbett gefesselt sind. Es entspricht nicht nur den humanitären Aufgaben der Gesundheitspflege, die Bevölkerung soweit nur immer möglich vor der Ansteckung durch Typhus zu schützen, sondern es ist jede Verhütung eines Typhusfalls gleichbedeutend mit einem nicht unerheblichen volkswirtschaftlichen Gewinne. Denn der Typhus rafft in der Regel nicht die Schwachen und Siechen unter der Bevölkerung dahin, sondern befällt hauptsächlich das blühende und erwerbstätige Alter vom 15. bis zum 35. Lebensjahre; er verursacht somit einen beklagenswerten Ausfall an Arbeitskraft und Arbeitsverdienst. Dazu kommen die nicht unerheblichen Opfer an Verpflegungskosten, die für Typhuskranke gebracht werden müssen. Jeder Verlust von Menschenleben ist eine Schädigung des Nationalvermögens, denn das die reichlichsten Zinsen tragende Kapital im Staate sind seine Bewohner selbst, die als Erzeuger oder Verbraucher von Gütern und als Entrichter von Steuern den privaten und öffentlichen Wohlstand schaffen. Wenngleich sich diese Werte schwer in Zahlen ausdrücken lassen, so kann man doch behaupten, daß alle für die Bekämpfung des Typhus aufgebrachten Geldmittel, wie die meisten gesundheitlichen Einrichtungen und Unternehmungen überhaupt, nicht nur sich bezahlt machen, sondern sogar eine ständig werbende Anlage darstellen.

Es wäre daher zu begrüßen, wenn überall in Deutschland die im Südwesten so bewährt befundene Methode des Vorgehens gegen den Typhus sowohl im allgemeinen wie auch im einzelnen vorbildlich würde für die Abwehr dieser Krankheit. Alle größeren Verwaltungsgebiete sind bereits ausgestattet mit hygienischen Instituten, Medizinal-Untersuchungsämtern oder bakteriologischen Untersuchungsstellen. Es wird sich nur darum handeln, diese Einrichtungen weiter auszubauen, mit dem nötigen Personal und den erforderlichen Betriebsmitteln auszustatten, damit auch sie Hand in Hand mit den praktischen und beamteten Ärzten den Kampf gegen den Typhus in verstärktem Maße aufnehmen. Geschieht dies und gelangen die Ratschläge überall zur Ausführung, die Robert Koch, der große Forscher und bewährte Praktiker im Kampfe gegen die ansteckenden Krankheiten, auch für die Abwehr des Typhus mit bestem Erfolge gegeben hat, so wird sich zeigen, daß der Unterleibstyphus eine Krankheit ist, die sich nicht nur vermeiden läßt, sondern auch in ihrem Vorkommen zur Seltenheit gemacht werden kann.

Abgeschlossen am 5. November 1912.

Anlage I.

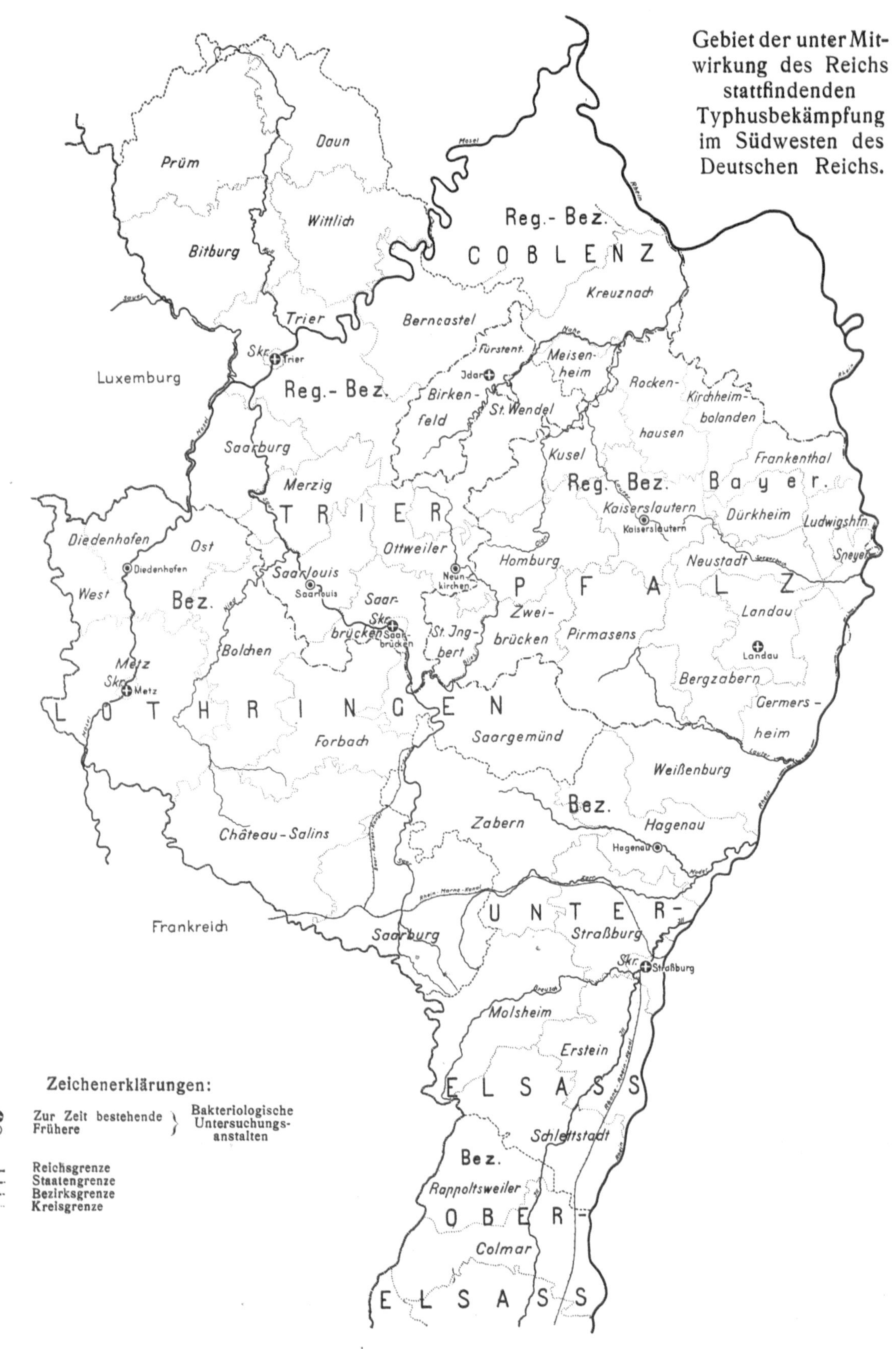

Verlag von Julius Springer in Berlin

Anlage II.

Entwurf von allgemeinen Leitsätzen für die Verwaltungsbehörden bei der Bekämpfung des Typhus (Unterleibstyphus).

I. Vorbeugungsmaßregeln.

1. In den für die Typhusbekämpfung in Betracht kommenden Ortschaften ist den Wohnungen, besonders den überfüllten, schlecht zu lüftenden und schlecht belichteten Wohnstätten erhöhte Aufmerksamkeit zuzuwenden. Herbergen, Asyle für Obdachlose, Verpflegungsstationen, Gast- und Schankwirtschaften und ähnliche Unterkunftsstätten sind einer genauen und regelmäßigen Überwachung zu unterwerfen. Wenn sich bei der Besichtigung erhebliche gesundheitliche Mißstände ergeben, so ist auf deren Beseitigung hinzuwirken.

2. Die Polizeibehörden haben tunlichst dafür Sorge zu tragen, daß eine Besudelung von Straßen, öffentlichen Plätzen, Wasserläufen, Höfen usw. mit menschlichen Ausleerungen vermieden wird.

Es ist dahin zu wirken, daß Abtritte und Pissoire stets rein gehalten werden. Eine regelmäßige Desinfektion ist im allgemeinen nur bei den nach Lage oder Art des Verkehrs besonders gefährlichen Anlagen dieser Art (auf Eisenbahnstationen, in Gasthäusern u. a.) erforderlich.

Die Entleerung von Abtrittsgruben ist bei Typhusgefahr unter besonderer Vorsicht auszuführen, um namentlich Verschleppung des Grubeninhalts zu vermeiden.

3. Für die Beschaffung von reinem Trink- und Gebrauchswasser ist beizeiten Sorge zu tragen. Die dem allgemeinen Gebrauche dienenden Einrichtungen für Versorgung mit Trink- oder Wirtschaftswasser und für die Fortschaffung der Abfallstoffe sind fortlaufend durch staatliche Beamte zu überwachen.

Jede Verunreinigung der Entnahmestellen von Wasser zum Trink- oder Hausgebrauch und ihrer Umgebung, insbesondere durch Haushaltsabfälle, ist zu verbieten. Insbesondere ist das Spülen von unsauberen Gefäßen und von Wäsche an den Wasserentnahmestellen oder in deren Nähe zu untersagen, sofern dadurch eine Verunreinigung der Wasserversorgung zu befürchten ist.

4. In Ortschaften, welche vom Typhus bedroht oder befallen sind sowie in deren Umgegend kann es notwendig werden, die Benutzung von Brunnen, Teichen, Seen, Wasserläufen, Wasserleitungen sowie der dem öffentlichen Gebrauche dienenden Bade-, Schwimm-, Wasch- und Bedürfnisanstalten zu verbieten oder zu beschränken. Die Wiederbenutzung solcher Brunnen kann von einer vorgängigen Desinfektion abhängig gemacht werden.

Jedoch sind diese Anordnungen nur im Einvernehmen mit dem beamteten Arzte zu treffen.

5. Für eine zweckmäßige und rasche Abführung von Schmutzwässern aus der Nähe der Häuser ist Sorge zu tragen.

6. Auf Grund des § 35 Abs. 1 des Gesetzes, betr. die Bekämpfung gemeingefährlicher Krankheiten, vom 30. Juni 1900 (Reichs-Gesetzblatt S. 306) sind die Gemeinden verpflichtet, für die Beseitigung der bei der Versorgung mit Trink- und Wirtschaftswasser und bei der Fortschaffung der Abfallstoffe vorgefundenen gesundheitsgefährlichen Mißstände Sorge zu tragen. Sie können nach Maßgabe ihrer Leistungsfähigkeit zur Herstellung solcher Einrichtungen, sofern dieselben zum Schutze gegen die Übertragung von Typhus erforderlich sind, jederzeit angehalten werden.

Das Verfahren, in welchem über die hiernach gegen die Gemeinden zulässigen Anordnungen zu entscheiden ist, richtet sich nach Landesrecht.

7. In den von Typhus bedrohten oder befallenen Ortschaften ist die gesundheitspolizeiliche Beaufsichtigung des Verkehrs mit Nahrungs- und Genußmitteln besonders sorgfältig zu handhaben.

8. Auf die Anschaffung öffentlicher Desinfektionsapparate, in welchen die Anwendung von Wasserdampf als Desinfektionsmittel erfolgen kann, ist hinzuwirken.

Die Ausbildung eines geschulten Desinfektionspersonals ist beizeiten vorzubereiten.

Die Polizeibehörden haben beizeiten dafür Sorge zu tragen, daß der Bedarf an Unterkunftsräumen, Ärzten, Pflegepersonal, Arznei-, Desinfektions- und Krankenbeförderungsmitteln sichergestellt wird. Desgleichen ist ein Raum zur Unterbringung von Leichen bereit zu halten.

II. Anzeigeerstattung.

9. Jede Erkrankung und jeder Todesfall an Typhus (Unterleibstyphus), sowie jede Erkrankung und jeder Todesfall an einer typhusverdächtigen Krankheit ist der für den Aufenthaltsort des Erkrankten oder den Sterbeort zuständigen Polizeibehörde unverzüglich mündlich oder schriftlich anzuzeigen. Wechselt der Erkrankte den Aufenthaltsort (Ort oder Wohnung), so ist dies bei der Polizeibehörde des bisherigen und des neuen Aufenthaltsorts zur Anzeige zu bringen. Die Polizeibehörden haben von Zeit zu Zeit durch öffentliche Bekanntmachung auf die bestehende Anzeigepflicht hinzuweisen.

Anlage 1 der Leitsätze. Anlage 2 der Leitsätze. 10. Es empfiehlt sich, die praktischen Ärzte mit den beigefügten „Ratschlägen für Ärzte bei Typhus und Ruhr" (Anlage 1 der Leitsätze) zu versehen und das im Kaiserlichen Gesundheitsamte bearbeitete „Typhus-Merkblatt" (Anlage 2 der Leitsätze) in den von der Krankheit heimgesuchten Orten und Bezirken in geeigneter Weise zur Kenntnis der Bevölkerung zu bringen.

Anlage 3 der Leitsätze. 11. Zur Erleichterung der Anzeigeerstattung empfiehlt sich die Benutzung von Kartenbriefen, welche auf der Innenseite den aus Anlage 3 der Leitsätze ersichtlichen Vordruck aufweisen. Es ist Sorge zu tragen, daß dem Anzeigepflichtigen dadurch nicht Kosten erwachsen.

Anlage 4 der Leitsätze. 12. Auf Grund der erhaltenen Anzeigen haben die Polizeibehörden über die angemeldeten Typhusfälle Listen nach dem beigefügten Muster (Anlage 4 der Leitsätze) fortlaufend zu führen.

III. Ermittelung der Krankheit.

13. Die Polizeibehörde hat von jeder Erkrankung und jedem Todesfall an Typhus oder einer typhusverdächtigen Krankheit, welche zu ihrer Kenntnis kommen, dem für die Typhusbekämpfung eingerichteten zuständigen Untersuchungsamt und, nach Anordnung der Landesregierung, der zuständigen nächsthöheren Verwaltungsbehörde oder dem beamteten Arzte eine Mitteilung (nach dem in Anlage 3 der Leitsätze gegebenen Formulare) sofort zugehen zu lassen.

14. Der beamtete Arzt hat, namentlich wenn es sich um den ersten Fall in einer Ortschaft handelt, sofort nach erhaltener Mitteilung Ermittelungen über die Art, den Stand und die Ursache der Krankheit an Ort und Stelle, tunlichst unter Zuziehung des behandelnden Arztes, vorzunehmen und nachzuforschen, ob noch weitere verdächtige Fälle in der Umgebung des Kranken oder sonst im Orte vorhanden sind. Dabei ist nicht nur auf Erkrankungen des Darmes zu achten, sondern überhaupt auf länger dauernde Erkrankungen fieberhafter oder unbestimmter Art sowie namentlich auf solche Krankheitserscheinungen, welche sich erfahrungsgemäß häufig im Anschluß an einen überstandenen Typhus einstellen (Haarausfall, Erscheinungen von seiten des Zentralnervensystems, Eiterungen und dergl.).

Zur Verhütung von Doppeluntersuchungen und zur Förderung eines einheitlichen Vorgehens ist dringend zu empfehlen, daß der beamtete Arzt seine Ermittelungen im Einvernehmen und tunlichst gleichzeitig mit dem Leiter des Untersuchungsamts vornimmt.

Unter Umständen sind die Geistlichen, Lehrer, Gemeindevorsteher und andere geeignete Persönlichkeiten (Briefboten, Polizeidiener, Desinfektoren und Hebammen) zu befragen, ob ihnen länger dauernde oder überhaupt verdächtige Erkrankungen bekannt geworden sind.

Bei der Ermittelung über die Herkunft der Krankheit ist u. a. auch zu bedenken, daß Genesende oder anscheinend gesunde Menschen, namentlich Kinder, den Ansteckungsstoff des Typhus bei sich beherbergen und mit ihren Ausleerungen ausscheiden können.

Dem beamteten Arzte und dem Leiter des Untersuchungsamts ist, soweit es zur Feststellung der Krankheit erforderlich ist und der behandelnde Arzt es ohne Schädigung des Kranken für zulässig hält, der Zutritt zu dem Kranken oder zur Leiche und die Vornahme der zu den Ermittelungen über die Krankheit erforderlichen Untersuchungen zu ermöglichen.

15. Die zur Anzeige des Krankheits- oder Todesfalls (Ziffer 9) verpflichteten Personen sind anzuhalten, über alle für die Entstehung und den Verlauf der Krankheit wichtigen Umstände dem beamteten Arzte und der zuständigen Polizeibehörde auf Befragen Auskunft zu erteilen.

16. Zur bakteriologischen Feststellung des Typhus hat der beamtete Arzt, wenn Zweifel über die Art der Krankheit bestehen, unverzüglich geeignetes Untersuchungsmaterial von dem Erkrankten unter Beachtung der Ratschläge zur Versendung typhusverdächtiger Untersuchungsobjekte (Anlage 1 der Leitsätze Nr. 7) an die zuständige Untersuchungsstation zu senden. Es ist erwünscht, daß die Übersendung bereits vor dem Eintreffen des beamteten Arztes durch den behandelnden Arzt erfolgt.

Um die Einsendung von Untersuchungsmaterial möglichst zu erleichtern, empfiehlt es sich, den Ärzten geeignete Gläser in versandfertigem Zustand unentgeltlich zur Verfügung zu stellen.

17. Der beamtete Arzt hat der Polizeibehörde eine Erklärung darüber abzugeben, ob der Ausbruch der Krankheit festgestellt oder der Verdacht des Ausbruchs begründet ist.

Ist nach dem Gutachten des beamteten Arztes Typhus festgestellt, so hat die Polizeibehörde unverzüglich die zur Verhütung der Weiterverbreitung erforderlichen Maßnahmen zu treffen. Es empfiehlt sich, bei verdächtigen Erkrankungen, solange nicht der Verdacht als unbegründet sich erwiesen hat, so zu verfahren, als ob es sich um wirkliche Typhusfälle handelt.

18. Soweit der Leiter eines Untersuchungsamts es für erforderlich erachtet, zur Feststellung der Ausdehnung und des Ursprunges des Typhus in einer Ortschaft Ermittelungen, unter Umständen an Ort und Stelle, vorzunehmen, oder durch einen Arzt des Untersuchungsamts vornehmen zu lassen, ist er dazu ermächtigt. Jedoch hat er über die an Ort und Stelle vorzunehmenden Ermittelungen rechtzeitig der zuständigen oberen Verwaltungsbehörde dem zuständigen beamteten Arzte und der zuständigen Polizeibehörde Mitteilung zu machen.

Die Polizeibehörde hat dafür zu sorgen, daß diesen Sachverständigen bei den dafür erforderlichen Besichtigungen von öffentlichen Einrichtungen oder von Wohnungen, Anstalten, Anlagen usw. jede Unterstützung zuteil wird. Auf Erfordern ist den Sachverständigen ein Polizeibeamter für die Besichtigungen beizugeben.

Es empfiehlt sich, daß der beamtete Arzt sich bei solchen Besichtigungen innerhalb seines Amtsbezirkes tunlichst beteiligt.

19. Der Leiter des Untersuchungsamts ist verpflichtet, den in bezug auf die Bekämpfung des Typhus an ihn ergehenden Weisungen der oberen Verwaltungsbehörde seines Bezirkes Folge zu leisten.

IV. Maßregeln gegen die Weiterverbreitung der Krankheit.

Vorbemerkung: Der Typhus ist eine ansteckende Krankheit, deren Ansteckungskeime hauptsächlich mit den Darmentleerungen und dem Harne ausgeschieden werden. Die Übertragung geschieht durch den näheren Verkehr mit typhuskranken Personen, durch den Genuß von Trinkwasser, in welches Krankheitskeime gelangt sind, ferner durch die Aufnahme infizierter Nahrungsmittel (Milch, Gemüse, Obst) sowie durch die Benutzung von Gebrauchsgegenständen eines Kranken.

20. Typhuskranke sowie krankheitsverdächtige Personen sind ohne Verzug abzusondern.

Als krankheitsverdächtig sind, bis bakteriologische Untersuchungen den Seuchenverdacht beseitigt haben oder die Krankheitserscheinungen geschwunden sind, solche Personen zu betrachten, welche unter Erscheinungen erkrankt sind, die den Ausbruch des Typhus befürchten lassen. Personen, welche nach Ausweis der bakteriologischen Untersuchung Typhusbazillen mit ihren Ausleerungen ausscheiden, jedoch gar keine oder nur geringe Krankheitserscheinungen darbieten (sogenannte Typhusträger), ferner Genesende, in deren Ausleerungen bei der bakteriologischen Untersuchung noch Typhuserreger gefunden werden, sind, soweit es sich erreichen läßt, wie Kranke zu behandeln.

21. Die Absonderung hat derart zu erfolgen, daß eine Verbreitung der Krankheit tunlichst ausgeschlossen ist.

Ist die Absonderung in der Behausung des Kranken nicht in der erforderlichen Weise zu ermöglichen, so ist darauf zu dringen, daß der Kranke in ein geeignetes Krankenhaus oder in einen anderen geeigneten Unterkunftsraum übergeführt wird.

Dies gilt namentlich dann, wenn der Kranke in einem Gasthaus, einer Erziehungs-, Pflege-, Gefangenen- oder ähnlichen Anstalt, einem Schulgebäude, einer Milch-, Gemüse- oder anderen Lebensmittelhandlung oder auf einem Schiffe wohnt, oder wenn die Angehörigen des Kranken durch diesen besonders gefährdet sind (z. B. bei großer Unreinlichkeit oder Überfüllung der Wohnung, Mangel an Pflege, Vorhandensein vieler Kinder).

Die Absonderung von Typhuskranken hat zweckmäßig so lange zu dauern, bis die Ausleerungen bei zwei in einwöchigem Zwischenraume vorgenommenen bakteriologischen Untersuchungen sich als frei von Typhuserregern erwiesen haben.

Wo es sich ermöglichen läßt, ist cs ratsam, mit der Aufhebung der Absonderung zu warten, bis auch eine dritte, nach Ablauf einer Woche vorgenommene Untersuchung ergeben hat, daß Typhuserreger nicht mehr ausgeschieden werden [1]).

21 a. Sofern die Absonderung sich nicht durchführen läßt, empfiehlt es sich, Typhusträger (Ziffer 20 Abs. 2) sowie Genesende, in deren Ausleerungen bei der bakteriologischen Untersuchung noch Typhuserreger gefunden werden, einer Beobachtung zu unterwerfen.

Die Beobachtung hat in schonender Form und so, daß Belästigungen tunlichst vermieden werden, zu erfolgen und so lange zu dauern, als nach dem Gutachten des beamteten Arztes die Gefahr der Verbreitung des Typhus durch diese Personen besteht. Während der Zeit der Beobachtung sind diese Personen, wenn möglich, zur Desinfektion, jedenfalls aber zur unschädlichen Beseitigung ihrer Ausleerungen anzuhalten.

22. Es empfiehlt sich, ansteckungsverdächtige Personen, d. h. solche, bei welchen Krankheitserscheinungen zwar nicht vorliegen, jedoch infolge näheren Verkehrs mit Typhuskranken die Besorgnis gerechtfertigt ist, daß sie den Krankheitsstoff des Typhus aufgenommen haben, einer Beobachtung zu unterstellen, welche nicht länger als drei Wochen, gerechnet vom Tage der letzten Ansteckungsgelegenheit, dauern soll. Die Beobachtung, welche in schonender Form und so, daß Belästigungen tunlichst vermieden werden, stattzufinden hat, wird in der Regel darauf beschränkt werden können, daß durch einen Arzt oder durch eine sonst geeignete Person von Zeit zu Zeit Erkundigungen über den Gesundheitszustand der betreffenden Person eingezogen werden.

Inwieweit bei ansteckungsverdächtigen Personen bakteriologische Untersuchungen vorzunehmen sind, unterliegt dem Ermessen des beamteten Arztes und des Leiters des Untersuchungsamts.

Wechselt eine der Beobachtung unterstellte Person den Aufenthalt, so empfiehlt es sich, die Polizeibehörde des neuen Aufenthaltsorts behufs Fortsetzung der Beobachtung von der Sachlage in Kenntnis zu setzen.

23. Behufs zuverlässiger Durchführung der Schutzmaßregeln empfiehlt es sich, daß der beamtete Arzt ein Verzeichnis

1. der an Typhus erkrankten Personen,
2. der krankheitsverdächtigen Personen,
3. der ansteckungsverdächtigen Personen

aufnimmt und alsbald der Polizeibehörde vorlegt.

Eine Abschrift des Verzeichnisses ist dem zuständigen Untersuchungsamte zu übermitteln.

24. Insoweit der beamtete Arzt es zur wirksamen Bekämpfung der Krankheit für unerläßlich erklärt, kann es erforderlich werden, die Gesunden aus der Wohnung zu entfernen und die Kranken, anstatt daß sie zur Absonderung in ein Krankenhaus oder in einen sonst geeigneten Unterkunftsraum verbracht werden, in der Wohnung zu belassen. Unter der gleichen Voraussetzung kann sich ausnahmsweise sogar die Räumung des ganzen Hauses empfehlen, wenn in ihm außergewöhnlich ungünstige, der Krankheitsverbreitung förderliche Zustände (Überfüllung, Unreinlichkeit u. dgl.) herrschen. Den betroffenen Bewohnern ist anderweit geeignete Unterkunft unentgeltlich zu bieten.

Es empfiehlt sich Wohnungen oder Häuser, in denen an Typhus erkrankte Personen sich befinden, kenntlich zu machen.

25. Zur Fortschaffung von Kranken und Krankheitsverdächtigen sollen dem öffentlichen Verkehre dienende Beförderungsmittel (Droschken, Straßenbahnwagen u. dgl.) in der Regel nicht benutzt werden.

Es ist Vorsorge zu treffen, daß Fahrzeuge und andere Beförderungsmittel, welche zur Fortschaffung von kranken oder krankheitsverdächtigen Personen gedient haben, alsbald und vor anderweitiger Benutzung desinfiziert werden.

26. Die Pflege von Typhuskranken ist, wenn irgend möglich, berufsmäßigen Krankenpflegern zu übertragen.

Personen, welche der Pflege und Wartung von Typhuskranken sich widmen, sind zur Beobachtung der von dem beamteten Arzte für nötig befundenen Maßnahmen gegen eine Weiterverbreitung der Krankheit anzuhalten.

---

[1]) Abs. 5 der Ziffer 21 ist auf Grund eines Rundschreibens des Reichskanzlers (Reichsamt des Innern) vom 14. Mai 1906 hinzugefügt worden.

27. Die Leichen der an Typhus Gestorbenen sind tunlichst ohne vorheriges Waschen und Umkleiden sofort in Tücher einzuhüllen, welche mit einer desinfizierenden Flüssigkeit getränkt sind. Sie sind alsdann in dichte Särge zu legen, welche am Boden mit einer reichlichen Schicht Sägemehl, Torfmull oder anderen aufsaugenden Stoffen bedeckt sind.

Soll das Waschen der Leiche ausnahmsweise stattfinden, so darf es nur unter den vom beamteten Arzte angeordneten Vorsichtsmaßregeln und nur mit desinfizierenden Flüssigkeiten ausgeführt werden.

Ist ein Leichenhaus vorhanden, so ist die eingesargte Leiche sobald als möglich dahin überzuführen. In Ortschaften, in welchen ein Leichenhaus nicht besteht, ist dafür Sorge zu tragen, daß die eingesargte Leiche soweit möglich in einem besonderen, abschließbaren Raume bis zur Beerdigung aufbewahrt wird.

Die Ausstellung der Leiche im Sterbehaus oder im offenen Sarge ist zu vermeiden, der Eintritt des Leichengefolges in die Sterbewohnung tunlichst zu verbieten.

Die Beerdigung der Typhusleichen ist nach Möglichkeit zu beschleunigen. Personen, die bei der Einsargung beschäftigt gewesen sind, ist die Einhaltung der von dem beamteten Arzte gegen eine Weiterverbreitung der Krankheit für erforderlich erachteten Maßregeln zur Pflicht zu machen.

28. Die Polizeibehörde hat dem Haushaltungsvorstand und dem Pflegepersonal aufzuerlegen, daß die Ausscheidungen des Kranken (Stuhlentleerungen, Harn, Auswurf, eitrige Absonderungen) sowie die mit dem Kranken in Berührung gekommenen Gegenstände (Bett- und Leibwäsche, Kleidungsstücke, Eß- und Trinkgeschirre, Wasch- und Badewasser usw.) während des Bestehens der Krankheit fortlaufend zu desinfizieren sind.

Es ist dafür zu sorgen, daß gesunde Personen ihre Hände und sonstigen Körperteile, welche mit dem Kranken oder infizierten Dingen (Ausscheidungen der Kranken, beschmutzte Wäsche usw.) in Berührung gekommen sind, desinfizieren.

Anlage 5 der Leitsätze.

In Häusern, in welchen an Typhus erkrankte Personen sich befinden, sind die Aborte regelmäßig nach Maßgabe der Anlage 5 der Leitsätze zu desinfizieren.

Außer diesen fortlaufenden Desinfektionen ist nach der Verbringung des Kranken in ein Krankenhaus oder eine andere Wohnung, nach der Genesung oder dem Ableben desselben eine Schlußdesinfektion vorzunehmen. Dieselbe hat sich auf die Ausscheidungen des Kranken sowie auf alle mit dem Kranken in Berührung gekommenen Gegenstände zu erstrecken. Ganz besondere Aufmerksamkeit ist der Desinfektion infizierter Räume, ferner der Betten und der Leibwäsche des Kranken oder Gestorbenen sowie der bei der Wartung und Pflege des Kranken benutzten Kleidungsstücke zuzuwenden. Nach der Genesung ist auch der Kranke selbst einer Desinfektion zu unterziehen.

Wohnungen, welche wegen Typhusausbruchs geräumt worden sind, sind erst nach einer wirksamen Desinfektion zur Wiederbenutzung freizugeben.

Anlage 5 der Leitsätze.

29. Die Desinfektionen sind nach Maßgabe der aus der Anlage 5 der Leitsätze ersichtlichen Anweisung zu bewirken.

Ist die Desinfektion nicht ausführbar oder im Verhältniss zum Werte der Gegenstände zu kostspielig, so kann die Vernichtung in Frage kommen.

Alle Personen, welche vermöge ihrer Beschäftigung mit Typhuskranken, deren Gebrauchsgegenständen oder Ausleerungen oder mit Typhusleichen in Berührung kommen (Krankenwärter, Desinfektoren, Wäscherinnen, Leichenfrauen usw.), sind zur Befolgung der Desinfektionsanweisung anzuhalten.

30. Die zuständigen Behörden haben zu erwägen, inwieweit Veranstaltungen, welche eine Ansammlung größerer Menschenmengen mit sich bringen (Messen, Märkte usw.), in solchen Ortschaften, in welchen der Typhus ausgebrochen ist, zu untersagen sind.

31. Jugendliche Personen aus einer Behausung, in welcher ein Typhusfall vorgekommen ist, müssen, solange nach dem Gutachten des beamteten Arztes eine Weiterverbreitung der Krankheit aus dieser Behausung zu befürchten ist, vom Schulbesuche ferngehalten werden. Es ist ferner tunlichst darauf hinzuwirken, daß der Verkehr derselben mit anderen Kindern, insbesondere auf öffentlichen Straßen und Plätzen, eingeschränkt wird.

Wenn in einer Ortschaft der Typhus heftig auftritt, kann die Schließung der Schulen erforderlich werden. Ereignet sich ein Typhusfall im Schulhaus, so kann die Schule geschlossen werden, solange der Kranke sich darin befindet oder eine Schlußdesinfektion nicht stattgefunden hat.

Es empfiehlt sich, Schulkinder, in deren Wohnort der Typhus herrscht, vom Besuche der Schule in einem noch typhusfreien Orte auszuschließen.

Die gleichen Maßregeln können für andere Unterrichtsveranstaltungen, an welchen mehrere Personen teilnehmen, in Betracht kommen.

32. In einem Hause, in welchem ein Typhuskranker sich befindet, können gewerbliche Betriebe, durch welche eine Verbreitung des Krankheitsstoffs zu befürchten ist, insbesondere Betriebe zur Herstellung und zum Vertriebe von Nahrungs- und Genußmitteln, Beschränkungen unterworfen oder geschlossen werden, insoweit nach dem Gutachten des beamteten Arztes die Fortsetzung des Betriebes als gefährlich zu betrachten ist.

Es kann sich empfehlen, für Ortschaften oder Bezirke, in denen der Typhus gehäuft auftritt, die Ausfuhr von Milch und Molkereierzeugnissen zu beschränken oder zu verbieten.

33. Die Polizeibehörden der von Typhus ergriffenen Ortschaften haben dafür zu sorgen, daß Gegenstände, von denen nach dem Gutachten des beamteten Arztes anzunehmen ist, daß sie mit dem Krankheitsstoffe des Typhus behaftet sind, vor wirksamer Desinfektion nicht in den Verkehr gelangen.

34. In den von Typhus befallenen Ortschaften ist den im Abschnitt I erwähnten Maßnahmen eine ganz besondere Aufmerksamkeit zuzuwenden.

35. Die Aufhebung der zur Abwehr der Typhusgefahr getroffenen Anordnungen darf nur nach Anhörung des beamteten Arztes erfolgen.

V. Allgemeine Vorschriften.

36. Die von den Landesregierungen bezeichneten Behörden oder Beamten der Garnisonorte und derjenigen Orte, welche im Umkreis von 20 km von Garnisonorten oder im Gelände für militärische Übungen gelegen sind, haben alsbald nach erlangter Kenntnis jede Erkrankung an Typhus sowie jeden Fall, welcher den Verdacht dieser Krankheit erweckt, in dem betreffenden Orte der Militär- oder Marinebehörde mitzuteilen.

Jeder Mitteilung sind Angaben über die Wohnungen und die Gebäude, in welchen die Erkrankungen oder der Verdacht aufgetreten sind, beizufügen.

Die Mitteilungen sind für Garnisonorte und für die in ihrem Umkreis von 20 km gelegenen Orte an den Kommandanten oder, wo ein solcher nicht vorhanden ist, an den Garnisonältesten, für Orte im militärischen Übungsgelände an das Generalkommando zu richten.

Anderseits haben die zuständigen Militär- und Marinebehörden von jeder in ihrem Dienstbereiche vorkommenden Erkrankung an Typhus sowie von jedem Falle, welcher den Verdacht der Krankheit erweckt, alsbald nach erlangter Kenntnis eine Mitteilung an die für den Aufenthaltsort des Erkrankten zuständige, von den Landesregierungen zu bezeichnende Behörde zu machen.

Jeder Mitteilung sind Angaben über das Militärgebäude oder die Wohnungen, in welchen die Erkrankungen oder der Verdacht aufgetreten sind, beizufügen.

37. Es ist dafür Sorge zu tragen, daß die Verwaltungsbehörden benachbarter Bezirke in den an der Typhusbekämpfung beteiligten Bundesstaaten sich gegenseitig wöchentlich einmal eine Mitteilung zugehen lassen, in welchen Orten ihres Bezirkes und in welcher Anzahl Typhusfälle festgestellt sind.

Die Verwaltungsbehörden haben diese Mitteilungen alsbald nach Empfang den beamteten Ärzten und den zuständigen Untersuchungsämtern zur Kenntnisnahme zu übermitteln.

38. Die Landesregierungen werden die nach Ziffer 13 der Dienstanweisung für die Untersuchungsämter von den Leitern dieser Ämter erstatteten Berichte mit tunlichster Beschleunigung dem Kaiserlichen Gesundheitsamte zugänglich machen.

Anlage 1 der Leitsätze.

Ratschläge für Ärzte bei Typhus und Ruhr[1]).

Bearbeitet im Kaiserlichen Gesundheitsamte[2]).

1. Anzeige. Eine wirksame Bekämpfung von Typhus und Ruhr läßt sich nur ermöglichen, wenn außer den offenkundigen Typhus- und Ruhrerkrankungen auch jeder typhus- oder ruhrverdächtige Krankheitsfall unverzüglich der Behörde gemeldet wird.

Ist bei der Ankunft des Arztes der Kranke bereits verstorben, so ist gleichfalls unverzüglich Anzeige an die Behörde zu erstatten, auch ist dafür Sorge zu tragen, daß die Leiche und die von dem Verstorbenen benutzten Gegenstände bis zur weiteren Bestimmung der zuständigen Behörde in einer der Weiterverbreitung der Krankheit vorbeugenden Weise verwahrt werden.

2. Verhalten in verdächtigen Fällen. Bis zur Sicherstellung der Natur des Leidens sind bei typhus- oder ruhrverdächtigen Erkrankungen dieselben Maßregeln zu ergreifen, wie bei ausgesprochenen Erkrankungen.

3. Absonderung des Kranken. Der Kranke ist abzusondern; seine Pflege ist, wenn irgend möglich, berufsmäßigen Krankenpflegern zu übertragen. Ist die Absonderung in seiner Behausung nicht möglich, so ist darauf zu dringen, daß der Kranke in ein mit geeigneten Einrichtungen versehenes Krankenhaus oder in einen anderen geeigneten Unterkunftsraum übergeführt wird. Dies gilt namentlich dann, wenn der Kranke in einem Gasthaus, einer Erziehungs-, Pflege-, Gefangenen- oder ähnlichen Anstalt, einem Schulgebäude, einer Milch-, Gemüse- oder anderen Lebensmittel-Handlung oder auf einem Schiffe wohnt, oder wenn die Angehörigen des Kranken durch diesen besonders gefährdet sind (z. B. bei großer Unreinlichkeit, Mangel an Pflege, Vorhandensein vieler Kinder).

Da Kranke die Ansteckungskeime noch eine Zeitlang nach ihrer anscheinenden Genesung in ihrem Körper beherbergen und mit den Ausscheidungen entleeren können, so sollten sie so lange abgesondert bleiben, bis sich ihre Ausscheidungen bei zwei in einwöchigem Zwischenraume vorgenommenen bakteriologischen Untersuchungen als frei von Krankheitskeimen erwiesen haben.

4. Belehrung der Umgebung des Kranken. Das Wartepersonal und die Umgebung des Kranken sind auf die Ansteckungsgefahr hinzuweisen und über deren Verhütung an der Hand des Typhus- und des Ruhr-Merkblatts zu unterrichten. Namentlich sind sie auf die gründliche Desinfektion der Hände hinzuweisen, ferner darauf, daß sie sich des Essens im Krankenraume zu enthalten, auch ein Beschmutzen der Kleider und des Fußbodens durch Verspritzen der Ausleerungen des Kranken zu vermeiden haben.

Auf die unschädliche Beseitigung der Ausleerungen des Kranken sowie des Badewassers und auf die Vornahme der erforderlichen Desinfektionen ist mit besonderem Nachdruck hinzuwirken.

5. Ermittelung weiterer Fälle. Bekommt ein Arzt in einem Orte einen Typhus- oder Ruhrkranken in Behandlung, so ist es sehr erwünscht, daß er die Ursache und die Herkunft der Krankheit zu ergründen sucht und nachforscht, ob nicht noch weitere verdächtige Fälle in der Umgebung des Kranken oder sonst im Orte sind. Bei der Ermittelung der Herkunft der Krankheit ist zu bedenken, daß auch anscheinend gesunde Menschen, namentlich Kinder, den Ansteckungsstoff des Typhus oder der Ruhr in ihrem Darmkanal beherbergen und mit den Ausscheidungen entleeren können.

6. Feststellung der Diagnose. Reichen in einem verdächtigen Falle die wahrgenommenen Erscheinungen zur Feststellung der Krankheit nicht aus, so ist es zweckmäßig, daß der Arzt Proben der Ausleerungen, beim Typhusverdacht auch des Harnes, der nächstgelegenen für solche Untersuchungen eingerichteten Stelle unter näherer Angabe der Umstände einsendet.

---

[1]) Im Jahre 1912 ist ein abgeänderter Neudruck hiervon erfolgt.

[2]) Unter dankenswerter Mitwirkung folgender Mitglieder des Reichs-Gesundheitsrats: Herren Geheimer Ober-Medizinalrat und vortr. Rat im Kgl. Preuß. Ministerium der geistlichen usw. Angelegenheiten Professor Dr. Kirchner, Geheimer Medizinalrat Professor Dr. Robert Koch und Geheimer Ober-Medizinalrat und Medizinal-Referent im Ministerium für Elsaß-Lothringen Dr. Krieger.

Zweifelhafte Fälle von Typhus und Ruhr lassen sich oft, selbst nach erfolgter Genesung, durch die Serumprobe feststellen. Zu diesem Zwecke ist möglichst in jedem Falle auch etwas Blut durch Stich in das Ohrläppchen oder den Finger zu gewinnen und in Lymphkapillaren aufzufangen. Diese sind alsdann gut verpackt an die Untersuchungsstelle einzusenden. An vielen Orten bestehen bereits derartige öffentliche Stellen, an denen die Untersuchung unentgeltlich vorgenommen und das Ergebnis derselben dem Arzte alsbald mitgeteilt wird. An die gleiche Stelle werden auch die Ausleerungen solcher Personen einzusenden sein, welche, wenn auch gesund, dem Arzte verdächtig erscheinen, als Träger des Ansteckungsstoffs zu dienen.

7. Versendung des Untersuchungsmaterials. Zur Versendung der Proben der Ausleerungen dürfen nur gut verschließbare, nicht zu dünnwandige Gefäße benutzt werden. Wenn besondere Versandgefäße nicht zur Verfügung stehen, sind am besten neue Pulver- oder Arzneigläser zu benutzen. Die Gläser müssen vor dem Gebrauche frisch ausgekocht werden. Nach der Aufnahme des Untersuchungsmaterials sind sie mit gut eingeriebenen Glasstöpseln oder frisch ausgekochten Korken zu verschließen und die Stöpsel mit angefeuchtetem Pergamentpapiere zu überbinden.

Die Gefäße dürfen nicht mit einer Desinfektionsflüssigkeit ausgespült sein, auch darf zu dem Untersuchungsmateriale keine fremde Flüssigkeit hinzugesetzt werden.

Der Sendung ist ein Schein beizulegen, auf dem anzugeben sind: Die einzelnen Bestandteile der Sendung, die mutmaßliche Krankheit, Name, Alter, Geschlecht des Kranken, Tag und Ort der Erkrankung, Heimats- oder Herkunftsort der von auswärts zugereisten Personen, Tag und Stunde der Entnahme des Untersuchungsmaterials. Auf jedem einzelnen Glase ist außerdem der Inhalt zu verzeichnen.

Zum Verpacken dürfen, sofern nicht den Gläsern besonders angepaßte Hülsen zur Verfügung stehen, nur feste Kisten — keine Zigarrenkisten, Pappschachteln und dergleichen — benutzt werden. Die Gläser sind darin mittels Holzwolle, Heu, Stroh, Watte und dergleichen so zu verpacken, daß sie unbeweglich liegen und nicht aneinanderstoßen.

Die Sendung muß mit starkem Bindfaden umschnürt, versiegelt und mit der deutlich geschriebenen Adresse der Untersuchungsstelle sowie mit dem Vermerke „Vorsicht“ versehen werden.

Bei der Beförderung durch die Post ist die Sendung als „dringendes Paket“ aufzugeben.

Überhaupt ist sowohl bei der Entnahme als auch bei der Verpackung und Versendung der Materialien jeder Zeitverlust zu vermeiden, da sonst das Ergebnis der Untersuchung in Frage gestellt wird.

Anmerkung.

Als Desinfektionsmittel werden empfohlen:

1. Verdünntes Kresolwasser. Zur Herstellung dient die in jeder Apotheke erhältliche Kresolseifenlösung (Liquor Cresoli saponatus des Deutschen Arzneibuchs). Verdünntes Kresolwasser wird durch Mischen von 1 Gewichtsteile Kresolseifenlösung mit 19 Gewichtsteilen Wasser unter Umschütteln hergestellt (d. h. etwa 4 Eßlöffel Kresolseifenlösung auf einen Liter Wasser).

Ausleerungen, Harn und dergleichen werden zwecks Desinfektion mit verdünntem Kresolwasser zu gleichen Teilen gründlich gemischt. Diese Mischung muß mindestens eine Stunde stehen, bevor sie fortgegossen werden darf.

2. a) Kalkmilch. Zur Herstellung derselben wird ein Raumteil zerkleinerter frisch gebrannter Kalk (Calcaria usta, Ätzkalk) mit 4 Raumteilen Wasser gemischt, und zwar in folgender Weise: Der Kalk wird in ein geeignetes Gefäß gelegt und zunächst durch Besprengen mit $^3/_4$ Raumteilen Wasser unter stetem Umrühren gelöscht. Nachdem der Kalk das Wasser aufgesogen hat und dabei zu Pulver zerfallen ist, wird er mit dem übrigen Wasser zu Kalkmilch verrührt. Die Kalkmilch ist, wenn sie nicht bald Verwendung findet, in einem gut geschlossenen Gefäß aufzubewahren und vor dem Gebrauch umzuschütteln.

Ausleerungen, Harn usw. werden zwecks Desinfektion mit gleichen Teilen Kalkmilch gründlich gemischt; diese Mischung muß mindestens eine Stunde stehen, bevor sie fortgegossen werden darf.

b) Chlorkalk. Der Chlorkalk hat nur dann eine ausreichende desinfizierende Wirkung, wenn er frisch bereitet und in wohl verschlossenen Gefäßen aufbewahrt ist. Die gute Beschaffenheit des Chlorkalkes ist an dem starken chlorähnlichen Geruche zu erkennen.

Von dem Chlorkalk werden zur Desinfektion flüssiger Abgänge je zwei gehäufte Eßlöffel voll in Pulverform zu $^1/_2$ Liter Abgänge zugesetzt und unter Umrühren mit einem Holzstäbchen gut damit vermischt. Die so behandelte Flüssigkeit darf nach 20 Minuten beseitigt werden. Zur Desinfektion eines Vollbades sind vier gehäufte Eßlöffel Chlorkalk in Pulverform dem Wasser unter Umrühren mit einem Holzstab zuzusetzen. Das so behandelte Badewasser darf erst nach $^1/_2$ Stunde fortgegossen werden.

Anlage 2 der Leitsätze.

Typhus-Merkblatt[1]).

Bearbeitet im Kaiserlichen Gesundheitsamte[2]).

1. Wesen der Krankheit. Der Typhus, auch Darmtyphus, Unterleibstyphus, Nervenfieber oder Schleimfieber genannt, ist eine ansteckende Krankheit, welche durch eine bestimmte Bakterienart, den Typhusbazillus, hervorgerufen wird. Auch viele der als gastrisches Fieber bezeichneten Erkrankungen sind echte Typhusfälle.

2. Verlauf der Krankheit. Die Krankheit beginnt schleichend mit Kopfweh, Appetitlosigkeit und Mattigkeit. Alsdann stellen sich Fieber, Frösteln und Hitze ein, nach deren Beginne die meisten Kranken bald bettlägerig werden. Daneben treten Durchfälle von hellgelber Farbe auf, das Fieber nimmt von Tag zu Tag zu und steigt gegen Ende der ersten Krankheitswoche bis zu 40° und höher. Der Kranke wird von starkem Durste gequält, seine Zunge ist belegt und, ebenso wie die Lippen, trocken, sein Schlaf unruhig. In der zweiten Woche, während welcher das Fieber gleichmäßig hoch zu sein pflegt, erfolgt meist eine erhebliche Abnahme der Kräfte, auch treten Erscheinungen von seiten des Nervensystems, wie Benommenheit oder tobsüchtige Unruhe auf. Zu dieser Zeit zeigen sich auf der Brust, dem Bauche, häufig auch an den Oberschenkeln vereinzelte flohstichähnliche hochrote Flecke (roseola), welche auf Fingerdruck verschwinden, jedoch beim Nachlaß des Druckes sofort zurückkehren. Nur selten fehlen Lungenerscheinungen (Katarrhe); zuweilen treten Lungenentzündungen auf.

Mit der dritten Woche beginnt das Fieber langsam und stufenweise wieder abzufallen, und bei günstigem Verlauf ist die Krankheit meist am Ende der 4. Woche als abgelaufen zu betrachten. Jedoch bedürfen die Genesenden zu ihrer völligen Wiederherstellung oft noch einer monatelangen Erholung. In ungünstig verlaufenden Fällen bleibt das Fieber dauernd hoch, der Kräfteverfall und die Unruhe des Kranken nehmen zu, und in der 4. oder 5. Woche erfolgt der Tod. Besonders üble Zwischenfälle können den Tod schon früher herbeiführen. Die Sterblichkeit, welche durch eine angemessene Behandlung und Pflege sehr vermindert werden kann, schwankt zwischen 5 und 15 vom Hundert der Erkrankten.

Neben den Fällen mit schweren Erscheinungen kommen, wie bei anderen übertragbaren Krankheiten, solche mit leichten Erscheinungen und geringen Beschwerden vor, namentlich bei Kindern.

3. Behandlung der Krankheit. Man versäume ja nicht, rechtzeitig den Rat eines Arztes einzuholen. Da die Krankheit mit einer Geschwürsbildung im Darme einhergeht, darf dem Kranken während der Krankheit und der Genesung nur die vom Arzte verordnete Nahrung gereicht werden. Fehler in dieser Richtung können die an sich bereits vorhandene Neigung zu Darmblutungen in gefährlicher Weise steigern und selbst den Tod des Erkrankten infolge Zerreißens des Darmes an den Geschwürstellen herbeiführen. Diese Gefahr besteht namentlich während der Genesung, wo sich bei dem Kranken ein starkes Hungergefühl einstellt. Eine gute Lagerung des Kranken ist notwendig, um die Gefahr des Durchliegens zu vermeiden. So lange Fieber besteht, sorge man in geeigneter Weise für Pflege des Mundes und Stillung des Durstgefühls nach näherer Anweisung des Arztes. Einer sorgsamen Krankenpflege verdanken selbst Schwerkranke oft ihre Genesung.

---

[1]) In den Jahren 1908 und 1912 sind abgeänderte Neudrucke hiervon erfolgt.

[2]) Unter dankenswerter Mitwirkung der Mitglieder des Reichs-Gesundheitsrats: Herren Geheimer Ober-Medizinalrat und vortr. Rat im Kgl. Preuß. Ministerium der geistlichen usw. Angelegenheiten Professor Dr. Kirchner, Geheimer Medizinalrat Professor Dr. Robert Koch und Geheimer Ober-Medizinalrat und Medizinal-Referent im Ministerium für Elsaß-Lothringen Dr. Krieger.

4. Übertragung der Krankheit. Der Ansteckungskeim wird von den Typhuskranken hauptsächlich mit den Darmentleerungen und dem Harne, zuweilen auch mit dem Auswurf, dem Nasenschleim und dem Speichel (beim Husten, Niesen, Erbrechen) ausgeschieden.

Zur Übertragung der Krankheit genügen selbst Spuren der von Typhuskranken herrührenden Ausscheidungen. Gelangen diese auf die Leib- und Bettwäsche, die Kleider, den Fußboden, auf Eß- und Trinkgeschirre, in Milch, auf Gemüse, Obst, Salat und dergleichen, so können sie leicht von anderen Personen aufgenommen werden. Auch kann der Krankheitsstoff durch Wasser, welches beim Abspülen von Eß- und Trinkgeschirren mit Typhuskeimen verunreinigt wurde, weiter verbreitet werden. Ferner können Fliegen die Zwischenträger bilden. Eine Übertragung durch beschmutzte Gebrauchsgegenstände ist um so leichter möglich, als die Kranken im bewußtlosen Zustand die Entleerungen nicht selten unter sich gehen lassen.

Wird der Typhuskeim in der nächsten Umgebung des Kranken übertragen, so kommt es meist nur zu Einzelerkrankungen (sogenannten Kontaktinfektionen).

Geht aber der Krankheitskeim auf allgemein benutzte Nahrungsmittel — Trinkwasser, Milch — über, so können Massenerkrankungen entstehen; ja es können sogar explosionsartige Ausbrüche mit Hunderten und Tausenden von Krankheitsfällen die Folge sein.

5. Absonderung des Kranken. Die Pflege eines Typhuskranken ist zu Hause wegen der hochgradigen Ansteckungsgefahr nur mit Schwierigkeiten durchführbar. Schon aus diesem Grunde ist es ratsam, solche Kranke sobald als möglich einem Krankenhause zu überweisen. Namentlich da, wo eine Übertragung auf weitere Kreise zu befürchten ist, wie in Gasthäusern, Wirtshäusern, Erziehungs-, Pflege-, Gefangenen- und ähnlichen Anstalten, Schulgebäuden, Milch-, Gemüse- und anderen Lebensmittelhandlungen, ist die Überführung in ein Krankenhaus stets zu empfehlen.

Ist jedoch die Überführung des Kranken in ein Krankenhaus ausnahmsweise nicht zu ermöglichen, so ist er in einem von der übrigen Wohnung möglichst getrennt liegenden Zimmer unterzubringen; jeder unnötige Verkehr ist von dem Kranken fern zu halten. Es besuche niemand, den nicht seine Pflicht dahin führt, einen Typhuskranken. Namentlich sollen Kinder niemals zu Typhuskranken zugelassen werden, da sie erfahrungsgemäß leicht angesteckt werden und die Krankheit durch den Verkehr mit anderen Kindern weiter verschleppen. Kinder aus Häusern oder Familien, in denen sich Typhuskranke befinden, sind daher vom Schulbesuche fernzuhalten.

Wer einen Typhuskranken, dessen Wäsche oder Bett berührt hat, reinige unmittelbar nachher die Hände gründlich mit einer desinfizierenden Flüssigkeit (s. Anmerkung).

Zur Verhütung der Übertragung ist es notwendig, daß das Krankenzimmer möglichst einfach ausgestattet ist und täglich mindestens einmal feucht aufgewischt wird. Teppiche und Vorhänge sind am besten zu beseitigen.

In Räumlichkeiten, in denen sich Typhuskranke befinden, soll man Speise und Getränke niemals zu sich nehmen und das Tabakrauchen auch im eigenen Interesse unterlassen.

6. Verhalten des Pflegepersonals. Diejenigen Personen, welche einen Typhuskranken pflegen oder warten, sollen leicht zu reinigende Überkleider oder die ganze vordere Körperfläche bedeckende Schürzen tragen und sich stets der größten Reinlichkeit befleißigen. Wenn sie einen Kranken oder seine Wäsche berührt oder die Entleerungen eines Kranken beseitigt haben, müssen sie ihre Hände mit Seife, Bürste und heißem Wasser gründlich reinigen und mit verdünntem Kresolwasser (siehe Anmerkung Ziffer 1) desinfizieren. Besonders vorsichtig müssen sie beim Baden der Kranken sein; ein Verspritzen des Badewassers ist tunlichst zu verhüten. Namentlich werden sie dringend gewarnt, Speisen mit ungereinigten und undesinfizierten Händen zu berühren oder Gegenstände in den Mund zu bringen, welche im Krankenraume verunreinigt sein können, z. B. Eß- und Trinkgeschirre u. a.

7. Beseitigung der Ausleerungen. Typhuskranke dürfen Aborte nicht benutzen. Ihre Ausleerungen (Stuhlgänge, Harn, Erbrochenes) sollen nur in leicht zu reinigenden Gefäßen aufgefangen und dürfen nicht in undesinfiziertem Zustand in Aborte oder auf Düngerstätten ausgegossen werden. Vielmehr müssen sie vorher mittels Kalkmilch (siehe Anm. Ziffer 2 a), Chlorkalkes (siehe Anm. Ziffer 2 b) oder verdünnten Kresolwassers (siehe Anm. Ziffer 1) unschädlich gemacht werden. Sind Desinfektionsmittel nicht zur Hand, so ist es vorübergehend statthaft, die Ausleerungen entfernt von Wasserläufen, Brunnen und Baulichkeiten zu vergraben an Stellen,

wo Ansteckungen nicht zu befürchten sind. Jedes unbedachtsame Ausgießen der Ausleerungen, das Beschmutzen des Bodens, der Kleider usw., und sei es auch nur mit Spuren der Ausscheidungen, sind auf das sorgfältigste zu vermeiden.

Auch der Auswurf der Kranken muß vorsichtig aufgefangen und unschädlich gemacht werden; die benutzten Tücher sind in verdünntes Kresolwasser mindestens eine Stunde lang zu legen oder in Wasser auszukochen, bevor sie zum Waschen gegeben werden. Zum Auffangen des Auswurfs, zum Abwischen des Mundes, der Nase und dergleichen können am besten Mullläppchen benutzt werden, welche nach dem Gebrauche zu desinfizieren oder zu verbrennen sind. Die Ausleerungen und der Harn von Typhuskranken dürfen niemals in der Nähe von Brunnen und von Wasserläufen, aus denen Trink- oder Gebrauchswasser entnommen wird, ausgegossen werden; die entleerten Geschirre dürfen an diesen Wasserentnahmestellen auch nicht gereinigt werden. Das Wasch- und Badewasser von Typhuskranken kann ebenfalls Ansteckung verursachen. Es muß daher unschädlich beseitigt und darf namentlich nicht in der Nähe von Brunnen oder Wasserläufen ausgegossen werden. Wenn irgend möglich, ist es vor der Beseitigung durch Zusatz von Chlorkalk unschädlich zu machen.

Es ist zu beachten, daß Personen, welche an Typhus erkrankt waren, aber bereits genesen sind, oft noch lange Zeit hindurch mit ihren Ausscheidungen den Ansteckungsstoff entleeren. Solche Personen müssen in bezug auf Desinfektion ebenso wie Kranke behandelt werden, bis der Arzt erklärt, daß eine Ansteckung nicht mehr zu befürchten ist.

8. Behandlung von Wäsche, Kleidern und Gebrauchsgegenständen. Gebrauchte Leib- und Bettwäsche, sowie waschbare Kleidungsstücke sind in verdünntes Kresolwasser (siehe Anm. Ziffer 1) mindestens eine Stunde lang zu legen oder in Wasser auszukochen, bevor sie zum Waschen gegeben werden. Gebrauchte, nicht waschbare Kleidungsstücke von Typhuskranken sind möglichst in einer Desinfektionsanstalt mittels Wasserdampfs zu desinfizieren; ist dies nicht ausführbar, so sind sie mit verdünntem Kresolwasser gut auszubürsten. Das von dem Kranken gebrauchte Eßgeschirr (Teller, Tassen, Gläser, Löffel, Gabeln, Messer usw.) ist, vor der Benutzung durch andere Personen, mit heißer Sodalösung gründlich zu reinigen.

9. Desinfektion der Wohnung. Beschmutzte Stellen am Fußboden des Krankenzimmers sind sofort mit verdünntem Kresolwasser (siehe Anm. Ziffer 1) zu übergießen und nach einer Stunde aufzuwischen.

Nach Überführung des Kranken in ein Krankenhaus oder in einen anderen geeigneten Unterkunftsraum sowie nach seiner vollkommenen Genesung oder nach seinem Tode sind das Krankenzimmer und alle etwa sonst von dem Kranken benutzten Räume nebst Inhalt nach Anweisung des Arztes gründlich zu desinfizieren.

Besondere Sorgfalt ist in Gasthäusern, Herbergen, Erziehungs-, Pflege-, Gefangenen- und ähnlichen Anstalten, sowie auf Schiffen anzuwenden.

10. Verkehr mit Nahrungsmitteln. Die Zubereitung, Aufbewahrung und der Verkauf von Nahrungsmitteln in oder neben Räumen, wo Typhuskranke sich aufhalten, darf unter keinen Umständen geduldet werden.

Zu Zeiten von Typhusepidemien ist der Genuß von Wasser, Milch, Obst und Gemüse in rohem Zustand dringend zu widerraten.

11. Beförderung von Typhuskranken. Typhuskranke sind, wenn möglich, in Krankenwagen zu befördern. Zur Fortschaffung von Typhuskranken sollen dem öffentlichen Verkehre dienende Beförderungsmittel (Droschken, Straßenbahnwagen und dergleichen) in der Regel nicht benutzt werden. Hat dies ausnahmsweise geschehen müssen, so ist eine alsbaldige gründliche Reinigung und Desinfektion erforderlich.

Auch von Typhusleichen kann eine Ansteckung erfolgen. Sie sind daher sobald als möglich aus dem Sterbehaus in eine Leichenhalle überzuführen, oder, falls eine solche nicht vorhanden ist, in einem abgesonderten verschließbaren Raume aufzustellen. Die Ausstellung der Leiche im offenen Sarge, Bewirtungen im Sterbehaus usw. sind gefährlich und deshalb unzulässig.

Anmerkung.

Als Desinfektionsmittel werden empfohlen:

1. Verdünntes Kresolwasser. Zur Herstellung dient die in jeder Apotheke erhältliche Kresolseifenlösung (Liquor Cresoli saponatus des Deutschen Arzneibuchs). Verdünntes Kresol-

wasser wird durch Mischen von 1 Gewichtsteil Kresolseifenlösung mit 19 Gewichtsteilen Wasser unter Umschütteln hergestellt (d. h. etwa vier Eßlöffel Kresolseifenlösung auf einen Liter Wasser).

Ausleerungen, Erbrochenes, Harn und dergleichen werden zwecks Desinfektion mit verdünntem Kresolwasser zu gleichen Teilen gründlich gemischt. Diese Mischung muß mindestens eine Stunde stehen, bevor sie fortgegossen werden darf.

2. a) Kalkmilch. Zur Herstellung derselben wird ein Raumteil zerkleinerter frisch gebrannter Kalk (Calcaria usta, Ätzkalk) mit vier Raumteilen Wasser gemischt, und zwar in folgender Weise: Der Kalk wird in ein geeignetes Gefäß gelegt und zunächst durch Besprengen mit $^3/_4$ Raumteilen Wasser unter stetem Umrühren gelöscht. Nachdem der Kalk das Wasser aufgesogen hat und dabei zu Pulver zerfallen ist, wird er mit dem übrigen Wasser zu Kalkmilch verrührt. Die Kalkmilch ist, wenn sie nicht bald Verwendung findet, in einem gut geschlossenen Gefäß aufzubewahren und vor dem Gebrauch umzuschütteln.

Ausleerungen, Erbrochenes, Harn usw. werden zwecks Desinfektion mit gleichen Teilen Kalkmilch gründlich gemischt; diese Mischung muß mindestens eine Stunde stehen, bevor sie fortgegossen werden darf.

b) Chlorkalk. Der Chlorkalk hat nur dann eine ausreichende desinfizierende Wirkung, wenn er frisch bereitet und in wohl verschlossenen Gefäßen aufbewahrt ist. Die gute Beschaffenheit des Chlorkalkes ist an dem starken chlorähnlichen Geruche zu erkennen.

Von dem Chlorkalk werden zur Desinfektion flüssiger Abgänge je zwei gehäufte Eßlöffel voll in Pulverform zu $^1/_2$ Liter Abgänge zugesetzt und unter Umrühren mit einem Holzstäbchen gut damit vermischt. Die so behandelte Flüssigkeit darf nach 20 Minuten beseitigt werden. Zur Desinfektion eines Vollbades sind vier gehäufte Eßlöffel Chlorkalk in Pulverform dem Wasser unter Umrühren mit einem Holzstab zuzusetzen. Das so behandelte Badewasser darf erst nach $^1/_2$ Stunde fortgegossen werden.

Anlage 3 der Leitsätze.

Anzeige eines Typhus- (oder typhusverdächtigen) Falles.

Ort und Erkrankung: . . . .
Wohnung (Straße, Hausnummer, Stockwerk): . . . .
Des Erkrankten
Familienname: . . . .
Geschlecht: männlich, weiblich. (Zutreffendes ist zu unterstreichen.)
Alter: . . . .
Stand oder Gewerbe: . . . .
Stelle der Beschäftigung: . . . .
Ob, wann und woher zugereist: . . . .
Tag der Erkrankung: . . . .
Tag des Beginns der ärztlichen Behandlung: . . . .
Tag des Todes: . . . .
Bemerkungen (insbesondere auch, ob Beziehungen zu einem vorausgegangenen
Typhusfalle bestehen und zu welchem: . . . .
ob und wie viele schulpflichtige Kinder in der Wohnung des Erkrankten vorhanden sind und welche Schulen besuchen sie: . . . .
ob der Erkrankte in ein Krankenhaus übergeführt ist und in welches): . .
. . . .

Anlage 4 der Leitsätze.

Liste der angemeldeten Typhusfälle.

1.	2.	3.	4.	5.		6.	7.	8.	9.	10.	11.	12.
Lfde. Nr.	Ort der Erkrankung	Wohnung (Straße, Hausnummer, Stockwerk)	Familienname	Geschlecht		Alter	Stand oder Gewerbe	Stelle der Beschäftigung	Tag der Erkrankung	Tag des Beginns der ärztlichen Behandlung	Tag des Todes	Bemerkungen (insbesond. auch ob, wann und woher zugereist usw.)
			des Erkrankten									
				m.	w.							

Anlage 5 der Leitsätze.

Desinfektionsanweisung bei Typhus[1]).

I. Desinfektionsmittel.

a) Kresol, Karbolsäure.

1. Verdünntes Kresolwasser. Zur Herstellung wird 1 Gewichtsteil Kresolseifenlösung (Liquor Cresoli saponatus des Arzneibuchs für das Deutsche Reich, vierte Ausgabe) mit 19 Gewichtsteilen Wasser gemischt. 100 Gewichtsteile enthalten 2,5 Gewichtsteile rohes Kresol. — Das Kresolwasser (Aqua cresolica des Arzneibuchs für das Deutsche Reich, vierte Ausgabe) enthält in 100 Teilen 5 Teile rohes Kresol, ist also vor dem Gebrauche mit gleichen Gewichtsmengen Wasser zu verdünnen —.

2. Karbolsäurelösung. 1 Gewichtsteil verflüssigte Karbolsäure (Acidum carbolicum liquefactum des Arzneibuchs für das Deutsche Reich, vierte Ausgabe) wird mit 30 Gewichtsteilen Wasser gemischt.

b) Chlorkalk.

Der Chlorkalk (Calcaria chlorata des Arzneibuchs für das Deutsche Reich, vierte Ausgabe) hat nur dann eine ausreichende desinfizierende Wirkung, wenn er frisch bereitet und in wohlverschlossenen Gefäßen aufbewahrt ist. Die gute Beschaffenheit des Chlorkalkes ist an dem starken chlorähnlichen Geruche zu erkennen. Der Chlorkalk wird in Mischung von 1 : 50 Gewichtsteilen Wasser verwendet.

c) Kalk und zwar:

Kalkmilch. Zur Herstellung derselben wird 1 Raumteil zerkleinerter frisch gebrannter Kalk, Calcaria usta, Ätzkalk, mit 4 Raumteilen Wasser gemischt, und zwar in folgender Weise:

Der Kalk wird in ein geeignetes Gefäß gelegt und zunächst durch Besprengen mit $^3/_4$ Raumteilen Wasser unter stetem Umrühren gelöscht. Nachdem der Kalk das Wasser aufgesogen hat und dabei zu Pulver zerfallen ist, wird er mit dem übrigen Wasser zu Kalkmilch verrührt. Die Kalkmilch ist, wenn sie nicht bald Verwendung findet, in einem gut geschlossenen Gefäß aufzubewahren und vor dem Gebrauch umzuschütteln.

---

[1]) Inzwischen ist diese Desinfektionsanweisung durch die vom Bundesrat unter dem 21. März 1907 beschlossene „Allgemeine Desinfektionsordnung“ (vgl. Veröff. des Kaiserl. Gesundheitsamts 1907 S. 863) ersetzt worden.

d) Kaliseife.

3 Gewichtsteile Kaliseife (sogenannte Schmierseife oder grüne Seife oder schwarze Seife) werden in 100 Gewichtsteilen siedend heißem Wasser gelöst (z. B. $^1/_2$ Kilogramm Seife in 17 Liter Wasser).

Diese Lösung ist heiß zu verwenden.

e) Formaldehyd.

Der Formaldehyd ist ein stark riechendes, auf die Schleimhäute der Luftwege, der Nase, der Augen reizend wirkendes Gas, das aus einer im Handel vorkommenden, etwa 35prozentigen wässerigen Lösung des Formaldehyds (Formaldehydum solutum des Arzneibuchs) durch Kochen oder Zerstäubung mit Wasserdampf sich entwickeln läßt. Die Formaldehydlösung ist bis zur Benutzung gut verschlossen und vor Licht geschützt aufzubewahren.

Der Formaldehyd in Gasform ist für die Desinfektion geschlossener oder allseitig gut abschließbarer Räume verwendbar und eignet sich zur Vernichtung von Krankheitskeimen, die an frei liegenden Flächen oberflächlich oder doch nur in geringer Tiefe haften. Zum Zustandekommen der desinfizierenden Wirkung sind erforderlich:

vorgängiger allseitig dichter Abschluß des zu desinfizierenden Raumes durch Verklebung, Verkittung aller Undichtigkeiten der Fenster und Türen, der Ventilationsöffnungen u. dergl.,

Entwickelung von Formaldehyd in einem Mengenverhältnis von wenigstens 5 Gramm auf je ein Kubikmeter Luftraum,

gleichzeitige Entwickelung von Wasserdampf bis zu einer vollständigen Sättigung der Luft des zu desinfizierenden Raumes (auf 100 Kubikmeter Raum sind 3 Liter Wasser zu verdampfen),

wenigstens sieben Stunden andauerndes ununterbrochenes Verschlossenbleiben des mit Formaldehyd und Wasserdampf erfüllten Raumes; diese Zeit kann bei Entwickelung doppelt großer Mengen von Formaldehyd auf die Hälfte abgekürzt werden.

Formaldehyd kann in Verbindung mit Wasserdampf von außen her durch Schlüssellöcher, durch kleine in die Tür gebohrte Öffnungen und dergleichen in den zu desinfizierenden Raum geleitet werden.

Die Desinfektion mittels Formaldehyds darf nur nach bewährten Methoden ausgeübt und nur geübten Desinfektoren anvertraut werden, die für jeden einzelnen Fall mit genauer Anweisung zu versehen sind. Nach Beendigung der Desinfektion empfiehlt es sich, zur Beseitigung des den Räumen noch anhaftenden Formaldehydgeruchs Ammoniakgas einzuleiten.

f) Dampfapparate.

Als geeignet können nur solche Apparate und Einrichtungen angesehen werden, welche von Sachverständigen geprüft sind.

Auch Notbehelfseinrichtungen können unter Umständen ausreichen.

Die Prüfung derartiger Apparate und Einrichtungen hat sich zu erstrecken namentlich auf die Anordnung der Dampfzuleitung und -ableitung, auf die Handhabungsweise und die für eine gründliche Desinfektion erforderliche Dauer der Dampfeinwirkung.

Die Bedienung der Apparate usw. ist, wenn irgend angängig, wohl unterrichteten Desinfektoren zu übertragen.

g) Siedehitze.

Auskochen in Wasser, Salzwasser oder Lauge wirkt desinfizierend. Die Flüssigkeit muß die Gegenstände vollständig bedecken und mindestens zehn Minuten lang im Sieden gehalten werden.

Unter den angeführten Desinfektionsmitteln ist die Auswahl nach Lage der Umstände zu treffen. Es ist zulässig, daß seitens der beamteten Ärzte unter Umständen auch andere in bezug auf ihre desinfizierende Wirksamkeit erprobte Mittel angewendet werden; die Mischungs- beziehungsweise Lösungsverhältnisse sowie die Verwendungsweise solcher Mittel sind so zu wählen, daß der Erfolg der Desinfektion nicht nachsteht einer mit den unter a bis g bezeichneten Mitteln ausgeführten Desinfektion.

II. Anwendung der Desinfektionsmittel im einzelnen.

1. Alle Ausscheidungen der Kranken (Stuhlgang, Urin, Erbrochenes, Auswurf, eitrige Absonderungen) sind mit dem unter I a beschriebenen verdünnten Kresolwasser oder durch

Siedehitze (I g) zu desinfizieren. Es empfiehlt sich, solche Ausscheidungen unmittelbar in Gefäßen aufzufangen, welche die Desinfektionsflüssigkeit in mindestens gleicher Menge enthalten, und sie hierauf mit der letzteren gründlich zu verrühren.

Die Gemische sollen mindestens eine Stunde stehen bleiben und dürfen erst dann beseitigt werden.

Abtritte sind in der Weise zu desinfizieren, daß die Sitze gründlich mit verdünntem Kresolwasser oder Kalkmilch abgewaschen werden und in die Sitzöffnungen reichlich Kalkmilch eingegossen wird. Der Inhalt der Abtrittgruben ist reichlich mit Kalkmilch zu übergießen und, so lange die Epidemie dauert, tunlichst nicht auszuleeren. Der Inhalt von Tonnen, Kübeln und dergleichen, welche zum Auffangen des Kotes in den Abtritten dienen, ist unter Umrühren mit ungefähr gleichen Teilen Kalkmilch zu versetzen und erst zu entfernen, nachdem er mindestens 24 Stunden mit dem Desinfektionsmittel in Berührung gewesen war; die Tonnen und dergleichen sind nach dem Entleeren reichlich mit Kalkmilch außen und innen zu bestreichen.

Schmutzfässer sind mit Chlorkalk oder Kalkmilch zu desinfizieren, und zwar ist vom Chlorkalk so viel zuzusetzen, bis die Flüssigkeit stark chlorähnlich riecht, von Kalkmilch so viel, daß das Gemisch rotes Lackmuspapier stark und dauernd blau färbt. In allen Fällen darf die Flüssigkeit erst nach einer Stunde abgegossen werden. Zur Desinfektion eines Vollbades sind vier gehäufte Eßlöffel Chlorkalk in Pulverform dem Wasser unter Umrühren mit einem Holzstab zuzusetzen. Das so behandelte Badewasser darf erst nach $^1/_2$ Stunde fortgegossen werden.

2. Hände und sonstige Körperteile müssen jedesmal, wenn sie mit infizierten Dingen (Ausscheidungen der Kranken, beschmutzter Wäsche usw.) in Berührung gekommen sind, durch gründliches Waschen mit verdünntem Kresolwasser oder Karbolsäurelösung (I a) desinfiziert werden.

3. Bett- und Leibwäsche sowie waschbare Kleidungsstücke und dergleichen sind entweder auszukochen (I g) oder in ein Gefäß mit verdünntem Kresolwasser oder Karbolsäurelösung (I a) zu stecken. Die Flüssigkeit muß in den Gefäßen die eingetauchten Gegenstände vollständig bedecken. In dem Kresolwasser oder der Karbolsäurelösung bleiben die Gegenstände wenigstens eine Stunde. Dann werden sie mit Wasser gespült und weiter gereinigt. Das dabei ablaufende Wasser kann als unverdächtig behandelt werden.

4. Kleidungsstücke, die nicht gewaschen werden können, Matratzen, Teppiche und alles, was sich zur Dampfdesinfektion eignet, sind in Dampfapparaten zu desinfizieren (I f).

5. Alle diese zu desinfizierenden Gegenstände sind beim Zusammenpacken und bevor sie nach den Desinfektionsanstalten oder -apparaten geschafft werden, in Tücher, welche mit Karbolsäurelösung (I a) angefeuchtet sind, einzuschlagen und, wenn möglich, in gut schließenden Gefäßen zu verwahren.

Wer solche Wäsche usw. vor der Desinfektion angefaßt hat, muß seine Hände in der unter Ziffer 2 angegebenen Weise desinfizieren.

6. Zur Desinfektion infizierter oder der Infektion verdächtiger Räume, namentlich solcher, in denen sich Typhuskranke aufgehalten haben, sind zunächst die Lagerstellen, Gerätschaften und dergleichen, ferner die Wände und der Fußboden, unter Umständen auch die Decke, mittels Lappen, die mit verdünntem Kresolwasser oder Karbolsäurelösung (I a) getränkt sind, gründlich abzuwaschen; besonders ist darauf zu achten, daß diese Lösungen auch in alle Spalten, Risse und Fugen eindringen.

Die Lagerstellen von Kranken oder von Verstorbenen und die in der Umgebung auf wenigstens 2 Meter Entfernung befindlichen Gerätschaften, Wand- und Fußbodenflächen sind bei dieser Desinfektion besonders zu berücksichtigen.

Alsdann sind die Räumlichkeiten und Gerätschaften mit einer reichlichen Menge Wasser oder Kaliseifenlösung (I d) zu spülen. Nach ausgeführter Desinfektion ist gründlich zu lüften.

7. Die Anwendung des Formaldehyds empfiehlt sich besonders zur sogenannten Oberflächendesinfektion.

Nach voraufgegangener Desinfektion mittels Formaldehyds können nur die Wände, die Zimmerdecke, die freien glatten Flächen der Gerätschaften als desinfiziert gelten. Alles übrige, namentlich alle diejenigen Teile, welche Risse und Fugen aufweisen, sind gemäß den vorstehend gegebenen Vorschriften zu desinfizieren.

8. Von Kranken benutzte Eß- und Trinkgeschirre oder Geräte sind entweder auszukochen (I g) oder mit heißer Kaliseifenlösung (I d) $^1/_2$ Stunde lang stehen zu lassen und dann gründlich

zu spülen. Waschbecken, Spucknäpfe, Nachttöpfe und dergleichen werden nach Desinfektion des Inhalts (Ziffer 1) gründlich mit verdünntem Kresolwasser ausgescheuert.

Gegenstände aus Leder, Holz- und Metallteile von Möbeln sowie ähnliche Gegenstände werden sorgfältig und wiederholt mit Lappen abgerieben, die mit verdünntem Kresolwasser oder Karbolsäurelösung (I a) befeuchtet sind. Die gebrauchten Lappen sind zu verbrennen.

Pelzwerk wird auf der Haarseite bis auf die Haarwurzel mit verdünntem Kresolwasser oder Karbolsäurelösung (I a) durchweicht. Nach zwölfstündiger Einwirkung derselben darf es ausgewaschen und weiter gereinigt werden.

Plüsch- und ähnliche Möbelbezüge werden nach Ziffer 3 und 4 desinfiziert oder mit verdünntem Kresolwasser oder Karbolsäurelösung (I a) durchfeuchtet, feucht gebürstet und mehrere Tage hintereinander gelüftet und dem Sonnenlicht ausgesetzt.

9. Gegenstände von geringem Werte (Inhalt von Strohsäcken, gebrauchte Lappen und dergleichen) sind zu verbrennen.

10. Durch Ausscheidungen von Kranken beschmutzte Erde, Pflaster, offene Dungstätten sowie Rinnsteine werden durch Übergießen mit verdünntem Kresolwasser (I a) oder Kalkmilch (I c) desinfiziert.

11. Soll sich die Desinfektion auch auf Personen erstrecken, so ist dafür Sorge zu tragen, daß dieselben ihren ganzen Körper mit Seife abwaschen und ein vollständiges Bad nehmen. Kleider und Effekten derselben sind nach Ziffer 3 und 4 zu behandeln.

12. Die Leichen der an Typhus Gestorbenen sind in Tücher zu hüllen, welche mit einer der unter I a aufgeführten desinfizierenden Flüssigkeiten getränkt sind, und alsdann in dichte Särge zu legen, welche am Boden mit einer reichlichen Schicht Sägemehl, Torfmull oder anderen aufsaugenden Stoffen bedeckt sind.

13. Abweichungen von den Vorschriften unter Ziffer 1 bis 12 sind zulässig, soweit nach dem Gutachten des beamteten Arztes die Wirkung der Desinfektion gesichert ist.

Anlage III.

Entwurf einer Dienstanweisung für die zur Typhusbekämpfung eingerichteten Untersuchungsämter.

1. Jedes zur Typhusbekämpfung eingerichtete Untersuchungsamt hat das von Behörden oder Ärzten seines Bezirkes eingesandte typhusverdächtige Untersuchungsmaterial zu untersuchen. Zur Ausführung der Untersuchung ist den mit dieser Aufgabe betrauten Sachverständigen die „Anleitung für die bakteriologische Feststellung des Typhus“ (Anlage 1 der Dienstanweisung) an die Hand zu geben.

Anlage 1 der Dienstanweisung.

2. Das Ergebnis der Untersuchung ist in allen Fällen dem Einsender des Untersuchungsmaterials unverzüglich mitzuteilen.

Ist durch die Untersuchung Typhus festgestellt, so sind außerdem auch die für den Wohnort oder Aufenthaltsort des Erkrankten oder den Sterbeort zuständige Polizeibehörde und der beamtete Arzt zu benachrichtigen.

3. In jedem Untersuchungsamte sind die eingegangenen Typhus-Meldekarten (vergl. Leitsätze Ziffer 13) mit laufenden Nummern zu versehen und nach der zeitlichen Aufeinanderfolge der Fälle geordnet aufzubewahren; ferner sind die in Anlage 2 der Dienstanweisung aufgeführten Listen und Bücher zu führen.

Anlage 2 der Dienstanweisung.

4. Hält der Leiter eines Untersuchungsamts die Einsendung von Untersuchungsmaterial von Kranken oder anscheinend Gesunden aus einer Ortschaft für erforderlich, so hat er dies dem beamteten Arzte mitzuteilen und mit ihm das weitere zu vereinbaren.

5. Soweit der Leiter eines Untersuchungsamts es für erforderlich erachtet, zur Feststellung der Ausdehnung und des Ursprunges des Typhus in einer Ortschaft Ermittelungen, unter Umständen an Ort und Stelle, vorzunehmen, oder durch einen Arzt des Untersuchungsamts vornehmen zu lassen, ist er dazu ermächtigt. Jedoch hat er über die an Ort und Stelle vorzunehmenden Ermittelungen rechtzeitig der zuständigen oberen Verwaltungsbehörde, dem zuständigen beamteten Arzte und der zuständigen Polizeibehörde Mitteilung zu machen.

6. Bei den Ermittelungen ist namentlich festzustellen, ob es sich handelt

a) um eingeschleppte Fälle,

b) um eine Übertragung durch Wasser,

c) um eine Übertragung durch Nahrungsmittel (Molkereierzeugnisse, Salat und dgl.),

d) um eine Übertragung von einem mit Typhuserregern behafteten Menschen (Familienepidemien, Hausepidemien),

e) um örtliche Herde (endemischer Typhus, Typhushäuser).

Zu diesem Zwecke haben sich die Nachforschungen oder Untersuchungen zu erstrecken auf:

α) zugereiste Personen, Familienangehörige, ortsansässige Verwandte, Hausgenossen und Nachbarn der Erkrankten;

β) die Bezugsquelle des Trinkwassers;

γ) die Bezugsquelle der Nahrungsmittel (Sendungen von außerhalb);

δ) den Aufenthaltsort und die Arbeitsstätte der Erkrankten vor und während der Inkubationszeit;

ε) vorangegangene, auch scheinbar andersartige Erkrankungen bei Familienangehörigen, Hausgenossen oder im Orte.

In dieser Beziehung sind zu prüfen die polizeilichen Meldelisten der Zugereisten, die Schulversäumnislisten, die Ortskrankenkassenlisten, die standesamtlichen Todesmeldungen; es sind Ermittelungen anzustellen über den Gesundheitszustand der Mitglieder von Arbeitsverbänden und Knappschaften, der Kinder in Kleinkinderbewahranstalten, ferner über den Krankenbestand in Krankenhäusern usw. Hierüber sind zu befragen Ärzte und andere geeignete Persönlichkeiten (Geistliche, Lehrer, Hebammen usw.).

Am besten mit Hilfe von Einzeichnungen in einen Plan der Ortschaft ist zu ermitteln die örtliche Gruppierung der Typhusfälle unter Berücksichtigung der zeitlichen Verhältnisse. Außerdem ist der zeitliche Verlauf der Epidemie durch graphische Darstellung zu verfolgen.

7. Die Leiter der Untersuchungsämter haben der zuständigen oberen Verwaltungsbehörde über das Ergebnis der angestellten Ermittelungen (Ziffer 5) alsbald Mitteilung zu machen und nach Benehmen mit dem beamteten Arzte Vorschläge über die für erforderlich erachteten Maßnahmen zu erstatten.

8. Die Leiter der Untersuchungsämter sind verpflichtet, den in bezug auf die Bekämpfung des Typhus an sie ergehenden Weisungen der oberen Verwaltungsbehörden ihres Bezirkes Folge zu leisten.

9. Unter Umständen kann es erforderlich werden, ein Zweiglaboratorium für kürzere oder längere Zeit an einem Orte zu errichten. Das Zweiglaboratorium untersteht dem Leiter des Untersuchungsamts, zu dessen Bezirk es gehört.

10. Die Untersuchungsämter haben durch wiederholte Untersuchungen in geeigneten Zwischenräumen festzustellen, ob in den Ausscheidungen der Typhuskranken und der mit Typhusbazillen behafteten Personen in ihrem Bezirke die Ansteckungskeime des Typhus noch enthalten sind.

11. Die Leiter der Untersuchungsämter haben untereinander stets in Fühlung zu bleiben und Mitteilungen über wichtige Vorkommnisse auszutauschen. Ist in den Bezirk eines Untersuchungsamts aus einem anderen ein Typhusfall eingeschleppt worden, so hat der Leiter des ersteren alsbald nach erlangter Kenntnis eine Mitteilung davon unter kurzer Angabe der näheren Umstände an den Leiter des anderen Untersuchungsamts gelangen zu lassen.

12. Die Leiter der Untersuchungsämter haben sich fortlaufend im Benehmen mit den zuständigen oberen Verwaltungsbehörden und den beamteten Ärzten über die hygienischen und sonstigen für ihre Aufgaben wichtigen Verhältnisse ihres Bezirkes unterrichtet zu halten.

13. Die Leiter der Unterrichtsämter haben über alle wichtigen Vorgänge innerhalb ihres Bezirkes, insbesondere über die Auffindung neuer Typhusherde und über das Erlöschen der Krankheit an den befallenen Orten der von der Landesregierung zu bezeichnenden Stelle Bericht zu erstatten.

Anlage 1 der Dienstanweisung.

Anleitung für die bakteriologische Feststellung des Typhus.

I. Zur Untersuchung geeignetes Material.

1. Stuhlgang;
2. Harn;
3. Blut aus Roseolaflecken (gewonnen durch oberflächliche Skarifikation der Flecken);
4. Auswurf;
5. eitrige Absonderungen oder entzündliche Ausschwitzungen jeder Art;
6. Blut (a. durch Stich in das Ohrläppchen, b. ausnahmsweise durch Punktion der Armvene in der Menge von 2 bis 3 ccm gewonnen);
7. Beschmutzte Wäschestücke (u. a. Windeln), namentlich bei heftigen Durchfällen;
8. Von Leichen: Milz oder auch (bei nicht gestatteter Obduktion) Milzsaft, durch Aspiration mit einer Injektionsspritze gewonnen, Dünndarmschlingen oder Darminhalt (namentlich vom Zwölffingerdarm), Gekrösdrüsen, Galle, Inhalt von Eiterherden, Lunge, Inhalt der Luftröhrenäste;
9. Wasser in der Menge von 3 bis 5 l, aus Kesselbrunnen a) von der Oberfläche, b) nach vorherigem Aufrühren des Grundes.

II. Gang der Untersuchung.

A. Kultur.

1. Zu I. 1, 4, 5, 7, 8. Anlegung von mindestens 2 Serien Platten auf v. Drigalski-Conradischem Nährboden (vergl. Anhang S. 21*), Züchtung bei 37° 18 bis 24 Stunden lang oder 2 bis 3 Tage bei Zimmertemperatur.

Der Oberflächenausstrich geschieht mit Hilfe des v. Drigalskischen Glasspatels, nachdem der Stuhlgang mit steriler 0,8 %iger Kochsalzlösung verdünnt und verrieben ist.

Von jeder Stuhlprobe werden zweckmäßig wenigstens zwei Plattenserien angelegt. Es empfiehlt sich, eine von den beiden Serien so anzulegen, daß die Öse Stuhlgang usw. in 4 bis 6 Tropfen Bouillon oder Kochsalzlösung aufgeschwemmt und jeder Tropfen auf 1 bis 2 Platten verteilt wird.

2. Zu I. 2. Untersuchung wie bei II. 1. Die Aussaat erfolgt

bei Harn, der durch Bakterien getrübt ist, unmittelbar in Menge von mehreren Ösen,

bei klarem Harn in Menge von einem bis mehreren Kubikzentimetern, die von der Oberfläche des Harnes entnommen werden, ev. nachdem dieser mehrere Stunden gestanden hat.

3. Zu I. 3 und I. 6b. Aussaat in schwach alkalischer Fleischwasserpeptonbrühe, bei I. 3 in Röhrchen mit etwa 10 ccm Brühe, bei I. 6b in Kolben mit etwa 150 ccm Brühe. Züchtung bei 37°; nach etwa 20 Stunden Aussaat auf Platten wie unter II. 1.

4. Zu I. 9. Es empfiehlt sich, das Wasser, namentlich wenn es klar ist, vor der Verarbeitung einige Tage bei Zimmertemperatur stehen zu lassen, alsdann einen bis mehrere Kubikzentimeter Wasser von der Oberfläche zu entnehmen und auf je eine Platte zu verteilen. Statt dessen kann auch das folgende Verfahren zur Anwendung kommen: Das zu untersuchende Wasser wird frisch in einen oder mehrere hohe Meßzylinder von je 2 l Rauminhalt gegossen. Zu je 2 l Wasser werden 20 ccm einer sterilisierten 7,75 %igen wässerigen Lösung von Natriumhyposulfit (Natrium thiosulfuricum des Arzneibuchs für das Deutsche Reich) hinzugefügt und gut gemischt. Darauf werden 20 ccm einer sterilisierten 10 %igen Lösung von Bleinitrat in Wasser hinzugesetzt. Der entstehende Niederschlag wird entweder durch Zentrifugieren oder durch Stehenlassen während 18 bis 24 Stunden und Abgießen der überstehenden Flüssigkeitsschicht gewonnen. Zu dem Bodensatz werden 14 ccm einer sterilisierten 100 %igen wässerigen Lösung von Natriumhyposulfit (Natrium thiosulfuricum des Arzneibuchs für das Deutsche Reich) hinzugefügt, die Mischung wird gut geschüttelt und in ein steriles Röhrchen gegossen, bis sich die nicht löslichen Bestandteile zu Boden gesenkt haben. Von der klaren Lösung werden je 0,2 bis 0,5 ccm wie unter II. 1 zu Platten verarbeitet.

Die auf den in der beschriebenen Weise angelegten Platten gewachsenen Kolonien werden zunächst durch Betrachtung mit dem unbewaffneten Auge auf Größe, Farbe und Durchsichtigkeit geprüft. Die auf Typhusbazillen verdächtigen Kolonien werden sodann auf dem Deckglas auf ihr Verhalten gegenüber stark agglutinierendem Typhusserum makroskopisch untersucht und Reinkulturen von einer Anzahl derselben auf schräg erstarrtem alkalischen Fleischwasserpeptonagar angelegt[1]).

Zur genaueren Bestimmung einer auf die beschriebene Weise gezüchteten Reinkultur dient

a) Prüfung auf Gehalt und Beweglichkeit,

b) die Agglutinationsprobe (siehe B. 1),

c) Züchtung auf

1. Bouillon,
2. schräg erstarrter Gelatine,
3. Neutralrot-Traubenzuckeragar,
4. Lackmusmolke,

d) Züchtung auf Kartoffeln,

e) „ „ Gelatineplatten,

f) der Pfeiffersche Versuch

} kommen nur in Frage, wenn Zweifel bleiben oder die Typhuskolonie aus Wasser, Dung oder einem anderen ungewöhnlichen Medium stammt.

Von jeder festgestellten Typhuskultur ist mindestens eine höchstens 20stündige Reinkultur auf schräg erstarrtem alkalischen Fleischwasserpeptonagar durch Zuschmelzen des Röhrchens luftdicht zu verschließen und für die spätere Nachprüfung, vor Licht geschützt, einen Monat lang bei Zimmertemperatur aufzubewahren.

B. Agglutinationsprobe.

1. Zur Bestimmung einer verdächtigen Kolonie oder einer Reinkultur.

a) Vorläufige Prüfung im hängenden Tropfen (in 0,8%iger Kochsalzlösung) bei schwacher Vergrößerung. Es muß mit dem spezifischen, möglichst hochwertigen Serum in der Verdünnung von 1 : 100 sofort, spätestens aber während eines 20 Minuten langen Verweilens im Brutschrank bei 37° deutliche Häufchenbildung eintreten.

b) Bestimmung der Agglutinierbarkeit im Reagenzglas oder Uhrschälchen. Mit dem Testserum werden durch Vermischen mit 0,8%iger (behufs völliger Klärung zweimal durch gehärtete Filter filtrierter) Kochsalzlösung Verdünnungen im Verhältnis von 1 : 100, 1 : 500, 1 : 1000 und 1 : 2000 hergestellt. Von diesen Verdünnungen wird je 1 ccm in Reagenzröhrchen gegeben, und je eine Öse der zu prüfenden 10 bis 24 Stunden alten Agarkultur darin verrieben und durch Schütteln gleichmäßig verteilt. Nach spätestens dreistündigem Verweilen im Brutschrank bei 37° werden die Röhrchen herausgenommen und besichtigt, und zwar am besten so, daß man sie schräg hält und von unten nach oben mit dem von der Zimmerdecke reflektierten Tageslicht bei schwacher Lupenvergrößerung betrachtet. Der Ausfall des Versuchs ist nur dann als positiv anzusehen, wenn unzweifelhafte Häufchenbildung (Agglutination) erfolgt ist.

Bei jeder Untersuchung müssen Kontrollversuche angestellt werden, und zwar:

1. mit derselben Kultur und mit der Verdünnungsflüssigkeit;

2. mit einer bekannten Typhuskultur von gleichem Alter wie die zu untersuchende Kultur und mit dem Testserum. Fällt der Agglutinationsversuch mit einer Reinkultur negativ aus, so ist die Kultur zunächst durch wiederholte Übertragungen auf Agar fortzuzüchten und dann der Versuch zu wiederholen.

2. Zur Prüfung des Serums eines typhusverdächtigen Menschen.

a) Blutentnahme: Die Entnahme des Blutes erfolgt am besten durch Einstich in das vorher gereinigte[2]) Ohrläppchen.

Das tropfenweise herausgedrückte Blut wird in Kapillaren von 6 bis 8 cm Länge und etwa 2 mm lichter Weite, deren spitze abgeschmolzene Enden vorher abgebrochen sind, aufgesogen.

---

[1]) Die Erkennung etwaiger Paratyphuskolonien wird erleichtert, wenn man die stehengebliebenen Platten nach einigen Tagen nochmals durchmustert (Schleim bildende Kolonien).

[2]) Bei der Reinigung des Ohrläppchens mit Alkohol ist das Verdunsten desselben abzuwarten, bevor der Einstich gemacht wird.

In die schräg nach unten gehaltene Kapillare muß das Blut schnell eintreten. Geschieht das nicht, so ist bereits Gerinnung erfolgt; man hat dann sogleich ein frisches Röhrchen zu nehmen.

Die Kapillare muß mindestens bis zur Hälfte gefüllt werden.

Mit Blut gefüllte Kapillaren dürfen nur mit Siegellack oder Wachs verschlossen, nicht über der Flamme zugeschmolzen werden.

Kapillaren lassen sich herstellen aus dünnen, 2 mm weiten oder weiteren Barometerröhrchen über dem Bunsenbrenner oder einer hochbrennenden Spiritusflamme.

b) Gewinnung und Verwendung des Serums: Nach einigen Stunden, im Eisschrank schon nach 1 Stunde, hat sich das Serum klar abgesetzt.

Bricht man die Enden der Kapillare so weit ab, daß an dem einen Ende das ausfließende Serum keine Verengerung des Röhrchens mehr zu passieren hat, so erhält man klares Serum, fast ohne Beimengung von Blutkörperchen.

Andernfalls wird zweckmäßig zentrifugiert.

Das Serum wird mit einer 1 ccm fassenden, mit $^{1}/_{100}$ Teilung versehenen Pipette abgemessen und mit steriler 0,8%iger Kochsalzlösung auf das 50fache verdünnt. Ergibt diese Verdünnung weniger als 2 ccm, so wird die Probe auf Agglutination auf einem Deckglas angesetzt; andernfalls mit je $^{1}/_{2}$ bis 1 ccm in einem dünnen Reagenzglas.

Mikroskopische Agglutinationsprobe: In je einem auf das Deckglas gebrachten Tropfen der Verdünnung des Serums 1:50, sowie einer aus dieser bereiteten Verdünnung 1:100 wird sowohl von einer Typhuskultur[1]) wie von einer Paratyphuskultur von Typus B[1]), im Falle des negativen Ausfalls auch von einer Paratyphuskultur vom Typus A[1]), eine Nadelspitze soweit verrieben, daß man mit bloßem Auge eben eine Trübung sieht; die Platinnadel wird dann abgebrannt und der Tropfen gleichmäßig weiter verrieben.

Auf dem hohlen Objektträger muß das Deckglas durch den Vaselinrand luftdicht abgeschlossen sein.

Makroskopische Agglutinationsprobe: Das übrige Serum wird durch Zusatz einer gleichen Menge 0,8%iger Kochsalzlösung auf 1:100 verdünnt und mit den genannten Kulturen auf Agglutinationsfähigheit im Reagenzglas geprüft (vergl. B, 1 b).

Auf je 1 ccm Serumverdünnung wird 1 Normalöse (2 mg) der Kultur an der Wand des Röhrchens sorgfältig verrieben.

Die angesetzten Proben bleiben entweder 3 Stunden bei 37° oder vom Abend bis zum nächsten Morgen bei Zimmertemperatur stehen.

Bei spärlicher Serummenge werden zwecks Feststellung des Grenzwerts gleiche Mengen der Serumverdünnung und einer Aufschwemmung von 2 Normalösen in 1 ccm 0,8%iger Kochsalzlösung mittels Pipette oder Kapillare in ein mit Deckel versehenes Uhrglas oder Blockschälchen gebracht. Die Prüfung erfolgt makroskopisch und mikroskopisch.

c) Prüfung der Reaktion: Die Agglutination, auch bei makroskopischen Proben, ist stets durch das Mikroskop zu kontrollieren, namentlich wenn dem Serum Blutkörperchen beigemengt waren.

Die auf dem Deckglas angesetzte Probe 1:50 hat nur orientierenden Wert.

Sind in jedem Gesichtsfeld reichlich Häufchen selbst neben noch vereinzelt liegenden Bakterien enthalten, so ist die Reaktion als positiv zu bezeichnen.

Ist nur die Probe 1:50, nicht aber diejenige 1:100 positiv, so ist die Einsendung neuer Blutproben nach einigen Tagen zu veranlassen und der Fall so lange als verdächtig anzusehen.

C. Pfeifferscher Versuch.

Das hierzu verwendete Serum muß möglichst hochwertig sein.

Zur Ausführung des Pfeifferschen Versuchs sind 4 Meerschweinchen von je 200 g Gewicht erforderlich.

Tier A erhält das Fünffache der Titerdosis des Serums.

Tier B erhält das Zehnfache der Titerdosis des Serums.

Tier C dient als Kontrolltier und erhält das Fünfzigfache der Titerdosis vom normalen Serum derselben Tierart, von welcher das bei Tier A und B benutzte Serum stammt.

---

[1]) Die Kulturen sollen 10 bis 24 Stunden alt sein. Es empfiehlt sich, den Laboratoriumsstamm, mit dem die Probe angestellt wird, von Zeit zu Zeit zu wechseln.

Sämtliche Tiere erhalten diese Serumdosen gemischt mit je einer Öse der zu untersuchenden, 18 Stunden bei 37° auf Agar gezüchteten Kultur in 1 ccm Fleischbrühe (nicht in Kochsalz- oder Peptonlösung) in die Bauchhöhle eingespritzt.

Tier D erhält nur $^1/_4$ Öse Kultur intraperitoneal, um festzustellen, ob die Kultur für Meerschweinchen virulent ist.

Zur Injektion benützt man eine Kanüle mit abgestumpfter Spitze. Die Injektion in die Bauchhöhle geschieht nach Durchschneidung der äußeren Haut; es kann dann mit Leichtigkeit die Kanüle in den Bauchraum eingestoßen werden. Die Entnahme des Peritonealexsudats zur mikroskopischen Untersuchung im hängenden Tropfen erfolgt vermittels Glaskapillaren gleichfalls an dieser Stelle. Die Betrachtung des Exsudats geschieht im hängenden Tropfen bei starker Vergrößerung und zwar 20 Minuten, 1 Stunde und 2 Stunden nach der Injektion.

Bei Tier A und B muß spätestens nach 2 Stunden typische Körnchenbildung oder Auflösung der Bazillen erfolgt sein, während bei Tier C und D eine große Menge lebhaft beweglicher und in ihrer Form gut erhaltener Bazillen vorhanden sein muß. Damit ist die Diagnose gesichert.

III. Beurteilung des Befundes.

Eine vorläufige Diagnose auf Typhus kann gestellt werden bei charakteristischer Beschaffenheit der Kolonien auf dem v. Drigalski-Conradischen Nähragar (s. Anhang) und bei positivem Ausfall der Agglutinationsprobe im hängenden Tropfen (II. B, 1a).

Derartige Fälle sind unter Vorbehalt sofort als Typhus zu melden. Zur endgültigen Feststellung des Typhus ist der positive Ausfall der sämtlichen unter II. A und B angeführten Proben ausreichend; bestehen nach Vornahme dieser Proben noch Zweifel über die Art der gezüchteten Bakterien, so ist der Pfeiffersche Versuch (II. C) vorzunehmen.

Zeigt das Serum der untersuchten Person in einer Verdünnung von 1:100 mit Typhus- oder Paratyphusbazillen positive Reaktion, so ist der Fall als typhusverdächtig zu melden, wenn auch nur geringe Krankheitserscheinungen vorliegen oder ein Zusammenhang mit Typhusfällen nachweisbar ist.

Anhang zur Anleitung für die bakteriologische Feststellung des Typhus.

Herstellung des Nährbodens zum Nachweis der Typhusbazillen nach v. Drigalski-Conradi.

Berechnet auf 2 Liter.

I. Bereitung des Agars.

3 Pfund fettfreies Pferdefleisch werden fein gehackt, mit 2 l Wasser übergossen und bis zum nächsten Tage stehen gelassen (im Eisschrank).

Das Fleischwasser wird sodann abgeseiht und der Rückstand — am besten mit einer Fleischpresse — abgepreßt. Die ganze Menge der auf die Weise gewonnenen Flüssigkeit wird dann gemessen, gekocht und filtriert[1]. Dem Filtrate werden zugefügt:

1 % Pepton. sicc. Witte,
1 „ Nutrose (oder auch 1 % Tropon),
0,5 „ Kochsalz.

Die Mischung wird dann gekocht, alkalisiert und filtriert, unter Zusatz von 3 % Agar (zerkleinerter Stangen-Agar) 3 Stunden lang im Dampftopf gekocht, darauf durch Sand (Rohrbecksches Sandfilter) oder Leinwand[2] oder sterilisierte entfettete Baumwolle im Dampftopf filtriert, wiederum alkalisiert und gemessen.

---

[1]) An Stelle des Fleischwassers kann unter Umständen eine 1%ige Lösung von Liebigs Fleischextrakt in Wasser benutzt werden.

[2]) Bei Filtration durch Leinwand wird der Filtriertrichter zum Schutze gegen Verdünnung durch einfließendes Kondenswasser mit einem leichten übergreifenden Deckel bedeckt.

II. Milchzucker-Lackmuslösung.

300 ccm Lackmuslösung von Kahlbaum-Berlin werden 10 Minuten lang gekocht, erhalten darauf einen Zusatz von 30 g Milchzucker und werden abermals 15 Minuten lang gekocht; bei der Benutzung ist die Flüssigkeit sorgfältig vom Bodensatz abzugießen.

III. Mischung.

Die heiße Milchzucker-Lackmuslösung (II) wird zu der heißen Agarmasse (I) zugesetzt und die Mischung mit 10%iger Sodalösung bis zur schwach alkalischen Reaktion alkalisiert.

Die Alkalisierung geschieht bei Tage mit dem in dem Nährboden enthaltenen Lackmus als Indikator. Die Farbenprüfung gelingt leicht in dem schräg geneigten Kolbenhalse gegen einen weißen Untergrund oder durch Betrachtung des Schaumes, der beim Schütteln des Kolbens auftritt.

Zu dem schwach alkalischen Nährboden werden 6 ccm einer sterilen warmen 10%igen Sodalösung und 20 ccm einer frischen Lösung von 0,1 g Kristallviolett O chemisch rein — Höchst[1]) — in 100 ccm Aq. dest. steril. hinzugefügt.

Der Nährboden wird in Mengen von etwa 200 ccm in Erlenmeyersche Kölbchen abgefüllt und kann so wochenlang aufbewahrt werden.

Die Doppelschalen für die Herstellung der Platten müssen einen Durchmesser von 18 bis 20 cm haben. Platten dürfen nicht aufbewahrt, sondern müssen stets frisch gegossen werden.

Anlage 2 der Dienstanweisung.

Verzeichnis der im Untersuchungsamte zu führenden Listen und Bücher.

1. Meldungsbuch nach Muster a.
2. Journalbuch nach Muster b.
3. Hauptbuch über alle ausgeführten Untersuchungen, mit alphabetischem Register.
4. Rechnungsbuch.
5. Reisejournal, enthaltend kurze Aufzeichnungen über die an Ort und Stelle vorgenommenen Ermittelungen nach Muster c.
6. Übersicht der im Bezirke gemeldeten und ermittelten Fälle nach Muster d.
7. Akten über Schriftverkehr bezüglich Typhusuntersuchungen.
8. Akten über dienstlichen Schriftverkehr.
9. Inventarverzeichnis.

Muster a.

Lfd. Nummer (mit der Meldekarte übereinstimmend)	Vorname und Familienname	Alter	Wohnort bezw. Ort der Erkrankung	Kreis usw.	Tag der Meldung	Tag der Erkrankung	Bemerkungen (namentlich auch, ob Beziehungen zu anderen bereits gemeldeten Fällen und welchen vorhanden sind)

[1]) Präparate anderer Fabriken sind nicht gleichartig verwendbar.

Journalbuch. **Muster b.**

Lfd. Nr.	Nr. der Meldekarte	Name des Einsenders	Wohnort des Einsenders	Tag des Eingangs	Tag der Rückantwort	Name des Untersuchten	Entnahmeort	Art des Materials	Ergebnis (vergl. Anmerkung)	Name des Untersuchers	Bemerkungen

Anmerkung. Bei positivem Blutbefund ist durch T. und P. anzugeben, wie sich Typhus- und Paratyphusbazillen verhalten haben, gleichzeitig die Höhe des Agglutinationsvermögens, z. B.: T. 1 : 500 +, P. 1 : 100 +.

Positiver Bazillenbefund ist rot, positiver Blutbefund ist blau zu unterstreichen.

Ortschaft: .... E. = Erwachsene, K. = Kinder **Muster c.**

Lfd. Nr.	Name	Beruf	Alter	Wohnung	Tag der Erkrankung	Tag der Meldung	Krankheitsdauer	Ausgang der Krankheit	Anzahl der Wohnungsgenossen E.	Anzahl der Wohnungsgenossen K.	Ärztlich behandelt	Klinisch sicher	Bakteriolog. festgestellt	Bemerkungen (Beziehungen zu andern Fällen, klinische Symptome)

Muster d.

Übersicht

der im Jahre 19 im Regierungsbezirke .... Erkrankungen und Todesfälle an Typhus nach Bürgermeistereien und Ortschaften geordnet.

Die Todesfälle sind durch Kreuze zu markieren.

Bürgermeisterei	Gemeinde	Zahl der vorgekommenen Erkrankungs- und Todesfälle in der Zeit vom bis — Jahreswoche									Summe der Wochen 1 bis 53.		Überhaupt	
		1		2		3		4		usw.				
		E.	T.	E.	T.	E.	T.	E.	T.		E.	T.	E.	T.

Wochenübersicht. **Anlage IV.**

.... te Woche vom .... bis .... , den ....

Nr.	Name	Vorname	Alter	Erkrankungsort	Straße Nr.	Kreis	I. Abgang bezw. II. Zugang als	Bemerkungen

Anlage V.

J.-N. ...., den ......ten.................. 191

Vierteljahrsbericht

der Bakteriologischen Anstalt in..........

I. a) **Zahl aller in der Berichtszeit ausgeführten Untersuchungen =**
b) **Zahl der zum Nachweis des Typhus ausgeführten Untersuchungen =**
davon betrafen

Stuhl		Urin		Blut			
				Agglutination		Züchtung	
Gesamtzahl	Positiv	Gesamtzahl	Positiv	Gesamtzahl	Positiv	Gesamtzahl	Positiv

II. a) **Zahl der in der Berichtszeit festgestellten neuen Typhuserkrankungen =**
davon sind bakteriologisch bestätigt Fälle; und zwar bei
Personen durch Serum-Reaktion allein,
„ „ Blutkultur allein,
„ „ Stuhl-Untersuchung allein,
„ „ Urin-Untersuchung allein,
„ „ mehr als ein Untersuchungs-Verfahren.

b) **Unter den festgestellten neuen Typhuserkrankungen betrafen**
männliche Personen (= ...... % der Fälle) und zwar .... Erwachsene (= .... % der männlichen Kranken), ... Kinder unter 14 Jahren (= .... % der männlichen Kranken),
weibliche Personen (= .... % der Fälle) und zwar .... Erwachsene (= .... % der weiblichen Kranken), ... Kinder unter 14 Jahren (= % der weiblichen Kranken).

III. **Zahl der in der Berichtszeit festgestellten neuen Typhusbazillenträger bzw. Typhusbazillenausscheider =** , darunter befanden sich
männliche Personen (= % der Gesamtzahl) und zwar ...... Erwachsene (= ...... % der männlichen Bazillenträger bzw. Bazillenausscheider), ... Kinder unter 14 Jahren (= .... % der männlichen Bazillenträger bzw. Bazillenausscheider),
...... weibliche Personen (= % der Gesamtzahl) und zwar Erwachsene (= % der weiblichen Bazillenträger bzw. Bazillenausscheider), ... Kinder unter 14 Jahren (= % der weiblichen Bazillenträger bzw. Bazillenausscheider),
.... Personen, die während ihrer Erkrankung unter Beobachtung der Anstalt gestanden haben und länger als 10 Wochen Bazillen ausschieden.

IV. **Zahl der sonst noch auf Typhus untersuchten Personen =** .... , davon waren
a) bereits früher festgestellte Typhuskranke: , davon in der Berichtszeit positiv: ....,
b) bereits bekannte Bazillenträger bzw. Bazillenausscheider: , davon in der Berichtszeit positiv: ....,
c) gesunde Personen: ....

V. **Durch behandelnde Ärzte wurde vor der an die Polizeibehörde bzw. an den Kreisarzt erstatteten Meldung Material eingesandt von Typhusfällen. Durch behandelnde Ärzte waren vor der Materialeinsendung bereits der Polizeibehörde bzw. dem Kreisarzt (Bezirksarzt) gemeldet: Typhusfälle.**

VI. **Es wurden ausgeführt . örtliche Ermittelungen, davon ...... in Gemeinschaft mit dem Kreisarzt (Bezirksarzt).**

VII. **Von den festgestellten neuen Typhusfällen wurden in bezug auf ihren Ursprung**

a) . nicht aufgeklärt,

b) . aufgeklärt, davon

als 1. Einschleppung von auswärts . . . .

2. Kontakt mit Typhuskranken . . . .

und zwar aa) Infektion bei der Berufspflege . . . .

bb) Infektion bei privater Krankenpflege . . . .

cc) sonstiger Kontakt mit Typhuskranken . . . . .

3. Kontakt mit Bazillenträgern bzw. Bazillenausscheidern . . . . .

4. Wasserinfektion . . . .

5. Milchinfektion . . . .

6. sonstige Nahrungsmittelinfektion . . . .

7. Wäscheinfektion . . . .

8. Infektion durch Jauche, Dung, Abortgrubeninhalt .

9. weitere Infektions-Möglichkeiten (Fliegen usw.) . . . .

* VIII. **Beobachtungen über Bazillenträger bzw. Bazillenausscheider.**

* IX. **Benutzte Untersuchungsverfahren und damit erzielte Ergebnisse.**

* X. **Bemerkungen über Meldewesen, Eingang des Untersuchungsmaterials, Absonderung der Kranken und Desinfektionswesen.**

* XI. **Eingehende Darstellung von Epidemien, bemerkenswerten epidemiologischen, kasuistischen oder klinischen Beobachtungen, Kontaktketten usw.**

* XII. **Bei örtlichen Ermittelungen festgestellte hygienische Mißstände, soweit sie für die Typhusbekämpfung von Bedeutung sind.**

* XIII. a) **In der Berichtszeit erschienene wissenschaftliche Arbeiten. (Verfasser, Titel, Zeitschrift usw.)**

b) **In Vorbereitung befindliche wissenschaftliche Arbeiten (Verfasser und Gegenstand der Arbeit).**

* XIV. **Jetziger Personalbestand der Anstalt; in der Berichtszeit eingetretene Personalveränderungen.**

* XV. **Anhang.**

Anderweitige, nicht zum Nachweis des Typhus, ausgeführte Untersuchungen.

Anlage VI.

Verzeichnis der veröffentlichten wissenschaftlichen Arbeiten der organisierten Typhusbekämpfung.

„Veröffentlichungen aus dem Gebiete des Militär-Sanitätswesens."

1903 Heft 21.

Die Bekämpfung des Typhus. Vortrag gehalten in der Sitzung des wissenschaftlichen Senats bei der Kaiser-Wilhelms-Akademie am 28. November 1902. Von Professor Dr. Robert Koch.

---

* Die Eintragungen zu Ziffer VIII bis XV sind am Schlusse des Vordrucks unter Wiederholung der laufenden Nummer und der Überschrift anzubringen.

„Arbeiten aus dem Kaiserlichen Gesundheitsamte."

Band 24.

Beiträge zur Bekämpfung des Typhus im Deutschen Reiche.

S. 1. Vorwort.

S. 35. Über neuere Methoden zum Nachweis des Typhusbazillus in den Darmentleerungen. Von Dr. Klinger, Oberarzt.

S. 54. Über einen Ersatz der lebenden Bakterienkulturen zur Beobachtung des Agglutinationsphänomens. Von Dr. L. Stühlinger, Oberarzt.

S. 62. Das Wachstum der zwischen Bacterium coli und Bacillus typhi stehenden Spaltpilze auf dem Endoschen Fuchsinagar. Von Dr. M. Herford.

S. 68. Über ein Verfahren zur Züchtung von Typhusbazillen aus Wasser und ihren Nachweis in Brunnenwasser. Von Dr. v. Drigalski, Stabsarzt.

S. 77. Die Typhusepidemie in W. im Herbst 1903. Von Dr. Seige, Stabsarzt und Dr. Gundlach, Assistent der Bakteriologischen Anstalt in Metz.

S. 83. Eine Trinkwasserepidemie in R. Von Dr. Matthes und Dr. Gundlach.

S. 91. Über Typhusbazillenträger. Von Dr. P. Klinger, Oberarzt.

S. 97. Über den Zusammenhang zwischen Endemien und Kriegsseuchen in Lothringen. Von Dr. H. Conradi.

S. 116. Eine Trinkwasserepidemie in S. Von Dr. Matthes und Dr. G. Neumann, Kgl. Oberarzt.

S. 159. Die Typhusepidemie in G. (Landkreis Straßburg, Elsaß) im Winter 1903. Von Dr. K. Olbrich.

S. 173. Milch und Typhusbazillenträger. Von Dr. H. Kayser, Oberarzt.

S. 176. Über die Gefährlichkeit von Typhusbazillenträgern. Von Dr. H. Kayser, Oberarzt.

Band 25.

S. 203. Über die Bedeutung des Vorkommens der Paratyphusbazillen (Typus B). Von Dr. Walter Gaehtgens.

S. 209. Blasenkatarrh bei leichtem Unterleibstyphus. Von Dr. G. Neumann, Stabsarzt.

S. 214. Die Untersuchungen der Straßburger Bakteriologischen Anstalt für Typhusbekämpfung in der Zeit vom 1. Oktober 1903 bis 30. September 1905. Von Dr. Klinger, Oberarzt.

S. 218. Beitrag zur Agglutinationstechnik. Von Dr. Walter Gaehtgens.

S. 223. Über Untersuchungen bei Personen, die vor Jahren Typhus durchgemacht haben, und die Gefährlichkeit von „Bazillenträgern". Von Dr. Heinrich Kayser, Oberarzt.

S. 229. Über den Nachweis von Typhusbazillen in Blutgerinnseln. Von Dr. O. Kurpjuweit.

S. 240. Der Typhusbazillus in Bakteriengemischen. Von Prof. Dr. E. Levy und Dr. Walter Gaehtgens.

S. 247. Zur Frage der Beziehungen zwischen Typhus und Paratyphus. Von Dr. Fornet, Oberarzt.

S. 250. Über die Beziehungen des Paratyphus zum Typhus. Von Prof. Dr. E. Levy und Dr. Walter Gaehtgens.

S. 254. Befunde bei der Autopsie eines Typhusbazillenträgers. — Autoinfektion. — Über die Behandlung der Leiche. Von Prof. Dr. Levy und Dr. H. Kayser, Oberarzt.

Band 26.

S. 226. Erfahrungen über den Wert der Gruber-Widalschen Reaktion für die Typhusdiagnose. Von Dr. Walter Gaehtgens.

Band 28.

S. 168. Über die Verbreitung der Typhusbazillen in den Lymphdrüsen bei Typhusleichen. Von Prof. Dr. E. Levy und Dr. Walter Gaehtgens.

S. 377. Bazillenträger und Typhusverbreitung. Von Dr. E. Baumann, Stabsarzt.

S. 383. Die experimentelle Herabsetzung der Agglutinierbarkeit beim Typhusbazillus durch die Stoffwechselprodukte des Pyocyaneusbazillus. Von Dr. A. Hirschbruch.

Band 29.

S. 372. Beitrag zur Kenntnis der typhusähnlichen Bazillen. Von Dr. E. Baumann, Stabsarzt.

Band 30.

S. 330. Beitrag zur Frage der Verbreitung der Bazillen der Paratyphusgruppe. Von Dr. W. Rimpau, Leiter der Bakteriologischen Untersuchungsanstalt Hagenau i. E.

S. 584. Epidemiologische Beobachtungen bei der Typhusbekämpfung im Südwesten des Reichs. Von Dr. Klinger, Stabsarzt.

S. 610. Über das Vorkommen der Paratyphusbazillen (Typus B) im Wasser. Von Dr. Walter Gaehtgens.

S. 619. Typhusinfektion durch Abortgrubeninhalt. Von Dr. Brückner, Oberarzt.

Band 33.

S. 435. Über Nachuntersuchungen bei Personen, die vor Jahren Typhus durchgemacht haben. Von Dr. Brückner.

Band 38.

S. 188. Über die Wirkung von Desinfektionsmitteln in gefüllten Abortgruben und die Dauer der Lebensfähigkeit von Typhusbazillen in Abortgruben. Von Dr. Neumann und Dr. Mosebach.

S. 195. Desgl. Von Dr. Symanski.

S. 198. Desgl. Von Fischer, Stabsarzt.

„Klinisches Jahrbuch."

Band 12.

S. 459. Eine Brunnenepidemie mit nicht charakteristischem Beginn und dessen Ursachen (Aus der Königlichen Bakteriologischen Untersuchungsanstalt in Trier). Von Kreisassistenzarzt Dr. Link.

Band 14.

S. 287. Über das im Kreise Ottweiler geübte Verfahren der Typhusbekämpfung mittels Aufstellung fliegender Baracken im Typhusgebiete. Von Kreisarzt Dr Schmidt, Neunkirchen.

S. 463. Kasuistischer Beitrag zur Pathologie des Typhus (Aus der Kgl. Bakteriologischen Untersuchungsanstalt in Idar a. d. Nahe). Von Kreisassistenzarzt Dr. Lentz, Leiter der Anstalt.

S. 467. Brunnen- oder Kontaktepidemie? (Aus der Kgl. Bakteriologischen Untersuchungsanstalt in Idar a. d. Nahe.) Von Kreisassistenzarzt Dr. Lentz, Leiter der Anstalt.

S. 475. Über chronische Typhusbazillenträger (Aus der Kgl. Bakteriologischen Untersuchungsanstalt in Idar a. d. Nahe). Von Kreisassistenzarzt Dr. Lentz, Leiter der Anstalt.

S. 495. Weitere Mitteilungen über die Anreicherungsmethode für Typhus- und Paratyphusbazillen mittels einer Vorkultur auf Malachitgrün-Agar (Aus der Kgl. Bakteriologischen Untersuchungsanstalt in Idar a. d. Nahe). Von Kreisassistenzarzt Dr. Lentz, Leiter der Anstalt und Dr. Julius Tietz, Mitglied der Anstalt.

S. 507. Über Kontaktinfektion als Ätiologie des Typhus (Aus der Kgl. Bakteriologischen Untersuchungsanstalt in Saarlouis). Von Stabsarzt Dr. Seige, früherem Leiter der Anstalt.

Band 17.

S. 115. Die Grundlagen und ersten Erfahrungen in der modernen Typhusbekämpfung (Aus den Akten der Typhusuntersuchungsanstalt Trier und nach eigenen Berichten). Von Prof. Dr. P. Frosch.

S. 229. Erfahrungen mit dem v. Drigalski-Conradischen Lackmusmilchzuckeragar bei der Typhusbekämpfung. Von Dr. Gerhard Simon, Oberarzt.

S. 259. Über den Nachweis von Typhusbazillen in Blutgerinnseln (Aus der Kgl. Bakteriologischen Untersuchungsanstalt in Saarbrücken; Leiter: Kreisassistenzarzt Dr. Lentz). Von Dr. O. Kurpjuweit, Kreisassistenzarzt in Berlin.

S. 273. Zur Frage der regionären Typhus-Immunität (Aus der Königl. Bakteriologischen Untersuchungsanstalt Neunkirchen). Von Dr. H. Conradi, Leiter der Anstalt.

S. 297. Über die Kontagiosität des Typhus (Aus der Königl. Bakteriologischen Untersuchungsanstalt Neunkirchen). Von Dr. H. Conradi, Leiter der Anstalt.

S. 351. Ein gleichzeitiger Befund von Typhus- und Paratyphusbazillen im Wasser (Aus der Königl. Bakteriologischen Untersuchungsanstalt Neunkirchen). Von Dr. H. Conradi, Leiter der Anstalt.

S. 363. Über Cholecystitis typhosa als Ursache chronischer Typhusbazillenausscheidung (Aus der Königl. Bakteriologischen Untersuchungsanstalt Saarlouis). Von Dr. Gerhard Simon, Oberarzt.

S. 433. Über den heutigen Stand der Typhusbekämpfung. Von Prof. Dr. Martin Kirchner, Geh. Obermedizinalrat in Berlin.

S. 521. Über die im Sommer 1905 in St. Johann-Saarbrücken beobachtete Ruhrepidemie (Aus der Königl. Bakteriologischen Untersuchungsanstalt in Saarbrücken). Von Dr. Otto Lentz, früherem Leiter der Anstalt.

Band 18.

S. 351. Über die Möglichkeit der Übertragung des Typhus durch Flaschenbier und Bierflaschen (Aus der Königl. Bakteriologischen Untersuchungsanstalt für Typhusbekämpfung in Saarlouis). Von Oberarzt Dr. Sachs-Müke, Assistent der Anstalt.

Band 19.

S. 537. Die Verbreitung des Typhus durch sogenannte „Dauerausscheider" und „Bazillenträger". Von Prof. Dr. Paul Frosch, Geh. Medizinalrat und Abteilungsvorsteher am Institute für Infektionskrankheiten in Berlin.

Band 20.

S. 547. Die Haltbarkeit des Agglutinationsvermögens von aufbewahrtem Blutserum Typhuskranker. Von Dr. Sachs-Müke.

Band 21.

S. 171. Über örtliche und zeitliche Einflüsse bei der Verbreitung des Abdominaltyphus nach 30jährigen Beobachtungen in der Pfalz. Von Oberarzt Dr. Otto Mayer, Nürnberg.

S. 209. Vergleichender Typhusnachweis mittels des kombinierten Endo-Malachitplattenverfahrens und des Conradischen Brillantgrünpikrinsäureagars (Aus der Königl. Bakteriologischen Untersuchungsanstalt Trier). Von Dr. med. Schumacher, Mitglied der Untersuchungsanstalt.

S. 219. Milchwirtschaft und Typhusinfektion (Aus der Königl. Bakteriologischen Untersuchungsanstalt Idar). Von Dr. P. Neumann, Leiter der Anstalt.

S. 225. Beobachtungen bei zwei durch Nahrungsmittel verursachten Paratyphusepidemien (Aus der Kgl. Bakteriologischen Untersuchungsanstalt Saarbrücken). Von Dr. Prigge, Leiter der Anstalt und Stabsarzt Dr. Sachs-Müke.

S. 233. Vergleichende Untersuchungen über die Typhusbazillenzüchtung aus kleinsten Blutgerinnseln vermittels der Gallenanreicherung und des direkten Plattenausstrichs (Aus der Königl. Bakteriologischen Untersuchungsanstalt Saarbrücken). Von Stabsarzt Dr. Sachs-Müke.

S. 250. Zur Kenntnis der Typhuskontaktepidemien (Aus der Königl. Bakteriologischen Untersuchungsanstalt Neunkirchen). Von Dr. med. Meinicke, früherem Assistenten der Untersuchungsanstalt in Saarbrücken und Dr. med. Schuhmacher, früherem Assistenten der Untersuchungsanstalt in Neunkirchen.

S. 421. Über alimentäre Ausscheidung von Paratyphusbazillen (Aus der Königl. Bakteriologischen Untersuchungsanstalt Neunkirchen). Von Dr. H. Conradi, Leiter der Anstalt.

S. 587. Kommen in Blut und Gallenblase gesunder Schweine Schweinepestbazillen vor? Von Dr. Rommeler.

Band 22.

S. 237. Paratyphusbazillenausscheidung bei Kranken und Gesunden (Aus der Kgl. Bakteriologischen Untersuchungsanstalt Saarbrücken). Von Dr. Prigge und Stabsarzt Dr. Sachs-Müke.

S. 245. Studien über Typhusbazillenträger (Aus der Kgl. Bakteriologischen Untersuchungsanstalt Saarbrücken). Von Dr. Prigge.

S. 254. Zur Bekämpfung der Dauerausscheider von Typhusbazillen. Von Dr. Otto Mayer.

S. 263. Zur Frage der Bazillenträger und ihrer Beziehung zum endemischen Typhus (Aus der Königl. Bakteriologischen Untersuchungsanstalt Trier). Von Dr. med. Schumacher.

S. 311. Ein unbeweglicher Typhusstamm (Aus der Königl. Untersuchungsanstalt Trier). Von Stabsarzt Oskar Fischer.

Band 24.

S. 287. Die Durchsuchung der Ortschaft Wolf an der Mosel, ein Beitrag zur Frage der Bedeutung der Typhusbazillenträger. Von Oberarzt Dr. Sporberg.

„Deutsche Medizinische Wochenschrift."

1903.

S. 26. Über lösliche, durch aseptische Autolyse erhaltene Giftstoffe von Ruhr- und Typhusbazillen. Von Dr. Conradi.

1904.

S. 1165. Über Mischinfektion durch Typhus- und Paratyphusbazillen (Aus der Bakteriologischen Untersuchungsanstalt für Lothringen in Metz). Von Dr. H. Conradi, Leiter der Anstalt.

S. 1803. Über den Typus A des Bacterium paratyphi, Typhus-Serumerfahrungen und zur Mischinfektionsfrage (Aus dem Institute für Hygiene und Bakteriologie der Universität in Straßburg. — Typhusabteilung). Von Dr. Heinrich Kayser.

1906.

S. 58. Ein Verfahren zum Nachweis der Typhuserreger im Blute (Aus der Königl. Bakteriologischen Untersuchungsanstalt in Neunkirchen). Von Dr. H. Conradi, Leiter der Anstalt.

S. 1039. Über Filtrataggressine (Aus dem Hygienischen Institut und aus der Bakteriologischen Untersuchungsanstalt in Straßburg i. E.). Von Prof. Dr. E. Levy und Oberarzt Dr. W. Fornet.

1907.

S. 85. Über die Grundlagen der Typhusbekämpfung. Von Dr. Forster, Oberleiter der Außenstation Straßburg. (Vergl. auch Straßburger med. Zeitung 1906 Nr. 11 u. 12.)

S. 1684. Wann steckt der Typhuskranke an? (Aus der Königl. Bakteriologischen Untersuchungsanstalt in Neunkirchen). Von Dr. H. Conradi, Leiter der Anstalt.

1908.

S. 1222. Ein einfaches, klinisches Verfahren zur Züchtung der Meningococcen. Von Dr. Conradi.

1909.

S. 886. Paratyphusbazillen im Transporteis der Seefische. Ein Beitrag zur Entstehung der Fischvergiftung (Aus der Königl. Bakteriologischen Untersuchungsanstalt in Neunkirchen). Von Oberarzt Dr. Rommeler.

S. 1015. Ein neues Sterilisierungsverfahren. Von Dr. H. Conradi.

S. 1337. Über Opsoninuntersuchungen bei Typhusbazillenträgern (Aus dem Universitätsinstitute für Hygiene und Bakteriologie in Straßburg i. E., Abteilung für Typhusbekämpfung). Von Dr. Walter Gaehtgens.

1910.

S. 78. Ein einfaches Blutentnahmeverfahren für bakteriologische Zwecke (Aus der Königl. Bakteriologischen Untersuchungsanstalt Saarbrücken). Von Dr. W. Meyer.

S. 2047. Dysenteriebazillen vom Typus Y im Darm und in der Leber einer früheren Typhusbazillenträgerin. Von Dr. G. Brückner.

„Zentralblatt für Bakteriologie.“ Originale.

Band 35.

S. 776. Über Ergebnisse bei der Bekämpfung des Typhus nach Robert Koch (Aus der Königl. Bakteriologischen Untersuchungsanstalt Saarbrücken). Von Stabsarzt Dr. v. Drigalski, Leiter der Anstalt.

Band 38.

S. 129. Der Bacillus jasmino-cyaneus und der Bacillus flavo-aromaticus, zwei neue, Farbstoff bildende Bakterien (Aus dem Hygienisch-Bakteriologischen Institute zu Straßburg). Von Dr. Walter Gaehtgens.

Band 39.

S. 634. Über die Erhöhung der Leistungsfähigkeit des Endoschen Fuchsinagars durch den Zusatz von Koffein. Von Dr. med. Walter Gaehtgens.

Band 40.

S. 285. Bakteriologischer Befund bei einem weiteren Fall von Paratyphus des Brion-Kayserschen Typus A. Von Dr. Heinrich Kayser.

S. 607. Zur schnellen Filtration des Nähragars. Von Dr. Babucke.

S. 621. Über einen Fall von Mischinfektion von Typhus und Paratyphus. Von Dr. Walter Gaehtgens.

Band 41.

S. 161. Nahrungsmittelvergiftung und Paratyphus. Von Prof. E. Levy und Oberarzt Dr. W. Fornet.

Band 42.

S. 185. Zur Frühdiagnose und Bakteriologie des Typhus sowie Paratyphus. Von Dr. Heinrich Kayser, Oberarzt.

Band 43.

S. 419. Bazillenträger und Disposition am Beispiel des Abdominaltyphus. Von Prof. Dr. E. Levy und Oberstabsarzt Dr. Wieber.

S. 843. Über den Nachweis des Bakterienpräzipitinogens im Organismus. Von Dr. W. Fornet, Oberarzt.

Band 47.

S. 136. Bakteriologische Blutuntersuchungen bei Typhus, insbesondere durch die Gallekultur (Aus der Kaiserlichen Bakteriologischen Anstalt für Lothringen zu Metz). Von Dr. E. Baumann, Stabsarzt und Dr. W. Rimpau.

Band 48.

S. 223. Über die Typhusantigene und ihre Antikörper (Aus dem Institute für Hygiene und Bakteriologie zu Straßburg). Von Dr. Walter Gaehtgens.

S. 461. Über den Bau der Opsonine. II. Mitteilung: Paratyphusopsonine. Von Dr. W. Fornet und Dr. A. E. Porter.

Band 50.

S. 501. Über Befunde von Paratyphusbazillen in Fleischwaren (Aus der Königl. Bakteriologischen Untersuchungsanstalt Neunkirchen). Von Dr. Rommeler, Oberarzt.

Band 51.

S. 138. Opsonine und Antiopsonine in ihrer Wirkung auf Tuberkelbazillen. Von Dr. W. Fornet und Dr. A. E. Porter.

S. 509. Massenerkrankungen an Fleischvergiftung durch Bac. enteritidis Gärtner im Standort Metz (April 1909). Von Dr. Friedrichs, Stabsarzt und Fr. Gardiewski, Oberarzt.

Band 52.

S. 170. Über das Vorkommen von Typhusbazillen in von Typhusbazillenträgern benutzten Abortgruben (Aus der Königl. Bakteriologischen Untersuchungsanstalt Idar. Von Dr. Mosebach.

S. 616. Erfahrungen mit dem neuen Malachitgrün-Agar Padlewskis zum Nachweis von Bazillen der Typhusgruppe (Aus der Königl. Bakteriologischen Untersuchungsstation Landau, Pfalz). Von Stabsarzt Dr. Megele, Leiter der Station.

Band 53.

S. 209. Variieren Typhusbazillen? Von Stabsarzt Dr. E. Müller.

S. 473. Zur morphologischen Differenzierung des Typhus- und Paratyphus B-Bazillus mittels der Geißelfärbung. Von Dr. Kühnemann.

S. 559. Vergleichende Untersuchungen über einige neuere Typhusnährböden und Erfahrungen über den Wert der Agglutination, Blutkultur und Stuhlzüchtung für die Diagnose des Abdominaltyphus. Von Dr. W. Gaehtgens und Dr. G. Brückner.

Band 54.

S. 355. Über Veränderungen der Geißeln bei der Agglutination. Von Dr. Kühnemann.

Band 55.

S. 174. Über Wechselbeziehungen in der Agglutination zwischen Bacterium coli und typhi. Von Dr. Müller, Stabsarzt, Landau.

Band 57.

S. 469. Zur Identifizierung des Bacillus faecalis alcaligenes. Von Dr. Kühnemann.

S. 497. Über Kapselbildung beim Typhusbazillus. Von Dr. Kühnemann.

Band 60.

S. 602. Über die Methoden des Nachweises der Typhusbazillen im Blute. Von Dr. Kessler, Oberarzt.

„Zentralblatt für Bakteriologie usw." Referate.

Band 38 Beiheft.

S. 63. Beiträge zur Differentialdiagnose des Paratyphus. Von Dr. Otto Lentz, bisherigem Leiter der Königl. Bakteriologischen Untersuchungsanstalt Saarbrücken, jetzigem Leiter der Wutschutzabt. beim Königl. Institute für Infektionskrankheiten in Berlin.

Band 44 Beiheft.

S. 20*. Die Bedeutung und das Wesen der Opsonine. Von Dr. W. Fornet.

„Deutsche Vierteljahrsschrift für öffentliche Gesundheitspflege."

Band 38.

S. 17. Typhusbekämpfung. Referat von Dr. von Drigalski, Stabsarzt.

„Straßburger Medizinische Zeitung."

1904.

S. 10. Zur Praxis der Typhusbekämpfung. Von Alexander Levy (Hagenau).

S. 99. Die Ergebnisse der Typhusbekämpfung in Elsaß-Lothringen im ersten Jahre. Von Prof. Dr. Biedert.

1906.

S. 101. Einige Bemerkungen über die moderne Diagnostik des Abdominaltyphus. Von L. Krehl.

S. 122. Auszug aus der Diskussion über die Medizinalreform im Landesausschuß für Elsaß-Lothringen, vom 22. Februar 1906.

S. 275. Arzt und bakteriologische Untersuchungsanstalt. Von Professor J. Forster und Dr. W. Fornet, Straßburg.

S. 275 und 321. Über die Grundlagen der Typhusbekämpfung. Von Dr. Forster (vgl. Deutsche Med. Wochenschr. 1907 Nr. 2).

S. 311. Typhusbekämpfung und Praxis. Von Dr. Garcin, Straßburg.

S. 314. Über die Leistungsfähigkeit unserer bakteriologischen Untersuchungsmethoden am Typhuskrankenbette. Von Dr. H. Kayser, Oberarzt (Aus der Bakteriologischen Untersuchungsanstalt am Hygienischen Institute zu Straßburg).

S. 321. Sitzung des Unterelsässischen Ärztevereins in Straßburg von 24. November 1906. Besprechung der Typhusbekämpfung.

1907.

S. 120. Bericht über die Sitzung der Ärztekammer für Elsaß-Lothringen, vom 9. Februar 1907. Tagesordnung: Antrag des Metzer Ärztevereins auf Änderung der Vorschriften über die Typhusbekämpfung.

1909.

S. 65. Die serologische Untersuchung auf Syphilis. Von Dr. Gardiewski und Dr. Hirschbruch.

S. 73. Kreisarzt und Typhusbekämpfung in Elsaß-Lothringen. Von Dr. W. Rimpau, Leiter der Bakteriologischen Untersuchungsanstalt Hagenau i. Els.

S. 154. Ein Beitrag zur Behandlung der Typhusbazillenträger. Von Dr. Schneider, Hagenau i. Els.

1911.

S. 147. Über Komplementbindung als sero-diagnostische Methode. Von Dr. Feser.

„Deutsche Militärärztliche Zeitschrift.“

1905.

S. 153. Typhus abdominalis. Nach Vorträgen in ärztlichen Vereinssitzungen der Pfalz. Von Dr. Georg Mayer, Oberarzt (Leiter der Bakteriologischen Außenstation Kaiserslautern).

1907.

S. 86. Die Ausscheidung von Typhusbazillen in der Rekonvaleszenz (Aus der Königl. Bakteriologischen Untersuchungsanstalt Saarlouis). Von Dr. Simon, Oberarzt und Dr. Dennemark, Oberarzt.

„Münchener Medizinische Wochenschrift.“

1903.

S. 2139. Eine Anreicherungsmethode für Typhus- und Paratyphusbazillen (Aus der Bakteriologischen Untersuchungsanstalt Idar). Von Dr. Otto Lentz und Dr. Julius Tietz.

1904.

S. 868. Über die Beziehungen des B. faecalis alcaligenes zu den Typhusbazillen (Aus dem Institute für Hygiene und Bakteriologie der Universität Straßburg und der Bakteriologischen Anstalt für Unterelsaß). Von Dr. E. Altschüler.

S. 1641. Über das Vorkommen von Typhus- und Paratyphusbazillen bei Erkrankungen der Gallenwege (Aus dem Institute für Hygiene und Bakteriologie der Universität Straßburg). Von Dr. Franz Blumenthal.

1905.

S. 1473. Über das Vorkommen von Typhusbazillen in der Galle von Typhuskranken und „Typhusbazillenträgern“ (Aus dem Hygienischen Institute der Universität Straßburg). Von Prof. J. Forster und Dr. Heinrich Kayser.

S. 1761. Über spontane Wachstumshemmung der Bakterien infolge Selbstvergiftung. Von Dr. H. Conradi und Dr. Kurpjuweit.

S. 1827. Typhusbazillus und Bacillus faecalis alcaligenes (Aus der Königl. Bakteriologischen Untersuchungsanstalt Neunkirchen). Von Dr. H. Conradi, Leiter der Anstalt. Vgl. auch 1906 S. 219 und 459.

S. 2164. Über die Bedeutung der bakteriellen Hemmungsstoffe für die Physiologie und Pathologie des Darmes. Von Dr. Conradi und Dr. Kurpjuweit.

S. 2261. Über die Verschleppung typhöser Krankheiten durch Ameisen und die Pathogenität des Löfflerschen Mäusetyphusbazillus für den Menschen. Von Dr. Georg Mayer.

S. 2433. Einfache und sichere Identifizierung des Typhusbazillus. Von Oberarzt Dr. Hans Boit (auch als Inaugural-Dissertation Jena 1905 erschienen).

1906.

S. 219. Notiz zu meinem Aufsatz: Typhusbazillus und Bacillus faecalis alcaligenes. Von Dr. Conradi. (Vgl. auch 1905 S. 1827.)

S. 823. Über die einfache Gallenröhre als Anreicherungsmittel und die Bakteriologie des Blutes bei Typhus sowie Paratyphus (Aus dem Institute für Hygiene und Bakteriologie der Kaiser-Wilhelms-Universität Straßburg). Von Dr. Heinrich Kayser.

S. 1053. Ein Beitrag zur Züchtung von Typhusbazillen aus dem Blute (Aus der Bakteriologischen Anstalt für Unter-Elsaß). Von Oberarzt Dr. Fornet.

S. 1361. Über das Verhalten der im Blute der Typhuskranken nachweisbaren Typhusbazillen gegenüber der bakteriziden Wirkung des Blutes. Von Dr. Conradi.

S. 1654. Über Züchtung von Typhusbazillen aus dem Blute mittels der Gallenkultur. Von Dr. Conradi.

S. 1862. Die Präzipitatreaktion. Ein Beitrag zur Frühdiagnose bei Typhus und anderen Infektionskrankheiten (Aus der Bakteriologischen Anstalt für Unter-Elaß). Von Oberarzt Dr. Fornet.

S. 1953. Weiteres über die Verwendung der Typhusgalleröhre zur Blutkultur (Aus dem Institute für Hygiene und Bakteriologie der Universität Straßburg). Von Dr. H. Kayser.

S. 2386. Zur bakteriologischen Frühdiagnose des Typhus. Von Dr. H. Conradi.

S. 2434. Bakteriologischer Befund bei der Autopsie eines Typhusbazillenträgers. Von Prof. Dr. E. Levy und Dr. Heinrich Kayser.

1907.

S. 1078. Zur Technik der Blutanreicherung vermittels der „Typhusgalleröhre". Von Dr. Heinrich Kayser.

1908.

S. 1. Über die Beziehungen des Typhus und Paratyphus zu den Gallewegen. Von Prof. Dr. J. Forster in Straßburg.

S. 161. Über moderne Serodiagnostik; mit besonderer Berücksichtigung der Präzipitine und Opsonine. Von Dr. Fornet.

S. 1523. Ein Verfahren zum Nachweis spärlicher Typhusbazillen. Von Dr. H. Conradi.

S. 1782. Epidemiologische Beobachtungen bei Typhus abdominalis und Paratyphus B. in der Pfalz während der Jahre 1903—1906. Von Dr. Otto Mayer, Oberarzt.

S. 2607. Zur Frage der klinischen Einheit des Paratyphus. Von Dr. E. Meinicke.

1909.

S. 288. Über fötale Typhusinfektion. Von Dr. Walter Gaehtgens.

S. 909. Eiskonservierung und Fleischvergiftung. Von Dr. H. Conradi.

S. 1011. Gefährdung des Typhusbazillenträgers durch die eigenen Typhusbazillen. Von Dr. W. Kamm, Oberarzt.

S. 1318. Über den Keimgehalt normaler Organe. Von Dr. H. Conradi.

S. 1843. Mitagglutination für Typhus bei Infektion mit Bac. enteritidis Gärtner. Von Dr. W. Rimpau.

S. 2583. Epididymitis und Bacterium coli commune. Von St.-A. Dr. Müller, Landau.

1910.

S. 218. Zur Epidemiologie des Typhus und Paratyphus. Vortrag im naturwissenschaftlich-medizinischen Verein zu Straßburg.

S. 956. Über Typhusverschleppung durch Säuglinge. Von Dr. Rommeler.

S. 1213. Über die Bedeutung der ambulanten Typhusfälle im Kindesalter bei der Weiterverbreitung des Abdominaltyphus. Von Dr. G. Brückner.

S. 1389. Welchen Wert hat die „Fadenreaktion" für die Diagnose des Abdominaltyphus, für das Auffinden von Typhusbazillenträgern und die Differenzierung von Bakterien der Paratyphusgruppe? Von Dr. Gaehtgens und Dr. Kamm.

S. 1546. Die serodiagnostische Typhusreaktion von Mandelbaum (Aus der Königl. Bakteriologischen Untersuchungsanstalt Saarbrücken). Von Oberarzt Dr. Kessler.

„Zeitschrift für Medizinalbeamte."

1905.

S. 233. Eine Paratyphusepidemie im Kreise Kreuznach. Von Kreisarzt Dr. Lembke, Kreuznach.

S. 305. Einige kurze Bemerkungen zu der Abhandlung des Herrn Kreisarztes Dr. Lembke: Eine Paratyphusepidemie im Kreise Kreuznach. Von Kreisassistenzarzt Dr. Lentz, Leiter der Königl. Bakteriologischen Untersuchungsanstalt Saarbrücken.

1906.

S. 340. Die rechtliche Stellung der Typhusbazillenträger (Aus der Königlichen Bakteriologischen Untersuchungsanstalt Trier). Von Dr. Liebetrau.

„Zeitschrift für ärztliche Fortbildung."

1905.

S. 529. Der Typhus als Volksseuche. Von Prof. Dr. A. Wassermann, Berlin (nimmt Bezug auf die organisierte Typhusbekämpfung).

„Berliner Klinische Wochenschrift."

1905.

S. 1620. Einige neuere Fragen aus der Epidemiologie des Abdominaltyphus. Von Stabsarzt Dr. Kutscher.

1906.

S. 999. Über Agglutination von Bakterien der Typhusgruppe durch Galle (Aus dem Institute für Hygiene und Bakteriologie an der Universität Straßburg). Von Dr. T. A. Venema.

1909.

S. 874. Luesnachweis durch Farbenreaktion. Von Dr. Symanski, Dr. Hirschbruch und Dr. Gardiewski.

1910.

S. 294. Praktische Ergebnisse aus dem Gebiete der Epidemiologie. — Einiges über Typhus. Von Dr. Klehmet.

„Archiv für Hygiene."

Band 48.

S. 313. Die Gruber-Widalsche Probe bei Mischinfektion durch Typhusbazillen und Staphylokokken (Aus der medizinischen Universitätsklinik und dem Institute für Hygiene und Bakteriologie zu Straßburg). Von Dr. Heinrich Kayser.

Band 52.

S. 239. Der Einfluß hoher Temperaturen auf den Schmelzpunkt der Nährgelatine. Von Dr. Walter Gaehtgens.

Band 57.

S. 75. Über Vergleiche der Bildung von Antikörpern bei Menschen und Tieren (im besonderen Gruppenagglutininen). Von Dr. Heinrich Kayser.

Band 60.

S. 134. Über die Bakterizidie der Galle. Von Oberarzt Dr. W. Fornet.

Band 62.

S. 107. Untersuchungen über die Wachstumsgeschwindigkeit der Typhusbazillen in Galle (Aus dem hygienisch-bakteriologischen Institute zu Straßburg). Von Dr. W. Pies.

S. 152. Beitrag zur Biologie des Bacillus faecalis alcaligenes. Von Dr. Walter Gaehtgens.

Band 72.

S. 233. Die Händedesinfektion bei Typhusbazillenträgern. Von Dr. Walter Gaehtgens.

„Deutsches Archiv für Klinische Medizin."

Band 85.

S. 525. Neuere klinisch-bakteriologische Erfahrungen bei Typhus und Paratyphus (Aus dem Institute für Hygiene und Bakteriologie und der medizinischen Klinik in Straßburg). Von Dr. Albert Brion und Dr. Heinrich Kayser.

S. 552. Die nosologische Stellung des Symptomkomplexes „Abdominaltyphus" (Aus der medizinischen Klinik und dem Institute für Hygiene und Bakteriologie der Universität in Straßburg). Von Dr. Albert Brion und Dr. Heinrich Kayser.

„Vereinsblatt der pfälzischen Ärzte."

1903.

S. 222. Zur Typhusbekämpfung. Von Stabsarzt Dr. Hertel, Vorstand der Königl. Bakteriologischen Station in Landau.

1904.

S. 108. Desgl.

S. 227. Typhus abdominalis. Von Oberarzt Dr. Georg Mayer.

1905.

S. 306. Erfahrungen mit Typhusträgern. Von Stabsarzt Dr. Georg Mayer.

1906.

Nr. 1 Beilage. Eine Tabelle über „Typhus in Odenbach und seine Verbreitung". Von Stabsarzt Dr. Georg Mayer.

1910.

S. 138. Über den heutigen Stand der Typhusbekämpfung in der Pfalz. Von St.-A. Dr. Megele, Landau.

„Bericht über den XIV. Internationalen Kongreß für Hygiene und Demographie, Berlin 1907."

Band II.

S. 73. Die Bazillen der Typhusgruppe. Erfahrungen in Deutschland über klinische Symptome, pathologische Anatomie und Epidemiologie der Erkrankungen, welche durch die zur Typhusgruppe gehörigen Bazillen verursacht werden. Von Dr. Otto Lentz, Charlottenburg.

S. 1119. Moderne Typhusbekämpfung. Von Geh. Medizinalrat Prof. Dr. P. Frosch. Berlin-Schmargendorf.

S. 1131. Moderne Typhusbekämpfung. Von Geh. Regierungsrat Schneider, Saarbrücken.

„Festschrift zum 60. Geburtstag von Robert Koch."

S. 409. Über eine durch Genuß von Pferdefleisch veranlaßte Massenvergiftung (Aus der Königl. Bakteriologischen Untersuchungsanstalt Saarbrücken). Von Stabsarzt Dr. v. Drigalski, Leiter der Anstalt.

S. 555. Über eine Kontaktepidemie von Ruhr in der Umgegend von Metz. Von Dr. H. Conradi, Leiter der Bakteriologischen Anstalt für Lothringen.

S. 691. Über regionäre Typhusimmunität. Von P. Frosch.

„79. Versammlung Deutscher Naturforscher und Ärzte zu Dresden 1907. Abteilung für innere Medizin."

S. 22. Referat über das Thema: Typhus und Paratyphus und ihre Beziehungen zu den Gallewegen. Referenten: Chiari-Straßburg, Hirsch-Freiburg und Forster-Straßburg.

„Medizinische Klinik."

1907.

S. 253. Ätiologie und Prophylaxe des Typhus und Paratyphus. Von Dr. Otto Lentz, Leiter der Wutschutzabteilung im Königl. Institute für Infektionskrankheiten (auch Hygienische Rundschau 1907 S. 377).

„Hygienische Rundschau."

1909.

S. 813. Über den praktischen Wert einiger neuer Typhusnährböden. Von Oberarzt Dr. F. Grimm.

S. 1161. Über neuere Enteisenungssysteme (Aus der Königl. Bakteriologischen Untersuchungsanstalt Saarbrücken). Von Dr. Prigge, Leiter der Anstalt.

Monatsschrift „Desinfektion".

1910.

S. 133. Morbicid technisch als Ersatz für Kresolseifenlösung in der Allgemeindesinfektion (Aus der Königl. Bakteriologischen Untersuchungsanstalt Saarbrücken). Von Oberarzt Dr. Kessler.

„Zeitschrift für Hygiene und Infektionskrankheiten."

Band 39.

S. 283. Über ein Verfahren zum Nachweis der Typhusbazillen. Von Dr. von Drigalski und Dr. H. Conradi.

Band 40.

S. 134. Ein Beitrag zur Desinfektion von Tierhaaren mittels Wasserdampfs. Von Professor Proskauer und Dr. Conradi.

Band 42.

S. 141. Über eine unter dem Bilde des Typhus verlaufende, durch einen besonderen Erreger bedingte Epidemie. Von Dr. Conradi, Dr. von Drigalski und Dr. Jürgens.

Band 46.

S. 229. Über Beeinflussung der Agglutinierbarkeit von Bakterien, insbesondere von Typhusbazillen. Von Dr. med. Fritz Kirstein, z. Zt. Leiter der Bakteriologischen Außenstation für Typhusbekämpfung im Elsaß.

Band 62.

S. 157. Bemerkungen zu der Arbeit von Dr. Bohne: „Vergleichende bakteriologische Blut-, Stuhl- und Urinuntersuchungen bei Typhus abdominalis". Von Dr. H. Conradi.

Band 64.

S. 365. Beiträge zur Physiologie der Typhusverbreitung. Von Oberarzt Dr. W. Fornet.

Band 66.

S. 215. Praktische und theoretische Präzipitinuntersuchungen. Von Dr. W. Fornet und Dr. M. Müller.

„Archiv für experimentelle Pathologie und Pharmakologie."

1908 Supplementband „Schmiedeberg-Festschrift".

S. 176. Versuche über die Entstehung des Sepsins. Von W. Fornet und W. Heubner.

„Ergebnisse der Inneren Medizin und Kinderheilkunde."

1912 Band 10.

Typhus und Paratyphus. Von W. Fornet.

„L'Hygiene de la viande et du lait."

1907 Band 1.

Sur l'importance les microbes dans les infections alimentaires. Von E. Levy und W. Fornet.

„Semaine Médicale."

1908.

S. 217. Technique des divers procédés employés pour le sérodiagnostic de la syphilis. Von Dr. W. Fornet.

„Zeitschrift für Fleisch- und Milchhygiene."

1909.

S. 341. Eine neue Methode der bakteriologischen Fleischbeschau. Von Dr. H. Conradi.
S. 382. Zur Conradischen Methode der bakteriologischen Fleischbeschau. Von Dr. L. Meyer.

1910.

S. 105. Zur Pathogenese der Fleischvergiftung. Von Dr. H. Conradi.
S. 109. Über Außeninfektion des Fleisches. Von Dr. med. vet. L. Meyer.
S. 115. Zur Theorie und Praxis der bakteriologischen Fleischbeschau. Von Dr. G. Rommeler.
S. 120. Ein Beitrag zur Physiologie der Fleischreifung. Von Dr. med. vet. L. Meyer.
S. 217. Zur Prophylaxis der Fleischvergiftung. Von Dr. H. Conradi.

„Archiv für öffentliche Gesundheitspflege in Elsaß-Lothringen."

Band 22.

S. 200. Über die epidemiologische Bedeutung des Nachweises von Typhusbazillen. Von Dr. H. Conradi.

„Preußisches Verwaltungsblatt."

Jahrgang 31.

S. 794. Die gemeinsame Typhusbekämpfung im Südwesten des Deutschen Reichs. Von Dr. Schreiber, Oberregierungsrat.

„Zeitschrift für Immunitätsforschung." Originale.

1910.

S. 435. Über orale Immunisierungsversuche. Von Oberarzt Dr. Brückner.
S. 559. Über die Beziehungen der Bakterienpräzipitine zu den Agglutininen. Von Dr. Gaehtgens.

1911.

S 149. Ein Beitrag zur Biologie des Typhusbazillus. Von Stabsarzt Dr. Schlemmer.

Anlage VII.

Der Kreisarzt.
J.-Nr.

den 19

Fragebogen

über

örtliche Ermittelungen bei Erkrankungen an Typhus.

Laufende Nr. Jahr
Jahreswoche

Kreis:
Bürgermeisterei:
Ort:
Name der Erkrankten:

I. Allgemeines.

1. Lage und Charakter des Ortes (Industrieort, Durchgangsstelle usw.)

   Zahl der Einwohner und der bewohnten Gebäude

2. In welchen Jahren sind Typhuserkrankungen vorgekommen? Zahl?

3. Sind sog. Typhushäuser vorhanden? welche? Bezeichnung nach Straße Haus-Nr. oder sonstwie

4. Beschäftigung der Einwohner nach Berufsarten

   Beschäftigung der Einwohner außerhalb des Ortes

   Welche größeren Arbeiten wurden in letzter Zeit oder werden zurzeit im Orte oder in dessen Nähe ausgeführt? (Zahl der Arbeiter? Woher sind diese? Wo und wie untergebracht? Voraussichtliche Dauer der Arbeit?)

5. Äußerung (Beschreibung und Urteil) über die Art der Wasserversorgung des Ortes

6. Art der Milchversorgung des Ortes

   Ist eine Sammelmolkerei im Orte oder in nächster Nähe?
   Zahl der Genossen und deren Wohnorte

   Ist der Ort Mittelpunkt für irgend eine Art von Nahrungsmittel-Industrie, welcher und mit welchem Absatzgebiete?

7. Äußerung, Beschreibung und Urteil über die Art der Beseitigung der Abfallstoffe

Wohnungsverhältnisse

Badegelegenheit
Leichenwesen

8. Versorgung des Ortes mit Ärzten
Berufskrankenpflegern
Desinfektoren
Krankenanstalten; wo die nächste? Ist dieselbe geeignet zur Aufnahme von Infektionskranken?

Äußerung (Beschreibung und Urteil) über das Krankentransportwesen des Ortes:

Findet nichtärztliche Behandlung statt (Kurpfuscher usw.)?

Besteht eine Gesundheitskommission?

9. a) Beschaffenheit der Schulräume und Schulaborte

b) Befinden sich unter den anwesenden oder fehlenden Schulkindern typhusverdächtige und wie viele?

10. Befinden sich in den Ortskrankenkassenlisten typhusverdächtige Personen und welche?

11. Sind Wäschereien bezw. Waschanstalten im Orte, welcher Art ist der Betrieb?

II. Spezielles.

12. Zu- und Vornamen des Erkrankten, Krankheitsverdächtigen
Alter
Wohnung (Straße, Hausnummer)
Stand oder Beruf
bei Kindern und Dienstboten die des Haushaltungsvorstandes
Beginn der Erkrankung

13. Wo hat sich der Erkrankte mutmaßlich infiziert? (Wasser, Milch, sonstige Nahrungsmittel, Kontakt usw.)

14. Zahl der im Orte gleichzeitig , vorhandenen , bei der örtlichen Besichtigung außerdem ermittelten typhusverdächtigen Erkrankungen
der wievielte Fall ist der jetzige im Orte seit Beginn des Berichtsjahrs?

15. D Erkrankte befindet sich in der Woche der Krankheit, im Rückfall einer mutmaßlich, sicher voraufgegangenen, schweren, mittelschweren, leichten, unverdächtigen Erkrankung, welche er in der Zeit vom bis
in durchgemacht hat, war schon , noch
nicht an Typhus erkrankt in im Jahre

16. D ist ortsansässig, zugezogen, zugereist seit am von , wo er sich seit aufhielt und in den beiden letzten der Erkrankung vorhergehenden Wochen beschäftigt, wohnte, war bei

D Erkrankte hält sich in der Wohnung des Haushaltungsvorstandes auf als zum Zwecke

17. In derselben Familie, Wohnung, demselben Hause sind in den letzten 10 Jahren folgende Typhuserkrankungen bereits voraufgegangen (Tabelle):
Die Erkrankung steht möglicherweise, wahrscheinlich, sicher im Zusammenhange mit voraufgegangenen gleichzeitigen Erkrankungen bei Schlaf-, Berufsgenossen, Familienmitgliedern des Arbeitgebers, Arbeitnehmers, Kostgebers usw. (Tabelle):

№	Zu- und Vornamen	Alter	Beruf	Ort	Datum der Erkrankung	Ausgang der Erkrankung	Bemerkungen Hinweis auf schon vorhandene Fragebogen
1							cfr. Fragebogen
2							Nr.
3							Jahr 19
4							
5							
6							

18. Die gleiche Wohnung benutzen außer dem Erkrankten und dem Haushaltungsvorstand noch Kinder im Alter von bis Jahren, Erwachsene, darunter als Familienmitglieder, Dienstboten, Kostgänger, Schlafburschen, Besuch; Gesamtsumme einschließlich Erkrankten und Haushaltungsvorstand Kinder Erwachsene

19. Die Wohnung hat Wohnräume Schlafräume (mit Betten), ist in bezug auf Absonderung und Desinfektion als geeignet zu bezeichnen.
In der Wohnung wird betrieben
In demselben Hause wohnen noch die Familien des

№	Zu- und Vornamen	Beruf	Personenzahl
1			
2			
3			
4			
5			
6			

20. Die Wäsche d Erkrankten wurde, wird gewaschen von in

21. Welcher Art und Beschaffenheit ist die Wasserversorgung in der Wohnung d Erkrankten?

an der mutmaßlichen Infektionsstelle?

22. Auf welche Art geschieht die Beseitigung der Fäkalien, des Harnes, der Abfallstoffe, Abwässer usw.? in welchen Wasserlauf gelangen dieselben?
in der Wohnung d Erkrankten
an der mutmaßlichen Intektionsstelle?
Wieviel Personen sind an beiden Stellen auf denselben Abort angewiesen?
Sind Kinderaborte vorhanden?
Wie sind die Aborte beschaffen?

23. Behandelnder Arzt ist seit wann?
D Erkrankte wird gepflegt von
Ein Berufskrankenpfleger ist, wird beschafft.

24. D Erkrankte ist, wird in die Krankenanstalt , in eine andere Wohnung zu am
überführt werden. Die Transportmittel, bestehend in
wurden, werden vorschriftsmäßig desinfiziert werden.

25. Nach der Überführung in die Krankenanstalt, eine andere Wohnung, dem Tode, wurde die Schlußdesinfektion angeordnet von am ;
ausgeführt von am
wurde überwacht von

26. Die laufende Desinfektion ist am angeordnet, wird ausgeführt von dem Desinfektor, Krankenpfleger, Haushaltungsvorstand seit
mal täglich, kontrolliert von

27. Die ordnungsmäßige Ausführung der laufenden und Schlußdesinfektion ist durchführbar, schwierig, weil

28. Der Haushaltungsvorstand und das Pflegepersonal ist über die Ansteckungsgefahr und die erforderlichen Vorsichtsmaßregeln noch nicht belehrt, von

Die polizeiliche Verfügung (Anlage 4 der Rundverfügung vom 19. 1. 1902 I. A. 823) ist dem Haushaltungsvorstand zugestellt.

29. Welche besonderen Maßnahmen sind außer den bisher angeführten noch erforderlich zur Verhütung von Übertragung (Pflege, Isolierung, Schließung von Geschäften, Schulen, Aufhebung von Märkten, Truppenbelegung, Anbringung von Tafeln usw.)?

30. Bakteriologisches Untersuchungsmaterial und zwar
ist bereits, noch nicht, wird eingeschickt.
Das Ergebnis war
Ist die weitere Einsendung geregelt und wie?

31. Die Besichtigung durch den Kreisarzt hat stattgefunden am
in Anwesenheit des Reichskommissars, Regierungskommissars, Landrats, behandelnden Arztes, der Ortspolizeibehörde, bakteriologischen Untersuchungsanstalt.

32. Bemerkenswerte, im Fragebogen nicht erledigte Verhältnisse:

(Unterschrift):

I. An

den Herrn Landrat (Bürgermeister, Polizeidirektion)

in

fr. l. A. ______________________

den 19

Gesch.-Nr. ______________

Gelesen.

Der Bericht hat zu folgenden, keinen, Bemerkungen Veranlassung gegeben.

II. An

den Herrn Reichskommissar für die Typhusbekämpfung im Südwesten des Reichs

in

fr. l. A. **Saarbrücken.**

Saarbrücken, den 19

Gesch.-Nr. ______________

Gelesen.

III. An

die Bakteriologische Untersuchungsstation

in

fr. l. A. ______________________

, den 19

Gesch.-Nr. ______________

Gelesen.

IV. An

den Herrn Reichskommissar für die Typhusbekämpfung im Südwesten des Reichs

in

fr. l. A. **Saarbrücken.**

Saarbrücken, den 19

Gesch.-Nr. ______________

Gelesen.

V. An

den Herrn Regierungs- und Medizinalrat

in

fr. l. A. **Trier.**

Adresse: Königliche Regierung.

Trier, den 19

Gelesen.

VI. An

den Herrn Kreisarzt

in

fr. l. A. ______________________

Der Kreisarzt. , den 19

III. Ausgang des Erkrankungsfalls.

33. Der Typhusverdacht hat sich bestätigt. Die Krankheit endete in Genesung, mit dem Tode, welche am mir gemeldet wurde.
Obduktion hat am stattgefunden im von Dr. in

34. Die bakteriologische Untersuchung hatte folgendes Ergebnis (+ oder —) (tabellarisch)

35. Die klinische Genesung ist demnach, noch nicht, erfolgt am ; die bakteriologische ist demnach, noch nicht, erfolgt am

36. D Erkrankte ist aus der Krankenanstalt, Absonderung in seiner Wohnung am entlassen, hat die Krankenanstalt, Absonderung vorzeitig verlassen nach, nicht, erfolgter nachgewiesenen bakteriologischen Genesung und hält sich jetzt auf in bei ; von dem vorzeitigen Verlassen nach nicht erfolgter, nachgewiesenen bakteriologischen Genesung ist die Ortspolizeibehörde und der zuständige Kreisarzt, noch nicht, benachrichtigt. Die laufende Desinfektion, Schlußdesinfektion ist erledigt, noch fortzusetzen, wird kontrolliert von

37. Die sanitären Mißstände sind, noch nicht, beseitigt; folgendes ist noch auszuführen

38. An den Erkrankungsfall haben sich im Orte oder in folgende, keine Erkrankungen (evtl. unter Verweisung auf die entsprechende Nummer im Fragebogen) angeschlossen.
1.
2.
3.
4.
5.
6.

39. Bemerkenswerte, im Fragebogen nicht erledigte Verhältnisse:

(Unterschrift):

I. An
den Herrn Landrat (Bürgermeister, Polizeidirektion)
in

fr. l. A.

, den 19

Gesch.-Nr.

Gelesen.

Der Bericht hat zu folgenden, keinen, Bemerkungen Veranlassung gegeben.

II. An
den Herrn Reichskommissar für die Typhusbekämpfung im Südwesten des Reichs
in
fr. l. A. **Saarbrücken.**

Saarbrücken, den 19
Gesch.-Nr.

Gelesen.

III. An
die Bakteriologische Untersuchungsstation
in
fr. l. A. ____________

, den 19
Gesch.-Nr.

Gelesen.

IV. An
den Herrn Reichskommissar für die Typhusbekämpfung im Südwesten des Reichs
in
fr. l. A. **Saarbrücken.**

Saarbrücken, den 19
Gesch.-Nr.

Gelesen.

V. An
den Herrn Regierungs- und Medizinalrat
in
fr. l. A. **Trier.**

Adresse: Königliche Regierung.

Trier, den 19

Gelesen.

VI. An
den Herrn Kreisarzt
in
fr. l. A. ____________

Anlage VIII.

Statuten der Desinfektionsgemeinschaft des Kreises Diedenhofen Ost.

§ 1. Die Gemeinden des Kreises Diedenhofen Ost, mit Ausnahme der Gemeinden: Diedenhofen, Flasdorf, Kerlingen und Sierck, bilden seit 1. April 1907 eine gemeinsame Desinfektionsgenossenschaft.

§ 2. Diese Genossenschaft hat den Zweck, für die Gemeinden, welche ihr angehören, die bei der Bekämpfung ansteckender oder gemeingefährlicher Krankheiten entstehenden Kosten für Desinfektions- und sonstige gesundheitspolizeilichen Maßregeln zu bestreiten und für die Beschaffung und Unterhaltung der zur Bekämpfung von Epidemien nötigen Desinfektionsapparate und der Ausrüstungsgegenstände für Desinfektoren usw. zu sorgen.

§ 3. Die Verwaltung untersteht dem Kreisdirektor. Sämtliche im Laufe des Rechnungsjahrs entstehenden Kosten werden vorschußweise gezahlt und am Schlusse des Rechnungsjahrs auf die einzelnen Gemeinden nach dem Verhältnis der Steuerprinzipale verteilt und eingezogen.

Die Rechnung wird jeweils dem Kreistag zur Prüfung vorgelegt.

§ 4. Die Genossenschaft übernimmt in allen Fällen, in welchen die Notwendigkeit dieser Maßregeln durch den Kreisarzt bescheinigt wird, für die zugehörigen Gemeinden die Kosten

a) für Beschaffung der nötigen Desinfektionsmittel,
b) für Vergütung der Desinfektoren,
c) für Bezahlung der Vorspanngebühren bzw. der Transportkosten des Formalin- oder Dampfdesinfektionsapparates nach den betreffenden Gemeinden und zurück,
d) die Bestreitung der Unkosten für Berufung von Krankenschwestern oder Krankenpflegerinnen nach Ortschaften mit Epidemien, wo dies nötig erscheint,
e) die Kosten des Spitaltransports an ansteckenden oder gemeingefährlichen Krankheiten darniederliegender Gemeindemitglieder, sofern weder der Arbeitgeber noch eine Krankenkasse aus gesetzlichen oder statutarischen Bestimmungen dazu verpflichtet ist.

§ 5. Jedesmal, wenn infolge des Auftretens einer gemeingefährlichen oder ansteckenden Krankheit in einer Gemeinde die Ausführung von Desinfektions- oder sonstigen Maßregeln nötig wird, stellt der Kreisarzt bei der Kreisdirektion einen diesbezüglichen Antrag auf dem hierfür hergestellten Formular und bringt gleichzeitig den in Betracht kommenden Desinfektor in Vorschlag.

Dieser erhält dann von der Kreisdirektion auf demselben Formulare schriftlich den Auftrag, die vom Kreisarzt für nötig erklärten Desinfektionsmaßregeln möglichst bald auszuführen und sich die Ausführung derselben durch die Ortspolizeibehörde bescheinigen zu lassen.

Auf Grund dieser Bescheinigung der Ortspolizeibehörde sowie der Bescheinigung des Kreisarztes über die Angemessenheit der berechneten Gebühren werden dem Desinfektor die für seine Mühewaltung fälligen Beträge durch die Kreisdirektion angewiesen.

§ 6. Der fahrbare Dampfdesinfektionsapparat der Genossenschaft sowie ein oder mehrere Formalinverdampfungsapparate werden im Depot der Sanitätskolonne des Männervereins vom roten Kreuz in Diedenhofen aufbewahrt.

Diese Sanitätskolonne, welche einen Teil ihrer Mannschaften im Desinfektionsdienst und in der Behandlung der Desinfektionsapparate ausbilden läßt, erhält für Aufbewahrung und Instandhaltung der Apparate eine kleine Vergütung.

Weitere Formalinverdampfungsapparate sowie Vorräte von Desinfektionsmitteln können nach Bedarf auf den Bürgermeisterämtern einzelner zugehöriger Gemeinden verwahrt und zur Verfügung der an Ort und Stelle wohnenden Desinfektoren gestellt werden.

§ 7. Die Notwendigkeit der Verwendung dieser Apparate wird durch einen schriftlichen Antrag des Kreisarztes bei der Kreisdirektion dargetan, worauf durch letztere die Herausgabe der Apparate und ihre Verwendung angeordnet wird.

§ 8. Der Bürgermeister der Ortschaft, in welcher der Dampfdesinfektionsapparat Verwendung finden soll, beauftragt einen Fuhrhalter seiner Gemeinde nach Art der Vorspannleistung den Apparat abzuholen. Als Ausweis dient das vom Kreisdirektor unterschriebene, auf Antrag des Kreisarztes übermittelte Auftragsformular.

In dringenden Fällen kann ein Pferd von einem Fuhrhalter in Diedenhofen requiriert werden. In beiden Fällen erfolgt die Anweisung des Betrages hierfür auf die Genossenschaftskasse, nach Bescheinigung der Angemessenheit des berechneten Preises durch den betreffenden Bürgermeister.

§ 9. Nach erfolgtem Gebrauch ist der Apparat gesäubert und in gutem Zustand dem Depot der Sanitätskolonne wieder zuzuführen, wenn er nicht anderweitig abgeholt wird. Der Kreisarzt oder die Kreisdirektion sind von der Rückkehr des Apparates zu benachrichtigen, damit seine Abnahme erfolgen kann. Bis zur Abnahme des Apparates bleibt die betreffende Gemeinde für den Zustand desselben haftbar.

§ 10. Auf Wunsch können der Dampfdesinfektionsapparat sowie die Formalinapparate auch an Gemeinden, die der Genossenschaft nicht angehören, sowie an Krankenkassen, Fabriken oder Private leihweise abgegeben werden, wenn sie von den Genossenschaftsgemeinden nicht benötigt werden. In diesem Falle wird eine Leihgebühr von 5 M. für den Dampfdesinfektionsapparat und von 2 M für die Formalinapparate erhoben. Außerdem sind die Vorspanngebühren bzw. die Transportkosten, ferner die Heizungskosten und die Kosten der Desinfektion von den Betreffenden zu tragen.

§ 11. Als Vergütung für die Desinfektoren wird der Satz von 5 M für den ganzen und 3 M für den halben Tag (10 bzw. 5 Stunden) berechnet; für jede weitere Stunde (über 10) 60 Pfennig.

Bei Arbeiten außerhalb seines Wohnsitzes erhält der Desinfektor außerdem je 10 Pfennig für den Kilometer Landweg (bei Nacht, Unwetter, Schnee kann der Satz erhöht werden) und bei Fahrten mit der Bahn Vergütung für 1 Fahrkarte III. Klasse. Außerdem wird ein Ersatz für Zehrkosten von 1,50 M für den halben und 3 M für den ganzen Tag bewilligt.

Für Desinfektionsmittel, Brennmaterial für den Desinfektionsapparat, Fuhrkosten usw. wird dem Desinfektor gegebenenfalls der hierfür ausgelegte Betrag vergütet.

Anlage IX.

Ergebnisse der Untersuchung der Wasserversorgung

der Gemeinde **Kreis** **Kantonalbezirk**

Zahl der Einwohner: Zahl der Häuser:
Zahl der öffentlichen Brunnen: Zahl der privaten Brunnen:

Untersucher für Ortsbesichtigung:
" " chemischen Befund:
" " bakteriologischen Befund:

Allgemeine Bemerkungen über die Wasserversorgung der Gemeinde.

Laufende Nummer	Lage der Wasserentnahmestellen, Brunnen usw. Öffentliche? Private? Straße, Hausnummer, Platz.	Kurze Beschreibung der örtlichen Verhältnisse, Bodenart bei Brunnen. Möglichkeit d. Verunreinigung durch Abortgruben, Gräben, sumpfiges Wasser in der Nähe, Abflußrinnen, Regen, Wäscherei	Art der Quelle oder des Brunnens, Röhrenbrunnen, Brunnenkessel lose, dicht in Zement, über die Erde gemauert, Decke, Schmutzstreifen, Brunnenstock, Holz, Eisen, Tiefe des Brunnens, Wassertiefe usw. Zieh- oder Schöpfbrunnen	Datum der Entnahme	Datum der Untersuchung
1	2	3	4	5	6

Physikalische Beschaffenheit (Farbe, Trübung, suspendierte Substanzen, Bodensatz, Geschmack, Geruch; bei besonderem Anlaß ist auch die Reaktion anzugeben).	Ammoniak	Salpetrige Säuren	Bakteriengehalt	Organ. Substanzen = 0,01 Permanganat : 1000	Chlor im Liter in gutem Wasser 0,02, Grenze 0,03 : 1000	Vorgeschlagene Verbesserungen	Ausgeführte Verbesserungen
7	8	9	10	11	12	13	14

Beurteilung der Ergebnisse im allgemeinen und Bemerkungen.

den 19

Der Kreisarzt:

Zusammenstellung der Erkrankungen (absolut und ‰ d. Einw.) und Paratyphus), die im Bekämpfungsgebiet im Südwesten des Reichs

Gebiete (Bezirke, Kreise)	Erkrankungen an													
	a: Absolute Zahl b: Berechnet auf je 10000 Einwohner													
	1904		1905		1906		1907		1908		1909		1910	
	a	b	a	b	a	b	a	b	a	b	a	b	a	b
Bernkastel	126	26	38	8	37	8	64	13	32	7	56	12	15	3
Bitburg	48	11	48	11	31	7	28	6	26	6	19	4	16	3
Daun	9	3	46	15	16	5	9	3	4	1	8	3	2	1
Merzig	19	4	54	11	26	5	37	8	28	6	30	6	17	3
Ottweiler	143	12	126	11	130	11	196	17	112	10	73	6	75	6
Prüm	24	7	29	8	37	10	44	12	17	5	15	4	8	3
Saarbrücken Stadt	385	16	238	10	266	11	228	9	253	10	64	7	19	2
„ Land											110	7	129	7
Saarburg (Trier)	29	9	12	4	9	3	7	2	19	6	14	4	19	5
Saarlouis	120	12	76	8	99	10	93	9	35	3	52	5	55	5
Trier Stadt	49	10	27	6	19	4	39	8	27	6	17	4	12	2
„ Land	58	6	30	3	41	5	30	3	37	4	22	2	24	3
St. Wendel	78	15	79	15	50	10	63	12	47	9	47	9	75	14
Wittlich	28	7	41	10	43	10	34	8	18	4	36	9	10	2
Reg.-Bez. Trier	1116	12,0	844	9,0	804	8,6	872	9,3	655	7,0	563	6,0	476	4,7
Fürstentum Birkenfeld	44	9	44	9	43	9	56	12	51	11	26	5	24	5
Erstein	28	4	9	1	7	1	29	5	29	5	13	2	22	3
Hagenau	38	5	26	3	63	8	44	5	64	8	51	6	36	4
Molsheim	58	9	70	10	49	7	53	8	16	2	17	3	12	2
Schlettstadt	55	8	49	7	35	5	17	3	50	7	15	2	29	4
Straßburg Stadt	136	8	152	9	179	11	85	5	56	3	49	3	79	4
„ Land	149	16	46	5	74	8	34	4	23	2	32	3	109	11
Weißenburg	37	7	69	12	30	5	36	6	17	3	30	5	28	5
Zabern	79	9	61	7	132	15	57	6	64	7	30	3	80	9
Bez. Unter-Elsaß	580	8,4	482	7,0	569	8,3	355	5,2	319	4,6	237	3,5	395	5,5
Bolchen	28	7	35	8	67	16	24	6	27	6	10	2	9	2
Château-Salins	39	8	15	3	17	4	20	4	10	2	11	2	10	2
Diedenhofen Ost	57	10	33	6	32	6	23	4	52	9	22	4	23	3
„ West	197	26	129	17	72	10	168	22	79	11	67	9	86	10
Forbach	121	15	106	13	118	14	68	8	47	6	32	4	68	8
Metz Stadt	73	12	44	7	27	4	23	4	16	3	15	2	20	3
„ Land	115	10	57	5	78	7	77	7	66	6	50	4	61	5
Saarburg i. L.	44	7	37	6	48	7	49	7	49	7	11	2	29	4
Saargemünd	153	21	226	31	205	28	52	7	61	8	45	6	50	7
Bez. Lothringen	827	13,4	682	11,1	664	10,8	504	8,2	407	6,6	263	4,3	356	5,3
Bez. Unter-Elsaß u. Lothringen	1407	10,8	1164	8,9	1233	9,5	859	6,6	726	5,6	500	3,8	751	5,8
Gebiet des Reichskommissars	2567	11,2	2052	9,0	2080	9,1	1787	7,8	1432	6,27	1089	4,8	1251	5,5
Bergzabern	19	5	28	7	28	7	12	4	20	5	10	3	3	1
Dürkheim	8	3	10	3	17	6	14	5	—	—	3	1	7	2
Frankenthal	26	4	21	3	22	3	12	2	9	2	2	0,3	2	0,3
Germersheim	19	3	26	5	10	2	14	3	42	8	13	2	7	1
Homburg	100	15	101	15	59	9	13	2	11	2	3	0,4	16	2
St. Ingbert	163	41	37	9	47	12	29	7	18	4	42	10	31	8
Kaiserslautern	83	9	67	8	12	1	24	3	13	1	6	1	5	1
Kirchheimbolanden	63	23	14	5	6	2	12	5	2	1	5	2	18	7
Kusel	232	51	59	13	34	8	17	4	14	3	5	1	12	3
Landau	12	2	66	9	8	1	12	2	20	3	2	0,2	6	1
Ludwigshafen	20	2	30	3	41	4	24	2	34	3	17	2	20	2
Neustadt a. H.	3	1	3	1	9	2	5	1	8	2	6	1	3	1
Pirmasens	32	4	26	3	41	5	21	3	13	2	3	0,4	7	1
Rockenhausen	27	6	60	16	16	4	8	3	5	2	11	3	18	5
Speyer	11	3	12	3	19	5	8	2	21	5	9	2	8	2
Zweibrücken	106	24	17	4	16	4	28	6	4	1	1	0,2	5	1
Bayerische Pfalz	924	10,4	577	6,5	385	4,5	253	2,8	234	2,6	138	1,5	168	1,9
Gebiet d. gemeins. Typhusbekämpf.	3491	11,0	2629	8,3	2465	7,8	2040	6,4	1666	5,3	1227	4,0	1419	4,5
Im übrigen Deutschen Reiche	.	.	.	.	.	.	.	.	.	.	.	.	.	.

Todesfälle (absolut und °/₀₀₀₀ d. Einw.) an Typhus (bis 1909 einschl. in den Jahren 1904 bezw. 1905 bis 1911 festgestellt worden sind.

Typhus 1911 a	Typhus 1911 b	Todesfälle an Typhus (a: Absolute Zahl, b: Berechnet auf je 100 000 Einwohner) 1905 a	1905 b	1906 a	1906 b	1907 a	1907 b	1908 a	1908 b	1909 a	1909 b	1910 a	1910 b	1911 a	1911 b	Gebiete (Bezirke, Kreise)
10	2	3	6	4	8	8	17	5	10	4	8	2	4	2	4	Bernkastel
2	0,4	2	4	2	4	2	4	1	2	5	11	4	7	—	—	Bitburg
18	5	4	13	12	40	1	3	1	3	2	7	—	—	3	9	Daun
69	13	5	10	2	4	5	10	6	12	6	12	3	4	9	16	Merzig
98	7	17	14	9	8	15	13	9	8	6	5	12	9	17	13	Ottweiler
14	4	3	9	2	6	4	11	2	6	4	11	2	3	—	—	Prüm
66	6	}26	11	}31	13	}13	5	}25	10	4	4	9	9	6	6	Saarbrücken Stadt
75	4									12	8	14	8	7	4	„ Land
21	6	1	3	1	3	2	6	4	12	1	3	3	9	4	12	Saarburg (Trier)
133	11	9	9	11	11	8	8	4	4	7	7	6	6	25	22	Saarlouis
12	2	3	6	—	—	2	4	5	10	3	6	1	2	3	6	Trier Stadt
32	3	7	8	7	8	1	1	2	2	1	1	3	3	2	2	„ Land
66	12	14	27	9	17	12	23	3	6	6	12	10	19	18	33	St. Wendel
11	3	1	2	3	7	6	14	2	5	2	5	1	2	—	—	Wittlich
627	6,2	95	10,2	93	10,0	79	8,5	69	7,4	63	6,8	70	7,0	96	9,6	Reg.-Bez. Trier
28	5	2	4	3	6	3	6	3	6	3	6	2	4	2	4	Fürstentum Birkenfeld
11	2	2	3	1	2	7	11	5	8	2	3	1	3	—	—	Erstein
27	3	6	7	10	12	—	—	11	14	4	5	6	8	5	8	Hagenau
12	2	10	15	3	4	6	9	2	3	1	1	—	—	2	3	Molsheim
24	3	5	7	9	13	2	3	2	3	2	3	4	7	1	2	Schlettstadt
44	3	19	11	20	12	8	5	7	4	4	2	13	7	3	2	Straßburg Stadt
21	2	8	8	5	5	7	7	4	4	3	3	3	2	1	1	„ Land
37	6	8	14	2	4	5	9	—	—	1	2	2	4	1	2	Weißenburg
51	6	8	9	15	17	6	7	3	3	3	3	5	5	3	3	Zabern
227	3,2	66	9,6	65	9,5	41	6,0	34	5,0	20	2,9	34	4,8	16	2,3	Bez. Unter-Elsaß
25	6	4	9	8	19	2	5	3	7	—	—	—	—	2	5	Bolchen
10	2	—	—	3	6	2	4	2	4	2	4	1	2	1	2	Château-Salins
35	5	—	—	5	9	5	9	7	12	2	3	2	4	4	6	Diedenhofen Ost
49	6	16	21	4	5	24	32	12	16	5	7	5	7	8	9	„ West
127	13	9	11	12	15	7	9	10	12	3	4	8	10	11	12	Forbach
40	6	5	8	5	8	3	5	3	5	3	5	6	8	4	6	Metz Stadt
86	7	5	4	5	4	10	9	14	12	8	7	3	3	12	11	„ Land
16	2	1	2	4	6	8	12	2	3	3	5	2	3	—	—	Saarburg i. L.
124	16	26	35	22	30	4	5	6	8	6	8	8	11	10	14	Saargemünd
512	7,8	66	10,7	68	11,0	65	10,6	59	9,6	32	5,2	35	5,3	52	8,0	Bez. Lothringen
739	5,4	132	10,1	133	10,2	106	8,1	93	7,1	52	4,0	69	5,3	68	5,0	Bez. Unter-Elsaß u. Lothr.
1394	5,8	229	10,0	229	10,0	188	8,2	165	7,2	118	5,2	141	6,2	166	6,9	Geb. d. Reichskommissars
24	6	2	5	2	5	1	3	2	5	—	—	—	—	3	8	Bergzabern
5	2	1	3	2	7	1	3	—	—	1	3	2	7	—	—	Dürkheim
6	1	1	2	2	3	—	—	—	—	—	—	—	—	2	3	Frankenthal
32	6	7	13	1	2	4	7	6	11	1	2	3	5	3	5	Germersheim
16	2	4	6	6	9	1	1	2	3	—	—	1	1	4	5	Homburg
32	7	—	—	5	12	3	7	1	2	4	10	5	12	5	12	St. Ingbert
6	1	2	2	1	1	2	2	3	3	—	—	—	—	—	—	Kaiserslautern
11	4	2	7	—	—	1	4	—	—	1	4	—	—	2	7	Kirchheimbolanden
13	3	5	11	4	9	2	4	—	—	1	2	3	7	—	—	Kusel
1	0,1	5	7	—	—	2	3	2	3	—	—	—	—	1	1	Landau
19	2	5	5	6	6	4	4	9	9	2	2	1	1	1	1	Ludwigshafen
1	0,2	1	2	1	2	1	2	1	2	1	2	1	2	—	—	Neustadt a. H.
17	1	2	3	3	4	—	—	2	3	2	3	—	—	3	3	Pirmasens
5	1	2	5	—	—	1	3	—	—	2	5	4	10	1	3	Rockenhausen
8	2	2	5	—	—	2	5	1	2	—	—	—	—	—	—	Speyer
6	1	2	4	—	—	3	7	1	2	1	2	1	2	2	4	Zweibrücken
202	2,2	43	4,8	33	3,8	28	3,2	30	3,3	16	1,8	21	2,4	27	2,9	Bayerische Pfalz
1596	4,8	272	8,6	262	8,3	216	6,8	195	6,2	134	4,2	162	5,1	193	6,1	Gebiet d. gem. Typhusbekämpf.
.	.	3514	6,2	3206	5,5	2784	4,7	2776	4,7	2526	4,2	2425	4,0	.	.	Im übrigen Deutschen Reiche

Anlage XII.

Wolf a. d. Mosel.

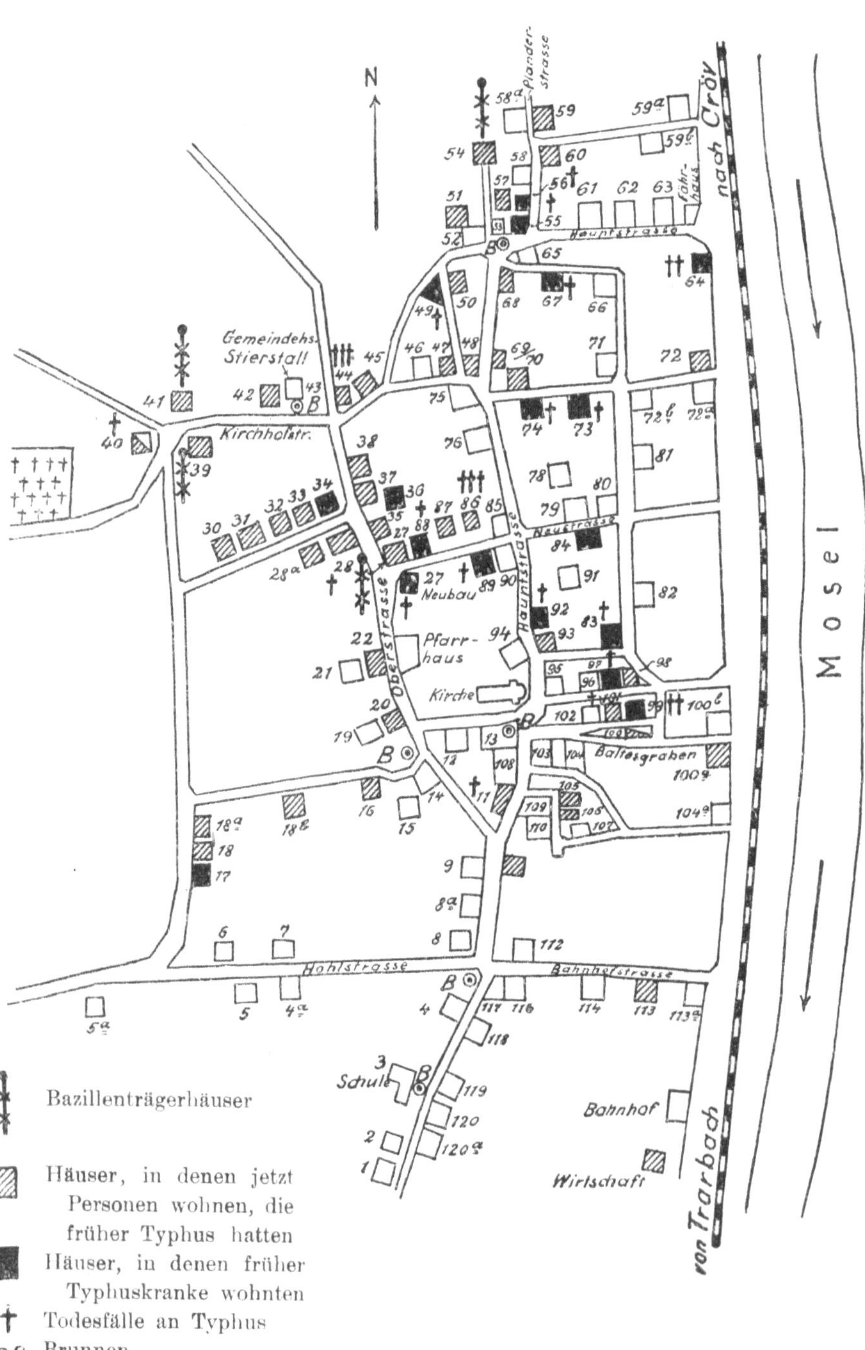

Zu Anlage XII.

Erläuterungen zu der Typhushäuserkarte von Wolf a. d. Mosel (Reg.-Bez. Trier).

Von

Oberarzt **Dr. Sporberg**,

früher kommandiert zur Königlichen Bakteriologischen Untersuchungsanstalt Trier.

Die Karte zeigt das Ergebnis der in den Jahren 1909/10 in der Ortschaft Wolf vorgenommenen Durchsuchung an und gestattet einen Überblick über die Beziehungen des Typhus zu den einzelnen Häusern. Wolf ist in den verschiedensten Jahren von Typhus befallen gewesen, darunter von drei Epidemien in den Jahren 1845, 1846 und 1904. Während die Entstehungsursache der beiden erstgenannten Epidemien wegen der zu weit zurückliegenden Zeit sich nicht mehr aufklären ließ, muß die des Jahres 1904, wie es auch damals angenommen wurde, als eine Brunnenepidemie angesprochen werden. Die Erkrankungen traten nämlich explosionsartig auf und beschränkten sich auf den nordwestlichen Teil des Ortes, der seinen Wasserbedarf aus dem vor dem Hause Nr. 43 der Kirchhofstraße gelegenen, sogenannten „Stierstallbrunnen" deckte. Die Zahl der Fälle stieg, einschließlich der sich anreihenden Kontakte, auf 45; der Verlauf der Erkrankungen war ein mittelschwerer. Der Tod trat nur in einem Falle bei einer älteren Frau ein.

Es handelte sich nun darum, festzustellen, auf welche Weise die Verseuchung des genannten Brunnens stattgefunden haben könne. Bisher ließen sich darüber nur Vermutungen aussprechen. Erst durch die planmäßig durchgeführten Untersuchungen, wie sie im Jahre vorher auch in Cröv stattgefunden hatten, war man instand gesetzt, einige Möglichkeiten zu erörtern, von denen zwei mit ziemlicher Sicherheit den Tatsachen entsprechen dürften. Es konnte, wie bereits erwähnt, nur der sogenannte Stierstallbrunnen in Betracht kommen, ein Pumpbrunnen, der vor dem seit Mitte der 80 er Jahre unbewohnten, nunmehr Gemeindezwecken (Stierhalterei) dienenden Hause Nr. 43 der Kirchhofstraße gelegen ist. Unmittelbar an diesem Brunnen, dessen Abdichtung damals nachgewiesenermaßen nur unvollkommen war, führt eine Straßenrinne vorbei, die die Abwässer der oberhalb gelegenen Häuser Nr. 39, 40, 41 und 42 sammelt und nach der Mosel leitet. Unter diesen Umständen war die Möglichkeit gegeben, daß Jauche und die erwähnten Abwässer, zumal bei dem Gefälle der Straße — diese weist vom Brunnen gerechnet bis zum Hause Nr. 40 bei einer Entfernung der genannten Punkte von 40 m eine Steigung von nahezu 2 m auf — sich in die Brunnenstube ergießen konnten; tatsächlich soll das Wasser auch, wie von mehreren Leuten bekundet wurde, an einem Tage trübe gewesen sein und einen jaucheartigen Geruch gehabt haben. Das Haus Nr. 42 konnte weniger in Betracht kommen, da in ihm bisher noch keine Typhuserkrankungen vorgekommen waren und die ersten Fälle erst um den 10. Juli auftraten, während der Beginn der Epidemie bereits in die 2. Hälfte des Juni fiel. Auffallen mußte es sofort, daß in dem Hause Nr. 39, das inmitten der betroffenen Häuser liegt und sein Wasser ebenfalls dem Stierstallbrunnen entnahm, keine Erkrankungen an Typhus vorgekommen sein sollten. Es wurde demgemäß besonderes Augenmerk auf dieses Haus gerichtet, und, zumal in Erfahrung gebracht wurde, daß die Besitzerin, Frau K., seit Jahren gallensteinleidend sei, wurde es mehrfachen Untersuchungen unterzogen, die schließlich zu einem positiven Ergebnis führten, nämlich zu der Feststellung der Bazillenträgerschaft der Frau K. Bedenkt man nun, daß alle Abwässer aus diesem Hause, unter anderem auch das Wäschewasser, die Rinne hinabflossen, so war unter den oben geschilderten Verhältnissen eine Verseuchung des Brunnens unausbleiblich. Andrerseits ist auch das Fehlen von Typhuserkrankungen zu dieser Zeit in genanntem Hause durch die erworbene Immunität erklärt, wenn auch von der Frau eine früher durchgemachte Typhuserkrankung nicht zugegeben wurde.

Ein zweiter, denkbarer Infektionsweg würde seinen Ausgangspunkt in dem Hause Nr. 40 gehabt haben, in letzter Linie aber auch wiederum mit dem Hause Nr. 39 in Zusammenhang zu bringen sein: Ende des Jahres 1901 war nämlich in genanntem Hause (Nr. 40) eine Person C. K. erkrankt, nach Aussage des behandelnden Arztes allerdings an Lungenentzündung; es ist jedoch nicht ausgeschlossen, daß diese eine Begleiterscheinung eines Unterleibstyphus war. $^3/_4$ Jahre später (1902) erkrankte in dem gegenüberliegenden Hause Nr. 41 der Mann W. an Typhus. Zwischen beiden Häusern bestand damals ein reger Verkehr. Da sowohl das Haus Nr. 40 wie auch dasjenige Nr. 41 nur etwa 10 m von dem Hause Nr. 39 entfernt liegen, dürften diese beiden Fälle wohl mit Sicherheit der Bazillenträgerin Frau K. zur Last zu legen sein. Ende April 1904 starb, wiederum im Hause Nr. 40, die Schwester des C. K., die 9 jährige L. K. nach ungefähr 8 tägiger Krankheit. Ein Arzt war leider nicht zugezogen; es ging jedoch allgemein im Orte das Gerücht, daß es sich auch hier um Typhus gehandelt habe, was um so glaubhafter erscheint, als nur wenige Wochen später (2. Hälfte des Monats Juni) tatsächlich die ersten Fälle der Typhusepidemie auftraten. Was die Ansteckungsquelle im Falle L. K. (Nr. 40) betrifft, so konnte dieselbe im Hause Nr. 39 oder im eigenen Hause liegen, wenn es auch nicht geglückt ist, in letzterem einen Bazillenträger festzustellen.

Was 4 weitere Bazillenträger, die gelegentlich der Untersuchungen entdeckt werden konnten, anbelangt, so verteilen sie sich auf die Häuser Nr. 27, auf das deren 2 entfallen, ferner Nr. 41 und 54. Sämtliche Bazillenträger sind Frauen im Alter von 63, 40, 33 und 32 Jahren. Als ein unglücklicher Zufall muß es bezeichnet werden, daß gerade in dem Hause Nr. 27, in dem 2 Bazillenträger festgestellt wurden, eine Gastwirtschaft betrieben wird, so daß die Möglichkeit der Krankheitsübertragung bei Außerachtlassen der anempfohlenen Vorsichtsmaßreln sehr nahe lag. Tatsächlich sind auch in und von diesem Hause aus mehrere Ansteckungen erfolgt: So erkrankte im Jahre 1905 die im genannten Hause wohnende H. L. an Typhus und im Jahre 1908 in dem nur wenige Meter unterhalb gelegenen Hause Nr. 86 die 5 jährige F. R., die ihrerseits wieder 3 weitere Erkrankungsfälle in demselben Hause veranlaßte, von denen einer mit dem Tode endete. Beide Bazillenträgerinnen, ebenso wie die 3. im Hause Nr. 54, hatten ihren Typhus im Jahre 1904 durchgemacht. Auch von der letzteren sind einige Übertragungen in den Häusern Nr. 91 und 37 ausgegangen.

Die 4. Bazillenträgerin, Frau W. im Hause Nr. 41, wurde im Anschluß an die Typhuserkrankung, die sie sich im Jahre 1905 offenbar durch Kontakt mit der gegenüberwohnenden Bazillenträgerin Frau K. zugezogen hatte, zu einer solchen. Ihr sind die Typhen ihres Sohnes E. W. und ihres Bruders A. K. (Haus Nr. 100 a) zuzuschreiben.

Durch diese planmäßigen Untersuchungen ist es gelungen, sämtliche in Wolf in den letzten Jahren vorgekommenen Typhusfälle bezüglich ihres Ursprunges, einschließlich die Brunnenepidemie, mit den entdeckten 5 Bazillenträgern in Beziehung zu bringen und damit für die große Bedeutung der Typhusbazillenträger zum endemischen Typhus einen weiteren Beitrag zu liefern.

Anlage XIIIa.

Cröv a. d. Mosel.

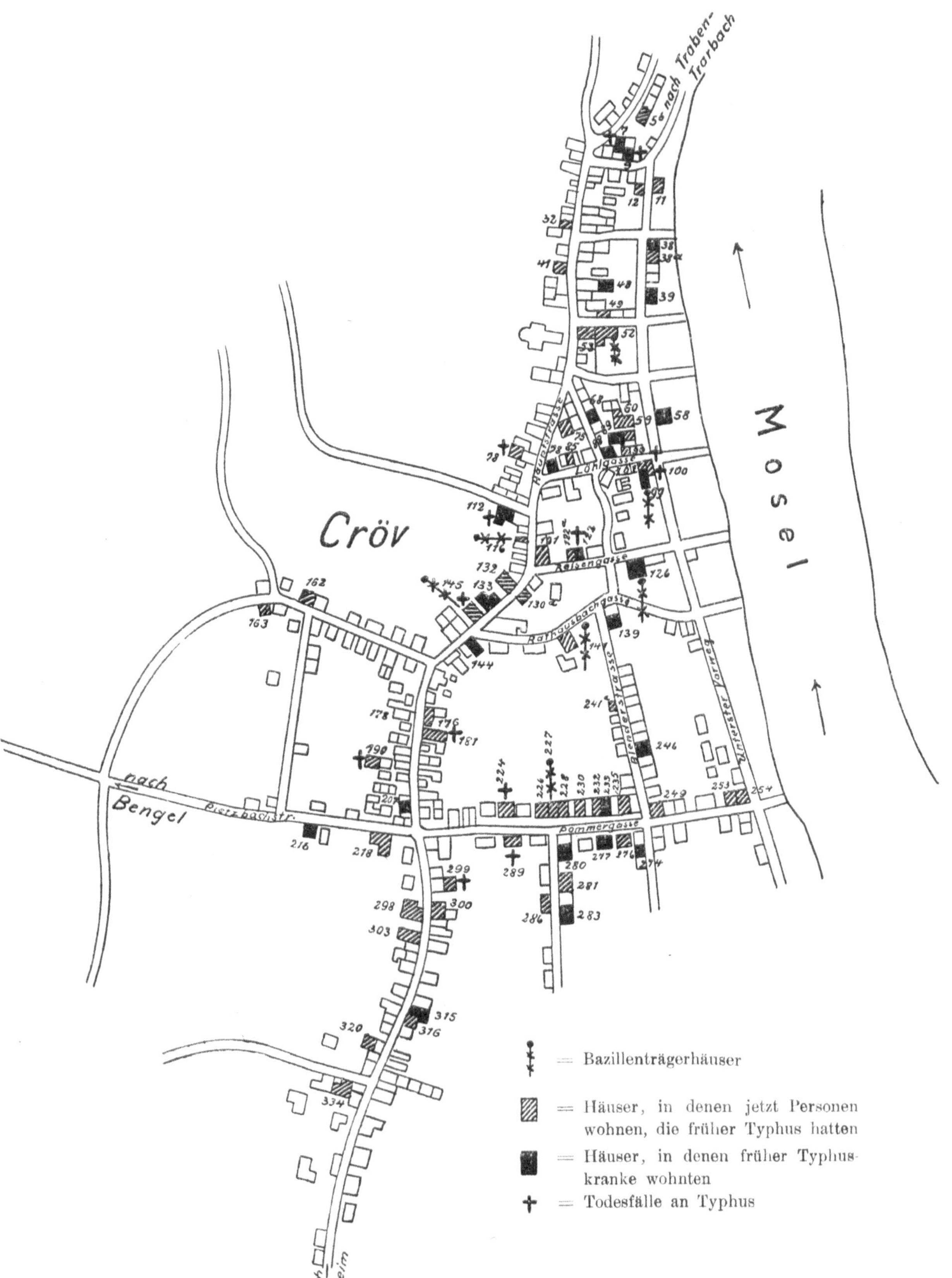

Anlage XIII b.

Cröv a. d. Mosel.

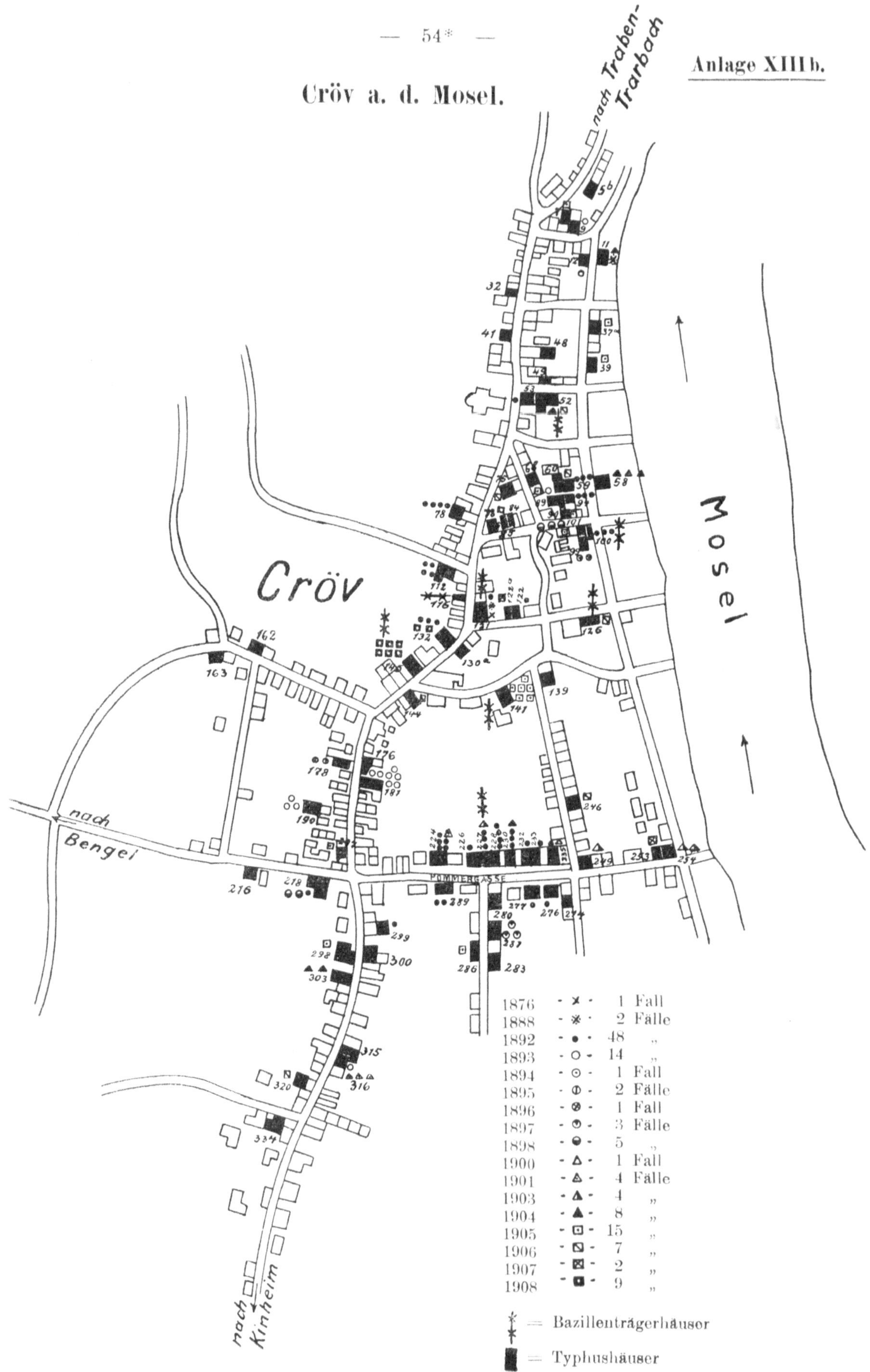

Zu Anlagen XIIIa und b.

Erläuterung zu den beiden Typhushäuserkarten von Cröv a. d. Mosel (Reg.-Bez. Trier).

(Die Ergebnisse einer zur Ermittelung von Bazillenträgern vorgenommenen planmäßigen Untersuchung der Bevölkerung.)

Von

Kreisassistenzarzt **Dr. Schumacher,** Trier.

Die Tatsache, daß bis zum Jahre 1908 bei mehr als der Hälfte der Typhusfälle die Infektionsquelle nicht aufgefunden war, führte zu der Vermutung, daß unbekannte Bazillenträger in ausgedehntem Maße die Ursache davon sein könnten. Planmäßige Untersuchungen aller in Irrenanstalten untergebrachten Kranken hatten bereits gegebenenfalls die Richtigkeit solcher Vermutungen bestätigt; ihre Durchführung begegnet indes beträchlichen Schwierigkeiten, wenn es sich um ganze Ortschaften mit Hunderten oder Tausenden von Einwohnern handeln sollte, wo die Untersuchung der Familie des Kranken häufig den Bazillenträger nicht hat auffinden lassen.

Ein solcher Fall lag in dem Bezirke der Untersuchungsanstalt Trier vor und zwar in Cröv a. d. Mosel, einem Orte mit gegen 2000 Einwohnern. Schon seit vielen Jahren war diese Ortschaft als sogenanntes „Typhusnest" bekannt. Jahr für Jahr wurden bald einzelne, sich über das ganze Jahr verzettelnde Typhusfälle gemeldet, bald kamen sogar ganze Kontaktketten zur Beobachtung, ohne daß es zumeist gelang, die Infektionsquelle zu entdecken. Beeinträchtigt wurde der Erfolg der regelmäßig vorgenommenen örtlichen Ermittelungen und der sich daran anschließenden bakteriologischen Untersuchungen noch dadurch, daß im Laufe der Jahre eine ganze Anzahl Einwohner die Hergabe von Untersuchungsmaterial verweigert hatte. Die Anwendung von Zwangsmaßregeln erschien aus verschiedenen Gründen nicht ratsam. Daher wurde Verfasser in dem Orte selbst längere Zeit stationiert, um auf gütlichem Wege durch eingehende Untersuchungen [1]) den gewünschten Zweck zu erreichen. An der Hand einer genauen Ortskarte sowie einer Häuser- und Personenliste wurden nun alle 366 Häuser der Ortschaft mit derselben Gründlichkeit durchmustert, wie sie sonst beim Auftreten neuer Typhusfälle angewendet wird. Von großer Bedeutung waren die Ermittelung der früheren Wohnungen der einzelnen Familien und ihrer Wasserbezugsquellen sowie die Feststellung ihrer Verwandtschaft und ihres freundschaftlichen Verkehrs. Den sozialen Verhältnissen, dem Grade des persönlichen Reinlichkeitssinnes der Bewohner mußte in jedem Einzelfalle die gebührende Aufmerksamkeit zugewendet werden. Durch Auskünfte der früheren Typhuskranken und ihrer Angehörigen, teils mittelbar durch Befragen der Nachbarn und Ärzte, ferner bei Durchsicht der Schul-, Kranken- und Sterbelisten sowie der Erkrankungsanzeigen wurden nicht weniger als 127 frühere Typhuserkrankungen ermittelt. Auf Grund dieser Feststellungen wurden in der Ortskarte die Häuser, in denen Typhus vorgekommen war, vermerkt (vgl. Anlage XIIIa). Von den 127 Typhuskranken waren 20 an Typhus und 2 inzwischen an anderen Krankheiten, also zusammen 22 gestorben und 12 in andere Ortschaften verzogen; 93 Personen waren in Cröv noch ansässig und wohnten oder hatten gewohnt in den auf Anlage XIIIa kenntlich gemachten Häusern.

Anlage XIIIb veranschaulicht die Verbreitung der Typhusfälle in den Häusern, unterschieden nach den einzelnen Jahren. Da für sämtliche drei Gruppen der Typhuskranken, nämlich für

[1]) Vgl. hierzu die Abhandlung des Verfassers „Zur Frage der Bazillenträger und ihrer Beziehung zum endemischen Typhus". Klin. Jahrb. Bd. 22 S. 263.

die noch im Orte Wohnenden, die nach auswärts Verzogenen und die Verstorbenen Ansteckungsquellen in Betracht kommen mußten, die möglicherweise noch bestanden und zu Neuinfektionen Anlaß geben konnten, so erschien es ratsam, nicht nur die früheren Typhuskranken und ihre Angehörigen, soweit sie noch im Orte wohnten, zu untersuchen, sondern auch die noch vorhandenen Familienmitglieder und Hausgenossen der beiden anderen Gruppen, nämlich der Verzogenen und Verstorbenen, selbst wenn sie auch zurzeit in anderen Häusern wohnten, einer bakteriologischen Untersuchung zu unterwerfen.

Diese etwa drei Monate fortgesetzten epidemiologischen sehr zahlreichen Untersuchungen hatten das überraschende Ergebnis, daß eine ganze Reihe Bazillenträger und Dauerausscheider festgestellt wurde. In den Anlagen sind die Häuser, in denen diese Dauerausscheider ermittelt wurden, hervorgehoben. Es waren die Häuser Nr. 116 (früher 121); 227, 99, 100, 141, 145, 126 und 52.

Die Auffindung des ersten Bazillenträgers, eines 80 Jahre alten früheren Lehrers im Hause Nr. 116 (früher 121) erfolgte, nachdem die Ermittelungen ergeben hatten, daß eine jetzt in einem andern Hause wohnende Tochter im Jahre 1892 und ein nach auswärts verzogener Sohn im Jahre 1888 Typhus durchgemacht hatten. Die Bazillenträgerschaft bestand jedenfalls schon seit dem Jahre 1876, wenn nicht schon seit 1842, also 32 oder sogar 67 Jahre lang, da der Lehrer im erstbezeichneten Jahre ein sechs Monate währendes, wohl als Typhus zu deutendes Darmleiden, im letzteren bestimmt Typhus durchgemacht hatte, andere Erkrankungen seitdem nicht bei ihm vorgekommen waren, und er zurzeit beinahe Reinkulturen von Typhusbazillen ausschied. Inwieweit gelegentlich des Unterrichts in der Schule und sonst durch ihn Ansteckungen veranlaßt sind, ließ sich nicht mehr feststellen, abgesehen von den beiden in der eigenen Familie vorgekommenen Typhuserkrankungen, die wohl auf ihn zurückgeführt werden müssen. Da er schon seit 15 Jahren im Ruhestand und sehr zurückgezogen lebte, mußte angenommen werden, daß die von ihm ausgehende Ansteckungsgefahr seit jener Zeit wesentlich geringer geworden war.

Der zweite Fall von Dauerausscheidung von Typhusbazillen wurde in der Person einer Hausfrau im Hause Nr. 227 der Pommergasse ermittelt. Ob sie im Jahre 1892 oder 1895 Typhus durchgemacht hatte, ließ sich nicht mehr mit Sicherheit entscheiden, wohl aber konnte festgestellt werden, daß die Pommergasse von jeher in Cröv ein Hauptseuchenherd gewesen ist. Im Jahre 1892 war in dieser Straße eine Epidemie von etwa 30 Fällen beobachtet worden, denen sich in anderen Teilen des Ortes gleichzeitig noch gegen 20 Kontakte anschlossen. Auch in späteren Jahren wurden in der Pommergasse häufig Typhuserkrankungen festgestellt, wie aus Anlage XIIIb ersichtlich ist, u. a. auch wieder im Hause 227. Höchstwahrscheinlich waren 3 Fälle im Jahre 1903 in den Häusern Nr. 249 und 254, ferner im Jahre 1904 1 Fall im Hause Nr. 230, 1905 3 Fälle in den Häusern Nr. 84, 207 und 286, 1907 und 1908 je ein Fall in den Häusern Nr. 253 und 84 auf diese Dauerausscheiderin zurückzuführen.

Die dritte Bazillenträgerin oder vielmehr Darmausscheiderin im Hause Nr. 100 war ebenfalls eine Hausfrau, die im Jahre 1892 nebst ihrem Manne und einem Säugling von Typhus befallen war. Da sie seitdem angeblich niemals wieder krank gewesen war und zurzeit Typhusbazillen in jedem Stuhle in Massen ausschied, dürfte sie wohl seit jener Zeit Bazillenträgerin gewesen sein. In ihrem Hause sind mehrfach verdächtige Erkrankungen vorgekommen, die indessen nicht zur amtlichen Kenntnis gelangten und daher nicht mehr sicher als Typhus festgestellt werden konnten. Der erste der 3 im Jahre 1904 im Nachbarhause Nr. 58 vorgekommenen Fälle ist sehr wahrscheinlich durch diese Bazillenträgerin veranlaßt worden, ferner im Jahre 1905 je 1 Fall in den Nachbarhäusern Nr. 101 und 90.

Als vierter Fall von Dauerausscheidung wurde in dem Hause Nr. 141 eine Hausfrau ermittelt. In diesem Hause waren im Jahre 1905 nicht weniger als 5 Typhusfälle vorgekommen. Weil die Frau zurzeit dieser Erkrankung die Materialabgabe verweigert hatte, blieb die Ansteckungsquelle damals unaufgeklärt, bis sie nunmehr durch die Auffindung der Bazillenträgerin ihre natürliche Erklärung fand. Die Frau gab jetzt zu, kurz vor der Erkrankung ihrer Angehörigen mehrere Wochen an Fieber, Durchfällen und Mattigkeit gelitten zu haben. Auch sie schied noch große Mengen Typhusbazillen aus. Auf diese Quelle ließen sich zurückführen 1 Erkrankung im Hause Nr. 298 (vorher im Hause Nr. 139) im Jahre 1905, ferner 1 Fall im Hause Nr. 75 im Jahre 1906, 1 Fall im Hause Nr. 122a im Jahre 1907, eine Kontaktreihe von 6 Fällen in den Häusern Nr. 145 und 132 im Jahre 1908.

Als fünfter Fall fortwährender Ausscheidung von Typhusbazillen wurde ein 8 jähriges Mädchen bekannt, das zugleich mit fast sämtlichen Familienmitgliedern im Jahre 1908 Typhus durchgemacht hatte.

Zwei andere Bazillenträger glaubte man noch im Hause Nr. 100, wo eine Frau Dauerausscheiderin war, gefunden zu haben, doch bot die erst einmalige Auffindung von Bazillen wegen der möglicherweise nicht einwandfreien Entnahme des Materials durch die Mutter keine sichere Gewähr für die Richtigkeit dieser Annahme.

Als achte Bazillenträgerin kam eine Krankenschwester im Hause Nr. 126 in Betracht, die im Jahre 1905 Typhus bekam und zur Dauerausscheiderin wurde. Indes ist sie noch in demselben Jahre nach Neuwied verzogen, weswegen sie zur Weiterverbreitung des Typhus in Cröv kaum Anlaß gegeben haben dürfte; wohl aber bedarf sie aus statistischen Gründen der Erwähnung.

Auch im Hause Nr. 52 war im Jahre 1906 eine Hausfrau (9. Fall) nach überstandener Typhuserkrankung mehrere Monate lang Bazillenträgerin, bis sie einer anderweitigen Erkrankung noch in demselben Jahre erlag.

Mithin waren mindestens 7, vielleicht sogar 9 Bazillenträger oder Dauerausscheider in dem Orte Cröv ermittelt worden, von denen 5 zurzeit noch dort ansässig waren. Durch Auffindung dieser Dauerausscheider und Feststellung ihrer persönlichen Beziehungen, die auch auf die Nachbarorte Wolf und Traben sich ausdehnten, war für sämtliche, seit 1903 vorgekommenen Typhuserkrankungen, soweit sie früher nicht aufgeklärt waren (etwa 50 %), mit größter Wahrscheinlichkeit die Ansteckungsquelle ermittelt.

In den folgenden Jahren 1909—1912 sind in Cröv nur ganz vereinzelte Typhusfälle aufgetreten und ihre Infektionsquelle konnte ohne Ausnahme auf obige im Jahre 1909 festgestellten Bazillenträger zurückgeführt werden.

Anlage XIV.

Verzeichnis der Beamten und Ärzte, die bei der Typhusbekämpfung im Südwesten des Reichs unmittelbar tätig gewesen oder jetzt noch dabei beschäftigt sind.

A. Reichskommissare für die Typhusbekämpfung im Südwesten des Reichs (Dienstsitz: Saarbrücken).

1. Geheimer Regierungsrat Schneider vom 15. 11. 04 bis 26. 1. 09.
2. Ober-Regierungsrat Dr. Schreiber vom 26. 1. 09 bis 1. 7. 12.
3. Regierungs- u. Geheimer Medizinalrat Dr. Wodtke seit 1. 7. 12.

B. Königliche Bayerische Landeskommissare für die Typhusbekämpfung in der Pfalz (Dienstsitz: Speyer).

1. Regierungsrat Luxenburger vom 24. 11. 04 bis 1. 10. 10.
2. Regierungsrat Graf v. Soden seit 1. 10. 10.

C. Ärztliches Personal der bakteriologischen Untersuchungsanstalten.

Lfde. Nr.	Name	Dienstgrad der aktiven Sanitätsoffiziere	Anstalt	Dienststellung bei der Anstalt	Dauer der Beschäftigung bei der Typhusbekämpfung	
					vom	bis
1	Ackermann, Dr.	—	Landau (Pf.)	Assistent	. . 10.	jetzt
2	Altschüler, Dr.	—	Straßburg i. E.	„	15. 7. 03.	31 3. 04.
3	Babucke, Dr.	—	Saarbrücken		1. 5. 05.	16. 11. 05.
			Neunkirchen	„	16. 11. 05.	17. 3. 06.
4	Baumann, Dr.	Oberarzt	Metz	„	1. 10. 05.	15. 6. 07.
5	Berens, Dr.	—	Trier	„	13. 5. 07.	1. 12. 08.
6	Besserer, Dr.	—	Merzig	„	4. 7. 03.	. . 04.
7	Bickel, Dr.	Oberarzt	Kaiserslautern	„	1. 6. 07.	31. 3. 10.
8	Boeckler, Dr.	„	Saarbrücken	„	16. 6. 07.	15. 1. 09.
9	Brückner, Dr.	„	Straßburg i. E.	„	15. 7. 08.	jetzt
10	Conradi, Prof. Dr.	—	Trier	„	14. 1. 02.	31. 3. 03.
			Metz	Leiter	1. 4. 03.	15. 12. 04.
			Neunkirchen	„	15. 12. 04.	1. 4. 10.
11	Dennemark, Dr.	Oberarzt	Merzig	Assistent	5. 7. 04.	31. 12. 04.
			Saarlouis	„	1. 1. 05.	31. 12. 06.
			Merzig	Leiter	1. 1. 07.	31. 3. 08.
12	v. Drigalski, Prof. Dr.	Stabsarzt	Saarbrücken	„	1. 10. 02.	1. 1. 05.
13	Fehrs, Dr.	—	Metz	Assistent	1. 4. 05.	1. 7. 06.
			Diedenhofen	Leiter	1. 7. 06.	1. 7. 07.
			Saarlouis	„	1. 7. 07.	31. 3. 10.
14	Feser, Dr.	—	Landau (Pf.)	Assistent	. . 10.	. . 10.
			Straßburg i. E.	„	. . 10.	jetzt
15	Fischer	Ober- bezw. Stabsarzt	Trier	„	1. 3. 06.	31. 3. 08.
				Leiter	1. 4. 08.	jetzt
16	Fornet, Dr.	Oberarzt	Straßburg i. E.	Assistent	15. 10. 05.	15. 7. 08.
			Saarbrücken, Reichskommissariat	—	16. 7. 08.	jetzt
17	Forster, Prof. Dr.	—	Straßburg i. E.	Oberleiter	15. 7. 03.	12. 10. 10.
18	Frosch, Prof. Dr.	—	Trier	Leiter	. . 02.	31. 12. 04.
			Saarbrücken	„	1. 1. 05.	1. 3. 05.
19	Fuchs, Dr.	—	Saarlouis	Assistent	1. 10. 08.	31. 3. 10.
20	Gaehtgens, Dr.	—	Straßburg i. E.	„	1. 4. 05.	1911
21	Gardiewski, Dr.	Oberarzt	Metz	„	16. 6. 07.	21. 3. 10.
22	Grimm, Dr.[1]	„	Diedenhofen	„	16. 12. 08.	24. 3. 10.

[1]) An Typhus gestorben.

Lfde. Nr.	Name	Dienstgrad der aktiven Sanitätsoffiziere	Anstalt	Dienststellung bei der Anstalt	Dauer der Beschäftigung bei der Typhusbekämpfung vom	bis
23	Grunwald, Dr.	—	Landau (Pf.)	Assistent	1. 2. 09.	31. 5. 10.
24	Gundlach, Dr.	—	Metz	„	1. 10. 03.	31. 3. 05.
25	Herford, Dr.	—	Hagenau	„	1. 4. 04.	31. 7. 06.
26	Hertel, Dr.	Stabsarzt	Landau (Pf.)	Leiter	15. 7. 03.	31. 1. 09.
27	Hirschbruch, Dr.	—	Metz	Assistent	10. 6. 07.	10. 6. 10.
				Leiter	11. 6. 10.	jetzt
28	Huber, Dr.	Oberarzt	Kaiserslautern	Assistent	1. 6. 05.	31. 10. 07.
29	Jöschke, Dr.	—	Landau (Pf.)	„	1. 8. 05.	30. 11. 08.
30	Jürgens, Dr.	Oberarzt	Trier	„	14. 1. 02.	. . 03.
31	Kamm, Dr.	„	Straßburg i. E.	„	1. 4. 07.	30. 4. 10.
32	Kayser, Dr.	„	„	„	1. 4. 04.	31. 3. 07.
33	Kessler, Dr.	„	Saarbrücken	„	25. 1. 05.	jetzt
34	Kirschbaum, Dr.	„	Metz	„	1. 7. 06.	. 12. 08.
35	Kirstein, Dr.	—	Hagenau	Leiter	11. 7. 03.	31. 3. 04.
36	Klehmet	Oberarzt	Saarbrücken	Assistent	1. 10. 05.	15. 6. 07.
			Diedenhofen	Leiter	1. 7. 07.	31. 3. 10.
37	Klinger, Dr.	„	Straßburg i. E.	Assistent	15. 7. 03.	15. 10. 05.
			Saarbrücken, Reichskommissariat	—	16. 10. 05.	15. 7. 08.
38	Köhler, Dr.	„	Straßburg i. E.	Assistent	1. 5. 10.	jetzt
39	Kühnemann, Dr.	—	„	Hilfsarbeiter	15. 4. 09.	. . 10.
40	Kurpjuweit, Dr.	—	Neunkirchen	Assistent	15. 12. 04.	16. 11. 05.
			Saarbrücken	„	16. 11. 05.	1. 5. 06.
41	Lentz, Prof. Dr.	—	Idar	Leiter	15. 7. 03.	1. 4. 05.
			Saarbrücken	„	1. 4. 05.	1. 7. 06.
42	Levy, Prof. Dr.	—	Straßburg i. E.	„	15. 7. 03.	jetzt
43	Levy, Dr.	—	Metz	Assistent	15. 2. 10.	jetzt
44	Liebetrau, Dr.	—	Trier	„	24. 3. 05.	14. 8. 06.
45	Loewenthal, Dr.	—	Hagenau	„	20. 8. 04.	28. 2. 07.
46	Lomer, Dr.	—	Saarbrücken	„	15. 1. 05.	15. 2. 05.
47	Matthes, Dr.	—	Diedenhofen	Leiter	22. 10. 03.	1. 1. 05.
			Metz		1. 1. 05.	31. 3. 07.
48	Mayer, Georg Dr.	Ober- bezw. Stabsarzt	Kaiserslautern	„	15. 7. 03.	31. 1. 08.
49	Mayer, Otto Dr.	Assistenz- bezw. Oberarzt	„	Assistent	1. 8. 03.	31. 5. 07.
50	Megele, Dr.	Stabsarzt	Landau (Pf.)	Leiter	1. 2. 09.	jetzt
51	Mengert, Dr.	Ober- bezw. Stabsarzt	Kaiserslautern	Assistent	15. 7. 03.	31. 12. 06.
				Leiter	1. 2. 08.	31. 3. 10.
52	Meinicke, Dr.	—	Saarbrücken	Assistent	1. 7. 06.	1. 4. 08.
53	Metz, Dr.	—	Neunkirchen	„	17. 3. 06.	13. 11. 06.
54	Meyer, Dr.	—	Saarbrücken	„	15. 11. 06.	jetzt
55	Mohrmann, Dr.	—	Diedenhofen	„	1. 10. 06.	31. 12. 08.
			Metz	„	1. 1. 09.	15. 11. 09.
56	Mosebach, Dr.	—	Idar	„	1. 8. 06.	31. 12. 10.
				Leiter	1. 1. 11.	jetzt
57	Müller, Dr.	Ober- bezw. Stabsarzt	Landau (Pf.)	Assistent	1. 1. 07.	1. 8. 10.
58	Neumann, Dr.	Oberarzt	Metz	„	. . 03.	31. 12. 04.
			Diedenhofen	Leiter	1. 1. 05.	10. 6. 06.

Lfde. Nr.	Name	Dienstgrad der aktiven Sanitätsoffiziere	Anstalt	Dienststellung bei der Anstalt	Dauer der Beschäftigung bei der Typhusbekämpfung vom	bis
59	Neumann, Dr.	—	Metz	Assistent	1. 3. 05.	1. 3. 06.
			Trier	„	3. 3. 06.	31. 12. 06.
			Idar	Leiter	1. 1. 07.	31. 7. 10.
60	Niepraschk, Dr.	Oberarzt	Saarbrücken	Assistent	1. 10. 02.	1. 1. 05.
			Trier	Leiter	1. 1. 05.	1. 4. 05.
			Idar	„	1. 4. 05.	31. 12. 06.
61	Nieter, Dr.	„	Saarlouis	„	1. 1. 05.	30. 9. 05.
62	Olbrich, Dr.	—	Hagenau	Assistent	15. 10. 03.	31. 3. 04.
			Diedenhofen	„	1. 4. 04.	25. 9. 06.
63	Pixis, Dr.	—	Landau (Pf.)	Assistent	. . 10.	jetzt
64	Prigge, Dr.	—	Trier	„	15. 11. 03.	14. 2. 05.
			Saarbrücken	„	15. 2. 05.	1. 7. 06.
			—	Leiter	1. 7. 06.	jetzt
65	Rautenberg, Dr.	—	Trier	Assistent	5. 9. 06.	27. 4. 07.
66	v. Raven, Dr.	—	„	„	—	31. 12. 04.
			Saarbrücken	„	1. 1. 05.	1. 4. 05.
67	Rehberg, Dr.	—	Trier	„	1. 3. 09.	jetzt
68	Rimpau, Dr.	—	„	„	9. 5. 05.	28. 2. 06.
			Metz	„	1. 3. 06.	1. 5. 07.
			Hagenau	Leiter	1. 5. 07.	31. 1. 10.
69	Rommeler, Dr.	Oberarzt	Neunkirchen	Assistent	1. 4. 08.	1. 4. 10.
			Saarbrücken	„	1. 4. 10.	jetzt
70	Sachs-Müke, Dr.	„	Saarlouis	„	1. 1. 07.	30. 6. 08.
			Saarbrücken	„	1. 7. 08.	20. 10. 08.
71	Salzmann, Dr.	—	Kaiserslautern	„	1. 2. 09.	31. 12. 09.
72	Schlemmer, Dr.	Oberarzt	Saarbrücken	„	20. 10. 08.	1. 4. 10.
73	Schlesinger, Dr.	„	Metz	„	1. 4. 10.	jetzt
74	Schmidt, Dr.	—	Landau (Pf.)	„	17. 8. 03.	30. 11. 06.
75	Schulz, Dr.	—	„	„	1. 2. 07.	30. 6. 08.
76	Schumacher, Dr.	—	Neunkirchen	„	13. 11. 06.	1. 4. 08.
			Trier	„	1. 4. 08.	jetzt
77	Seige, Dr.	Oberarzt	„	„	1. 2. 03.	10. 8. 03.
			Merzig	Leiter	11. 8. 03.	31. 8. 04.
			Saarlouis	„	1. 9. 04.	31. 12. 04.
78	Simon, Dr.	„	Saarbrücken	Assistent	1. 1. 05.	1. 10. 05.
			Saarlouis	Leiter	1. 10. 05.	15. 6. 07.
79	Sporberg, Dr.	„	Trier	Assistent	1. 1. 07.	30. 6. 10.
80	Stühlinger, Dr.	„	Saarbrücken	„	1. 10. 02.	1. 1. 05.
			Trier	„	1. 1. 05.	31. 5. 05.
			„	Leiter	1. 6. 05.	31. 12. 06.
81	Symanski, Dr.	—	Hagenau	„	1. 4. 04.	20. 3. 07.
			Metz	„	1. 4. 07.	31. 5. 10.
82	Theobald, Dr.	—	Landau (Pf.)	Assistent	1. 8. 08.	jetzt
83	Tietz, Dr.	—	Idar	„	15. 7. 03.	26. 6. 06.
84	Toop, Dr.	—	Saarbrücken	„	1. 9. 03.	1. 10. 04.
85	Winter, Dr.	Oberarzt	Trier	„	— 05.	28. 2. 06.

Druck von E. Buchbinder in Neuruppin.

Additional material from *Denkschrift über Die Seit Dem Jahre 1903 Unter Mitwirkung Des Reichs Erfolgte Systematische Typhusbekämpung im Südwesten Deutschlands,*
ISBN 978-3-642-90147-8, is available at http://extras.springer.com

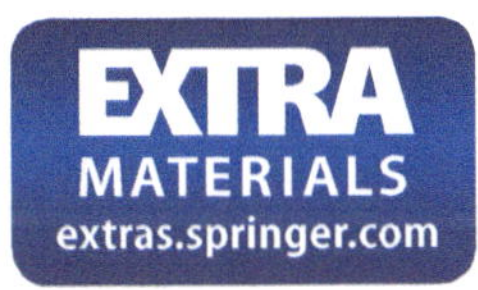